会计从业资格考试大纲

KUAIJI CONGYE ZIGE KAOSHI DAGANG

中华人民共和国财政部 制定

经济科学出版社

从业资格考试大纲

IJI CONGYE ZIGE
AOSHI DAGANG

ISBN 7-5058-4793-7
F·4065 定价：5.00元

新编临床精神药理学

陈彦方　李舜伟　主编

编写人员名单（以汉语拼音为序）

陈彦方　北京回龙观医院
陈　忠　山东省精神卫生中心
姜佐宁　北京安定医院
李舜伟　北京协和医院
刘　平　北京大学精神卫生研究所
陆　峥　上海同济大学医学院
单渊东　北京协和医院
肖春玲　北京回龙观医院
于　欣　北京大学精神卫生研究所
赵靖平　中南大学湘雅医学院
张岫美　山东大学医学院
周胜红　山东中医药研究院

中国协和医科大学出版社

图书在版编目（CIP）数据

新编临床精神药理学/陈彦方，李舜伟主编. —北京：中国协和医科大学出版社，2005.11
ISBN 7-81072-730-3

Ⅰ. 新… Ⅱ. ①陈…②李… Ⅲ. 精神药理学 Ⅳ. R964

中国版本图书馆 CIP 数据核字（2005）第 118917 号

ISBN 7-81072-730-3

9 787810 727303 >

新编临床精神药理学

主　　编：陈彦方　李舜伟
责任编辑：陈永生　左　谦

出版发行：中国协和医科大学出版社
（北京东单三条九号　邮编 100730　电话 65260378）
网　　址：www.pumcp.com
经　　销：新华书店总店北京发行所
印　　刷：北京竺航印刷厂

开　　本：787×1092 毫米　1/16 开
印　　张：33.75
字　　数：800 千字
版　　次：2005 年 12 月第一版　　2005 年 12 月第一次印刷
印　　数：1—3000
定　　价：78.00 元

ISBN 7-81072-730-3/R-723

（凡购本书，如有缺页、倒页、脱页及其他质量问题，由本社发行部调换）

前　言

《新编临床精神药理学》的写作原则是：知识更新、信息快捷、深浅结合、简明易懂。本书以《脑部疾病诊断治疗学》精神药物治疗相应章节为基础，参照“Psychotropics 2003/2004”和徐叔云主编的《临床药理学》（第3版）以及于2005年在美国亚特兰大召开的159届美国精神病学会（APA）年会期间得到的有关书籍（如APA：Practice Guidelines for the Treatment of Psychiatric Disorders 2004）和资料编写。

全书共70万字22章，分为总论与各论两篇撰写。总论部分主要介绍精神药物相关的临床药理学基础知识。各论部分介绍各种精神药物的具体临床药理学知识，其分类以临床应用为主，化学结构为辅。每种药选用3~6个常用中英文名称。每章的大类药物或主要药物类别开首均以某一或某类主要药物为代表，撰写概述，使读者了解有关基本理论与知识。然后，依次按结构式、药代学、作用与用途、剂量与用法、制剂、不良反应与注意事项等逐项编写。对最近研制的药物，作简要介绍和列出1~3条以临床为主的新近文献以便查阅。本书既介绍精神药物基本知识，也收集了精神药物最新信息。另外，我们在第21章继续保留了影响精神活动的中药，将祖国医学的有关内容介绍给广大读者。本书涉及的精神药物共600余种，其中包括2004年预计完成临床试验准备上市的新药。尤其列出了几乎所有药物的结构式及结构式名称，并且按照卫生部组织有关专家编写的《中国精神障碍防治指南》中的精神分裂症、抑郁障碍、双相情感障碍、老年期痴呆症等试行本的精神，编写相应精神疾病的治疗规范。因此，本书适于精神科医生和护士在日常工作中随时查阅，也可供其他各科医务人员和药理工作者，医学院校师生参考。

本书涉及广泛的精神药物临床药理学基础和临床知识来自国内外学者与同事，对他们的贡献表示衷心感谢。尤其要感谢“Psychotropics 2003/2004”的编制者丹麦灵北制药公司提供该书作为主要参考资料之一，以及给予精神与物质方面的大力支持。

本书12位编者多位为卫生部精神卫生专家组成员，分别来自北京，上海，湖南、山东等省市，年龄跨度在40~65岁左右，体现了老、中、青专家相结合的精神。他们的知识和经验为本书的出版创造了良好条件。限于本人的经验与知识，本书存在某些问题与不足在所难免，应由我个人负责，并恳望读者指正。

陈彦方

2005年10月　于北京

目　　录

第一篇　总　　论

第二篇 各 论

第一篇　总　论

第一章　绪　论

临床精神药理学（clinicalpharmacology）是研究精神药物在人体内与人体相互作用规律的临床医学与精神药理学的交叉学科。临床精神药理学以精神药理学与临床医学为基础，阐述精神药物的精神药物代谢动力学（简称精神药代学）、精神药物效应动力学（简称精神药效学）。其具体任务是精神药物的血药浓度和生物利用度监测，调整用药方案，并对新药的安全性、耐受性和有效性做出科学评估，以及监察新药上市后的疗效与不良反应，以指导临床安全有效地用药，提高治疗水平。因此，临床精神药理学是紧密联系现代医学的医疗、预防、教学与科研工作的医学基础—临床学科。

精神药物（psychotropics）指主要作用于中枢神经系统影响精神活动的药物，大致分两类：①使正常精神活动变为异常称拟精神药物（psychotoimitics），也称致幻药（hallucinogenic agents）；②使异常精神活动变正常称抗精神异常药，包括抗精神病药物、抗抑郁药、抗躁狂药、抗焦虑药和益智药等。本书分类以临床应用为主，化学结构为辅，分为 14 大类对其精神药理作用予以介绍，因此本书称为临床精神药理学。

第一节　临床精神药理学发展近况

一、国际临床精神药理学发展近况

Cade（1949）最早提出锂盐可以治疗躁狂症，但因当时未能解决其毒性反应，故未引起广泛重视。1950 年法国合成了氯丙嗪，1952 年此药首次用于精神科临床并取得疗效，开创了精神疾病治疗的新纪元。与此同时，从古老的印度植物药（印度罗芙木）中提取的生物碱利血平对精神疾病的治疗作用也受到广泛的应用和承认。当时，这类精神药物称为神经阻滞剂（neuroleptics，或称神经松弛剂），或镇定剂（tranquilizers）等。目前国际上临床精神药理学发展较快的国家有美国、瑞典、英国、德国和日本等。1980 年以来，临床精神药理学期刊和专著大量出版，内容涉及精神药物治疗、临床精神药理学研究、不良反应监察等各个

领域。

二、我国临床精神药理学发展近况

我国精神药理学工作者早在20世纪60年代初就注意到发展我国临床精神药理学问题，尤其从80年代以来，由于领导重视，药理专业人员、临床工作者及相关学科专业人员的积极努力，我国临床精神药理学在很多方面发展迅速，在我国新药研究、精神药物评估、教学、医疗、国内外学术交流与咨询服务中发挥着重要的学术骨干作用。

（一）建立临床精神药理研究机构和研究基地

1980年卫生部在北京医学院成立临床药理研究所，并确定湖南医学院为全国临床药理培训中心。北京、上海、广州、武汉、安徽、浙江、四川、天津、湖南、江苏等地的医学院校、综合医院、医药研究机构筹建了各种类型的临床精神药理研究或教学组织机构，组建了多个国家临床药理基地，承担各类新药的临床药理研究任务，调集了精神药理学、临床医学、药学、化学、数学、生物统计和计算机等多学科专业人员到临床精神药理研究领域，为我国新药临床研究起到重要作用。例如，现代精神药理学研究的趋势是通过多学科合作，利用生化、免疫和影像学检测技术进一步阐明体内各种受体种类、亚型及其功能，不仅有助于阐明各型受体与精神症状之间的联系，更有可能使药物在治疗过程中，对每一个患者发挥更具针对性的治疗作用，并且为今后合成靶受体/亚型功能的特异性精神药物开辟新途径。在我国，亟需通过具有精神活性的中药作用机制的深入研究，使中药在精神疾病治疗中的比重逐步增大。

（二）积极开展学术活动

1980年以来，建立了临床精神药理学术机构，出版了临床精神药理学专著、开展临床精神药理学术交流活动。全国各医学院校较在基础医学的“药理学”和临床医学的“精神病学”教学中，普遍开设了相关的基础和临床精神药理学课程。我国学者积极参与WHO和WPA（世界精神病学会）的精神药物临床应用及其相关研究工作，作出了应有的贡献。近年来，每年有数十位专家参加国际神经与精神会议（CINP）。

三、临床精神药理学在中国精神疾病防治中的重要性及其任务

（一）精神疾病和精神卫生问题已经成为现代社会的重大卫生问题

根据世界卫生组织的估计，全球约有4.5亿人患有神经精神疾病，每年有100万人死于自杀，自杀未遂的达1000万人以上，造成功能残缺的前10位疾病中有5个属于精神障碍，精神疾病占全球疾病负担的近11%。我国目前约有重性精神疾病患者1600万人。神经精神疾病在我国疾病总负担中排名首位，约占疾病总负担的20%。据推算，中国神经精神疾病负担到2020年将上升至疾病总负担的1/4。此外，约1亿3千万人民受到心理问题的困扰。因此，不论在国际，还是在国内精神疾病和精神卫生问题已经成为重大公共卫生问题和突出的社会问题。

（二）大力开展精神疾病的全程综合治疗

目前，我国已初步形成了精神疾病防治的专业队伍，并在长期的工作实践中积累了不少全国性和地区的经验，创造了一些适合国情并行之有效的防治方法。例如，近年来我们倡导精神疾病的时间、空间两维度三分法的全程综合治疗。即以中心医院—社区基层医疗单位—家庭为空间维度（或称地点维度）和疾病的急性期、巩固期、维持期（包括康复期、间歇

期、复发前驱期）的时间维度，以及躯体治疗（包括药物、电疗、手术治疗等）、心理治疗和康复治疗的三分法全程综合治疗。在医疗活动中，我们提倡“人本、人性、人道、人权”八字原则是：以人本主义的理念，提供人性化的高质量服务，发扬医学人道主义精神，尊重服务对象的人权（即人人有获得高质量服务的权利、人们反对治疗的权利受保护）。使精神疾病患者在经过急性期治疗后，获得社区服务，能减少疾病复发、恶化和改善社会功能与提高生活质量，并能有效防范与控制突发事件。国外（如英国、法国和澳大利亚等）的相关实践证明，通过建立中心医院－基层医院－家庭的精神卫生网络，可以将精神疾病造成的卫生负担减少50%。

第二节　临床精神药理学研究的内容

临床精神药理学研究的内容大致可包括两方面：精神药理学的精神药效学和精神药代学，以及临床方面的临床试验、临床疗效评估和不良反应监察、精神药物相互作用等。

一、精神药效学（pharmacodynamics）

它是研究精神药物对人体（包括正常人与患者）作用规律的学科。具体而言，要确定精神药物治疗剂量，以便对每一位患者发挥最大疗效和最少的不良作用；同时观察不同剂型、用药途径和疗程与疗效之间的关系，并观察精神药物不良作用（一般包括不良反应、中毒反应、特质反应和继发性反应等），分析原因和提出防治措施，后一部分的相关学科也称精神毒理学（toxicology）。

二、精神药代学（pharmacokinetics）

它是研究人体对精神药物的处理，即研究精神药物在正常人与患者体内的吸收（包括生物利用度）、分布、代谢和排泄规律的学科。精神药物生物利用度是用精神药代学原理研究和评估精神药物吸收进入血液循环的速度与程度。

三、新药临床试验（clinical trial）

它是评价新药的疗效和不良反应，判断一个新药有无推广应用和投产的重要依据。为保证药品的安全、有效和质量可控，规范药品注册行为，我国自1999年5月1日实施《药品审批办法》以来，先后颁布了一系列相关法律和条例，如《中华人民共和国药品管理法》、《中华人民共和国药品管理法实施条例》、《药品注册管理办法》和《药物临床试验质量管理规范》等。2005年5月1日起施行新的《药品注册管理办法》将我国新药的临床试验分为四期：Ⅰ期临床试验：初步的临床精神药理学及人体安全性评价试验，观察人体对于新药的耐受程度和药代学，为制定用药方案提供依据。Ⅱ期临床试验：应用随机盲式对照临床试验，对新药有效性及安全性做出初步评价，推荐临床用药剂量。Ⅲ期临床试验：扩大的多中心随机对照临床试验，进一步评价新药有效性、安全性。Ⅳ期临床试验；在新药上市，广泛使用条件下考察疗效和不良反应（注意罕见不良反应）。

四、精神药物相互作用（drug interaction）

它指两种或两种以上的精神药物合并或先后序贯使用所引起的精神药物作用和效应的变化。精神药物相互作用可以是精神药物作用的增强或减弱，作用时间延长或缩短，多数导致轻重不等的不良反应，少数产生有益的治疗作用。

第三节 临床精神药理学的职能

一、新药的临床研究与评估

在临床评估新药的过程中，研究的主要内容是新药的临床试验。最基本的要求是安全、有效及各项数据的可靠性，并应用正确的统计方法。自20世纪80年代以来，发达国家先后制定药物的《临床试验质量管理规范（good clinical practice，GCP)》，美国、欧盟和日本，每隔2年举行一次国际协调会议，形成了一套比较完整的药物开发质量管理规范。WHO于1993年公布了《药物临床试验管理规范》。我国1992年开始经多次修订，于1999年国家食品药品监督管理局颁布了《药品注册管理审评办法》，规定新药临床试验必须获国家食品与药品监督管理局批准，由研制单位在已确定的精神药物临床研究基地中选择临床研究负责单位和承担单位，并要求新药的临床研究必须要遵循赫尔辛基宣言原则，必须符合中国GCP的要求。

二、市场精神药物的再评估

市场精神药物的再评估工作与其他新药上市后的再评估相似，一般分二类：一类是根据上市精神药物出现的问题，如疗效欠佳或毒性较大，进一步做临床对照研究。另一类是进行流行病学调查研究，再评估精神药物的安全性和有效性。通常包括前瞻性对照研究与回顾性对照研究。由此进行审评，最后决定继续应用或淘汰该上市的药物。此外，精神药物再评估的结果也是遴选国家基本精神药物的重要依据。国家食品与药品监督管理局下属的药品评审中心，主管新药的临床试验（Ⅳ期)、药品临床再评估及不良反应的监察等，而药品再评估工作也是临床药理基地的经常性工作。通过对市场上新、老药或同类新药物间的对照研究，发现其作用差别和优缺点，指导临床合理用药。

对临床药理基地而言，精神药物再评价工作是一项经常性工作。对主管部门下达的临床药理任务，基地负责组织实施，对精神药物品种进行安全性和有效性细致的评价性研究，最后将研究结果向药品监督部门报告，以便做出抉择。通过对市场上新、老药或同类新精神药物间的经常性对比研究，发现其作用上的差别和各自优缺点，指导临床合理用药。例如，在阿片类物质成瘾的脱毒治疗和复发预防方面，国内先后验证了阿片替代递减疗法（如美沙酮)、非阿片类物质脱毒治疗（如可乐定、洛非西丁）的治疗方案；抗复吸药物阿片受体阻滞剂盐酸纳曲酮的治疗已推广到全国，并达到国际水平（姜佐宁等，1997年)。

三、精神药物不良反应监察

精神药物治疗不仅要治好疾病，而且要防止潜在的不良反应。要做到合理、安全、有效地用药。但是在新药上市前，由于各种因素的制约，对其不良反应的认识非常有限。因此，必须通过精神药物的上市后监察，完成对该药的全面评估。在20世纪后叶，欧、美和大洋洲的10个国家商定把各自国家的药物不良反应监察中心收集的报告，汇总到WHO的国际药物监察合作中心，以后参加的国家越来越多，目前已有数十个国家参与，在全球形成精神药物不良反应监察的国际网络。我国自1989年成立卫生部药品不良反应监察中心，试点进行药物不良反应监察，并于1997年10月正式加入上述国际组织。例如，于2000年在北京市举行的第四届妇女精神卫生学术会议研讨了女性精神病患者的婚育问题和孕产期精神药物的应用。在物质滥用中，根据我国的相关调查，指出催眠镇静剂的使用量增多，其中苯二氮䓬类（BZD）滥用问题日趋严重。北京市的一项流行学调查结果显示，在 3 000 户的 65 671 人中，年内 BZ 的使用率为 61.82%，成瘾率占 17.07%，并且明确指出成瘾属医源性，但特征为焦虑或失眠症状的反跳，与毒品成瘾有本质上的差别（姜佐宁等，1993 年）。

四、承担临床药理教学与培训工作

临床精神药理学科的发展对新药开发、药品管理、提高医疗质量和医药研究水平起着极为重要的作用。因此，必须采取积极措施，建立完善临床精神药理学专业人才的培养体系，尤其在医学生临床教学阶段，应接受正规的临床药理学系统教育。此外，还必须加强现有医师的临床精神药理学的继续教育。我国相关研究单位已培养出一批获得临床精神药理学硕士和博士学位的研究骨干。北京、上海、湖南、四川等临床药理基地和中华精神病学会分别举办多次临床药理培训班进行临床精神药理学继续教育，促进了我国临床精神药理学水平的提高。

五、开展临床药理服务

（一）积极承担新药的临床药理研究任务

在新药评审中提供技术咨询，开展精神药物不良反应监察和上市后精神药物再评估等工作，并在药品研制、生产、使用管理中向各级政府药品监督管理部门及生产、研制和使用单位提供咨询意见。

（二）开展治疗精神药物监测

主要通过测试仪器研究患者体液，特别是血液中的精神药物浓度和疗效及毒性关系，尤其对治疗范围较窄的精神药物更应该注意血药浓度测定，从而获得最佳治疗剂量，制订个体化用药方案。

（三）提倡多学科、多部门间的合作研究

临床药理学基地或类似研究单位，制订精神药物治疗的研究计划和进行临床药理学研究，包括Ⅰ、Ⅱ、Ⅲ期临床试验和上市后Ⅳ期临床试验。指导和帮助参加试验的医师和研究人员严格遵守和施行临床研究计划；还应积极利用高新技术进行多学科、多方面合作研究，如分子生物学、神经内分泌学、免疫学、基因遗传学、医学影像学、精神药理学及电生理学等领域的多学科合作研究，以便集中力量，共同攻关，解决一些亟待解决的问题。使我们的学术研究能够有所发现、有所发明、有所创造。

（四）进行临床药理会诊

通过积极探索精神药物血浓度与疗效关系，以及不良反应的监察等，协助临床医师解决本专业疾病的诊断和治疗问题，包括药物不良反应的诊断与处理。例如，上海最先在国内开展临床精神药理学研究，建立常用血液中精神药物测定方法，开展氯氮平等药效学和药代学研究，并制订出药物不良反应监测制度，为提高我国精神药物治疗水平，为最佳精神药物治疗提供咨询，指导和规范临床合理用药，也为医药行政管理部门制订和实施相应政策提供依据。

六、加强精神药品的管理

临床精神药理工作者和医务人员应加强学习精神药品的研究、使用、管理等知识，遵守相关法律、法规。例如，必须强调《精神药品管理办法》规定：精神药品原料和制剂的生产单位必须建立严格的管理制度，设立原料和制剂的专用仓库，并指定专人管理。获得批准的医疗单位只准在本单位使用，不得转售。第一类精神药品仅供应由县以上主管部门指定的医疗单位使用。医疗单位持《精神药品购用卡》向指定的经营单位购买第一类精神药品。精神药品的经营单位和医疗单位应当建立精神药品收支帐目，并按月盘点，帐物相符。医师根据医疗需要合理使用，严禁滥用，精神药品处方应当留存两年备查。精神药品的处方必须载明患者的姓名、年龄、性别、药品名称、剂量、用法，每次处方不得超过3日常用量。第二类精神药品可由指定经营单位凭盖有医疗单位公章的医生处方零售，每次处方不得超过7日常用量。对利用职务上的便利，为他人开具不符合规定的处方，骗取、滥用精神药品的直接责任人员，将由司法机关依法追究其法律责任。

（陈彦方）

第二章　以精神药物为主的药代学

药物代谢动力学（pharmacokinetics）简称药代学，主要是研究药物的体内过程及体内药物浓度随时间动态变化的规律。前者主要是定性地介绍药物吸收、分布、代谢和排泄的基本过程及其影响因素；后者主要是应用动力学原理和数学模型定量地描述体内药量随时间变化的规律。药物的体内过程及其变化规律决定药物的起效快慢、效应强弱和持续时间久暂。药物体内过程各个环节的联系和变化复杂（图 2－1），但在分布达到平衡后，机体各部位的药物浓度均与血药浓度维持动态平衡，各靶器官药理效应的强弱也与血药浓度密切相关。

临床药代学主要研究临床用药过程中人体对于药物处置的动力学过程以及各种临床条件对体内过程的影响，计算及预测血药水平；制定最佳给药方案、剂量和给药频度，指导合理用药；涉及生物等效性与生物利用度、药物的系统药代学、影响药物体内过程的疾病、药物相互作用、药物浓度监测、健康人中影响药物体内过程的因素（如年龄、性别、遗传等）、药代学的种族差异。对新药设计、改进药物剂型、设计合理的给药方案、提高治疗的有效性与安全性，以及评估药物相互作用均具有重要意义。

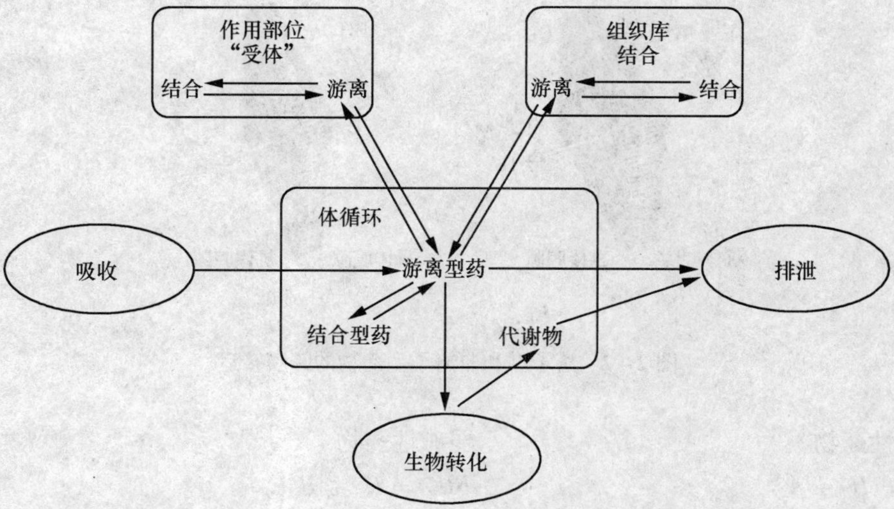

图 2－1　药物体内过程

第一节　药物的跨膜转运

一、药物的跨膜转运

药物的跨膜转运（transportation）是指药物在体内通过各种生物膜的过程。药物在体内的吸收、分布、代谢和排泄均与跨膜转运密切相关，常见的转运方式有被动转运（包括简单扩散、滤过和易化扩散）和主动转运两类。

（一）简单扩散

药物跨膜转运方式中最常见、最重要的被动转运（passive transport）形式，药物由浓度高的一侧向浓度低的一侧转运。药物转运的动力依赖于膜两侧的浓度差，差值越大转运的动力越大。其特点是转运过程不消耗能量；转运不需要载体，故转运时无饱和现象，不同药物同时转运时无竞争性抑制现象；当膜两侧浓度达到平衡时转运即保持在动态稳定水平。药物的扩散速度与膜两侧的浓度差、药物的性质、膜的面积与厚度等相关。

药物转运取决于药物的理化特性，其中最主要的是药物的脂溶性和解离性。脂溶性强的药物容易跨膜转运，水溶性强的药物不易跨膜转运。非电解质药物，脂/水分配系数大的容易通过生物膜。大多数药物为弱酸性或弱碱性的电解质药物，在体液中有解离型和非解离型两种形式。非解离型药物不带电荷，易通过生物膜转运；而解离型药物带有正电荷或负电荷，不易跨膜转运，被阻挡在膜的一侧，形成离子障（iontrapping）现象（图 2－2）。弱酸性和弱碱性电解质药物在溶液中的离子化程度取决于药物的 pKa 值及溶液的 pH 值，这是影响药物跨膜转运和体内过程的重要可变因素。pKa 值是药物解离常数（Ka）的负对数值，常用其表示药物的解离度。各药都有固定的 pKa 值，它是药物在溶液中 50%离子化时的 pH 值，可由 Henderson-Hasselbalch 公式计算而得。

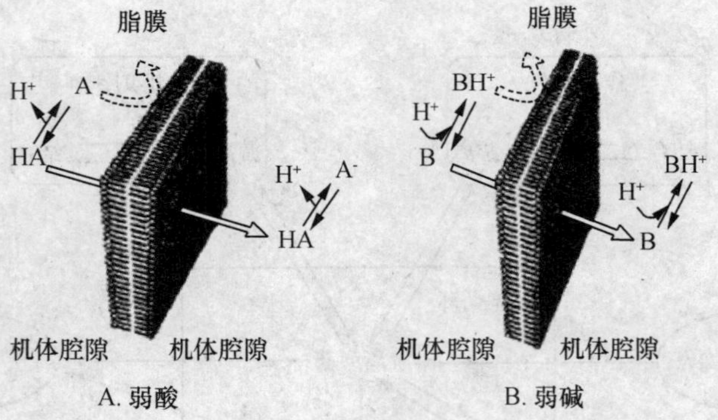

图 2－2 离子型和非离子型药物的跨膜转运

弱酸性药物

$$HA = H^+ + A^-$$

$$Ka = \frac{[A^-]}{[HA]}$$

$$pKa = pH - \log\frac{[A^-]}{[HA]}$$

$$pH - pKa = \log\frac{[A^-]}{[HA]}$$

$$10^{pH-pKa} = \frac{[A^-]}{[HA]}，即\frac{[离子型]}{[非离子型]}$$

当 $pH = pKa$ 时，$[HA] = [A^-]$

弱碱性药物

$$BH^+ = H^+ + B$$

$$Ka = \frac{[H^+][B]}{[BH^+]}$$

$$pKa = pH - \log\frac{[B]}{[BH^+]}$$

$$pH - pKa = \log\frac{[BH^+]}{[B]}$$

$$10^{pH-pKa} = \frac{[BH^+]}{[B]}，即\frac{[离子型]}{[非离子型]}$$

当 $pH = pKa$ 时，$[B] = [BH^+]$

上式表明，改变溶液 pH 值可以明显地影响弱酸性或弱碱性药物的解离度。当 pKa 与 pH 的差值以数学值增减时，离子型与非离子型药物浓度比值则以指数值发生相应变化（图 2－3）。例如，弱酸性药物在 pH 值低的胃液中解离度小，可通过胃粘膜吸收；弱碱性药物在胃液中解离度高，主要在弱碱性环境的肠道中被吸收。一般 pKa 值为 3～7.5 的弱酸性药物和 pKa 值为 7～10 的弱碱性药物受 pH 的影响较大。强酸、强碱和极性强的季铵盐类药物在溶液中几乎全部解离，不易透过生物膜，亦不受溶液 pH 的影响。

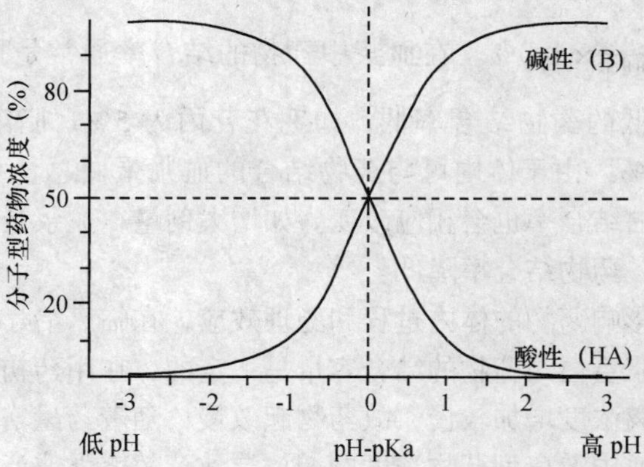

图 2－3　体液 pH 值对弱酸性和弱碱性药物解离的影响

（二）滤过

滤过指直径小于膜孔的药物，借助膜两侧的流体静压或渗透压差被水携带到低压侧的过程，又称水溶扩散。其相对扩散率与该物质在膜两侧的浓度差呈正比。体内大多数生物膜的膜孔直径很小，只允许分子量 100～150D 的水溶性药物和 O_2、CO_2 等气体分子通过。大多数毛细血管上皮细胞间的孔隙较大，分子量 20 000～30 000D 的药物也可通过。

（三）载体转运

载体转运指生物膜上的载体在膜的一侧与药物或生理性物质结合，通过构型改变，将药物等载运到膜的另一侧释放的过程，包括主动转运（active transport）和易化扩散（facilitated diffusion）。载体转运的共同特点是需要载体，载体对被转运物质有特异选择性；受载体转运能力的限制，当载体转运能力达到最大时有饱和现象；两种结构相似的药物被同一载体同时转运时有竞争性抑制现象发生；当膜一侧的药物转运完毕后转运即停止。两种载体转运方式的主要区别在于易化扩散是顺浓度差转运，不耗能如葡萄糖、维生素 B_{12} 的吸收等；主动转运是一种逆浓度（或电位）差的转运，需要消耗能量，少数与正常代谢物相似的药物可以主动转运方式吸收，如氟尿嘧啶、甲基多巴等。

二、药物的体内存在形式

药物进入体内后，在血液和各种器官组织中均以游离型和结合型两种形式存在。只有游离型药物可以通过生物膜转运并发挥药理活性，结合型药物不能被转运，也不能发挥药理活性，它是药物储存形式。某些药物的代谢物也有游离型和结合型两种形式。

在体内与药物或代谢物结合的物质大多数是蛋白质，也有非蛋白物质。在血浆中药物主要与血浆白蛋白结合，其次是β球蛋白和酸性糖蛋白。在器官组织中药物可以与蛋白质结合，也有的药物与脂肪（如硫喷妥钠）或无机物结合（如四环素在新生儿牙齿和骨骼组织中与钙的结合）。

绝大多数药物的结合是可逆性的，药物的游离型与结合型保持动态平衡，二者可以互相转化。但也有个别药物的结合是不可逆的，如四环素在新生儿的牙齿和骨骼组织中与钙的结合则终生存在，可影响牙齿和骨骼的生长发育。

药物的结合程度因药而异，通常以结合率表示，也可用平衡解离常数（Kd）表示。结合率 = $\frac{[结合型]}{[结合型][游离型]} \times 100\%$。在血浆中药物的结合率通常是指在治疗剂量下的结合率。一般规律是脂溶性低的药物结合率低，如毛花苷丙为5%；脂溶性高的药物则结合率高，如洋地黄毒苷为97%。由于体内可与药物结合的血浆蛋白总量相对稳定，当药物剂量改变时，药物的血浆蛋白结合率也会相应改变。如增大剂量，血浆蛋白与药物的结合趋于饱和，游离药物浓度增加，药物结合率降低。

药物的结合程度可影响药物的体内过程和药理效应，在临床治疗中尤其应重视血浆蛋白结合率高的药物。①血浆蛋白与药物的结合容量是一定的，在用药初期进入血循环的药物主要与血浆蛋白结合，游离浓度增加较慢，故药物起效慢；随着药量增加，结合部位达到饱和后，略增加药量就可使血中游离型药物浓度剧增，导致药效增强或产生毒性反应；②结合率高的药物联合用药时，蛋白结合竞争现象可使血中游离型药物浓度增加，出现药效增强或毒性反应。例如，血浆蛋白结合率为99%的双香豆素与结合率为98%的保泰松合用，可使血中双香豆素游离浓度成倍增加，其抗凝血作用增强而导致出血。药物也可能与内源性代谢物竞争结合血浆蛋白，如磺胺药与胆红素竞争血浆蛋白结合位点，使游离胆红素增加，在新生儿可能导致胆红素脑病；③血浆蛋白含量降低（如老年人、肝硬化和慢性肾炎患者）或变性（如尿毒症患者），均可增加血中游离型药物浓度，使药效增强或出现不良反应。

（张岫美）

第二节 药物的体内过程

一、吸收

药物的吸收（absorption）是指药物自给药部位进入血液循环的过程。除静脉注射和静脉滴注等血管内给药外，其他血管外给药途径均存在吸收过程。不同途径给药时药物吸收的量和速度不同，因而影响药物作用的快慢、强弱和久暂。临床上常用的给药途径可分为消化道给药、注射给药、呼吸道给药和皮肤粘膜给药，药物吸收的速度依次为：腹腔注射 > 吸入给药 > 舌下给药 > 直肠给药 > 肌内注射 > 皮下注射 > 口服 > 皮肤用药。评价药物吸收速度和程度的药动学参数有达峰时间（Tmax）、峰浓度（Cmax）、生物利用度（F）等。

（一）消化道给药

口服（per os）是最常用的给药途径，主要以简单扩散方式通过胃肠道粘膜吸收。口服给药方便，但影响因素较多，如药物溶解释放速率、胃肠道 pH 值、吸收面积、胃肠分泌与蠕动功能、局部血流量和饮食等，可使药物吸收速率和程度有所不同。药物吸收后由肝门静脉进入肝脏，然后再进入体循环。有些药物在首次通过胃肠道粘膜和肝脏时即被代谢灭活一部分（主要是在肝脏），使实际进入体循环的药量减少，这种现象称为首过消除（first-pass elimination）或称首过效应。首过效应明显的药物其生物利用度低，必须加大用药剂量才能达到有效治疗浓度，但在加大剂量时应了解代谢产物的毒性反应及其消除途径。首过效应过高的药物需改用其他给药途径。

药物从胃幽门排至小肠上部的速度叫做胃排空速率。胃排空速率主要受内容物影响，如脂肪性食物的胃排空速率比糖类、蛋白质类低；胃内食物粘度及渗透压高时，胃排空速率低。需要指出，精神药物（氯丙嗪、苯巴比妥、酒精等）由于其中枢和局部作用，常常会阻滞胃排空，降低胃排空速率。尤其在精神药物中毒时，更是如此。因此，对服毒自杀者的抢救，不论服毒时间是否超过 6 小时（胃的生理排空时间），均应进行洗胃。

舌下（sublingual）给药吸收后不经过肝门静脉，可避免首过消除，如硝酸甘油舌下含化可迅速吸收发挥作用。直肠灌注（per rectum）给药也可在很大程度上避免首过消除，经直肠粘膜吸收的药物约 50%可避免肝脏的首过消除。

（二）注射给药

静脉注射（intravenous injection）和静脉滴注（intravenous infusion）可使药物迅速而准确地进入血液循环，起效迅速。肌内注射（intramuscular injection）和皮下注射（subcutaneous injection）给药均可通过毛细血管壁吸收，其细胞间隙较大，药物分子能顺利通过，吸收速率快且完全。吸收速度取决于注射部位的血流量，局部热敷或按摩可加快吸收，注射液中加入少量缩血管药物则可延缓药物的吸收。动脉注射（intra-arterial）可将药物直接送到该动脉所分布的部位发挥局部疗效，减少全身反应，如将纤维蛋白溶解药直接用导管注入冠状动脉以治疗心肌梗死。注射给药还可以将药物注射至身体的任何部位发挥作用，如局部麻醉药等。注射给药需要医护人员进行，要求严格无菌操作，用药不方便，一旦注射过量可致严重后果。

（三）呼吸道给药

吸入（inhalation）给药是呼吸道给药的有效方法，适用于气体、挥发性药物和气雾剂（如沙丁胺醇），有的难溶性药物也可制成极微细粉末（直径约 5μm）以特制的吸入剂气雾吸入（如色甘酸钠）。由于肺泡表面积大，肺血流量丰富，药物可经肺迅速吸收而进入体循环。气道是抗哮喘药物的靶器官，以气雾剂吸入给药可迅速解除支气管痉挛，减少全身反应。

（四）皮肤粘膜给药

皮肤粘膜给药可在用药局部产生作用，如皮肤、眼、鼻、咽喉、阴道等的局部治疗；也可经皮（transdermal）给药通过皮肤吸收进入血液循环，产生全身作用。例如，许多杀虫剂可经皮肤吸收中毒。祖国医学中的膏药和近年发展的贴剂等即经皮缓慢和持续吸收而产生作用，如硝酸甘油贴剂、硝苯地平贴剂等。

二、分布

分布（distribution）是指药物吸收后随血液循环到达各部位和组织的过程。药物在体内的分布受多种因素影响，包括药物的理化性质、与血浆蛋白和组织蛋白的亲和力、组织器官血流量、体液 pH 值、药物转运载体数量及功能状态、特殊组织的屏障作用等。

（一）血浆蛋白结合率

药物在血浆中可与蛋白质结合，成为结合型药物。在血浆中除了主要与白蛋白结合，还有少量与β球蛋白和酸性糖蛋白结合。这种结合的程度常以结合药物的浓度与总浓度比值表示，称为血浆蛋白结合率，结合率大于90%表示高度结合，低于20%则表示结合很低。各种药物在血浆中与蛋白结合程度不同。有的血浆蛋白结合率高达90%以上，如氯氮平为94%，氯丙咪嗪血浆蛋白结合率97.6%。需要指出，结合型药物在体内失去药理活性，但因其结合是可逆的，故与游离型药物之间常处于动态平衡。由于血浆白蛋白有一定含量，结合型药物达到饱和后，血浆中游离型药物浓度会明显增高，容易引起不良反应。两种血浆蛋白结合率高的药物并用时，必须注意与血浆蛋白的竞争性结合，使血浆游离型药物浓度剧增，产生意外反应。此外，机体血浆白蛋白过低，如老年人、慢性肾炎、肝硬化；或蛋白变质如尿毒症时，药物血浆蛋白结合率会明显降低。对于血浆蛋白结合率高的药物，在药物结合达饱和时，再增加给药量，血药浓度骤增。另外，两种药物竞争血浆蛋白的同一结合部位可使蛋白结合率低的药物在血浆中的游离浓度显著增加，容易产生毒性反应。

（二）药物向组织分布及蓄积

药物向组织分布通过血液进行，首先透过毛细血管壁，再进入组织细胞内，此过程一般属于被动扩散。但随着药物分子量的增大，通透的屏障也加大。一般认为分子量在200～800之间的药物容易透过血管微孔。某些药物与分布组织中存在的蛋白质、脂肪、酶及粘多糖发生可逆的非特异结合，使组织中浓度高于血浆中游离药物浓度，如吗啡、抗组胺药等有机碱，吸收后迅速离开血液，浓集于单核－吞噬细胞系统及实质性器官如肺、脾、肝、肾等组织。

（三）药物向脑的分布

药物向脑转运时要通过血－脑屏障（blood-brain barrier）。血－脑屏障对药物的通过具有重要的屏障作用。脑内毛细血管内皮细胞间紧密连接，间隙较小，同时基底膜外还有一层星形胶质细胞包围，这种特殊结构形成了血浆与脑脊液之间的屏障，能阻碍许多大分子、水溶性或解离型药物通过，只有分子小、脂溶性高的药物才能以简单扩散方式通过血脑屏障。血－脑屏障使药物转运多以被动扩散为主，取决于药物脂溶性和解离度。某些大分子、水溶性或解离型药物难于进入脑组织；有机酸或碱性药物进入脑组织缓慢；而乙醚、硫喷妥钠等脂溶性很高的药物，则能迅速向脑内转运，这些药物向脑内的转运仅与进入脑内的血流量有关。

（四）胎盘屏障

胎儿与母体循环系统之间的屏障称为胎盘屏障（placental barrier）。由于母亲与胎儿间交换营养物质和代谢废物的需要，其通透性与一般组织的毛细血管并无明显差异，所有药物均能通过胎盘进入胎儿体内，只是因到达胎盘的母体血流量少，药物进入胎儿循环较慢而已。脂溶性物质如乙醇、氯丙嗪、乙醚等易透过屏障转运到胎儿体内，而分子量1000以上的水溶性药物基本不能透过屏障，由于胎儿的肝、肾等药物代谢、排泄器官未发育成熟，进入胎儿体内的药物只能通过扩散清除，因此孕妇服药应非常慎重。在妊娠期间应禁用对胎儿发育有影响的药物。

三、代谢

药物代谢（metabolism）是指药物在体内发生化学结构改变的过程，又称生物转化（biotransformation)。药物作为一种异物进入人体，机体要调动各种机制将其清除，代谢是体内药物消除的重要途径。肝脏是药物代谢的主要器官，此外，肠、肾、肺和血浆等组织也可产生有意义的药物代谢作用。

药物被代谢后，容易从体内清除。药物代谢后多数可能转化为无活性物质；也可能从原来无药理活性的物质转变为有活性的代谢物；有时生成不同活性的代谢物；甚至有时可能生成有毒物质。因此，代谢过程并不完全等于解毒过程。药物在体内的代谢过程分为两相：Ⅰ相反应包括氧化、还原或水解，主要由肝微粒体混合功能氧化酶（细胞色素 P450）以及存在于细胞质、线粒体、血浆、肠道菌丛中的非微粒体酶催化。Ⅱ相反应为结合反应，许多经过氧化反应的药物可在相应酶催化下，与葡萄糖醛酸、乙酰基、甘氨酸、硫酸等结合，使活性下降并易于排泄。近年来，人们对细胞色素 P450（cytochrome P450，CYP450）的了解越来越多，由于其酶蛋白中所含血红素与一氧化碳结合后在可见光 450nm 处有最大吸收峰，故也称 P450。CYP450 是最重要的肝药酶，为一类亚铁血红素 - 硫醇盐蛋白的超家族，已发现近千种 CYP450 广泛分布于各种生物体内，在人类有功能意义的约有 50 种，根据氨基酸序列的同一性分为 17 个家族和许多亚家族。家族、亚家族和单个同工酶的命名，分别在 CYP 后依次用阿拉伯数字、大写英文字母、阿拉伯数字编序，如 CYP2D6 表示细胞色素 P450 的第 2 家族 D 亚家族第 6 号同工酶。CYP450 能催化数百种药物的转化（表 3 - 1），迄今为止，有机体中已发现 500 种以上与 P450 相关的基因。许多药物采用同一剂量个体间的血药浓度可以相差很大，如去甲替林同一剂量血药浓度可相差 30 ~ 40 倍，而 CYP450 活性的不同是决定其差异的主要因素。吸烟、饮酒和某些药物（如利福平、巴比妥类及抗癫痫药）可以诱导 CYP450 使其代谢活性增强，从而降低并用药物的浓度。药物的代谢过程可被摄入体内的物质诱导或抑制。同样，氟西汀、帕罗西汀是高效 CYP2D6 抑制剂，但是对 5% ~ 10% 的高加索种白人没有作用，因为他们先天缺乏 CYP2D6 酶。氟伏草胺和 H_2 受体阻滞剂西咪替丁抑制 CYP1A2，不应与茶碱和氯氮平并用。由于对 CYP2C9 和 CYP2C19 的抑制，使氟西汀与苯妥英钠并用、舍曲林与降糖药甲苯磺丁脲并用、氟伏草胺与抗凝剂华法林并用，必须慎重。

（一）CYP1A2

三环类抗抑郁药（TCA）丙咪嗪、氯丙咪嗪、阿米替林等具有相似的化学结构，CYP1A2 在这类药物的去甲基代谢中可能有相似作用。氯氮平、奥氮平在体内也是通过 CYP1A2 催化 N - 去甲基代谢。由 CYP1A2 参与代谢的还包括 SSRI 的氟伏草胺、戒毒药美沙酮、用于 Alzheimer 病的他克林。被 CYP1A2 代谢的其他药物还有茶碱、非那西丁、华法林。咖啡因是一种中枢兴奋剂，CYP1A2 几乎参与了咖啡因所有途径的代谢，90% 以上的咖啡因经由 CYP1A2 介导被清除。吸烟、炭烤食物及抗溃疡药奥美拉唑、抗癫痫药苯妥英和巴比妥均可使肝细胞 CYP1A2 活性增高。有的药物可抑制 CYP1A2 的活性，包括氟伏草胺、呋喃茶碱、西咪替丁、喹诺酮类抗菌药如伊诺沙星和环丙沙星、维拉帕米及口服避孕药等。氟伏草胺是惟一抑制 CYP1A2 的 SSRI，每天给予 10mg，可使咖啡因的半衰期从 5 小时延至 31 小时。有报道，与氟伏草胺合用，氯氮平的血药浓度增加 5 ~ 10 倍。由于氟伏草胺能使茶碱的清除率减为原来的 1/3，所以氟伏草胺与茶碱并用，茶碱剂量应减至原来的 1/3。氟伏草胺还能抑制 CYP2C19 和 CYP3A4 酶活性，从而增加地西泮、阿普唑仑、三唑仑的血药浓度。

（二）CYP2C19

其作用底物有苯妥英、S－美酚妥英、奥美拉唑、地西泮、普萘洛尔、TCA、西酞普兰、吗氯贝胺、甲苯磺丁脲、华法林和非甾体抗炎药等。CYP2C19 催化 TCA 的丙咪嗪、氯丙咪嗪、阿米替林、MAOI－A 的吗氯贝胺、SSRI 的西酞普兰的去甲基代谢。抗抑郁药反苯环丙胺、SSRI 的氟伏草胺、舍曲林是 CYP2C19 的抑制剂。

（三）CYP2D6

其基因具有常染色体隐性特征（位于 22 号染色体），突变形成慢代谢表型。若等位基因为纯合子，其底物代谢速率较正常快（快代谢型），因此携带此种基因型的患者如果要达到治疗血药浓度，所需药物剂量大得多。被 CYP2D6 代谢的药很多，包括抗心律失常药物、TCA 抗抑郁药、β 受体阻滞剂、文拉法新、可待因、右旋美沙芬和某些抗精神病药物（如利培酮、硫利达嗪和奋乃静）。TCA 的羟化代谢均由 CYP2D6 催化，而且该类药物在体内的羟化代谢比去甲基代谢更为重要。丙咪嗪、氯丙咪嗪、阿米替林除了本身的羟化代谢以外，它们的去甲基活性代谢产物如去甲丙咪嗪、去甲氯丙咪嗪和去甲替林等也需进一步羟化代谢清除。SSRI 除舍曲林外，氟西汀、帕罗西汀、氟伏草胺的代谢都由 CYP2D6 介导。其他抗抑郁药文拉法新、奈法唑酮和曲唑酮的代谢物 mCPP、麦普替林、米安舍林，以及多数抗精神病药也由 CYP2D6 介导代谢，如还原型氟哌啶醇转化为氟哌啶醇由 CYP2D6 所介导，因此 CYP2D6 慢代谢者的氟哌啶醇和利培酮血药浆浓度高。SSRI 帕罗西汀、氟西汀和去甲氟西汀对 CYP2D6 有强抑制作用，因此与 TCA、抗精神病药并用应慎重。健康志愿者每天给予 20mg 帕罗西汀，可使去甲丙咪嗪的血药浓度增加 400%。对 CYP2D6 具有抑制作用的药物还包括西咪替丁、美沙酮、吗氯贝胺、TCA、某些抗精神病药（如氟奋乃静、氟哌啶醇和硫利达嗪）和减肥药芬氟拉明等。

（四）CYP3A4

它主要存在于肝细胞和肠粘膜上，参与神经类固醇和精神药物（如阿普唑仑、三唑仑、地西泮、卡马西平、舍曲林、奈法唑酮和文拉法新等）的代谢。该酶的底物很多，还包括环孢素、钙离子通道阻滞剂、华法林、大环内酯类抗生素（如红霉素）、抗组胺药物等。CYP3A4 也参与氯氮平和 TCA 的丙咪嗪、氯丙咪嗪、阿米替林的去甲基代谢。非经典抗精神病药奎太平和吉布利酮也由 CYP3A4 代谢。CYP3A4 的诱导剂有酒精、巴比妥类、苯妥英、卡马西平、利福平、糖皮质激素（如地塞米松、泼尼松）。例如，在卡马西平、苯巴比妥和利福平诱导下，氟哌啶醇血药浓度可降低 50%，导致临床用药效果不佳的后果。抗抑郁药奈法唑酮、氟伏草胺、西咪替丁、某些钙离子通道阻滞剂，以及抗真菌药酮康唑、大环内酯类抗生素则是 CYP3A4 的强抑制剂。抗抑郁药奈法唑酮以及氟伏草胺对 CYP3A4 有较强抑制作用，因此不应并用抗组胺药阿司咪唑（息斯敏）、阿普唑仑、三唑仑以及卡马西平。

（五）CYP2B6

它是氨非他酮的主要代谢酶，也涉及到米安舍林和地西泮的代谢。研究表明，CYP2B6 能将丁螺环酮转化为羟基丁螺环酮，卡马西平和苯巴比妥对 CYP2B6 酶有诱导作用。

（六）CYP2E1

它位于第 10 号染色体，主要参与低分子量物质的代谢，如乙醇、苯氟烷、茶碱、对乙酰氨基酚、氯唑沙宗和四氯化碳。CYP2E1 是某些致癌物的激活剂，可把苯代谢为有细胞性的物质。乙醇对 CYP2E1 的诱导作用非常显著，饮酒后肝组织 CYP2E1 活性可增强 5～10 倍。

经乙醇的诱导后，该酶毒性更大。

（七）SSRI

对 CYP450 酶三种亚类即 CYP2D6，CYP1A2 与 CYP3A3/4 有抑制作用，抑制强度由抑制率常数（Ki）表示，抑制作用越强，Ki 越小。von Moltke 等（1994）报道氟西汀对 CYP2D6 的抑制作用 Ki 为 3.0，其代谢产物去甲氟西汀 3.5，帕罗西汀 2.0，舍曲林和氟伏草胺的抑制作用则很弱。对 CYP1A2 的抑制作用，Brosen 等（1993）报告氟西汀、去甲氟西汀和西酞普兰 Ki 均大于 100，舍曲林 75，帕罗西汀 45，抑制作用均弱，而氟伏草胺 Ki 为 0.2，抑制作用很强，说明 5 种 SSRI 对 CYP450 的亚类抑制作用强度差异较大。去甲氟西汀对 CYP2D6 的抑制作用与氟西汀相似，但对 CYP3A3/4 抑制作用比氟西汀强，停用该药时，体内药物 95% 清除时间会延长至 2 个月。这可解释帕罗西汀与氟伏草胺停药时较易产生撤药反应，而长半衰期的氟西汀很少出现这类反应。因此，停用帕罗西汀与氟伏草胺应逐步减量（表 2－1）。

表 2－1　5 种 SSRI 对 CYP450 的三个亚类（2D6，1A2，3A3/4）的抑制作用（Ki）

CYP	氟西汀	去甲氟西汀	帕罗西汀	氟伏草胺	西酞普兰	舍曲林
2D6 *	3.0　强	3.5　强	2.0　强	16.6 无	—	22.7 无
1A2	＞100 无	＞100 无	45　无	0.20 强	＞100 无	75　弱
3A3/4	83.3 弱	11.1 强	39　无	10　强	—	23.8 无

* 数字为试管实验结果：Ki＝抑制常数；中文为临床实验结果。

（八）核苷酸单加氧酶系统

除了 CYP450 酶外，还应注意另一种酶系统即核苷酸单加氧酶系统。例如，奥氮平的代谢不仅涉及 CYP1A2 和 CYP2D6 酶，还涉及核苷酸单加氧酶系统（FMO）。由于这两个酶系统会同时参与一种药物代谢，其相互作用也不可忽视。

（九）影响药物代谢的主要因素

1. 年龄　胎儿和新生儿肝微粒体中药物代谢酶活性很低，对药物的敏感性比成人高，常规剂量就可能出现很强毒性。老年人的药物代谢功能也会降低。SSRI 的血药浓度在老年人比年轻人要高约 50%～100%。

2. 遗传因素　遗传因素对 CYP450 活性有重要作用，人类因种族和个体差异，使有些人酶的活性和数量超过一般正常人，属快代谢型。另一些人则低于正常人，属慢代谢型。例如 CYP2D6 的慢代谢者在白种人中占 5%～10%，在黄种人中占 1%～2%；CYP2C19 慢代谢者在白种人中占 3%～5%，在黄种人中占 15%～20%。CYP2D6 参与丙咪嗪的羟化代谢，CYP2C19 参与丙咪嗪的去甲基代谢，慢代谢者用药时丙咪嗪代谢慢，血药浓度高，易引发不良反应。总体上看，黄种人的 CYP2D6 和 CYP2C19 的活性低于白种人，因此黄种人应用某些药物（如地西泮）的剂量较低。又如，可待因必须有 CYP2D6 参与，将其代谢成吗啡才能发挥镇痛作用，而 5%～10%的高加索种白人缺乏此酶，因此可待因对他们没有镇痛作用。

3. 病理状态　如 SSRI 均通过氧化代谢被清除，终极代谢产物多经肾排泄，因此心、肝、肾等脏器病损，可影响药物及代谢产物的血药浓度和清除。肝硬化患者单次服用 SSRI

后，几乎所有 SSRI 的 $t_{1/2}$ 都延长 1 倍，尤其老年患者血药浓度更高。因此肝病患者宜减少 SSRI 剂量与使用频率。为安全起见，脏器疾病与老年患者使用 SSRI 时应适当减量。建议以 1/4 或半量起用。

4．药物诱导和抑制 肝药酶具有下列特性：①选择性低，能催化多种药物；②变异性较大，常因遗传、年龄、营养状况、机体状态、疾病的影响而产生明显的个体差异；③酶活性易受药物等外界因素影响而出现增强或减弱现象。能够增强酶活性的药物称为酶诱导剂（enzyme inducer），能够降低酶活性的药物称为酶抑制剂（enzyme inhibitor）。当联合用药时，酶诱导剂可使自身及合用药物的效应比单用时减弱，酶抑制剂可使自身及合用药物效应比单用时增强。许多药物对肝药酶具有诱导或抑制作用，直接关系到药物的清除速率，改变药物作用的持续时间与强度。药物相互作用药代学类型的例子很多。药酶可被摄入体内的物质诱导或抑制，因而影响药物代谢。吸烟、饮酒和某些药物（如利福平、巴比妥类及抗癫痫药）可以诱导 CY P450 使其代谢活性增强，从而降低并用药物的浓度。氟伏草胺和西咪替丁抑制 CYP1A2，也不应与茶碱和氯氮平并用。由于对 CYP2C9 和 CYP2C19 的抑制，所以氟西汀与苯妥英、舍曲林与降糖药甲苯磺丁脲、氟伏草胺与抗凝剂华法林并用时，必须慎重（表 2－2）。

表 2－2 重要 CYP450 催化代谢的药物及其诱导剂和抑制剂

酶	代谢药物	诱导剂	抑制剂
CYP1A2	咖啡因、对乙酰氨基酚、非那西丁、安替比林、他克林、茶碱、他莫昔芬、R－华法林、维拉帕米、普罗帕酮、昂丹司琼、阿米替林、氯氮平、氯米帕明	吸烟、炭烤食物、十字花科蔬菜、奥美拉唑、胰岛素、甲基胆蒽、乙氧萘青霉素	胺碘酮、西咪替丁、氟喹诺酮、氟伏沙明、呋拉茶碱、咪拉地尔
CYP2A6	香豆素、烟碱	苯妥英、利福平	利托那韦
CYP2C9	甲苯磺丁脲、格列吡嗪、海索比妥、苯妥英、美芬妥英、三甲双酮、S－华法林、双氯芬酸、布洛芬、氟比洛芬、吡罗昔康、替尼酸、托拉塞米、磺胺异恶唑、依贝沙坦、洛沙坦	卡马西平、苯巴比妥、苯妥英、利福平	胺碘酮、氟康唑、氟伐他汀、氟伏沙明、异烟肼、帕罗西汀、舍曲林、磺胺苯吡唑
CYP2C19	S－美芬妥英、地西泮、西酞普兰、氯米帕明、R－华法林、喷他脒、普萘洛尔、奥美拉唑、潘托拉唑、兰索拉唑、萘普生、环磷酰胺、吲哚美辛	巴比妥类、炔诺酮、利福平、泼尼松	西咪替丁、苯丙氨酯、氟西汀、帕罗西汀、氟伏沙明、吲哚美辛、酮康唑、奥美拉唑
CYP2D6	右美沙芬、可待因、地昔帕明、氯米帕明、丙米嗪、氟西汀、帕罗西汀、氟哌啶醇、去甲替林、奋乃静、硫利达嗪、氟卡尼、恩卡尼、异喹胍、美托洛尔、丁呋洛尔、噻吗洛尔、卡维地洛、司巴丁、美西律、普罗帕酮	利福平、地塞米松	胺碘酮、氯丙嗪、西咪替丁、氯米帕明、氟西汀、帕罗西汀、奎尼丁、甲氧氯普胺、特比萘芬
CYP2E1	氯唑沙宗、对乙酰氨基酚、咖啡因、乙醇、氟烷、甲氧氟烷、恩氟烷、茶碱	乙醇、异烟肼	双硫仑

续表

酶	代谢药物	诱导剂	抑制剂
CYP3A4	睾酮、黄体酮、孕二烯酮、炔雌醇、他莫昔芬、氢化可的松、红霉素、克拉霉素、氨苯砜、环孢素、英地那韦、利托那韦、可待因、地西泮、咪达唑仑、阿普唑仑、洛伐他汀、卡马西平、非洛地平、硝苯地平、尼群地平、维拉帕米、奎尼丁、利多卡因、胺碘酮、地尔硫䓬、地高辛、奥美拉唑、华法林、对乙酰氨基酚、特非那定、氯苯那敏、醋竹桃霉素	巴比妥类、卡马西平、地塞米松、苯妥英、利福平、性激素、曲格列酮、奈韦拉平	那非那韦、胺碘酮、西咪替丁、克拉霉素、红霉素、氟康唑、葡萄柚汁、诺氟沙星、维拉帕米

（1）锂盐　是5－HT直接激动剂，能通过增加5－HT的生物合成或通过受体调节来加强5－HT能活性。多项研究证实，锂盐能加强多种抗抑郁剂的疗效，如有人报告氟西汀与锂盐并用，治疗重性抑郁、分裂情感性抑郁、强迫观念、伴食欲亢进性抑郁均获成功，且无严重不良反应。

（2）丁螺环酮　能加强SSRI治疗抑郁症、强迫症、社交恐怖症的疗效，并且对减轻SSRI的副作用有效。但应注意，有报告个别患者用氟伏草胺、西肽普兰或曲唑酮合并丁螺环酮引起非致死性5－HT综合征。

（3）β受体阻滞剂　普萘洛尔可能通过阻滞神经元树突的5－HT1A自身受体加强SSRI的疗效，普拉洛尔也能加强环苯丙胺、曲唑酮和纳发唑酮的疗效。应注意，对老年、身体虚弱或合并躯体疾病的人，如并用β受体阻滞剂和抑制CYP2D6的SSRI时，可使β受体阻滞剂的血药浓度升高，引起心动过缓。

（4）老年人用药　对CYP450抑制作用较强，其影响程度依次为西酞普兰＞帕罗西汀⩾氟西汀＞舍曲林⩾氟伏草胺。老年人并用其他药物的可能性较大，因此更应注意药物对CYP450影响所产生的药物相互作用。

四、排泄

排泄（excretion）是指药物原形及其代谢物经机体的排泄器官或分泌器官排出体外的过程。肾脏是机体最重要的排泄器官，胆管、肠道、唾液腺、乳腺、汗腺、肺等也是药物的排泄途径。药物及其代谢物的排泄具有以下共同规律：①大多数药物及代谢物的排泄属于被动转运，少数属于主动转运（如青霉素）；②在排泄或分泌器官中药物或代谢物浓度较高时既具有治疗价值，同时又会造成某种程度的不良反应。例如，氨基苷类抗生素尿药浓度高，可治疗泌尿系感染，也可引起肾损害；③各药的排泄速率不同，当排泄器官功能不良时均可改变排泄速率，使绝大多数药物的排泄速率减慢，应根据减慢程度调整用药剂量或给药间隔。

（一）肾脏排泄

药物及其代谢物经肾脏排泄的方式与机体内源性代谢物的排泄方式相同，肾小球滤过、肾小管主动分泌和肾小管被动重吸收。肾小球毛细血管膜孔较大，除大分子及与血浆蛋白结合的药物外，绝大多数游离型药物和代谢物均可经肾小球滤过进入肾小管腔内。只有极性大、水溶性强、解离型的药物或代谢物不易被肾小管重吸收，可顺利排出体外；一些脂溶性高、极性小、非解离型的药物和代谢产物，随着原尿水分的回收和尿药浓度升高，可经肾小管上皮细胞以被动转运方式重吸收入血。此时改变尿液 pH 值可以明显改变弱酸性或弱碱性药物的解离度，从而改变药物重吸收程度。例如，苯巴比妥、水杨酸中毒时，碱化尿液可使药物解离度增大，利用离子障原理阻止药物重吸收，加速其排泄，这是药物中毒时常用的解毒方法。

肾小管上皮细胞有分泌有机酸和有机碱的两个转运系统，属于主动转运过程，分别转运弱酸性和弱碱性药物（表 2－3）。分泌机制相同的两类药物合用可能产生竞争性抑制。例如，丙磺舒可抑制青霉素、吲哚美辛等的主动分泌，依他尼酸可抑制尿酸的主动分泌等，均可能对临床治疗产生有益或有害的影响。锂的肾廓清率颇稳定，为 15～30ml/min，老人可低至 10～15ml/min。在近曲小管与钠被竞争性重吸收，故排泄速度与钠盐摄入量有关。摄入钠盐过多，锂盐排泄增加。摄入钠盐过少，锂盐排泄少，血锂浓度上升。

表 2－3 由肾小管主动分泌排泄的部分弱酸性和弱碱性药物

弱酸性药物	乙酰唑胺、阿司匹林、水杨酸、头孢噻啶、呋塞米、吲哚美辛、甲氨蝶呤、青霉素、丙磺舒、噻嗪类利尿药
弱碱性药物	阿米洛利、多巴胺、组胺、阿的平、吗啡、哌替啶、季铵类药物、奎宁、5－羟色胺、妥拉苏林、氨苯蝶啶

肾脏排泄药物时主要受血浆蛋白结合率和肾血流量的影响。其中，肾提取率低（＜0.3）的药物主要受血浆蛋白结合率的影响；肾提取率高（＜0.7）的药物主要受肾血流量的影响。

（三）消化道排泄

消化道是某些药物排泄的重要途径，如大鼠静脉注射甲氟喹，可经粪排出 77%。经肠道排泄的药物主要来源于三部分，即口服后肠道中未吸收部分、由胃肠粘膜排入消化道的部分和随胆汁排泄到肠道的部分。

药物可以被动扩散方式排入消化道，如大量应用吗啡后，药物可自血液中扩散进入酸性胃液中，在胃内几乎完全解离，形成高浓度，可通过洗胃清除之，否则当其进入肠道后被再吸收。有些药物也可被主动分泌排入肠道，如地高辛、洋地黄毒苷、红霉素、奎宁和苯妥英钠等。

药物由肝细胞转运至胆汁属于主动转运过程。有的药物在肝细胞内与葡萄糖醛酸结合后分泌到胆汁中，随后排泄到小肠中被水解。这些随胆汁排入肠道的药物或代谢物后形成的游离型药物，可被肠粘膜上皮细胞重吸收，由肝门静脉重新进入血液循环，称为肝肠循环（hepato-enteral circulation）。它可使血药浓度维持时间延长，中断其肝肠循环则可加快药物排泄。例如，洋地黄毒苷中毒后，口服考来烯胺可在肠内与洋地黄毒苷形成不被吸收的络合物，随粪便排出体外，为解毒措施之一。

（三）其他排泄途径

药物也可通过唾液、乳汁、汗液、泪液排泄，但排泄量较小。唾液中的药物浓度与血浆中的浓度有良好的相关性，由于唾液具有容易采集、无创伤性等优点，可在临床上代替血标本进行血药浓度监测。乳汁的pH值略低于血浆，弱碱性药物较弱酸性药物更容易通过乳汁排泄，在哺乳儿体内产生药效或不良反应。挥发性药物、全身麻醉药可通过肺呼气排出体外。

（张岫美）

第三节　单剂量给药的药代动力学

药物应用后的吸收、分布、代谢和排泄过程是同时进行的，使体内的药量随着时间的变化而处于瞬时变化的动态过程，称之为动力学过程或速率过程。研究体内药量随时间动态变化的规律是药代学研究的核心问题。药代学的研究方法，首先要绘制血药浓度-时间曲线，然后选择适宜的药动学模型和数学方程，最后计算药代学参数。这些参数能够定量地反映药物在体内动态变化的过程和规律，也是临床制定和调整给药方案的重要依据。为使问题简化，本节以单剂量给药为例介绍药代学的基本概念和体内药量变化的动态规律。

一、体内药量和效应变化的时间过程

给药后体内药量或血药浓度随时间的改变而发生变化的规律称为时量关系（time-concentration relationship）。以血药浓度（C）为纵坐标，以时间（t）为横坐标绘出的曲线，称为血药浓度-时间曲线（time-concentration curve），简称时量曲线或C-t曲线。

血管外单次给药后的C-t曲线分为升段、峰值和降段（图2-4）。曲线升段主要反映开始时药物的吸收速度超过消除（代谢与排泄）速度，其坡度反映吸收的快慢，坡度越陡则吸收越快。当吸收速度与消除速度相等时曲线达到峰值，此时的血药浓度称为峰浓度（peak concentration，Cmax）。从给药至达到峰值的时间称为达峰时间（peak time，Tmax），其反映药物吸收的速度。曲线降段反映药物的吸收过程趋于完成，消除速度超过吸收速度，成为影响血药浓度变化的主要因素，其坡度反映药物消除的快慢。

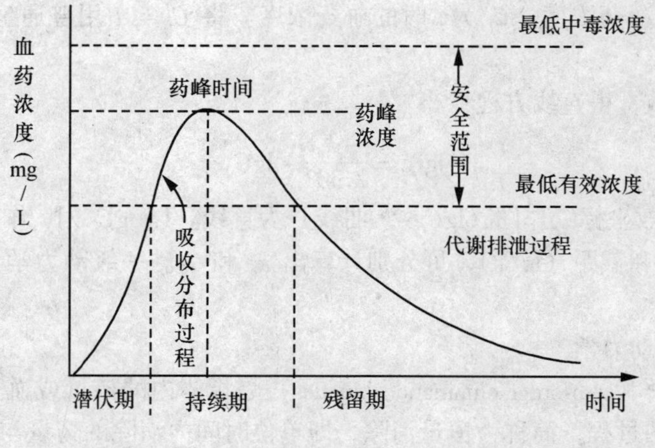

图2-4　血管外单剂量给药后血药浓度与效应变化的时间过程示意图

根据药物的量效关系和时量关系，给药后的药物效应也会随着时间的变化而经历由产生到消失的过程。以效应（E）为纵坐标、时间为横坐标绘出的曲线，称为时效曲线（time-effect curve)，绝大多数药物的时效曲线与时量曲线相似。一般分为三期：潜伏期（latent period)，是指从给药至达到最低有效浓度（minimal effective concentration，MEC）所需的时间，主要受吸收和分布过程的影响；持续期（persistent period)，是指药物维持有效浓度的时间，其长短与药物吸收和消除速率有关；残留期（residual period)，是指血药浓度降至 MEC 以下至从体内完全消除的时间，主要受消除速率的影响。残留期长的药物从体内消除慢，多次给药时可致蓄积中毒（cumulative intoxication)，应注意选择合理的给药间隔时间（dosing interval time)。

二、药物消除动力学

药物在体内转运和转化的速率过程决定药物在体内的命运，控制着作用部位的药物浓度，从而影响药物作用的快慢、久暂和药理效应的强弱。由于吸收、分布速率的影响因素较多，现以静脉注射给药为例说明体内药物的消除动力学过程。按照药物消除速率与血药浓度之间的关系，可分为一级消除动力学与零级消除动力学。

（一）一级消除动力学

一级消除动力学（first-order elimination kinetics）是指体内的药量或血药浓度在单位时间内按恒定比例消除的过程，简称为恒比消除。即单位时间内消除的药量与血药浓度的一次方成正比，血药浓度高，单位时间内消除的药物多，血药浓度降低，单位时间内消除的药物也相应减少。大多数药物在体内按一级动力学转运或消除，描述一级消除动力学的微分方程为：

$$\frac{dC}{dt} = -k_e C$$

式中 dC/dt 为消除速率；k_e 为消除速率常数（elimination rate constant)，单位为 h^{-1} 或 min^{-1}；C 为体内可消除的药物浓度；负号表示药物浓度随时间推移而降低。

对微分方程积分，得数学方程为一指数方程：

$$C_t = C_0 e^{-k_e t}$$

式中 C_0 为初始血药浓度，C_t 为 t 时的血药浓度。将 C_t 与 t 用普通坐标纸作图（$C_t - t$ 曲线)，得指数曲线。

上式取常用对数，得直线方程：

$$\lg C_t = \frac{-k_e t}{2.303} + \lg C_0$$

将 C_t 与 t 用对数坐标纸作图（$\lg C_t - t$ 曲线）为直线。以 $\lg C_t$ 对 t 作直线回归，可得出斜率（$-k_e/2.303$）和截距（$\lg C_0$)，可分别计算出 k_e 和 C_0。一级动力学又称为线性动力学(linear kinetics)。

（二）零级消除动力学

零级消除动力学（zero-order elimination kinetics）是指体内的药量或血药浓度在单位时间内按恒定的量消除的过程，简称为恒量消除，即单位时间内消除的药量与血药浓度无关，无论血药浓度高低，单位时间内消除的药量不变。少数药物在体内的转运或消除能力达到饱和时，则按零级动力学转运或消除。其微分方程为：

$$\frac{dC}{dt} = -k_0$$

式中 k_0 为零级消除速率常数（zero elimination rate constant）。上式积分，得一直线方程：

$$C_t = -k_0 t + C_0$$

将 C_t 与 t 用普通坐标纸作图（$C_t - t$ 曲线）可得一直线，斜率为 $-k_0$，截距为 C_0；而用对数坐标纸作图（$\lg C_t - t$ 曲线）则为一条凸的曲线，故又称为非线性动力学（nonlinear kinetics）。

三、药代学的房室模型

房室模型（compartment model）是药代学研究中定量分析的方法之一。它把机体视为一个系统，根据药物在体内的转运速率是否一致划分为一至数个房室。给药后，如果体内药物瞬时在各部位达到平衡，即药物在机体各部位的转运速率相同，血药浓度与机体各部位浓度迅速达到平衡，则将机体视为均一体系，称为一室模型（one-compartment model）。实际上，多数药物在体内各部位的转运速率并不一致，机体各组织药物浓度与血药浓度达到平衡所需的时间不同，能迅速与血药浓度达到平衡的部位称为中央室，与血药浓度达到平衡较慢的部位称为周边室，此为二室模型（two-compartment model）。在理论上，有些药物还可分为三室或多室模型。

根据血管外给药、血管内注射和血管内滴注三种不同给药途径，各有两种常用房室模型（一室和二室），即可基本上满足药动学研究的需要。现以静脉注射给药为例，说明药物在体内的房室模型、时量曲线（图 2－5）和数学方程。

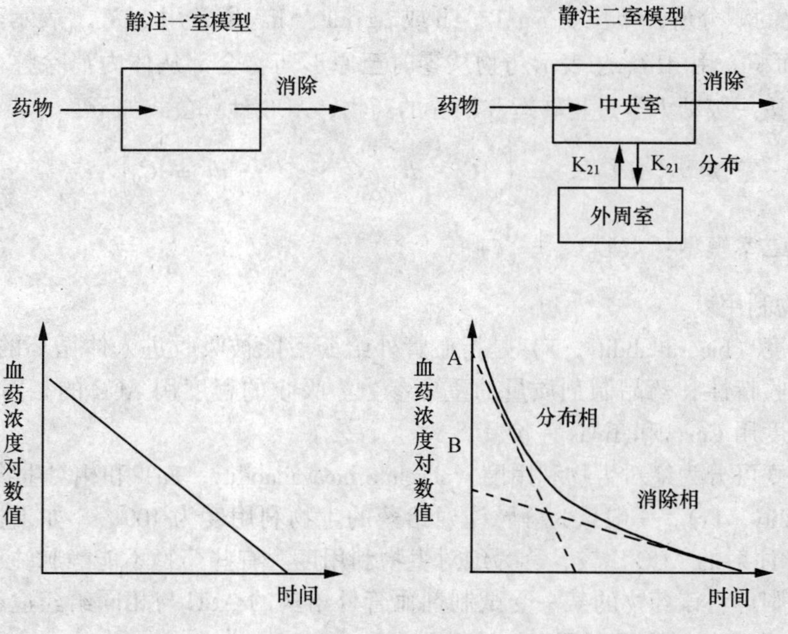

图 2－5　静脉注射给药一室和二室模型示意图

静脉注射后按一室模型和一级动力学过程消除的药物，其 $\lg C_t - t$ 曲线为直线，数学方程为：$C_t = C_0 e^{-k_e t}$。

静脉注射后按二室模型和一级动力学过程消除的药物，$\lg C_t - t$ 曲线呈双指数衰减。前一段为血药浓度迅速下降的曲线部分，主要反映药物的分布过程，称分布相或 α 相；后一段为血药浓度缓慢下降的直线部分，主要反映消除过程，称消除相或 β 相。此模型的数学方程为：

$$C_t = Ae^{-\alpha t} + Be^{\beta t}$$

式中 C_t 为 t 时的血药浓度，A、B、α、β 均为混合参数。α、β 分别为分布相和消除相血药浓度变化的速率常数，A、B 分别为分布相和消除相在纵坐标上的外推截距。将消除相的 $\lg C_t$ 对 t 作直线回归，得斜率 $= -\beta/2.303$，截距 $= \lg B$，可分别求出 β 和 B。将实际测得的血药浓度值减去 β 相及其外推线上各对应时间点的数值，所得差值（Cr）在同一坐标作图得药物的分布曲线，以 $\lg Cr$ 对 t 作直线回归，得斜率 $= -\alpha/2.303$，截距 $= \lg A$，可分别求出 α 和 A。由 A、B、α、β 可计算出静脉注射二室模型的其他药代学参数。

必须指出的是，房室是一种抽象的假设空间，并非指机体特定的解剖部位或生理空间。除房室模型外，也可用其他非房室模型（noncompartmental model）进行药动学计算和分析。

四、药代学的重要参数及意义

药物在体内的吸收、分布和消除过程，可以分别用不同参数定量地描述。

（一）曲线下面积

曲线下面积（area under curve，AUC）是指时量曲线与坐标轴之间的面积，与药物吸收进入血液体循环的量成正比，是反映进入体循环总药量的相对值。AUC 是血药浓度（C）随时间（t）变化的积分值，单位是 $mg \cdot L^{-1} \cdot h$ 或 $\mu g \cdot ml^{-1} \cdot h$。通常用 $AUC_{0\to t}$ 表示药物从零时至 t 时的曲线下面积，用 $AUC_{0\to\infty}$ 表示药物从零时至原形药物全部从体内消除整个时间过程的曲线下面积。按一级动力学过程转运和消除的药物，AUC 计算公式如下：

静脉注射一室模型：$AUC_{0\to\infty} = \int_0^\infty C_t \cdot dt \int_0^\infty C_t \cdot e^{-k_e t} \cdot dt = C_0 \int_0^\infty e^{-k_e t} \cdot dt = \dfrac{C_0}{k_e}$

静脉注射二室模型：$AUC_{0\to\infty} = \dfrac{A}{\alpha} + \dfrac{B}{\beta}$

（二）生物利用度

生物利用度（bioavailability，F）是指血管外给药后能被吸收进入体循环的程度和速度，是评价药物吸收特性和药品制剂质量的重要参数。吸收的程度用 AUC 的相对大小（F）评价，吸收的速度用 Cmax 和 Tmax 评价。

生物利用度可分为绝对生物利用度（absolute bioavailability，Fa）和相对生物利用度（relative bioavailability，Fr）。一般认为静脉注射给药的生物利用度为 100%，如果把血管外给药的 AUC 与静脉注射的 AUC 比较，称为绝对生物利用度。有些药物不能静脉注射给药，只能血管外给药，则可将该药物的某一受试制剂血管外给药的 AUC 与相同给药途径的标准制剂的 AUC 比较，称为相对生物利用度。计算公式为：

$$Fa = \frac{AUC_{\text{血管外给药}}}{AUC_{\text{静脉注射}}} \times 100\% ;\quad Fr = \frac{AUC_{\text{受试制剂}}}{AUC_{\text{标准制剂}}} \times 100\%$$

Fa 可用于评价药物的吸收特性及药品的制剂质量，其结果只能 ≤100%；Fr 的结果可 ≤100% 或 >100%，主要用于评价药物制剂的吸收情况及药品质量。例如，含有等量相同活性成分的不同剂型采用同一途径给药，或不同药厂生产的同一药品的相同剂型，甚至同一药厂生产的同一品种的不同批号产品等，可能因产品处方、生产工艺、技术设备、技术操作规范等方面的差异，引起生物利用度的差异，导致两个药学等同的产品（即有效成分、剂量、剂型、给药途径均相同）产生不等效的生物活性，这是临床药物治疗中应注意的一个问题。为保证药品质量的一致性，要求药学等同的产品被吸收进入体循环的速度（Cmax 和 Tmax）和程度（F）无统计学差异，称为生物等效性（bioequivalence）。

（三）表观分布容积

药物在体内的分布是非均匀性的，为了计算上的方便，通常假定药物均匀分布于器官、组织与体液中并与血药浓度相同，在这种条件下，药物分布所需的容积，称表观分布容积（apparent volume of distribution，Vd）。Vd 是药物在体内分布平衡时体内药量（A）与血药浓度（C）的比值，并非指药物在体内占有的真实容积，故称为表观分布容积。Vd 的单位为 L 或 $L \cdot kg^{-1}$，计算公式为：

$$Vd = \frac{A}{C} = \frac{FD}{C}$$

式中 F 为生物利用度，D 为给药量。

Vd 的意义：①反映药物在体内的分布特征，即在体内分布的广泛程度或与组织中大分子物质的结合程度。如体重为 70 kg 的正常人，Vd 在 5 L 左右时，表示药物主要分布于血浆；Vd 为 10～20L 时药物分布于全身体液中；Vd＞40 L 时，表示药物分布到组织器官中；Vd＞100L 时，提示药物集中分布至某个器官内或大范围组织内，如碘集中于甲状腺，硫喷妥钠贮存于脂肪组织等。一般来说，Vd 小的药物排泄快，在体内存留时间短；Vd 大的药物排泄慢，在体内存留时间长；②可估算体内总药量，即 $A = Vd \cdot C$；③设计给药方案时，可计算体内达到某一有效血药浓度时所需的药物负荷剂量。

（四）半衰期

半衰期（half life，$t_{1/2}$）是指血浆药物浓度下降一半所需的时间，是反映体内药物消除快慢的重要参数。

绝大多数药物在体内属于一级动力学消除过程，其对数方程为：

$$\lg C_t = \frac{-k_e t}{2.303} + \lg C_0$$

变换得：

$$t = \lg \frac{C_0}{C_t} \times \frac{2.303}{k_e}$$

当 $C_t = \dfrac{C_0}{2}$ 时，t 即为药物半衰期 $t_{1/2}$，代入上式得：

$$t_{1/2} = \lg 2 \times \frac{2.303}{k_e} = 0.301 \times \frac{2.303}{k_e} = \frac{0.693}{k_e}$$

在一室模型：$t_{1/2} = \dfrac{0.693}{k_e}$

在二室模型：消除相半衰期 $t_{1/2}\beta = \dfrac{0.693}{\beta}$；分布相半衰期 $t_{1/2}\alpha = \dfrac{0.693}{\alpha}$

上述公式表明，按一级动力学过程消除的药物 $t_{1/2}$ 为一常数，不受血药物浓度高低和给药剂量大小的影响，仅取决于消除速率常数（k_e、β）的大小。

按一级动力学过程消除的药物，其 $t_{1/2}$ 的意义在于：①反映药物消除快慢的程度和机体消除药物的能力。一般 $t_{1/2} \leqslant 1$ 小时为超短效药，$t_{1/2}$ 在 1～4 小时为短效药，$t_{1/2}$ 在 4～8 小时为中效药，$t_{1/2}$ 在 8～24 小时为长效药，$t_{1/2} > 24$ 小时为超长效药；②根据 $t_{1/2}$ 可以预计连续给药后基本达到稳态血药浓度的时间和停药后药物从体内基本消除所需要的时间，二者均需经过 4～5 个 $t_{1/2}$。即等剂量、等间隔给药或恒速静脉滴注，经 4～5 个 $t_{1/2}$ 达到稳态血药浓度的 93.8%～96.9%；单次给药或多次给药停药后，经 4～5 个 $t_{1/2}$ 体内药量仅存 6.25%～3.12%；③肝肾功能不良者，绝大多数药物的 $t_{1/2}$ 延长。可通过测定病人肝肾功能调整用药剂量或给药间隔。

少数药物按零级动力学过程消除，数学方程为：$C_t = -k_0 t + C_0$

变换得：$t = \dfrac{C_0 - C_t}{k_0}$

当 $C_t = \dfrac{C_0}{2}$ 时，t 即为药物半衰期 $t_{1/2}$，代入上式得：$t_{1/2} = 0.5 \times \dfrac{C_0}{k_0}$

上式表明，按零级动力学消除的药物，$t_{1/2}$ 不是常数，血药浓度越高，$t_{1/2}$ 越长。

（五）清除率

清除率（clearance，CL）是反映机体消除药物速率的另一个重要参数，是指单位时间内有多少容积血浆中所含的药物被机体清除。CL 通常是指机体的 总清除率，是肝、肾和其他所有消除器官清除药物的总和。CL 的单位为 $ml \cdot min^{-1}$ 或 $L \cdot h^{-1}$。

按一级动力学消除的药物，CL 为常数，计算公式为：

$$CL = Vd \cdot k_e = Vd \frac{0.693}{t_{1/2}} \text{或 } CL = \frac{A}{AUC_{0\to\infty}}$$

按零级动力学消除的药物，CL 不是常数，其大小呈剂量依赖性。

如果仅计算某一器官在单位时间内能将多少容积血浆中所含的药物清除，则称为该器官的清除率，如肝清除率（CL_H）、肾清除率（CL_R）等。

第四节 多剂量给药的药代动力学

在临床治疗中，多数药物需要多剂量重复给药，以期达到有效治疗浓度，并维持在一定水平。在等剂量、等间隔多次重复给药过程中，血药浓度依次叠加，并在用药间隔时间内按一级动力学消除一定量，每次用药后血药浓度均上升一定幅度，表现为体内药物的蓄积过程。约经 4～5 个 $t_{1/2}$ 后，体内药物的消除速率与给药速率基本达到平衡，体内药物总量不再增加而达到稳定状态，此时的血药浓度称为稳态浓度（steady state concentration，Css），又称坪值（plateau）。平均稳态浓度（$\overline{C}ss$）计算公式为：

$$\overline{C}ss = \frac{F \cdot D}{CL \cdot \tau}$$

给药途径不同，Css 的曲线形状不同。静脉滴注时，Css 为一平滑曲线；血管外给药和静脉注射时，Css 分别为波浪形和锯齿形曲线，其波动的峰值称最大稳态浓度（$Css \cdot max$），谷值称最低稳态浓度（Css·min），Css·max 与 Css·min 之间的距离为波动幅度。

$$Css \cdot max = \frac{F \cdot D}{Vd} \times \left(\frac{1}{1 - e^{-k_e \tau}}\right)$$

$$Css \cdot min = Css \cdot min \times e^{-k_e \tau}$$

$$波动幅度（\%）= \frac{(Css \cdot max - Css \cdot min) \times 2}{Css \cdot max + Css \cdot min}$$

影响药物 Css 水平和波动幅度的因素有 F、$t_{1/2}$、Vd、τ、每次剂量和每日总量等。$\overline{C}ss$ 与给药剂量成正比，与给药间隔时间成反比。达到 Css 的时间取决于药物的 $t_{1/2}$，一般在给药 5 个 $t_{1/2}$ 后基本达到 Css。改变单位时间内给药总量，不改变给药间隔时间，只影响 Css 的水平，不改变到达 Css 的时间；改变给药间隔时间，不改变单位时间内给药总量，只改变 Css 的波动幅度，不影响到达 Css 的时间和 Css 水平；如以一个 $t_{1/2}$ 为给药间隔时间，首次剂量加倍可迅速达到 Css。

（张岫美）

第五节　药代学参数计算

目前在临床药代学研究中最常采用的是房室模型分析法，由于房室模型的选择可对药代动力学参数的计算产生明显的影响，因此在对实验所获血药浓度数据作动力学参数计算之前，首先需要判断应当采取的模型。大部分药物在吸收之后需一定时间才能分布到体内各组织。在分布相中血药浓度的下降速度比其后的清除相快得多。因此，可先用半对数纸作图，如见药－时曲线为一条直线，说明可能是一室模型；而如果药－时曲线由不同斜率的几条线段组成，则表明可能是多室模型。

在实际工作中，药代学参数的计算包括许多复杂的数学计算，手算繁琐，且误差较大，不适合临床应用。目前，已有大量软件可用于药代学参数的估算，如国外的 PCNONLIN、中国药理学会数学药理专业委员会编写的 3P87 和 3P97 等。其原理基本相同，都是选择一种模型，计算血药浓度的理论估计值，按照实际测定值与理论估算值之差的残差平方和最小的原则，用非线性最小二乘法进行曲线拟合，求出药代学参数。

由于传统药代学研究的是个体对象的代谢变化，其方法是在一个个体单剂量给药后，采集并测定 6～12 个不同时间的血药浓度，再根据不同模型估算出重要的参数如 Ka、K、是及 Vd 等。这不符合临床实际和医学伦理学要求，尤其对重病患者、儿童及老年病人更不切实际。为了解决这一矛盾，引入了群体药代学的概念，即根据观察目的所确定的研究对象或病人的总体，进行群体分析，定量地考察患者群体中药物浓度的决定因素，即群体药代学参数，包括群体典型值、固定效应参数、个体间变异、个体自身变异。因此，群体分析法就是应用经典药代学基本原理结合统计学方法研究群体参数的分布特征，即典型药代学参数和群体存在的变异。

Sheiner 等在 1977 年首次提出非线性混合效应模型及群体药代学的概念，并编制成计算机程序，称 NONMEM（nonlinear mixed effect model）计算机软件。NONMEM 适用于接受各种情况下收集的零散数据，用固定效应模型描述遗传、环境、生理或病理等因素对药物处置的影响；用可靠的假设手段来鉴别各因素是否存在显著性影响；把经典的药代学模型与各固定效应因素影响的结构模型、个体间、个体内变异的统计模型结合起来，用广义的最小二乘法，一步求算出群体药代学参数。

群体药代学的主要优点：①指导临床有针对性地采集并利用常规监测数据，为个体化给药打下良好的基础。具体应用时，群体药代学参数结合 Bayesian 反馈法仅需 1～2 个数据点作反馈，即可较准确地计算出个体参数，优化给药方案。因此被广泛地应用于临床治疗，成为治疗药物监察（TDM）的热点之一；②定量考察患者生理、病理因素对药代学参数的影响，以及各种随机效应，尤其对于制定特殊群体病人（如肿瘤化疗和新生儿或儿童治疗领域）的用药剂量方案及根据所测得的血药浓度来优化给药有重要意义；③群体药代学原理适用于群体药效学、群体药动－药效学（PK-PD）研究，可为新药临床试验提供更全面的信息。

（张岫美）

第六节 给药方案设计和优化

一、给药方案设计

给药方案设计内容包括给药剂量、给药间隔时间和疗程。

疗程一般根据不同疾病的临床治疗需要而定。

给药间隔时间（τ）主要根据药物的 $t_{1/2}$ 和方便临床用药原则确定。有些药物的 $t_{1/2}$ 长短适度，可作为给药间隔时间，如磺胺甲恶唑的 $t_{1/2}$ 为 10～12 小时，可每隔 12 小时给药一次。有些药物的 $t_{1/2}$ 过长或过短，不能以 $t_{1/2}$ 作为给药间隔时间，则应根据临床用药有效、安全和方便原则确定适宜的给药间隔时间，如青霉素的 $t_{1/2}$ 仅为 0.5～1 小时，但临床通常每日给药 1～2 次。

临床常用的给药剂量方案有以下两种：

（一）等量分次用药

每次给药间隔时间和维持剂量（maintenance dose，Dm）均相同，以使体内药物达到并维持有效治疗浓度。Dm 等于达到 C_{ss} 后一个给药间隔时间内从体内消除的药量，计算公式为：

$$Dm = \frac{\overline{C}ss \times CL}{F} \cdot \tau$$

（二）负荷量与维持量方案

采用等量分次用药方案，需经 4～5 个 $t_{1/2}$ 才能达到稳态治疗浓度。当病情危重需要立即达到有效浓度时，可在首次给予负荷剂量（loading dose，D_L），使血药浓度迅速达到治疗浓度（即预期达到的稳态浓度），以后改用维持量。

D_L 是达到稳态治疗浓度（靶浓度）时体内的总药量（Ass），计算公式为：

$$D_L = A_{ss} = \frac{C_{ss} \times Vd}{F}$$

二、给药方案的优化

给药方案优化即用药方案的个体化。病人之间生理、病理等方面的个体差异，可使机体对药物的处置过程和反应性发生变化，从而影响疗效和毒性，尤其治疗指数较小的药物如强心苷类、抗心律失常药、抗癫痫药、茶碱等，在临床治疗时应实现用药的个体化。

个体化给药方案设计，以主要药动学参数为依据，可按以下步骤设计和调整。

1．根据诊断选择药物，确定用药后预期达到的有效稳态治疗浓度 Css（即靶浓度）。

2．收集群体药动学参数，如 F、CL、Vd、$t_{1/2}$ 等；或根据所治病人的病理、生理特点（如体重、肝肾功能等），估计病人的 CL 和 Vd。

3．计算 Dm、D_L 和 τ，确定初治方案，实施治疗。

4．估计体内血药浓度达到 C_{ss} 后，测定 $C_{ss}\cdot max$ 和 $C_{ss}\cdot min$，作出如下判断：①是否达到了预期靶浓度；②$C_{ss}\cdot max$ 和 $C_{ss}\cdot min$ 是否控制在治疗窗内（即最低有效浓度 MEC 与最低中毒浓度 MTC 之间）；③根据临床疗效和不良反应确定预期靶浓度是否需要调整。

5．若步骤 4 中的三个判断均为肯定性答案，则维持原治疗方案；否则对治疗方案进行以下调整：①若在达到预期靶浓度时，疗效不明显或出现明显毒性反应，应调整靶浓度，重新设计治疗方案；②若未达到预期靶浓度，或 $C_{ss}\cdot max$ 和 $C_{ss}\cdot min$ 未控制在治疗窗内，可以按下式调整给药速度（RA）：

$$\frac{Css\text{（已测得）}}{Css\text{（预期）}}=\frac{RA\text{（已用的）}}{RA\text{（将调整的）}}$$

6．修正靶浓度或调整给药速度后，再从第三步开始，对调整后的治疗方案重新评价，直至达到治疗方案的最优化。

（张岫美）

第七节　临床治疗药物监测

一、临床治疗药物监测（clinical therapeutic drug monitoring，CTDM）的基本概念

CTDM 是在药代学原理的指导下，分析测定药物在血液中或其他体液中的浓度，结合评估患者临床具体情况，确定用药方案，使用药方案个别化。精神药物治疗监测基本原则与此一样。不同的患者对用药剂量的需求不同，主要原因如下：①患者方面的原因，如性别、年龄、身高、体重（或体重指数，MBI）、药物代谢类型与其他遗传因素等；②药物方面的原因，如药物剂型、用药途径、不同厂家产品、生物利用度，以及合并用药引起的药物相互作用等；③疾病方面的原因，尤其影响药物处置的脏器，如心、肝、肾等病变，会影响药物的 $t_{1/2}$ 及清除率，同样会影响所需剂量。因此，只有针对每个患者的具体情况制定出用药方案，才能使药物治疗安全、有效和不良反应轻和少。据报道，通过 CTDM 和个体用药方案调整，使癫痫发作的控制率从 47% 提高到 74%。

二、血药浓度与药理效应

对大多数药物的药理作用强弱和持续时间，与药物在受体部位的浓度呈正比。进入人体血液中的药物有结合型药物和游离型药物，游离药物通过扩散进入细胞外液和细胞内。血液中的药物浓度与细胞外液、组胞内的药物浓度形成了一个可逆的平衡，这一平衡遵守质量作

用定律。因此，测定血液中的药物浓度可间接地反映药物在受体部位的浓度。研究表明，药物的药理作用与血药浓度之间的相关性比剂量的相关性要强。需要指出，血药浓度只是药效的间接指标。当药物本身具有客观而简便的效应指标时，就不必进行血药浓度监测。例如，血压值本身就是客观而简便的指标，观察血压下降的程度，即可知抗高血压药物作用韵强弱及剂量是否合适。同理，降血糖药、利尿药、抗凝血药等都不必测定血药浓度。如前所述，CTDM是建立在血药浓度与药理效应之间存在一定关系的基础之上的，如果没有这种关系，血药浓度就不能作为评价指标。有些药物的血药浓度范围很大，可以允许的治疗范围也很大，凭医师的临床经验用药既可达到安全有效的治疗目的，也不需要CTDM。

（一）CTDM的临床指征

1．药物的有效血药浓度范围狭窄。此类药物多为治疗指数小的药物，如锂盐的有效剂量与中毒剂量接近，需要根据药代学原理和患者的具体情况调整用药方案，密切观察临床反应。

2．有些药物同一剂量可能出现较大的个体间血药浓度差异，并可引起患者间有较大的药代动力学差异，如三环类（TCA）抗抑郁药。

3．具有非线性药代学特性，尤其是非线性发生在有效血药浓度范围内或小于最低有效血药浓度时，如苯妥英钠、水杨酸等。

4．肝肾功能不全或衰竭的患者使用主要经肝代谢清除（利多卡因、茶碱等）或肾排泄（氨基糖苷类抗生素等）的药物时，以及胃肠道功能不良的患者口服某些药物时。

5．发现长期用药的患者的不依从性，或者某些药物长期使用后产生耐药性；诱导（或抑制）肝药酶的活性而引起药效降低（或升高），以及原因不明的药效变化。这是精神障碍药物治疗过程中需要进行CTDM的主要原因。

6．怀疑患者药物中毒，尤其在药物的中毒症状与剂量不足的症状类似，而临床又不能明确辨别，如苯妥英钠中毒引起的抽搐与癫痫发作不易区别。

7．合并用药产生相互作用而可能影响疗效时（表2－4）。

表2－4 目前临床常需进行CTDM的药物

作用类别	药 物
强心苷类	洋地黄毒苷，地高辛
抗心律失常药	普鲁卡因胺，丙吡胺，利多卡因，奎尼丁，胺碘酮
抗癫痫药	苯妥英钠，苯巴比妥，丙戊酸钠，乙琥胺，卡马西平
TCCA	阿米替林，去甲替林，丙米嗪，去甲丙米嗪
抗狂躁药	锂盐
抗风湿药	水杨酸

（二）CTDM的原则指征

1．患者应使用适合靶症状的药物 例如，当一位屡发屡治的双相障碍患者，本次复发为精神病性躁狂发作。如果上次发作用丙戊酸钠合并抗精神病药有效，却改用抗精神病药并锂盐治疗，监测血锂浓度并不合理。

2．患者使用的药物有其他简单易行的监测指标　例如，伴发原发性高血压的抑郁发作患者，有明确的血压指标，就不需要 CTDM 监测降压药物治疗。

3．血药浓度与药效间的关系应适于实际病情　例如，在抢救有机磷中毒患者时，大量应用阿托品，主要靠临床观察病情决定阿托品应用剂量。

4．药代学参数有时因患者内外因素干扰而难以预测　例如，截瘫的患者使用由肾清除的药物时，求得的肾清除率的血清肌酐值差异很明显。

5．疗程短暂的用药不必使用 CTDM　例如，产后精神病患者使用氨基糖苷类抗生素，不必测氨基糖苷类血药浓度，因为通常在 72h 内会停用该药。

总之，CTDM 应当为治疗决策提供重要参考信息，才有意义。

三、CTDM 的实施方法

（一）CTDM 流程．

大体分为申请、取样、测定、数据处理及结果分析。

1．申请　医师应根据临床指征确定 CTDM，填写 CTDM 申请表，除说明要测定的药物外，应填写患者情况，尤其是药物治疗的详细情况，以供参考。

2．取样　一般多采取血浆样品，测定药物的总浓度。血清与血浆是最常用的体液标本，两者的区别仅是后者含有纤维蛋白原，因此，对于大多数药物的测定两者是一致的。特殊情况下也可取样测定唾液、脑脊液等其他体液样品的药物浓度。有人认为有些药物（如锂）可能浓集于红细胞中，全血中浓度能更好地反应药效，因而监测的是全血中的锂浓度。

3．测定方法　必须注意以下要点，即精密度、灵敏度、特异性、测定标本所需时间必须满足临床治疗要求等。①精密度包括同一标本多次测定时的误差，不同标本间测定的误差，变异系数应不小于 10%；②灵敏度应能精确地检出血液中药物浓度的低限；③特异性指针对所测药物的专属性。

4．数据处理　主要包括药代学模型拟合、药代学参数计算和用药方案设计。

5．结果的解释　应根据患者的性别、年龄、体重、病情、病理生理状况，及合并用药等情况综合判断。

（二）取样时间

药物在体内的变化是一动态过程，应根据不所测药物的药代学参数和临床需要选择取样时间。一般而言，测定血药浓度的目的是要估算个体的分布容积和清除率，然后预测负荷剂量和维持剂量，确定治疗浓度范围（即治疗窗）。

1．单剂量用药　根据药代学特点，选择药物在平稳状态时取血。在精神科临床很少应用。

2．多剂量用药　在血达到稳态学药浓度后采血，以考察与目标浓度的符合程度。口服用药者通常是在下次服药前采取血样测定近似谷浓度，因为血药浓度在下一次用药后的一小段时间内会继续下降，也称偏谷浓度。锂的半衰期为 22 ± 8h，其血药浓度需要经过 1 周才能到达稳态，若想根据较准确的清除率来计算维持剂量，则采样测定应选择在 1 周后进行。

3．紧急情况　例如怀疑患者出现中毒反应或者在急救时，可以根据需要随时采血。

（三）需要测定的样本

1．原形药物 血清与血浆是最常用的体液标本。

2．游离药物的监测 游离药物就是未与血浆蛋白结合的那部分药物，只有游离药物才能透过细胞膜产生药效。在某些情况下，对游离药物浓度的了解是非常有益的。如苯妥英的血浆蛋白结合率为90%以上，蛋白尿患者的白蛋白浓度低，结合率降低，此时，患者的总浓度并未有大的变化，而游离药物却大大增加，有的游离药物比率增加到20%以上，易发生毒性反应，因此测定游离药物浓度更有指导意义。

3．活性代谢物 如果活性代谢物浓度较高、活性较强或肾功能有障碍，对活性代谢物的存在应给予足够的重视，必要时应测定活性代谢物浓度。例如，扑米酮在体内很快转化为苯巴比妥与苯乙基二酰胺，因而临床测定苯巴比妥浓度更有意义。

4．对映体的监测 药物对映体是指分子结构中具有一个或一个以上手性因素的化合物。构成对映体的两个光学异构体在普通条件下的理化性质和旋光相同，但是旋光方向不同，因而生理生化作用也不同。立体异构体的药代学和药效学特性有所差异。有人将手性药物中活性高的对映体称为优对映体（eutomer），活性低或无活性的对映体称为劣对映体（distomer）。手性药物中对映体间药效学上的差异非常复杂，有如下几种情况：①药物的药理作用仅有一个对映体产生，或主要归于一个对映体，如L－西酞普兰比R－西酞普兰强；②两个对映体具有性质完全相反的药理作用，如扎考比利（zacopride），R－（－）为5－HT3受体拮抗剂，S－（＋）为激动剂；③对映体之一有毒或具有严重的副作用，如氯胺酮麻醉药，其副作用主要由R－对映体产生。在上述情况下，对某些药物监测对映体浓度更有意义。

（四）血药浓度测定方法

可供血药浓度测定的方法很多，主要有光谱法，色谱法和免疫法等。每一种测定方法有其自身的特点和价值，可根据需要进行选择。

1．光谱法 包括紫外分光光度法和荧光分光光度法，优点为设备简单、费用低廉。缺点为操作繁琐、灵敏度低、专一性差，目前仅用于测定灵敏度要求不高（如用药剂量较大、血药浓度较高）的药物。

2．色谱法 主要包括薄层层析、气相色谱、高效液相色谱（HPLC）等。优点为：分离度好、灵敏度高、专属性强，可以同时测定几种药物，以HPLC方法在血药浓度测定中的应用最为广泛。缺点为：样品处理较复杂，耗时较长，当临床急需结果时不适用。近年液质联用（LC-MS）发展很快，LC-MS利用色谱分离能力强而质谱技术灵敏度高、可以确定分子结构的特点，对CTDM尤其是药物代谢物的分析具有很强的优势。另外，高效毛细管电泳仪（HPCE）用于手性药物的血药浓度监测具有独特的优势。

3．免疫法 是标记药物通过与样品中待测药物的竞争，从标记抗原－抗体结合物上被取代，其取代量和加入的待测药物量有关。各种免疫测定法之间的区别仅在于使用的标记物以及对取代出来的标记所采用得检测手段不同。包括放射免疫法（RIA）、酶免疫法（EIA）、荧光免疫法（FIA）、游离基免疫法（FRAT）和荧光偏振免疫法（FPIA）等。目前国内应用较多的是FPIA法，FPIA试剂盒包括荧光素标记药物（标记抗原，F－Ag）和抗体（Ab）；两者在试管内混合后将形成抗原抗体结合物（F－Ag－Ab），改变标记抗原的荧光偏振度。偏振度的改变程度与F－Ag－Ab，的浓度呈正相关。如果试管内加有血样，其中的药物抗原（Ag）将会与标记抗原F－Ag竞争抗体，生成Ag－Ab复合物，而使F－Ag－Ab的生成量减少。血药浓度越高，Ag - Ab 生成越多，而 F - Ag - Ab 生成越少，荧光偏振度的改变越小，也即待测样品中药物浓度与其荧光偏振度的改变成反比关系。由于血药浓度的分析工作是在复杂的条件下进行的，分析对象含量低，方法难度大，为了保证分析结果的准确性及精密性，分析实验必须进行分析质量控制的管理工作，将误差控制在一定范围内。

四、CTDM 结果的解释

CTDM 应结合临床实际需要与研究工作，带动药物治疗工作更加个别化和人性化。这就需要实验室工作人员与医师、护士密切配合，正确解释和利用血药浓度数据，使 CTDM 工作融入诊断与治疗过程。

（一）TIDM 结果解释的内容

CTDM 解释工作主要包括药代学参数、药物治疗浓度范围、潜在中毒浓度范围、影响药代学和药效学的病理生理因素等。为了保证 CTDM 工作质量，医师需要对患者情况全面了解，然后结合 TIDM 结果制定治疗计划。其内容如下：①了解患者病情和详细用药情况，如患者的病理生理状态、用药方法和用药时间、可能发生药物相互作用的其他药物等；②根据患者当前血药浓度，解释其与药物作用、不良反应之间的关系，解释患者肝、肾等脏器功能对药代学的影响，设计个别化用药方案；③治疗方案调整的内容包括用药剂量、剂型、间隔时间，及预期达到的血药浓度；进一步的其他方面检查项目（如肝、肾功能等）药物过量的救治方法。

（二）有效血药浓度范围

多数药物的血药浓度与药理效应及不良反应有良好相关性。临床常用最低有效浓度（minimum effect concentration，MEC）与最低中毒浓度（minimum toxic concentration，MTC）之间的范围，该范围又称治疗窗（therapeutic，window），以此作为调整血药浓度、设计用药方案的基本依据。

（三）掌握必要的资料

上述有效血药浓度范围是一个统计学结论，是对大部分人有效且能耐受的范围，但不一定适于每个人的具体情况。正确地解释结果，要详细了解患者的生理、病理状态和用药物情况，特别是被监测药物的使用过程、药代学参数值和有效血药浓度范围、剂量—血药浓度—效应间的相关程度及影响因素等。应当注意收集下述资料：①年龄：药物在人体内的动力学性质与年龄有关。一些重要的参数如血药浓度有效范围、分布容积（Vd）、半衰期（$t_{1/2}$）等具有年龄相关性；②身高、体重：与计算药物剂量、分布容积、清除率等参数有关；③合并用药：许多药物具有药酶诱导或抑制作用，合并使用时可显著改变其他药物的药代学和药效学性质。患者的吸烟、饮酒等嗜好，也可能与药物相互作用，应予注意；④用药剂量、剂型、服药时间、采血时间、用药途径、生产厂家、批号等，对解释结果均可能有价值，应予记录；⑤病史（尤其是用药史）、诊断、及其他实验室检查（如肝肾功能、血浆蛋白含量等），均对血药浓度值的解释至关重要；⑥患者的依从性是精神科临床不容忽视的问题；⑦其他疾病的影响：肠胃道疾病或肝肾功能损坏时，药物从体内的清除减慢，可导致血药浓度升高。尤其是病情危重时，脏器功能变化较大，使得药物的药代学和药效学性质明显变，有关解释必须慎重。

（陈彦方）

第八节 临床药代学研究进展

一、手性药物的药代学研究

手性异构体之间，除了某些光学特征之外，物理性质与化学性质大致相同。然而，尽管药物的分子结构完全相同，但是不同的立体构象却会导致其体内的药代学过程的差异。统计表明合成药物中40%左右的药物属于外消旋体。近年来，一些发达国家已要求对新开发的药物在进行药代学、生物利用度试验时，要在不同配比的条件下进行分组研究。

（一）吸收过程中手性特征的影响

多数药物在胃肠道的吸收属于被动扩散，此时在吸收中看不到手性对映体之间的差异。但是当药物的吸收有主动转运方式参与时，对映体之间因立体构象的不同而与载体的亲和能力存在差异，使得吸收后的对映体的比例发生变化。

（二）分布过程中手性特征的影响

分布过程由药物的油/水分配系数以及与血浆及组织蛋白的结合能力这二个主要因素所制约。前者为一物理常数，没有性差异影响；而后者是药物与蛋白质的三维结合，立体构象的差别必然反映在结合程度的强弱上。例如，抗帕金森病药只有左旋－多巴容易通过血脑屏障进入中枢发挥作用。

（三）代谢过程中手性特征的影响

影响心脏代谢的主要因素包括肝血流量，药物与药酶反应的活性，与葡萄糖醛酸等活性物质的结合能力，以及游离药物的浓度等几个因素。除肝血流量外的几个因素均属于分子之间的三维结合，药物的手性特征必然会产生影响。在相同的血药浓度下，普萘洛尔静脉给药的疗效反低于口服给药。这是由于通过首过作用后对映体之间的比例发生了变化。又如，外消旋体精神药物丁螺环酮、氟西汀、华法林和普萘洛尔等。因为消旋体不同，其对酶的抑制程度也不同。氟西汀的对映异构体中，左旋氟西汀对 CYP2D6 的抑制作用较右旋体强 5～6 倍。另外，还要考虑到在药酶的作用下，对映体之间发生转换的可能性。有报道，口服非甾体类抗炎药布洛芬后，S（－）体的 AUC 比 R（＋）体的 AUC 大，说明有部分 R（＋）型转变为 S（－）型。

（四）排泄过程中手性特征的影响

虽然肾小球滤过为被动机制，但由于只有游离药物可以进入原尿，所以对映体与血浆蛋白立体结合的多少会影响到其在肾小球的滤过。肾小管分泌属主动转运，有载体参与，所以药物立体构象的影响也会十分明显。S（－）布洛芬的血中浓度较高，除代谢方面的原因之外，与 R（＋）型在肾脏有较高的立体选择性排泄也有一定关系。

二、中药药代学研究

中药复方是中医治病的主要临床应用形式，在临床环境下开展中药复方的药代学研究，可以阐明和完善中药复方组方原理及其作用机制，获取中药复方药代学参数，为提高中药复方制剂质量和优化给药方案提供科学依据，同时也为在研究中发现新活性代谢产物和创新中药新药奠定科学基础。然而由于中药复方成分复杂，干扰因素多，因此其药代学研究有较大的难度。目前为止我国已对 120 种以上的中药有效成分、10 多种成分不明的中药，以及 10

多种复方制剂进行了药代学研究，其主要的研究方法包括：

（一）血药浓度测定法

通过测定中药复方已知成分在体液中的浓度，计算各种药代学参数，血药浓度法要求测定方法简便、快速、灵敏度高、专一性强、重现性好、回收率高。目前，分析技术的不断发展，如二极管阵列技术对多组分的同时测定，HPLC中的柱切换技术对样品的在线精制，以及液质联用（LC-MS）、毛细管电泳-质谱联用（HPCE-MS）等分析分离技术的日臻成熟，为血药浓度法提供了有力的工具。但中药复方有效成分较难确定，其效应有多重性，中药复方常常作为一个整体发挥作用，其中的某一成分不能完全反映中药复方的整体活性，使血药浓度法应用受到限制。

（二）生物效应法

从中药生物效应看，中药复方成分可分为有效成分和毒性成分两部分，可针对性地分别进行研究，推算其药代学参数。这种方法更能体现中医药的整体性，符合中医药基本理论。但中药复方的作用是多方面的，如何选择合适的药理效应指标是关键，原则上应选择药物的主要作用，而且尽可能与临床用药目的一致，并要求药效指标选择时，应具备直观性、灵敏性、可代表性、可定量性。

（三）血清药理学

血清药理学主要是通过研究给药动物血清的生物学活性来揭示中药复方作用机制。动物灌胃给药后一定时间内采血、分离血清，用含此药物成分的血清来检验其生物学活性。血清药理学研究方法具有体外实验条件可控性强，药物效应易于检测的优点，同时能较客观、真实地阐述中药复方的药效和作用机制，通过有效成分在血清中的动态变化、相互作用，更好地反映中药复方的配伍原则和药物的量效关系，并能在一定程度上揭示中药复方在胃肠内处置过程中活性成分的转化和改变，因而有助于促进中药复方药代学研究的深入开展。中药复方药代学研究尚处于探索阶段，目前研究重点在：①中药复方多种有效成分动力学研究；②中药复方药动力学-药效动力学（PK-PD）结合研究，这样有助于阐明中药复方在体内的药效物质基础，找出浓度-效应-时间三维关系，以便更加合理地指导临床用药；③中医理论与中药复方药代学融合性研究，使其药代学研究符合中医药特色。

（张岫美）

第三章 以精神药物为主的临床药效学

药效学是研究药物对作用机制和作用质量与数量规律，以及研究药物、人体和环境条件的各种因素对药效影响的药理学分支学科。临床用药的目的是利用药物作用以清除致病原因（如病原体），并帮助人体恢复因疾病所致的功能和结构异常，使人体恢复和/或增进健康。这就要求选用合适的药物，并使其作用性质、强度，以及起效和维持时间等各方面都恰好符合需要。药物作用的性质可分为特异性和非特异性作用。一小部分药物可通过改变细胞内外环境的理化性质发挥非特异性作用，大部分药物则是通过不同机制参作用靶组织（如器官、细胞、受体和分子等）的特定生物化学过程而发挥特异性作用。尤其是，受体学说的建立和发展不仅有重大理论价值，而且对指导临床用药也有极大的实践意义。药物作用数量的概念主要包括作用强度和作用时间（包括起效时间，维持时间等）。因此，要提高药物治疗质量，必须熟悉药物的药效学和药代学知识，结合患者的实际情况，采用适当的用药方案调控药物作用性质、强度和时间，以增强疗效，防止或减轻不良反应。

第一节 药物作用数量的概念

一、量效关系和量效曲线

对多数药物而言，在一定范围内，当药物剂量增大时作用强度也增强。但绝大多数药物的量效之间并非简单的直线关系。研究量效关系（dose-effect relationship）的规律有重要意义。以药物的剂量（或对数剂量）为横坐标，以药物效应（实际数值或百分率）为纵坐标作图，可获得量效曲线（dose-effect curve）。量效曲线可分为量反应的量效曲线和质反应的量效曲线。量反应的药物效应是以数量为单位，如血压变化的毫米汞柱数、尿量增减的毫升数，可以在个体也可以在一定群体（均值）来体现效应强度。质反应是以反应的“有”或“无”来表示，只能在较大样本的群体加以体现，反应以阳性率来表示。但是量反应也可以转化为质反应，就是根据需要指定一定范围数量为“有”，否则为“无”，如降压达到 10mmHg 以上为有降压效应，否则为无降压效应。从量反应的量效曲线可以获得以下信息：

1．最小有效量（minimal effective dose）或称为阈剂量（threshold dose）。

2．曲线的斜率（slope），反应了人体对药物的敏感性，越敏感斜率越大。多数药物量效曲线的中央段的斜率最大。

3．最大效应（maximal effect）或称作效能（efficacy），指药物效应达到最大，曲线形成平台，此后继续增大剂量时效应不再增大。

4．效价强度（potency），指药物产生某一定效应时所需要的剂量。可以比较同类药物间的效价强度。达到同样效应，剂量愈小者效价强度愈大。

5．曲线数值变异程度，如果曲线上各点的数值是多次实验所得结果的平均值，则可在图上各点的短杠表示其变异程度（标准差）。必须指出，治疗疾病时只要求药物发挥治疗所需的强度，作用太强有时反而会产生不利影响（例如，利尿作用超过需要时可能导致脱水）。质反应的量效曲线，如果实验是以有效的阳性率为指标可以求得半数有效量（50% effective dose，ED_{50}），如果实验是以动物中毒或死亡为指标则可以求得半数中毒量（50% toxic dose，TD_{50}）或半数致死量（50% lethaldose，I. D_{50}）。

二、药物安全性

药物 LD_{50}/ED_{50}之比值叫作该药的治疗指数（therapeutic index，TI）。通常以 TI 的大小来衡量药物的安全性。但考虑到表达治疗作用的量效曲线和表达致死作用的量效曲线两者的位置关系，TI 数值较大并不总能反映其安全性较大，还必须参考 LD_1 和 ED_9 之间的比值，或 ED_{gs}与 LD_5 之间的距离（安全距离）来衡量其安全性。

三、时效关系与时效曲线

用药后，随着时间的推移，药物作用有一动态变化的过程。一次用药之后相隔不同时间测定药物效应，以时间为横坐标、药物效应强度为纵坐标作图，即得到时效曲线。如果再在治疗有效的效应强度处以及在出现毒性反应的效应强度处分别各作一条与横轴平行的横线（可称为有效效应线和中毒效应线），则在时效曲线图上可以得到下列信息。

（一）起效时间

指时效曲线与有效效应线首次相交点的时间，代表药物发生疗效以前的潜伏期。这在处理急症患者时是非常重要的。

（二）最大效应时间

即用药后作用达到最大值的时间。在应用诸如降血糖药、抗凝血药等，更应注意这一参数。

（三）疗效维持时间

指从起效时间开始到时效曲线下降到与有效效应线相交点之间的时间。这一参数对选择连续用药的相隔时间有参考意义。

（四）作用残留时间

指曲线从降到有效效应线以下到作用完全消失之间的时间。如在此段时间内第二次用药，则应考虑前次用药的残留作用。

上述各项信息可以作为制订用药方案的参考。但必须结合连续用药时的情况综合考虑。

四、时效曲线与血药浓度曲线的关系

在多数情况下血药浓度曲线也可以反映药物效应的变化，如肝素的抗凝血作用和血药浓度密切相关，时 - 量曲线和时 - 效曲线非常相似。但是对于许多药物而言，毕竟血药浓度并不能代表靶组织部位的药物浓度，况且后者与效应之间也未必就是线性关系。有些药物必须通过在体内产生新的活性物质才起作用，或者是通过其他中间步骤间接起作用，这些过程都需要时间，因此血药浓度曲线和时效曲线的变化在时间上就可能不一致。如抗抑郁药，临床发挥疗效至少需要两周时间。另一方面，由于药物作用的性质和机制不同，有的药物作用强度有饱和性，不能随着血药浓度升高作用强度一直增大；有的药物在体内生成的活性物质半衰期长，作用时间也长，如地西泮在体内生成的去甲地西泮和去甲羟地西泮具有活性而且半衰期较长，往往在地西泮血药浓度已经降低之后仍能保持有效作用。总之，这两种曲线可以互相参考而不能互相取代。

五、药物蓄积和作用蓄积中毒

在前次用药的药物尚未完全清除时即作第二次用药，就会产生药物蓄积。同样，在前次用药的“作用残留时间”内即作第二次用药则可产生药物作用蓄积。药物蓄积和作用蓄积都能使连续用药时药物作用数量的规则发生改变。蓄积过多可产生蓄积中毒。因此，在制定连续用药方案时必须同时考虑连续用药时的药代学资料和量效、时效关系，以防止蓄积中毒。临床上最容易发生蓄积中毒的药物是口服抗凝药和洋地黄类强心药，需特别注意。

第二节 药物特异作用机制的受体学说

目前，受体学说已被公认是阐明生命现象和药物作用机制的基本理论，对指导合理用药和发展新药都有实际意义。

一、受体的基本概念

受体是糖蛋白或脂蛋白构成的生物大分子，存在于细胞膜、胞质或细胞核内。受体的识别部位（recognition domain）称受点，是指受体上具有高度选择性的立体构象部位，该部位能准确识别和结合某些特异配体（1igand）。配体是指细胞外的信息物质（也称第一信使），包神经递质、激素和药物等。受体与配体之间的结合有以下几种情况：①多以氢键、离子键、范德华引力等相互作用，其结合绝大多数是特异的和可逆的；②有的受体有催化部分（catalytic domain），本身包含某种酶，在与配体结合时，酶被激活而直接催化相应的生化反应；③有的受体在与配体结合后，通过偶联某种中介物质（如G蛋白）激活相邻的酶（如腺苷酸环化酶），进而催化相应的生化反应；④有的受体具有抗原部位，可与体内生成的相应抗体结合。配体与受体结合成复合物后激活相应生理效应的能力称内在活性（intrinsic activity）。有内在活性的药物（配体）称受体激动剂（agonist）。通常受体是以内源性激动剂来命名，如乙酰胆碱能受体、多巴胺能受体等。没有内在活性的配体与受体结合后不但不能激活生理反应，反而会阻止受体激动剂的作用，这类药物（配体）称受体阻滞剂（antagonist）。有些药物（配体）的内在活性弱，当没有其他强大受体激动剂存在时，这种药物与受体结合可激活弱的生理效应，起激动剂作用；但在有别的强激动剂存在时，这种药物与受体的结合阻滞了强激动剂的作用，起到受体阻滞剂的作用，这类药物（配体）称部分激动剂（partial agonist）。少数配体与受体结合后可使受体构型变化，激起与原来激动剂相反的生理效应。这种配体称反向激动剂（inverse agonist）。

二、激活受体产生效应的过程及受体脱敏

受体激动剂与受体结合后激活生理效应过程的基本变化：①受体与细胞膜上的离子通道偶联，在激活后使胞内相应离子的浓度发生改变；②受体与G蛋白偶联，在激活后进一步激活某些酶（如腺苷酸环化酶、磷脂酶C等），生成或释出新的活性物质（即第二信使、第三信使），进而影响胞内多种蛋白激酶的活性；③有的受体本身含酶，在激活后直接激活这些酶而传导信息；④有的受体通过调节基因转录，影响特异活性蛋白质的生成；⑤受体与激动剂结合产生生理效应的过程中，本身也可发生一定改变。例如，受体逐渐对激动剂的敏感性降低，这一现象称脱敏（desensitization）。这可能是受体发生可逆性的修饰或构象变化，或受体数目减少。对于G蛋白偶联型受体而言，还可能由于G蛋白降解增多、表达减少，使G

蛋白减少所致。

三、受体阻滞剂和部分激动剂

（一）受体阻滞剂

它分为：①竞争性阻滞剂：与受体有亲和力并与受体结合，却无内在活性，不产生生理效应，并阻滞受体激动剂的作用。这类受体阻滞剂和受体的结合一般是可逆的，加入不断增加激动剂的剂量，通过与阻滞剂竞争结合受点部位，最终能使量效曲线达到原有的最大作用强度；②非竞争性阻滞剂：与受体的结合不可逆，或者引起受体构型改变，从而阻止其他激动剂与受体结合，其他激动剂也不能通过受点部位的竞争性结合克服这种阻滞作用。

（二）受体部分激动剂

指生物活性物质（如药物）与受体结合的方式和亲和力与受体激动剂相似，但其内在活性很小，在与受体结合后只产生较弱的生理效应，但同时却能阻滞其他阻滞剂与此受体结合和产生效应。如果部分激动剂的内在活性较其他阻滞剂大时，实际上起到对受体的激动作用。

四、受体的反向激动剂

有些受体（如β-肾上腺素能受体和苯二氮草受体等）在一般情况下存在两种状态的构型：小部分处于易激活状态，而大部分处于非激活状态，两者处于动态平衡。如果激动剂能与激活态构型结合，除能激活生理效应外，还使激活态构型的稳定性增强，从而使动态平衡向激活态方向移动。如果反向激动剂与激活态构型结合，虽然经过一段时间，逐渐使构型向激活态方向移动，但产生的是阻滞效应。有人认为苯二氮草类的耐药性、依赖性与停药反应可能与苯二氮草类药物的反向激动作用有关，结果使受体向激活态构型方向移动，但药物原来的阻滞受体作用却减弱所致。

五、储备受体与沉默受体

研究证明，有的激动剂与受体结合后，激活的突触后效应有最大的限速值。但在达到最大限速值时所占受体数目并不是全部受体的总数，此时继续占领更多的受体并不能增强效应。这些多余的受体称为储备受体（spare receptors）。因此，在发生非可逆性结合或其他原因而丧失一部分受体时，并不总会立即影响最大效应。进一步研究发现，内在活性不同的同类药物产生同等强度效应时所占领的受体数目并不相等。并且，激动剂占领的受体数必须达到一定的阈值之后，才开始产生效应，因此阈值以下的被占领受体被称为沉默受体（silent receptor）。需要强调，激动剂只有占领受体达到阈值后，被占领的受体数目继续增多时，激动剂效应才能继续增强。

六、受体的相对特异性

有些受体有不同的亚型（如肾上腺素素能受体），除去针对该受体各种亚型的选择性激动剂或阻滞剂外，也有一些能同时作用于该受体各种亚型的选择性较低的药物。有时同一种药物能和几种不同的受体结合而引起效应。有时同一种受体可被几种不同的药物结合。因此，受体特异性是相对的。受体的相对特异性使得许多药物除有治疗作用外，同时可出现不良反应。在考虑药物治疗时，应当根据受体的相对特异性，增强治疗作用和消减不良反应。

七、受体的调节

受体的数目可因配体的存在或其他因素的影响而发生变化。通常情况下，受体激动剂的浓度增高时，受体的数目会适当减少，称下调（down regulation）。相反，激动剂的浓度低于正常，或受体被阻滞剂阻断或因其他原因被抑制时，受体的数目会适当增多，称上调（up regulation）。受体与激动剂结合的亲和力及激活反应的能力也可因受体分子结构、构型的修饰（如被磷酸化或脱磷酸化）、细胞膜流动性改变或G蛋白的变化等因素的影响而发生调节性改变。如果上述改变使受体对激动剂的敏感性增高时也能引起受体上调。

八、受体学说与精神科用药

（一）受体调节对药效学的影响

受体阻滞剂应用剂量过大或应用时间过久会引起受体增敏和上调，一旦停用该阻滞剂可能产生反跳反应。临床应用此类药物（如苯二氮䓬类）时，应密切观察监护，在停药过程应考虑递减剂量，逐步停药，或者配伍或改用其他药物。

（二）内源性配体对药效学的影响

训练有素的运动员心率较慢，因为其内源性乙酰胆碱系统功能较强，因此苯海索或苄托品类对运动员心率的提升作用远比对缺少体育锻炼的人明显。这说明，在应用涉及内源性配体的受体阻滞剂时必须考虑内源性配体的作用。另外，在应用拟似内源性配体作用的受体激动剂时，应注意受体的反馈调节对药效的影响。例如，内源性脑啡肽类作用于阿片受体，产生自身镇痛作用。应用吗啡类药能增强脑啡肽的镇痛作用，但连续应用时则通过负反馈使脑部合成与释放脑啡肽减少，导致渴求继续用吗啡类以维持该系统的功能。一旦突然停用外源性吗啡类，会产生戒断症状。

（三）对受体的协同或拮抗作用

一般认为，有同类作用的两种药物合用，其作用相加或相乘，称协同作用。但有时在应用部分激动剂时，如果两种药物作用于同一受体，不仅不能起协同作用，而且作用弱的药物可能拮抗或减弱强效药物的作用。因此，临床应用抗精神病药时应当注意多巴胺能受体部分激动剂阿立哌唑并用其他多巴胺受体阻滞剂（如舒必利）时，不但要考虑所用药物的协同作用，更要注意这种联合用药可能产生的负面影响，以免意外的药物协同或拮抗作用导致不良后果。另外，一种药物可以作用于多种递质功能系统，如氯氮平可以同时阻滞五羟色胺能、去甲肾上腺素能、胆碱能和组胺能系统，但对多巴胺能系统的阻滞作用较弱。如果并用阻滞多巴胺能系统较强的舒必利，按理抗精神病作用可能增强，但临床实验未发现能提高精神分裂症的有效率和降低药物副作用发生率，只是副作用的程度有所减轻。因此，药物对受体系统的作用机制和效应仍需继续加强研究。

（四）药物效应的受体后机制

药物作用的初始作用部位是受体，但受体仅仅是信息转导的第一站，药物效应是受体后机制的一连串生化过程最终导致效应器官（细胞）的功能变化。此种原发效应的表现还受到整体生理调节功能的调节。用药时不能只考虑该药物的受体水平的问题，而是应该重视受体后机制的有关环节以及能够影响药物作用的各种因素。

第三节 影响药物作用的因素

人体由于遗传或其他原因（如年龄、疾病等）的影响，对药物产生的反应有所差异。例如，有的患者对某种药物特别敏感（高敏性），有的却能耐受较大剂量（耐受性），少数人对某些药物可以产生特殊反应（特质性）。所以，在临床用药时必须针对具体的患者考虑药物、人体和社会（环境）等三方面的影响，遵循用药的个别化原则。

一、药物因素

（一）药物剂量

假定要求一位用药者在一定时间内用药总剂量不变，如果用药间隔时间较长则每次用药量就较大，血药浓度波动也大。这时必须注意血药最高浓度（峰值）可能接近或超过最低中毒浓度或最低浓度（谷值）可能低于有效浓度等问题。为此，应缩短用药间隔时间和减少每次用药剂量。静脉点滴用药时血药浓度的波动最小，但滴入药液的浓度和滴入速度必须计算后予以控制。安全性较大的药物（如苯二氮䓬类），在首剂时可给以适当的负荷剂量，以便用较短时间达到血药稳态浓度。

（二）药物剂型

同一药物的不同剂型吸收速率和分布的范围有所差异。一般而言，皮下或肌内注射吸收较口服快，水溶液的吸收又比油溶液或悬液快；口服用药时溶液剂型吸收最快，散剂次之，片剂和胶囊等需先崩解，故吸收较慢。吸收快的药物血药浓度峰值较高，单位时间内排出较多，维持时间较短。吸收太慢则血药峰浓度可能太低可能影响疗效。为了达到不同目的，可用不同的药物剂型。例如，肠溶片或胶囊可减少药物对胃的刺激。缓释制剂可使药物缓慢释出，而控释制剂能使药物以近似恒速释放，不仅延长药效，且能减少血药浓度的波动。

（三）制药工艺问题

药物杂质或不纯物质如不能除净，可能会影响药物本身的作用，大分子杂质还可能导致过敏反应。因此，制药纯度和制药工艺的差异，包括所用赋形剂的不同，可能影响药物吸收和药物作用。因此，必须严格掌握制剂工艺。

（四）复方制剂

应考虑药物的相互作用。复方制剂的成分及各自的剂量均已固定，因此不太符合“药物治疗必须个别化”的原则。使用这类制剂时要根据患者的具体情况，适当调整药量。

（五）用药途径

药物吸收程度、速度和体内过程，因不同给药途径而不同。例如，庆大霉素或硫酸镁口服时吸收甚少，只起杀灭肠道内细菌和止泻作用。口服药物吸收后首过肝脏，相当一部分药物被代谢而灭活，称首过效应；注射用药则药物吸收直接入血，不经过首过效应。

（六）连续用药

有些药物的连续用药能导致耐受性（tolerance）。耐受性的机制大致有以下几种：①药酶加速药物的灭活和清除；②受体的功能下调，减低了药物反应；③人体调节机制发生适应性变化等。多数药物连续用药时，逐渐产生耐受性，也有少数药物连续用药时，很快产生耐受，称快速耐受性。几种药物之间，如乙醇、苯二氮䓬类和巴比妥类之间能产生交叉耐受。病原菌对抗菌药物也能产生耐受，此时抗菌药物的疗效降低甚至消失，通常称为抗药性（resistance）。

（七）联合用药和药物的相互作用

联合用药的主要目的在于利用药物的协同作用以增强疗效，减少不良反应。但是，如果联合用药不当，也可能因联用各药在药效学和药代学两方面的相互作用而产生不良后果。例如，选择性五羟色胺再摄取阻滞剂（SSRI）与单胺氧化酶抑制剂联合应用可引起致命的中枢性五羟色胺综合征。

二、人体因素

（一）年龄

年龄差异会使患者对药物的反应不同：①老年人：肝代谢某些药物的能力可能降低，肾小球滤过率和肾小球分泌功能均有所下降，故应用相同剂量的药物时老人的血药浓度要比青年人高，半衰期则延长，有的药物可相差数倍。而老人对多种中枢神经抑制药的反应增强，有时还会发生特质反应。例如，用苯海索或苄托品易出现兴奋，甚至产生精神失常；用苯巴比妥也能出现兴奋、烦躁，应用吗啡可能出现敌对情绪等。总之，给老年人用药一般规定只用成人剂量的1/2～3/4。但是，有时老年人对某些药物的反应比成人为弱，如对β受体激动剂反应较青年弱，因为老年人β肾上腺素能受体的密度和对配体的亲和力均有降低。因此，应根据不同药物慎重选择药物和决定用量；②儿童：特别是幼儿，身高体重均较成人为小，不能按成人剂量用药。儿童正处于生长发育阶段，多种功能参数存在着年龄依赖性的发展变化，因此儿童用药不能将成人剂量简单地按体重比例递减。例如，儿童用苯海索或苄托品滴眼有时可引起全身反应；又如，小儿血浆蛋白结合药物的能力较低，血中游离药物较成人为多，故在血药浓度相同时药物对小儿的作用较成人为强。加上年龄越小时血脑屏障功能越不完善，药物越容易进入中枢神经系统，例如吗啡、可待因等，儿童特别敏感而引起中毒。少数药物对儿童有毒，例如抗癫痫药加巴喷丁（gabapentin）对儿童有毒，12岁以下儿童应禁用。总之，医师必须根据患儿情况和临床经验调整用药。

（二）性别

女性一般体重较男性为轻，肌肉较男性为少，体内脂肪比例较男性高；加上女性有妊娠、分娩、哺乳等特殊问题，因此有一些特殊的用药注意事项。另外，许多育龄女性经常应用口服避孕药。必须考虑这些口服避孕药与拟用的治疗药物之间的相互作用。例如，某些口服避孕药有药酶抑制或诱导作用，可以影响诸如地西泮、泼尼松龙、丙咪嗪等的代谢清除过程。反之，有的药物也能影响避孕药的代谢清除过程，从而影响避孕效果或引起不良反应。

（三）营养状态

营养不良者体重轻，脂肪组织少，血浆蛋白含量低，会从药代学和药效学两方面影响药物代谢和药物作用。例如，严重营养不良者肝代谢药物的功能欠佳，药物灭活慢，因而药物可能显示更强的作用。另一方面，因其全身状况不佳，又可能影响药物疗效的发挥，不良反应较多。因此，应注意补充营养，改善全身状况，适当调整用药，以提高疗效。

（四）精神因素

医护人员应重视精神因素对药物作用具有双刃剑的影响，恰当地发挥其积极作用，排除精神因素的干扰，减少精神因素的负面影响。

（五）疾病因素

1．疾病/状态对药物体内过程的影响　例如，震颤麻痹、偏头痛、抑郁症、胃溃疡病、手术后胃排空时间延长，会延缓口服药的吸收，而甲状腺功能亢进，焦虑不安时，胃排空时间缩短，伴有肠蠕动加速，影响药物吸收。能影响肠粘膜的功能的某些疾病也能影响药物的吸收。心功能不全或休克等疾病时血循环不畅，口服与肌内或皮下注射的药物的吸收会减慢。各种原因引起的低白蛋白血症时，药物与血浆蛋白结合减少，血中游离药物增多。可能增强某些药物（如 SSRI）的不良反应。在慢性肝病及肝硬化患者应用主要由肝灭活的药物时必须减量慎用，甚至禁用。严重的肾疾病如肾病综合征时肾小球膜受损，使结合型的药物也能通过。低蛋白血症时游离药物比例增多，也能使药物滤过排泄增多。因此，当患者肝肾功能均不正常时，尤应适当调整用药种类、剂型和剂量。

2．疾病对人体对药物反应性的影响　例如，解热镇痛药能使发热患者体温下降，而对正常体温影响甚小。疾病可以成为增强药物不良反应的因素。结核病患者使用糖皮质激素时，有结核感染扩散的危险；有溃疡病时口服刺激性药物，可加重溃疡病变。

（六）遗传因素、种族差异与种属差异

药物在体内发挥作用时，与药效和药代学有关的许多大分子物质，包括药物作用的受体，药物体内转运过程中涉及的多种蛋白质，以及药物代谢酶等，都与遗传相关。由此造成药物在药代学和药效学方面的种族差异和个体差异。

（七）患者整体功能状态的重要性

药物作用的初始作用部位是受体，但受体仅仅是信息转导的第一站，药物效应是受体后机制的一连串生化过程最终导致效应器官（细胞）的功能变化。此种原发效应的表现还受到整体生理调节功能的制约，有时还会通过生理调节机制而产生间接作用。因此，在用药时不能只考虑该药物的受体水平的问题，而应该重视受体后机制的有关环节以及能够影响药物作用的一切可能因素，并设法加以控制，才能得到良好的疗效。

三、社会（环境）因素

（一）吸烟、嗜酒

吸烟能诱导药物代谢酶，加速某些药物的代谢清除，使吸烟者对这些药物的耐受。嗜酒者可因乙醇影响药酶（急性大量饮酒时抑制，慢性嗜酒者诱导）而干扰药物作用。

（二）时间药理学因素

临床时间药理学（chronopharmacology）是研究临床应用药物与人体生物节律相互关系的一门科学。生物节律以日为周期的称日节律（circadianrhythm），又称昼夜生物节律。药物作用受人体的生物节律影响，在药效学的药物作用强度和药代学的药物吸收、分布、代谢、排泄等方面均表现出明显差别。药物治疗时，为了最大限度地提高疗效，将不良反应控制在最低范围，不仅要注意药物种类的选择，而且要根据具体患者的生理特性，对药物剂量和给药时间和给药速度进行个别化的调节。从用药给药到出现临床效果，需经由几个过程：首先是有形制剂（如片剂、颗粒剂等）崩解，溶解成溶液的过程（药剂学相）；成为溶液状态的药物吸收入血，分布到作用部位的过程（药代学相）；到达作用部位产生药理作用（药效学相）；然后与其他各种因素相互影响，产生疗效（药物治疗学相）。因此，需要了解药物在药剂学相、药代学相、药效学相、药物治疗学相的具体情况，在临床治疗时，把研究药物代谢的周期性变化称为临床时间药代学，研究人体对药物反应的周期性变化称为临床时间药效学。目前研究得最多的是昼夜节律。时间药代学（chronopharmacokinetics）的研究表明，人体在不同昼夜处置药物的能力可有不同。例如，患者口服吲哚美辛（消炎痛），如在上午 7 时用药则血药浓度之峰值较高，约比一昼夜各时间点用药时浓度之峰平均值高 20%。人体对药物作用的敏感性也有昼夜节律，例如，呼吸道对乙酰胆碱和组胺反应之峰值在0时至2时之间。根据男青年实验资料，去甲肾上腺素之升压反应曲线在3时为谷，6~9时为峰；12时又为谷，21时又有一个峰，以后又渐下降。因此，降血压药的用量早晨应较中午为多。但另一方面，清晨时因血容量最低，因而血压也较低，故半衰期长的抗精神病药如氯丙嗪在清晨时可能更易引起直立性低血压。

1. 人体昼夜生物节律对药物吸收的影响　某些药物吸收、生物利用度随着给药时间的不同而变化。早晨用药后，达到的最高血药浓度要比晚上用药高。早晨用药后，达峰时间比晚上用药有缩短的倾向。这表明这些药物在吸收速度早晨比晚上要快。例如，比较9时和21时口服阿米替林50mg一次的药代学参数，结果显示吸收相血药浓度与上类似。阿米替林引起的镇静作用和唾液分泌量减少等抗胆碱作用，9时给药时较强，由于阿米替林的 $t_{1/2}$ 较长，约9~25h，72岁以上健康老人约37.3h。因此，推荐一日一次睡前用药方法，使镇静作用利于睡眠和口干的副作用较轻。

2. 人体昼夜生物节律对药物分布和蛋白结合的影响　血浆蛋白具有昼夜生物节律性，因而对于血浆蛋白结合率高的药物，药代学动态、药效也有可能产生昼夜生物节律性。健康常人一次用药地西泮的药代学动态，因早晚给药时间不同有所差异。9时给药比21时给药Cmax明显高Tmax明显要短。胃内几乎没有食物的状态下经口投药时，因给药时间不同引起的药代学动态差别依然存在。如果绝食，静脉注射5mg地西泮，9时给药组一直到静注后4h血中总地西泮浓度都明显增高，且此段时间的血浆蛋白结合率也是9时给药组明显升高，由此表明Cmax的变化与血浆中地西泮的蛋白结合率比变化有关。地西泮的中枢神经镇静作用在早晨给药时强，应解释为地西泮的药代学动态早晚有所差别。

3. 人体昼夜生物节律对药物代谢的影响　环己巴比妥（依维本）引起的睡眠持续时间在肝脏代谢酶活性最低的时间段（白昼期）最长，酶活性最高时间段（夜晚期）最短，与睡眠持续时间和药代学动态一致。此外，此类药物代谢活性的昼夜生物节律性大概与肾上腺皮质激素的节律性相关联。由于这类药物的代谢主要在肝脏，故推测血药浓度的节律性变化与肝脏代谢的昼夜生物节律性有关。

4. 人体昼夜生物节律对药物排泄的影响　由于尿的pH有昼夜生物节律性，所以像水杨酸、阿司匹林等依赖尿的pH从尿中排泄的药物，其排泄也存在昼夜生物节律。

5. 人体昼夜生物节律对反复给药的药代学动态影响　目前，在设计血药浓度有昼夜变化的药物的给药方案时，重视给药时间差异这一因素，所得到的药代学参数值能提高血药浓度预测准确性，因此也利于提高药物治疗的有效率和安全性。例如，丙戊酸（valproate）或地西泮的药代学动态存在昼夜生物节律，在测定其药代学参数值时由于考虑到早晚给药时间的不同，提高了丙戊酸或地西泮反复给药时血药浓度的预测准确度。

第四节　以精神药物为主的药物不良反应

一、药物不良反应的定义和分类

（一）药物不良反应的定义

药物不良反应是药物在正常用法和用量时由药物引起的有害和不期望产生的反应。包括副作用（也是药物的药理作用），毒性作用，依赖性，特异质反应，过敏反应，致畸、致癌和致突变反应。药物不良反应不包括药物过量、药物滥用和治疗错误。药源性疾病是由药物引起的人体功能或结构的损害，并有临床过程的疾病，其实质是药物不良反应的结果。药物不良反应是药物性质和患者对药物的先天性或获得性反应方式之间的相互作用结果。

（二）药物不良反应的分类

1．根据不良反应与药物剂量的关系分类

（1）与药物剂量有关（A 型反应）　它指药物不良反应与剂量直接有关，如镇静催眠药引起的中枢神经系统抑制性，其严重程度随剂量增加而加重，这类反应也称为 A 型反应。因此，可根据患者的需要和耐受程度调整剂量而能得到防治。A 型不良反应是药物药理学作用的延伸，或者是由药物或其代谢产物引起的毒性作用。

（2）与药物剂量无关（B 型反应）　它指药物不良反应与药物剂量无关，称为 B 型不良反应。B 型不良反应较少见。这类不良反应可能是遗传药理学变异引起，或者为获得性药物变态反应。大多数具有遗传药理学基础的反应只能在患者接触药物后才能发现，因而难以在首次用药时预防这类不良反应发生。例如，病理性醉酒，从药效学观点来看，就是一种具有遗传药理学基础的反应。

2．根据不良反应的性质分类

（1）副作用（side effect）　药物在治疗剂量时与治疗目的无关的药理学作用所引起的反应。例如，氯氮平在治疗精神分裂症时，因抑制唾液分泌引起口干和扩张瞳孔引起视物模糊。

（2）毒性作用（toxic effect）　指药物剂量过大或用药时间过长引起的有害作用。毒性作用可以是药理学毒性、病理学毒性和基因毒性（基因损伤）。例如，锂盐过量引起的中枢神经系统过度抑制是药理学毒性。毒性作用可以表现为急性毒性和慢性毒性，急性毒性多发生在循环、呼吸和中枢神经系统，慢性毒性则多发生在肝脏、肾脏、骨髓、血液和内分泌系统。

（3）残留效应（residual effect）　停药后仍残留在体内的低于最低有效治疗浓度的药物所引起的药物效应称残留效应。药物的残留效应可以是短暂的或是较持久的，前者如巴比妥类催眠药物在次晨引起的宿醉现象，后者如长期应用锂盐，在停药后引起的甲状腺功能减退。

（4）依赖性（dependence）　它指持续用药导致患者强烈渴求继续应用该药或其同类药物，称药物依赖性。这种依赖性分为精神依赖性和躯体依赖性。精神依赖性是指强烈渴求继续用药，以达到缓解精神症状或精神上的愉悦。躯体性依赖是指强烈渴求继续用药以缓解戒断综合征。阿片类药物如吗啡、海洛因和羟考酮等引起依赖性和药物滥用已成为严重的社会问题。

（5）特质反应（idiosyncratic reaction）　它指药物引起的一类遗传性异常反应，这种反应的性质与药物在正常人中的反应可能相似，但表现为对低剂量药物有极高的敏感性，或者是对高剂量药物极不敏感。

（6）变态反应（allergic reaction）　也称超敏反应（hypersensitive reaction），是人体因事先致敏而对某药或结构与之相似的药物发生的一种不良反应。

(7) 致癌作用（carcinogenesis） 是指药物导致机体组织细胞发生癌变的作用。致癌作用、致畸作用和致突变作用是三种特殊的药物毒性，都是药物与遗传物质相互作用的结果。由于这三种特殊作用在早期不易发现，因此需特别注意。

(8) 致畸作用（teratogenesis） 可归纳为四个过程。①药物通过各种机制引起发育细胞或组织改变（如基因突变；染色体断裂、染色体不分离；干扰有丝分裂；改变核酸的结构和功能；使正常前体和底物缺乏；封闭能源，减少能量产生；改变细胞膜特性；使渗透平衡失调；抑制酶活性等）；②药物通过上述机制引起不同类型的病理性异常（如胚胎发育异常；不能发生细胞相互作用；生物合成障碍；形态发生运动不良；组织机械破碎等）和细胞死亡；③上述的病理异常，使细胞生成过少，影响局部形态发生或功能成熟，并可导致进一步生长和分化障碍；④最终导致胎儿畸形。由于在妊娠第 3～8 周较易引发畸胎，因此，此段时间应尽量避免用药。如果必须用药，应尽可能选用有确定证据无致畸作用的药物。例如，应劝导孕吐的孕妇不要随意服用镇吐药，如地西泮、巴比妥类、氯丙嗪等，因为这些药物均可能致畸。目前已经证实或高度怀疑有致畸作用的药物有：雄激素类、己烯雌酚、孕酮类、白硝安、苯丁酸氮芥，秋水仙碱、环磷酰胺、嘌呤类抗肿瘤药、甲氨蝶呤、苯妥英、丙卡巴嗪、丙戊酸等。

(9) 致突变作用（mutagenesis） 指药物可引起细胞的遗传物质（DNA，染色体）异常，从而使遗传结构发生永久性突变。如果突变发生在精子或卵子等生殖细胞，即可导致遗传性缺损。这种缺损可以出现在第一代子代，也可能为隐性形状，在两个由药物导致突变的个体结婚后，其子代才会有明显表现。

（三）WHO（1991 年）药物监测计划关于不良反应的定义和分类

1．副作用（side effect） 指药物常用剂量导致药理特性相关，但非用药目的的作用。

2．不良事件（adverse event） 在用药治疗期间发生的不良医疗事件，它不一定与治疗有因果关系。

3．不良反应（adversereaction） 在预防、诊断、治疗疾病或改变生理功能时，对人体应用正常药物剂量，导致有害和非期望的药物反应。

4．意外不良反应（unexpected adverse reaction） 属于药物的一种不良反应，其性质和严重程度与标记的或批准上市的药物的不良反应不符，或者是未能预料的不良反应。

5．信号（signal） 指可能与一种不良事件与药物可能有因果关系的信息，这种关系在以前是未知的，或者是在文献中尚未完全证实。通常至少需要一次以上的相关报告才能作为一种信号，并取决于事件的严重程度和报告的质量。

二、药物不良反应的病因学基础

（一）先天性异常

它指由于遗传因素或生理因素（如年龄、性别、妊娠等）引起的变态反应或特质反应性。

1．变态反应机制 这是药物引起的一种免疫反应，主要途径如下：①药物为蛋白质或有潜在的免疫原性；②药物或代谢产物作为半抗原与内源性蛋白结合形成抗原；③药物或代谢产物参与或加强变异性自身抗原－抗体反应；④药物或代谢产物引起自身抗体的合成，随后发生自体性抗原－抗体反应，无需药物或代谢产物的参与。

2．变态反应类型

（1）Ⅰ型（速发型）超敏反应 药物蛋白复合物或蛋白共轭物和肥大细胞，一起与嗜碱性粒细胞膜上的特异性 IgE 结合，引起肥大细胞与嗜碱性粒细胞脱粒，大量介质释放，导致荨麻疹、支气管痉挛，甚至过敏性休克。

（2）Ⅱ型（细胞毒型）超敏反应 由 IgG 或 IgM 抗体和血细胞或其他特异性组织细胞上的药物－蛋白质结合物发生反应，引起补体释放，可导致血小板减少、白细胞减少和溶血性贫血，甚至Ⅲ型超敏反应。

（3）Ⅲ型（免疫复合物）超敏反应 蛋白质复合物和可引发补体释放的 IgG 或 IgM 形成非溶性基质，引起局部血管损伤，继发血清病，产生发热、关节和肌肉疼痛、淋巴结病等。

（4）Ⅳ型（迟发型）超敏反应 在靶细胞上的药物－蛋白复合物被 T 淋巴细胞识别，引起细胞毒性和巨噬细胞活化时发生，表现为药疹或局部反应。

（5）自身免疫反应 ①因药物直接与核内蛋白（特别是组蛋白）结合，使主要组织相容性复合体（major histocompatibility complex，MHC）部位活化所致；②由炎症或感染激活的单核细胞将药物代谢后生成反应性代谢产物，反过来再激活单核细胞自身的 MHC 部位；③由于药物阻滞抑制性 T 淋巴细胞的功能所致。所有这三种情况均导致辅助细胞活性增高，进而使 T 细胞毒性细胞增生和产生免疫球蛋白，如药物所致系统性红斑狼疮。药物性变态反应十分复杂，反应类型取决于用药次数和时间（多在用药第一天和前两周发生），用药途径（血管外给药比口服较易发生）、原有的免疫性疾病、并用的免疫调节剂（如皮质激素），及人的应激状态等。

（三）遗传因素决定的不良反应

1．药代学异常 药物的吸收、分布、代谢、排泄的个体差异对药物反应的影响明显。由于遗传的关系，药物不仅表现出代谢速率的个体差异，而且还表现出代谢产物类型的个体差异。许多药物在使用同一剂量后，不同个体的血浆稳态浓度差别很大，因而有的个体可能因药物浓度过低而无治疗作用，但另一些个体则因血药浓度过高而有严重的不良反应。遗传控制的药物代谢个体差异在一些经水解、氧化和乙酰化代谢的药物中特别重要。

2．药效学异常 遗传控制的药物不良反应可以是量变性异常，即药物正常作用导致的过分反应，如苯海索或苄托品在闭角型青光眼时增高眼内压；也可以是质变性异常，由药物新的作用引起，如 ECT 所用的肌松药（琥珀胆碱）在有遗传性恶性高热者中引起高热、持续肌强直、酸中毒。

3．特质反应 如果人体因遗传性个体差异，淋巴细胞缺乏环氧化物水解酶而不能使环氧化代谢产物解毒，会导致超敏反应综合征。

（四）其他因素引起敏感性增高导致的其他反应

1．年龄 老年患者使用清除率随年龄增长而显著降低的药物而未减量时，极易发生不良反应。例如，应用氯氮平应由一般成人启用剂量的一半。

2．妊娠 妊娠时血浆容量最大可增加 40%，组织液容量在前 6 个月中成比例减少，从第 7 个月开始，组织液容量快速增加，然后在产后两个月内缓慢减少而达到正常。根据这种变化，水溶性药物的剂量在妊娠期间应适当增加。

（二）获得性异常

1．疾病因素

（1）肝脏疾病　可降低某些主要经肝脏代谢而消除的药物的代谢，引起血浆药物浓度升高，导致不良反应。例如，肝硬化时因麦角类药物代谢障碍，容易产生毒性作用；又如，肝脏疾病时，催眠药可引起深度睡眠。肝硬化患者对氯丙嗪和单胺氧化酶抑制剂特别敏感。

（2）肾脏疾病　可因降低主要经肾脏排泄的药物或活性代谢产物的清除，导致其血浆药物浓度升高，引起不良反应。同时，也可因肾脏疾病引起对药物的敏感性改变而产生不良反应。此外，还可因为药物本身加重肾脏的损伤而引起不良反应。如果在有肾功能损伤的患者中使用常规剂量的锂盐，将不可避免地产生很高的血浆浓度引起毒性反应。

2．药物受体异常　药物的靶受体异常，可引起受体敏感性改变，导致不良反应。例如，在垂体功能减退时，催眠药可引起过度中枢抑制。

3．药物因素

（1）药物剂量、剂型等影响　如果用药剂量过大、生物利用度改变（如新剂型、赋型剂改变等）、不当的给药途径等，均可引起不良反应。

（2）停药反应　突然终止治疗可能发生严重的不良反应，很多时候是因为受体反应性改变所引起。例如，成瘾药物停药则出现戒断症状，如全身不适、流泪、流涕、呕吐、腹泻，甚至虚脱等。抗癫痫药和苯二氮䓬类也可引起停药戒断症状，表现为原有疾病加重、惊厥等。突然停用抗精神病药、三环类抗抑郁药或锂盐可引起原有疾病复发。

（3）立体异构（手性）药物与不良反应　许多药物是右旋D（+）-或R-对映体与左旋L-或S-对映体组成的混合物，即消旋体。某些消旋体药物的两种不同对映体有不同的药代学过程和药物效应，在药物不良反应方面也有重要意义。例如，临床应用的抗抑郁药西酞普兰是由R-西酞普兰和L-西酞普兰构成的消旋体，L-西酞普兰比R-西酞普兰在体内抗抑郁作用远比R-西酞普兰强。

4．药物相互作用　同时应用多种药物可因药物的相互作用而引起不良反应增多。特别是代谢途径或者作用部位相同的药物并用时，药物不良反应发生率随并用药物的种类增多而升高。

5．间接反应　是指对第三者、而不是对用药者本人产生的不良反应，如胎儿、哺乳的婴儿等。

（1）致畸作用　许多药物在妊娠患者使用时可引起胎儿畸形，抗精神病药（如氯丙嗪）有致畸作用，应当注意。

（2）第三代效应　妊娠时使用己烯雌酚治疗时可引起子女在十多岁时发生阴道癌，其女性后代也可发生免疫性躯体疾病，这些不良反应也可在第三代女性发生。一些无害的药物如抗组胺药、苯二氮䓬类药偶尔可引起攻击行为、伤害他人，据研究也属于第三代效应。

三、药物不良反应的诊断和处理

（一）药物不良反应的诊断

临床诊断药物不良反应的主要问题是要确定其与可疑药物之间的因果关系，这种关系的确立有时十分困难。在诊断过程的遵循原则如下：

1．寻找引起药物不良反应的主要依据

（1）结论性报告　指已经在动物试验或临床研究和应用中肯定过的反应。患者在以前是否在用同一药物或相似药物之后有相同的反应。

（2）时序性　指不良事件发生在被怀疑的药物应用之后，用药时间与发病时间有。关于发病的潜伏期：A 型反应取决于药物的药代学和药效学特点。B 型反应，若属于变态反应，取决于该药物变态反应的特点：假如不良反应与遗传因素有关，应根据该药的药物遗传学特点判断潜伏期。当药物剂量增加或降低时，反应是否随之加重和减轻。

（3）停药后效应　在停止使用被怀疑的药物或用了特异性拮抗药后不良反应改善。

（4）恢复用药后效应　再次使用被怀疑的药物后（包括皮试，rechallenge）这种不良反应又发生（激惹现象）。但是，再次用药可能给患者带来危险，应慎用。

（5）排除其他因素　要考虑排除药物以外的其他因素造成的假象，如原发病引起的后果等。

（6）试用安慰剂　在应用安慰剂后，这种反应是否仍然发生。

（7）实验室检查　例如血液或其他体液发现可引起不良反应的药物。

2．评估不良反应的可能性（degree of probability）　在精神医学临床工作中，确定药物和不良反应之间的关系时，通常应用相应的不良反应量表，一般根据下述标准进行评分。

（1）肯定（definitely）　①用药与不良反应存在时序性；②从体液或组织内测得的药物已于证实；③符合被怀疑药物的反应特点；④停止用药即可改善或再用药又发生；⑤不能由患者的躯体疾病所解释。

（2）很可能（probable）　①用药与不良反应存在时序性；②符合被怀疑药物的反应特点；③经停药证实，但未经再用药验证；④患者的躯体疾病不能解释。

（3）可能（possible）　①用药与不良反应存在时序性；②可以由患者的临床表现或已知的药物反应特征解释。

（4）条件性（conditional）　①用药与不良反应存在时序性；②但与药物已知的不良反应不符；③不能以躯体疾病来解释。

（5）可疑（doubtful）　反应很可能是由被怀疑药物以外的其他因素引起。

二、药物不良反应的处理

（一）药物不良反应的治疗原则

假如怀疑出现的病征是由药物所致，但不能确定为某种药物时，首先是停止和减量应用所有药物。停药后，临床相关症状应该减轻或缓解。

（二）然后根据病情制定治疗方案

其主要方案有：①反应轻者由于药源性不良反应多有自限性的特征，停药后无需特殊处理，待药物自体内消除后，可以缓解；②症状严重者须进行对症治疗；③如导致不良反应的药物已很明确，可选用特异性拮抗剂；④如果是药物变态反应，应将致病药物告知患者防止日后再发。

四、药物不良反应的监测

（一）药物不良反应监测的作用

新药在上市前的临床试验通常只是在数百例患者中观察药物的疗效和不良反应，仅仅是最常见的急性剂量依赖性不良反应可以发现，对于一些少见或罕见的不良反应只能在上市后监测中发现。1961 年德国和澳大利亚的学者证实沙利度胺的致畸作用后，各国严格了新药审批程序，特别是加强了对药物不良反应的监测。例如，抗精神病药氯氮平于1975年在芬兰上市后，芬兰国家药物监测中心从3200例用药者中发现17例发生严重的粒细胞缺乏症和中性粒细胞减少症。因而曾一度被停止使用。

（二）药物不良反应监测的方法

1．队列研究（cohort study） 这是常用的药物流行病学研究方法，分回顾性和前瞻性研究。回顾性研究是系统收集过去药物治疗时发生的特定反应，并将发生这种反应的患者根据是否用过被监测的药物而分组，然后比较两组患者不良反应发生差异。这种方法可以收集到用药人数和发生不良反应的人数，可用来分析、确定药物最常见的不良反应、各种不良反应的发生率、促进不良反应发生的因素。前瞻性研究是从预先对设定的用药和不用药人群进行观察和比较。其优点主要是能定向地、有目的地持续随访患者，并能收集到全部资料。队列研究能估计不良反应发生率，但难以发现罕见的不良反应。

2．病例对照研究 基本方法是在怀疑某种不良事件是药物的不良反应时，在有这种反应的患者和没有这种反应的患者中比较被怀疑药物的应用情况。如不良事件确由这种药物引起，则有这种反应的患者会比未用这种药物的对照组患者有更高的该药使用率。这种研究是回顾性的，可以提示药物和不良反应的因果关系。例如，妊娠妇女服用己烯雌酚引起女儿阴道癌是通过病例对照法研究发现的。阴道腺癌是发生在50岁以上妇女的罕见躯体疾病，然而在1966～1967年间，美国一家医院竟有7例阴道腺癌发生于16～22岁青少年女性。因此引起了注意并进行了病例对照研究。结果发现患这种癌症的8例患者中，有7例母亲在妊娠早期服用过己烯雌酚，而对照组32例中无一例服用，因而确定了早孕服用己烯雌酚与女性后代发生阴道腺癌的因果关系。这种研究方法对一些在临床上表现独特的不良反应的确立十分有效。但是，如果不良反应是临床常见表现，如黄疸、溃疡、抑郁，可能难以怀疑是不良反应，而被归因于药物以外的因素。病例对照研究和队列研究不同，可以发现药物引起罕见不良事件，但难以建立对照人群，也不能确定不良反应的发生率。

3．自愿报告系统 可以补充队列研究和病例对照研究的不足，有效地提出药物引起不良反应的早期信号，是清查少见或罕见的，长期用药所致，或延迟出现的不良反应，以及药物相互作用的惟一可行方法。目前许多国家把药物不良反应的自愿呈报系统作为一种法定制度。在我国，中央和地方各级卫生行政主管部门均设立了药品不良反应监察中心，负责收集、整理、分析、评价、保管全国和各地区的药物不良反应监察报告信息资料。报告药物不良反应是药品生产、经营企业、医疗卫生保健机构和医、药、护理等专业人员的法定任务。报告的内容包括上市后3年内的药品出现的全部不良反应，以及上市3年以上药品引起的严重的、新的不良反应。

第五节 以精神药物为主的药物相互作用

一、联合用药概述

它是指同时或相隔一定时间内使用两种或两种以上的药物。联合用药可提高疗效，减少副反应，但无目的的联合用药可产生不良的药物相互作用，其发生率随用药种数增加而增加，严重的可危及生命。掌握药物相互作用的方式和机制，对于避免联合用药中的不良相互作用，获得预期的治疗效果极为重要。

（一）联合用药的意义

①提高疗效；②减少药物不良反应；③延缓人体或病原体产生耐药性，延长疗程，提高药物效果。临床上经常有计划地利用药物的协同作用，采用联合用药，来达到提高药物疗效，减少不良反应的目的。例如，以SSRI作为治疗激越性抑郁症的基础抗抑郁药，在治疗初期并用抗焦虑药，可同时治疗抑郁症状和焦虑症状。但是，无目的地联合用药不但不能提高疗效，反而能引起各种药物不良反应。

（二）药物相互作用

广义的药物相互作用是指在联合用药时，应达到提高疗效或减少不良反应的期望相互作用。力求避免联合用药降低疗效或增加不良反应的相互作用。狭义上的药物相互作用是指联合用药导致不良反应。本节着重介绍后者。精神药物相互作用的主要方式有药代学方面的药物相互作用和药效学方面的药物相互作用。

二、联合用药的药代学相互作用

（一）联合用药的药代学相互作用定义

它指一种药物使另一种并用的药物发生药代学变化，药代学过程包括药物的吸收、分布、代谢和排泄等四个步骤，在这四个步骤上均可发生药物相互作用。其后果均能影响药物在其作用靶位的浓度，从而加强或减弱药效。

（二）联合用药对药代学的影响

1．影响药物吸收　药物在给药部位的相互作用将影响其吸收，多数情况下表现为妨碍吸收。口服用药时，药物在胃肠道吸收时的相互影响因素：

（1）pH的影响　酸性药物在酸性环境的解离程度低，碱性药物在碱性环境的解离程度低。这时由于药物的不解离比例较高，故脂溶性较高，较易扩散通过膜被吸收。反之，酸性药物在碱性环境或碱性药物在酸性环境的解离程度高，故脂溶性较低，扩散通过膜的能力差，吸收减少。

（2）离子的作用　例如，含二价或三价金属离子（钙、镁、铁、铋、铝）的化合物能与四环素类抗生素形成难溶络合物，使抗生素在胃肠道的吸收受阻，在体内达不到抗菌的有效浓度。因此，服用四环素类抗生素时，不宜与铁制剂或含钙、镁、铝离子的抗酸药如碳酸钙、氧化镁、氢氧化铝凝胶等同服，以免降低这类抗生素的治疗效果。

（3）胃肠运动的影响　大多数精神药物在小肠上部吸收，所以改变胃排空、肠蠕动速率的因素能明显地影响药物到达小肠吸收部位和药物在小肠滞留时间。例如，抗胆碱能药物苯海索或苄托品能延缓精神药物的吸收。

（4）肠吸收功能的影响　某些药物（如对氨基水杨酸）能妨碍肠粘膜的吸收功能，使与之并用的精神药物血药浓度降低，在并用时必须注意这一影响因素。

2．影响药物的分布　表现为相互竞争血浆蛋白结合部位，改变游离型药物的比例；或者改变药物在某些组织的分布量，从而影响它的消除。例如，很多精神药物，有一部分与血浆白蛋白发生可逆性结合，称结合型，另一部分为游离型。结合型药物不呈现药理活性；不能通过血脑屏障；不被肝脏代谢灭活；不被肾排泄。只有游离型药物才能起药物作用。药物的血浆蛋白结合率各不相同。当同时应用一种或多种药物时，它们有可能在蛋白结合部位发生竞争，结果将使某一药从蛋白结合部位被置换出来变成游离型，加大了游离型药物的比例，有更多的游离型药物作用于靶位受体，这样在剂量不变的情况下，加大了该药的毒性。这种现象在药物与血浆蛋白结合率高的药物更应予以注意。水合氯醛使华法林的抗凝血作用加强。另外，血浆蛋白含量低的患者结合药物的容量减少，在应用常用剂量药物时，其游离型数量增多，有可能发生不良反应。例如，血浆蛋白水平低于2.5g的患者应用抗抑郁药舍曲林的不良反应发生率会增高；又如，去甲肾上腺素减少肝脏血流量，减少了很多精神药物在肝脏的分布量，如果这些药物（如大部分抗精神病药、抗抑郁药、抗焦虑药等）主要在肝脏代谢，则该药的代谢减少，结果使血中浓度增高。

3. 影响生物转化过程 大部分药物主要在肝脏由肝微粒体酶（又称药酶）催化代谢。因此，肝微粒体酶的活性高低直接影响到许多药物的代谢。

（1）酶诱导 一些药物能增加肝微粒体酶合成，即酶诱导，它们通过这种方式加速另一种药的代谢而干扰该药的作用（表3-1）。大多数药物在体内经过生物转化后，它们的代谢物失去药理活性，因此酶诱导结果将使受影响药物的作用减弱或缩短。例如，患者在口服抗凝血药双香豆素期间加服苯巴比妥，后者使血中双香豆素的浓度下降，抗凝作用减弱。因此，如果这类药物同时并用，必须应用较大剂量才能维持其治疗效应。癫痫患儿长期服用苯巴比妥与苯妥英钠易出现佝偻病，因为二药均有酶诱导作用，提高维生素D的代谢率，影响钙的吸收，因此应注意补充维生素D。在较少的情况下，药物可被代谢转化为毒性代谢物，如卡马西平与异烟肼并用，前者酶诱导作用将加重异烟肼的肝毒性。

表3-1 影响肝微粒体酶活性的药物

酶促作用的药物
苯巴比妥、水合氯醛、格鲁米特（导眠能）、甲丙氨酯（眠而通）、苯妥英、扑米酮、卡马西平、保泰松、尼可刹米、乙氯维诺、灰黄酶、利福平、螺内酯
酶抑作用的药物
氯霉素、西咪替丁（甲氰咪胍）、双硫仑、异烟肼、三环抗抑郁药、吩噻嗪类药物、保泰松、胺碘酮、丙戊酯、红霉素、甲硝唑、咪康唑、哌唑甲酯（利他林）、磺吡酮

（2）酶抑制 肝微粒体酶的活性能被某些药物抑制，称酶抑制。该酶被抑制的结果，将使另一药物的代谢减少，因而加强或延长其作用（表3-1）。例如，在服用单胺氧化酶抑制剂（如苯乙肼、吗氯贝胺等）期间，若食用酪胺含量高的食物如奶酪、红葡萄酒等，由于肠壁及肝脏的单胺氧化酶已被抑制，被吸收的酪胺不经破坏，大量到达肾上腺素能神经末梢，引起末梢中的去甲肾上腺素大量释放，从而使动脉血压急剧上升。

4. 影响药物的排泄 大多数精神药物由肾脏排出体外。药物从肾脏排泄可通过三种途径：

（1）肾小球滤过 当血流通过肾小球时，与血浆蛋白结合的药物不能通过肾小球滤过膜，仍滞留于血流中；而游离型药物，只要分子大小适当者可经肾小球滤过膜进入原尿。

（2）肾小管分泌 肾小管分泌是一主动转运过程，参与肾小管分泌药物的载体至少有两类，即酸性药物载体与碱性药物载体，当两种酸性药物或两种碱性药物并用时，可相互竞争载体，出现竞争抑制，使其中一药由肾小管分泌明显减少，有可能增强其疗效或毒性。例如，高效利尿药呋塞米（速尿）和依他尼酸（利尿酸）均能妨碍尿酸的排泄，造成尿酸在体内的堆积，引起痛风；又如，双香豆素与保泰松都能抑制氯磺丙脲的排泄，加强后者的降糖效应。

(3) 肾小管重吸收　肾小管重吸收主要是被动重吸收，而药物的脂溶性是决定药物被动扩散过程的主要因素。大多数药物为有机弱电解质，在肾小管滤液中解离型与不解离型同时存在，不解离型的脂溶性较大，故易被肾小管重吸收，解离型的脂溶性小，不易透过肾小管上皮而被重吸收。这两型的比例取决于药物的酸碱性以及肾小管滤液的 pH 值。当滤液为酸性时，酸性药物大部分不解离而呈脂溶性状态，易被肾小管重吸收；碱性药物则与上述情况相反。例如，碳酸氢钠通过碱化尿液可促进盐酸氯丙嗪的排泄，在治疗氯丙嗪中毒时有实用价值。

三、联合用药的药效学相互作用

（一）联合用药的药效学相互作用定义

它指一种药物增强或减弱另一种药物的生理作用或药物效应，而对药物血药浓度无明显影响。精神药物可通过对靶位的影响，作用于同一生理系统或生化代谢途径，或改变药物输送机制，或改变电解质平衡等多种方式产生药物效应的协同作用或药物效应的拮抗作用。本书主要介绍药物效应协同作用引起的严重不良反应，及避免联合用药时产生的严重不良反应。

（二）联合用药的药效学协同作用

联合应用药理效应相同或相似的药物时，治疗作用和副作用可相加，反之，联合应用药理效应相拮抗的药物时，治疗作用和副作用可相减。例如，抗胆碱能药物（苯海索、苄托品等），与具有锥体外系副作用的抗精神病药（如氯丙嗪、丁酰苯类的氟哌啶醇等）并用时，可缓解锥体外系症状，但也可产生胆碱能症状相加的相互作用，如便秘、视物模糊等。最常见的协同作用类型是对同一系统、器官、细胞或酶的作用。乙醇具有非特异性中枢神经系统的抑制作用，假如应用巴比妥类、苯二氮䓬类、抗精神病药、抗抑郁症药等具有中枢神经系统抑制作用的药物时，同时饮酒，可引起昏睡。肾上腺素能神经末梢释放的去甲肾上腺素的降解途径：①由位于突触后膜上的酶降解；②再摄取后，由末梢中单胺氧化酶灭活。单胺氧化酶抑制剂与拟肾上腺素药（麻黄碱、间羟胺、哌甲酯）和合成去甲肾上腺素的前体物（酪胺、左旋多巴）并用时，由于神经末梢递质释放量增多，又不易被灭活，引起去甲肾上腺素的大量堆积，出现高血压危象。三环类抗抑郁药可通过阻断去甲肾上腺素摄入末梢，使突触间隙的甲肾上腺素浓度增多，可能引起高血压危象。

四、躯体疾病对药物相互作用的影响

躯体疾病可不同程度地改变药物靶点活性，药物的吸收、分布、代谢、排泄及药物的效应。现以精神药物为例，将躯体疾病对药物相互作用的主要影响介绍如下：

（一）高血压危象

如单胺氧化酶抑制剂（如吗氯贝胺、苯乙肼、帕吉林、呋喃唑酮等）与拟肾上腺素药（麻黄碱、间羟胺、哌甲酯）、去甲肾上腺素合成前体（酪胺、左旋多巴）、三环类抗抑郁药、胍乙啶及其同类抗高血压药物等并用，会引起去甲肾上腺素的大量聚积，导致高血压危象。

（二）严重低血压反应

例如：①氯丙嗪不宜与氢氯噻嗪、呋塞米、依他尼酸等并用，这些利尿药均具有降压作用，可以明显增强氯丙嗪的降压反应，引起严重的低血压；②普萘洛尔不宜与氯丙嗪或哌唑嗪并用。普萘洛尔可阻滞β肾上腺素能受体，氯丙嗪与哌唑嗪则阻滞α肾上腺素能受体，两药并用降压效果明显增强。

（三）心律失常

例如：①强心苷不宜与利血平并用，因两药均可使心动过缓，导致异位节律；②奎尼丁不宜与氯丙嗪并用，氯丙嗪对心脏具有奎尼丁样作用，两药并用可致室性心动过速；③维拉帕米不宜与β受体阻滞剂并用，否则易导致心动过缓、低血压、房室传导阻滞、心力衰竭、甚至心脏骤停等。

（四）低血糖反应

降血糖药不宜与普萘洛尔并用，两者并用除可加重低血糖反应外，并可使降血糖药引起的急性低血糖先兆征象掩盖起来，因而危险性更大。

五、合理用药的原则

（一）确诊

应该尽量认清患者疾病的性质和病情严重性，并据此确定当前用药所要解决的问题，从而选择有针对性的药物（注意药物的安全性、耐受性、疗效、经济性、易用性和医师对所用药物的经验等）和合适的剂量，制定适当的用药方案。有时确诊前常常必须采取一定的对症治疗，但应注意不要因用药而妨碍对疾病的进一步检查和诊断。

（二）用药方案

1．制定方案　要根据初步选定拟用药物的药效学和药代学知识，全面考虑可能影响该药作用的一切因素，仔细制订包括用药剂量、途径、投药时间、疗程，以及联合用药等内容的用药方案，并认真执行。

2．调整方案　用药过程中既要认真执行既定的用药方案，又要随时根据临床观察和实验室检查数据，及时修订和完善原定的用药方案。

3．贯彻用药少而精和个别化的原则　不同患者可因个体素质、病情差异，对药物作用的反应不同。因此，用药方案要强调个别化。除了经过深思熟虑认为有必要联合用药外，原则上应争取能用最少的药物达到预期的目的。

（三）合理联合用药的原则

临床医师应记住几条重要的药物相互作用原则，例如中枢神经系统抑制药都有相加作用。有些药物的相互作用可通过降低剂量的方法得到解决，如SSRI类氟西汀可使阿米替林血药浓度升高，二者并用时，必须均适当减量。要遵循“能用一种药物就不要用两种药物”的原则。注意年老、体弱患者的肝、肾功能减退，药物清除率低。此外，在新药或不熟悉的药物并用时应随时查阅有关书籍或上网（如中华精神卫生网）查阅有关药理学知识，注意防范药物相互作用导致的不良反应。最重要的是临床医师必须在临床上密切观察患者的情况，以便及时发现问题和解决问题。

（肖春玲　陈彦方）

第四章　精神药物的新药临床研究与试验

为保证药品的安全、有效和质量可控，规范药品注册行为，根据《中华人民共和国药品管理法》（以下简称《药品管理法》）、《中华人民共和国药品管理法实施条例》（以下简称《药品管理法实施条例》）和《药品注册管理办法》进行新药临床试验。新药临床试验是指任何在人体（病人或健康志愿者）进行的新药系统性研究，以证实或揭示试验用新药的作用及不良反应等，目的是确定试验用新药的疗效与安全性。精神药物的新药临床试验设计的操作性定义与此相似，但精神药物因其特殊性，故除了与一般新药的临床试验有共性之处，另外还有其特殊性，将在本章一并介绍。新药临床试验应遵循药物临床试验规范（good clinical practice，GCP），即临床试验全过程的标准规定，包括方案设计、组织实施、监查、稽查、记录、分析总结和报告。其目的在于保证临床试验过程规范，结果科学可靠，保护受试者的权益并保障其安全。

第一节　精神药物为主的新药临床试验与设计概述

一、临床试验前准备的要点

（一）临床试验的伦理要求

在进行人体试验前，必须周密考虑该试验目的及要解决的问题，应权衡对受试者和公众健康预期的受益及风险，预期的受益应超过可能出现的损害。选择临床试验方法必须符合科学和伦理要求。首先必须对受试者的个人权益给予充分保障。国际上关于人体试验第一份正式文件是《纽伦堡法典》。它奠定了人体试验伦理原则的基础。1964年在芬兰赫尔辛基召开的第十八届世界医学大会上“通过了人体医学研究伦理准则的声明，用以指导医生及其他参与者进行人体医学研究”，即《赫尔辛基宣言》。以后分别于1975年、1989年及2000年再次修订，成为指导人体试验的权威性纲领性的国际医德规范。GCP总则规定：凡进行各期临床试验、人体生物利用度或生物等效性试验，均须按此规范执行；所有以人为对象的研究必须符合《世界医学大会赫尔辛基宣言》，即公正、尊重人格、力求使受试者最大程度受益和尽可能避免伤害。由于精神病学服务对象精神病人的特殊性，世界精神病学会在《赫尔辛基宣言》的基础上，进一步制定了特别强调维护精神病人权利的《马德里宣言》（1996年）及其补充（2002年）。根据这两个宣言提出的人体（尤其对精神病人）试验伦理原则，要做到以下几点：

1．坚持以人类健康为目的的科学研究　医学研究必须对人的生命负责，必须有利于维护人的生命。因此，医学研究中的人体试验必须以改进疾病的诊断、治疗和预防，促进对疾病病因学和发病机制的了解，增进人类健康为目的。

2．维护受试者的权益　医学人体试验必须坚持以维护受试者利益为前提，严格遵守人体试验的伦理规范。医学研究的重要性要服从于保护受试者的利益不受伤害，不能只顾及医学研究的成果而牺牲受试者的利益，受试者的利益重于医学研究和社会的利益。

3．尊重受试者的人格和知情同意的权利 伦理委员会与知情同意书是保障受试者权益的主要措施。所有医学科研人员必须尊重受试者的人格、人身自由和权利。医学科研人员必须保障受试者的知情同意权。研究者必须向受试者说明有关临床试验的详细情况，要使他们在充分知情的前提下，在没有压力的情况下自主地做出决定和选择自己的行为，知情的内容具体如下：

（1）自愿原则 必须使受试者了解参加试验是自愿的，必须给受试者充分的时间以便考虑是否愿意参加试验，对无能力表达同意的受试者，应向其法定代理人提供上述说明。受试者有权在试验的任何阶段无需任何理由随时退出试验而不会遭到歧视或报复，其医疗待遇与权益不会受到影响。

（2）保密原则 必须使受试者了解参加试验及在试验中的个人资料均属保密。只有药品监督管理部门、伦理委员会或申请者，按规定可以查阅参加试验的受试者资料。

（3）实验情况和受益与风险 必须使受试者了解试验目的、过程、期限、检查操作，以及受试者可能的受益和风险，告知受试者可能被分配到试验的不同组别。如发生与试验相关的损害，受试者可以获得免费治疗和相应的补偿。

此外，应采用受试者或法定代理人能理解的语言和文字，试验期间，受试者可随时了解与其有关的信息资料。

4．签署知情同意书

（1）签字 ①由受试者在知情同意书上签字并注明日期，执行知情同意过程的研究者也需在知情同意书上签署姓名和日期；②对无行为能力的受试者，如伦理委员会同意、研究者认为受试者参加试验符合其本身利益时，则这些受试者也可以进入试验，同时应经其法定监护人同意并签名及注明日期；③对儿童受试者，必须征得其法定监护人的知情同意并签署知情同意书，当儿童能做出同意参加研究的决定时，还必须征得其本人同意及签字。

（2）紧急情况 无法取得本人及其合法代表人的知情同意书，例如某种危急病症缺乏有效的治疗方法，而试验药物有望挽救生命，或减轻病痛，可考虑作为受试者，但需要在试验方案和有关文件中清楚说明接受这些受试者的方法，并事先取得伦理委员会同意。

（3）再签署 如发现涉及试验药物的重要新资料则必须将知情同意书作书面修改送伦理委员会批准后，再次取得受试者同意。

（二）由申请者提供临床试验前及已完成的临床试验研究资料和药品

进行临床试验前，申请者必须提供试验药物的临床前及已完成的临床试验研究资料，包括处方组成、制造工艺和质量检验应当符合《药品生产质量管理规范》。所提供的资料必须符合进行相应各期临床试验的要求，尤其是有关的有效性和安全性资料。

（三）药物临床试验机构的设施与条件

应满足安全有效地进行临床试验的需要。所有研究者都具备承担该临床试验的专业特长、资格、能力和经过培训。临床试验开始前，研究者和申请者应就试验方案、监查、稽查和操作规程，职责分工等达成书面协议。

二、设计新药试验方案

新药临床试验开始前应制定试验方案，该方案应由研究者与申请者共同商定并签字，报伦理委员会审批后实施。临床试验方案应包括以下内容：

（一）方案封面

包括试验题目，国家食品药品监督管理局批准文号，研究单位，申请单位，主要研究者，原始资料存放处，数据统计分析单位等。

（二）试验目的与背景

阐明在临床前和/或已完成临床试验试验中的结果、已知对人体的可能危险与受益，及试验药物存在人种差异的可能性。

（三）一般资料

如申请者和研究者的名称和地址，试验场所。

（四）临床试验设计的类型

新药人体生物等效性试验一般采取随机化分组双交叉试验设计，即标准的双处理、双周期序列的交叉设计；新药Ⅱ、Ⅲ期临床试验多采用随机、双盲法、多中心平行对照的试验设计。

（五）试验对象

其内容有：①受试者的入选标准，排除标准，选择受试者的步骤，受试者分配的方法；②根据统计学原理计算要达到试验预期目的所需的病例数；③受试者的编码、随机数字表及病例报告表的保存手续。

（六）试验药品

其内容有：①剂型、剂量、用药途径、用药方法、用药次数、疗程和合并用药的规定，以及对包装和标签的说明；②试验药品的登记与使用记录、递送、分发方式及储藏条件；③试验用药物编码的建立和保存，揭盲方法和紧急情况下破盲的规定。

（七）试验指标与流程

其内容有：①拟进行临床和实验室检查的项目、测定的次数和药代动力学分析等；②临床观察、疗效评定标准（包括评定参数的方法、观察时间、记录与分析等），随访和保证受试者依从性的措施；③中止临床试验的标准，结束临床试验的规定；④不良事件的记录要求和严重不良事件的报告方法、处理措施、随访的方式、时间和转归；⑤临床试验预期的进度和完成日期；⑥试验结束后的随访和医疗措施。

（八）试验数据

其内容有：①统计分析计划，统计分析数据集的定义和选择；②数据管理和数据可溯源性的规定。

（九）质控

临床试验的质控与质量保证。

（十）试验相关的伦理学。

（十一）各方承担的职责及其他有关规定。

（十二）参考文献。

（十三）试验方案修正

临床试验中，若确有需要，可以按规定程序对试验方案作修正。

三、病例报告表的设计

病例报告表（case report form，CRF），指按试验方案要求用以记录每一受试者在试验中的数据。CRF 一式三份，分别印在白色、粉红色、黄色纸上。粉红色纸页交组长单位。研究全部结束后，白色纸页由各临床医院保存，黄色纸页交申办单位保存备查。所有资料保存至临床试验结束后 5 年。在 CRF 上患者姓名一栏均填写姓名的汉语拼音缩写。CRF 主要内容如下：

（一）筛选表

首先按此表内容，确定入组者。

（二）受试者一般资料表

患者入组后，由研究者填写“受试者一般资料表”，整理归纳患者的自然情况、既往治疗及基线检查结果。

（三）临床试验流程图和试验量表与调查表

研究者要根据临床试验流程图按时填写：①健康评价调查表和诊断量表（有条件的单位应填写电子健康记录）；②实验室检查结果；③疗效评定量表（例如评定抗精神病药疗效的阳性与阴性症状量表，抗抑郁药疗效的 HAMD 等）；④不良事件评定量表和相应记录表等。如果在临床试验过程中，出现与本研究有关的严重不良反应或死亡病例，研究者及所在医院立即采取适当的处理措施，填写“严重不良事件记录表”，并在 24 小时以内报告组长单位、申请单位及国家食品药品监督管理局安全监督司。

（四）药品发放及回收记录表

患者每次用药必须登记，如系非住院患者，研究者应提醒再次就诊时，将药品包装及所剩药品回收，并填写“药品发放及回收记录表”。

（五）试验结束后的评定量表

治疗结束时，研究者应一起认真讨论后填写“试验结束后的评定量表”，各中心主要研究者对本中心的临床 CRF 审核后，签署数据真实的保证声明。

四、新药临床试验的质控

申办者及研究者均应履行各自职责，并严格遵循临床试验方案，采用标准操作规程，以保证临床试验的质控。主要措施如下：

（一）人力资源

强化对新药临床试验的认识，培养高素质、懂业务的技术骨干队伍参加临床试验。有关研究人员应参加国家食品药品监督管理局举办的药物临床试验培训班及其他相关的培训班。

（二）规章制度

建立完善各项规章制度，使药物研究进入良性循环。药物临床试验既要接受上级主管部门监督，又要建立国家药物临床研究基地的各项试验机构管理制度，并建立医院药品临床试验管理机构和伦理委员会，确保临床试验的监督保障作用。

（三）新药试验过程中严格遵守科学的伦理道德规范

临床试验是新药作为常规医疗手段和方法之前的最后人体试验，其研究结论的科学性和真实性，直接影响临床应用的价值和人体健康。因此，临床试验必须严格遵守科学的原则，必须充分了解和遵循符合道德规范的原则，即公正、尊重人格，力求使受试者最大程度受益尽可能避免伤害。

（四）质控措施

其要求是：①双盲试验的试验药物和阳性对照药或安慰剂在外形、气味、包装、标签等特征上一致；②病例报告表设计合理，记录真实完整、准确、规范；③多中心试验时，各中心同期进行试验且各中心样本量符合统计学要求；④各中心的实验室检测及临床评价方法均有统一的质控；⑤临床试验统计结果的表达和分析过程，均采用规范的统计学方法。

（五）试验用药的管理

其要求是：①临床试验用药物不得销售。申请者负责对临床试验药品作适当的包装与标签，并标明为临床试验专用；②试验用药物的使用记录应包括数量、装运、递送、接受、分配、应用后剩余药物的回收与销毁等方面的信息；③试验用药物的使用由研究者负责，研究者必须保证所有试验用药物仅用于该临床试验的受试者，其剂量与用法应遵照试验方案，剩余的试验用药物退回申请者，上述过程需由专人负责并记录在案，试验用药物须有专人管理。研究者不得把试验用药物转交任何非临床试验参加者；④试验用药物的供给、使用、储藏及剩余药物的处理过程应接受相关人员的检查。

（六）记录与报告

其要求是：①各期临床试验中的病例报告表（CRF）应完整保存。病例报告表中的数据来自原始文件并与原始文件一致，试验中的任何观察、检查结果均应及时、准确、完整、规范、真实地记录于病历和正确地填写至病例报告表中，不得随意更改，确因填写错误，作任何更正时应保持原记录清晰可辨，由更正者签署姓名和时间；②临床试验中各种实验室数据均应记录或将原始报告复印件粘贴在病例报告表上，在正常范围内的数据也应具体记录。对显著偏离或在临床可接受范围以外的数据须加以核实。检测项目必须注明所采用的计量单位；③为保护受试者隐私，CRF（包括化验报告单）上不应出现受试者的姓名。研究者应按受试者的代码确认其身份并记录。

（七）数据管理与统计分析

其要求是：①用适当的程序保证数据库的保密性，应具有计算机数据库的维护和支持程序；②盲式试验应在方案中规定揭盲的条件和执行揭盲的程序，并配有相应处理编码的应急信件；③临床试验各阶段均需有生物统计学专业人员参与。临床试验方案中需有统计分析计划，并在正式统计分析前加以确认和细化。若需作中期分析，应说明理由及操作规程；④对治疗作用的评价应将可信区间与假设检验的结果一并考虑。所选用统计分析数据需加以说明。临床试验的统计报告必须与临床试验总结报告相符。

（八）新药临床试验结束后总结报告的书写规范

其要求是：①各试验单位要书写总结报告，由负责单位汇总，交申请单位；②临床试验的总结报告应包含以下内容，即研究背景资料和研究目的，临床试验方案的内容，临床试验总结报告中的统计结果与统计分析报告相符，对所有参加临床试验的病例完成情况进行详细说明，列出所有参加临床试验的退出病例的原因，对入组病例的基本情况进行可比性分析；用合理的统计分析方法，对各组试验药物的有效性进行统计描述和统计推断；对发生的严重不良事件，均有详细的临床记录和评价；③临床试验中的资料均须按规定保存及管理。研究者应保存临床试验资料至临床试验终止后 5 年。申请者应保存临床试验资料至试验药物被批准上市后五年。

第二节 新药临床试验分期

各类新药视类别不同进行Ⅰ、Ⅱ、Ⅲ、Ⅳ期临床试验。已有国家标准的新药可仅进行生物等效性试验。新药系指未曾在我国境内上市销售的药品。已生产的药品改变剂型、改变用药途径、增加新的适应证或制成新的复方制剂，也按新药管理。新药的临床试验（包括生物等效性试验），必须经过国家食品药品监督管理局批准；必须执行《药物临床试验质量管理规范》。我国的临床试验分四期，简介如下：

一、Ⅰ期临床试验（phase Ⅰ clinical trial）

为初步的临床药理学及人体安全性评价试验。观察人体对于新药的耐受程度和药代动力学，为制定用药方案提供依据。I期临床试验的内容为药物耐受性试验与药代动力学研究。目的是在健康志愿者中研究人体对药物的耐受程度并通过药代动力学研究，了解药物在人体内的吸收、分布、代谢、清除的规律，为新药Ⅱ期临床试验方案提供依据。此期是从动物试验过渡到人体试验的第一阶段，在临床试验前，必须认真复习全部动物药理与毒理资料，分析种属差异，进行从动物到人的初试剂量估算。必须做到如下事项：

（一）制定研究方案

由于新药在人体内初试，研究者必须事先制定项目研究方案。

（二）受试者签署知情同意书。

（三）耐受性试验（tolerance test）

1．试验对象　一般为健康志愿者，共20~30人试验前应核查试验药物的检验报告书，国家食品药品监督管理局药物批准临床试验文件。研究者事先应对药物可能出现的不良反应有充分认识和估计，准备好处理意外的条件。受试者事先经过健康检查合格，试验前与试验后均应按规定要求检查各项生理、生化指标，判定机体对药物的耐受程度。

2．耐受性试验分组　从初试最小剂量到最大剂量之间分若干组。组间剂量间距视药物毒性大小和研究者的经验而定。凡作用较强、毒性较大的药物，分组剂量间距应缩小。各个试验组剂量由小到大逐组进行，每组4~6人，同一受试者不得进行剂量递增的连续耐受性试验。

3．确定最小初试剂量　初试剂量一般可用同类药物临床治疗量的1/10开始；用敏感动物LD_{50}的1/600或ED_{50}的1/60；也可按体表面积计算大动物（狗）最大耐受量的1/5~1/3，作为人用初试剂量。

4．确定最大试验剂量　最大剂量可采用同类药临床单次治疗量。当最大剂量组仍无不良反应时，试验即可结束。当剂量递增到半数受试者均出现一个轻微不良反应时，虽未达到最大剂量，也应结束试验。耐受性试验应在有经验临床药理医师指导下，并在有条件进行细致观察的医疗单位中进行，紧急情况下应能采取及时和必要的医疗抢救措施。

（四）药代动力学研究

探讨药物在人体内吸收、分布、代谢、排泄的规律和特点，与药效学的相关性研究内容如下：①单次用药的药代动力学研究；②多次用药的药代动力学研究；③新药如为口服制剂，则应进行进食对药物吸收影响的研究；④人体内、外药物血浆蛋白结合率的研究；⑤如果新药为前体药物或药物在人体内主要以代谢方式进行清除，并产生大量具有药理活性代谢物，则需进行新药的代谢途径、代谢物结构及其药代动力学的研究。

1. Ⅰ期人体药代动力学单次应用精神药物的试验设计

(1) 受试者　男性和女性志愿者各半，年龄18~45岁，体重指数（BMI）为18~27。受试者例数为4~6例。正常受试者应无心血管、肝、肾、消化道、精神神经等疾病和药物过敏病史。

(2) 用药途径与剂量　用药途径应与Ⅱ期临床试验及批准上市一致。剂量设在耐受性试验证明无明显不良反应及拟推荐的临床治疗量范围内，一般选用低、中、高3个剂量组。如该药体内过程有零级药代动力学特征，应通过不同剂量组试验表明非线性药代动力学出现时的剂量水平。

(3) 单次用药的药代动力学试验操作步骤　受试者在试验前1日进入病房，晚上进统一清淡饮食，然后禁食（10小时以上）不禁水。次日早上空腹服药（注射用药不需空腹），用150~200ml温水服用（如需收集尿样，则在用药前应排空膀胱）。服药后2小时方能饮水，2~4小时后进统一清淡饮食。并按试验方案在用药前、后不同时间采取血样，非当日测定的样品均应贮存在-20℃冰箱中待测。试验期间受试者均应住在病房内（特别是试验第一日）。应避免长时间卧床，剧烈运动，禁用烟酒和茶、咖啡及其他含咖啡饮料。

(4) 血药浓度测定的样本采集时点　静脉用药（包括静脉推注及静脉滴注），一般在注射毕（Co）及注射后不同时点取血，因为这是静脉用药时的最高浓度。其他各取血点可视该药的体内分布、清除速度而定（参考动物药代动力学数据及同类药的 $t_{1/2}$），一般保证各时相有3~4个时点。非血管内用药，吸收相、平衡相各3个点，清除相4~6点，总取样点不少于10个，总取样时间3~5个半衰期，不少于3个半衰期或取样至Cmax的1/10或1/20的浓度点。

(5) 计算药代动力学参数　应提供受试者不同时间的血药浓度数据及药物浓度-时间曲线图，并通过数学模型拟合提供药代动力学参数。国内常以房室模型和统计距法获得有关参数。

(6) 药代动力学研究结果的分析与评价　新药通过人体药代动力学研究结果的分析，应对受试药物的体内过程作出下列评价：①新药的体内转运特征，通过3个或3个以上剂量的药代动力学研究，明确该药的体内转运是线性药代动力学或非线性药代动力学特征；②阐明新药的吸收、分布与清除的基本情况。非血管内用药时，峰浓度（Cmax）、达峰时间（Tmax）及血药浓度-时间曲线下面积（AUC）可反映药物的吸收速率和吸收程度，如果以静脉注射剂作参比，可获得该新药的绝对生物利用度。通过试验获得的表观分布容积（Vd）值，可提示该新药的分布广泛程度，如仅限于血循环内（Vd≤5L）、分布于全身体液（Vd=18~36L）、药物在深部组织储存（Vd>36L）。清除半衰期（$t_{1/2}$）及清除率（CL）均可反映药物的体内清除。$t_{1/2}$短或CL值大均表明药物清除快，反之即清除慢。

2. Ⅰ期人体药代动力学多次应用精神药物的试验设计　当临床需要多次用药时，应考虑该药多次用药是否可引起体内蓄积或改变其药代动力学规律。

(1) 受试者　选择同单剂量。

（2）多次用药剂量和次数 一般根据Ⅰ期临床试验的耐受性试验，单次用药的药代动力学研究结果和准备在Ⅱ期临床试验中拟应用的治疗量，确定多次用药的剂量，每日服药次数，用药天数和总剂量。

（3）多次用药的药代动力学试验操作步骤 试验期间受试者均应住在病房内，提供统一清淡饮食。定时用药，并尽量避免进食的影响。

（4）样本采集时点 主要根据单次用药药代动力学中求得的清除半衰期，估算试验药物可能达到稳态浓度的时间，一般为5～7个清除半衰期。在达稳态浓度之后应连续测定至少3日的谷浓度，以确定是否已达稳态浓度。为此采样点宜安排在不同天的早上空腹用药前，以排除时间、饮食、活动等各种因素的干扰。当确定血药浓度达到稳态浓度后，应在最后1次用药后，采取包括吸收相、分布相和清除相的系列样本（与该药单次用药的药代动力学试验采样点一致），以求得稳态血药浓度－时间曲线。

（5）计算和药代动力学参数 根据试验中测得的谷浓度及稳态血药浓度—时间曲线数据，求得多次用药的药代动力学参数，包括 Cmax、Tmax、$T_{1/2}$、CL、平均稳态血药浓度（C_{AV}）、稳态血药浓度－时间曲线下面积（AUCss）及 FD（波动系数）等系列药代动力学参数。然后分析多次用药后达到稳态浓度的速率和程度，药物谷、峰度和谷峰浓度的波动系数（FD），药物的吸收、分布和清除规律有无改变，以及药物有无体内蓄积作用。

二、精神药物的Ⅱ期临床试验

原则上应进行随机双盲对照临床试验，为新药临床试验的探索性阶段，为新药有效性、安全性作初步评价，推荐用药剂量。

（一）Ⅱ期试验目的

确定新药的安全性、有效性，确定适应证，找出最佳的治疗方案（包括治疗量、用药途径与方法、每日用药次数等），对不良反应作出评价并提供防治方法。

（二）Ⅱ期试验前的准备工作

其内容有：①选择临床试验负责单位与主要研究者；②必须获得药政管理当局批准临床试验的批准文件；③制定临床试验方案，并得到伦理委员会批准；④备齐试验新药，对照药，病例报告表，随机表，及试验所需的有关试剂等。临床试验药物需标明批号、有效期，并提供该批号药物的检验报告书。熟悉试验药与对照药的性能、药理作用与不良反应，复习有关研究资料。药政部门对本类新药临床试验的要求及有关规定；⑤按试验方案规定的适应证选择受试者，试验前向受试者介绍本项试验并获得受试者书面知情同意书；⑥检查试验有效性与安全性的各项指标相关检测方法及判断标准是否符合评审要求；⑦针对临床试验的质控要求制定标准操作规程（standard operating procedure，SOP）及试验流程（包括各项检查、观察与治疗的流程表）。

（三）临床试验负责单位应具备的条件

其条件是：①国家食品药品监督管理局确认的国家药物临床研究基地；②对本专业药物的药理学、临床药理学及临床医学均有较好实践经验，并有进行临床试验设计所需的专业与统计学知识；③熟悉国内外新药评价与审批要求，并能按要求与申请单位一起制定临床试验方案；④掌握新药临床试验的技术方法，所在单位具备临床试验必需的设备条件；⑤能组织和指导参加单位按临床试验方案要求共同完成试验任务。

（四）参加临床试验单位应具备的条件

其条件是：①国家食品药品监督管理局确认的药物临床试验机构；②专业科室领导重视，有一名副主任医师以上高职医师负责，有一名以上主治医师具体负责试验工作；③实验室检查结果应准确可靠，临床疗效与不良反应各项指标检测有质控保证；④能严格按照临床试验方案进行试验；⑤能认真负起对受试者的医疗责任与对所试新药负起评价责任，并具备处理紧急情况的设施，以确保受试者安全。

（五）质控。

（六）Ⅱ期临床试验设计原则

Ⅱ期临床试验设计必须具有代表性、重复性、随机性和合理性。①代表性：指受试者的确定应符合统计学中样本的抽样总体规律原则。根据药物作用特点和病情选择合适病例；②重复性：指试验结果准确可靠，经得起重复验证。要求在试验时尽量克服各种主、客观误差，设计时要注意排除偏因；③随机性：试验中二组病人的分配是均匀的，不随主观意志为转移；④合理性：指试验设计既符合专业与统计学要求，又切实可行。

（七）Ⅱ期临床试验常用设计

在新药的临床试验中，常有三种因素影响试验结果：①疾病本身的变异性；②同时患有其他疾病或应用其他药物；③患者和研究者的主观性导致试验偏差，称偏因。临床新药试验中引起偏因的主要因素：有研究者（包括医师、护士等）的因素、某些权威意见、相关药品广告和患者本身的心理影响等。为了避免偏因，药物临床试验必须遵循对照、随机的基本原则。

1. 对照试验　目的是为受试新药提供参比。对照组必须与受试组具有同时、同地和同条件。一组用试验新药（investigational new drug，IND），另一组用已知有效药物作为阳性对照，或用无药理效应的安慰剂作为阴性对照，两组病人条件相似。

(1) 无效假设与二类误差　对照试验目的是比较新药与对照药治疗结果差别的统计学意义。当A药与B药治疗结果出现差别时，首先要确定这种差别是药物因素引起的还是非药物因素引起的，如果A药优于B药并非药物本身有差别，而是由其他非药物因素所造成，称假阳性。统计学处理的方法是先假设A与B两药的疗效之间并无差别，所有的差别都可能是非药物因素的机遇所致，这就是统计学上的无效假设（nullhypothesis）。当这种机遇小到一定程度，如小于5%或1%，说明在100次试验中，只有不到5次或1次的差别是由机遇造成，95%或99%以上的差别是药物本身的差别，从而排斥了无效假设，证明A药优于B药。临床试验中把可能存在的假阳性误差称为Ⅰ类误差，用α值表示。$\alpha=0.05$或0.01，说明A优于B这个结论是在95%或99%显著性水平上排斥无效假设的，仍有5%或1%假阳性的可能性。因而α值表示了两药差别的显著性水平。α值愈小，A药优于B药的显著性意义愈大。临床试验中的Ⅱ类误差即为假阴性误差，用β值表示。A药与B药有时实际上存在着药物本身的差别，但在临床试验中未能观察到这种差别。如果100次试验中，有10次不能区别A药与B药之间的差别，则$\beta=0.1$，$1-\beta$为试验中区别两药差别的能力，即获得A优于B这一结果的把握度。如$\beta=0.1$，则$1-\beta=0.9$，说明获得A优于B结论的把握度为90%。β值定得愈小，$1-\beta$值就愈大，获得A药优于B药的结论把握度就愈大，但病例数要求也愈大。通常在临床试验设计中，把α值定为0.05，β值定为0.2，已能满足统计学要求。

(2) 平行对照试验　①适用于一个疗程可能治愈的疾病；②疗程需要较长；后一种治疗

药物的效应如在第一种药物治疗之后用药会因此而有所不同；③有多种治疗药物需要比较时；④试验所需的病例来源不困难；⑤有足够的研究力量与研究条件。

平行对照试验最常用的设计是试验药 A 与对照药 B（或安慰剂 P）进行随机对照比较。有多个药需同时进行比较时，可以设多个治疗组互相比较，也可以设几个治疗组与一个对照药或安慰剂进行比较。平行对照试验也可用来研究药物相互作用，如研究 A 药与 B 药的相互作用，可分别设 A、B 与 A + B 三个治疗组与一安慰剂对照组 P。其缺点为：所需病例较多；试验规模较大、耗时久、花费大，在经济和管理方面的负担很重。

（3）交叉对照试验　①用于每种药物的疗效都是短期或短暂的；②延长总的治病周期并不缩小各种药物治疗效应之间的差别；③所设计的交叉试验不会因先后二次或多次疗程而过量；④所有交叉设计无顺序影响，或虽有顺序影响，但通过交叉试验，这种顺序效能得到平衡。交叉对照试验可在同一个体进行自身对照试验，也可在不同个体中进行组间交叉对照试验。交叉试验设计中，当观察多于 2 个药物时，可采用拉丁方设计（Latin square design），即按照受试者编号、药物编号、服药顺序几个指标分组。将 n 种不同的药物组合在 n 阶拉丁方中，在对标准拉丁方进行随机化选取后，经行、列随机得试验方案。在确定主要观察指标后，可在病人、用药顺序、与观察指标所测数值之间列出拉丁方，利用方差分析，可对拉丁方中各个药物效应进行 F 检验，比较药物之间、病人之间、药物与观察指标之间的差别。在设计对照试验时，特别是交叉对照试验时，要特别注意避免前一个药物的效应带给下一个药物所产生的偏因。因此，进行交叉对照试验时，二次试验之间的间歇期（washout period）要合理。其缺点为：用药时间较长，病例中途脱落的可能性增加。由于时间顺序的关系，可能影响试验质量。

（4）序贯对照试验　是将受试者配对后随机分配到两个处理组，每得到一对试验结果就进行一次统计分析，直至达到一定的显著性水平得出结论，即可结束试验。序贯对照试验的优点是：只要两药的疗效与不良反应存在差别，试验即可以较少的例数，较短的耗时情况下得出结论。其缺点为：在实行双盲试验时保密性差；当比较两药疗效与不良反应时，如果差别不大很难应用本法，因此设计和实施均比较困难。

2．随机化（randomization）设计　对照试验中各组病例的分配必须随机化。随机分组的目的是使试验对象被均匀地分配到各试验组去，不受研究者主观意志或客观条件的影响，排除分配误差。常用的随机化方法有以下几种：

（1）投骰子　是最简易的随机化方法，例如在临床试验需要进行数种药物的研究，将药物依次编号，投骰子来决定各组患者分别要用的药物。例如，试验新药 A、活性对照药空白对照药（安慰剂）进行疗效与不良反应的对照研究。可将骰子的一、四定为 A 药，二、五定为 B 药，三、六定为 C 药，进行随机分组。

（2）随机表分配法　用已制定好的随机表，事先规定每组数码，病人按出现的数码顺序分配。用随机表进行随机分组，只有在样本数量足够大时，才有可能做到二组例数相等或相近。因此，随机表法与掷币法常用于大样本临床试验不太适用于小样本临床对照试验。现用区组随机方法取代。

（3）随机化区组分配（randomized blocks）　优点为试验组与对照组可以做到病例数分配的可控因素比较均衡，可根据试验要求设计不同的随机化区组。例如，在临床药理学研究时，先将可能影响试验的一些主要因素（如病情、病型、病程、年龄、性别等）进行均衡处理，其他因素（如职业、宗教信仰等）不作为分组依据。然后依照患者就诊或入院顺序，依次按均衡的层次交替进行分组。例如，在近期入院的精神分裂症患者中进行 A、B 两种抗精神病药的治疗试验，要求两组病例不少于 30 人。用投骰子方法，一、三、五点为 A 药、二、四、六点为 B 药。如果有 1 位患者上述 5 种主要因素类似于先前入 A 组的某一患者，这位患者就作为匹配对象自动进入 B 组，不再需要应用投骰子的方法决定入组。应当说明如果再有第 3 位相似患者出现，后者仍然需要用投骰子的方法，决定进入哪一组。区组分配随机入组法优点较多：每区中 A、B 两组人数基本相等，各组中主要因素的构成比例基本相同；患者入组是随机的；入院是连续与时序平行的，减少了时间因素的干扰；患者入院后可立即得到有效治疗。

（4）分层随机抽样　先将对试验影响大的易控因素人为地使各组保持均衡一致。再对实验影响小的因素随机处理。例如，已知性别差别对某一试验会有较大影响时，可先将全体患者分为男、女二大组，再用投骰法或随机数字法将男、女患者随机分配到各试验组，这样既可保证各组患者性别分别均衡，又使其他可能影响试验的次要因素也得到均衡的分配。

3．盲法试验　指不让医师和病人知道每一个具体的受试者接受的是试验药还是对照药。凡是医师与病人同时接受盲法的随机对照临床试验称为双盲法试验，如果医生不“盲”，只是病人“盲”，称为单盲法试验。双盲试验尚要求被试药及对照药在剂型、外观气味等方面一致。单盲法，即仅对患者保密而不对医生保密，因而并不能排除医师的主观偏因，不能真正达到盲法的目的。临床试验中常常采用使参加疗效与不良反应评估的医务人员（评定员）不知道患者接受的药物是试验药还是对照药以弥补单盲法的不足，尽管如此，双盲双模拟法仍应作为优先选择的方法。新药临床试验中，对照药常选用已知的标准药物，即阳性对照。由于产品由不同厂家生产，已上市产品的制剂外观也不能任意改变，因而在临床试验中往往由于不能获得外观一致的对照产品而无法进行盲法试验。现采用双盲双模拟法（double blind，double dummy technique）解决这一问题。例如试验药 A 为白色大药片，对照药 B 为黄色小药片。事先可由生产 A 药的药厂同时制备与 A 外观相同的白色大片安慰剂 a，由生产 B 的药厂制备与 B 外观相同的黄色小片安慰剂 b，试验组服 A + b，对照组服 B + a，二组受试者分别服用 A 药与 B 药，同时都加服一片安慰剂。每人都服用白色大片与黄色小片各 1 片，外观完全一致，达到盲法试验目的。

4．安慰剂

（1）安慰剂的基本概念　指没有活性药物理化和生物特性，但外形类似药物的中性物质。安慰剂多由葡萄糖、淀粉等无药理作用的惰性物质所构成。如果安慰剂对病人起到非特异性心理作用或心理生理作用，产生一定疗效或不良反应，则称为安慰剂效应（placebo effect）。Wolf 曾经做过一个试验：从胃管给一位有恶心呕吐症状的病人注入镇吐剂，但对病人说：“现在向你胃里注入镇吐剂，很快就会显效，停止呕吐。”30 分钟后，恶心呕吐果然停止了。一小时后病人又呕吐，于是再次注入镇吐剂，15 分钟后恶心感消失。这一试验证明药物确实具有心理效应，在某些情况下甚至可以逆转生理反应。因此，可以利用病人对药物认知活动的规律，因势利导，以提高药物的疗效。例如，精神科医师对一些暗示性高的癔症病人，在处理时有时会用葡萄糖酸钙注射液来缓解其癔症性瘫痪。临床各科会对一些术后疼痛或慢性疼痛病人应用安慰剂（但告诉病人为镇痛片）或注射氯化钠注射液，只要应用得当也可减轻疼痛。以选择性 5－羟色胺再摄取阻滞剂（SSRI）治疗抑郁症的双盲对照研究为例，由于共同的选择性 5－HT 再摄取阻滞作用，使常用的 5 种 SSRI 剂量效应曲线很平坦。如果使用各自的常用剂量（氟西汀和帕罗西汀 20mg/d、舍曲林 50mg/d、西酞普兰 40mg/d，氟伏草胺 200mg/d），阻滞 5－HT 再摄取的作用强度相似（约 60%～80%），有疗效也相似（约 60～80%）。值得指出，作为对照的安慰剂，其临床疗效也能达到 20%～35%。药物的安慰剂效应和应用药物过程中的心理暗示作用，往往会使人们过分夸大某一药物的疗效，因此当某种新药问世．评价其疗效价值时，要把药物的安慰剂效应估计进去，以排除安慰剂效应的影响。如果某种新药的疗效与安慰剂的疗效经双盲法试用后，相差不大，没有显著的差异时，这种新药的临床使用价值就不大。

（2）安慰剂反应者　使用安慰剂时容易出现相应的心理和生理效应的人，被称为安慰剂反应者。这种人的人格特点是：好与人交往、有依赖性，易受暗示、自信心不足、好注意自身的各种生理变化和不适感、有疑病倾向和神经质。安慰剂在临床药理研究中的重要作用已被公认，用作试验中的阴性对照物。安慰剂也能引起不良反应，如腹痛、嗜睡、头晕、口干、心悸、胃灼热、视物模糊、腹泻、恶心、呕吐、多梦、尿频、皮疹等。尤其在新药研究中对于某些作用较弱或专用于治疗慢性疾病的药物必需采用安慰剂作为阴性对照药。应当强调，在使用安慰剂时必须注意：①不得用于危、重、急性患者；②以安慰剂为对照组时，受试者应得到可靠的监护；③必须由经验丰富的临床医师和临床药理工作者指导试验，参加试验工作人员应接受过临床药理学培训；④目标适应证：目前尚无合理的有效药物。

（3）在药物评价中安慰剂对照的作用　①随机对照试验中作阴性对照，使新药有可能在盲法条件下评价其安全有效性；②在有阳性对照时，同时设安慰剂对照，有监察测试方法灵敏度的作用；③排除精神因素在药物治疗中的作用；④排除疾病本身的自发变化。

（4）安慰剂效应是一种不稳定状态　可以随疾病的性质、病后的心理状态、不适或病感的程度和自我评价，以及医务人员的言行和环境医疗气氛的变化而变化。所以会出现安慰剂效应有时明显，有时不明显，或根本没有的不稳定现象。医务人员在使用药物过程中，必须注意在病人中安慰剂效应是较易出现的，大约有 20%～35% 的病人会出现此种效应。有多种因素对病人的心理起暗示作用，如药物的种类、剂型、包装（如颜色、形状）、价格、服药方式、医务人员的言谈举止、病人的文化程度、个性特征，以及社会文化背景因素等（例如有些病人相信中药，有些病人相信西药、进口药）。

5．病例入组与排除标准　临床试验前，应规定病例入组标准与排除标准。在试验过程中不得任意取舍病例。

（1）病例入组标准　①根据专业要求确定入组标准，例如，精神科常用 ICD－10，CCMD－3 或 DSM－Ⅳ作为选择精神病人的入组标准，并且应有相应的诊断量表验证无误；②根据统计学要求确定入组人数；③获得受试者知情同意书是入组标准之一。

（2）病例排除标准　根据专业要求确定排除标准：如一般情况下，新药试验时规定肝、肾功能不全者，心肺功能不全者均不选作受试者。儿童、孕妇、哺乳期妇女、有药物过敏史或近期内有过敏疾患，均可列为排除标准。各类精神药物均有其作用特点，凡不属于药物疗效范围内的病例也应作为排除标准。

（3）病历剔除标准 通常将入组后发现不符合入组/排除标准的病例剔除。此外，患者自行应用方案规定以外的药物，并影响疗效及不良反应判定的药物者，以及发生和适应证无关的严重并发症者也要剔除。统计学要求全部受试病例都必须进行统计分析处理，不得中途任意舍弃。因此，事先应规定在哪些情况下病例可以剔除，以保证最后统计的病例符合统计学要求。不良反应淘汰的病例不作疗效统计，应作不良反应统计分析。

6．新药临床试验的药代动力学研究 新药在受试者体内的药代动力学研究，包括单次用药和多次用药的药代动力学研究，内容包括：①新药的体内血药浓度和药理效应（疗效和不良反应）相关性；②药物相互作用中的药代动力学研究；③新药在人体组织及分泌物中的分泌和排泄特点；④新药的特殊人群药代动力学研究，包括肝、肾功能受损，血流药代动力学障碍等因素对药代动力学影响；⑤个体差异和不同种族差异（遗传因素的影响）的药代动力学研究。

7．精神药物疗效评定标准 一般采用相应量表减分率作四级评定：无效：综合评估指标改善不到25%；改善：综合评估指标改善25%～49%；进步：综合评估指标改善50%～75%（含50%和75%）；明显进步：综合评估指标改善75%以上。有效率＝（改善＋进步）病例数/总病例数×100%。每项指标的改善百分数＝正（治疗后值—治疗前值）/治疗前值×100%。凡是能作客观记录的生理、生化指标应建立准确、灵敏的检测方法并实行质量监控，以确保结果正确无误。

8．病人的依从性 指病人按规定用药。受试者不依从的常见情况：忘记用药；未能严格按要求，按时、按量用药，例如自觉病情好转，自动减量或停止服用；对所试药物缺乏信任，急于获得疗效，自己加服其他药物等。解决方法是使病人充分理解试验目的及意义，使病人在理解的基础上给予合作。试验前让病人在自愿的基础上签署知情同意书。建立检查制度，规定医护人员亲自观察病人用药等。必要时应建立药物血、尿浓度检测方法。每次随访和试验结束后对受试者的依从性进行评定：①仔细询问用药情况：如未服、少服、多服还是同时服用其他药物等；②检查剩余药品数量：如计算所剩药品数量和已用药品数量相加应等同处方药品数量，并算出依从性指标，以及各药组不同随访时点的依从性及最后总的依从性。

依从性＝实际用药量/理论处方量×100%。依从性按＜80%、80%～120%、＞120%分别计算。在80%～120%为依从性好；＜80%和＞120%为依从性差。

9．临床试验的病例数估计

（1）按专业要求估计病例数 精神病学专业的试验药与标准阳性药的有效率差别较小，两组药物疗效统计学无显著性差异是符合实际情况的，不是必须得出试验药优于对照药的结论。特别在二药总有效率都很高时，能证实两药的疗效差异显著性，$P>0.05$时已说明问题。

（2）按照新药审批要求完成病例数 新药审批办法中已明确规定新药临床试验的病例数的要求。国家食品药品监督管理局自2005年5月1日起施行新的《药品注册管理办法》，规定新药是指未曾在中国境内上市销售的药品的注册申请。已上市药品改变剂型、改变给药途径、增加新适应证的，按照新药申请管理。属注册分类1、2的新药临床试验的病例数应当符合统计学要求和最低病例数（试验组）要求：Ⅱ期为100例，并符合统计学要求。属注册分类3和4的新药，应当进行人体药代动力学研究和至少100对随机对照临床试验。多个适应证的，每个主要适应证的病例数不少于60对；属注册分类5的新药，如为口服剂型，可从生物等特性试验（18～24例）替代临床试验，也可进行临床试验，病例数至少100对。速释、缓释、控释制剂应进行人体药代动力学研究和临床试验（至少100对）；属注册分类6的新药，如为固体口服制剂，可仅做生物等特性试验，难以进行的，或其他非固体、口服制剂可见临床研究（表4-1）。

表4-1《药品注册管理办法》的新药注册分类

1. 未在国内外上市销售的药品
   (1) 通过合成或者半合成的方法制得的原料药及其制剂
   (2) 天然物质中提取或者通过发酵提取的新的有效单体及其制剂
   (3) 用拆分或者合成等方法制得的已知药物中的光学异构体及其制剂
   (4) 由已上市销售的多组份药物制备为较少组份的药物
   (5) 新的复方制剂
   (6) 已在国内上市销售的制剂增加国内外均未批准的新适应证
2. 改变给药途径且尚未在国内外上市销售的制剂
3. 已在国外上市销售但尚未在国内上市销售的药品
   (1) 已在国外上市销售的制剂及其原料药，和/或改变该制剂的剂型，但不改变给药途径的制剂
   (2) 已在国外上市销售的复方制剂，和/或改变该制剂的剂型，但不改变给药途径的制剂
   (3) 改变给药途径并已在国外上市销售的制剂
   (4) 国内上市销售的制剂增加已在国外批准的新适应证
4. 改变已上市销售盐类药物的酸根、碱基（或者金属元素），但不改变其药理作用的原料药及其制剂
5. 改变国内已上市销售药品的剂型，但不改变给药途径的制剂
6. 已有国家药品标准的原料药或者制剂

9．安全性评估 临床试验中不良反应包括临床不良反应与化验异常两部分。不良反应常分为A、B、C三型的。A型反应是药物过强的药理作用或由于与其他药物出现相互作用所致。临床试验中观察、检查和评价的主要是A型反应。B型反应又称为特异反应，可危及生命且不能预测，一旦发生，需立即向主办单位与药政管理部门报告。C型反应常以疾病形式出现，在新药试验中不易被察觉，常通过流行病学研究发现。化验异常判定是否有临床意义。

（1）不适表现 用药后每次就诊或随访时应观察和记录病人可能发生的不适表现，若发生不适，应补充询问该项不适的发生时间、严重度、频度、持续时间、采用措施与结局。主管医师对不适的严重度按下列标准进行考核和记录，受试者应定期或随时就诊。不适表现一般分四级：0=无不适；1=轻度不适，未影响日常生活与工作；2=中度不适，影响日常生活与工作；3=重度不适，明显影响生活与良好的状态（需卧床休息）；4=危及生命。在临床精神药理试验中，一般都采用治疗不良反应量表（TESS），对不良反应强度（严重性）、频度、持续时间，及与用药的相关性作定量评估。不良反应发生率=不良反应例数/总例数×100%。若发生严重不良反应，应立即停药，尽快与申请者联系，并立即处理。

（2）实验室检查 试验前和试验后不同阶段分别对重要的实验室指标进行检查。

(3) 意外事件　记录病人在试验期间发生的意外事件，如脑血管意外、车祸、死亡等。

10. 临床资料的统计处理　临床试验资料有计数资料与计量资料两类。计量资料是测量所得的记录如身高、体重、血压、各项血生化指标定量测定数值及体液内微量物质或药物测量数值等。计量资料需先求出均数±标准差（X±S），然后进行显著性测验，常用t检测或方差分析。计数资料是清点正反二种反应的数目而得的记录，如药物治疗后治愈、好转、失败等各种转归的人数求得后计算出各种百分率如有效率、治愈率等。常用的计数资料显著性测验方法为卡方测验。目前临床试验数据的统计采用比较权威的软件如SAS、SPSS等进行统计处理。必须指出，临床试验资料在进行统计处理前必须先检查核实根据科学合理的设计，所得数据的准确性。如试验设计不合理，各种偏因未排除，则数据不可信，统计方法再好也不可能对新药的安全有效性作出科学评价。

三、Ⅲ期临床试验

Ⅲ期临床试验是扩大的多中心临床试验，进一步评价新药的有效性和安全性。Ⅲ期临床试验是治疗作用确证阶段。其目的是进一步验证药物对目标适应证患者的治疗作用和安全性，评价利益与风险关系，最终为药物注册申请获得批准提供充分的依据。我国现行新药审批办法规定，在完成100对病例的Ⅱ期临床试验的基础上，进一步完成300例的Ⅲ期临床试验并要符合统计学要求。Ⅲ期临床试验的设计原则及要求一般应与Ⅱ期临床试验一致，试验一般应为具有足够样本量的随机盲法对照试验。

四、Ⅳ期临床试验

Ⅳ期临床试验即药物上市后临床试验，由申请者自主进行的应用研究。目的在于了解广泛使用条件下，新药疗效和不良反应，(尤其发现少见及罕见不良反应)；评价在普通或者特殊人群中使用的利益与风险关系；改进用药剂量，指导临床合理用药。Ⅳ期临床试验的负责单位，最好是参加该药品Ⅱ期、Ⅲ期临床试验的研究单位；Ⅳ期临床试验的协作单位，由申请者和临床研究的负责单位选择国家药品临床试验机构。由于上市前新药临床试验的病例数较少，对新药安全有效性的评价有其局限性。故需要在上市后的最初阶段作进一步观察与评价。

(一) Ⅳ期临床试验内容概要

1. 扩大临床试验　针对主要适应证进行临床试验，积累科学资料，对新药的安全有效性提供进一步评价报告。试验应考虑由不同地理环境的单位参加。

2. 特殊对象的临床试验　新药上市前临床试验按规定不以小儿、老人及肝肾功能不全的患者作为受试者。但新药上市后在其安全有效性基本肯定的条件下，应针对以上特殊对象的不同情况，设计临床试验方案，并在临床药理医师与本专业临床医师的密切合作下进行，对新药在以上特殊对象中的安全有效性作出评价，并为临床提供合理使用的治疗方案。

3. 补充临床试验　上市前临床试验考察不全的新药在试生产期应按新药审批时提出的要求补充临床试验，有的重点为补充适应证的安全有效性观察，有的重点为不良反应考察。例如，抗精神病药吉普利酮由于对心电图QT间期的延长作用，被FDA要求补充相关的安全性资料。

4. 不良反应考察　药物的不良反应发生率有高有低，一些发生率较低的不良反应不易在新药的Ⅱ、Ⅲ期临床试验中被发现，需在Ⅳ期临床试验期间继续进行考察，并且在Ⅳ期临床试验结束后应继续纳入药物不良反应监察计划内，进行长期的监察。例如，抗精神病药寿廷多（sertindole）由于对肝功能和心电图QT间期的影响，在Ⅳ期临床进一步验证后被停用。

五、上市后新药不良反应监察

（一）一般性监察

在Ⅳ期临床试验中与疗效观察同时进行不良反应观察。需要指出的是临床设计时应把不良反应监察指标包括进去，对不良反应评定标准、记录方法均应事先予以设计。

（二）重点监察

对某种已肯定的不良反应或某种不能肯定的不良反应均可作为重点监察。前者为了进一步搞清在广泛应用的发生率及由此引起的药源性疾病的发生率与严重程度等，后者为了弄清新药是否存在这种不良反应及其发生率。重点监察的方法一般应在有经验的中心内进行。

（三）个例监督研究

在新药上市后，个例监督研究是一种研究药物与药源性疾病之间关系的较好方法。常用于某些可能由药物引起的疾病的监察，从中了解与所用药物的关系，再进一步对药物的这一不良反应组织重点监察。

（四）群体流行病学调查研究

在广泛应用上市新药的地区或若干个医疗单位中进行流行病学调查研究。调查内容根据需要确定，如调查新药的疗效、不良反应、与其他药物并用情况、用量、疗程等。由此，可获得新药上市后临床应用的一般情况、与其他药物相互作用、以及地区间、单位间该药使用量的消长情况等。

第三节 新药的生物等效性试验与设计

受试制剂与标准参比制剂生物等效性（bioequivalence，BE）是指两药物的吸收程度、吸收速度或疗效相同，即为生物等效性。新药的生物等效性试验包括生物利用度试验和随机双盲对照的临床试验。如系可进行生物利用度试验的新药，可以与适宜参比制剂进行生物利用度试验比较研究；难以进行生物利用度比较试验的新药，需按新药类别要求进行随机盲法对照的临床试验，试验设计的原则和要求应参照Ⅱ期临床试验进行。现将生物利用度试验简介如下：

一、生物利用度（bioavailability）

指药物吸收入血液循环的程度和速率。药物的吸收程度或吸收量可以通过测定用药后的血浆药物AUC来估算，不管曲线下的形状如何，曲线下的面积越大，表示吸收越完全，药物的吸收速率通常可由测定用药后Cmax及Tmax评价。AUC、Cmax及Tmax这三个药代动力学参数构成了生物利用度、生物等效性评价最重要的指标。

（一）生物利用度试验目的

其目的是：①指导生产药物制剂；②指导合理用药；③寻求新药无效或中毒的原因；④为评价药物处方设计的合理性提供依据。

（二）生物利用度试验的应用范围

其范围是：①评价仿制新药的生物等效性，即比较由不同厂家生产含有相同活性主药的药物制剂；②比较不同剂型或者相同剂型不同批号的生物等效性；③观察食物对药物吸收的影响；观察一种药物对另一种药物吸收的影响；④观察年龄及疾病对药物吸收的影响；⑤评价药物的首过效应；⑥观察药物相互作用。

（三）生物利用度常用的测定方法

1. 相对生物利用度和绝对生物利用度。

2. 由多剂量用药估算生物利用度 一种药物以相同剂量的多次用药，血药浓度将达稳态，此时药物的清除速率与用药速度相等。稳态时在两次剂量间隙期间，体内药物清除的量等于可被利用的剂量，所以在间隔期间的AUC等于给单剂量时的AUC。

（四）生物利用度药代动力学评价方法

其方法有：①通过单剂量用药后，定时测定血药浓度；②通过多剂量用药后，达到稳态的某一用药间隔时间，定时测定血药浓度作出评价。

（五）生物利用度疗效学评价方法

利用某些药理学指标（如体温、血压、眼内压等，也可连续或定时记录药物引起生理变化的生物信号，如心电图、心音图、肌电图等），将效应强度分级定量，评价生物利用度。

（六）影响生物利用度的因素

其因素有：①剂型因素：包括药物的理化性质（如粒径、溶解度、溶解速度、品型等），辅料、附加剂的性质及用量等，药物剂型及用法，处方中其他药物的性质，制剂的工艺，操作条件等，一般常用口服剂型的生物利用度顺序是：溶液剂 > 混悬液 > 胶囊剂 > 片剂 > 包衣片剂；②受试者的生理特点；③食物因素：食物可增加、减少或延缓药物吸收，如普萘洛尔普通片与食物同服，可使生物利用度增加70%，而食物对普萘洛尔缓释剂的吸收无明显影响；脂肪类饮食可以促进抗焦虑药吉吡隆的口服吸收，可使AUC值增加20%以上。

二、单剂用药的生物利用度试验

（一）选择健康成年志愿者

其目的在于减少个体差异引起的药代动力学变异，减少变异系数和增加样本的方差齐性。

（二）随机双交叉试验设计

即标准双处理、双周期序列的交叉设计。所有受试者随机分为两组，一组先用待测试品后用标准品，另一组则以相反的顺序交叉给予标准与待测试品。生物等效性研究中最常见的设计错误是没有随机交叉的自身历史对照设计和平行对照设计试验。

（三）标准参比制剂

应有合格的安全性和有效性。入组标准参比制剂的原则：①绝对生物利用度选择静脉注射剂作为参比制剂；②相对生物利用度选用该药品在国内外已上市的相同合格剂型作为参比制剂，只有在该药品国内外没有相应的合格制剂时，才考虑选用其他类型的制剂作为参比制剂；③不允许用原料作为参比制剂；④无论选择哪类标准参比制剂，均需说明选择的理由。

（四）给予待测试品和标准制剂

原则上应隔夜空腹10小时以上，用药后禁食2小时。在某些特殊情况下，只要有充分的科学依据，也可同意不禁食的生物利用度试验。

（五）用药剂量选择

给予受试者标准参比制剂和受试制剂的相等剂量，并与该制剂的临床常用剂量一致。

（六）取样时间

整个采取血样本的时间应长达活性药物及其活性代谢产物半衰期的 3～5 倍，以保证完成清除过程。如果不知药物半衰期，需持续到血药浓度为峰值的 1/10～1/20 之后。

（七）采样频度

应能足够清楚地显示血药浓度—时间曲线的上升相和下降相，要能据此计算血药峰值浓度，时间段为 3～5 个清除半衰期的药时曲线下面积。整个试验期内一般取样 10～15 次，可安排在吸收相及分布相各采样 2～3 次，在清除相采样 4～10 次。

（八）清洗期

两次用药或两个研究周期之间的间隔，即清洗时间必须至少为活性药物或代谢产物清除半衰期的 5 倍以上。

（九）试验过程

试验过程包括用药时间、剂量，禁食、进食时间，饮水时间和量等应事先设定。

三、多剂量双周期的生物利用度试验

（一）指证

其指证有：①两种制剂的吸收程度没有显著差异，但吸收速率有较大不同；②单次用药的结果表明该药的生物利用度有极显著的个体间差异；③次用药后血中活性药物及代谢产物的浓度太低，以致不能被精确地分析定量；④所试制剂或新药为控释制剂；⑤具有非线性药代动力学特性的药物。

（二）受试者

可以继续用单剂量试验的受试者。

（三）试验设计

采用双周期、两制剂、多次用药、交叉试验设计。

（四）剂量

同单剂量。

（五）确定取样点在达稳态前，应连续 3 天测定谷浓度，以确定是否达稳态以及达稳态的速率和程度；取样点应在不同天的同一时间，以抵消时间因素对药代动力学的影响。在达稳态后的最后一剂量，采取足够点的血样（基本参照单剂量的采样点），测定该间隔内稳态血药浓度，计算有关的药代动力学参数。

四、生物等效性评价的统计方法

受试制剂与标准参比制剂生物等效性（bioequivalence，BE）的试验设计与分析是基于以下假设：两药物的吸收程度和吸收速度相同即认为生物等效，它们的治疗效果也应是相同的。

（一）生物等效性的定义

其定义有 3 种：①平均生物等效性（average BE，ABE）：指两制剂有关的概率分布函数均数或中位数是相同的；②总体生物等效性（population BE，PBE）：指两制剂有关的概率分布函数是相同的；③个体生物等效性：（individual BE，IBE）：指两制剂总体中大部分个体是相同的。

（二）生物等效性研究需满足的假设

它需要满足下列假设：①受试者被随机分成两个序列，即样本的随机性；②两种处理、两个序列间的方差相等，即满足方差齐性；③各主要因素如个体、周期、序列与处理之间应无交互作用，即为线性统计模型；④所得生物等效性研究的数据服从正态分布。

（单渊东）

第五章 药物临床试验质量管理规范

药物临床试验质量管理规范（good clinical practice，GCP）是一套有关实施药物临床试验全过程的标准规定。其中包括参与临床试验各方的责任以及临床试验的方案设计、组织实施、监查稽查、记录、分析、总结报告和质量保证等技术规范。实施 GCP 旨在充分保护受试者的权益和安全，保证临床试验过程科学规范及试验结果准确可靠。《中华人民共和国药品管理法》规定："研制新药，必须按照国务院药品监督管理部门的规定如实报送研制方法、质量指标、药理及毒理试验结果等有关资料和样品，经国务院药品监督管理部门批准后，方可进行临床试验。"并指出："完成临床试验并通过审批的新药，由国务院药品监督管理部门批准，发给新药证书。"我国实施 GCP，标志着我国药物临床试验已进入科学化、规范化和法制化管理的道路。

第一节 药物临床试验质量管理规范的形成与发展

一、CCP 形成的历史背景及发展

历史上，在以人为实验对象所进行的生物学试验中，侵犯人的权益的严重事件曾屡有发生。二次世界大战期间，日、德法西斯为战争目的，曾以中国人和犹太人为对象进行细菌毒性试验和化学毒剂试验，构成了反人类反科学的暴行。

国际纽约堡规定（1947 年）坚决制止针对以人为试验对象所进行的生物学试验中存在的种种有悖伦理的行为，其要点包括：受试者必须是自愿参与试验；试验应能取得对社会有利的结果；人体试验前必须具备充分的动物实验基础；人体试验必须避免对受试者带来不必要的精神与肉体的痛苦；不允许进行有可能导致死亡或伤残的试验；试验的危险度不能超过试验所要研究解决问题的人道主义意义；有必要的准备和措施保护受试者；只有科学上合格的人员才能进行人体试验工作；受试者在试验期间可要求终止试验；试验者在必要时亦可随时审势终止试验。

1964 年世界医学大会针对已发生的各类人体试验中侵犯人权益的严重社会问题，发表赫尔辛基宣言（Declaration of Helsinki），提出进行以人为对象的生物医学试验必须遵守的基本原则。强调任何以人为对象的研究，其所预期获得的学术价值和社会利益，均不可置于对受试者权益和健康的维护之上。这一宣言已成为医药学界进行药物临床试验的伦理学基础。

美国 FDA 在 20 世纪 60 年代，提出药物临床试验需征得受试者同意并签写知情同意书（informed consent）。1976 年进而提出为药物临床试验建立机构审查委员会（Institutional Review Board，IRB）或伦理委员会（Ethic Committee，EC），同时要求在进行新药临床试验前，由 IRB 或 EC 审查临床试验方案，并将机构审查委员会、知情同意书、申请者、监查员及研究者的责任等条款纳入联邦法规（Code of Federal Regulations，CFR）。20 世纪 80 年代，一些发达国家和地区如加拿大、欧共体各国、澳大利亚和日本先后相继制定并颁布 GCP；其后亚洲

韩国及我国台湾地区亦制定并颁布试行 GCP。

1993 年，世界卫生组织（WHO）颁布了 WHO 关于高质量药物临床试验的实践指南（Guideline for Good Clinical Practice for Trials on Pharmaceutical Products，WHO-GCP），强调 WHO 药物临床试验管理规范旨在为人体进行生物医学研究建立供全球采用的标准。为了 WHO 成员国的广泛合作，管理规范作为一种实用的管理工具，从事生物医学研究的人员和新培养的医师必须熟悉 WHO-GCP。以便在药物研究开发时，有统一标准保证新药的质量（quality）、安全性（safety）和有效性（efficacy）。

二、GCP 在中国的形成与发展

20 世纪 90 年代，我国《临床药理基地指导原则》的颁布与实施，使 GCP 的基本原则在我国药物临床试验中得到初步体现。经过数年的广泛调查研究，在总结我国药物临床试验的基础上，结合 WHO-GCP 及发达国家 GCP 的实践经验，1998 年中国卫生部制定并颁布《药品临床试验管理规范》（试行）；1999 年国家药品监督管理局在对试行规范作修订后颁布《药品临床试验管理规范》。2003 年经国家食品药品监督管理局再次修订《中华人民共和国药品管理法》，更名为《药物临床试验质量管理规范》，并与其他药物质量管理规范如《药物非临床研究质量管理规范》（GLP）、《药品生产质量管理规范》（GMP）和《药品经营质量管理规范》（GSP）保持一致。我国《药品管理法》明确规定，药物临床试验中须执行《药物临床试验质量管理规范》，表明 GCP 在我国的实施已是法定要求。

第二节　中国药物临床试验质量管理规范简介

一、药物临床试验前的准备与必要条件

我国 GCP 强调，启动任何一项药物临床试验，都必须有充分的试验前准备，并应具备必要的试验条件，包括立项依据，制备试验用药及临床前/临床研究资料，选定药物临床试验机构及商定有关临床试验的书面协议四要点。

（一）确定立项依据

周密考虑临床试验目的，要求临床试验的预期受益程度应大于风险，构成药物临床试验立项的科学依据。临床试验所用方法必须符合科学和伦理要求。

（二）临床试验用药及临床前/临床研究资料

申请者按 GMP 要求制备试验用药，提供试验用药的临床前研究资料及相应临床研究资料。这些资料可作为预测受试药临床应用安全性、有效性及比较受益与风险的科学依据。

（三）药物临床试验机构的准备

研究者应具备临床试验的专业特长、资格和能力，并经过培训。机构内的条件和设施应满足有效地进行临床试验的需要。

（四）研究者申请者的书面协议

应包括试验方案的制定、标准操作规程的实施，监查办法、职责分工等具体内容。

二、受试者的权益保障

GCP 以赫尔辛基宣言为药物临床试验的伦理基础。要求设置独立行使职能的伦理委员会，负责从保障受试者权益的角度审阅药物临床试验方案，对受试者的入选办法、知情同意

书的内容、签署方法与要求，以及对意外事件处理措施的合理性予以评价；要求把受试者以书面形式签署知情同意书的过程视作研究者与受试者相互沟通的过程，并要求研究者高度重视和保证受试者了解拟参加的药物临床试验性质，正式表达自愿参与试验的意向。

（一）知情同意书的要点

根据《赫尔辛基宣言》的精神，参与药物临床试验受试者，应具备以下权益：对所参与试验项目的知情权、自愿参与和退出权，对试验药物和对照品的免费使用权、发生不良事件时获得及时救治权、发生与受试药有关的严重不良反应时的受赔权以及在参与试验期间个人隐私权。在药物临床试验的实施过程中，通过自愿签署知情同意书并实现其中的有关承诺，体现对受试者的尊重，以及对受试者健康、安全及合法权益的保护。

（二）知情同意书的内容

1．受试者在药物试验进行过程中的知情权益包括：药物临床试验的目的及受试药物的性质，试验的具体内容和拟用方法，包括试验步骤和预期检测的项目等，参加的试验中，预期受益和风险。

2．受试者有自愿参与和退出试验的权益。

3．受试者在药物试验过程中免费使用受试药和对照药的权益。

4．受试者在药物临床试验过程中若发生与试验药物相关的严重不良反应，获得及时治疗和补偿的权益。

5．受试者在药物临床试验过程中个人隐私受保护的权益。

上述内容，应以受试者或其法定代理人可以识别和理解的文字和语言，予以通俗准确地表述，并应由负责医师当面向受试者说明，以保证受试者充分明了上述内容。知情同意书上应有受试者及负责医师的签名并注明日期。在特殊条件下，亦可由受试者的法定代理人或知情同意书签署过程的见证人署名。

（三）伦理委员会的组成与职责

我国GCP要求伦理委员会由医药学专业人员及非医药学专业人员共同组成，应包括法律专业人员以及其他单位人员的参与。组成人员不少于5人，且应男、女性兼有，以保证伦理委员会的代表性。

伦理委员会主要行使如下职责：

1．审核药物临床试验方案及在实施过程中形成的相关修正方案。

2．审核知情同意书样稿，受试者的入选方法及获取知情同意书的方式。

3．审查对受试药物所致受试者伤害的救治及补偿措施。

4．审核研究者的资格、经验、权力及参加该项试验的时间保证等。

伦理委员会以会议形式对上述内容进行逐一审核。在充分讨论的基础上以投票方式作出“同意、或作必要的修正后同意、或不同意、或终止或暂停已批准的试验”的相关决定，并以书面批文形式及时通知药物临床试验的申办者。

三、药物临床试验方案

药物临床试验方案是研究者与项目申请者共同商讨制定用以指导临床试验工作的主要文件。药物临床试验方案包括本项试验的题目和立题依据，试验的背景和目的，试验的场所，申请者及主要研究者的姓名及资格，试验设计类型，受试者的入选/排除/剔除标准试验用药方案及管理措施，临床和实验室检查项目及测量步骤，保证受试者用药依从性的措施，中止和撤销临床试验的标准以及结束临床试验的规定，疗效评定标准，病例报告表等资料的保存，不良事件记录、处理和报告方法，盲法试验中编码的建立、保存和破盲规定，试验结果的评价方法和工作进度及试验相关的伦理学等。药物临床试验方案必须由主要研究者和申请者双方签名同意，方可生效执行。

药物临床试验方案一经伦理委员会审核批准，就应在实施中认真贯彻执行，研究者不应任意变动临床试验方案。但若经过实践对临床试验过程有了新的认识或原有方案不符合实际情况，应进行必要的修改。为此，研究者应与申请者充分协商，详细说明理由，在取得一致修改意见后，将临床试验方案修订文本再次呈交伦理委员会审核批准，并作相关说明。经批准的修正临床试验方案应及时送交参与本项试验的所有研究者。明确要求中止原有方案，统一按已修正方案实施临床试验。

四、研究者的资格与职责

（一）研究者资格

药物临床试验的研究者，直接面对受试者（健康志愿者及患者），承担执行临床试验方案的具体任务。按我国 GCP 的要求，药物临床试验的研究者应具备在合法医疗机构中具有相应专业技术职务和行医的资格，具有实施该项药物临床试验所要求的专业知识和经验。在药物临床试验中承担总体设计、指导和协调各类研究人员实施该项试验的研究者即主要研究者（principal investigator，PI）；在 PI 指导下，完成各项试验工作的研究者即合作研究者（co-investigator，CI）；而具体承担各项技术工作的人员，则称为助理研究者（sub—investieator，SI）。在多中心临床试验中负责协调各中心研究工作的研究者，则称协调研究者（coordinating investigator）。

（二）研究者的职责

1．研究者必须熟悉受试药物的药理学与毒理学特性，有责任与申请者讨论制定药物临床试验方案，并负责将方案呈报伦理委员会审核批准。研究者有责任观察受试药物使用后的效应，还承担着保障用药安全和医疗服务的责任。

2．研究者负责按临床试验受试者入选/排除标准选定受试者，负责将试验目的、可能发生的情况告知受试者，并获得知情同意书和与申办者签订研究合同后开始试验；研究者还应保证有足够工作时间承担药物临床试验任务，严格执行药物临床试验方案的工作程序，监测各项既定的检验指标，真实、准确、完整、及时、合法填写原始病历和病例报告表，并按照预期进度完成试验任务；负责向药品监督管理部门、伦理委员会及申请者及时报告临床试验中发生的任何严重不良事件；在试验全过程中，研究者负有对受试者进行医疗保护的责任。

3．研究者有责任接受由申办者派遣的监查员（monitor）的访视和稽查员的稽查，以及药品监督部门的稽查或视察；有责任在试验结束时，撰写临床试验总结报告。若试验因故中途停止，亦须及时向药品监督管理部门及时书面报告并说明原因。

五、监查员申办者和监查员的职责

（一）申办者（sponsor）的职责

申请者是负责发起申请、组织、检查和稽查一项药物临床试验的单位或个人，并承担对该项临床试验提供经费支持和组织监查等职责。申请者负责向国家药品监督管理部门递交新药临床试验的申请，再获临床研究批件后，根据受试药的类别和对临床试验的特定要求，选择适当的研究者及试验单位；申请者负责向研究者提供受试药品的药学及临床前药理学及毒理学评价资料，编制研究者手册（investigators brochure，IB），并与研究者商定临床试验方案；申请者负责提供按 GMP 要求制备的受试药和对照药，并按试验设计要求进行受试药品包装和标签设计，以满足临床试验盲法设计的要求；申请者还应负责在临床试验单位建立受试药品的登记、保管和分发管理制度；负责任命经适当专业训练的监视员。申请者有责任派员参加有关临床试验的数据处理、统计和总结工作；申请者还有责任与研究者合作，采取有效措施维护受试者的权益。对药物临床试验相关的损害或死亡，应由申办者承担治疗费用及予以必要补偿。试验结束后负责向国家药品监督管理部门递交总结报告。

（二）监查员的职责

监查员是申请者任命、负责对药物临床试验过程实施监查的专业技术人员。监查员作为申请者和研究者之间的主要联系人，应经过必要的训练，具备适当的医学或药学或相关专业学历，熟悉药品管理的有关法规、熟悉有关受试药物的临床前和临床相关信息，并熟悉所参与的临床试验方案及其相关文件如研究者手册、知情同意书等。监查员依据监查员工作标准操作规程，实施对药物临床试验全过程的监查，其具体内容如下：

1．试验前 对候选临床试验单位进行调研，提供有关临床试验单位的准确信息，以协助申办者确定临床试验的负责单位、参加单位及主要研究人员，并估计有足够数量的受试者。

2．试验中 监查试验方案执行情况，确认所有入选受试者的知情同意书是否均已获取，入选受试者合格及了解试验进展情况。参与核查试验数据记录及病例报告表内容，以期及早发现错误或遗漏，并及时予以更正。确认药物临床试验过程中不良事件的记录、处理和报告；核实试验药品的供应、储藏、分发、回收及其记录状况；每次访视后应做一书面报告交申办者，汇报复查的发现。并应就相关内容通告研究者。

六、记录与报告

（一）临床试验的记录

在药物临床试验中，按临床试验方案进行的任何观察和检查所获得的数据和结果，均应及时、准确、完整、规范地记录于病历和病例报告表（case report form，CRF）中。其中病历是临床试验的原始文件。已录入 CRF 中的数据不得随意更改。确因填写错误，需作更正时，应保持原记录清晰可辨，更正者需签署姓名和时间，注明理由，以示负责。在向 CRF 转录临床试验过程中所获得的实验室检验数据时，应将检验报告复印件粘贴在原始文件中，以此作为原始数据的凭据。作为保护受试者隐私的措施之一，应以受试者姓名汉语拼音的字头代替受试者姓名填入 CRF 内，受试者代码及其真实姓名则应列表登记，由研究者存档备查。

（二）临床试验的总结报告（final report）基本要点

1．随机进入各组的实际病例数、脱落或剔除的病例数及其理由。

2．不同组间基线特征的比较，以确定组间的可比性。

3．对所有疗效指标进行统计分析和临床意义分析。

4．安全性评价应有临床不良事件和实验室指标的统计分析。对严重不良事件应有详细描述和评价。

5．多中心试验的疗效及安全性评价，应考虑中心间存在的差异及其影响。

6．对受试药有效性、安全性的综合分析及结论。

7．总结报告的内容与试验方案相一致，应由主要研究者签名以示负责。多中心临床试验中，各中心的协同研究者亦应就该中心所承担试验病例完成相应试验分报告，并在核实的基础上签名负责。

（三）档案管理

临床试验的各类文件，包括临床试验方案、国家药品监管部门批准文件、伦理委员会批文、病例报告表、知情同意书及数据统计资料以及临床试验分报告及总结报告，均应归档保存，以便核实。为此，我国《规范》以附录形式对临床试验准备阶段、临床试验进行阶段及临床试验完成后应保存文件的名称及责任方都作了明确的规定。在该项临床试验终止后5年内，上述记录和总结均应按规定妥善保存。

七、数据管理与统计分析

（一）数据管理的重点要求

1．数据管理的目的在于把试验数据迅速、完整、无误地纳入报告。同时要求数据管理步骤均应记录在案，以便对数据质量进行检查。

2．临床试验随机分配方案的分组编码应由申请者和研究者分别保存。

3．盲法试验中应规定揭盲条件和程序，并配有相应处理编码的应急信件。

4．确定使用适当的工作程序，以保证数据库的保密性，并应具有计算机数据库的维护和支持程序。

（二）统计分析

1．对临床试验所获得的不同类型数据，应用规范的统计学方法进行分析。

2．临床试验从试验设计到数据分析，均应有生物统计学专业人员参与。

3．临床试验方案应包括统计分析计划，并说明拟采用的统计学方法。

4．在数据统计分析中，对遗漏、未用或多余的数据均应予以说明。

5．临床试验的统计报告内容应与试验总结报告内容相符合。

八、试验药品的管理要求

1．临床试验药品的包装与标签必须符合试验设计的要求，如双盲试验要求试验药物与对照药品在外形、气味、包装，标签和其他特征方面均保持一致。

2．临床试验药品应有专人管理，使用及分发过程均应有完整记录。试验结束后药品的回收或销毁应有相关记录。

3．临床试验药品应标明临床试验专用，由研究者负责使用于临床试验受试者，不得销售或转作他用。

4．临床试验药品管理的主过程，应接受监查者或相关人员的监查。

九、质量保证（quality assurance，QA）体系的组成要点

（一）制定和实施标准操作规程之目的

标准操作规程（Standard Operating Procedure，SOP）是针对药物临床试验各工作环节，制定的详细可行、规范具体的工作操作规程。按GCP的规定，申请者和临床研究机构都应根据各自的职责要求，制定相应的配套SOP，有利达到以下目的：

1．SOP 规定各类人员的职责，有利于工作人员在各自岗位上各尽其责。

2．实施 SOP，有利于保障各类试验设施和仪器设备，符合临床试验既定的技术要求。

3．实施 SOP，有利于确保临床试验所得数据和结果的准确性。

（二）质量控制（quality control，QC）

是药物临床试验 QA 系统中所采用的具体操作技术和实施行动。制定并实施 SOP 是保障 QC 得以实施的基础。其重点包括研究人员定期实施仪器维护和校准；自查数据记录的准确性与完整性；使用经验证的统计学软件、采用可靠的数据输入办法等质量控制措施。

（三）视察（inspection）与稽查（audit）

1．视察　指由药品监督管理部门对申请者和研究者在临床试验实施过程中各自工作，包括有关文件、设施、记录和其他方面完成任务的状况所进行的官方检查。

2．稽查　指药品监督管理部门、申请者委托不直接涉及试验的人员对临床试验相关工作进行系统性检查。

3．视察和稽查方式　一是定期进行，是对临床研究机构的定期现场调查。另一种是有因视察，系针对临床研究过程中或药品注册审评过程中发现的问题或疑点，对有关单位或研究项目进行现场调查或取证的过程。

4．视察和稽查内容　包括对研究机构，对具体的药物临床试验项目或仅涉及临床试验过程中的某些具体环节进行检查。对发现的问题，要提出相应的改进建议。并对改进情况进行及时复查，以保证发现的问题及时得到解决，并可根据视察结果，对研究单位和受检查项目作出“合格，基本合格和不合格”的判断。

十、多中心临床试验（multi-center trial）的要点

（一）多中心临床试验的总负责人

由药物临床试验牵头单位的主要研究者作为多中心临床试验的总负责人，并作为临床试验各中心的协调研究者，负责多中心试验的实施。

（二）临床试验方案

由各中心主要研究者与申办者共同讨论制定拟进行的药物临床试验方案，经伦理委员会批准后执行。

（三）质量控制

其内容是：①试验开始前，召开各中心主要研究人员工作会议，统一对方案的认识，并讨论安排试验单位所承担的任务量及预期工作进度。根据临床试验方案的统一技术要求，培训试验工作人员；②及时召开中期工作会议，检查临床试验的工作进度与工作质量。对所发现的问题时，明确提出纠正办法，以保证临床试验方案得以正确实施；③应保证临床试验在各中心同期进行，并按相同程序管理试验药品；④临床试验所采用的临床评价方法和实验室检验方法应有统一的质量控制，重要的实验项目也要由中心实验室统一检测；⑤对临床试验的数据资料，实行集中管理与分析，并应建立相应数据传递与查询程序；⑥各试验中心的研究者均应严格遵守临床试验方案所规定的技术要求。对严重违背试验方案的研究者，应及时指出，并要求改正。必要时，可要求终止其参加试验的资格，以保证方案实施的严肃性。

（四）建立多中心管理系统

针对参加试验的中心和试验，要求建立多中心管理系统，应充分发挥监查员的作用。

第三节 我国实施GCP目前存在的若干问题

1. 对实施GCP的重要性认识不足 我国不少药物研制单位未充分了解在药物临床试验中所承担的责任和义务，未设置相关机构和专业技术人员负责组织、监督与参与本单位组织发起的药物临床试验。

2. 伦理委员会工作不力 有的药物临床试验方案因伦理委员会工作流于形式，未能在维护受试者权益方面充分发挥作用。例如，在未获知情同意书的情况下，开始药物临床试验。

3. 试验方案的变更存在随意性 在实施临床试验方案过程中，任意变更临床试验方案中的具体安排，从而导致方案实施过程的不一致性，严重影响临床试验的质量。

4. 病例报告表填写不严格 病例报告表存在明显缺陷，记录不准确，甚至记录缺失。随意改动病例报告表数据的现象在临床试验过程中仍时有发生。

5. 缺乏对受试者依从性的监控 以致试验的脱落病例过多，增补病例又未遵循随机原则。

6. 药物临床试验质量保证系统不健全。

7. 原始记录保存问题 临床试验未按规定保留临床试验原始记录。

8. 试验药品管理不规范 缺少试验药品发放、回收和销毁记录。

9. 试验方案设计和试验结果的分析统计缺陷 如缺乏专业生物统计学人员的参与，致使一些数据处理和统计分析方法缺乏科学性，不能说明药物试验的安全性和疗效。

（李舜伟）

第六章 药品审批、管理与评价

国家药品监督管理涉及药品的研究、生产、流通和使用全过程。新药的审批、管理与评价，是实行药品全面监督管理的基础。药品审批以我国《药品管理法》制定的《药品注册管理办法》为依据。我国于1985年7月颁布经全国人民代表大会批准的《中华人民共和国药品管理法》(简称《药品管理法》)。2001年12月颁布实施经修订的《药品管理法》，使我国药品监督管理更臻完善。

第一节 新药的概念与分类

一、新药的概念

《药品管理法》关于药品的定义是："指用于预防、治疗、诊断人的疾病，有目的地调节生理机能并规定有适应证、用法和用量的物质"。这一定义适用于中药材、中药饮片、中成药、化学原料药及其制剂、抗生素、生化药品、放射性药品、血清、疫苗、血液制品和诊断药品等。关于新药的概念，从药学观点出发，系指化学结构、药物组成或药理作用不同于现有药物的药品；根据我国《药品管理法》制定的我国《药品注册管理办法》中药品监督管理的要求出发，规定"新药申请是指未在中国境内上市销售的药品的注册申请"，并规定"已上市的药品改变剂型、改变给药途径的，按照新药管理"。

二、药品的注册分类

我国《药品注册管理办法》分别按中药、天然药物、化学药品和生物制剂进行注册分类。其中，中药、天然药物和化学药品分别依据其不同的药物性质、在国内外上市销售的情况及是否已有国家药品标准作进一步分类：

(一) 中药、天然药物的注册分类

1. 未在国内上市销售的中药、天然药物中提取的有效成分及其制剂。
2. 未在国内上市销售的来源于植物、动物、矿物等药用物质制成的制剂。
3. 中药材的代用品。
4. 未在国内上市销售的中药材新的药用部位制成的制剂。
5. 未在国内上市销售的中药、天然药物中提取的有效部位制成的制剂。
6. 未在国内上市销售的中药、天然药物制成的复方制剂。
7. 未在国内上市销售的中药、天然药物制成的注射剂。
8. 改变国内已上市销售药品给药途径的制剂。
9. 改变国内已上市销售药品剂型的制剂。
10. 改变国内已上市销售药品工艺的制剂。
11. 已有国家标准的中成药和天然药物制剂。

(二) 化学药品

1．未在国内外上市销售的药品

(1) 通过合成或者半合成的方法制得的原料药及其制剂。

(2) 天然物质中提取或者通过发酵提取的新的有效单体及其制剂。

(3) 用拆分或者合成等方法制得的已知药物中的光学异构体及其制剂。

(4) 由已上市销售的多组分药物制备为较少组分的药物。

(5) 新的复方制剂。

2．改变给药途径且尚未在国内外上市销售的制剂。

3．已在国外上市销售但尚未在国内上市销售的药品

(1) 已在国外上市销售的原料药及其制剂。

(2) 已在国外上市销售的复方制剂。

(3) 改变给药途径并已在国外上市销售的制剂。

4．改变已上市销售盐类药物的酸根、碱基(或者金属元素)，但不改变药理作用的原料药及其制剂。

5．改变国内已上市销售药品的剂型，但不改变给药途径的制剂。

6．已有国家药品标准的原料药或者制剂。

属不同注册分类的中药、天然药物和化学药品，其研究开发过程中的药学研究、药理与毒理学研究及临床研究各具特点，其临床与生产的申报、审批技术要求各不相同。凡未在国内外上市销售的药品和制剂，没有或仅有少量可供借鉴的技术资料，故需要进行系统的药学、药理和毒理学研究，而已有国家药品标准的药物或制剂，则有可供参照的标准和技术资料，故其申报技术资料，相对简略。

第二节　新药的申报与审批

《药品管理法》规定，国家药品监督管理部门主管全国药品监督管理工作。研制新药应向国家药品监督管理部门或者省、自治区、直辖市药品监督管理部门报送研制方法、质量指标、药理及毒理试验结果等有关资料和样品，经批准后方可进行临床试验。完成临床试验并通过生产审批的新药，由国家药品监督管理部门批准发给新药证书。生产新药，则需经国家药品监督管理部门发给批准文号。上述规定表明，国家药品监督管理部门通过把握新药临床审批和生产审批两个主要环节，保证新药研制质量，保障新药在已完成必要的药学、药理、毒理学评价的基础上进行临床试验，进而保障新药生产上市的安全性和有效性。

一、新药临床研究的申报与审批

(一) 新药临床研究申报资料

新药研制单位在完成新药的药学、药理与毒理学研究后，即可通过整理各项研究资料，对已完成的药学、药理与毒理学研究工作进行系统总结与评价。新药临床研究申报资料包括：①综述资料包括药品名称，立题目的与依据，对本项研究的主要研究结果的总结及评价等；②药学研究资料，包括原料药生产工艺研究、制剂处方及工艺研究、化学结构或组分的确证、药品质量研究及质量标准、药品稳定性研究、样品及其检验报告书以及产品包装材料及其选择依据等；③药理毒理研究资料，包括主要药效学试验、一般药理研究、急性及长期

毒性研究、局部用药毒性以及与局部、全身给药相关的安全性试验、复方制剂中多种组分对药效、毒性及药代学相互影响的研究、特殊毒性试验及药代学研究等；④临床研究用参考资料，其中包括国内外相关的临床研究资料综述、临床研究计划、研究方案以及临床研究者手册、知情同意书样稿、管理委员会批准件。

（二）新药临床研究的审批

我国《药品注册管理办法》规定，省级药品监督管理部门负责对药品申报资料进行形式审查。抽取检验用样品，并向药品检验所发出注册检验通知。药品检验所负责抽样检验，复核药品标准。经省级药品监督管理部门初审的申报资料，报国家药品监督管理局审批。批准药物临床研究后，研制单位可从具有药物临床试验资格的机构中，选择承担药物临床研究的机构，并向该机构支付试验费用、免费提供临床所用药品。临床研究批准后，即可进行新药临床试验或生物等效性试验。

二、新药生产申报与审批

新药临床试验完成后，应将临床研究总结资料连同研制单位拟定的产品包装标签设计样稿、使用说明书样及经修改完善的新药临床研究申报资料，报省级药品监督管理部门接受申报资料的形式审查及生产情况和条件的现场考察。药品检验所负责对抽取的样品进行检验。在完成上述审查后，再报国家食品药品监督管理局审核。新药经国家药品监督管理局审核批准，即可发给新药证书。持有《药品生产许可证》并符合国家《药品生产质量管理规范》（GMP）要求的企业同时发给药品批准文号，生产上市已批准的新药。

三、新药的加速审批与监测期管理

（一）新药申报的加速

国家鼓励研究创制新药，对创制的新药及治疗疑难危重疾病的新药实行快速审批。实行快速审批的新药包括下列类型。

1．新的中药材及其制剂，中药或者天然药物中提取的有效成分及其制剂。

2．未在国内外获准上市的化学原料药及其制剂、生物制品。

3．抗艾滋病病毒及用于诊断、预防艾滋病的新药，治疗恶性肿瘤、罕见病等的新药。

4．治疗尚无有效治疗手段的疾病的新药。

（二）新药监测期管理

为保障公众安全有效用药，国家对已批准生产的新药设立监测期。在新药监测期内，不批准其他企业生产和进口同一产品。新药的监测期限，依不同新药现有安全性研究资料及境内外研究状况而定。未在国内外上市销售的药品，其监测期为5年，而属一般改变剂型的药物则不设监测期。监测期内的新药，药品生产企业应经常考察生产工艺、质量、稳定性、疗效及不良反应等情况，并逐年向相关药品监督管理部门报告。遇有严重质量问题、或有严重的或非预期的不良反应，则应报告国家药品监督管理部门，并进行调查评价，以利加强上市后药品监测。

第三节　基本药物与基本药物政策

一、概念与实施背景

1977年，WHO颁布了第一版《基本药物示范目录》，其中所列药品17类共178种，供发展中国家作为制定本国基本药物目录时的参考。WHO于1981年成立了基本药物行动委员会，并制定了基本药物行动计划（Action Programme on Essential Drugs），加强对发展中国家实施基本药物政策的技术支持，强调基本药物政策应视作国家卫生政策的一部分。所谓国家基本药物指一个国家根据各自国情，按照符合实际的科学标准从临床各类药品中遴选出的疗效可靠、不良反应较轻、质量稳定、价格合理、使用方便的药品。

我国自《药品管理法》实施以来，加强了药品生产、经营诸环节的管理，但对药品供应和临床使用等的管理尚存不足。一方面社会保健品、滋补药品生产过多，供应偏滥，另一方面不少地区，特别是广大农村临床必需治疗用药配置不齐，一些特殊急救药品，因平时少用，价格低廉，无人组织生产，一旦遇到急救的紧急需要，则使医疗救护陷入困境。另则，在我国药品资源供应尚不丰富的情况下，一些医疗单位存在开大处方，严重浪费社会医药资源倾向，致使我国公费医疗及劳动保护福利不堪负荷。为此，我国已制定并实施国家基本药物政策。通过实施国家基本药物政策，将有效地保证我国基本药物的生产、供应、进而保证民众对基本药物的可获得性。实施基本药物政策，有利指导临床合理用药，杜绝药品的滥用和浪费。

二、国家基本药物遴选原则与实施原则

（一）临床必需

基本药物必须能够满足绝大部分人口医疗预防和诊断的需要。要求在任何时候都应保证足够数量基本药物的供应，并以国产药品为主体。

（二）安全有效

根据现有资料和临床使用经验能证实所选药品有效、安全、质量可控。遴选时可以现有临床评价结果为主要依据，必要时应进行药学质量的实验室评价和通过临床试验再评价。

（三）价格合理

在符合以上两原则的基础上，应结合考虑药品的单价及整个疗程总费用。合理的适宜价格，是药品遴选的重要指标。.

（四）使用方便

药品剂型、包装均应适合在不同医疗单位医患双方的使用，亦有利于药品的运输和储藏。

（五）择优选定

对符合以上原则的两种或两种以上相同性质的药品，应根据有效性、安全性、质量稳定性、标准完善性、价格合理性和可获得性等方面进行比较，择优选定。

（六）中西药并重

强调中药和西药共同发展。

（七）国家基本药物遴选与调整

国家基本药物必须是国家药典及国家药品标准收载的品种和国家药品监督管理部门批准正式生产的新药及批准进口的药品。国家基本药物的遴选与调整必须在保持相对稳定的基础上根据国家医疗预防基本用药的实际情况有计划地定期进行调整，以满足临床疾病防治的需要。

第四节 药品分类管理

一般将药品区分为处方药和非处方药两类。处方药（prescription-only medicine，POM）指必须凭执业医师处方才可在正规药房或药店调配、购买和使用的药品。非处方药（over the counterd drugs，OTC）指经过国家按一定原则遴选批准，不需凭执业医师处方，消费者可自行购买和使用的药品。

一、药品分类管理的意义

（一）规范临床用药行为，保证临床用药安全

实行药品分类管理，国家药品监督管理部门将药理作用明显、用于治疗病情较重的疾病、容易产生不良反应的各类药品限定为处方药。购买、使用处方药，须凭执业医师签发的处方，并在医师的监护指导下使用。例如，治疗细菌感染性疾病的抗生素等抗菌药物、治疗心血管疾病的主要药品、激素类药品、精神病用药品、麻醉药品及生物制剂等药品，各种经注射途径应用的药物均属处方药范围，医师以明确诊断为签发处方的前提，对所用药品的单次剂量、疗程以及一次处方总量，均按病人的情况认真计算，从而减少了药品的误用和滥用。精神病用药品、麻醉药品、毒性药品、放射性药品、属处方药中的特殊品种，在处方销售中接受更为严格的管理，这是保障临床安全用药的重要措施。

（二）为实现自我药物治疗提供基础

实行药品分类管理，国家按公认的非处方药遴选标准，确定非处方药品的类别、剂型和规格，为民众从社会药店和医院药剂部门自购自用，实行自我药物治疗提供了安全的基础。药品经营企业根据社区状况，建立非处方药药房和医药经营网点，并配备执业药师负责咨询服务，将为民众开展自我保健和自我药物治疗创造良好的社会环境。

（三）有利于实行医疗费用国家、集体和个人分担的原则

这有利于巩固医疗保险制度。

（四）有利于提高整体医疗质量

通过实施药品分类管理，一些患者对可作自我诊断的普通病症、可行自我药物治疗，不必再去医院就诊。这不仅为患者节省了时间和经费开支，避免了医院就诊人员拥挤，也有利于保证医务人员有更多的时间和精力去解决临床疑难重病，提高医疗服务质量。

二、非处方药的遴选原则

非处方药的遴选，应遵循“应用安全、疗效确切、质量稳定、使用方便”的原则：

1. 非处方药仅适于患者作出自我诊断的轻度病症，用于减轻或消除一般病症的初始症状，并防止其恶化；亦可用于减轻或消除已明确诊断的慢性病患者的症状或控制病情的发展。

2. 该类药品临床应用时，药理作用迅速发生而明显，易被患者感知。

3．该类药品临床应用应不致干扰对患者所患严重疾病的诊断。

4．该类药品应不含有毒性或依赖性作用的成分，不致引起药物依赖性。

5．该类药品应具备从体内消除较快的药物代谢动力学特征，不致在体内长期蓄积。

6．该类药品安全性高，不致引起高发生率不良反应，不致诱发耐药性或抗药性，故一般不必在医务人员监护下使用。

7．该类药品应具性质稳定的特点，在不良贮存条件下仍可保持良好稳定性。

8．该类药品应是供口服、外用或吸入等途径应用的方便制剂，消费者可自行应用。

9．该类药品的标签说明或说明书内容准确明了，通俗易懂，不致造成消费者的误解。

10．该类药品多系已过专利期产品，价格相对低廉，可为一般消费者所承受。

遵循上述原则并参照《国家基本药物目录》遴选非处方药。可被遴选列入非处方药的药品包括解热药、镇痛药、感冒用药、镇咳祛痰药、胃肠疾患用药（如制酸药、胃粘膜保护药、缓泻药、止泻药、胃肠解痉药等）、驱肠虫药、抗过敏药与抗眩晕药、维生素与矿物质等药品。

三、非处方药的管理与注意事项

（一）药品的分类管理必须依法进行

我国《药品管理法》规定，实施用处方药和非处方药分类管理制度的具体办法由国家药品监督管理部门制定。药品监督管理部门将依法制定国家非处方药的遴选标准和工作程序，由此确定符合我国国情的非处方药目录，这是保障非处方药临床用药安全有效的重要措施。

（二）处方药与非处方药品的选定具有相对性

国际上，非处方药都是从处方药转换而来。当一种处方药经长期临床实践证明其安全性高，药效明显，并证明可由民众自行掌握应用，那么这种药品就有可能按规定的遴选程序选定为非处方药品。这种转换需由该药品生产部门提出申请，并由药品监督管理部门认证批准。少数药品有可能既是处方药又是非处方药。例如，非甾体抗炎药布洛芬，常作为处方药用于治疗类风湿性关节炎、强直性脊柱炎、骨关节炎、滑囊炎、腱鞘炎等，每天最大剂量可达2400mg；而作为非处方药应用则只限于治疗感冒发热、头痛、牙痛和月经痛等，仅作短期应用，每日最大剂量不超过1200mg。可见药品分类具有依条件而定的特点。

（三）药品分类管理与药品广告

我国《药品管理法》规定，禁止在大众传播媒介和公共场所发布处方药广告。非处方药品广告必须经国家或省、自治区、直辖市药品监督管理部门审查批准。对药品广告作必要限制，有利于保护广大消费者利益。应当指出我国临床用药中诸多不合理现象与不适当的药品广告有密切关系。非处方药广告，应以通俗明白的用语，如实向民众介绍药品的适应证和功效，不能使用夸张、虚假的语言，以免对民众用药产生不良影响。

（四）非处方药的潜在不良反应不容忽视

非处方药遴选原则中，要求该类药物应具高度安全性。这种对“安全性”的评定是指与处方药比较相对而言。事实上，非处方药中不少药品仍然有不容忽视的潜在不良反应。这些不良反应表现如下：①加重患者原有基础疾病的症状。例如，含阿司匹林的非处方药长期服用可能使活动性溃疡病患者病情加重；含拟交感胺类药物的抗感冒药可使原有高血压患者的血压更趋升高；②引发药物相互作用：抗组胺药与催眠药、地西泮类合用，可出现明显的中枢抑制，引起倦怠、嗜睡等反应；③长期应用或过量应用的不良反应。例如，制酸剂氢氧化铝长期应用可能引起便秘、甚至低磷血症；含咖啡因的复方镇痛制剂长期使用，一旦停药可致反跳性头痛；对乙酰氨基酚过量服用，可能引起严重肝脏损害；含对氨苯甲酸、局部麻醉药、防腐剂、除臭剂等外用非处方药剂有可能引发过敏性反应。有鉴于此，应对民众开展卫生宣教，让广大非处方药消费者认识到使用非处方药亦应重视合理选药、重视观察自我用药反应、重视遵照说明书规定的用法用量使用药品，以避免潜在不良反应的发生。

（李舜伟）

第七章　妊娠期与围生期合理应用精神药物

孕妇在妊娠期应用精神药物前，应充分了解该药在妊娠期的药代学和药效学特点，充分考虑到药物经胎盘对胎儿和新生儿的影响。因此，必须正确地选择对胚胎、胎儿、新生儿无损害和对孕妇所患疾病最有效与不良反应最少的药物。在制定给药方案时应重视适时适量地应用精神药物。

第一节　妊娠期药代学特点

一、药物的吸收

口服药物时，生物利用度与其吸收相关。妊娠期间胃酸分泌减少，胃排空时间延长、胃肠道平滑肌张力减退，肠蠕动减慢、减弱，使口服药物的吸收延缓，吸收峰值后推且峰值偏低。另外，呕吐频繁的孕妇其口服药物的效果更受影响。

二、药物的分布

妊娠期孕妇血容量约增加 35% ~ 50%，血液稀释，心排出量增加，体液总量平均约增加 8000ml，药物分布容积明显增加。一般而言，孕妇的血药浓度低于非妊娠妇女。

三、药物与蛋白结合

妊娠期白蛋白减少和很多蛋白结合部位被内分泌素等物质所占据，使妊娠期药物蛋白结合能力下降，未与白蛋白结合的游离型精神药物比例增加，这些游离精神药物易通过血脑屏障转运至中枢，使孕妇应用精神药物效力增高。妊娠期常用的精神药物有：地西泮、苯妥英钠、苯巴比妥、利多卡因、普萘洛尔等。

四、药物的代谢

妊娠期肝微粒体酶活性有较大变化。妊娠期高雌激素水平的影响，使胆汁淤积，药物排除减慢；而苯妥英钠等药物羟化过程加快。

五、药物的排泄

孕妇由于心排出量和肾血流量的增加，肾负担加重，肾小球滤过率增加约 50%，肾排泄过程加快，使某些主要从尿中排出的药物，如碳酸锂等排泄加快。但妊娠晚期仰卧位时肾血流量减少又使由肾排泄的药物作用延缓，尤其妊娠高血压孕妇，因肾功能受影响，使药物容易在体内蓄积，因此必须予以重视。

第二节　药物在胎盘的转运

一、药物在胎盘的转运部位

胎盘绒毛膜不但有生物模特性，而且有代谢和内分泌功能。药物在胎盘的转运部位是血管合体膜（vasculo-syncytical membrane，VSM），该膜的厚度与药物转运呈负相关，而药物转运与绒毛膜表面积呈正相关。随妊娠的进展，绒毛膜表面积增加，膜变薄，药物的转运加快。

二、胎盘转运药物的方式

（一）简单扩散

按 Fick 原则，物质通过细胞质膜从高浓度区被动地扩散至低浓度区，不消耗能量，脂溶性高，分子量小于 250，不带电荷物质如 O_2、CO_2、水和钠、钾电解质物质等，易通过胎盘血管合体膜。有些物质（如葡萄糖等）的扩散作用，远比简单扩散快得多，是借助胎盘的一种特异载体系统，促进了扩散作用，称为“易化扩散”。但易化扩散有一定限度，扩散的物质达到一定浓度，扩散速度明显减慢。

（二）主动转运

物质从低浓度区通过细胞质膜逆向扩散至高浓度区，需消耗能量。氨基酸、水溶性维生素及钙、铁等，通过此主动转运经胎盘进入胎儿体内。

（三）胞饮作用

药物可通过合体细胞吞饮作用进入胎儿体内，经这种方式转运的有蛋白质类、病毒及抗体等。

（四）通过膜孔或细胞裂隙

胎盘小孔与胃肠道及血脑屏障的小孔相似，分子量小于 100 的药物可以通过。

三、药物通过胎盘的影响因素

（一）药物脂溶性

脂溶性高的药物易经胎盘，如硫喷妥钠能很快地以扩散形式通过胎盘。相反，非脂溶性的药物通过胎盘的速度很慢，如筒箭毒碱等。

（二）药物分子量

小分子量药物比大分子量的扩散速度快。分子量 250 ~ 500 的药物易通过胎盘；分子量在 700 ~ 1000 的，如多肽及蛋白质穿过胎盘较慢，分子量大于 1000 很少能通过胎盘。

（三）药物解离度

离子化程度低的药物经胎盘渗透快。例如，水及其他未负电荷的小分子物质通过胎盘血管合体膜的速度比 Na^+、K^+ 及 Cl^- 快。

（四）药物与蛋白结合力

药物与蛋白结合后分子量越大越不易通过胎盘。例如，Li^+ 不与血浆蛋白结合，因此容易通过胎盘。

（五）胎盘血流量

明显影响药物经胎盘的转运有，如妊娠期孕妇患感染性疾病，合并糖尿病、心脏病、妊娠高血压症等，常能破坏胎盘屏障，有时使正常情况下不易通过胎盘的药物变得容易通过。

第三节 胎儿的药代学特点

一、药物在胎儿体内的吸收

羊水内的蛋白含量仅为母体蛋白质的 1/10 ~ 1/20，药物在羊水中以游离型形式为主。妊娠12周后，药物可被胎儿吞咽进入胃肠道，并被吸收入胎儿血循环，其代谢产物由尿中排出，排出的部分代谢物，又可被胎儿重吸收入胎儿血循环，形成羊水肠道循环。

二、药物在胎儿体内的分布

脐静脉经门脉与下腔静脉进入右心是主要通道，药物经脐静脉约有60%～80%进入肝，故肝内药物浓度高。但是，另有部分静脉血由静脉导管直接进入下腔静脉到达右心房，减少了药物在肝内的代谢，从而增加药物直接到达心脏和中枢神经系统，尤其对母体静脉给药时应给予足够重视。

三、药物在胎儿体内的代谢

由于胎儿肝酶缺乏，对药物的代谢能力低，因而可出现某些药物的胎儿血药浓度高于母体。据报道，孕妇用乙醚、巴比妥、锂盐、维生素B或C后，胎儿体内的血药浓度可高出母体一倍甚或数倍。胎盘和肾上腺也对某些药物进行代谢。例如，胎盘能代谢几类酶所作用的物质（如甾体类、多环碳氢化合物等）。肾上腺内代谢的作用物与肝相似。大多数精神药物可经胎盘进入胎儿体内，多数经胎儿体内代谢后活性下降。但是，部分药物可经代谢形成有害物质，导致胚胎畸形，甚至死亡。例如，苯妥英钠经胎肝微粒酶作用，生成对羟基苯妥英钠，后者可干扰叶酸代谢，竞争核酸合成酶，呈现致畸作用。尤其在并用苯巴比妥时，因药酶被诱导，苯妥英钠转化量增多，致畸作用也增强。

四、药物在胎儿体内的排泄

妊娠11～14周开始胎儿肾已有排泄功能，但因肾小球滤过率低，药物及代谢物排泄延缓，尤其代谢后形成极性和水溶性均较大的物质，较难通过胎盘屏障向母体转运，从而在胎儿体内存积造成损害。沙立度胺（反应停）致畸，就是由于形成水溶性代谢物在胎儿体内蓄积所致。

第四节　妊娠期合理应用精神药物问题

一、妊娠早期应用精神药物问题

受精卵着床于子宫内膜之前为着床前期。此期如受到药物损害严重，可造成早期流产，如受到部分损害，有时可有补偿功能，胚胎可能继续发育而不发生后遗问题。关键在于受孕后的3～12周左右，是胚胎和胎儿各器官处于高度分化、迅速发育阶段，药物可能导致某些系统和器官畸形，在此期应用精神药物应特别慎重。

（一）应用精神药物与致畸的关系

妊娠4个月后，胎儿绝大多数器官已形成，药物致畸的敏感性降低，虽然不致造成严重畸形，但对尚未分化完全的器官（如生殖系统）仍有可能受损。胎儿的神经系统在整个妊娠期间持续分化、发育，故药物的影响一直存在。此外，有些药物对胎儿的致畸不良影响，不表现在新生儿期，而是在若干年后才显示出来。如孕妇应用已烯雌酚致生殖道畸形或阴道腺癌，至青春期才明显表现出来。

（二）药物致畸作用的评定

迄今为止，对药物致畸危险性的评定，动物实验资料的结果和临床实践经验并不完全符合；流行病学调查中也存在颇多不确定因素。因此，当前仍只能对药物致畸的危险度作估计。例如，乙醇早孕期日用量超过 2g/kg 先天畸形发生率增加 2～3 倍。一氧化碳、锂制剂（碳酸锂）、丙戊酸钠、三甲双酮、苯妥英钠、沙立度胺及香豆素类（如华法林）等，是早孕期的禁用精神药物。但是，尚因未列入的精神药物并不表明没有致畸作用，主要原因是有关研究并不充分。具有致畸作用能的药物在用药后是否导致畸形，与孕妇应用该药的时间长短、剂量、胎龄等均有关。例如，丙戊酸钠可使胎儿的脊椎裂、小头畸形发生率增高，但暴露于丙戊酸钠的孕妇仍有约 95%的机会获得正常婴儿。

（三）药物对胎儿危害的分类标准

美国药物和食品管理局于 1979 年，根据动物实验和临床实践经验及对胎儿的不良影响，将药物分为 A、B、C、D、X 5 类。

A 类：动物实验显示对胎儿有危害，但临床研究未能证实，或动物实验未发现有致畸作用，但无临床验证资料。多种临床常用药属此类，如红霉素、磺胺类、地高辛、氯苯那敏等。

B 类：氨非他酮、氯氮平、丁螺环酮。

C 类：仅在动物实验证实对胎儿有致畸或杀胚胎的作用，但在人类缺乏研究资料证实。选择性 5－羟色胺再摄取抑制剂类（SSRI）、地昔帕明、文拉法辛、米尔塔扎平、奈法唑酮、氯硝西泮，以及大多数传统抗精神病药物和盐酸异丙嗪等。

D 类：临床有一定资料表明对胎儿有危害，但治疗孕妇疾病的疗效肯定，又无代替之药物，其效益明显超过其危害，再考虑应用，如抗惊厥药苯妥英钠等。或者在妊娠期间用这类药物有胎儿危险性，但还未达到禁忌证。例如，锂、卡马西平、丙戊酸钠，大多数三环类抗抑郁剂，和某些苯二氮䓬类、地西泮、氯硝西泮、劳拉西泮、阿普唑仑。

X 类：证实对胎儿有危害，为妊娠期禁用的药物。苯二氮䓬类，如三唑仑、替马西泮、氟西泮、艾司唑仑，均属禁忌。

二、中期和晚期妊娠应用精神药物问题

妊娠中晚期，药物对胎儿的致畸作用降低。但此时的依然容易引起神经系统异常，此期需要根据所用药物的适应证权衡利弊做出选择。

三、妊娠期应用精神药物原则

应用单药有效的精神药物；应避免联合用药；尽量应用疗效肯定的老药；避免用尚不肯定对胎儿有无不良影响的新药；尽量应用最小有效量；早孕期间避免使用 C 类、D 类药物；若病情急需，要应用肯定对胎儿有危害的药物，则应先终止妊娠，再应用精神药物。

第五节　妊娠期常用药物

一、妊娠期常用药物概述

（一）抗感染药物

在妊娠全过程中，孕妇发生细菌性、真菌性、寄生虫或病毒感染的几率并非罕见。

1．抗生素及其他抗菌药　大部分的抗生素属于 A 类或 B 类，一般来讲对胚胎、胎儿的危害小，可安全应用。但有些抗生素对胎儿的不良影响要引起足够重视。例如，链霉素、庆大霉素和卡那霉素对听神经有损害；氯霉素可导致“灰婴综合征”；四环素可致乳牙色素沉着和骨骼发育迟缓；呋喃妥因可能导致溶血；磺胺类药物在胎儿体内与胆红素竞争蛋白，可能导致胆红素脑病。这些药物妊娠期不宜应用。

2．抗真菌药 妊娠期较常见患真菌性阴道炎，应用克霉唑、制霉菌素，未见对胎儿有明显不良影响。灰黄霉素可致连体双胎。酮康唑可对动物致畸，虽人类中无证据，如孕妇确有应用指征（如真菌性败血症危及孕妇生命），需衡量利弊作出决定，酮康唑可分泌到乳汁，增加新生儿胆红素脑病的几率，慎用。

3．抗寄生虫病药 妊娠期常见患滴虫阴道炎，对应用硝基咪唑类如替硝唑、甲硝唑，有争议。甲硝唑在动物有致畸作用，但临床未得到证实，将其归为B类药物。抗疟原虫的奎宁致畸作用较肯定应禁用；氯喹的安全性相对大些，可慎用。

4．抗病毒药 关于抗病毒药物的安全性，临床资料不多。利巴韦林（病毒唑 ribavirin，RBV），阿昔洛韦（acyclovir），阿糖腺苷（vidarabine），更昔洛韦（ganciclovir）等可慎用于重症全身性病毒感染。

（二）强心和抗心律失常药

这类药物大多数对胎儿是安全的，常用的洋地黄制剂，能迅速经胎盘进入胎儿体内，但一般治疗量，尚未见有对胎儿不良影响的报道。据报道，临床应用地高辛及抗心律失常药物如奎尼丁、利多卡因等治疗胎儿宫内心动过速、心律失常取得疗效。

（三）抗高血压药

β肾上腺素能受体阻滞剂如普萘洛尔常用于治疗妊娠期心动过速，无致畸报道。孕期慎用中枢性抗高血压药如甲基多巴，可乐定，以及钙离子通道阻滞剂如硝苯地平和血管舒张剂如肼屈嗪等，均属C类药物。新型不含巯基的血管紧张素转换酶抑制药如螺普利（spirapril）是一线降压药和治疗心衰药物，孕期可慎用。噻嗪类利尿药如氯噻嗪、氢氯噻嗪作为降压之合并应用药物，因有致畸可能，均为D类药。

（四）抗惊厥药

常用的水合氯醛、硫酸镁，未见对胎儿有不良的影响。但硫酸镁必须严格掌握剂量，日总量在20～25mg，对母婴是安全的。临床常用的抗惊厥药苯妥英钠，因有争议，要权衡利弊，慎用。

（五）肾上腺素

皮下注射肾上腺素未见明显不良影响，但要及时停药，不可长期应用。

（六）降血糖药

妊娠合并糖尿病的药物治疗，胰岛素为B类药，安全性大，不能通过胎盘，动物试验无致畸作用，是目前最常用的降血糖药。磺酰脲类降血糖，如甲苯磺丁脲有致畸作用的报道；苯乙双胍（降糖灵）可使新生儿黄疸加重，以及第二代磺酰脲类口服降血糖药对胎儿的不良影响缺乏临床资料，均列为禁用。

（七）止吐药

早妊期的妊娠呕吐有些患者需要治疗，偶尔短期应用危害不大，但要选择应用。美克洛嗪和塞克利嗪为哌嗪衍生物属于B类药，未发现致畸作用。C类药如吩噻嗪类（氯丙嗪、异丙嗪等）应慎用。

（八）肾上腺皮质激素

如泼尼松、泼尼松龙属 B 类药。地塞米松在动物实验表明孕小鼠产生腭裂发生率增加，而孕妇中未发现有致畸作用，被列为 C 类药。

（九）性激素类药

妊娠期间雄性激素和雌激素因可引起男婴女性化，女婴男性化，孕早期用己烯雌酚可致女孩在青春期后发生阴道腺癌、透明细胞癌，均应禁用。习惯性流产应通过测基础体温或测定孕酮等，如果确定是由于孕酮不足而引起流产者，应使用天然的孕激素，黄体酮保胎，剂量宜小，时间宜短。

二、妊娠期应用精神药物概要

大约有 40% 的妇女在一生中会出现某种精神障碍，如抑郁症、躁狂症、精神分裂症、焦虑症等。如发生在婚孕期，就应注意安全应用精神药物。精神药物对孕妇最大的危害是可能导致新生儿的先天性畸形和以后的行为异常，包括精神发育迟缓、学习困难、阅读障碍，以及其他大脑功能缺陷等。

（一）精神分裂症孕妇的用药问题

精神分裂症患者最好在症状控制 1～2 年之后再妊娠。如果已妊娠，在妊娠的最初 3 个月内尽量不用抗精神病药。如果症状严重，有伤人、毁物、自杀、自伤、外走、拒食或紧张综合征等，不能照顾自己的生活，首先就应考虑人工流产，如果坚持保胎，应尽量避免应用酚噻嗪类药物（如氯丙嗪、奋乃静、三氟拉嗪等），因可导致先天性畸形。建议选择氟哌啶醇、五氟利多或氯氮平和其他第二代抗精神病药，剂量宜小，因拮抗这类副作用的药物如安坦、苯海拉明、金刚烷胺等都有不同程度的致畸作用，因此在妊娠初期应该尽量避免使用这一类药物。妊娠的中、后期出现明显的精神症状，用药对胎儿的影响不大。

（二）抑郁症孕妇的用药问题

1. 抗抑郁药　一般而言，抑郁症孕妇如果抑郁症状不严重，可不用药。如果妊娠后抑郁症状严重，有明显的消极意念或者自杀行为，或有妄想、幻觉，可应用非经典抗抑郁药（如 SSRI），或者经典抗抑郁药（如 TCA 类阿米替林、丙咪嗪，或四环类抗抑郁药麦普替林等）。有研究 414 名胎儿在妊娠前 3 个月暴露于三环类药物，未发现先天畸形，与暴露于氟西汀的婴儿发育一样好，5 岁时测定智力正常。在欧洲的一项研究 969 名婴儿的母亲应用 SSRI 或三环类抗抑郁剂，并未发现先天性畸形发生率增高。近来研究发现 SSRI 这些药物在妊娠期应用，不论对母亲还是婴儿，相对安全的。目前尚没有胎儿暴露于舍曲林治疗的任何后遗症。但也有研究报道在妊娠前 3 个月应用氟西汀会增加异常发生的危险性。而在妊娠期后 3 个月应用氟西汀，胎儿发生下列危险性增高：早产，新生期适应性减低，喂食时发绀，神经过敏。氟西汀和舍曲林可以分泌到乳汁中，婴儿可暴露于氟西汀的环境里产生激惹。需要强调单胺氧化酶抑制如苯乙肼、苯环丙胺有很高的致畸率，应禁用。

2. 心境稳定剂　患双相情感障碍孕妇应用锂盐，约 7% 胎儿出现心脏异常。新生儿毒性可表现为：张力过低，甲状腺功能低下，发绀，嗜睡，吮吸无力，异常反射。产前应用丙戊酸钠治疗的孕妇，其婴儿的神经管缺陷发生率约 1%～5%。应用卡马西平导致的婴儿神经管异常发病率为 0.5%，还可发生颅面部及指甲发育异常等。并用多种抗惊厥药的母亲，可使其锂盐，或丙戊酸钠，或卡马西平的血药浓度升高，危险性也增高。新生儿对卡马西平的代谢明显要比对锂盐的代谢快。

3. 血管紧张素转换酶抑制剂（ACEI） 血管紧张素以往主要被看成在心血管系统起作用，但是，现在有更多的证据发现，脑内的肾素–血管紧张素系统对于调节有关记忆和认知的激素分泌及其效应起重要作用。抗抑郁药可以减低血管紧张素Ⅱ的活性，血管紧张素转换酶抑制剂可以抑制生成血管紧张素Ⅱ，提高抑郁症患者的抑郁情绪。

4. 抗焦虑药 有研究认为苯二氮䓬类药物在妊娠前3个月应用，可导致腭裂，但发生率低于1%。妊娠后3个月如果胎儿暴露于苯二氮䓬类可能导致新生儿综合征（如婴儿低肌张力综合征伴有张力减退，嗜睡和温度调节障碍等）。

5. 兴奋剂 如安非太明、利太林、匹莫林等都有很高的致畸率，应禁用。孕妇滥用兴奋剂会导致胎儿发育迟滞和早产，但 Briggs 等和 Nora 报道并未发现畸形发生率增高。Eriksson 等发现，妊娠期间一直暴露于苯丙胺环境中的儿童要比妊娠期间仅仅是某一段时间暴露于该药中的儿童，在他们8岁时，前者比后者有更多的暴力行为。

6. 电痉挛治疗（ECT） 病情严重的患者做电痉挛治疗一般认为是适应证，是安全的。

（三）躁狂症孕妇的用药问题

如果患者在应用碳酸锂或者卡马西平类抗惊厥药物时想要妊娠，应该中止这些药物，因为这两种药物的致畸率较高。如果症状明显，可用抗精神病药和氯硝西泮治疗。在妊娠的16～24周内应作超声检查，以便及时发现胎儿的心脏、脑或者脊柱的缺陷，决定是否中止妊娠。病情严重的患者做电痉挛治疗一般认为是适应证，是安全的。

（四）焦虑障碍孕妇的用药问题

在妊娠早期应该避免用精神药物。如果必须用药，应选择短效的苯二氮䓬类药物如阿普唑伦、氯羟西泮；也可以应用丙咪嗪、阿米替林等抗抑郁剂，并可配合认知行为治疗。但是，氯氮䓬（利眠宁）、地西泮、艾司唑仑（舒乐安定）等，因有些报导认为与唇裂和颚裂有关，在怀孕早期应该避免应用。

第六节 哺乳期临床合理应用精神药物

相当多的精神药物可通过乳汁转运为乳儿吸收，有些药物可能影响乳汁的分泌和排泄，故哺乳期临床合理应用精神药物日益受到重视。①药物从乳汁中排出数量和速度与药物的性能，乳腺的血流量和乳汁中脂肪含量等有关。药物分子量小于200，解离度高，脂溶性高且呈弱碱性者，在乳汁中含量高。但不同药物，不同个体，药物在母乳中含量可有较大差异；②药物进入新生儿体内后，因其血浆白蛋白含量少，与药物结合的能力又差，致使具有药理活性的、游离性药物增多，约为成人或年长儿的1～2倍，加以新生儿肝功能尚未健全，葡萄糖醛酸转移酶活性低，影响了新生儿对多种药物的代谢。此外，新生儿肾小球滤过率低，消除药物代谢物的能力也低下，易导致药物在新生儿体内积蓄中毒；③已知某些药物通过哺乳进入新生儿体内，可能造成不良影响。例如，锂盐、抗甲状腺药及喹诺酮类，在哺乳期应为忌应用精神药物；应用抗滴虫和抗厌氧菌感染的药物硝唑类。哺乳期允许应用的药物，也应掌握适应证，适时适量应用（表8–1）。

表 8－1 哺乳期禁用和慎用精神药物（徐叔云主编《临床药理学》第 3 版 2004，有修改）

哺乳期禁用
甲氨蝶呤　长春碱　环磷酰胺　卡铂　顺铂　氟尿嘧啶　曲唑酮　甲红霉素　甲硝唑　噻洛芬酸　氟卡尼　氟司唑喃　四环类抗抑郁症药　硝硫氰胺类　氟马西尼　苯二氮䓬类　培多普利　西拉普利　喹那普利　非洛地平　尼卡地平　莫索尼定　甲吲洛尔　波吲洛尔　尼索地平　长春西汀　尼莫地平　去氢萘酯类　莫西富利　环孢素　普美孕酮　去氧孕酮　达那唑　噻氯匹定　阿佐塞米奥美拉唑　伊曲康唑　特比萘芬　罗沙前列醇　莫匹罗星软膏
哺乳期慎用
胺碘酮　依那普利　赖诺普利　倍他洛尔　酮康唑　阿糖腺苷　莫维普利　干扰素　曲马朵　依诺昔酮 磺马曲坦　美西律　恩卡尼　氨力农　酮巴林　普罗帕酮　多沙唑嗪　吲达帕胺　阿西莫司　丁咯地尔　吲哚青绿　氯雷他定　西替利嗪　复方美沙芬定　倍他米松　左布诺洛尔　布库洛尔

（陈彦方）

参 考 文 献

1　Stowe ZN，Owens MJ，Landry JC，et al．Sertraline and desmethylsertraline in human breast milk and nursing infants．Am J Psychiatry，1997，154:1255

2　Chambers CD，Johnson KS，Dick LM，et al．Birth outcomes in pregnant women taking fluoxetinep．N Engl J Med，1996，335:1010

3　Patuszak A，Shick-Boschetto B，Zuber C，et al．Pregnancy outcome following first-trimester．J Am Med Assoc，1993，269:2246

4　Ericson A，Kallen B，Wiholm B．Delivery outcome after the use of antidepressants in early pregnancy．N Engl J Med，1996，55:503

第八章　以精神药物为主的老年药理学

按世界卫生组织的标准，60岁以上老年人口占人口总数的10%以上，称人口老化，该国家或地区也称为老龄化社会。据1990年统计，我国人口平均寿命为68.9岁。随着年龄的增长，机体组织器官的结构、生理功能、生化反应都将发生一定程度的变化，从而造成老年患者对治疗疾病的药物反应和药物体内过程也同样地发生相应改变，这种老年人医疗保健及疾病治疗的特殊性致使对老年患者合理用药、安全有效用药的研究显得十分重要。老年药理学就是针对老年人机体的特点，研究药物的药效学、药代学和不良反应的一门新兴的药理学分支学科。其研究目的是提高药物对老年患者的治疗效果，减少或避免药物的不良反应，解除老年人疾病的痛苦，提高老年机体和生命的素质、改善生活质量，提供老年患者合理用药的科学依据。

第一节　老年人的药代学特点

一、老年人的药物吸收特点

（一）胃的解剖与生理功能减退

老年人胃粘膜变薄萎缩，胃血流量减少，腺体萎缩，胃腺多种细胞分泌功能减弱，胃酸、胃蛋白酶分泌减少，胃排空时间延长等导致运动和分泌功能的减退。对需要主动吸收的物质如铁、钙、半乳糖、维生素B、B_6和C等，由于吸收这些药物所需的酶、糖蛋白等载体分泌减少，使吸收降低。老年人胃酸分泌较青年人减少25%～35%。因胃液pH值升高，可使巴比妥类、水杨酸类等弱酸性药物在胃中脂溶性降低，解离增多。

（二）肠的解剖与生理功能减退

小肠粘膜因年龄增长而萎缩，扁平，粘膜皱襞粗大杂乱，腺体萎缩分泌减少，血流量减少，使有效吸收面积减少，吸收能力呈进行性下降。结肠粘膜、肌层萎缩，张力降低，肠平滑肌、提肛肌、膈肌及腹壁肌收缩力减弱，故易致便秘，从而增加了小肠对药物的转运时间，使吸收增加。

（三）肝脏和胰腺等消化腺的解剖与生理功能减退

老年人肝脏血流量到65岁可减少40%～45%，影响肝脏的摄取、转运、代谢和排泄功能。老年人肝脏库普弗细胞减少，肝细胞酶活性下降，肝脏的解毒能力和蛋白质合成能力降低。胆道粘膜萎缩，肌层肥厚且弹力纤维退化而胶原纤维增生，胆汁量减少而稠厚，无机盐含量下降而胆固醇浓度增加，故胆结石发生率随年龄增长而明显增高。胰腺纤维化，腺泡萎缩，分泌酶的量随年龄增长逐渐下降。脂肪酶分泌减少，可使脂肪吸收延迟。因常发生胃肠功能混乱和生理功能的明显改变而影响药物的吸收。此时，很多精神药物（如普萘洛尔、利多卡因等）首过效应均会减少。

（四）老年人肌肉和脏器局部循环差

局部循环差使肠道外肌肉、皮下注射的药物吸收速率下降。

二、老年人的药物分布特点

（一）机体组成成分的影响

老年人以细胞内水分减少为主的体内水分绝对量与相对量均下降，而骨骼肌、肝、肾、脑等精瘦组织非脂肪组织重量减少，脂肪组织增加，可影响药物在老年人体内的分布。一般来讲，水溶性药物如安替匹林、乙醇、吗啡、地高辛、哌替啶、西咪替丁等其表观分布容积变小，有较高的血药峰浓度与较明显的药理效应。然而，脂溶性药物如地西泮、硝西泮、利多卡因、氯丙嗪、苯巴比妥等的表观分布容积变大，药物在体内形成贮存蓄积，清除半衰期延长，药理效应持久，因有效血药浓度维持时间延长，可能增加不良反应。但是影响表观分布容积的因素很多，有的药物如奎尼丁、华法林、普萘洛尔、异戊巴比妥、劳拉西泮等，老年人的表观分布容积不变。

（二）血浆蛋白结合率改变的影响

老年人肝合成白蛋白的功能下降而致血浆白蛋白含量降低，60～80 岁时血浆白蛋白含量仅 38g/L，20～30 岁年轻人则为 47g/L。当营养不良或有慢性病（如肝、肾疾病）时，血浆白蛋白含量的下降更为显著，从而使与蛋白高结合率的药物游离型增加，表观分布容积增加，药物作用增强如地西泮、洋地黄毒苷、哌替啶、氯丙嗪、苯妥英钠、普萘洛尔、吗啡等。又如与蛋白高结合率的华法林，老年人应用成人剂量，可因血浆游离型药物增多引起出血的危险，因此，老年人使用华法林时，剂量应酌减。不过一般来讲，单药应用时只要用量未超过血浆蛋白最大结合量，血浆蛋白最大结合量的下降不会产生严重不良反应，但在互用两种蛋白高结合率（大于 80%）药物，由于血浆蛋白结合部位的相互竞争，容易引起血浆蛋白结合力较弱的药物游离型增多而出现不良反应，如地西泮结合率 99%，若被降低 1%的结合率，即可使游离型血浆浓度增加 1 倍。

三、老年人的药物代谢特点

药物代谢或生物转化主要在肝脏进行，老年人肝细胞数减少，肝重量减轻。肝脏重量一般在 20～40 岁时约为 1200g，50 岁以后开始下降，71 岁以上肝重约为 741g，提示肝代谢能力下降。另外，老年人的肝血流量也比年轻人减少 40%～45%，肝微粒体药酶活性降低。由此，对于首过效应显著的药物（如硝酸甘油，吗啡等）代谢率减低，清除半衰期延长，导致老年人稳态血药浓度明显升高。如青壮年异戊巴比妥的肝氧化约 25%，而老年人仅为 12.9%，因此等剂量的异戊巴比妥、苯巴比妥、吲哚美辛和三环类抗抑郁药等老年人的血药浓度约高于年轻人 1 倍，故多次反复用药时，老年人用药剂量应是青年人的 1/2～1/3。另外，老年人对巴比妥类、利福平、苯妥英钠或吸烟、饮酒引致的肝药酶诱导反应减弱，由于肝药酶诱导是产生药物耐受性的原因之一，故老年人对许多药物较少发生耐受性，如果想以增加剂量提高疗效则往往是有害的。应当指出，老年肝脏代谢药物能力的下降不能由一般肝功测定来预知，往往肝功能正常并不能提示肝药物代谢能力的正常。

四、老年人的药物排泄特点

老年人由于肾皮质萎缩导致肾脏重量减轻，80 岁时其重量仅为中青年时的 4/5。80 岁时肾单位减少 40%～50%，肾小球的滤过率下降 32%，肾小管排泌功能下降 30%。肾的再吸收作用也有一定减退，导致肌酐清除率和尿比重下降。因此，在使用主要通过肾排泄的药物时，应注意减量，如地高辛、苯巴比妥、磺酰脲类降血糖药、普鲁卡因胺等，否则易因排泄缓慢，半衰期延长而导致药物不良反应。一般而言，药物的剂量调整应依据肌酐清除率，但是老年人由于骨骼肌萎缩，内源性肌酐生成减少，即使肌酐清除率下降而血清肌酐却仍在正常水平范围，也不能说明肾功能正常。

第二节　老年人的药效学特点

一、老年人神经系统变化对药效学的影响

人在 30 岁以后，随着年龄增长，神经元丧失，脑重量从 1400g 左右开始逐步下降，65 岁时约为 1360g。这种脑萎缩主要发生于大脑皮质的额叶和颞叶，也引起蛛网膜下腔增大、脑室扩大、脑沟变宽与脑回变窄。神经细胞质内脂褐质沉积，胆碱能纤维和多巴胺能纤维普遍退化，故乙酰胆碱酯酶活性下降，胆碱能受体数目减少，乙酰胆碱、多巴胺、去甲肾上腺素、5－羟色胺及 γ－氨基丁酸水平降低，从而减少了突触与突触间的信息传递，中枢神经系统功能减退。苯丙胺、士的宁等中枢兴奋药作用减弱，而中枢抑制药的作用增强，如服用巴比妥类催眠药后，可见兴奋不安或次晨的宿醉现象；吗啡的镇痛作用时间显著延长。由于呼吸系统随年龄增长功能减退，60 岁约为 20 岁肺功能的 75%，80 岁已降至 60%。因此老年患者易胸闷，疲劳思睡，咳嗽效力下降，痰液不易咳出。应用苯二氮䓬类药物（如地西泮）和吗啡等药物更易抑制呼吸。老年人更常见地西泮引起的醒后困倦或定位不准；中枢抑制性降压药利血平或氯丙嗪、抗组胺药及皮质激素等引起明显的精神抑郁和自杀倾向。

二、老年人心血管系统变化对药效学的影响

人从 30 岁开始，心脏每年平均增重 1.0～1.5g，左心室壁稍有增厚，心包膜下脂肪增多。70 岁以上可见 50%左右的心脏淀粉样变性，且心肌纤维中脂褐质积聚，心肌色泽加深，造成有称“褐色心”的褐色萎缩。老年人主动脉和二尖瓣膜因纤维化和钙化而增厚变硬，导致心功能下降，心排出量降低。成年后每年龄增长一岁，不但心排出量减少 1%，且心脏指数下降 0.79%，使各器官血流分布减少。动脉弹性变小而僵硬，内腔狭窄，静脉壁张力和弹性也降低，造成血流速度减慢，冠脉及脑、肝、肾等主要脏器的血流减少。由于主动脉和大动脉弹性的明显减弱，外周血管阻力增加，左心室负荷增加致使收缩期血压升高，舒张压略有降低，脉压增大。老年人对缺氧、高碳酸、儿茶酚胺等刺激的反应明显下降，由于心脏的副交感神经系统胆碱能受体减少，阿托品用后提升心率的百分率比年轻人要少约 5 倍。交感神经系统对异丙肾上腺素反应性降低，且对 β_1、β_2 受体的反应性也减弱，此时 β 受体阻滞剂普萘洛尔减慢心率的作用减弱，同时由于其在老年人的首过效应减弱而血药浓度增高。老年人应用某些抗精神病药（如氯丙嗪、氯氮平等）、β－肾上腺素能受体阻滞剂、亚硝酸盐类血管扩张药、左旋多巴、三环类抗抑郁药、普鲁卡因胺、抗高血压药、苯二氮䓬类和利尿药等药物，易发生直立性低血压。

三、老年人内分泌系统变化对药效学的影响

随着年龄增长内分泌功能发生改变，各种激素的分泌产生变化，大多导致生理性下调或病理性减退，从而导致对药物反应性的差别。例如，在更年期适当补充性激素可缓解机体的某些躯体和心理症状，如骨质疏松、焦虑、抑郁、失眠等。但雌激素的过量可引起子宫内膜

和乳腺的癌变，雄激素的过量可造成前列腺肥大或癌变。某种异常也不是由一种因素所致。例如，老年人许多甾体激素受体数量减少，对糖皮质激素反应性降低致使糖皮质激素对葡萄糖转运和代谢的抑制作用比青壮年者降低约 3～5 倍。因此，对营养物质的转运和代谢的调控能力降低，对合成代谢/分解代谢呈负平衡，容易导致骨质疏松甚至自然骨折。又如，老年人大脑对低血糖的耐受力也差，在使用胰岛素时，易引起低血糖反应或昏迷。实验还证明吗啡对老年人的镇痛作用在夜间明显降低，这可能与褪黑素分泌的减少有关。

四、老年人的免疫系统变化对药效学的影响

主要表现为参与细胞和体液免疫的 T、B 细胞的减少，NK 细胞活性下降，淋巴细胞转化率降低，血清免疫球蛋白 IgA、IgG 水平升高，IgM 无明显改变，血清中天然抗体减少而自身抗体水平明显升高，因此老年人易罹严重感染性疾病、免疫性疾病、肿瘤等。一般主张对无肝、肾功能障碍患者，抗菌药物的剂量应适当增加或疗程适当延长以防感染或控制感染。

第三节 老年人用药的基本原则

一、选药合理

老年人在经过详细收集病史和全面查体和完成必要的实验室检查，并在此基础上作出临床诊断后，在用药前还需了解和确认用药史及目前用药情况，以便明确用药指征，选择对患者安全性高、耐受性好、疗效肯定、价格合理、使用方便的药物。老年人一般应该选用最少种类和最小有效量的药物。联合用药一般不超过 4 种药物，以避免药物相互作用引起严重不良反应。如果联合应用同具有抗胆碱作用的抗胆碱药、抗抑郁药、抗组胺药、抗精神病药时，容易使便秘加重，或使前列腺肥大的患者排尿更困难，有的可诱发或加重青光眼。

二、适当剂量

老年人用药应从小量开始，逐渐加至最合适的治疗量。一般而言，应根据年龄、体重、体质情况，以成人用量的 1/5、1/4、1/2、2/3、3/4 依次递增剂量，最好能监测血药浓度与肾功能，以便根据具体情况调整剂量，这对药物或活性代谢产物主要由肾排泄的精神药物尤为重要。给药剂量或给药时间调整均需以肌酐清除率、原形药物经肾排泄百分率（F），以下列公式计算剂量调整系数：

$$\text{剂量调整系数} = 1/F\ (Kf—1)\ + 1$$

Kf 表示肾功能降低或肾病患者的肾排泄功能，即用该老人的肌酐清除率除以肌酐清除率正常值（120ml/min）而得。在以下列公式计算调整剂量和给药间隔时间，即：

肾功降低者或肾病患者给药剂量 = 正常人剂量/剂量调整系数

肾功降低者或肾病患者给药间隔时间 = 正常人给药间隔时间 × 剂量调整系数。

三、适当剂型

许多老年人吞咽片剂或胶囊存在困难，故老年患者宜选用颗粒剂、口服液，病情紧急者可静注或静滴给药。由于老年人胃肠功能减退和不稳定，将影响缓释、控释药物制剂的释放，如胃排空及肠道运动减慢，使其释放增加，提高吸收量而产生不良反应。所以，最好也不使用缓、控释药物制剂。

四、掌握用药最佳时间

由于药物的吸收、血药浓度、代谢与排泄等都有昼夜节律变化，由此造成药物作用的节律性变化。例如老年糖尿病患者的胰岛素治疗，在上午 10 点钟用药，降血糖作用较强。

五、控制饮食与烟酒嗜好

老年糖尿病患者若不控制饮食，则降血糖药物是决不可能取得满意疗效的。老年患者用药期间控制烟、酒、茶及日常饮食很重要。吸烟可诱导肝微粒体药酶系统，从而增强如尼可刹米、咖啡因、丙米嗪、普萘洛尔等药物的代谢，血药浓度降低，吸烟者的茶碱血浆清除率较不吸烟者约高 1.8 倍。酒也是药物代谢酶的诱导物，可加速戊巴比妥、华法林等药物的代谢。且饮酒可与许多药物发生相互作用。铁剂和抗精神病药氟奋乃静、氟哌利多不宜与茶饮料同服，因能形成不易吸收的沉淀。食用富含 B 族维生素的食物可补充饮酒老年人的这类维生素不足。

六、提高用药依从性

用药依从性（compliance）是指患者是否按医嘱用药。可以用依从指数（compliance index，CI），即已服药量/处方所开药量的比值。CI 愈大，表示用药的依从性愈好。临床实践证明，药物疗效不仅决定于医师的正确用药，还决定于患者是否合作，严格执行医嘱用药。事实上，根据调查约有 50% ~ 70% 的老年患者不按医嘱用药，甚至中途停药或不用药。其原因大致如下：①不信任医师和治疗药物，怕中毒、怕不良反应、怕成瘾等；②部分患者自觉病情好转，因用药时出现不良反应不愿再服药；③有些患者感到用药方式或途径不方便，嫌麻烦，太忙，忘记按时服药，因而时断时续；④有的患者因经济因素，嫌药物太贵，或认为药价太便宜治不了病等；⑤也有患者急于求成，滥用，多用药物；⑥老年患者常常多种因素的影响，导致用药依从性不佳。例如，由于精神活动功能的减弱和情感的变化如注意力不集中，记忆力下降，易固执己见和产生偏见或同时有多种疾病，而需用药多且复杂等等，特别是老年人处于痴呆、抑郁症或独居孤寡患者，更应警惕防止误服和过量服药。为获得老年患者药物治疗较佳的效果，医务人员应尽量简化治疗方案，尽量减少用药次数和合并用药，向其耐心解释处方所开写药物的应用目的、剂量、用法及疗程，以免老年患者漏服、忘服、错服和多服而影响疗效和增加不良反应，必须长期用药者，应取得家属、邻居、亲友的协助监督用药。

（于　欣）

第九章 以精神药物为主的遗传药理学

遗传药理学是研究遗传变异导致药物效应变化规律的药理学分支学科。药物代谢酶、转运体和作用靶点（受体）基因多态性引起相应蛋白的功能改变，可引起血药浓度以及作用部位药物浓度的差异（药代动力学上的差异），也会导致药物与其作用部位交互作用的效应的差异（药效动力学上的差异），成为药物效应的个体和群体差异的重要原因。由于药物相关蛋白的基因多态性现象，不同种族的药物相关蛋白的多态性基因型分布频率不同，而且与环境因素可能有协同作用，药物代谢和效应也会有种族差异。这种药物效应个体和群体差异的影响因素主要有年龄、性别、器官功能、疾病过程、伴发疾病、环境因素、遗传因素等，其中遗传因素是决定因素之一。

第一节 遗传学的细胞和分子水平基本知识

一、遗传学的细胞水平基本知识

染色体（chromosome）的概念是1888年Waldeyer首先提出，即可染色的小体。染色体的超微结构显示染色体是由直径达100的DNA-组蛋白高度螺旋化的纤维组成。每一条染色单体可看作一条双螺旋的DNA分子。有丝分裂间期时，DNA解螺旋而形成无限伸展的细丝，此时不易为染料所着色，光镜下呈无定形物质，称之为染色质。有丝分裂时DNA高度螺旋化而呈现特定的形态，易被碱性染料着色，称之为染色体。染色体是遗传物质——基因的载体，控制人类形态、生理和生化等特征的结构基因呈直线排列在染色体上。有丝分裂中期时的染色体由两条染色单体（姐妹染色单体）组成，通过中间狭窄处的着丝粒连接。一个染色单体通过着丝粒分为短臂（p）和长臂（q）。臂的末端为端粒（telomere）。人的正常体细胞的染色体组成为二倍体，即2n=46，包括22对常染色体（分别称1~22号染色体）和一对性染色体（男性为XY，女性为XX）。在一个细胞中全套的中期染色体称为核型（karyotype），包括染色体的数目、大小和形态。正常男性的染色体描述为46，XY，正常女性的染色体描述为46，XX。人类染色体数目及结构是比较稳定的，对人体的正常发育是不可缺少的。识别染色体显带可以区别出每条染色体以及染色体的一些区域，可以按染色体号-染色体臂-染色体区-染色体带-染色体亚带的顺序进行标定。例如，11p指11号染色体短臂，Xq28指X染色体长臂2区8带，4p16.2指4号染色体短臂1区6带2亚带，依此类推。可以把这些位置叫做基因座或位点。

人类所有体细胞均由有丝分裂进行增殖。如果某种因素引起染色体数目或结构的变化，称染色体畸变。由此引起的疾病称染色体病或染色体异常综合征。染色体结构和/或数目的变异可起源于生殖细胞减数分裂时期，或起源于受精卵（合子）早期的有丝分裂期，在分裂过程中发生失误，如染色体不分离或断裂，或重组（如易位、倒位等），使染色体结构发生异常，导致DNA碱基对排列与复制的差异，结果使正常DNA链携带的遗传信息发生部分重组和缺失。例如，在细胞的减数分裂中，染色体可能有缺失、重复、易位和倒位等异常。染色体在断裂后的90秒内，在断裂处可和相距不超过0.1～0.3μm的其他断端愈合发生重组，形成结构变异。由于断裂所损及的染色体、断裂的部位和数目不同，以及重组的情况不同，可发生各种不同的结果。

某些外界因素可诱发突变，例如受精卵在胚胎发育过程，受到病毒感染、放射性物质或药物（某些镇静药、抗癫痫药、避孕药、抗癌药、抗甲状腺功能药、异烟肼、肾上腺皮质激素、化学毒物、农药等）损害、自身免疫病、有遗传倾向的父母或高龄产妇等影响，引起减数分裂和有丝分裂时发生突变，导致数次分裂中发生染色体缺失，不分离，或嵌合等情况。由于人类约3万个基因分别位于23对染色体上，所以一个染色体条带异常，就可涉及数百个基因，常可导致各种功能异常和疾病发生。

二、遗传学的分子水平基本知识

与精神药物相关的遗传药理学知识主要涉及药物代谢酶系统和中枢神经系统，因此本章以肝药物代谢酶以及脑的分子遗传学为重点予以简介。脑内基因的特异表达控制着脑内特异性酶和受体等分子的结构、含量与分布，这些分子又可借助于一些更简单的分子（如无机离子、无机化合物和有机化合物等），实现脑对各种信息的加工处理。反过来，这些简单分子的变化，又可影响到脑基因的表达，结果使大脑能实现脑的各种活动。

（一）DNA和基因

1．基因　指一段具有遗传功能（如编码蛋白质、具有调节功能、作为遗传标志等），按遗传规律传递遗传信息的DNA片段。携带着关于一个特定的蛋白质和/或核糖核酸（RNA）的遗传信息的DNA片段，称结构基因或功能基因。

2．DNA　即脱氧核糖核酸，是基因的化学元素，戊糖和碱基（腺嘌呤，A；胞嘧啶，C；鸟嘌呤，G；胸腺嘧啶，T）形成核苷，核苷和磷酸组成核苷酸，核苷酸串连起来形成为DNA单链，两条DNA单链按碱基配对原则以氢键相连（A≡T，C≡G）形成双螺旋结构，就成了完整的DNA分子。DNA用4种碱基记录了全部的遗传信息。双螺旋中碱基互补为半保留复制提供了前提，只要知道一条DNA单链的核苷酸组成顺序，另一条DNA单链的顺序即确定。

3．以DNA复制为基础的基因复制　DNA的复制是在细胞进入分裂间期的S期进行的。此时，DNA两条链分开，每条链都作为一个模板，在DNA聚合酶的作用下，按互补法则，合成一条新的互补链。新链与模板链组成子代DNA分子，两个子代DNA分子结构与亲代的结构完全一样。基因编码蛋白质是通过碱基的线性排列实现的，遗传密码为三联密码，在一个mRNA中三个核苷酸形成一个密码子，编码一个氨基酸，有的氨基酸是由一个以上的密码子编码。遗传密码是通用的，阅读时没有间隔，且是连续的，不重叠的。一段DNA就可编码一条多肽链。一个完整的基因中，并非所有的碱基都编码氨基酸，将可编码氨基酸的DNA片段称编码区。

（二）基因表达

基因的适当表达是保证组织细胞正常发育和结构、功能正常的前提。DNA指导蛋白质合成时需先转录成信使RNA（mRNA），mRNA经加工（如经首尾修饰，剪接等），形成成熟mRNA。成熟mRNA将所携带的遗传信息翻译成特定的多肽链。DNA中编码成熟mRNA的部分称外显子，在 mRNA 前体形成成熟 mRNA 过程中，被剪切掉的部分称内含子。同一基因可有不同的转录起始点，如人脑组织中编码核蛋白的原癌基因 N-myc，由三个外显子和两个内含子组成。该基因含有多个转录启动子（P）。其中，P1、P2 位于第一外显子，由第一外显子 3′端的 CTG 密码子启动，编码的核蛋白称 MYC－1。转录启动子 P3 紧靠第二外显子，并以第二外显子起始部的 ATG 标准起始密码子启动，编码的核蛋白称 MYC－2。神经细胞在没有癌变时，主要由第一外显子的转录启动子起始转录，故基因产物主要为 MYC－1，这是正常的基因表达。若某些外界致癌因素导致紧靠第二外显子的转录启动子的起始频率增强，则 MYC－2 的表达就会增加，整个 MYC 就会过量表达，导致细胞癌变，这是异常基因表达。

1．脑基因表达的复杂性　人的单倍体基因组由 3×10^9bp（bp 是碱基对的简称）组成。用 RNA 与 DNA 杂交率分析脑基因表达，测出人脑应含有可表达基因至少 5 万个或更多。但目前只测到约 3 万个不同基因的 mRNA。克隆分析表明，部分已克隆的脑特异表达基因有醛缩酶 A、醛缩酶 B、醛缩酶 C、小脑素、促皮质素释放素、脑啡肽前体、胶质纤维蛋白、谷氨酸脱羧酶、促性腺素、生长激素、髓磷基质蛋白、识别子、N-CAM、神经丝蛋白、神经生长因子、速激肽前体、7－烯醇化酶、酪氨酸羟化酶、S－100 蛋白、促甲状腺激素等。脑的基因表达远较其他组织复杂，例如脑基因表达的 mRNA 多聚腺苷酸化的程度差异很明显。成人脑中约有 1/3 的蛋白质分子是由 poly（A）-RNA（mRNA 的 3′端无多聚腺苷酸尾）编码的，而其他组织 poly（A）-RNA 含量非常低，具体功能不很清楚。脑中已分离出一种识别子 RNA 的长度只有 19～160bp。其 DNA 在基因组中重复约 10 万次，调控着各种脑特异表达基因的表达。

2．脑基因表达的空间特异性　脑的特异表达基因中，相当一部分只在某一神经元中或某一脑区内特异表达。例如，突触泡融蛋白有 4 种异构体，不同形式的泡融蛋白的基因表达有不同的组织分布。泡融蛋白Ⅰ在较高级的脑区包括大脑皮层和海马进行表达，而泡融蛋白Ⅱ基本上在较古老的脑部（如脊柱、脑干、小脑等）表达。有些脑特异表达基因在脑的不同功能区域可存在交叉分布，但基因表达丰度（指某种 mRNA 在脑组织中存在的平均分子数）有所差别。例如，大脑皮质中 Purkinje 细胞和 Golgi 细胞均能产生 γ－氨基丁酸（GABA），两者所含的 GABA 合成酶－谷氨酸脱羧酶 GAD67mRNA 是相等的，但在 Golgi 细胞中其同工酶 GAD67mRNA 的丰度要高得多。

3．根据脑基因表达的时间顺序性分类：

（1）基因在脑发育时有高丰度表达　如 α－微管蛋白基因，在胚胎期脑中的不同区域有大量不同的表达，而在成年期脑中仅维持低水平表达。

（2）管家基因　基因无论在胚胎期还是成年期都有较恒定的表达称管家基因，如 ras 基因族。

（3）基因在胚胎期有低丰度表达　在出生后或成年期却有高丰度表达，多为神经递质代谢酶类或某些受体的基因。例如，酪氨酸羟化酶 mRNA 可因突触传入而增加表达，如阻滞或减少传入刺激可降低表达。

4．脑基因表达的调控　指脑组织根据机体内外环境改变（如学习、应激、神经细胞损伤与修复等）控制神经细胞内特定基因的关闭或开放，增强或减弱基因表达。其主要调控机制如下：

（1）染色质结构对脑基因表达的调控　真核基因在发生转录前，染色质常会在特定区域被解旋形成自由DNA，核小体结构可清除或改变，DNA从右旋构型变为左旋型，及DNA去甲基化等。这些变化最终导致结构基因暴露，促进转录因子与启动区DNA结合。例如，一些神经递质可通过细胞内信使传递途径引起非组蛋白磷酸化，并由此促使组蛋白从DNA上脱落，导致结构基因暴露。

（2）神经细胞内转录过程调节　主要依靠顺式作用元件与反式作用因子的调控。例如，人促性腺激素释放激素（GnRH）受体基因上存在多种激素的调节序列（顺式作用元件），包括PEA－3、AP－1、AP－2、Pit－1位点、糖皮质激素/孕酮反应元件、甲状腺激素反应元件、cAMP反应元件等，并在翻译起始点上游还存在转录起始位点。在神经细胞内转录过程的调节中，即刻早期基因（immediate early genes，IEG）具有重要作用。这是一组能对神经递质、激素、神经冲动等外界刺激的传入信息在数分钟内迅速作出表达反应的原癌基因。它们的表达产物对晚期反应基因的调节，以及基因转录起止点对脑基因表达的调节者，是IEG编码的特异性DNA结合蛋白（又称第三信使），由此影响靶基因（晚期反应基因）的转录速度，把外界信号与基因表达相结合。脑最重要的IEG包括c-fos、c-jun、egr-1、zif/268、Ner/77等。这些基因的表达具有明显的时空性和可诱导性，如egr-1mRNA可随鼠脑的不同生长阶段而在不同的脑区高度表达。鼠出生后，该基因可以受生长因子、激素（如甲状腺素、糖皮质激素、性激素等）、某些神经递质及其受体激动剂（如多巴胺、红藻氨酸等）、应激、声、光、电刺激等诱导而表达。

（3）转录后加工过程的调控

1）选择性剪接　已知脑中降钙素基因相关肽（CGRP）是一种多肽类神经递质，与感觉传入（触、味、听）及其中枢整合有关。CGRP与降钙素来自同一个单拷贝基因，定位于11-pl5－4，有6个外显子和5个内含子。在脑组织和甲状腺中，该基因的初级转录物（hnRNA）完全相同，但在脑中，hnRNA的加工为外显子1、2、3、5、6及polyA2的拼接，构成的mRNA指导CGRP的合成与甲状腺中不同。

2）RNA编辑　如兴奋性氨基酸AMPA受体，其基因转录后，GluR1亚基的转录片段可经RNA编辑机制使其mRNA中的密码子CAG（Gln）转变成CGG（Arg），从而产生GluR2mRNA，由此进一步产生含GluR2亚基的AMPA受体异聚体，呈现低Ca^{++}通透性。但是由GluR1亚基构成的同聚体和异聚体受体对Ca^{++}的通透性很高。这种编辑机制还可影响AMPA受体失敏的速率。

3）翻译水平的调控　与生物节律有关的frq基因，其转录的mRNA可在开放阅读框架的不同位置开始翻译过程，产生两种结构相似但功能不同的蛋白质。就是在环境温度接近生理温度高限时，利用起始密码子AUG# b产生FRQ1～989长肽维持昼夜节律，而在环境温度接近生理温度低限时，则用起始密码子AUG# I产生短肽FRQ100～989维持昼夜节律。

4）翻译后水平的调控　内阿片肽的前体阿黑皮原（POMC）在不同的脑区可因翻译后的加工酶不同生成不同的神经肽，包括促肾上腺皮质激素（ACTH）、促黑激素（α－、β－、γ－MSH）、β－或γ－脂肪酸释放激素（LPH），及β－内啡肽等。例如，POMC（由267个氨基酸残基构成）在腺垂体，加工产物主要为ACTH和β－脂肪酸释放激素。在垂体中叶主要加工产物为α－MSH和β－内啡肽。在下丘脑仅产生β－内啡肽等。

（三）基因的多态性

DNA 片段中，等位基因可以存在两种或两种以上形式，一般对基因功能无明显影响，称基因多态性。在分子遗传学研究中，常用基因多态性作为线索来寻找位于多态基因附近并直接参与致病的基因。仅在少数情况下，基因的多态直接影响基因的功能，可能直接参与疾病的发生过程。例如，参与乙醇代谢的乙醇脱氢酶（ADH）和乙醛脱氢酶（ALDH）就具有活性明显不同的多态。研究发现，这种 ADH 和 ALDH 多态与乙醇依赖的发生有关。

1．限制性片段长度多态性（restriction fragment length polymorphism，RFLP） 通过限制性内切酶剪切而表现。限制性内切酶是指一些可以根据特定核苷酸顺序切割 DNA 的内切酶，根据其所在的细菌菌株而命名，若同一菌株可产生多种内切酶，则以罗文Ⅰ、Ⅱ等编号。例如，Eco RⅠ是从大肠杆菌（Eco）R 菌株分离出来－编号Ⅰ的酶。如果 DNA 序列的变异涉及到限制性内切酶识别位点，就可利用限制性内切酶将 DNA 切成不同长度的限制性片段。在单胺氧化酶 A（MAO-A）基因中，就有一个 RFLP 位点，用限制性内切酶 Eco R Ⅴ（识别的特定核苷酸序列为 GATATC）剪切，一种等位基因可被 EcoR Ⅴ切割，而另一种不能被切割。假如一个机体相对该多态性位点基因型是能够被切割类型的纯合子，RFLP 结果为 590bp 和 420bp 两个片段，而如果机体相对该多态性位点基因型是不能被切割类型的纯合子，RFLP 结果为 1010bp 一个片段，如果机体相对该多态性位点基因型为杂合子，RFLP 结果为 590bp、420bp、1010bp 三条带。

2．微卫星重复多态性（mierosatellite repeat polymorphism） 可根据多态的确切特性称为可变数串联重复多态（VNTR），或根据具体情况称短序列重复多态（STR），并可根据多态重复单元的具体情况进一步作具体命名，如二核苷酸重复多态等。较常见有...（CA）n...，...（GATA）n... 等（n 表示重复次数，n 不同可导致 DNA 片段长度不同的多态性）。多巴胺 D_4 受体基因中有一个 VNTR，重复单元较长（48bp）。重复单元的数目变异很大，有很高的多态信息量，并符合孟德尔显性遗传规律。已发现三核苷酸重复序列（CAG）n 的动态突变（dynamic mutation），引起一些神经系统疾病，如 Huntington 病、脊髓小脑共济失调，脊肌萎缩症和脆 X 综合征等。

3．单核苷酸多态性（single nucleotide poly morphism，SNP） 在人类的 DNA 上，每 1000 个核苷酸就可有 1 个具有两种或两种以上单核苷酸多态性。有些 SNP 处在非编码区，常被用作遗传标志。例如，5－HT2A 受体基因第 102 位的胸腺嘧啶（T）变成胞嘧啶（C），称作 5－HT2A 受体基因 T102C 多态性。另一些 SNP 在编码区中，能改变参与编码的氨基酸种类，称功能性多态，常用来研究候选功能基因。例如，D_3 受体基因的第一外显子，第 9 密码子中的腺嘌呤（A）变为鸟嘌呤（G），使相应的密码子由 AGC 变成 GGC，编码的氨基酸由丝氨酸（Ser）变为甘氨酸（Gly），称 Ser9Gly 多态。例如，对多巴胺 D_2 受体 Ser311Cys 与精神分裂症的关系进行研究，发现二者之间有联系。SNP 的特点是不再以长度的差异（如 RFLP、STR 等）作为检测手段，而是直接以序列的变异作为标志。

4．连锁、关联与基因多态性 人类的一种疾病可伴随另一种遗传性状或疾病出现，这就是基因的连锁与关联。连锁是指两个基因位于同一染色体上，而这两个基因决定的性状也同时出现。例如，低密度脂蛋白受体相关蛋白（LRP）基因和编码载脂蛋白 E4 的基因（E4）均位于 19 号染色体上。关联是指某一疾病可伴随一种普遍存在的遗传性状出现。例如，人类 HLA 抗原系统是人类普遍存在的遗传性状，位于第 6 号染色体短臂上。通常连锁是根据家谱分析确定的，而关联则是以群体为对象总结的。基因的多态性是指在同种属的机体或人群中出现两种或多种不同形式的某种基因型。例如，5 - 羟色胺受体基因存在 5 种多态性，即 2 种静息多态性 T102C（102 位 T-C 置换）、$C516_T$（第 516 位 T-C 置换），3 种结构多态性 Thr25Asn、His452Tyr、A1A447Val。多态性 T102C、Thr25Asn 均位于第一外显子的第一部分，多态性 $C516_T$位于第二外显子，多态性 His452Tyr、A1A447Val 位于第三外显子。由于结构多态性可以直接改变所编码的蛋白质结构，进而改变受体的功能或表达水平，因此可影响机体的疾病易感性或对精神药物的敏感性等。静息多态性并不改变所编码蛋白质的氨基酸结构，它本身也不可能直接改变受体的功能或表达水平，但它可以间接地通过影响该基因的激活或通过影响基因转录物的加工以及 mRNA 二级结构的翻译和 mRNA 的稳定性，间接改变蛋白质的功能或表达水平。

（四）与遗传药理学相关的致病基础

脑部疾病的分子遗传学病理基础，可以概括为基因突变、动态突变、基因表达调控异常及病毒感染等。这些改变可以单独发生，也可同时发生。受累基因涉及受体代谢酶类、调节性多肽、结构蛋白质等多种结构基因。

1．基因突变　基因按不同功能可分为结构基因、调控基因、修饰基因。结构基因决定合成蛋白质的氨基酸序列，调控基因控制结构基因的活动，操纵核酸的合成，信息的转录。修饰基因指改变和控制基因可能遗传的特性及其在机体的表达率和表达的程度。例如，基因突变在分子水平可以表现为碱基置换，如次黄嘌呤鸟嘌呤磷酸核糖基转移酶（HGPRT）基因的点突变为第 635 位的 T-G（GTT-GGT）与第 637 位的 G-A（GGA-AGA），称双点突变。又如，碱基缺失或基因转换，如参与合成脑甾体激素的 21 - 羟化酶基因（位于第 6 号染色体短臂组织相容性抗原簇Ⅲ区）由 P450c21A 和 P450c21B 组成。P450c21B 是编码 21 - 羟化酶的功能基因。如果 P450c21A 基因由于外显子缺失 8bp，导致终止密码子提前出现，可使 21 - 羟化酶基因成为无功能的假基因，可与 P450c21B 功能基因发生基因转换。结果 P450c21B 基因内大片段的序列转换为 P450c21A 序列，使染色体有了两个 P450c21A 基，因此缺少具有功能的 P450c21B 基因，可导致 21 - 羟化酶缺乏。

2．动态突变　指基因组 DNA 序列中由于数个到数十个（以三个核苷酸最常见）寡核苷酸串联重复序列拷贝数的变化引起生物表型改变的突变。动态突变也可称为基因组不稳定性，通常是由于不稳定地异常扩增而形成，如在某一基因出现（CGG）n 或（CTGA）n 等。其中拷贝数 n 的数目不稳定，变异很大。动态突变可发生在外显子或内含子。在外显子中，可根据核苷酸重复序列在翻译区还是在非翻译区而分为两型。

（1）外显子中的核苷酸动态突变　①非翻译区的核苷酸动态突变：如启动子、5′非翻译区、3′非翻译区等的核苷酸重复序列拷贝数几乎没有限制，可达数千个拷贝数，扩增的重复序列可影响翻译的起始，并有可能导致起始密码子变异；②翻译区的核苷酸动态突变：扩增的拷贝数多数限制在 100 以内，主要导致错义突变或终止密码子提前出现。

（2）内含子中的核苷酸动态突变　可干扰 RNA 的成熟。如内含子中的 GAA 重复序列扩增，就可导致其在剪切加工过程中不能形成套索样结构，从而使剪接复合体不能行使功能，导致内含子不能被剪除，形成有缺陷的 mRNA，翻译生成异常蛋白质。

（3）动态突变的完全和非完全重复 ①完全重复：指所有已扩增的重复片段中，其重复单位的碱基组成一致；②非完全重复：指有些重复片段的碱基组成与大多数不一致，这可能是扩增过程中发生了突变所致。

（4）动态突变的链滑机制 动态突变时，重复DNA拷贝数的扩增是通过DNA复制过程中的链滑机制形成的。据此，在DNA复制时，已复制好但尚未形成双链状的动态突变区域可形成链内发夹状结构，从而使原先已指导发夹状结构区合成的模板重新作为模板，这就在发夹状结构链后增添了一段新的重复单元结构区。如果发夹状结构被修复切除，就可恢复原有链的长度。如果未被切除，那么下轮复制时发夹状结构区可以打开，并作为新链合成的单链模板，使动态突变结构内的核苷酸串联重复单元扩增。因此，发夹结构区越大，发生扩增的数目也就越多。

（5）动态突变在表型上表现为相关基因功能丢失或获得 动态突变发生的不同位置在表型上主要表现为相关基因功能的丢失或获得。目前已知动态突变是多种神经精神障碍发病的重要因素。其共同特点之一是遗传早发现象（指某一疾病的发生随着世代的传递而病情加重，发病的年龄也越来越早的现象）。这是由于脱氧核苷酸重复序列的扩增，增加了该区域的不稳定性，从而使再扩增的可能性也随之增加。因此，在世代的传递过程中，扩增的拷贝数会越来越多，而稳定性就越来越低，与之相关的病情越重，发病年龄也越早。

3．基因表达调控异常 已知AD患者的β－淀粉样蛋白前体（APP）基因存在调控异常。该基因的5′端序列附近存在数个调控子（包括神经生长因子、白介素、热休克促进子等）。若APP基因突变涉及这些调控子序列，即可破坏APP表达调控的反馈机制，促使APP基因过度表达。

第二节 遗传药理学相关的P450酶简介

细胞色素P450混合功能氧化酶（简称P450酶）位于肝细胞内，分为类固醇性P450酶位于线粒体和降解性P450酶位于内质网。类固醇性P450酶主要与体内物质的生物合成和转化成活性物质有关，如使类固醇、胆固醇生物合成为相应活性物质。降解性P450酶通过氧化使体内药物降解，易于清除。迄今为止，有机体中已发现500种以上与P450酶相关的基因。遗传因素对P450酶活性有重要作用，许多精神药物由细胞色素酶（P450酶）代谢。根据P450酶所具有的不同结构，可以完善其分类系统。结构越相似，P450酶的系统发生及功能越相近。P450酶的第一位数字为家系分类编码，同一家系的所有酶至少有40%氨基酸基因具有同源性。根据其第二位的字母分为亚系，同一亚系的酶至少有50%具有氨基酸基因同源性，最后一位数字表示基因编码（表9－1）。

表9－1 人类P450酶分类：家系，亚系及基因

1：1A1、1A2
2：2A6、2A7、2B6、2C8、2C9、2C18、2C19、2D6、2E1、2F1
举例：2C19的等位基因：2C19－1A、－1B、－2A、－2B、－3、－4、－5A、－5B、－6、－7、－8、－9、－10、－11、－12、－13、－14、－15
3：3A3/4、3A5、3A7

续 表

举例：3A5 的等位基因：–1A、–1B、–1C、–2、–3A、–3B、–3C、–4、–5、–6、–7
4：4A 9、4B1、4F2、4F3
7
11：11A1 11B1 11B2
17
19
21：21A2
27

P450 酶代谢的部分药物列于表 9–2。

表 9–2 由 P450 酶代谢的部分药物

P4501A2
抗抑郁药：阿米替林、氯米帕明、丙咪嗪
抗精神病药：氯氮平
β阻滞剂：普奈洛尔
其他：咖啡因、对乙酰氨基酚、氨茶碱、右旋华法林
P4502C19
抗抑郁药：西酞普兰、氯米帕明、丙咪嗪
巴比妥酸盐：溴乙酰巴比妥、美巴比妥、左旋美芬妥英
β阻滞剂：普奈洛尔
P4502D6
抗精神病药：氟哌啶醇、奋乃静、利培酮、甲硫哒嗪
β阻滞剂：阿普洛尔、普萘洛尔、美托洛尔、噻吗洛尔
阿片类：可待因，碘基吗啡，美沙芬
SSRI：氟西汀、哌氟西汀、去甲西酞普兰
TCA：阿米替林、氯米帕明、丙咪嗪
其他非 TCA：维拉法新、乃发唑酮、曲拉唑酮
其他：异喹胍、4–氢化苯已丙胺、哌克昔林
P4503A3/4
抗癫痫药：卡马西平、乙琥胺
抗抑郁药：阿米替林、氯米帕明、舍曲林、乃发唑酮
抗组胺药：丁苯哌丁醇、苯丙咪唑
抗精神病药：氯氮平
BZ：阿普唑仑、地西泮氯硝西泮、地西泮、三唑仑
局麻药：可卡因、利多卡因
抗生素：乙琥红霉素，红霉素
甾醇类：地塞米松、睾丸酮、雌二醇、黄体酮
钙离子通道阻滞剂：尼卡地平、硝苯地平、硫氮䓬酮
尼索地平、尼群地平、维拉帕米、美诺地平

第三节 药物代谢酶遗传变异及其影响

一、药物氧化代谢酶基因多态性

细胞色素 P450 酶（cytochromeP450 酶，即 P450 酶）是一类亚铁血红素 - 硫醇盐蛋白酶（hemethiolaste proteins），主要功能在于催化内源性物质和包括药物、环境化合物在内的外源性物质氧化代谢。对人有功能意义的同工酶约 50 多种，并具有遗传多态性。现举例简介如下：

（一）P450 酶 1A2

它催化体内药物如咖啡因、华法林、茶碱、普萘洛尔、维拉帕米、硝苯地平、他克林、氯氮平、丙米嗪、氯米帕明、阿米替林、氟伏沙明、氯氮平等药物代谢。此外，还参与人体内内源性物质如 17β - 雌二醇、雄烯二酮代谢和许多致癌物前体或毒性物质前体在体内的激活。编码人类 P450 酶 1A2 的基因位于 15 号染色体，全长 7.8kb，包括 7 个外显子和 6 个内含子。P450 酶 1A2 基因具有遗传多态性。现已发现 15 种突变等位基因，其中 4 种有功能意义，分别是 P450 酶 1A2 - 1F（C164A）、P450 酶 1A2 - lC（C3858A）、P450 酶 1A2 - 1K（T740G；C730T；C164A）和 P450 酶 1A2 - 7（G3534A）。P450 酶 1A2 - 1F 可引起 P450 酶 1A2 诱导性增强，在中国人中发生率约为 0.67。P450 酶 1A2 - 1C、1A2 - 1K 和 1A2 - 7 均导致 P450 酶 1A2 活性降低。P450 酶 1A2 - 1C 发生率具有种族和民族差异，中国汉族人群中发生率为 0.24，明显低于傣族的 0.34。P450 酶 1A2 的 C734A 基因多态性可能与抗精神病药物所致迟发性运动障碍（tardive dyskinesia，TD）有关。

（二）P450 酶 2C9

其代谢的药物有华法林、苯妥英、洛沙坦、依贝沙坦、格列吡嗪、氟伐他汀、托塞咪；三甲双酮及各种非甾体类抗炎药如双氯芬酸和布洛芬等，并参与激活某些药物前体（如环磷酰胺和异环磷酰胺等）和某些致癌物质前体。部分激素和内源性物质（如孕酮、睾酮、花生四烯酸和亚油酸等）也是 P450 酶 2C9 的底物。编码人类 P450 酶 2C9 蛋白的基因定位于 10 号染色体长臂 2 区 4 带 2 亚带（10q24.2），含 9 个外显子，全长 55kb，编码 490 个氨基酸的蛋白质。迄今已在 P450 酶 2C9 基因的编码区和非编码区发现多个等位基因多态性或突变。其中，编码区的 11 种单核苷酸多态性（SNP），依次被编为 P450 酶 2C9 - 2 ~ 12，而 P450 酶 2C9 - 1 为无突变的野生型。此外，在基因的非编码区也发现多个单核苷酸多态性，如内含子 2 上的两个单核苷酸多态性和 5′端调控区域的 7 个单核苷酸多态性等。它们能通过改变 2C9 基因转录水平影响酶活性。上述突变的发生频率具有种族差异。P450 酶 2C9 - 2、2C9 - 4 和 2C9 - 5 在白人和黑人中频率较高，在中国人中却极低或为零。已知 P450 酶 2C9 - 3 是中国人的主要突变等位基因，其频率 2.1% ~ 4.5%，低于白人的 4.3% ~ 16.2%，而高于黑人的 0.6% ~ 2.0%。

人类因种族和个体差异，使有些人酶的活性和数量超过一般正常人，属快代谢型。而另一些人则低于正常人，属慢代谢型。例如，P450 酶 2C9 底物的体内代谢与其基因型相关。P450 酶 2C9 - 3 的杂合子患者所需华法林的平均剂量为野生型 P450 酶 2C9 - 1 纯合子的 60%，而 P450 酶 2C9 - 3 的纯合子患者的剂量仅为野生型 P450 酶 2C9 - 1 纯合子的 10%，分别为 0.4mg/d 和 4～8mg/d。P450 酶 2C9－2 存在类似现象，所用剂量在杂合子和突变纯合子中分别较野生型纯合子降低 15%～20%和 40%。携带 P450 酶 2C9－2 和 2C9－3 的患者用华法林时发生出血等不良反应的概率显著高于野生性纯合子。P450 酶 2C9－2 和 2C9－3 杂合子患者服用苯妥英后 12 小时血药浓度比野生型纯合子高 30%，而 2C9－3 纯合子患者的苯妥英体内口服清除率降低 79%。

（三）P450 酶 2C19

它是代谢 S－美芬妥英的氧化酶，也称 S－美芬妥英 4－羟化酶。此外 P450 酶 2C19 的底物还有奥美拉唑、普萘洛尔、地西泮、丙米嗪、巴比妥类、去甲西泮、阿米替林、氯米帕明、西酞普兰和吗氯贝胺和黄体酮等。根据 P450 酶 2C19 酶活性大小，可分为快代谢型和有 P450 酶 2C19 缺陷的慢代谢型。P450 酶 2C19 多态性直接影响这些药物在体内的代谢，导致药效及不良反应的种族差异。慢代谢型发生率在白人中为 3%～5%，黑人介于白种人与东方人之间，而东方人中慢代谢型的发生率高达 13%～23%。慢代谢型在汉、白、侗、苗、傣 5 个民族的人群中分别占 19.8%、13.4%、11.0%、16.4%、9.3%，汉族显著高于侗族和傣族，略高于白族。在快代谢型中，汉族的 2C19 的酶活性高于侗族、傣族，与白族相似。中国人总的快代谢型发生率为 14.32%。P450 酶 2C19 基因定位在 10 号染色体（10q24.1～10q24.3），具有 9 个外显子，全长约 55kb。目前已发现 2C19 至少有 14 种突变基因，18 种等位基因（表 9－1）。除 P450 酶 2C19－1A 和 2C19－1B 为野生型等位基因外，其他突变等位基因均使 2C19 酶丧失活性。P450 酶 2C19 基因多态性对酶活性的影响具有基因剂量效应，具体表现为野生型纯合子高于野生型杂合子，更高于突变等位基因纯合子，如地西泮、去甲西泮和舍曲林的体内代谢清除率均按这一规律变化。

（四）P450 酶 2D6

它仅占肝脏中 P450 酶总量的 1%～2%，但其催化代谢的药物多达 80 余种，包括 β 受体阻滞剂（如阿普洛尔、普萘洛尔、美托洛尔、噻吗洛尔、布尼洛尔等）；α、β 受体阻滞剂卡维洛尔；抗心律失常药（如奎尼丁、普罗帕酮等）；降压药（如异喹胍、吲哚拉明等）；抗心绞痛药（如哌克昔林、特罗地林等）；抗精神病药（如奋乃静、氟哌利多、利螺环酮、硫利达嗪等）；镇咳平喘药（如可待因、甲氧苯丙胺等）；降血糖药苯乙双胍；抗抑郁药（如三环类的阿米替林、丙米嗪、氯米帕明、去甲丙米嗪、去甲替林；其他抗抑郁药马普替林、帕罗西汀、氟伏沙明等）。

根据 P450 酶 2D6 的活性和数量，不同人群可分为超快代谢型（ultra-rapid metabolizer）、快代谢型、中代谢型和慢代谢型。我国资料显示，慢代谢型发生率汉族 0.00%～1.00%、藏族 1.5%、维吾尔族 0.6%、蒙古族 0.8%、侗族 0.8%、苗族 0.0%，明显低于白人（5.0%～10.0%）。编码 P450 酶 2D6 的基因位于 22 号常染色体，目前已发现的 P450 酶 2D6 等位基因从 2D6－1 到 2D6－44。在欧美白人中，最常见的是 2D6－3A、2D6－4A、2D6－4B、2D6－5 和 2D6－6A。这些突变基因使酶的活性消失，并因此决定为慢代谢表型。中国人慢代谢型主要是 2D6 基因缺失，而 2D6－3A、2D6－4A 和 2D6－4B 基因在中国人中很少见，因此慢代谢型频率很低。但是，中国人 51%有 2D6－19B，导致 P450 酶 2D6 酶蛋白活性降低，因此中国人快代谢型的 2D6 平均活性较欧美白人低。P450 酶 2D6 基因多态性影响其底物的体内代谢和效应。如去甲替林是 2D6 的代谢底物，如果没有 2D6 功能性基因（慢代谢型）的人分别与含有1、2、3个2D6功能性基因的人，都服用去甲替林25~50mg，结果去甲替林的血药浓度在含0、1、2、3个功能性基因者中的血药浓度依次降低，而2D6介导产生的代谢产物9-羟基去甲替林的血浓度则依次升高。又如，P450酶2D6参与丙咪嗪的羟化代谢，P450酶2C19参与丙咪嗪的去甲基代谢，慢代谢型用药时丙咪嗪代谢慢，血药浓度高，易引发不良反应。再如，可待因必须有P450酶2D6参与，将其代谢成吗啡才能发挥镇痛作用，而5%~10%的高加索种白人缺乏此酶，因此可待因对他们没有镇痛作用。同样，氟西汀、帕罗西汀是高效P450酶2D6抑制剂，但是对5%~10%的高加索种白人没有作用，因为他们先天缺乏P450酶2D6酶。

（五）P450酶3A

它主要存在于肝脏和小肠，约占肝脏P450酶总量的30%，是肝脏和体内含量最丰富的代谢酶。已知P450酶参与代谢的药物中有50%是P450酶3A介导的，此外它还参与激活一些内源性物质和致癌物质前体的代谢（表9-2）。P450酶3A的表型存在显著个体差异，例如肝P450酶3A酶蛋白的表达量差异可达到100。P450酶3A基因定位于人类7号染色体7q21.3~7q22.1。其cDNA克隆有13个外显子，主要调控转录及表达的结构区位于5′端。P450酶3A5的等位基因有多种（表9-1），主要包括3A4，3A5，3A7和3A43，他们都有多种基因多态性。其突变等位基因从P450酶3A42~3A4-19。但是这些单核苷酸多态性中没有可以导致酶功能丧失或显著降低的突变。P450酶3A4-1B是最常见的突变，导致了5′端侧翼区A-392G的改变，其频率在中国人和日本人中为0，在美国黑人中为45%，美国白人的频率介于二者之间。P450酶3A5表达的功能仅在10%~20%的白人，33%的东方人和55%的美国黑人中存在，主要是因为P450酶3A53突变导致导致了不适当的mRNA剪切，降低了有功能的P450酶3A5蛋白的翻译合成。例如，P450酶3A5-3/3纯合子的肝微粒体表达3A5的水平很低，表现为咪哒唑仑的代谢活性降低。

二、药物代谢的N-乙酰基转移酶基因多态性

药物乙酰化代谢受肝内胞质酶N-乙酰基转移酶（N-acetyltransferase，NAT）控制，涉及NAT代谢的药物及其他物质有异烟肼、咖啡因、肼苯哒嗪、普鲁卡因胺、苯乙肼、硝西泮、氯硝西泮，以及磺胺类（如磺胺嘧啶、磺胺甲基嘧啶、磺胺吡啶、磺胺二甲基嘧啶、甲基硫氧嘧啶、柳氮磺胺吡啶等）。

（一）NAT1

人类乙酰基转移酶基因有NAT1、NAT2和假基因NATP。NAT1和NAT2有87%的同源性，编码的55个不同的氨基酸中只有22个为非保守性氨基酸。NAT1和NAT2被定位于人染色体8p21.1~23.1。NAT1和NAT2的分子量分别是33和31kD。NAT1主要呈单态性，代谢对氨基水杨酸和对氨基苯甲酸。NAT2则呈多态性，代谢异烟肼和普鲁卡因胺等。NAT1的等位基因有：NAT1-3、NAT1-4、NAT1-5、NAT1-10、NAT1-11A~C、NAT1-14A ~B、NAT1-15、NAT1-16、NAT1-17、NAT1-18A~B、NAT1-19~25、NAT1-26A~B等。其中NAT1-3为功能相关性等位基因，不引起NAT1蛋白结构的改变。NAT1-4为正常的野生型等位基因。NAT1-3与NAT1-4编码的蛋白在功能上没有区别。NAT1-10和NAT1-11代表高活性的突变等位基因；NAT1-15、NAT1-16和NAT1-17代表低活性的突变等位基因。NAT1-10和NAT1-11的纯合子和杂合子都是乙酰化快代谢型，而其余等位基因的组合

都是慢代谢型。NAT1 等位基因发生频率存在种族差异，高活性的突变等位基因 NAT1-10 在亚洲人中的发生频率明显高于白人。据研究，NAT1 的快代谢型基因 NAT1-10 与膀胱癌和结肠癌易感性呈正相关，而与肺癌易感性呈负相关。

（二）NAT2

NAT2 基因决定人类 NAT2 在肝脏中的含量随乙酰化表型而有差异。NAT2 野生型等位基因是 NAT2-4。突变等位基因有 NAT2-5A～5J、NAT2-6A～6E、NAT2-7A～7B，NAT2-10、NAT2-11A～11B、NAT2-12A～12D、NAT2-13、NAT2-14A～G、NAT2-17、NAT2-18、NAT2-19 等突变等位基因。其中以 NAT2-4、NAT2-5A、NAT2-5B、NAT2-5C、NAT2-6A、NAT2-6B、NAT2-7B、NAT2-13、NAT2-14A 等最常见。NAT2-14 几乎只存在于黑人中。不同的 NAT2 等位基因构成不同的表型，可分为快、中、慢乙酰化代谢型。乙酰化快代谢型的基因型为 NAT2-4 的纯合子或杂合子，慢代谢型为各种突变等位基因的组合，中间型为 NAT2-4 和其他突变等位基因构成的杂合子。除了基因多态性外，某些非遗传因素也可以增强或减弱乙酰化反应，例如饮酒、大量摄入葡萄糖、激素治疗、肾功能衰竭、肝脏疾病等，但这些环境因素只改变 NTA2 的活性，不改变 NTA2 的结构。乙酰化快、慢代谢型的发生率有明显种族差异，白人的代谢型占 30%～50%，中国人为 70%～80%，爱斯基摩人可高达 95%以上。在使用常规剂量时，经乙酰化代谢的药物在慢代谢型患者中容易发生不良反应。例如，单胺氧化酶抑制剂苯乙肼的恶心、嗜睡等不良反应在慢代谢型中较多见。同样，在乙酰化慢代谢型患者中应用异烟肼和苯妥英时，苯妥英的毒性作用增加。

三、乙醇脱氢酶和乙醛脱氢酶

（一）乙醇（酒精）代谢

乙醇首先主要由乙醇脱氢酶（alcoholdehydrogenase，ADH）水解成乙醛，继而再主要由乙醛脱氢酶（aldehydedehydrogenase，ALDH）水解成乙酸。乙醇引起的面红、心率加快、皮肤温度升高等症状，这是乙醛促进肾上腺素和去甲肾上腺素分泌所致。某些人对乙醇敏感性增高而易出现乙醇中毒，称为乙醇不耐受。

（二）乙醇脱氢酶（ADH）

它是一种二聚体，由两个分子量各为 4kD 的亚单位组成。胎儿的 ADH 无活性，直到 5 岁左右才逐步达到成人的活性水平。ADH 活性受遗传控制，有 5 种结构基因，即 ADH、ADH2、ADH3、ADH4、ADH5 编码人体 ADH，由它们产生 8 个多肽亚单位（α、β_1、β_2、β_3、γ_1、γ_2、π、χ），再由这些亚单位成对组合成不同的 ADH 二聚体。根据蛋白质结构、亲电子性、酶促动力学特征，ADH 分为三类，Ⅰ类 ADHs 由基因 ADH1、ADH2、ADH3 分别编码产生；Ⅱ类 ADHs 由 ADH4 编码；Ⅲ类 ADHs 则由 ADH5 编码产生。Ⅰ类 ADHs 较Ⅱ类和Ⅲ类 ADHs 对乙醇代谢有更大的作用。属于Ⅰ类的各 ADH 酶均由 α、β、γ 亚单位中的任何两个随机组合而成。每一亚单位有 374 个氨基酸残基，若干外显子，如 ADH5 等位基因有 9 个外显子，长度为 15kb。不同的亚单位约有 10%的氨基酸交换。Ⅰ类 ADH 所包含的 3 个基因均位于 4 号染色体长臂 4q21 和 4q24 之间。Ⅲ类 ADH 基因位于 4 号染色体的相同区域。

具多态性特征的 ADH2 基因产生一种 ADH 的变异体，称为非典型 ADH，较典型 ADH 有更高活性。在正常情况下，由 ADH2 基因产生的 ADH 组成 $\alpha_1\beta_1$、$\beta_1\gamma_1$、$\beta_1\gamma_2$ 等三种亚单位，而非典型 ADH 含一种变异的 β_2 亚单位，而不是正常时的 β_1 亚单位，这种突变是非典型 ADH

活性增高的原因，而且纯二聚体 $\beta_1\beta_2$ 的活性比 $\beta_1\beta_1$ 和 $\beta_1\beta_2$ 高。非典型 ADH 分布率有种族差异。中国人和日本人中具非典型 ADH 等位基因者达 90%，白种人中不到 5%。ADH 在乙醇中毒和乙醇相关性疾病中的作用迄今尚未完全阐明。急性饮酒使血内乙醛稳态浓度显著增高引起乙醇不耐受现象，其原因主要在于乙醛脱氢酶（ALDH）异常。

（三）乙醛脱氢酶（ALDH）

乙醛可与体内一些蛋白质、磷脂、核酸等呈共价键结合。乙醛在肝脏和其他器官内的氧化由 ALDH 催化。ALDH 为多肽四聚体，至少有 7 种不同基因编码 ALDH（ALDH1 ~ ALDH7），但根据底物特异性和亚单位组成，只有 ALDH1 和 ALDH2 是真 ALDHs，为人体肝脏内的两种主要同工酶，其基因分别位于 9 号和 12 号染色体。ALDH1 和 ALDH2 为纯四聚体，由分子量为 5 4000 的亚单位组成。ALDH2 基因长 44kb，含 13 个外显子，编码有 517 氨基酸残基的多肽。非典型 ALDH2 基因在 12 位外显子有一单个核苷酸 G→A 转换，导致羧基末端 Glu487Lys 发生置换突变，从而形成功能缺失的酶，即非典型杂四聚体酶（aaab、aabb 和 abbb，其中 b 表示非典型亚单位）和非典型纯四聚体酶（bbbb），结果导致活性缺失而不能有效代谢乙醛，使得血液乙醛浓度升高，儿茶酚胺释放增多，从而引起面部潮红等不良反应或乙醇中毒。包括中国人、日本人、朝鲜人在内的东方人对乙醇敏感，易出现面红、心动过速，主要原因是因为 ALDH2 缺损，不能迅速代谢由乙醇代谢生成的乙醛。ALDH2 表现遗传性多态性。大约 50%日本人的肝内 ALDH2 功能缺失，我国 45%的汉族、30%的蒙族和 25%的壮族存在 ALDH2 缺损，而在白人和黑人中，未发现这种酶功能缺失。ALDH2 缺乏者的这一性状为常染色体显性遗传。

第四节 药物转运体基因多态性及其影响

药物转运蛋白按转运底物的方向可分两类：①转运底物进入细胞，包括有机阴离子转运多肽（organicanion transporting polypeptide，OATP）、有机阳离子转运体（organic cation transporter，OCT）、寡肽转运体（oligopeptide transporter，PEPT）；②依靠 ATP 分解释放的能量，将底物逆向泵出细胞，如乳腺癌耐药蛋白（breast cancer resistance protein，BCRP）、多药耐药相关蛋白（multidrug related protein，MRP）、P－糖蛋白（P-glycoprotein，P-gp）等。P－糖蛋白是由位于 7q21.1 的 MDRl 基因编码的分子量为 170kD 的糖蛋白，是第一个被发现的参与肿瘤多药耐药（multidrug resistence，MDR）转运蛋白。P-gp 对药物的逆向转运功能使它在药物的吸收、分布、代谢和清除方面发挥重要作用。P-gp 的作用底物范围非常广泛，包括众多的抗肿瘤药、抗生素类药、心血管系统药、强心苷类、β－受体阻滞剂、钙离子通道阻滞剂、消化道药、抗组胺药、HIV 蛋白酶抑制药、糖皮质激素、免疫抑制药等。编码 P-gp 的基因 MDRl 有 48 个单核苷酸多态性，其分布存在明显种族差异。例如，位于第 26 外显子的 34 35C > T 的突变中，3435C 等位基因的非洲裔人发生频率是 73% ~ 84%，欧裔和亚裔中是 34% ~ 59%；而 61A > G，1199G > A，236C > T，2677G > T，2677G > A 等位点的突变，在白人中的发生频率是黑人中的两倍。

C3435T 的突变可以影响 P-gp 的表达和功能。肠道上分布的 P-gp 逆向将药物泵出肠道上皮细胞，减少了药物的吸收，降低了生物利用度。口服药物的血药浓度受 MDRl 基因型的影响，并具有基因剂量效应。例如，MDR1 3435CC 基因型的个体肠道 P-gp 表达水平高于突变纯合子 TT 和杂合子 CT 基因型个体。非索那汀、地高辛等的血药浓度在 3435TT 基因型个体中显著高于 CC、CT 基因型个体。分布在大脑毛细血管内皮细胞上的 P-gp 可以调节内源性和外源性化合物通透血脑屏障。P-gp 表达或功能的降低，可以导致血脑屏障对外界有毒物质防御功能受损，增加 Parkinson 病的易感性，导致疾病症状的更早显现。3435TT 基因型和低表达 P-gp 相关，在早发 Parkinson 病中，突变基因型 3435TT 的发生频率为 36.0%，在晚发 Parkinson 病中该基因型频率为 22.9%，正常对照组为 18.9%。

目前发现与多药耐药有关的转运蛋白还有一系列与 ATP 结合的盒式膜转运蛋白（adenosine triphosphate binding cassette transporters，ABC 转运蛋白），如乳腺癌耐药蛋白、多药耐药相关蛋白等。它们的单向外排作用，使细胞内药物滞留减少，疗效降低。例如，多药耐药现象是肿瘤化疗失败的主要原因之一。

第五节　药物受体基因多态性及其影响

编码药物作用靶蛋白（如受体、酶以及那些参与信号传递、细胞周期调控和其他细胞内过程的各种蛋白等）的基因具有多态性，从而改变与这些靶蛋白对其特异性药物的敏感性。现分别简介 如下；

一、β_1 肾上腺素受体

β_1 肾上腺素受体（β_1 adrenergic receptor，β_1-AR）属于 G 蛋白偶联受体，主要在心房肌和心室肌细胞表达，以儿茶酚胺为内源性配体。β_1-AR 基因定位于 10q24 ~ 26，全长 2.4kb，无内含子，其开放读码区编码长度为 477 个氨基酸残基的蛋白质，5′侧翼区调控序列包含甲状腺激素、糖皮质激素及 cAMP 结合片段等调控元件，3′端有 900bp 的非翻译区。目前已发现 β_1-ARcDNA 至少存在 18 个单核苷酸多态性，其中 1 个位于 5′端非编码区。17 个位于编码区的点突变有 10 个为沉默突变，有 7 个产生编码氨基酸的改变，分别为 A145G、G175T、G1165C、C1195T、A1205G、A1210G 和 C1252G。这些突变位点的发生频率均符合 Hardy-Weinberg 平衡，所有的沉默突变及羧基端的 4 个突变均存在完全连锁。

A145G 多态性导致受体第 49 位氨基酸发生 Ser/Gly 多态性，第 49 位氨基酸位于受体的氨基端，根据 G 蛋白偶联受体结构与功能的关系分析，该部位的变异可能改变受体表达与调节属性，并影响个体对疾病的易感性及药物疗效等。49Gly 在各种族人群中的发生频率约为 0.13 ~ 0.15，等位基因频率在不同人种之间未显示差异。该多态性与 β 受体阻滞药的疗效关联，表现为使用 β 受体阻滞药的充血性心力衰竭患者，49Gly 纯合子的生存时间显著长于 49Ser 纯合子。49Gly 型受体也是心脏功能的保护因子，在充血性心力衰竭患者，49Ser 纯合子患者发生死亡和心脏移植的相对危险度为 49Gly 纯合子患者的 2.3 倍。

二、药源性恶性高热

它指全身麻醉时一种罕见的致命性药物效应。这是一种骨骼肌的常染色体显性遗传性药理学异常。表现为琥珀酰胆碱的肌松作用失效，不明原因的心动过速与体温升高，并迅速上升到极点。发作时各种肌酶和蛋白释放入血浆，明显缺氧，代谢性和呼吸性酸中毒。血钾升

高。早期死于心力衰竭，晚期死于肌红蛋白血症引起的肾功能衰竭。导致恶性高热的主要原因是全身麻醉药如乙醚、氧化亚氮、氟烷、环丙烷等对骨骼肌兰尼丁受体（ryanodine receptor，RYRl）的异常作用所致，导致肌质网过量释放 Ca^{2+}，因而肌质网内 Ca^{2+} 浓度升高，较高浓度的 Ca^{2+} 通过肌动蛋白、内质网、线粒体而使 ATP 酶活性增高，引起肌肉收缩和代谢过盛，引起高热。

兰尼丁受体（ryanodine receptor，RYRl）是 Ca^{2+} 释放通道蛋白，其功能是释放 Ca^{2+}，同时也作为骨骼肌内肌质网和 T 小管的桥梁结构。RYRl 受体蛋白的基因定位在 19 号染色体的 19q13.1～ 19q13.2 区。若机体的 RYRl 受体蛋白等位基因发生突变，合成异常 RYRl 受体蛋白。迄今为止，发现两种 RYRl 基因突变：①在受体的 61.5 密码子的 T1843C 核苷酸发生了一个点突变；②某些患者家系的恶性高热的发生与 RYRl 受体无关，其发病基因定位在 17 号染色体的 17q11.2 ～24 区，引起信号系统改变，导致脂肪酸和三磷酸肌醇生成，也引起恶性高热。通过体外挛缩试验（IVCT）可以评价患者的敏感性，其依据是在体外测定由氟烷、兰尼丁和咖啡因引起的肌肉收缩情况，区分患者是否对恶性高热敏感。治疗措施包括立即停止手术和麻醉、物理降温、纠正酸中毒，静脉输注肌松药硝苯呋海因可阻滞肌质网的 Ca^{2+} 释放，从而降低肌张力和降温，以终止发作。

三、胰岛素耐受

胰岛素受体为大分子跨膜糖蛋白，由两个分子量为 135kD 的 α 亚单位和两个分子量为 95kD 的 β 亚单位组成，两个亚单位之间由一个二硫键连接。目前已发现 25 种以上的胰岛素受体突变，其中大多为错义突变或终止密码提前，有时同一突变可在无亲缘关系的患者中发现，但大多数突变只能在同一血亲家属中检出。有些患者可以有两种突变等位基因，因此来自同一近亲谱系的患者可为同一突变的纯合子或由两种突变基因组合的杂合子。根据对胰岛素功能的影响，突变可分为 5 类：①受体合成障碍：某些突变导致受体 mRNA 水平降低，包括无义突变、内含子和外显子接点突变、核苷酸缺失引起的移码突变；②受体转运障碍：某些突变干扰转录后修饰作用（即 N－和 O－糖基化作用、受体蛋白分解成 α、β 亚单位，及酰化作用等），导致胰岛素受体量减少，与胰岛素的亲和力降低；③受体前体的两个亚基不能水解分开，受体的构型发生改变，以及 Lysl5 置换突变抑制受体向细胞表面转运，引起胰岛素亲和力降低；④β 亚单位的酪氨酸激酶区段的突变抑制酪氨酸激酶活性，是使酪氨酸激酶失活的一种突变；⑤胰岛素和受体结合后，发生细胞摄粒作用，并在核内酸性条件下释放胰岛素。胰岛素耐受的家系研究表明，某些家系中突变的作用可表现为显性形状。发生显性遗传的分子基础是胰岛素受体 β 亚基的酪氨酸激酶区段发生突变，明显损害突变亚单位的激酶活性，也可干扰亚单位之间的交互作用，表现为显性遗传，而突变纯合子可以隐性方式遗传。另有一些家系的胰岛素耐受症是非胰岛素依赖性糖尿病的一个重要发病机制。具有胰岛素受体突变的患者（尤其是有两种突变等位基因者），对胰岛素的耐受性很高，常需每天注射数千单位的外源性胰岛素。

第六节　药物代谢和药物效应的种族差异

药物代谢和药物效应的外源性种族因素包括医疗、饮食、烟酒、污染、日照、社会经济状态、对医嘱的依从性等。内源性种族因素与个体有关，如遗传、年龄、性别、身高、体重、器官解剖与功能等。种族因素对药物的体内代谢和反映有很大的影响，现择要分叙如下：

一、抗抑郁药

抗抑郁药代谢的个体差异取决于肝药酶活性。例如，阿米替林、氯米帕明等叔胺类药物均在体内去甲基生成活性代谢产物（去甲替林，去甲丙米嗪），而后再进一步进行羟化代谢。遗传因素对本类药物体内代谢有重要影响，如去甲丙米嗪与去甲替林的羟化代谢和阿米替林的去甲基代谢受 P450 酶 2D6 的遗传多态性影响。三环类抗抑郁药的临床效应与血药浓度相关，血药浓度过高时易产生药物不良反应。因此，事先准确查明用药者药物代谢的遗传影响对指导合理用药具有重要意义。在使用本类药物时，应对用药者进行 P450 酶表型的鉴定，并根据表型决定个体用药剂量，如慢代谢型的患者在用阿米替林时因不能有效代谢生成活性产物，最好改用去甲丙米嗪或去甲替林，并相应减少用药剂量。

二、抗焦虑药

地西泮的去甲基代谢经由 P450 酶 2C19 酶催化代谢，具有药物代谢的遗传多态性。研究表明，地西泮在中国人体内的血浆半衰期较长。而且，由于中国人 P450 酶 2C19 的慢代谢型的患者发生率显著高于白种人，因此我国临床应用地西泮时应特别注意它的受体个体差异和种族差异。

三、β－受体阻滞药

大多数 β－受体阻滞药（如美托洛尔、丁呋洛尔、噻吗洛尔等）有高度亲脂性，主要经第一步氮位脱烷基而使侧链氧化、然后经芳香基或脂氧化，以及仲醇葡萄糖醛酸化被代谢。许多 β－受体阻滞药的首过效应有很大的个体差别，这是由于不同的 P450 酶系活性所致。某些 β－受体阻滞药的由细胞色素 P450 酶催化的氧化代谢表现遗传多态性，其血药浓度和 β 阻滞作用的个体差异与此有关。例如，美托洛尔、丁呋洛尔和噻吗洛尔等体内过程和药物效应与 P450 酶 2D6 活性相关，慢代谢型的患者因不能有效代谢药物，导致血药浓度增高，半衰期延长和药物作用增强。相比之下，普萘洛尔的体内代谢经 4′－羟化与 P450 酶 2D6 活性无关。应用 β－受体阻滞药控制焦虑时，发现中国正常男性对普萘洛尔的 β 阻滞作用比白种人敏感。白种人对普萘洛尔减慢心率的作用比黑人敏感。

四、可待因和吗啡

可待因在体内主要经葡萄糖醛酸结合代谢，同时也部分经由氧位和氮位去甲基化代谢。其氮位去甲基代谢由 P450 酶 2D6 酶催化，为单基因遗传控制。经由这一氧化酶代谢生成的代谢产物有吗啡、去甲吗啡和 6 葡萄糖醛酸吗啡，这三种代谢产物均有药理活性。P450 酶 2D6 表型为慢代谢型的患者服可待因后，常因不能发生去甲基代谢导致不能生成吗啡等活性产物，从而无明显镇咳作用。中国人和白种人对可待因的葡萄糖醛酸化代谢能力和氧位及氮位去甲基化能力有明显的差异，表现为中国人代谢可待因的能力较西方白种人低，一般而言，用量也较低。中国人和白种人中的吗啡效应有显著差异，中国人对吗啡的胃肠道反应敏感，而对吗啡抑制呼吸和心血管的作用（降压作用）的敏感性较白种人低。

五、苯妥因（DPH）

在体内主要经 4－羟化代谢生成 4－羟基苯妥英（HPPH），这一代谢与 P450 酶 2C19 活性相关，并有明显个体差异。例如，血浆内 DPH/HPPH 比值或尿内 HPPH/DPH 比值是苯妥英体内代谢强度的反映。遗传性苯妥英 4-羟化代谢缺陷者在用药后，易出现肝脏毒性反应。苯妥英的这种代谢异常为常染色体隐性遗传，发生率大约 1/500。

六、钙离子通道阻滞剂

硝苯地平和其他二氢吡啶类钙离子通道阻滞剂的药代动力学有很大的个体差异。例如，在一次口服硝苯地平后，不同个体的血药浓度可以相差 10 倍。这类药物的个体差异主要与遗传因素有关，人体内氧化硝苯地平氧化酶为 P450 酶 3A4，控制这一酶的基因位于第 7 号染色体。P450 酶 3A4 的催化活性以及 mRNA 和免疫蛋白水平均表现明显个体差异，提示基因表达的调控是硝苯地平代谢个体差异的决定因素。但由很多因素可以通过改变硝苯地平和其他二氢吡啶类钙离子通道阻滞剂的体内氧化酶的活性发挥影响，诸如生理性因素（如年龄、食物、服药时间等)、病理性因素（如肝、肾疾病等)、环境因素（如吸烟)、合并用药(如口服避孕药、抗癫痫药、H_2 受体阻滞剂等)、药效学（肝血流量)、给药方法（剂型、给药间隔时间、给药部位）等都有影响。另外，这些药物的血液动力学效应与它们的血药浓度相关，因此，影响这些药物药代动力学的因素，也能引起个体间显著的药效学差异。

（刘 平）

参 考 文 献

徐叔云主编．临床药理学．第 3 版，北京：人民卫生出版社，2004，127

第二篇　各　论

第十章　抗精神病药

第一节　二甲烷基类（aliphatic side chain）——吩噻嗪类（phenothiazines）抗精神病药

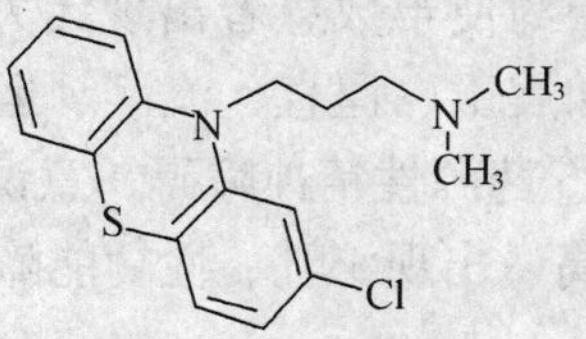

Chlorpromazine

氯丙嗪（Chlorpromazine）

【别名】　冬眠灵　氯普马嗪　Wintermine Largactil Aminazin Thorazine

【结构式】　2-氯-10-(3－二甲胺丙基)－吩噻嗪

【药代学】　口服或注射易吸收，有肝脏的首过效应。单次口服达峰时间（Tmax）为2～4h。半衰期（$t_{1/2}$）约12～36h，5～10天达稳态水平，此时$t_{1/2}$约30h。有效血浓度500～700ng/ml。与食物和碱性药同服时吸收明显减少。肌注可避免肝脏代谢首过作用，生物利用度比口服约大3倍。血浆蛋白结合率约96%。亲脂性高，易通过血脑屏障（BBB）及胎盘屏障，存于组织，以脑，肝等器官浓度较高。脑与血浓度之比为5:1。在肝脏由CYP酶氧化，或与葡萄糖醛酸结合为主要代谢途径。代谢产物达160种以上，有活性者如7－羟氯丙嗪等，70%～80%经肾排泄（原药约10%）。5%～30%从粪便排泄。乳汁中排出少量，对婴儿有影响。

【药效学】　属多受体拮抗剂，为D_2/D_1受体阻滞剂，且与5－HT6和5－HT7受体亲和力高。有抗M－胆碱作用、抗组胺和抗肾上腺素作用。有明显的抗精神病作用和镇静作用。

用于：

1．精神运动性兴奋，幻觉妄想，思维形式障碍，敌对情感及怪异行为等。治疗精神分裂症以偏执型和青春型效果较好，可通过注射给药快速控制兴奋状态。紧张型疗效次之。也可用于躁狂症急性期、心因性精神障碍，及作为治疗严重焦虑的辅助药物。也可小量慎用于脑器质性或躯体性精神障碍。

2．镇静催眠，降低体温和加强中枢抑制药效应，用于人工冬眠、强化麻醉、手术前和三叉神经痛。

3．抑制延髓催吐化学感受区产生镇吐作用可治疗顽固性呃逆。静滴可治疗胆道蛔虫症。

4．可与镇痛药并用治疗晚期癌症的剧痛。

5．也可用于心力衰竭的辅助治疗。

【剂量与用法】 口服：治疗精神分裂症开始 25～50mg，bid 或 tid，酌情每次增加 50～100mg，治疗剂量 400mg～600mg/d，高量 600～750mg/d，维持量 200～300mg/d。肌注：兴奋不合作者 25～50mg 合并海俄辛 0.3mg，bid 或 tid。也可静滴 100～200mg，用 5%葡萄糖 500ml 稀释，每分钟 60 滴，qd。维持期剂量约 200mg/d。用于治疗其他精神病，剂量应偏小。体弱者剂量应偏小，应缓慢加量。治疗心力衰竭：可肌注小剂量 5～10mg，qd～bid，也可静滴 0.5mg/min。

【制剂】 片剂：25、50mg。针剂：10、25、50mg/ml。复方氯丙嗪：2ml 内含氯丙嗪，异丙嗪各 25mg。

【不良反应】

1．CNS ①过度镇静，治疗量约使半数患者出现无力、嗜睡；②慢化脑电波；③致痉作用；④锥体外系症状（EPS），如震颤、僵直、流涎、运动迟缓、静坐不能、急性肌张力障碍，及迟发性运动障碍（TD）；⑤药源性精神障碍，意识障碍、抑郁等。

2．内分泌 可使血催乳素升高，出现泌乳、性功能障碍、男子乳房女性化、女性闭经、月经改变等。

3．自主神经系统 因阻滞多种受体，故对植物神经系统影响很复杂。如对心血管系统，既有中枢和外周的自主神经系统作用，又有对心血管的直接作用。可引起直立性低血压，ECG 改变等表现。

4．引起肝脏功能不良、黄疸、中毒性肝损害。长期用药可导致皮肤、内脏和视网膜色素沉着等。少数患者可发生粒细胞减少症。偶见恶性综合征。

5．氯丙嗪的中枢和外周自主神经系统作用，以及对器官的直接作用产生的不良反应，除主要表现外，偶可见到相反的不良反应。如氯丙嗪能降低血压、体温，镇静催眠和减少肠蠕动引起便秘等，这是主要不良反应。但偶可见血压升高，体温升高，失眠与腹泻等。

6．过敏反应 常见的有药物性皮炎、皮疹、接触性皮炎、剥脱性皮炎、哮喘、紫癜。

【药物相互作用】

1．本品与乙醇或其他中枢神经系统性抑制药合用时中枢抑制作用加强。

2．本品与抗高血压药合用易致直立性低血压。

3．本品与舒托必利合用，有发生室性心律紊乱的危险，严重者可致尖端扭转心律失常。

4．本品与阿托品类药物合用，不良反应加强。

5．本品与碳酸锂合用，可引起血锂浓度增高。

6．抗酸剂及苯海索可以降低本品的吸收，苯巴比妥可加快其排泄，因而减弱其抗精神病作用。

7．本品与单胺氧化酶抑制剂及三环类抗抑郁药合用时，两者的抗胆碱作用加强，不良反应加重。

【药物过量】

1．中毒症状　①表情淡漠、烦躁不安、吵闹不停、昏睡，严重时可出现昏迷；②严重锥体外系反应；③心血管系统：心悸，四肢发冷，血压下降，直立性低血压，持续性低血压休克，并可导致房室传导阻滞及室性期前收缩甚至心脏骤停。

2．处理　①超剂量时，立即刺激咽部，催吐。在6小时内须用1∶5000高锰酸钾液或温开水洗胃，本品易溶于水，而且能抑制胃肠蠕动，故必须反复用温水洗胃，直至胃内回流液澄清为止。因本品镇吐作用强，故用催吐药效果不好；②注射高渗葡萄糖液注射液，促进利尿，排泄毒物，但输液不宜过多，以防心力衰竭和肺水肿；③依病情给予对症治疗及支持疗法。

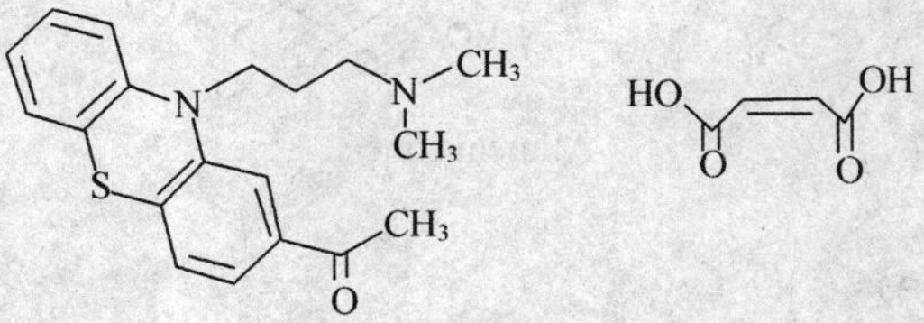

Acetopromazine Maleate

乙酰丙嗪（Acetopromazine）

【别名】　乙酰普马嗪 Plegicil Acepromazine Acetylpromazine

【结构式】　10-[3-(dimethylamino)propyl]phenothiazin-2-yl methyl ketone(maleate)

【药效学】　作用与氯丙嗪大致相似，但较弱，具有镇静、解痉及镇吐的作用。与催眠药、镇痛药、局部麻醉药并用时能加强其作用。与异丙嗪、哌替啶并用作为人工冬眠药。也可用于焦虑及紧张。

【剂量与用法】　口服：60～150mg/d，分3次服。肌注：每次10～20mg。静滴：本药20mg，异丙嗪50mg、哌替啶100mg，5%葡萄糖溶液250ml，制成冬眠合剂。治疗焦虑紧张的剂量10～60mg/d。

【制剂】　片剂：10mg。针剂：20mg/2ml。

【不良反应】　不良反应及局部刺激性均较氯丙嗪为轻，EPS也较轻微。

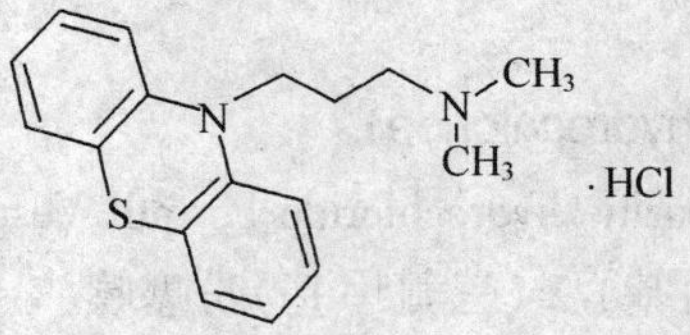

Promazine

丙嗪（Promazine）

【结构式】 10-[3-(dimethylamino)propyl]phenothiazine hydrochloride

【药代学】 主要代谢产物有氧硫基、氮氧基、3－羟基衍生物及氮脱甲基化合物。

【药效学】 是多巴胺（DA）受体阻滞剂，抗精神病作用较弱，像乙酰丙嗪一样可作为兽医用药。在人类用于老年性易激惹及意识模糊状态。有强镇痛作用。

【剂量及用法】 口服或肌注：治疗量 75～300mg/d。

【制剂】 片剂：25、50mg。针剂：50mg/ml。

【不良反应】 常规治疗剂量时 EPS 轻或不出现。

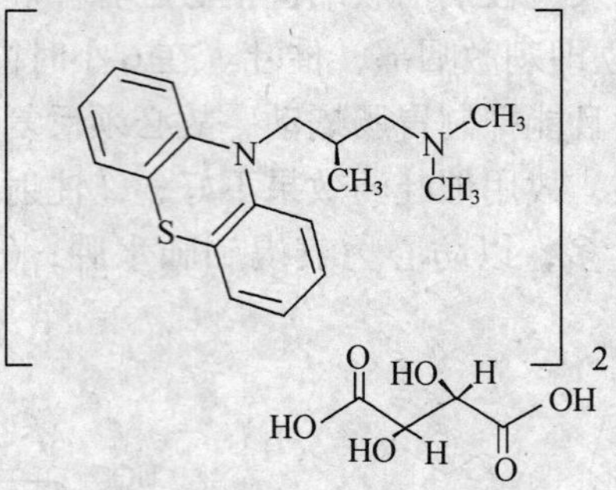

Alimemazine

异丁嗪（Trimeprazine）

【别名】 Temaril Alimemazine Nedeltran Theralen Repeltin

【结构式】 10-[3-(dimethylamino)-2-methylpropyl]phenothiazine

【药效学】 H_1 受体阻滞剂，无抗精神作用。抗组胺作用及镇痛作用比氯丙嗪强，肾上腺素能阻滞和抗胆碱能作用比氯丙嗪弱。治疗精神病效果不明显，主要用于镇静、术前用药、皮肤瘙痒、湿疹、皮炎及小儿烦躁不安、夜啼不眠等。

【剂量与用法】 口服：每次 2.5～5mg，每日 2～4 次。2～12 岁儿童睡前 2.5mg。

【制剂】 片剂：2.5mg。

【不良反应】 嗜睡、口干、眩晕、鼻塞、EPS、抑郁等。

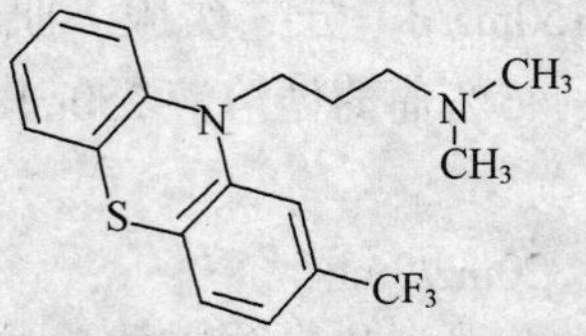

Triflupromazine

三氟丙嗪（Triflupromazine hydrochloride）

【别名】 凡施必灵 Flupromazine hydrochloride Psyquil Vesprin Siquil

【结构式】 10-(3-二甲胺丙基)-2-(三氟甲基)吩噻嗪

【药效学】 与氯丙嗪相似，用量较小。用于精神分裂症以紧张型、偏执型效果较好，也用于躁狂症及老年和中毒性精神障碍。此外有明显镇吐作用，常用于放疗、化疗引起的严重恶心、呕吐。也用作外科术前用药。

【剂量与用法】 口服：治疗量 50～200mg/d，bid 或 tid。镇吐：20～30mg/d，bid 或 tid。肌注：每次 5～25mg，60～150mg/d。

【制剂】 片剂：10、25mg。针剂：10、25mg/ml。

【不良反应】 以 EPS 较多，此外有嗜睡、口干、视物模糊、直立性低血压等。

第二节 有抗组胺作用（antihistaminic properties）的吩噻嗪类抗精神病药

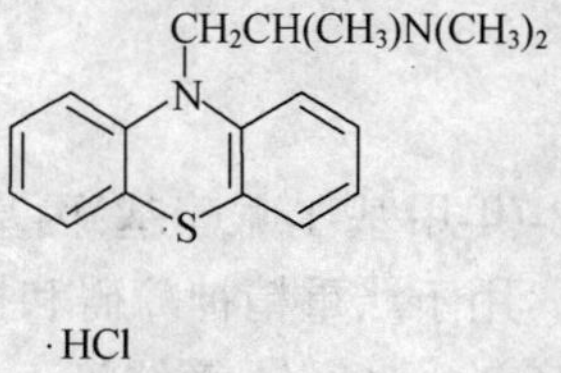

Promethazine

异丙嗪（Promethazine）

【别名】 非那根 Promethazine Hydrochloride Phenergan

【结构式】 10-[2-(二甲氨基)丙基]吩噻嗪

【药代学】 口服易吸收，15～30 分钟起效，Tmax 为 1h，作用持续 4～6h。$t_{1/2}$ 约 12.2h，主要由肝脏代谢，经肾脏排泄。

【药效学】 H_1 受体阻滞剂，有镇静、降温、镇吐作用。能加强催眠药、镇痛药、麻醉药的中枢抑制作用。用于各种过敏症如荨麻疹，过敏性鼻炎，支气管哮喘等。常用于预防烧伤、放射性损伤和输血等出现的过敏反应。辅助麻醉、人工冬眠。治疗晕动症、妊娠呕吐以及其他原因引起的恶心呕吐。抗精神病作用极弱。可肠道外给药治疗抗精神病药诱发的运动障碍。

【剂量与用法】 口服或肌注：镇静每次 25～50mg。镇吐或抗组胺 12.5～25mg。因有刺激作用，不宜皮下注射。

【制剂】 片剂：12.5、25mg。针剂：25mg/ml，50mg/2ml。

【不良反应】 可有直立性低血压、困倦、嗜睡、口干、偶有胃肠道刺激症状、过敏性皮炎。对其他吩噻嗪类药物有药物过敏反应者慎用。癫痫、肝、肾功能不全者慎用。用药期间应避免驾驶车辆，操作危险机器或高空作业。不宜与氨茶碱混合注射，忌与碱性及生物碱药物配伍。

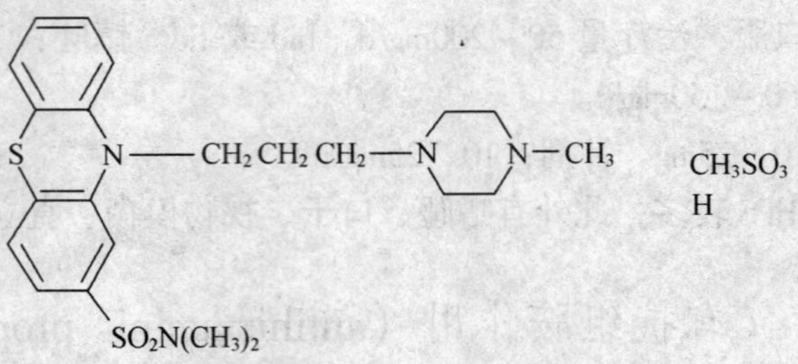

Thioproperazine

氨砜拉嗪（Thioproperazine）

【别名】 Thioperazine Majeptil

【结构式】 N-N-二甲基-10-[3-(4-甲基-1-哌嗪基)丙基]吩噻嗪-2-磺胺(甲磺酸盐)。

【药效学】 抗精神病作用强，用于严重精神障碍和控制兴奋，也有镇吐作用。

【制剂】 片剂：10、25mg。滴剂：4%（1滴约等于1mg)。

【不良反应】 EPS明显。

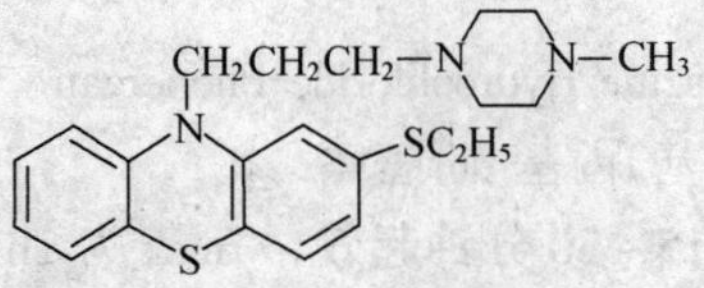

Thiethylperazine

乙巯拉嗪（Thiethylperazine）

【别名】 Torecan

【结构式】 2-乙巯基-10-[3-(4-甲基-1-哌嗪基)丙基]吩噻嗪(氢顺丁烯二酸盐)

【药代学】 口服 $t_{1/2}$ 约12h。

【药效学】 为高效价抗精神病药，并有很强的镇吐作用。能刺激催乳素分泌。用于恶心、呕吐，对眩晕也可能有效。

【剂量与用法】 口服：10mg/d。静注：10~30mg/d。

【制剂】 片剂：6.5mg。悬浮液：6.5mg。针剂：6.5mg/ml。

【不良反应】 EPS及泌乳。

第三节　甲基哌嗪类（methylpiperazine side chain）——吩噻嗪类抗精神病药

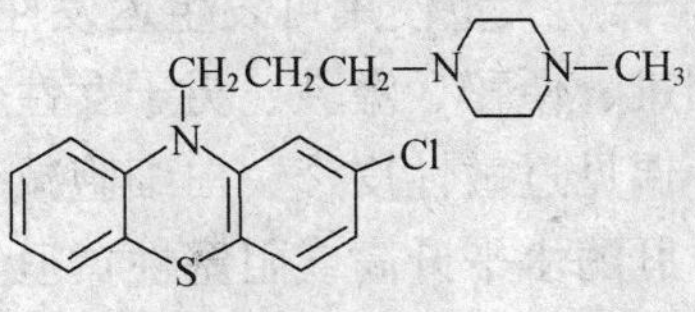

Chlorperazine

氯拉嗪（Chlorperazine）

【别名】　丙氯拉嗪　甲哌氯丙嗪　Prochlorperazine Stemetil Compazine

【结构式】　2-氯-10-[3-(4-甲基-1-哌嗪基)丙基]吩噻嗪(二马来酸)

【药代学】　静注 $t_{1/2}$为 6.8±0.7h。

【药效学】　小剂量用于恶心、呕吐和轻度精神失常。镇静作用较氯丙嗪弱，对精神分裂症幻觉、妄想效果较好，对仅有思维障碍而无行为障碍者效果较差。对慢性精神分裂症有活跃作用。在荷兰属于镇痛类药物。

【剂量与用法】　口服：开始 25mg，逐渐增至 200mg/d，bid 或 tid。神经症 15～30mg/d。肌注：每次 25mg，每日 1～2 次。

【制剂】　片剂：5、10、25mg。悬浮液：5、25mg。滴剂：1%。注射液：12.5、25mg/2ml。

【不良反应】　嗜睡、乏力，EPS，尤其青少年易出现急性肌张力障碍。其他不良反应不明显。个别有癫痫发作、再生障碍性贫血、甲状腺功能低下。

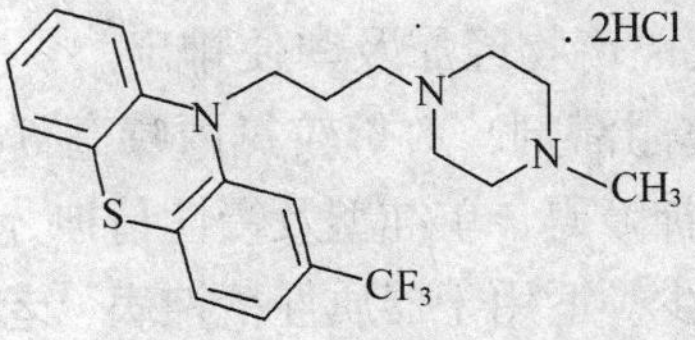

Trifluoperazine

三氟拉嗪（Trifluoperazine）

【别名】　甲哌氟丙嗪 Trifluoperazine Hydrochloride Stelazine Terfluzine

【结构式】　10-[3-(4-甲基-1-哌嗪基)丙基]-2-(三氟甲基)-吩噻嗪二盐酸盐

【药代学】　口服 $t_{1/2}$为 13.3±0.9h，主要活性代谢产物为硫氧化物，N－去甲基和 7－羟代谢产物，后者 $t_{1/2}$为 10.6±5.7h。

【药效学】　强 D_2 与弱 D_1 受体阻滞剂，抗精神病效价较氯丙嗪高 10～20 倍。作用快，持续时间久，镇静催眠作用较弱，尚有抗组胺作用。用于单纯型、紧张型、妄想型精神分裂症。在消除幻觉、妄想、解除木僵，促使慢性退缩病例振奋活跃等方面的作用较显著。亦可用于焦虑、强迫和恐怖症。对联想障碍、躁狂状态、情感欣快则疗效较差。

【剂量与用法】 口服：开始 5~10mg/d，bid 或 tid，渐增至 20~40mg/d，最高 60mg/d。维持量 10~20mg/d。

【制剂】 片剂：4、12、16、20mg。

【不良反应】 EPS 较明显。长期大量使用可发生迟发性运动障碍。可发生心悸、失眠、乏力、口干、视物模糊、排尿困难、便秘、溢乳、男子女性化乳房、月经失调、闭经等。少见嗜睡、躁动、眩晕、尿潴留。偶见过敏性皮疹、白细胞减少及恶性综合征。偶可引起直立性低血压、心悸或心电图改变、肝酶水平升高或阻塞性黄疸、癫痫。

第四节 哌嗪乙醇类（piperazine-ethanol side chain）——吩噻嗪类抗精神病药

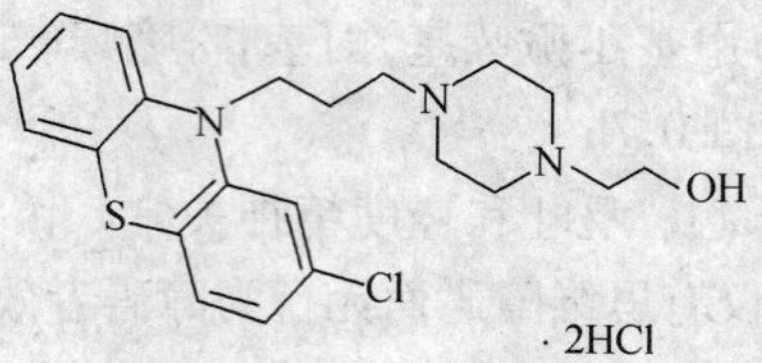

Perphenazine

奋乃静（Perphenazine）

【别名】 羟哌氯丙嗪 Chlorperphenazine Trilafon Decentan Fentazin

【结构式】 4-[3-(2-氯吩噻嗪-10基)丙基]-1-哌嗪乙醇

【药代学】 口服 $t_{1/2}$ 约 9h，吸收后分布至全身，以脑、肺、肝、脾、肾含量最高。经胆汁排泄，能在肠道中再吸收。代谢产物经尿及粪便排出。

【药效学】 高效价 DA 受体阻滞剂，效价较氯丙嗪高 6~10 倍。镇静作用较弱。用于各种精神病，如偏执性、反应性精神障碍、单纯型及慢性精神分裂症。因镇静作用较弱，对血压的影响较小和其他脏器副作用较少。适用于器质性精神病、老年性精神障碍及儿童攻击性行为障碍。焦虑紧张的神经症可用小量配合其他药物治疗。也可用于控制严重恶心、呕吐。

【剂量与用法】 口服：治疗精神病开始 8~12mg/d，渐增至 20~60mg/d，分 2~3 次服。维持量 10~20mg/d。神经症或镇吐：2~4mg，bid~tid。肌注：每次 5~10mg，6h 后可重复应用。长效奋乃静庚酸酯和癸酸酯，给药间隔分别为 1~3 周和 2~4 周。

【制剂】 片剂：2、4mg。针剂：5mg/ml。滴剂：4mg/ml（5 滴约 1mg）。长效针剂：奋乃静庚酸酯 100mg/ml，奋乃静癸酸酯 100mg/ml。

【不良反应】 主要是 EPS。嗜睡及自主神经系统不良反应较轻，对肝功能、血象的影响也较少。少数患者有口干、便秘、尿频、心动过速等症状，部分患者可见乳房肿胀、月经失调等内分泌障碍症状。有吩噻嗪类药物过敏史者禁用。本药能加强镇静或镇痛剂作用，并用时应减量。

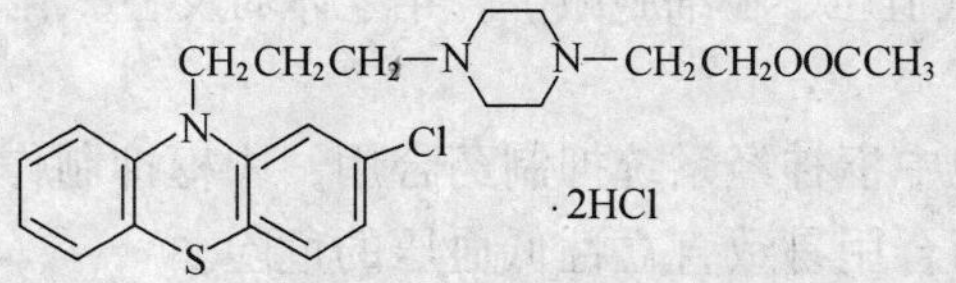

Thiopropazate

乙酰哌非纳嗪（Thiopropazate）

【别名】　乙酰奋乃静 Dartal Dartalan

【结构式】　4-[3-(2-氯吩噻嗪-10-基)丙基]-1-哌嗪-乙醇乙酸

【药效学】　奋乃静的乙酰酯，水解后释放出游离奋乃静。可用于消除幻觉妄想、治疗焦虑紧张、精神激越等。在美国常与奋乃静并用。也可用于 TD、亨廷顿舞蹈病及其他运动障碍。

【剂量与用法】　口服：50～150mg/d。

【制剂】　片剂：5、10mg。

【不良反应】　与奋乃静相似，EPS 等。

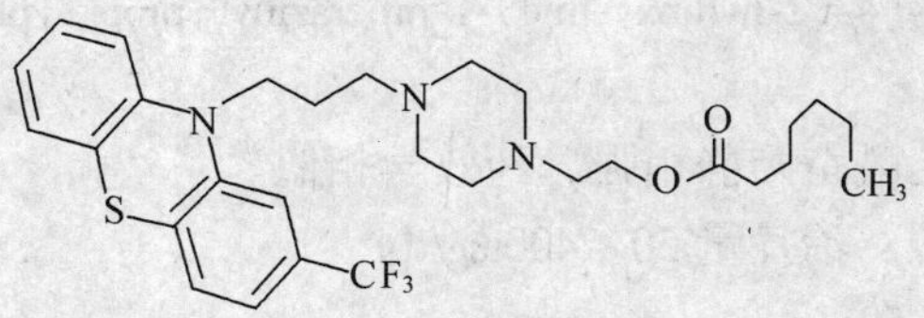

Fluphenazine

氟奋乃静（Fluphenazine）

【别名】　羟哌氟丙嗪 Moditen Anatensol Prolixin

【结构式】　4-[3-[2-(三氟甲基)-吩噻嗪-10-亚基]丙基]-1-哌嗪乙醇

【药代学】　口服 $t_{1/2}$约 13h。活性代谢产物为亚砜基、N－羟基与 7－8－羟基衍生物。注射氟奋乃静癸酸酯后在组织中缓慢释放，$t_{1/2}$为 3.7 天，经 42～72h 起效，48～96h 作用最明显，可维持 2～4 周。

【药效学】　为 D_1/D_2 受体阻滞剂，与 5HT6/5HT7 受体有高度亲和力。高效价抗精神病药，口服效价比氯丙嗪高 25 倍，作用较快而持久。降压催眠作用较弱，镇吐作用强。用于精神分裂症可改善慢性患者接触，振奋情绪。对情感淡漠及行为退缩等症状效果较好。氟奋乃静癸酸酯为氟奋乃静的长效酯类化合物，作用较氟奋乃静长 9～20 倍。适用于维持治疗和慢性精神分裂症，对拒药、藏药的患者，可作为首选药物。

【剂量与用法】　口服：开始 2～10mg/d，2～3 次分服，渐增至 10～20mg/d，最高 60mg/d，维持量 10～20mg/d。肌注：开始氟奋乃静癸酸酯 12.5mg/次，深部肌注，2～4 周一次。可渐增至 25～50mg/2 周。老年人用量减半。

【制剂】　片剂：2、5mg。长效针剂：氟奋乃静庚酸酯 25mg/ml，氟奋乃静癸酸酯 25mg/ml。

【不良反应】　EPS 较多。自主神经系统不良反应可见口干、出汗、视物模糊。对血液、肝、肾无明显损害。偶有低血压、粒细胞减少。年老体弱及心、肝、脑器质性疾病患者慎用。

【药物相互作用】

1．本品与乙醇或其他中枢神经系统抑制药合用，中枢抑制作用加强。

2．本品与抗高血压药合用易致直立性低血压的危险。

3．本品与舒托必利合用，有发生室性心律紊乱的危险，严重者可致尖端扭转心律失常。

4．本品与阿托品类药物合用，不良反应加重。

5．本品与锂盐合用，可引起意识丧失。

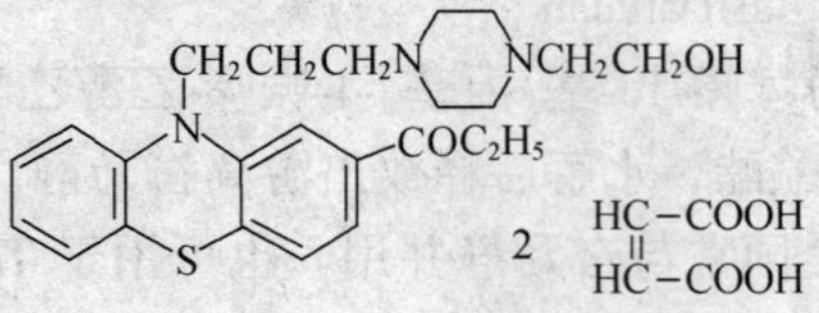

Carphenazine

丙酰奋乃静（Carphenazine）

【别名】 Prokethazine

【结构式】 1-[10-[3-[4-(2-hydroxyethyl)-1-piperazinyl]propyl]phenothiazin-2-yl]-1-propanone (hydrogen maleate)

【药效学】 药效比乙酰奋乃静稍强，药效学相似。

【剂量与用法】 口服：治疗量 50～400mg/d。

【制剂】 片剂：25、50mg。

【不良反应】 同奋乃静。

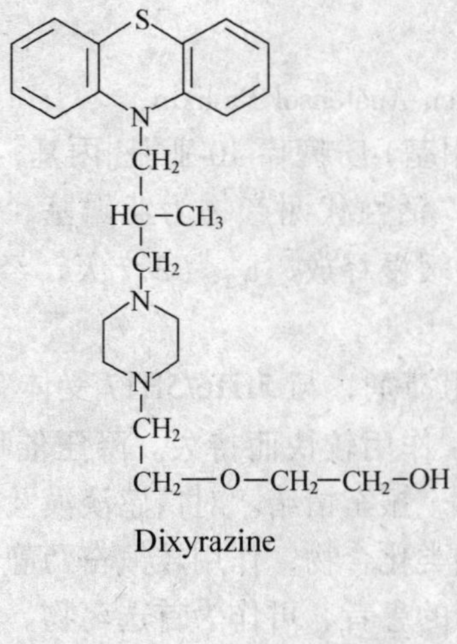

Dixyrazine

羟乙氧拉嗪（Dixyrazine）

【别名】 Esucos Roscal

【结构式】 2-[2-[4-(3-(10-phenothiazinyl)-2-mehtyl propyl)-1-piperazinyl]ethoxy]ethanol

【药代学】 $t_{1/2}$ 约 6h。

【药效学】 结构式侧链接近羟嗪，抗精神病作用不强，有轻度抗焦虑及镇静作用。用于神经症的焦虑、疑病症状者。

【剂量与用法】　口服或肌注：25～150mg/d，>50mg/d副作用较多。

【制剂】　片剂：10、25mg。针剂：20mg/2ml。

【不良反应】　较常见自主神经副作用，如体重增加、虚肿、多涎、出汗及EPS，一般不严重。

第五节　哌乙嗪类（piperazine-ethyl side chain）——吩噻嗪类抗精神病药

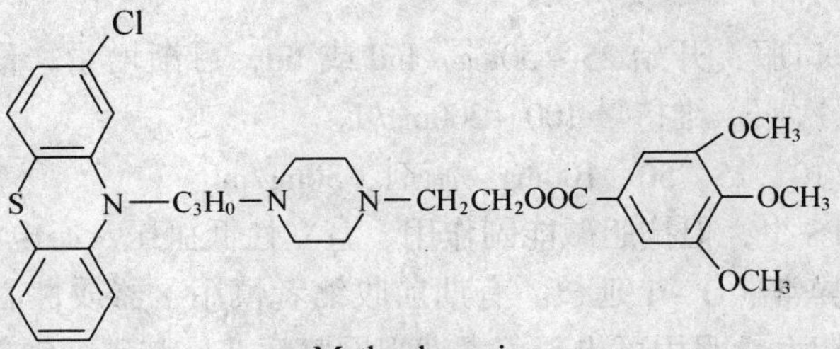

Methophenazine

美托奋乃静（Methophenazine）

【别名】　三甲氧奋乃静 Frenolon Methofenazin

【结构式】　4-[3-(2-氯吩噻嗪-10-基)丙基]-1-哌嗪基-乙基3,4,5-三甲氧安息香酸盐

【药效学】　奋乃静的脂化衍生物。用于精神分裂样精神病和分裂情感性精神病，也试用于多动秽语症。

【剂量与用法】　口服：治疗量20～100mg/d。

【制剂】　片剂：2、5mg。

【不良反应】　EPS较少。

第六节　吡啶类（piperidine side chain）——吩噻嗪类抗精神病药

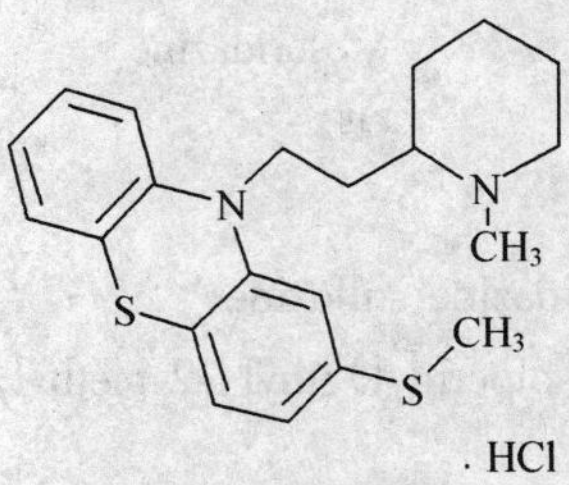

Thioridazine

硫利达嗪（Thioridazine）

【别名】 甲硫哒嗪 利达嗪 Ridazine Mellaril Melleretten Mallorol Tioridil

【结构式】 (±)-10-[2-(1-甲基-2-哌啶基)乙基]-2-甲基硫吩噻嗪(盐酸)

【药代学】 口服易吸收，2.5～4.5h 血浓度达高峰，$t_{1/2}$为 16h。有多种活性代谢产物，如甲砜达嗪（$t_{1/2}$约 16h）和磺达嗪。

【药效学】 为哌啶侧链吩噻嗪类的代表药物。左旋与右旋同分异构体分别依次为选择性 D_2/D_1 受体部分阻滞作用。对锥体外系统多巴胺能受体作用及体温中枢影响较弱，镇静作用也较弱。常用于伴有激动、焦虑、紧张的精神分裂症、躁狂症。对严重神经症、激动性抑郁症、癫痫性精神障碍也有效。亦用于儿童多动症和行为障碍。老年人对其耐受性较好故广泛使用。

【剂量与用法】 口服：开始 25～50mg，bid 或 tid，可渐增量，最高 600～800mg/d。儿童 1mg/（kg·d），分 3 次服。维持量 100～300mg/d。

【制剂】 片剂：10、25、50、100mg。滴剂：30mg/ml。

【不良反应】 EPS 少，但抗胆碱能副作用、直立性低血压及心电图异常较其他药常见。ECG 改变主要为 T 波异常、Q－T 延长。有期前收缩者慎用，器质性心脏病患者禁用。也不宜与奎尼丁合用。长期大量服用可出现色素性视网膜病变。与碳酸锂并用，可产生抽搐，脑病综合征。与丙咪嗪、苯甲托品并用，可能引起肠麻痹，阿托品中毒样障碍，甚至心脏骤停等严重反应。

【药物过量】

1．中毒症状 服用大剂量后，由于视网膜色素退行性变，可有色视改变如蓝绿色盲，有的发生黄视。有些病人发生口干、震颤、嗜睡、鼻充血、血压降低，脉搏减慢、直立性舒张压升高。也可发生心电图 T 波变化，少数引起癫痫。

2．处理 本品无特殊的拮抗药，主要是对症治疗及支持疗法。

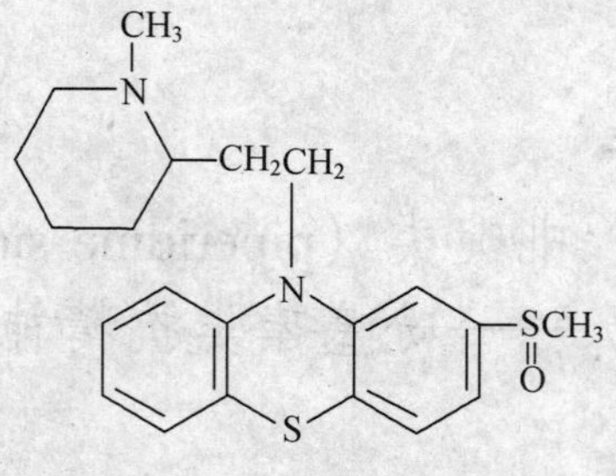

Mesoridazine

美索达嗪（Mesoridazine）

【别名】 Serentil Lidanil Thioridazine sulfoxide

【结构式】 10-[2-(1-methyl-2-piperidyl)ethyl]-2-methyl sulfonyl-phenothiazine

【药代学】 $t_{1/2}$约为 16h。

【药效学】 硫利达嗪的活性代谢产物，可用于精神障碍。

【剂量与用法】 口服：治疗量 100～400mg/d。较低剂量用于行为障碍及精神发育迟滞

(MR) 和酒瘾的辅助治疗。

【制剂】　片剂：10、25、50、100mg。针剂：25mg/ml。口服液：25mg/ml。

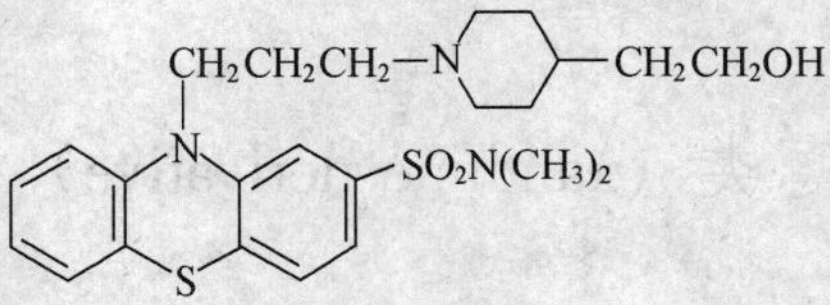

Pipotiazine

哌普嗪 (Pipotiazine)

【别名】　Pipothiazine Piportil　Lonseren Piportyl palmitat

【结构式】　10-[3-[4-(2-hydroxyethyl)piperidino]propyl]-N,N-dimethyl-phenothiazine-2-sulfonamide

【药代学】　口服易吸收，一次用药可维持 24h，$t_{1/2}$ 约 11h。哌普嗪棕榈酸酯每四周一次重复应用，Tmax 约 14 天。排泄慢，20 天后排出 50%。可由胆汁排泄进行肠肝循环，大部分从粪便排泄，2% ~ 7% 从尿液排泄。

【药效学】　DA 受体阻滞剂，降压、降低体温作用较氯丙嗪弱。用于幻觉妄想、不协调性精神运动性兴奋，冲动等症状，对慢性行为退缩患者有激活作用。主要用于急性精神分裂症偏执型和未分型，慢性精神分裂症的维持治疗。

【剂量与用法】　口服：5 ~ 15mg/d，qd。渐增至 60mg/d 或更高。肌注：哌普嗪棕榈酸酯起始每次 25 ~ 50mg，治疗量每次 50 ~ 100mg，每 4 周注射 1 次。

【制剂】　片剂：10mg。长效针剂：哌普嗪棕榈酸酯注射液 50mg/2ml，100mg/4ml。

【不良反应】　主要为 EPS，但较氯丙嗪少。偶见严重失眠、黄疸、粒细胞减少。心、肝、肾病患者及年老体弱者慎用。粒细胞减少症及闭角型青光眼患者禁用。

第七节　杂氮类 (azaphenothiazines) ——吩噻嗪类抗精神病药

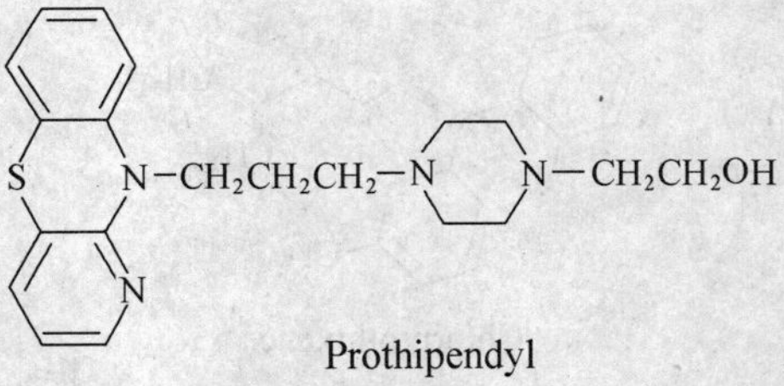

Prothipendyl

泰吗吩 (Prothipendyl)

【别名】　Thipendyl Timovan Dominal

【结构式】　10-(3-dimethylaminopropyl)-1-azaphenothiazine

【药效学】　抗精神病作用较弱，用于老年人激越与精神错乱。也用于睡眠障碍和作为术前辅助用药。

【制剂】 片剂：40、80mg。针剂：40mg/2ml，80mg/4ml。

【不良反应】 较少。

第八节 杂蒽类（xanthine derivative）抗精神病药

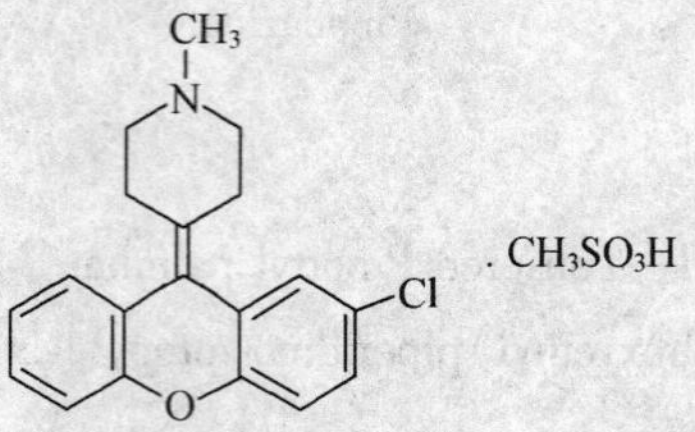

Clopipazan

Clopipazan

【结构式】 4-(2-chloroxanthen-9-ylidene)-N-methylpiperidine(mesylate)

【药效学】 可能有抗精神病作用，起效慢。

【剂量与用法】 口服：初步临床试验剂量 5～40mg/d，最高 80mg/d。

【不良反应】 据称无 EPS。

第九节 硫杂蒽类（thioxanthines）抗精神病药

硫杂蒽类（噻吨类）抗精神病药的作用机制与阻断 D_2 受体有关。与吩噻嗪类相比，镇静作用较弱。但有一定的抗焦虑和抗抑郁作用，对伴有焦虑、抑郁的精神病性障碍属于首选。有些品种有激活和振奋作用，适用于淡漠和退缩的慢性分裂症。硫杂蒽类可增强中枢抑制剂的抑制作用，用药期间不能饮酒。因可降低胍乙啶、肾上腺素能类药及左旋多巴的作用，故不宜并用。

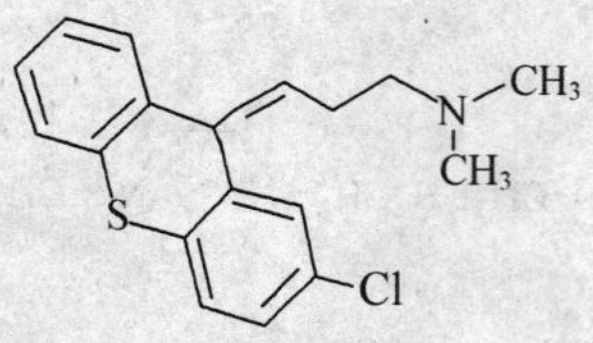

Chlorprothixene

泰尔登（Chlorprothixene）

【别名】 氯普噻吨 氯丙硫新 氯苯硫新 Tardane Taractan Truxal

【结构式】 (Z)-2-chloro-N,N-dimethyl-thioxanthene-Δ9,γ-propylamine

【药代学】 口服吸收迅速，Tmax 1～3h，$t_{1/2}$ 为 8～12h。肌注作用维持 12h 以上。有效血浓度约 40ng/ml。主要经肝脏代谢，大部分经肾脏排泄。

【药效学】　D_1/D_2 受体阻滞剂，可能也阻滞 5－HT2 受体，对 5－HT6/5－HT7 受体亲和力高。抗胆碱能与抗肾上腺素能作用较氯丙嗪弱。有较弱的抗焦虑和抗抑郁作用，用于伴激越、抑郁、焦虑症状的精神分裂症、更年期精神障碍。也用于改善焦虑、紧张、抑郁和睡眠障碍。对木僵、淡漠等症状疗效不佳。抗幻觉、妄想作用不如吩噻嗪类药物。

【剂量与用法】　口服：开始 50～100mg/d，分 2～3 次服用，渐增至 300～400mg/d，可增至 600mg/d，最高 800mg/d。维持量 100～200mg/d。肌注：每次 30～60mg，最高 120～150mg/d。静注：每次 30～60mg 加入葡萄糖溶液缓慢滴注。

【制剂】　片剂：15、25、50mg。针剂：25、50mg/ml。

【不良反应】　EPS 较轻，有头晕、嗜睡、无力、直立性低血压和心悸、口干、便秘、视物模糊、排尿困难等抗胆碱能症状。剂量大时可出现锥体外系反应，如震颤、僵直、流涎、运动迟缓、静坐不能、急性肌张力障碍。长期大量使用可引起迟发性运动障碍。可引起血浆中泌乳素浓度增加，可能有关的症状为：溢乳、男子女性化乳房、月经失调、闭经。可能引起肝功能损害、粒细胞减少。偶可引起癫痫。偶见过敏性皮疹及恶性综合征。可引起注射局部红肿、疼痛、硬结。严重心肝疾病、骨髓抑制、青光眼、前列腺肥大，尿潴留、癫痫者慎用。6 岁以下儿童禁用。本药与吩噻嗪类药物可有交叉过敏。与制酸药并用可影响吸收。与三环抗抑郁药并用，镇静及抗胆碱作用增强。

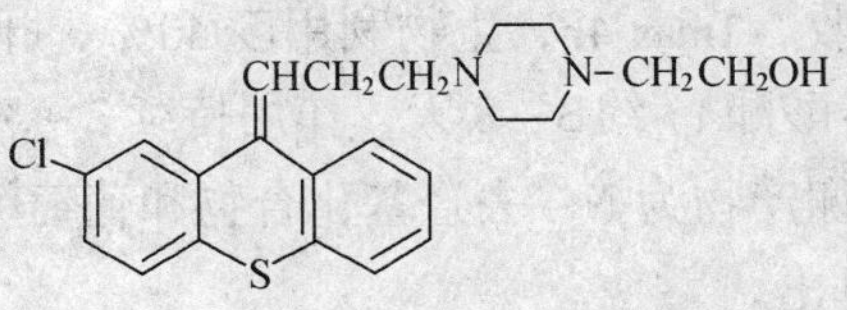

Clopenthixol

氯噻吨（Clopenthixol）

【别名】　高抗素 氨噻吨 Zuclopenthixol Cisordinol

【结构式】　(Z)-4-[3-(2-chlorothioxanthen-9-ylidene)propyl]-1-piperazineethanol

【药代学】　口服易吸收，Tmax 4h，$t_{1/2}$ 约 20h，生物利用度 44%。有效血药浓度约 10ng/ml。肌注氯噻吨长效针剂 $t_{1/2}$ 约 19 天。分布至全身，肝、肺、肾中浓度较高，脑内浓度较低。在肝脏代谢，主要代谢产物为无活性的硫氧化物，N－去甲基化合物及葡萄糖醛酸化合物，从粪便和尿中排出。

【药效学】　D_1/D_2 受体阻滞剂，有抗精神病作用和镇静作用。长期使用不易引起耐药性增加和 DA 受体过敏。对幻觉妄想、思维障碍、行为紊乱、兴奋躁动等精神症状效果较好，用于急性精神分裂症伴幻觉妄想及思维障碍，躁狂症激越状态，慢性精神分裂症，智能障碍伴精神运动性兴奋状态，儿童严重攻击性行为障碍和老年动脉硬化性痴呆。氯噻吨癸酸酯用于维持治疗或慢性精神分裂症。

【剂量和用法】　口服：精神分裂症开始 10～50mg/d，分 2～3 次服，增至 20～75mg/d，最高 150mg/d。肌注：每次 5～20mg，bid 或 tid。维持治疗剂量 20～40mg/d。老年患者剂量为 2～6mg。长效制剂肌注：氯噻吨癸酸酯长效针剂 200～400mg/2～4 周。

【制剂】 片剂：10、25mg。针剂：10mg/ml。长效针剂：100、200mg/ml。

【不良反应】 可见嗜睡、口干、视物模糊、便秘、EPS等。长期使用偶见TD。此外，还可发生眩晕、尿潴留、直立性低血压及一过性肝损害。偶可引起恶性综合征。心、肝、肾疾病，惊厥性疾病患者及孕妇慎用。

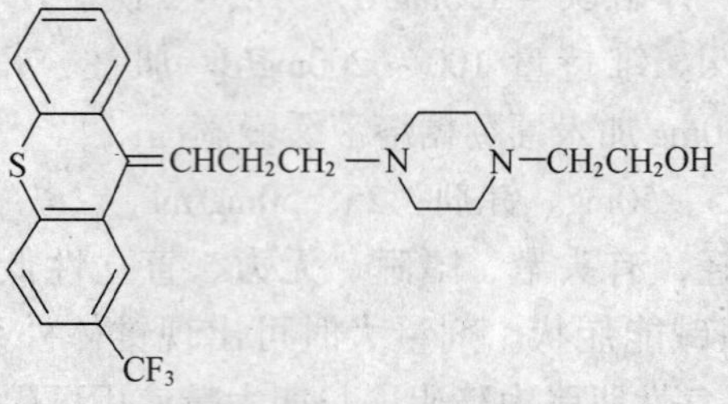

Flupentixol

三氟噻吨（Flupentixol）

【别名】 复康素 氟哌噻吨 羟哌氟丙硫蒽 Tropax Flupenthixol Fluanxol Depixol

【结构式】 4-[3-(2-(trifluoromethyl) thioxanthen-9-ylidene) propyl]-1-piperazineethanol (dihydrochloride)

【药代学】 口服较易吸收，Tmax 4h，生物利用度40%。肝肠循环明显，(Z) –异构体的 $t_{1/2}$ 约35h。注射三氟噻吨癸酸酯 $t_{1/2}$ 约3~8天，作用持续2~3周。注射三氟噻吨棕榈酸酯 $t_{1/2}$ 约17天。经肝脏代谢，代谢产物为N–去羟基化合物和葡萄糖醛酸结合物，无药理活性。主要从粪便排泄，少量由尿排出。

【药效学】 D_1/D_2 与5–HT2受体阻滞剂，能强烈抑制DA所致的腺苷酸环化酶（AC）活性增高。低至中等剂量无镇静作用。抗精神病效价比泰尔登强4~8倍，有振奋作用和抗焦虑作用。用于精神分裂症，对淡漠、意志减退、违拗等症状效果较好。也用于精神分裂症后抑郁。三氟噻吨癸酸酯为长效制剂，用于维持治疗或慢性精神分裂症。

【剂量与用法】 口服：开始1~4mg/d，分2~3次服用，治疗量10~60mg/d，维持量5~20mg/d。肌注：三氟噻吨癸酸酯，20~40mg/2~4周。

【制剂】 片剂：0.25、0.5、1、5mg。长效针剂：三氟噻吨癸酸酯20、40mg/ml。三氟噻吨棕榈酸酯已停止生产。

【不良反应】 EPS较常见，以静坐不能和急性肌张力障碍突出。偶可致失眠，不宜用于兴奋、躁动患者。长期用药可引发TD。与胃复安及哌普嗪并用可加重EPS。妊娠以及肝、肾、心功能不全、癫痫史患者慎用。酒精、药物中毒、昏迷、心力衰竭不宜使用。

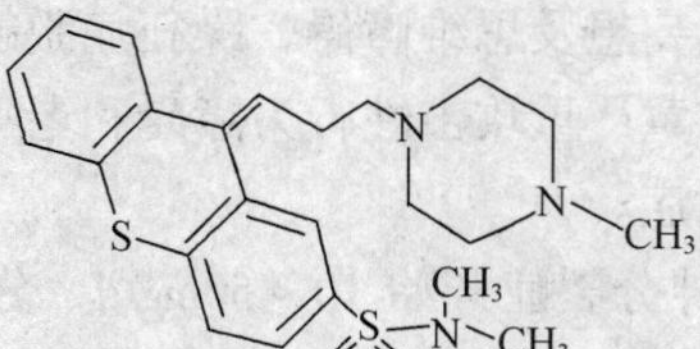

Thiothixene

氨砜噻吨（Thiothixene（Z）-isomer）

【别名】　硫噻吨　替沃噻吨 Navane Orbinamon

【结构式】　(Z)-N, N-dimethyl-9-[3-(4-methyl-1-piperazinyl) propylidene] thioxanthene-2-sulfonamide

【药代学】　口服吸收较快，Tmax 1～3h，$t_{1/2}$为 34h。单次用药 24h 后仍有较高血药浓度，可 qd 给药。有明显肝肠循环，吸收后分布全身。

【药效学】　高效价抗精神病药，有立体异构选择性。（Z）－异构体可能是活性成分。有抗焦虑和抗抑郁作用，镇静作用较弱。对慢性精神分裂症的退缩、主动性减退有振奋作用。也用于躁狂或抑郁状态，以及用于急性精神分裂症幻觉、妄想，但对精神运动性兴奋和躁狂状态效果较差。

【剂量与用法】　口服：开始 5～15mg/d，分 2～3 次服用，渐增至 20～60mg/d。肌注：每次 4～8mg，bid 或 tid，可达 30mg/d。

【制剂】　片剂：2、5、10mg。胶囊：5、10、20mg。针剂：2、4、5mg/ml。

【不良反应】　EPS 较常见，尚有呕吐、头晕、口干、乏力、视物模糊、心悸、直立性低血压及引起 ECG 改变等。长期用药偶见晶状体混浊。

第十节　有抗胆碱能作用的硫杂蒽类（thioxantines-anticholinergics）抗精神病药

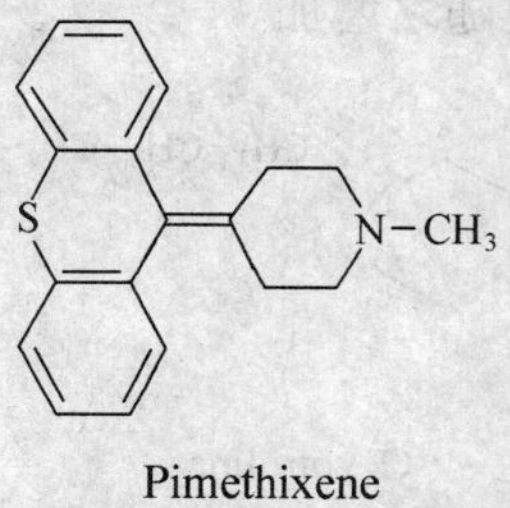

Pimethixene

Pimethixene

【别名】　Audicalm Haustin Salcemetic Sedosil

【结构式】　N-methyl-4-(thioxanthen-9-ylidene)piperidine

【药效学】　硫杂蒽类衍生物，为组胺、5－HT、儿茶酚胺受体阻滞剂。无抗精神病作用，有镇静、催眠及抗焦虑作用，可作术前用药。

【制剂】　糖浆：1mg/ml，2mg/10ml。

第十一节 其他三环类（other tricyclic structures）抗精神病药

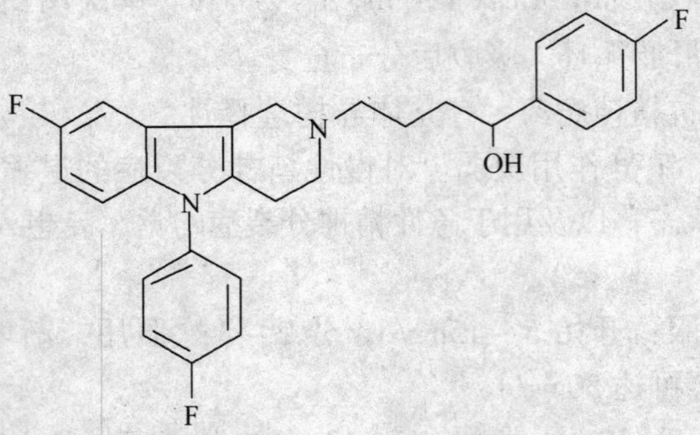
Flutroline

Flutroline

【结构式】 (±)-8-fluoro-α, 5-bis(p-fluorophenyl)-1, 3, 4, 5-tetrahydro-2H-pyrido[4, 3-b]indole-2-butanol

【药效学】 γ酚类抗精神病药，用于精神分裂症。

【剂量与用法】 口服：治疗量 20~100mg/d。

【不良反应】 增加剂量 EPS 也随之增加。

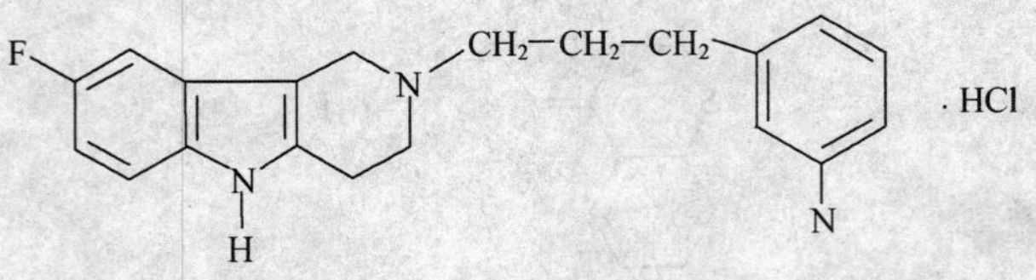
Gevotroline

Gevotroline

【结构式】 8-fluoro-2, 3, 4, 5-tetrahydro-2-[3-(3-pyridinyl)propyl]-1H-pyrido[4, 3-b]indole hydrochloride

【药效学】 γ酚类抗精神病药，对 D_2 受体的亲和力低，能与σ位点结合。临床研究用于治疗精神分裂症。

【不良反应】 EPS 少。

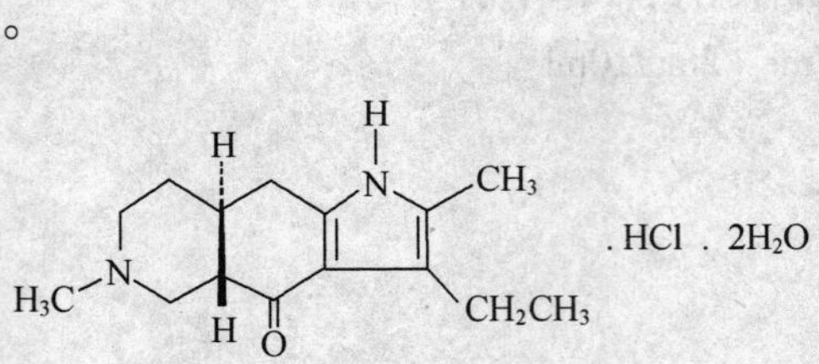
Piquindone

Piquindone

【结构式】　(±)-trans-3-ethyl-1,4a,5,6,7,8,8a,9-octahydro-2,6-dimethyl-4H-pyrrolo[2,3-g] isoquinolin-4-one

【药效学】　强 D_2 受体阻滞剂，非典型抗精神病药。对多动秽语症有效。

【不良反应】　EPS 少。

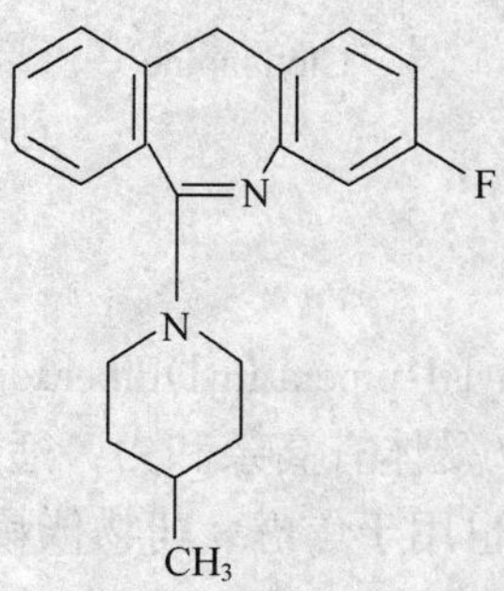

Fluperlapine

Fluperlapine

【结构式】　3-fluoro-6-(4-methyl-1-piperazinyl)morphanthridine

【药效学】　D_1/D_2/5－HT2 受体阻滞剂，与 5－HT7 受体亲和力高。抗精神病作用显著，有镇静和抗胆碱能作用，也能改善抑郁症状。用于治疗精神分裂症。

【剂量与用法】　口服：治疗量 300～800mg/d。

【不良反应】　有抗胆碱能副作用和过度镇静等。

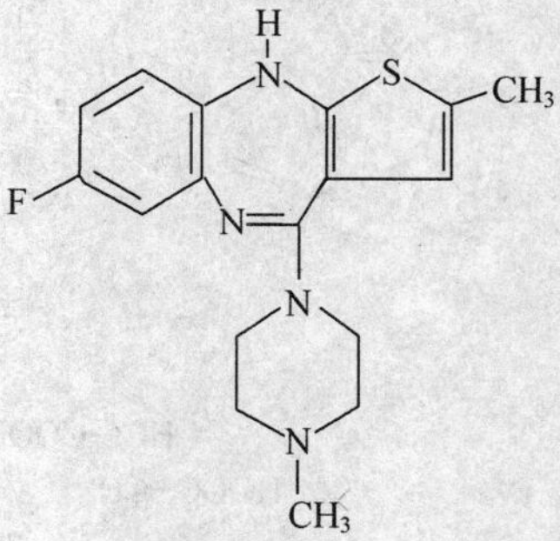

Flumezapine

Flumezapine

【结构式】　7-fluoro-2-methyl-4-(4-methyl-1-piperazinyl)-10H-thieno[2,3-b][1,5]benzodiazepine

【药效学】　中枢 DA/5－HT 受体阻滞剂，结构一半像地西泮，另一半像 bentazepam。为高效价抗精神病药物，并有降低体温作用。

【不良反应】　EPS 少。

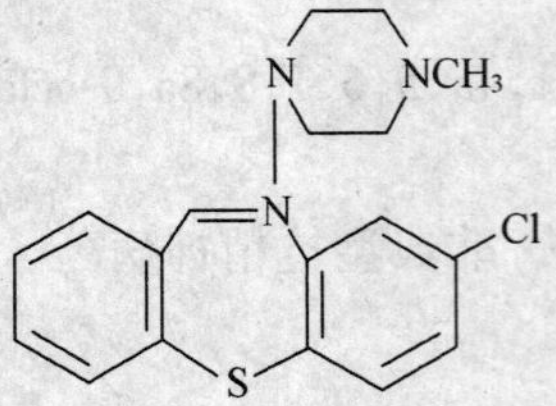

Clothiapine

氯噻平（Clothiapine）

【别名】 Clotiapine Etumine

【结构式】 2-chloro-11-(4-methyl-1-piperazinyl)dibenzo[b,f][1,4]thiazepine

【药效学】 对5-HT6/5-HT7受体有高亲和力，适用于急、慢性精神分裂症。对控制兴奋躁动、幻觉、妄想疗效较好。也用于焦虑、药物依赖及酒精中毒。有抗胆碱能作用。现已很少应用。

【剂量与用法】 口服或肌注：60～120mg/d，逐渐增量，最高量240mg/d，分2～3次应用。

【制剂】 片剂：40mg。针剂：50mg/ml。

【不良反应】 EPS发生率低。可引起直立性低血压、血红蛋白和白细胞减少。偶有倦怠。

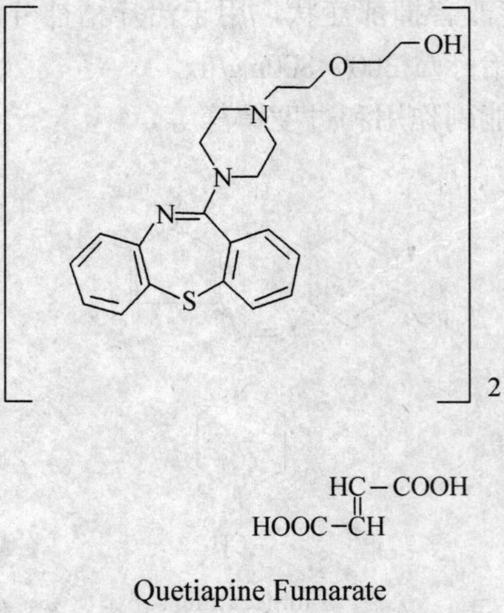

Quetiapine Fumarate

富吗酸奎硫平（Quetiapine Fumarate）

【别名】 Seroquel 思瑞康 启维 舒思

【结构式】 2-[2-(4-dibenzo[b,f][1,4]thiazepin-11-yl-1-piperazinyl)ethoxy]-ethanol-(E)-2-butanedioate(2:1)salt

【药代学】 口服吸收完全，不受食物的影响。口服Tmax为1h，Cmax为78ng/ml，24～48h达血药稳态浓度时间，$t_{1/2}$约5.1h，每日服药2次或3次的血药浓度没有差异。血浆蛋白结合率83.0%。经肝脏代谢，73%从尿液排泄，21%从粪便排泄，5%以原药形式排泄。代谢产物约 20 多种，均无明显药理活性。老年人的消除率较年青人低 30% ~ 50%，肝、肾功能损害时，清除率可下降 25%。

【作用和用途】　与多种受体有亲和性，以半数抑制浓度（IC_{50}）值表示，IC_{50}值越小，亲和力越大，对 5 - HT 受体的亲和力（5HT1A 的 IC_{50}为 717nmol/L；5HT2 为 148nmol/L）比 D_2 和 D_1 受体的亲和力（D_2 为 329nmol/L；D_1 为 1268nmol/L）高。与 H_1（IC_{50}为 30nmol/L）和 α 受体（α_1 的 IC_{50}为 94nmol/L。α_2 的 IC_{50}为 271nmol/L;）亲和力也强，与 M 胆碱受体和苯二氮䓬类受体的亲和力很弱（IC_{50} > 5000nmol/L）。细胞色素酶（CYP）3A4、CYP2D6 参与奎硫平及其代谢产物的代谢。采用随机、双盲对照的方法，对慢性或亚慢性分裂症的急性恶化期的患者进行疗效观察，显示奎硫平剂量为 150 ~ 750mg 的疗效明显高于安慰剂组，以 300 ~ 500mg/d 的疗效最好。与氟哌啶醇组的疗效相比，短期对阳性症状无明显差异，长期治疗对阴性症状的疗效好于氟哌啶醇。对精神分裂症的认知功能损害和继发的情感症状也有疗效。

【剂量和用法】　起始剂量为 25mg ~ 50mg，bid。2 ~ 3 天后可增加 50 ~ 100mg，bid。如果患者耐受性好，可在第 4 天增加至 300 ~ 400mg/d，分 2 ~ 3 次服用。有效剂量为 150 ~ 750mg/d，一般为 400 ~ 600mg/d，疗效不佳可增加至 800mg/d。对于 65 岁以上的老人和肝功能不全者，可根据个体对药物的反应和耐受性，剂量可相应减小。

【制剂】　片剂：25、100、200mg。

【不良反应】　奎硫平在 150 ~ 750mg/d 的剂量范围内耐受性及安全性良好。常见的不良反应有嗜睡、头晕、直立性低血压、口干、便秘、消化不良、体重增加等。对老年患者，应注意用药早期发生直立性低血压。奎硫平的 EPS 发生率较低（约 7.3%），抗胆碱作用发生率（10%）比氟哌啶醇（50%）明显少。本药使血清催乳素升高，不会超过正常范围的上限。也可引起无症状性丙氨酸氨基转移酶增高与血总胆固醇和三酰甘油增高。白细胞减少则少见。偶可引起兴奋与失眠。

【药物相互作用】

1. 与酮康唑、红霉素、氯氮平、奈法唑酮、氟伏草胺，卡马西平等合用，可使奎硫平血药浓度升高。

2. 与苯妥英、甲硫哒嗪等合用，可使奎硫平血药浓度降低。

3. 本品应避免与含酒精的饮料合用。

4. 与其他中枢神经系统药物合用时应谨慎。

5. 与抗高血压药合用，有诱发直立性低血压的危险。

6. 与左旋多巴、多巴胺激动剂合用，可使后者作用减弱。

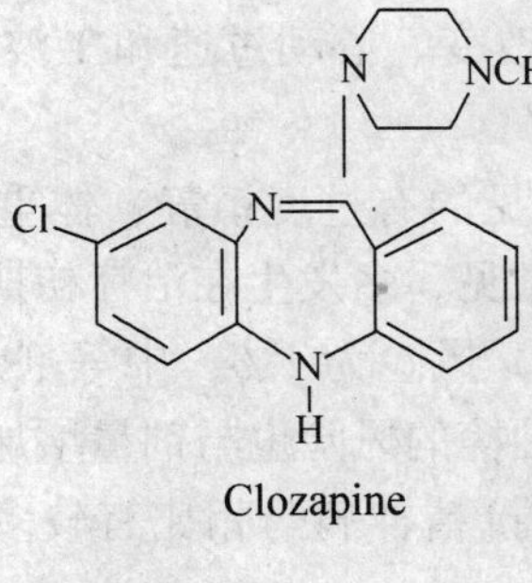

Clozapine

氯氮平（Clozapine）

【别名】 氯札平 Leponex Clozaril

【结构式】 8-氯-11-(4-甲基-1-哌嗪基)-5H-二苯丙[b,e][1,4]二氮杂草

【药代学】 口服易吸收，Tmax 个体差异大，1.5～6h。血浆蛋白结合率 94%。服药 100mg，Cmax 157±67ng/ml，$t_{1/2}$ 为 3.6～14.3h，作用持续 24h 以上。治疗 7～10 天达稳态血浓度，此时剂量与血药浓度呈线性关系。Vd7.27±2.86L/kg，在肝脏、膀胱、肾脏及肺的分布量较高。有效血药浓度 300～600ng/ml。女性血药浓度轻度高于男性，吸烟者血药浓度轻度低于不吸烟者。代谢产物主要为 N－去甲基及 N－氧化氯氮平，活性很低。80%由粪便排出，20%经尿排泄。

【药效学】 非经典抗精神病药，为多受体阻滞剂。选择性阻滞中脑边缘系统 DA 受体，对黑质纹状体的 DA 受体影响较少。对 D_1 受体阻滞作用强，对 D_2 受体的阻滞作用较弱，对 D_4 受体也有阻滞作用。此外，尚有抗胆碱作用，去甲肾上腺素（NE）能阻滞作用、交感神经阻滞作用、肌松作用和抗组胺作用。氯氮平是较强的 5－HT2 受体阻滞剂，故有较强的抗精神病作用，EPS 较少见，也不引起僵直反应。本药能直接抑制中脑网状结构上行激活系统，有强效镇静催眠作用。用于精神分裂症，对幻觉、妄想、青春型疗效较好。从症状看，除对兴奋躁动、幻觉、妄想等阳性症状有效外，同时对阴性症状也有较好效果。由于与经典抗精神病药阻断 DA 受体的作用机制不同，对一些经典抗精神病药疗效不佳的患者，改用本药可能有效。也可用于躁狂急性发作和改善顽固睡眠障碍。经文献复习，已注意到氯氮平的优势在剂量超过 300mg/d 时最为显著。关于氯氮平在稳定期或维持期的疗效的支持证据多来自开放性研究。Meltzer 等研究了既往接受至少 3 种不同的常规抗精神病药而无效的一组患者，给予氯氮平治疗 1 年后的再入院率为 83%，低于氯氮平治疗前的再入院率。

【剂量与用法】 口服：开始 25～50mg/d，分 2～3 次服，逐渐增至 200～500mg/d，维持量 50～200mg/d。治疗要从小量开始（12.5mg，bid 或 tid），再逐渐增量（每日增量 25～50mg），至第二周末达到治疗剂量。随后的增量过程中每次不超过 100mg，并且每周频度 1～2 次。关于氯氮平的治疗量，欧洲试验平均为 283.7mg/d，美国平均为 444mg/d。有人建议至少应用氯氮平 6 个月才能肯定其有效性，有人则认为不应超过 4 个月。国内的经验，一般为至少 250mg/d 的剂量连续应用 2～3 个月，才能确定是否有效。对难治性精神分裂症的起效较慢，用药时间要长。

【制剂】 片剂：25mg。针剂：50mg/2ml。

【不良反应】

1．EPS 少而轻　自主神经系不良反应较多，如多汗、嗜睡、流涎、恶心、呕吐、食欲不振、便秘、乏力。此外可有 EEG 改变、心动过速和 T 波改变等。抗胆碱作用也可引起肠麻痹。

2．与剂量相关的不良反应　常见的有过度镇静、体重增加、唾液过多、心律紊乱、直立性低血压及发热等。以前 3 种最常见，多发生在治疗初期。氯氮平引起癫痫大发作的风险与剂量有关，低剂量时（＜300mg/d）风险为 1%，中等剂量（300～599mg/d）为 2.7%，高剂量（＞599mg/d）为 4.4%。导致抽搐的风险也与剂量增加过快有关，所以应逐步增量。

3．少见的特异性反应　与经典抗精神病药相比有较多的患者（APA 报告约 1%）可产

生致命的粒细胞缺乏症，该症是指粒性白细胞数少于 0.5×10^9/L。尽管每周一次的血检监测可减少威胁生命的危险，但是其危险性仍较其他抗精神病药要高。

4．氯氮平比其他抗精神病药致 TD 的可能性要小，而且是治疗 TD 和迟发性肌张力障碍的一种方法。本药也可能产生恶性综合征。氯氮平使用较长时间后如骤然停药，患者常出现明显的撤药反应，表现为胆碱能症状反跳、精神症状恶化及一些躯体症状如寒战、震颤、激越、严重失眠、意识紊乱等。故氯氮平的减量应缓慢，如需停药，则应该小剂量使用较长时间再逐渐停药。

【注意事项】

1．SSRI 类药（如氟西汀、帕罗西汀），丙戊酸及奈法唑酮可升高氯氮平的血浆水平。并用卡马西平可降低 WBC 数，增加发生粒细胞缺乏症的危险，故应避免。在氯氮平并用 BZ 或其他精神性药物的患者中，少数病例有呼吸或心脏骤停，因此需谨慎。

2．若患者原有 WBC 数低于 3.5×10^9/L 或已有骨髓细胞增殖障碍病史，或有氯氮平引起的粒细胞缺乏或减少的既往史，不可用氯氮平治疗。

3．治疗起始阶段氯氮平不良反应可以很重，因此需快速增量、缺乏家庭和社会支持、病情不稳定，或者易于发生直立性低血压或抽搐发作的患者应住院治疗。使用氯氮平治疗前应作 WBC 分类和计数。治疗最初 2 月至少每周 1 次。第 3～4 月至少每 2 周 1 次检查，若有任何感染迹象（如咽喉痛、发热、虚弱无力或昏睡）要立即报告医师，及时处理。

4．现以实验室血象检查结果为基础，提供氯氮平治疗的监测原则，供参考：

（1）如果 WBC 数 $<2\times10^9$/L，或中性粒细胞绝对数（NC）$<1\times10^9$/L：

1）立刻停用氯氮平治疗。

2）每日测 WBC 计数和分类。

3）考虑骨髓穿刺。

4）如果粒细胞生成缺乏，应考虑保护性隔离。

（2）如果 WBC 数为（2～3）$\times10^9$/L，或中性粒细胞（NC）为（1.0～1.5）$\times10^9$/L：

1）立刻停用氯氮平治疗。

2）每日测 WBC 总数及分类。

3）严密观察感染的征象。

4）如不存在感染，WBC 总数 $>3\times10^9$/L 及 NC $>1.5\times10^9$/L，氯氮平可重新使用（每周测血 2 次直至 WBC $>3.5\times10^9$/L）。

（3）如 WBC 为（3.0～3.5）$\times10^9$/L，若接近 3×10^9/L 超过 1～3 周，或存在不成熟细胞类型，重复测查 WBC 总数及分类。

（4）如 WBC 为（3.0～3.5）$\times10^9$/L，NC $>1.5\times10^9$/L，重复测 WBC 总数和分类，每周 2 次，至 WBC 总数 $>3.5\times10^9$/L。如接着 WBC $<3\times10^9$/L 或 NC $<1.5\times10^9$/L，按 1）或 2）步骤处理。禁忌证为严重心、肝、肾疾病患者。昏迷、中毒、谵妄、低血压、癫痫患者；有白细胞或粒细胞减少史的患者。不宜并用诱发白细胞减低的药物，如卡马西平、磺胺类、氯霉素、氨基比林等。

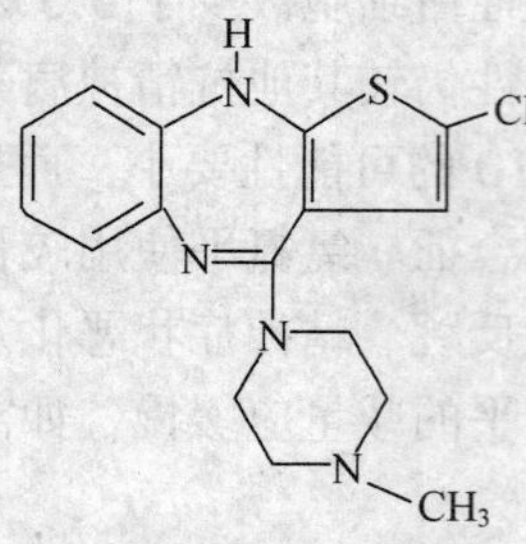

Olanzapine

奥氮平（Olanzapine）

【别名】 奥兰扎平 再普乐 Lanzac Zyprex

【结构式】 2-methyl-4-(4-methyl-1-piperazinyl)-10H-thieno[2,3-b][1,5]benzodiazepine

【药代学】 口服吸收良好，大约80%经肠道吸收进入血液循环系统，不受饮食结构与种类的影响，Tmax 6.3h，服6mg时Cmax 9.7ng/ml。在循环系统主要与酸性糖蛋白结合，蛋白结合率为93%，血液中酸性糖蛋白水平因受躯体健康状况等影响而个体差异较大。例如，患分裂症或处于严重应激状态时，酸性糖蛋白水平会增高，奥氮平结合率也随之增高，游离型减少，从而有可能降低临床疗效。相反，老年人或有躯体疾病如肝硬化时，酸性糖蛋白血浆水平降低，游离型增加，有可能出现严重不良反应。通过肝脏时大约40%的奥氮平因肝脏的首过效应被代谢，主要有4种无药理活性的代谢产物。奥氮平在肝内有多种代谢途径，最重要的途径是通过细胞色素酶（CYP）1A2、黄素单氧酶和葡萄糖醛酸化，次要途径为CYP2D6、CYP2C19。吸烟或合用卡马西平因诱导CYP1A2酶可使奥氮平$t_{1/2}$缩短一半左右。氟伏草胺是CYP1A2抑制剂，并用时会使奥氮平血浓度升高。饮酒，并用华法林、卡马西平、地西泮、茶碱等药时，奥氮平药动学参数无明显改变。$t_{1/2}$平均30h，可每日给药1次，约5~7天可达稳态浓度，老年人$t_{1/2}$可延长至50h左右，可以隔日给药1次。本药Vd为10~20L/kg，提示奥氮平在体内主要储存在体液中，57%经肾脏排泄，30%从粪便排泄。

【药效学】 为$D_1/D_2/D_4$与5-HT2A受体阻滞剂。据报道，它是与氯氮平作用相似，但能避免氯氮平所致粒细胞缺乏症的新型非经典抗精神病药。在一项PET研究中，健康人服用奥氮平10mg可占据74%~92%的5-HT受体，占据D_3受体59%~63%，奥氮平与5-HT2A受体亲合力比其与D_2受体亲合力高2.7倍，与氯氮平的作用类似。奥氮平通过阻断D_2受体可能与治疗分裂症的阳性症状有关，阻断5-HT2A受体可能与治疗阴性症状有关。用于治疗精神分裂症，对阳性和阴性症状对有效，也能治疗精神分裂症的认知功能损害和继发的情感症状。

【剂量与用法】 口服：治疗量5~20mg，qd或bid。当抗精神病药出现不能耐受、严重副作用，或疗效不佳时，如要改用奥氮平，可将原用药物逐渐撤药（以每5~6个半衰期减量1/4~1/2左右为宜），同时以每日5mg或10mg开始应用奥氮平。对于老年患者、伴有躯体疾病或原有明显EPS或NMS（药源性恶性综合征）史者以每日5mg开始为宜，这可避免药物血浓度在体内的较大波动，以致出现撤药综合征、症状活化及患者不能耐受等。

【制剂】 片剂：5、10mg。

【不良反应】 EPS少，在高剂量时可能出现。奥氮平可引起泌乳素增高，也与剂量相关。可引起食欲与体重增加，很少引起癫痫发作，尚未见粒细胞缺乏症。奥氮平对血压、体温、心电图无明显影响。治疗中少数患者可有一过性血清转氨酶升高，程度较轻，可在治疗过程中逐步消退。奥氮平对体内M受体、H_1受体也有阻滞作用，如引起便秘、视物模糊、过度镇静、体重增加等不良反应，但这类不良反应小于氯氮平。

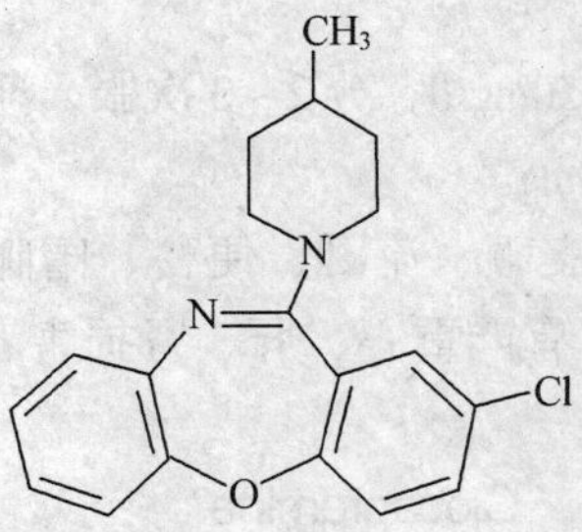

Loxapine

克塞平（Loxapine）

【别名】 洛沙平 Loxitane Loxapac Desconex

【结构式】 2-chloro-11-(4-methyl-1-piperazinyl) dibenzo[b,f][1,4]oxazepine (hydrochloride, succinate or base)

【药代学】 口服易吸收，$t_{1/2}$为3~4h。口服与肌注给药的临床疗效与副作用相似。口服给药生物利用度由于首过效应而降低，血浓度较肌注略低。活性代谢产物主要为羟基克塞平。易通过血脑屏障（BBB），主要由尿排泄。

【药效学】 D_2/D_3受体阻滞剂，与D_3受体的亲和力大于D_2受体，化学结构类似氯氮平。药理作用与氯丙嗪相似，显效快。适用于急性精神分裂症，对思维障碍、焦虑、抑郁疗效显著。治疗慢性精神分裂症与三氟拉嗪相似。

【剂量与用法】 口服：开始20mg/d，治疗量100~200mg/d，分2~4次服。肌注：急性期每次12.5~50mg，每日2~3次。

【制剂】 片剂：10mg。针剂：25mg/2ml。

【不良反应】 EPS常见，也可有恶心、呕吐、体重增加、上睑下垂、头痛、烦渴、焦虑不安、心悸、泌乳、抑制排精。

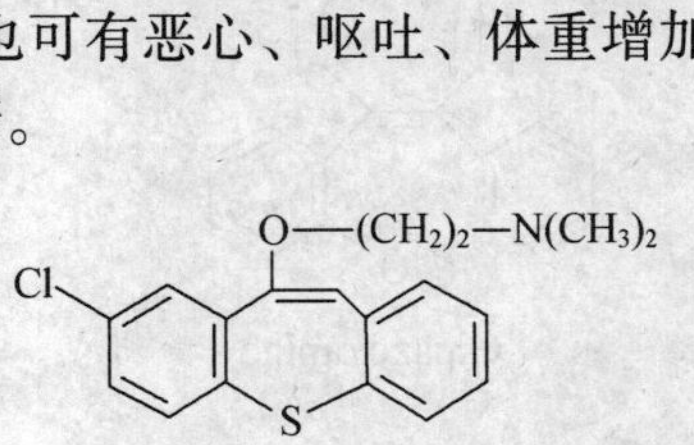

Zotepine

佐替平（Zotepine）

【别名】 泽坦平 Lodopin Zotepin

【结构式】 2-chloro-11-(2-dimethylaminoethoxy) dibenzo[b,f]thiepin

【药代学】 口服易吸收，Tmax 1～4h。$t_{1/2}$ 为 8h。迅速分布全身，蛋白结合率 97%，本药组织浓度较血浓度高，脑组织浓度较血浓度高 20～30 倍。大部分以代谢物从粪中排出，小部从尿排出。24h 尿原药排泄率是剂量的 0.03%～0.07%。

【药效学】 D_2/5－HT 受体强阻滞剂，对 5－HT7 受体有高亲和力。与氯丙嗪和甲硫哒嗪效力相似。研究提示，比丁酰苯类的致僵作用较弱。主要用于慢性精神分裂症。对双相情感性精神障碍也有效。

【剂量与用法】 口服：75～150mg/d，分 2～3 次服，渐增至 150～300mg/d，最高 450mg/d。

【制剂】 片剂：25、50、100mg。

【不良反应】 主要有心悸、震颤、流涎、便秘、嗜睡等，部分患者可出现泌乳素升高与 EPS。少数患者出现癫痫发作。有严重心、肝、肾损害者、孕妇、哺乳妇女、儿童以及有癫痫病史者禁用。

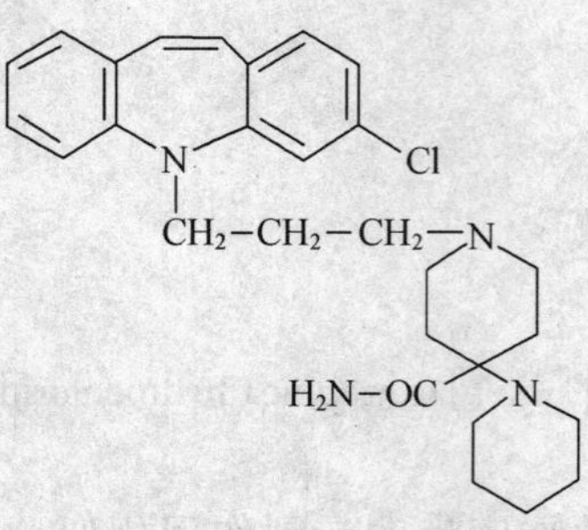

Clocapramine

Clocapramine

【别名】 Clofekton

【结构式】 1-[3-(3-chloro-10,11-dihydro-5H-dibenzo[b,f]azepin-5-yl)propyl]-4-piperidinopiperidine-4-carboxamide

【药代学】 $t_{1/2}$ 约 46±6h。

【药效学】 非典型抗精神病药物，对运动迟滞、语量减少，抑郁等有效。

【剂量与用法】 口服：30～100mg/d。

第十二节 四环类（tetracyclics）抗精神病药

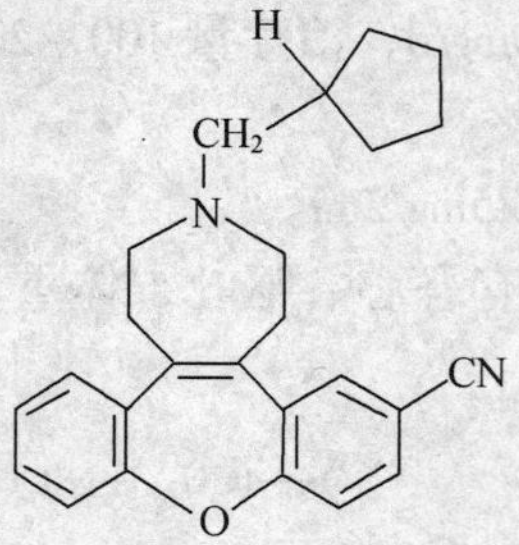

Cipazoxapine

Cipazoxapine

【别名】 Savoxepine Savoxepin

【结构式】 3-cyclopentylmethyl-2,3,4,5-tetrahydro-1H-dibenz[2,3:6,7]oxepin[4,5-d]azepine-7-carbonitrile

【药效学】　通过对^{3}H - spiperone结合位点亲和性的研究，表明为DA拮抗剂。作用较持久。

【剂量与用法】　口服：精神病性障碍的治疗应采取个别化原则，剂量2.5～10mg/d。

【不良反应】　EPS中度。

第十三节　五环类（pentacyclics）抗精神病药

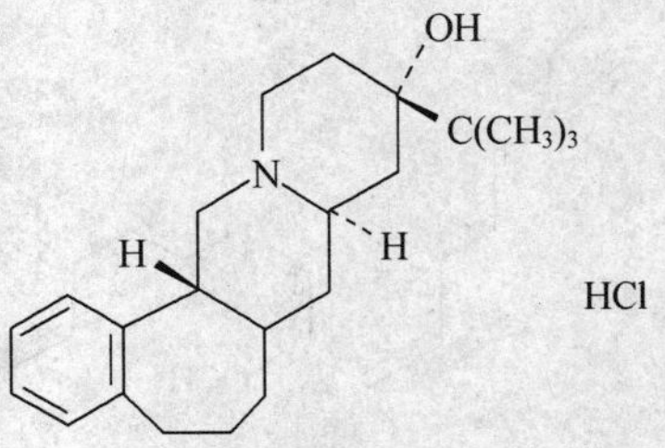

Butaclamol

Butaclamol

【结构式】　(±)-3α-tert-butyl-2,3,4,4aβ,8,9,13bα,14-octahydro-1H-benzo[6,7]cyclohepta[1,2,3-de]pyrido[2,1-a]isoquinolin-3-olhydrochloride

【药效学】　D_1/D_2与5 - HT2受体阻滞剂，也是钙调素抑制剂，属高效价抗精神病药物，有立体异构现象，抗精神病作用与右旋异构体有关。

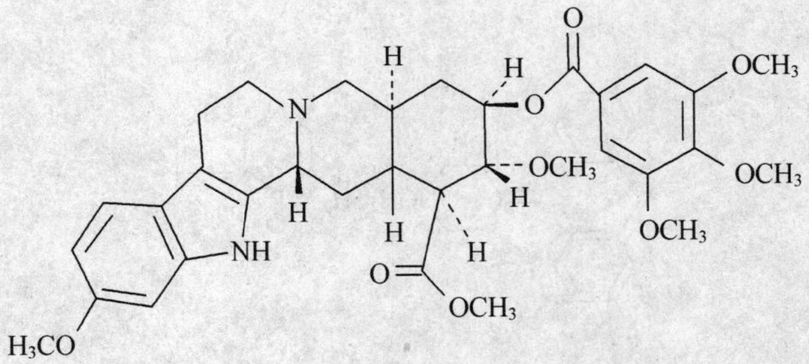

Reserpine

利血平（Reserpine）

【别名】　血安平　蛇根碱素 Serpasil Apoplon Triserpin

【结构式】　methyl ester of 2α,11-dimethoxy-3-β-(3,4,5-trimethoxy-benzoyloxy)-1α,2β,3α,4,4aα,5,7,8,13,13bβ,14,14aα-dodecahydro-isoquinolino[3,2-a]-β-carboline-1β-carboxylic acid

【药效学】　降压药，但大剂量时可控制兴奋躁动，适用于各类精神病的兴奋躁动状态。抗幻觉妄想效果不佳。

【剂量与用法】　口服：易引起直立性低血压，开始用量宜小。0.5～1mg/d起，渐增至3～10mg/d。肌注：控制兴奋躁动1～2mg，每日1～2次。

【制剂】 片剂：0.25mg。针剂：1mg/ml。

【不良反应】 常见有 EPS，眩晕及鼻塞、直立性低血压等。可导致利血平性抑郁。有胃溃疡病史者慎用。不宜同时合并电针或电惊厥治疗（ECT）治疗。

第十四节 单环类（Monocyclics）抗精神病药

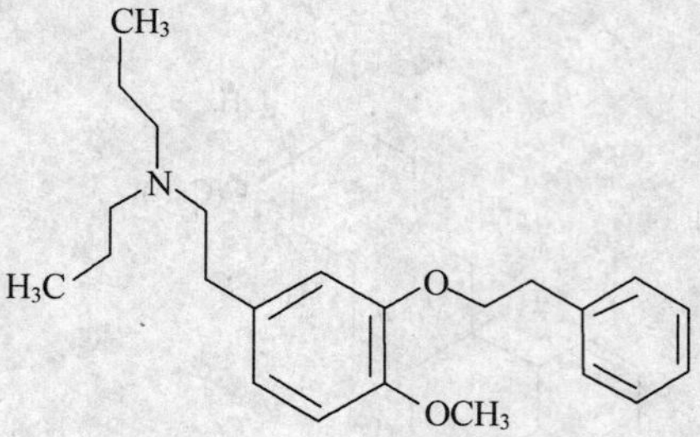

NE-100

Taicho NE－100

【结构式】 N-N-dipropyl-2[4-methoxy-3-(2-phenylethoxy)-phenyl]-ethylamine Hcl

【药效学】 选择性 σ 受体阻滞剂，可能有抗精神病作用，1995 年进行二期临床试验。

第十五节 二环类（bicyclics）抗精神病药

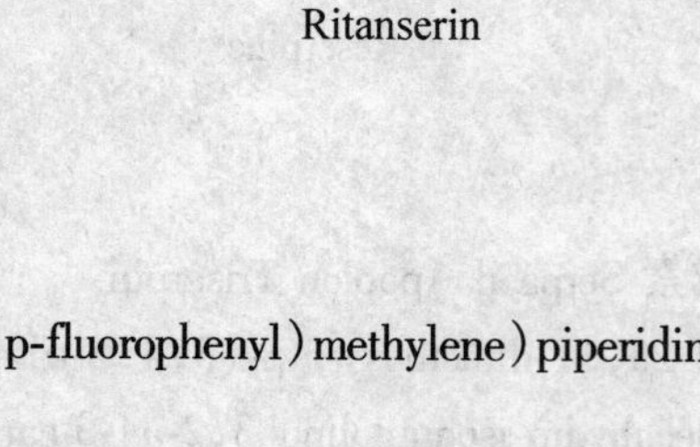

Ritanserin

利坦塞林（Ritanserin）

【别名】 Triserton

【结构式】 6-[2-[4-(bis(p-fluorophenyl)methylene)piperidino]ethyl]-7-methyl-5H-thiazolo[3,2-a]pyrimidin-5-one

【药效学】 高选择性 5－HT2/5－HT1C 受体阻滞剂，对 5－HT2 受体阻滞作用尤为明显。治疗量对 DA－D_2、α_1 及 α_2、H_1 受体均无明显影响。用于慢性精神分裂症，对阴性症状有疗效，对阳性症状几乎无效。并有抗焦虑作用。也用于研究睡眠调节的机制。作为抗抑郁药和抗焦虑药，在完成三期临床试验后停止开发。

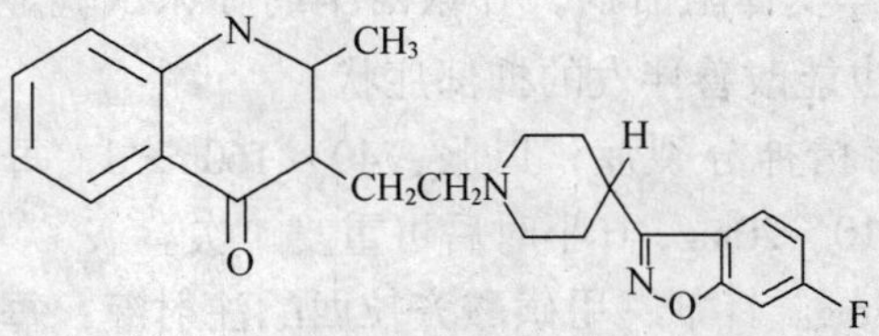

Risperidone

利培酮（Risperidone）

【别名】 维思通 卓夫

【药代学】 口服易吸收，Tmax 为 2h，$t_{1/2}$ 为 2～4h。常人利培酮代谢分快、慢两型。服 1mg 快速型 Cmax 为 12.6±3.6ng/ml，$t_{1/2}$ 为 4h，生物利用度约 100%（原药 66%）；慢速型 Cmax 为 18.6±6.6ng/ml，$t_{1/2}$ 为 24h，生物利用度约 70%（原药 82%）。在血浆中与白蛋白和 α_1 酸性白蛋白结合率 88%。5～6 天达稳态血浓度。分布迅速，Vd 为 1～2L/kg。代谢产物为羟化与去羟化物，主要活性代谢物 9－OH－利培酮，$t_{1/2}$ 为 27h，在慢代谢型浓度低，快速型高。给药 1 次 1 周后从尿排泄 70%，从粪便排泄 14%。食物与吸烟不影响药代学。

【药效学】 5－HT2 受体和 DA 受体平衡阻滞剂。实验表明与 5－HT2 受体结合解离缓慢，故作用时间长。利培酮比氯氮平与氟哌啶醇对 D_2、5－HT2A 受体的亲和力均衡。利培酮对分裂症阳性、阴性症状和情感症状均有效。有几项研究提示利培酮治疗分裂症阳性症状的疗效与氟哌啶醇相当或较好，在阴性症状方面比包括氟哌啶醇在内的常规抗精神病药更有效，对 Tourette 综合征也有效。

【剂量与用法】 口服：可从 0.5～1mg 开始，缓慢加量。治疗剂量 2～6mg/d，每天 1 次或分 2 次服用，最高 8mg/d。

【制剂】 1、2mg。

【不良反应】 比经典抗精神病药的 EPS 少而轻。主要常见不良反应为与剂量相关的锥体外系症状和催乳素水平升高引发的闭经、溢乳和性功能障碍等。早期可能有失眠、焦虑、激越、头痛、头晕等，偶见直立性低血压。

齐哌西酮（Ziprasidone）

【别名】 齐拉西酮

【药代学】 口服吸收较完全，与食物同服也可完全吸收，蛋白结合率达 99%，绝对生物利用度约 60%。多次服药的稳态血药浓度时 Tmax 为 6～8h，$t_{1/2}$ 为 5～10h，稳态血药浓度在服药后 1～3 天达到。在稳态血药浓度下，血药浓度与剂量正相关，人服用本药 20mg 和 80mg bid，平均 Cmax 分别为 60ng/ml 和 202ng/ml，因此可以认为齐哌西酮药代学模型是线性的。只有不到 1% 的齐哌西酮以原型从尿中或从粪排泄，其代谢产物无临床药理活性。老年人及轻中度肝肾损害者的药代学数据与正常人无明显差异，因此这类病人用药一般不必作较大的剂量调整。齐哌西酮的药物相互作用较少，对 CYP1A2、2C9、2C19、2D6 或 3A4 抑制作用较弱，在体外对 CYP3A4 和 2D6 的抑制只发生在游离药物浓度至少高于有效剂量药物浓度的 6500 倍时。目前为止，尚未见报道齐哌西酮与锂盐、口服避孕药、铝、抗酸药氢氧化镁或西咪替丁发生明显的相互作用。

【药效学】 5-HT2/D_2 受体阻滞剂，齐哌西酮的临床试验显示本药对分裂症或分裂情感性精神病病人都有效，也能改善伴发的抑郁症状。

【剂量与用法】 治疗精神分裂症，口服：40~160mg/d，每天1次或分2次服用。肌注：常用于兴奋躁动每次10~20mg，6小时后可重复1次。

【制剂】 片剂：1、2mg。针剂：甲磺酸齐拉西酮注射液：每支10mg。

【不良反应】 不良反应较少而轻，主要有头痛、嗜睡、恶心和消化不良，偶见失眠、心动过速、ECG的QTc延长、便秘等。齐哌西酮由于对NE能受体，对H_1受体和M受体的阻滞作用较弱，因此在治疗过程较少引起直立性低血压、镇静、认知功能损害、体重增加等不良反应。有心律失常病史者、心电图Q-T间期>450ms者、明显心血管功能障碍者禁用。

第十六节 丁酰苯类（butyrophenones）抗精神病药

丁酰苯类抗精神病药为强D_2受体阻滞剂。对外周自主神经系统无显著作用，无抗组胺作用，抗肾上腺素作用较弱。有良好的抗兴奋躁动、敌对情绪和攻击行为作用，起效迅速。EPS多见。与麻醉药、镇静催眠药并用时，可相互增加中枢抑制作用，并用时应减量；并用甲氧普胺可增加EPS；与甲基多巴并用能加重精神症状，应注意避免；与苯妥英钠及苯巴比妥并用能降低血药浓度。

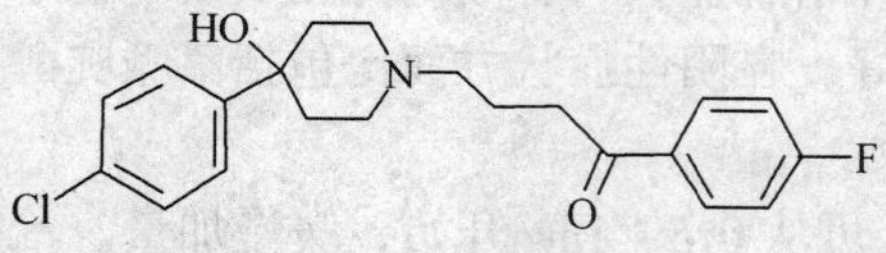

Haloperidol

氟哌啶醇（Haloperidol）

【别名】 氟哌丁苯 卤吡醇 Haldol Serenase Aloperidine Keselan

【结构式】 1-(4-氟苯基)-4-[4-(4-氯苯基)-4-羟基-1-哌啶基]-1-丁酮

【药代学】 口服易吸收，Tmax 3~4h，肌注 Tmax 30min，$t_{1/2}$为12~36h。吸收入血后，92%与血浆蛋白结合，生物利用度为40%~70%，分布全身，肝内含量最高。有效血药浓度范围为4~20ng/ml。在肝内经氧化，N-脱烷基代谢，代谢产物大部无活性，惟一的活性代谢物为还原氟哌啶醇。排泄较慢，从尿中和粪便中排泄，24h排出近50%。

【药效学】 它是丁酰苯类抗精神病药的代表药，有较强阻滞DA能受体作用，为治疗兴奋性精神分裂症的首选药物之一。对幻觉、妄想作用明显，对慢性病人也有激活作用。也用于有兴奋症状的躁狂症急性期、中毒性、感染性、躯体性和心因性精神障碍，以及某些不自主运动（如舞蹈症、扭转痉挛等）和Tourette症。镇静作用比氯丙嗪弱，镇吐作用较强。抗胆碱能及抗NE受体的阻滞作用较弱，心血管系统不良反应较少，对脑器质性精神障碍和老年性精神障碍也较适宜。

【剂量与用途】 口服：开始2~4mg/d，分2~3次服，渐增至10~40mg/d，维持量4~12mg/d。儿童开始每次2~4mg，2次/d。最大日量20mg/d，治疗多动秽语症及其他行为问题为每次 2 ~ 4mg，bid ~ tid。肌注：常用于兴奋躁动每次 5 ~ 10mg，bid ~ tid。儿童每次 2 ~ 5mg，qd ~ bid。学龄前儿童 0.5 ~ 1mg/d。静滴：10 ~ 30mg 加到 250 ~ 500ml 葡萄糖溶液。

【制剂】　片剂：1、2、4mg。针剂：5mg/ml。

【不良反应】　常见为 EPS，急性肌张力障碍在儿童和青少年更易发生，出现明显的扭转痉挛，静坐不能或吞咽困难。在减量或应用抗胆碱药时可减轻或消失。长期使用可引起 TD。少数病人有头晕、乏力、口干、便秘、皮疹等反应。很少引起低血压，对血液、肝功能影响亦较轻。偶见高热反应和心电图改变。本药有导致药源性抑郁反应的可能，在超大剂量时可致角弓反张、痉挛和抽搐、昏迷等急性脑病症状和心肌损害。与苯巴比妥并用，可能使本药血浓度下降。孕期、哺乳期妇女不宜服用。心、肝、肾、肺疾病病人、青光眼、尿潴留、癫痫、甲亢病人慎用。

附：**氟哌啶醇癸酸酯（Haloperidol decanoate）**

【别名】　安度力可　哈力多　Haldol depot Serenase decanoate

【结构式】　1-(4-氟苯基)-4-[4-(4-氯苯基)-4-羟基-1-哌啶基]-1-丁酮

【药代学】　肌注吸收缓慢，Tmax 为 4 ~ 11h，$t_{1/2}$ 约 3 周。在体内经酯化酶分解后缓慢释出游离的氟哌啶醇。体内代谢同氟哌啶醇。

【药效学】　它是氟哌啶醇的长效制剂。特点是疗效长，镇静作用弱。本药用于慢性分裂症及维持治疗。也用于其他精神症状，如精神运动性激越，成人与老年人的谵妄和幻觉，儿童行为障碍和性格异常，舞蹈病性运动障碍等。

【剂量与用法】　轻症每次 50 ~ 100mg，重症每次 150 ~ 200mg，每 4 周肌注 1 次。长期在同一部位大量注射时肌肉可出现硬结，故应经常更换注射部位。

【制剂】　针剂：50mg/ml，100mg/2ml，150mg/3ml。

【不良反应】　不良反应与氟哌啶醇类似，因长期在同一部位大量注射时肌肉可出现硬结，大量注射时应分两个不同部位，并应经常更换注射部位。禁用于伴有 EPS 的病人。能增强吗啡及巴比妥类的安眠及呼吸抑制作用，合并使用时宜注意。老年病人慎用。

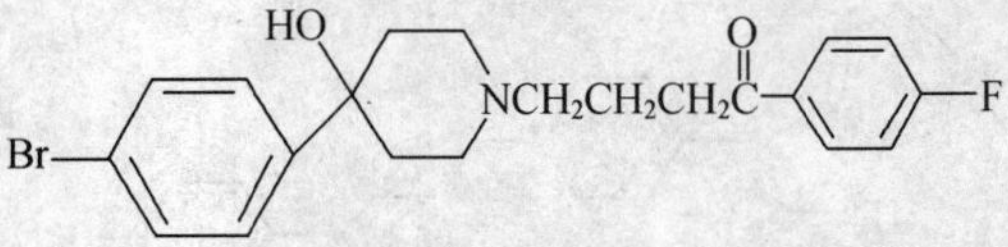

Bromperidol

溴哌利多（Bromperidol）

【别名】　溴哌醇 Impromen Bromidol Tesoprel

【结构式】　4-[4-(p-bromophenyl)-4-hydroxypiperidino]-4′-fluorobutyro phenone

【药代学】　口服易吸收，Tmax 为 4h，$t_{1/2}$ 约 24h。

【药效学】　强效丁酰苯类抗精神病药，见效时间快。作用与氟哌啶醇相似，但 EPS 较少，对自主神经系统影响较轻，见效快。用于急、慢性精神分裂症，对幻觉、妄想疗效好。对精神运动性兴奋有一定效果。对慢性退缩病人有活跃作用。

【剂量与用法】 $t_{1/2}$较长，可日服 1 次。开始量：3～6mg/d，治疗量 10～12mg/d，最高剂量 30mg/d。

【制剂】 片剂：1、5、10mg。

【不良反应】 轻度 EPS。尚可有抗胆碱能副作用，体重增加、泌乳、低血压、心悸等。帕金森病患者、对丁酰苯类过敏者、孕妇和乳妇禁用。肝功能不良者、心脏疾病者、老年和小孩慎用。

附：溴哌利多癸酸酯（Bromperidol decanoate）

【别名】 Impromen decanoas Bromidol depot

【剂量与用法】 它是溴哌利多的长效针剂，释放 $t_{1/2}$约 28 天。每月 50～100mg 肌注 1 次。

【制剂】 长效针剂 50mg/ml。

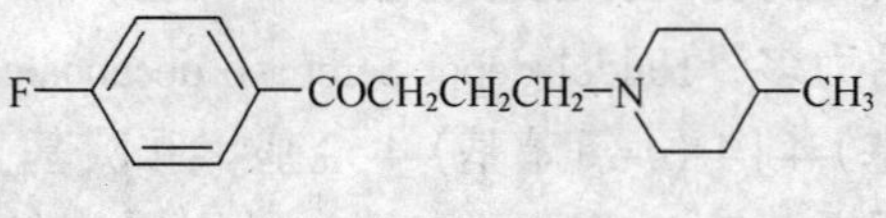

Melperone

咪哌隆（Melperone）

【别名】 Methylperone Flubuperone Buronil Eunerpan Neuril

【结构式】 4′-fluoro-4-(p-methylpiperidino)butyrophenone

【药代学】 单次剂量的 $t_{1/2}$为 3h。

【药效学】 对 5－HT2 受体的拮抗作用强于 D_2 受体，与氯氮平相似，对 D_4 受体也有拮抗作用。低剂量时可治疗焦虑和意识混浊状态。

【剂量与用法】 治疗精神分裂症剂量为 50～200mg/d，治疗激越状态可达 400mg/d。

【制剂】 片剂：5、10、25、50、100mg。针剂：50mg/2ml。

【不良反应】 EPS 很少。

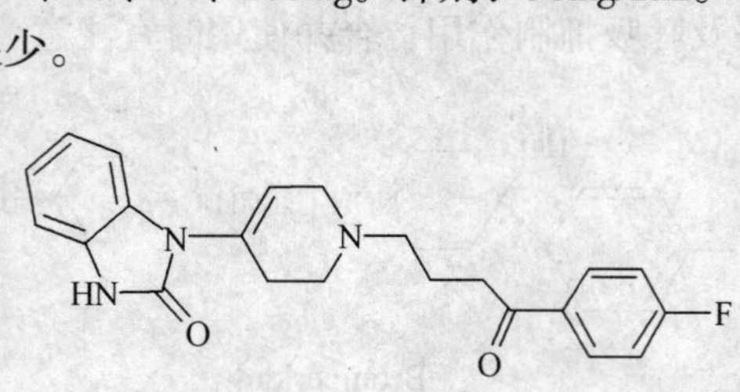

Droperidol

达哌啶醇（Droperidol）

【别名】 氟哌利多 达哌丁苯 Dridol Droleptan Sintodian Leptofen

【结构式】 1-[1-[3-(p-fluorobenzoyl)propyl]-1,2,3,6-tetrahydro-4-pyridyl]-2-benzimidazolinone

【药代学】 口服易吸收，肌注吸收迅速。在体内代谢快，显效快，持续时间短，一般小于 12h。$t_{1/2}$约 2.2h。主要在肝脏代谢，约 75%以代谢物形式及低于 1%的原药从尿中排泄。约 22%从粪便中排泄，其中约 50%为原药。

【药效学】 具有较强的抗精神运动性兴奋、抗休克和镇吐作用。对精神分裂症、躁狂症及急性精神运动性兴奋疗效较好，对消除幻觉、妄想、焦虑等症状效果亦好，此外，本品有神经安定作用及增强镇痛药的镇痛作用，与芬太尼并用静注时，可使病人产生特殊麻醉状态，称为神经镇定镇痛术，用于大面积烧伤换药，各种内镜检查，麻醉辅助药等。

【剂量与用法】　口服：5～20mg/d，分2～3次服。肌注：每次5～10mg，bid或tid。麻醉前给药：2.5～5mg。每5mg加入0.1mg芬太尼，在2～3分钟内缓慢静注。

【制剂】　片剂：5、10mg。针剂：5mg/ml，10mg/2ml。

【不良反应】　同氟哌啶醇。主要为EPS。其他可见口干、便秘等抗胆碱能副作用。严重抑郁症病人禁用，因本品可加重症状。肝病病人慎用。

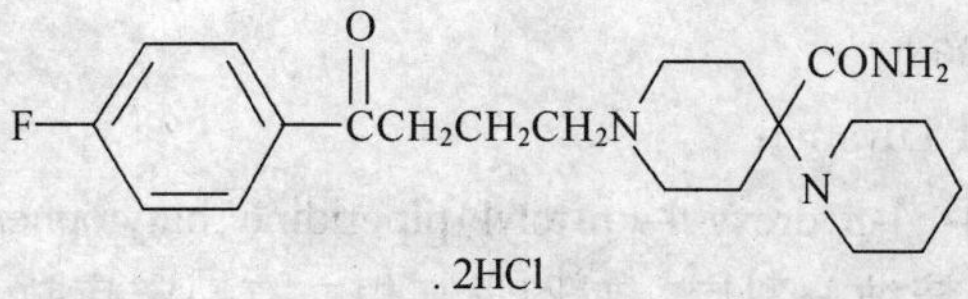

Pipamperone

酰胺哌啶醇（Pipamperone）

【别名】　匹泮哌隆 Floropipamide Dipiperon Piperonil

【结构式】　1-[4-(p-fluorophenyl)-4-oxobutyl]piperidino-piperidine-4-carboxamide(dihydrochloride)

【药效学】　系DA与5－HT2及NE受体阻滞剂，是丁酰苯类中EPS最轻的。抗精神病作用较弱，主要用于治疗轻性病例、儿童行为障碍、意识混浊状态和老年性激越。对精神病人的睡眠障碍有效，白天服药不立即产生安眠作用，但能使病人夜间安眠，调整觉醒和睡眠节律。

【剂量与用法】　120～360mg/d

【制剂】　片剂：40、80mg。

【不良反应】　EPS少，有乏力、嗜睡，最大缺点是引起低血压。

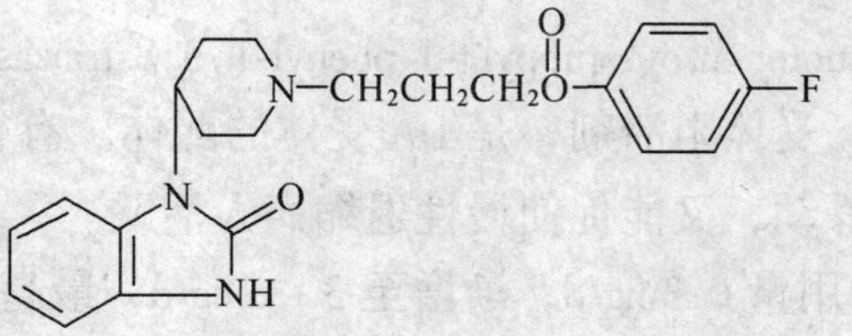

Benperidol

苯哌啶醇（Benperidol）

【别名】　苯哌利多 Frenactyl Anquil Glianimon Psichoben

【结构式】　1-{1-[3-(p-fluorobenzoyl)propyl]-4-piperidyl}-2-benzimidazolinone

【药效学】　高效价抗精神病药，对运动性兴奋有强抑制作用，对精神分裂症青春型效果好。亦用于症状性精神病的谵妄、不安和激越，尤其是老年性精神病的激越。对性欲亢进者也有效，称为短暂可逆的神经松弛性阉割或抗性欲亢进剂。

【剂量与用法】 口服：精神病治疗量 1.5～5mg/d。性欲亢进 0.5～2.5mg/d。肌肉或静脉注射：每次 0.5～2mg。

【制剂】 片剂：0.5mg。针剂：1mg/1ml。

【不良反应】 EPS 严重。孕妇忌用。

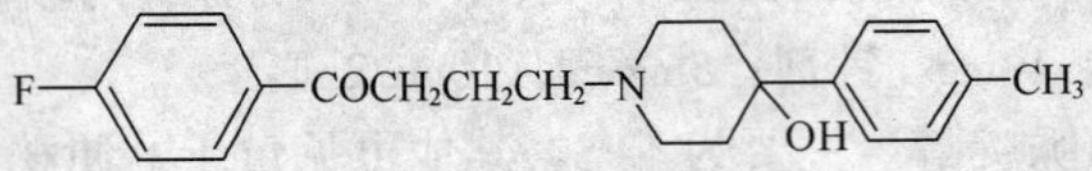

Moperone

甲基哌啶醇（Moperone）

【别名】 Methylperidol Luvatren

【结构式】 4′-fluoro-4-[4-hydroxy-4-(p-tolyl)piperidino]butyrophenone

【药效学】 用于慢性精神分裂症，对幻觉妄想亦有一定疗效，并有催眠与抗焦虑作用。

【剂量与用法】 口服：治疗量 15～60mg/d，曾有用到 300mg/d 的报道。

【制剂】 片剂：5mg、20mg。滴剂：5mg/ml。

【不良反应】 不良反应同氟哌啶醇。

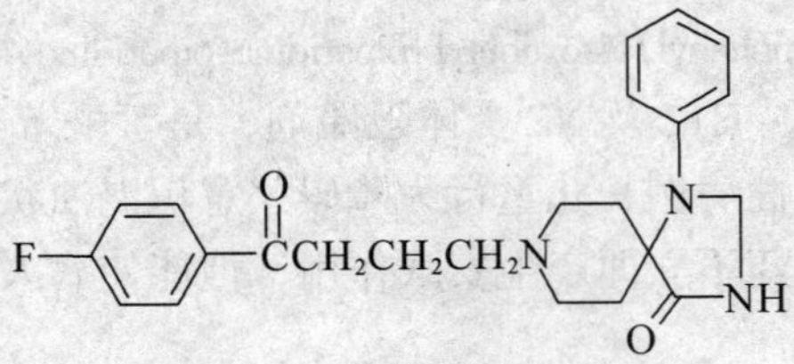

Spiperone

螺环哌啶醇（Spiperone）

【别名】 Spiroperidol Spiropitan

【结构式】 8-[3-(p-fluorobenzoyl)propyl]-1-phenyl-1,3,8-triazaspiro[4,5]decan-4-one

【药效学】 选择性 D_2 受体阻滞剂，是 DA 受体的配体。有很强抗精神病作用，既能抗幻觉妄想、控制急性兴奋躁动，又能促使慢性退缩病人活跃。

【剂量与用法】 开始用量 0.3mg/d，渐增至 3～6mg/d，最高 9mg/d。

【制剂】 片剂：0.3mg。

【不良反应】 常见为 EPS，急性肌张力障碍在儿童和青少年更易发生，出现明显的扭转痉挛，静坐不能或吞咽困难。在减量或应用抗胆碱药时可减轻或消失。

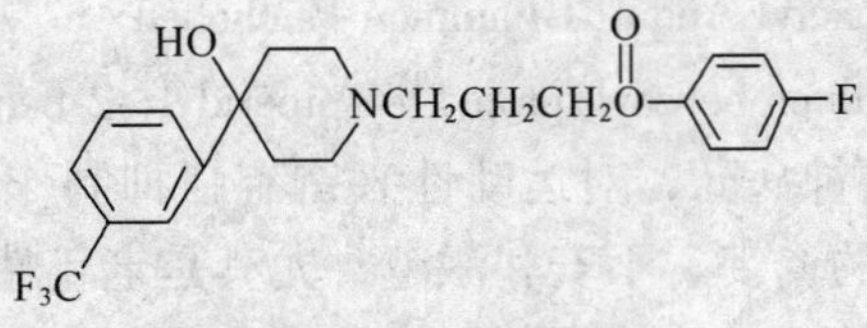

Trifluperidol

三氟哌啶醇（Trifluperidol）

【别名】　三氟哌丁苯　Triperidol Psicoperidol

【结构式】　4-[4-(m-(trifluoromethyl)phenyl]-4-hydroxy-piperidino)-4′-fluoro butyrophenone

【药效学】　效价比氟哌啶醇高。毒性仅为氟哌啶醇的1/10。主要用于治疗急、慢性精神分裂症。此外，尚有抑制条件反射，镇吐和抗肾上腺素作用，以及弱的抗组胺和较强的抗5-HT作用。临床用于控制兴奋躁动、攻击行为，对精神运动性兴奋疗效满意，且作用迅速，较为安全。对改善孤独、淡漠、缄默、迟钝、退缩等症状有较好疗效。

【剂量与用法】　口服：宜缓慢加药以减轻副作用。0.5mg，bid或tid，可渐增至4～8mg/d。肌肉或静脉注射为2.5～5mg/d，兴奋躁动控制后改为口服。

【制剂】　片剂：0.5mg、1mg。针剂：2.5mg/ml。

【不良反应】　同氟哌啶醇。EPS较明显。无过度镇静作用，少数病人可有失眠、暂时性血清谷丙转氨酶增高。自主神经和心血管副作用轻。

第十七节　二苯丁酰哌啶与哌嗪类（diphenylbutylpiperidines & piperazines）抗精神病药

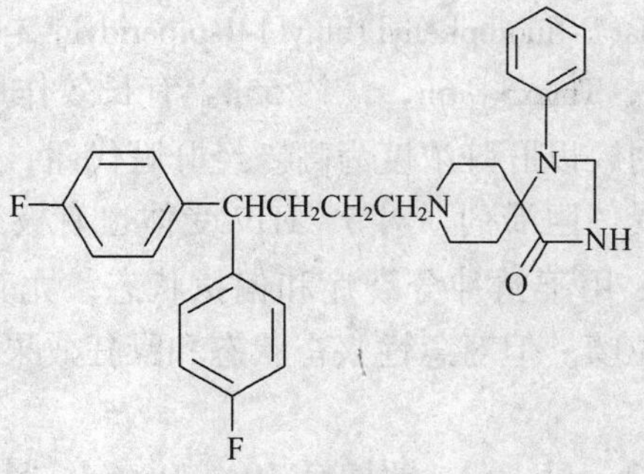

Fluspirilene

氟斯必灵（Fluspirilene）

【别名】　利多帕丁 依马帕 Imap Redeptin

【结构式】　8-[4,4-bis(p-fluorophenyl)butyl]-1-phenyl-1,3,8-triazaspiro[4.5]decan-4-one

【药代学】　一般使用其微粒结晶混悬水溶液，肌注后24～48h作用达高峰，$t_{1/2}$约3周，在体内形成微粒结晶体储库，然后慢慢释放，药效长达1～2周。主要代谢产物为4.4-bis(4-fluorope nyl) butyric acid和N-去羟基衍生物，从尿中排出。

【药效学】　肌注1次作用维持1周。强D_2、弱D_1受体阻滞剂，用于急、慢性精神分裂症。对控制幻觉、妄想、改善淡漠及退缩症状有良好作用。因镇静作用弱，用于维持治疗。$t_{1/2}$长，宜与长效抗帕金森病药右苄替米特dexetimide（R16.470）合并注射，或延长注射间隔期。

【剂量与用法】　肌注：首次剂量2mg/w，渐增至6～12mg/w，最高剂量不超过20mg/w，维持量 2～8mg/w。老年病人酌情减量。

【制剂】 针剂：0.5mg/0.75ml，1.5mg/0.75ml，2mg/ml，6mg/3ml。

【不良反应】 EPS较常见，多在注射后6～12h出现，约48h消失。某些病人注射当天或次日可出现腹痛、恶心、食欲减退等胃肠道反应及视物模糊、头晕、乏力、心动过速等自主神经症状，继续用药多可自行消失。偶可出现焦虑不安、抑郁症状，症状明显时应减量或停药。孕妇及有锥体外系疾病、癫痫及抑郁症病人慎用。

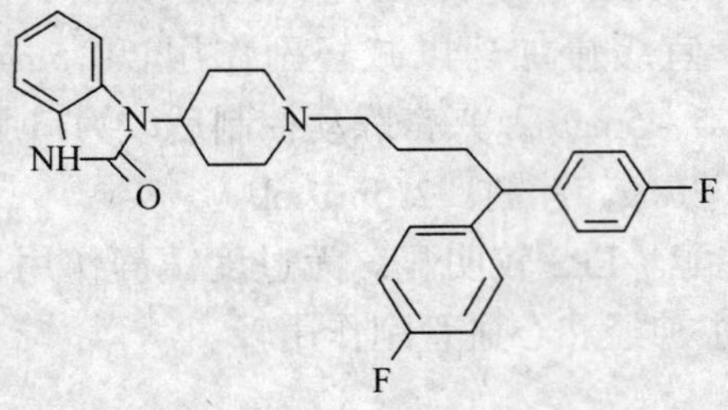

Pimozide

哌迷清（Pimozide）

【别名】 匹莫齐特 Orap Pirium Antalon Opiran

【结构式】 1-[1-[4,4-bis(P-fluorophenyl)butyl]-4-piperidyl]-2-benzimidazolinone

【药代学】 口服易吸收，Tmax3～6h，$t_{1/2}$约55h。有长效作用，口服1次作用持续24h。每日仅需口服1次。在组织内，以肝脏浓度为高。经肝脏代谢，代谢物从尿和粪便排泄。

【药效学】 选择性D_2受体阻滞剂，对5－HT7受体也有极高亲和力。有抗幻觉妄想作用和激活作用，无镇静作用，用于精神分裂症和偏执状态，尤其对精神分裂症阴性症状有效。用于维持治疗优于三氟拉嗪。但对急性兴奋状态和躁狂效果差。也作为亨廷顿病的辅助治疗药物。

【剂量与用法】 口服：2mg/d，qd，渐增至10～20mg/d，最高60mg/d，维持量6～8mg/d。大剂量60mg/d对急性精神分裂症也有效。

【制剂】 片剂：1、2、4、10mg。口服液剂/溶液剂：2.5mg/ml。

【不良反应】 不良反应轻，以EPS为主，此外可有口干、无力、失眠等。

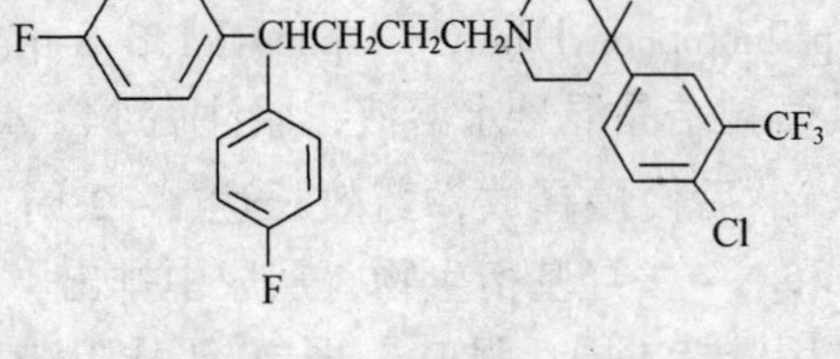

Penfluridol

五氟利多（Penfluridol）

【别名】 Semap Flupidol

【结构式】 1-[4,4-双(4-氟苯基)丁基]-4-[4-氯-3-(三氟甲基)苯基]-4-哌啶醇

【药代学】　口服吸收缓慢，Tmax 12～24h，$t_{1/2}$ 为 70～230h。储存在脂肪组织，并缓慢释出。透入和离开脑组织均缓慢，在脑与受体结合稳定。存在肠肝循环，是其作用时间长的主要原因。代谢产物为 4－氟苯基－丁酰苯酸，大部分以原形从粪便排出，少量从尿排出。

【药效学】　高效价抗精神病药物，惟一的口服长效制剂，口服一次作用可维持 1 周，无抗肾上腺素作用，镇静作用轻，是 DA 受体阻滞剂，也是钙离子通道阻滞剂。对各型精神分裂症有效。能控制幻觉、妄想、兴奋、冲动等症状。对慢性精神分裂症可消除幻觉，活跃情感、改善接触。对孤僻、淡漠、退缩等症状也有效，多用于维持治疗。

【剂量与用法】　口服：每周 1 次，饭后服用，首次 10～20mg/w，渐增至 20～60mg/w。最大剂量为 120mg/w。维持量 20～40mg/w。

【制剂】　片剂：20mg。

【不良反应】　以 EPS 多见，此外尚有无力、头昏、睡眠障碍、焦虑抑郁及胃肠道症状，个别有肝功能损害、尿潴留、白细胞减少及心电图异常。肝肾功能损害者禁用，老年病人兼有震颤麻痹症忌用，孕妇慎用。

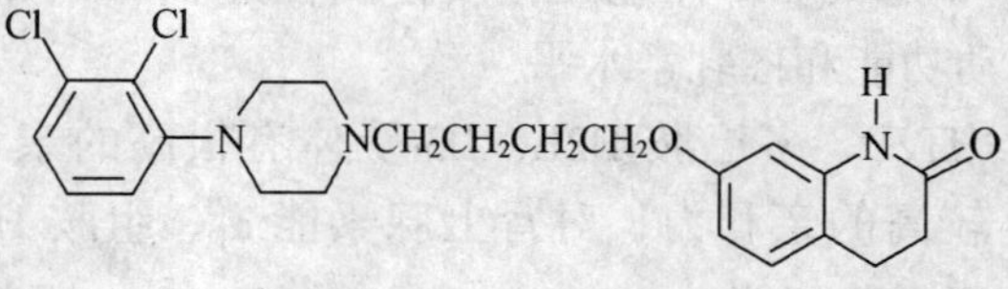

Alipiprazole

阿立哌唑（Alipiprazole）

【别名】　Abilify　博思清　奥派

【结构式】　7-{4-[4-(2,3-dichlorophenyl)-1-piperazinyl]butoxy}-3,4-dihydrocarbostyrilor 7-{4-[4-(2,3-dichorophenyl)piperazin-1-yl]butoxy}-1,2,3,4-tetrahydroquinolin-2-one

【药代学】　在人体，阿立哌唑可以被很好的吸收，口服生物利用度为 87%，口服 3～5h 后达到血浆峰浓度。可与食物分开或同时服用，与高脂肪食物同时服用会使阿立哌唑 Tmax 延长 3h，去氢阿立哌唑的 Tmax 延长 12h。阿立哌唑的药效作用来自于母药阿立哌唑及其活性代谢产物去氢－阿立哌唑，它与 D_2 受体的亲和性与母药相似，在血浆中代表母药的 40%。阿立哌唑和去氢－阿立哌唑的平均消除半衰期分别为 75h 和 94h，两种活性产物在 14 天内都可达到稳态浓度。阿立哌唑的代谢主要通过 3 种生物转化途径，脱氢作用、羟基化作用和 N－脱氢作用。通过肝酶 CYP2D6、CYP3A4 灭活。CYP3A4 的诱导剂（如卡马西平）可引起阿立哌唑清除率的升高和血药浓度的降低，CYP3A4 的抑制剂（如酮康唑）或 CYP2D6 的抑制剂（如奎尼丁，氟西汀，帕罗西汀）可以抑制阿立哌唑消除使其血药浓度的升高。阿立哌唑对由 P450 代谢的药物不会产生重要意义的药代动力学作用。它对法莫替丁、丙戊酸盐、锂、华法林、奥美拉唑无临床意义的相互作用。

【药效学】　新型抗精神病药阿立哌唑（Aripiprazole）在欧盟 2001 年批准上市，美国于 2002 年批准上市。被一些学者誉为“第三代抗精神病药”或“多巴胺系统稳定剂”。阿立哌唑的抗精神病的药效作用可能与 D_2 受体及 5－HT1A 受体的部分拮抗作用和 5－HT2A 受体拮抗作用有关，它是 D_2 受体部分激动剂、D_1 受体激动剂。根据精神分裂症的多巴胺假说，中脑边缘系统多巴胺通路活性过高是引起阳性症状主要原因，而中脑皮质多巴胺通路活性过低是引起阴性症状的原因之一，认知损害也与此有一定关系。多巴胺能受体阻滞剂阻断高多巴胺通路，改善阳性症状，但因为阻断了黑质纹状体多巴胺通路和结节漏斗部多巴胺通路，可以引起 EPS、高催乳素血症、体重中度增加等。多巴胺能受体阻滞剂很少或不能激活低多巴胺通路，不能或很少改善阴性症状。

阿立哌唑既是多巴胺突触后受体阻滞剂也是多巴胺突触前自身受体的激动剂。在动物实验中阿立哌唑不引起刻板行为，在中脑边缘系统通路上具有典型的阻滞 D_2 受体的作用，在中脑皮质却有独特的 D_2 受体部分激动作用，在覆盖区可同时对 D_2 神经元起激动和阻滞作用，能抑制黑质－纹状体通路多巴胺能传递。阿立哌唑是第一个被称为“多巴胺系统稳定剂”的药物。大脑正常的多巴胺能神经传递的稳定是靠平衡刺激多巴胺（DA）突触前、突触后受体实现的。多巴胺系统稳定剂的概念就是指它能在 DA 能神经传递水平降低时增强神经传递，而在亢进时降低神经传递功能。在治疗精神分裂症时，它能下调亢进 DA 活性，改善阳性症状；上调低兴奋状态的 DA 神经元，改善阴性症状和认知功能；同时维持正常的 DA 生理功能，不影响运动功能和催乳素水平。

阿立哌唑对人的 5－HT2B、多巴胺 D2L、D3 受体有很高的亲和力，对 5－HT1A、5－HT2A、5－HT7 受体也有较高的亲和力，对肾上腺素能 α_1、组胺 H_1 受体有一定的亲和力，对 5－HT1D、5－HT2C、肾上腺素能 α_{1b}、α_{2a}、α_{2c}、α_{2b}、β_1、β_2、胆碱能 M 受体的亲和力较低（表 10－1）。

表 10－1 抗精神病药物与人体受体结合情况

	阿立哌唑	奥氮平	利培酮	奎地平	齐拉西酮	氯氮平	氟哌啶醇
D_1	410	31	75	455	9.5	85	25
D_2	0.34	11	3	160	4.5	120	1
D_3	0.8	49	14	340	7.2	280	2.7
D_4	44	27	7	1600	33	21	5
$5-HT_{1A}$	1.7	>1000	490	2450	3.4	770	7930
$5-HT_{2A}$	3.4	4	0.6	220	0.4	12	78
$5-HT_{1C}$	22	11	26	615	1.3	8	3085
α_1	26	19	2	7	10	7	46
H_1	25	7	155	11	47	6	3630
M_1	6780	1.9	>5000	120	>10，000	1.9	1475

【剂量与用法】 口服：精神分裂症开始 5～10mg，qd，酌情每天加 5～10mg，治疗剂量 20mg/d，可单次服用，高量 30mg/d，维持量 10～20mg/d。

【制剂】 片剂：5、10mg。

【不良反应】 该药在治疗剂量（10～30mg/d）不良反应轻而少。在治疗初期可有焦虑、头痛、失眠、头晕、嗜睡、恶心呕吐，随着治疗时间延伸可逐渐减轻或消失。可引起直立性低血压。EPS很少，未见有QTc延长和血清泌乳素增加。

参考文献

1. Aripiprazole－WHO Drug Information 11/1∶34，1997
2. Prioleau C，Lawler CP，Mailman RB. Interactions of the novel antipsychotic，aripiprazole，at the D_2 dopamine receptor. FASEB Journal，12/4（Part 1）：A 456，Abst.2651，1998
3. Grunder et al. Arch Gen Psychatry，2003，60∶974

第十八节　苯并咪唑啶类（benzimidazolinones）抗精神病药

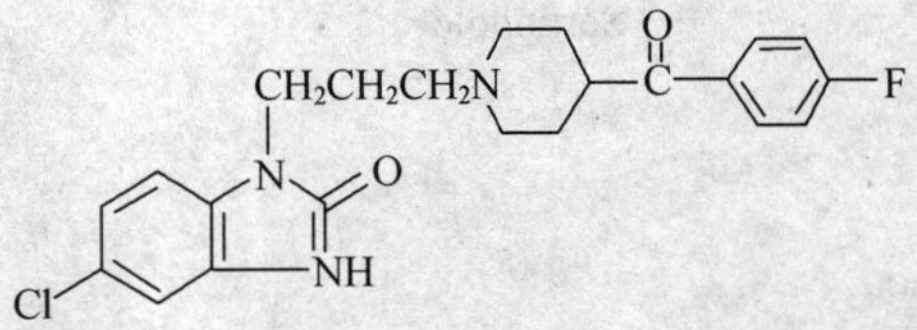

Milenperone

Milenperone

【结构式】　5-chloro-1-{3-[4-(P-fluorobenzoyl)-1-piperidinyl]propyl}1,3-dihydro-2H-benzimidazol-2-one

【药效学】　强DA受体阻滞剂，也是弱α_1和组胺H_1受体阻滞剂。没有抗胆碱和抗β受体作用。为抑制冲动的抗精神病药，用于行为障碍和攻击行为。

【剂量与用法】　口服：用于控制行为障碍与攻击行为5～30mg/d。

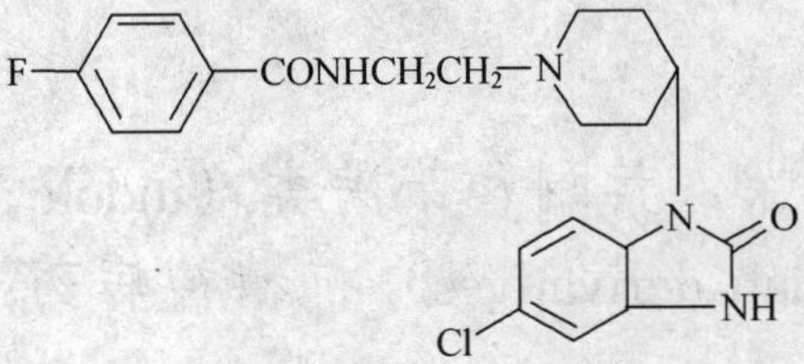

Halopemide

Halopemide

【结构式】　N-{2-[4-(5-chloro-2,3-dihydro-2-oxo-1H-benzimidazol-1-yl)-1-piperidinyl]ethyl}-4-fluorobenzamide

【药效学】　化学结构与丁酰苯类抗精神病药有关，具有DA阻断作用，临床研究用于孤独症或情感退缩，具有中度抗精神病作用和脱抑制作用。

【剂量与用法】　口服：约60mg/d，偶尔需更高剂量。

【不良反应】　可有轻度的帕金森综合征和静坐不能。

第十九节 咪唑酮类（imidazolidinones）抗精神病药

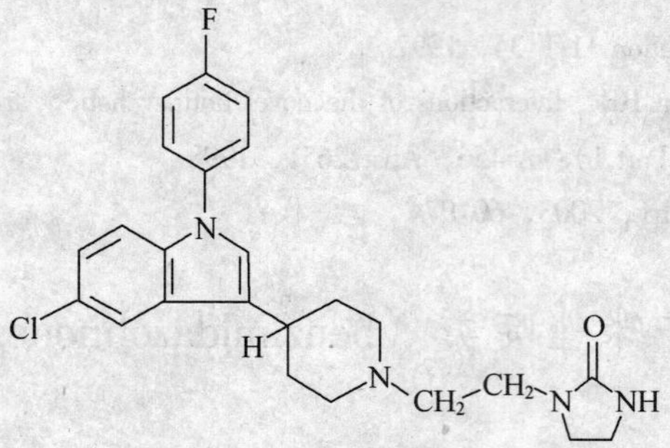

Sertindole

舍吲哚（Sertindole）

【别名】 Serdolect Serlect

【结构式】 1-{2-[4-[5-chloro-1-(p-fluorophenyl)indol-3-yl]piperidino]ethyl}-2-imidazolidinone

【药效学】 咪唑酮类 5－HT2/α_1 受体阻滞剂，对 D_2/5－HT2A/5－HT2C 和 α_1 受体有高度亲和力，对 D_2 受体阻滞作用很弱。选择性地作用于边缘系统，有抗精神病作用，还用于治疗药物滥用的躯体及精神戒断症状。

【剂量与用法】 口服：治疗分裂症治疗量 12～24mg/d，有人提出治疗阴性症状的剂量要比阳性症状高。

【制剂】 片剂：4、12、16、20mg。

【不良反应】 EPS 很少，本药导致肌张力障碍的剂量是治疗量的 5～20 倍。主要不良反应有头痛、鼻塞、射精异常和失眠等。由于可引起 ECG 的 QTc 延长，对心电图的影响还在进行安全性临床评价。

第二十节 吲哚，萘酮和茚满类（indole，naphtone and indan derivatives）抗精神病药

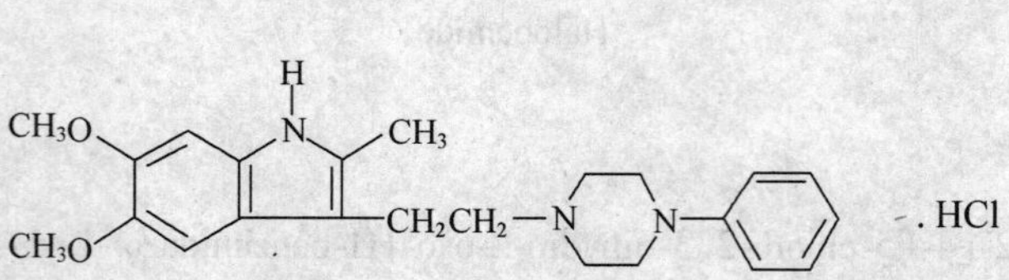

Oxypertine

Oxypertine

【别名】 Opertil Equipertine Forit Integrin Oxypertine

【结构式】 5,6-dimethoxy-2-methyl-3-[2-(4-phenyl-1-piperazinyl)ethyl]indole(hydrochloride)

【药效学】 用作抗精神病药物时，治疗精神分裂症；作为镇静剂时，抗焦虑。还可治疗舞蹈症、TD及其他运动障碍。

【剂量与用法】 用作抗精神病药物时，治疗精神分裂症的剂量是80~120mg/d，最高300mg/d；作为镇静剂时，抗焦虑的剂量是30~60mg/d。

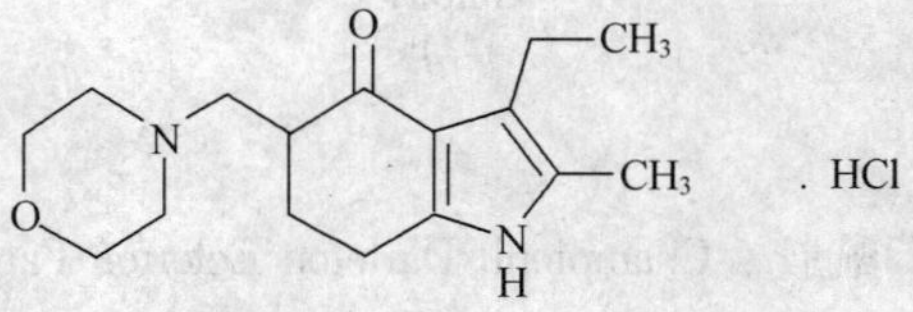

Molindone Hypdrochlcride

吗啉啶醇（Molindone）

【别名】 吗茚酮 吗啉酮 Moban Lidone

【结构式】 3-ethyl-6,7-dihydro-2-methyl-5-(morpholinomethyl)indol-4(5H)-one

【药代学】 口服吸收后，Tmax 1~2h，$t_{1/2}$约6.5h。口服单剂药理效应可维持24~36h。在肝脏代谢，大部分以代谢物形式从尿和粪便中排泄，少量从呼吸道排泄。

【药效学】 吲哚类衍生物，为非典型抗精神病药。抗精神病作用与吩噻嗪和丁酰苯类相似，适用于急、慢性分裂症。对焦虑、抑郁、木僵、退缩、幻觉、妄想等症状疗效显著。因能增强5-HT作用，有抗抑郁作用，也可用于肥胖症。因有兴奋作用，不用于兴奋躁动的精神障碍病人。

【剂量与用法】 口服：开始10~50mg/d，分2~3次服，渐增至100mg/d，维持量20~50mg/d。据国外报道40~225mg/d，可每天1次给药。控制急性症状可肌注20~40mg/d。

【制剂】 片剂：5、10、25、50、100mg。胶囊：5、10、25mg。浓缩口服液：20mg/ml。针剂：20mg/ml。

【不良反应】 不良反应较轻，病人易接受。常见为EPS，此外还有腹泻、体重减轻、失眠、皮疹、肝功能异常等不良反应。偶见白细胞减少或增多及心电图改变。因本药有阿扑吗啡样阻滞作用，过量时禁用催吐剂。

第二十一节 酰基苯胺类（benzamides）苯酰胺类抗精神病药

苯甲酰胺类抗精神病药的母体是普鲁卡因胺，在此基础上合成了邻氯普鲁卡因胺，甲氧普胺（胃复安、灭吐灵），后者中枢镇静作用，镇吐作用强，拮抗阿朴吗啡所致呕吐的作用比氯丙嗪强35倍。因与氯丙嗪、氟哌啶醇一样能增高脑DA更新率，推测可能有抗精神病作用。以后又合成了舒必利（止吐灵），泰必利、丙舒必利、雷可必利（raclopride）、利莫必利（remoxipride）等，尽管它们的结构和生化作用类似，但临床特点不同。

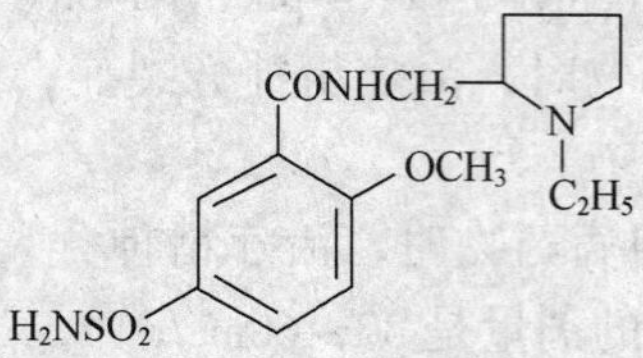

Sulpiride

舒必利（Sulpiride）

【别名】 止呕灵 硫苯酰胺 Championil Darleton Eclorion Fardalan Guastil

【结构式】 N-[甲基-(1-乙基-2-吡咯烷基)]-2-甲氧基-5-(氨基磺酰基)-苯甲酰胺

【药代学】 口服50mg，Tmax 2h，Cmax 150ng/ml，$t_{1/2}$约为8h。动物试验显示本品可透过胎盘屏障进入脐血循环。体内代谢情况不详，主要从尿排出体外，部分从粪便排出。

【药效学】 苯甲酰胺类化合物，为非典型抗精神病药。在下丘脑、脑桥和延髓，能选择性地阻滞D_1、D_2受体，对D_3、D_4受体也有一定阻滞作用。具有精神镇定作用，情感激活作用。无镇静催眠作用和抗兴奋躁动作用，用药后不明显影响正常活动。常用于精神分裂症偏执型、紧张型和多动秽语综合征。对幻觉、妄想、情绪抑郁、淡漠孤僻、接触被动等症状有较好疗效。对内源性抑郁症，抑郁性神经症和心身疾病伴抑郁状态，伴抑郁木僵的精神障碍，老年期精神障碍，酒精中毒性精神障碍，及MR（精神发育迟滞）伴人格障碍等，也有一定疗效。此外，本品的镇吐作用比氯丙嗪强166倍，小剂量可治疗呕吐及胃、十二指肠溃疡等疾病。

【剂量与用法】 口服：抗精神病从小量开始，每日2～3次，每次100mg，逐渐增量至600～1200mg/d，最高量1600mg/d。维持量200～400mg/d。镇吐：每次10～100mg，每日2～3次。肌注：200～400mg/d。静滴：木僵、违拗病人可用本品200～400mg稀释于葡萄糖盐水中静滴，1次/日，可逐渐增量，但不要超过800mg/d。

【制剂】 片剂或胶囊：10、50、100、200mg。针剂：50mg/ml，100mg/2ml。

【不良反应】 用药早期出现失眠和口渴，偶有胃肠道反应。大剂量可发生EPS，阳痿、高血压、溢乳、男子乳房发育、月经异常等。增量过快可有一过性心电图改变，血压上升或下降以及胸闷、脉频等。高血压病人，嗜铬细胞瘤病人忌用，严重心血管疾病和肝损害者慎用，如出现皮肤过敏应停药。不宜与抗胆碱能药并用（可能降低舒必利效果）。幼儿禁用。

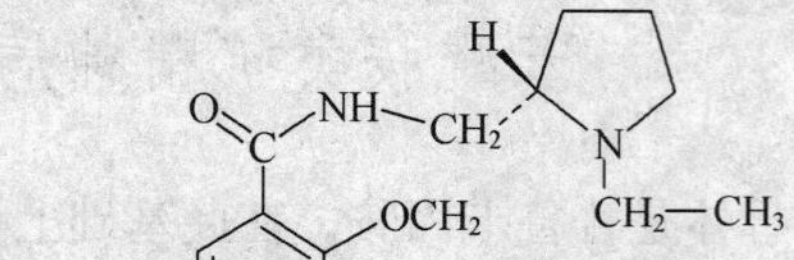

Levosulpiride

左旋舒必利（Levosulpiride）

【别名】　Levobren Levopraid

【结构式】　(S)-(－)-N-[(1-ethyl-2-pyrrolidinyl)methyl]-5-sulfamoyl-o-anisamide(L-sulpiride)

【药效学】　左旋舒必利是非典型抗精神病药和镇吐药。对阴性和阳性精神分裂症症状均有疗效。

【制剂】　片剂：25、50、100mg 针剂：25mg/2ml，50mg/ml。

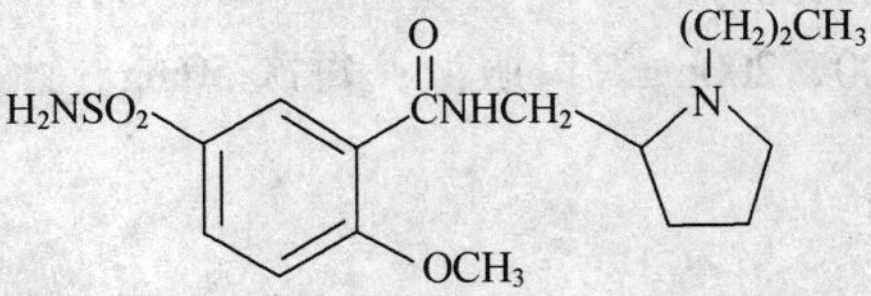

Prosulpride

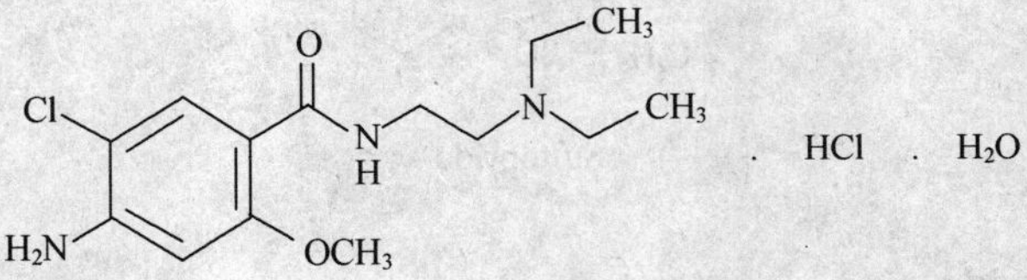

Metoclopramide

甲氧普胺（Metoclopramide）

【别名】　胃复安 灭吐灵　Primperan Anausin Dibertil Citroplus Clopan Emperal

【结构式】　4-amino-5-chloro-N-[2-(diethylamino)ethyl]-2-mothoxy-benzamide

【药代学】　$t_{1/2}$ 为 5～8h。

【药效学】　D_2 受体阻滞剂，能提高脑 DA 更新率，推测可能具有抗精神病作用。有中枢镇静作用，镇吐作用很强，拮抗阿朴吗啡所致呕吐比氯丙嗪强 35 倍。用于恶心、呕吐等胃肠道障碍。

【剂量与用法】　口服：5～10mg，tid。肌注或静注：10～20mg/d。

【制剂】　片剂或胶囊：5、10mg。针剂：10mg/1ml。

【不良反应】　久用或大量使用可引起 EPS，不能与抗胆碱药如颠茄合剂等并用，孕妇忌用。

Amisulpride

阿米舒必利（Amisulpride）

【别名】 Solian Socian Deniban Sulamid

【结构式】 4-amino-N-[(1-ethyl-2-pyrrolidinyl)methyl]-5-ethyl-sulfonyl-o-anisamide

【药代学】 作用快速，$t_{1/2}$ 为 12～19h。

【药效学】 D_2 受体阻滞剂，临床作用有明显两极性，小剂量有振奋、激活作用，用于精神分裂症阴性症状，大剂量有镇静作用，可治疗急性精神障碍病人。对抑郁也有效。

【剂量与用法】 300～1200mg/d。

【制剂】 片剂：50、100、200mg。口服液：每次 50mg。针剂：200mg/4ml。

【不良反应】 EPS 轻。

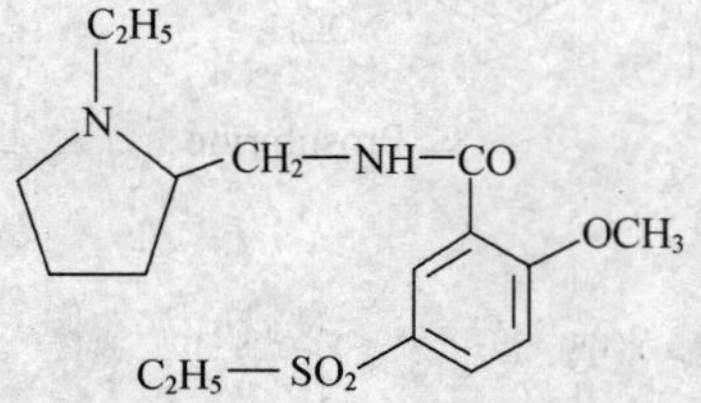

Sultopride

舒托必利（Sultopride）

【别名】 舒多必利 乙基舒必利 Aultopride Barnetil Barnetyl

【结构式】 N-[(1-ethyl-2-pyrrolidinyl)methyl]-5 - -thyl sulfonyl-o-anisamide

【药代学】 $t_{1/2}$ 约 3h。

【药效学】 苯甲酰胺类抗精神病药。选择性作用于 D_2 受体。舒必利苯环 5 位上的氨磺酰基换成乙砜基即成为舒托必利。其镇静作用、抗幻觉、妄想效果较舒必利强。对躁狂、幻觉、妄想及精神运动性兴奋有抑制作用。与氯丙嗪、氟哌啶醇及碳酸锂相比，作用强、速度快、不良反应小，故在控制急性精神兴奋状态方面有其特点。对抑郁、焦虑及动作迟滞效果不明显。

【剂量与用法】 口服：开始 200～400mg/d，分 2～3 次服。可渐增大剂量，最大量为 1400mg/d。一般量为 600～800mg/d。注射：每次不超过 200mg，宜将一天量分次注射。剂量与效果不呈相关。

【制剂】 片剂：100、400mg。滴剂：244mg/ml。针剂：200mg/2ml。

【不良反应】 主要不良反应为 EPS，发生率较氟哌啶醇低而较舒必利为高。可能与舒托必利较易通过 BBB 有关。偶可引起心律不齐。

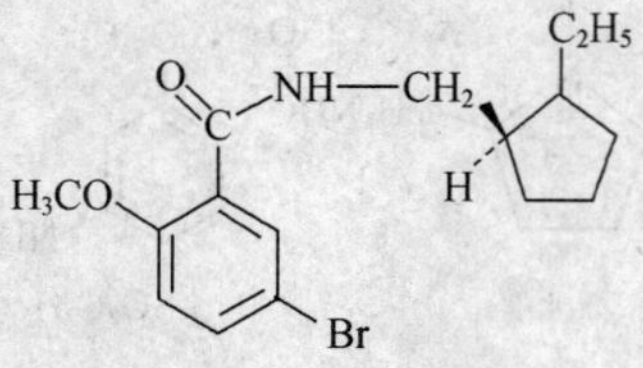

Remoxipride

利莫必利（Remoxipride）

【别名】　Roxiam Remidon

【结构式】　(－)-(S)-3-bromo-N-[(1-ehtyl-2-pyrrolidinyl)methyl]－2,6-dimethoxybenzamide

【药代学】　口服易吸收，生物利用度90%以上。$t_{1/2}$为4～7.5h，2天内可达稳态血浓度。其代谢物无药理活性，主要为吡咯烷环氧化物。以原药和代谢产物通过肾脏排泄。

【药效学】　选择性D_2受体阻滞剂，主要作用于间脑、边缘和黑质部分。剂量较小时能取代边缘系统及脑盖腹侧的H^3－螺环哌丁苯结合，而不影响纹状体，所以能选择地阻滞阿朴吗啡所致多动，剂量较大时可阻滞纹状体的受体而产生僵住。与纹状体受体的最大结合数显然比其他部位少，即使剂量很高时也只有40%～50%，而氟哌啶醇高达80%～90%。90～1200mg/d有抗精神病作用。

【剂量与用法】　开始剂量30～60mg/d，分2～3次服，治疗剂量150～600mg/d，分2次服。最高剂量可达1200mg/d。

【制剂】　胶囊：50、75、150mg。针剂：200mg/ml。混合剂：25mg/ml。

【不良反应】　帕金森综合征及静坐不能较轻，有嗜睡、疲乏、头痛，偶有再生障碍性贫血。自主神经系统不良反应极少，可升高催乳素浓度，但比舒必利弱。

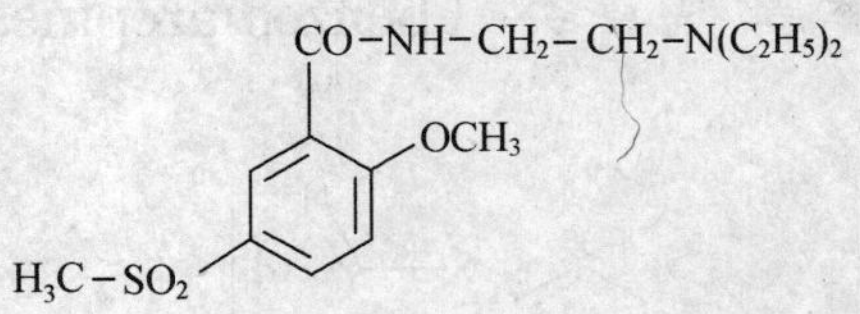

Tiapride

泰必利（Tiapride）

【别名】　硫必利　泰必乐　Tiapridal Tiapridex Equilium Luxoben

【结构式】　N-[2-(diethylamino)ethyl]-5-methylsulfonyl-O-anisamide HCl

【药代学】　口服易吸收，Tmax 1h，$t_{1/2}$为3～4h。主要以原形随尿排出。约有1/5～1/3以代谢物排出。

【药效学】　苯酰胺类抗精神病药，有阻滞中脑边缘系统DA能受体作用，对纹状体DA_2受体所致运动障碍有拮抗作用，并可阻滞疼痛冲动经脊髓丘脑束向网状结构的传导，这种镇痛作用可能与丘脑的中枢整合作用有关。具有安定、镇静、镇吐、镇痛及兴奋胃肠平滑肌作用。用于精神运动性兴奋、焦虑紧张，恐惧不安，行为紊乱、幻觉妄想症状、对舞蹈症、多动秽语综合征及老年性精神运动障碍。亦可用于治疗顽固性头痛、痛性痉挛、坐骨神经痛、关节疼痛及酒精中毒、恶心、帕金森、心境障碍和老年认知障碍及TD等。

【剂量与用法】　口服：开始100～300mg/d，分3次服。以后可渐增至300～600mg/d。肌注或静注：200～400mg/d，分次使用，然后根据病情减量，或改为口服维持。

【制剂】　片剂：50、100mg。针剂：100mg/2ml。溶液剂：12mg/ml。

【不良反应】　常见不良反应为嗜睡、头晕、乏力和胃肠道反应，其次可见溢乳、闭经。个别病人可出现兴奋、失眠。与镇静催眠药、抗抑郁药、抗癫痫药、镇痛药、抗震颤麻痹药并用，应减少中枢抑制药的剂量。

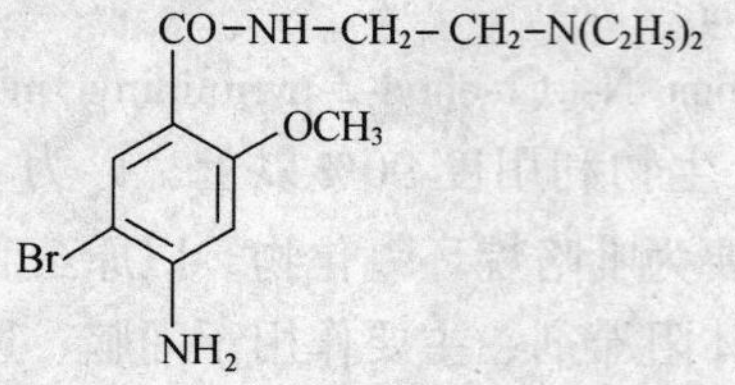

Bromopride

溴莫必利（Bromopride）

【别名】 Viaben Cascapride Plesium Valopride Opridan

【结构式】 4-amino-5-bromo-N-[2-(diethylamino)ethyl]-2-methoxy-benzamide

【药代学】 $t_{1/2}$ 约 2.6h。

【药效学】 该药用于胃肠道障碍，无明显抗精神病作用。

【制剂】 片剂：60mg。胶囊：10mg。针剂：10mg/2ml。滴剂：12mg/ml。

第二十二节 苯二氮䓬类（benzodiazepines）抗精神病药

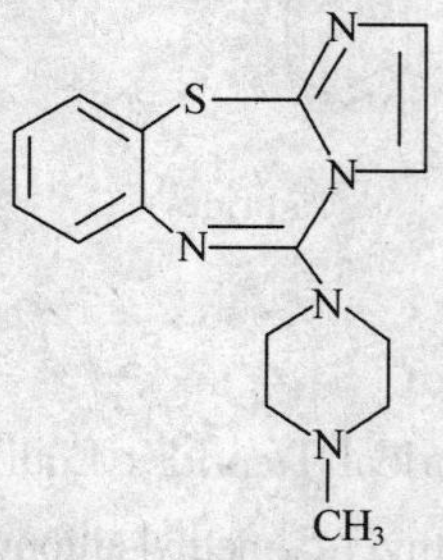

Pentiapine

Pentiapine

【结构式】 5-(4-methylpiperazinyl)imidazo[2,1-b][1,3,5]benzthiadiazepine

【药效学】 有抗精神病作用的苯噻二氮䓬类衍生物，能减少 DA 的释放，可能属非典型抗精神病药，是有效的抗冲动制剂。

（赵靖平 陈彦方）

第二十三节 精神分裂症的全程综合治疗和药物治疗规范

一、精神分裂症的全程综合治疗原则

（一）治疗目的

目前还无法根治精神分裂症，但治疗能减轻或缓解病症。通过治疗要降低发病的频率、

严重性，以及心理社会性不良后果，并增强发作间歇期的心理社会功能。例如，应最大限度减少病残率、肇事、肇祸率和自杀率。成功治疗的关键在于彻底消除临床症状，减少复发/恶化率或恶化风险，注意恢复社会功能，提高生存质量，真正达到有意义的治愈，而不仅是症状的消失。

（二）全面检查和全程综合治疗

对精神分裂症的精神病学处理提倡全程综合治疗，主要措施有：

1．诊断评估　现病史与目前症状、既往史、躯体状况包括物质滥用史、个人史、社会职业和家族史、既往治疗情况、精神检查、躯体检查和诊断试验。

2．特殊症状评估　如幻觉、妄想、联想障碍、紧张综合征、明显的怪异言行和行为紊乱，以及明显的阴性症状等，并注意监护症状与内外源刺激的关系。

3．评估功能损害的类型与严重性。

4．建立并维持治疗联盟。

5．全程综合治疗　精神科医师除直接治疗患者外，还常作为合作伙伴或指导者，以团队工作方式与其他人员共同根据患者的需要，提供包括精神科、全科医疗、康复及社会的全程综合治疗，以最大程度地改善社会功能和提高生活质量。

6．健康教育　为取得患者与家属的合作，必须以适当方式提供健康教育，并应贯穿整个治疗过程。健康教育应是长期的、定期的、或根据需要而安排。健康教育应有固定的内容，最好以医师与患者及其亲属共同参与的联谊会形式进行。同时，应就具体问题进行充分的讨论，有针对性地解决问题。讨论的内容包括心境障碍的疾病本质、临床表现、病程特点、治疗方法及有关药物知识、长期治疗的必要性、复发/恶化的早期表现及自我监测、复发/恶化的有关因素及处理、婚育及疾病的遗传倾向等问题。鼓励患者间就经验教训进行相互交流。这有助于改善医患关系，提高患者及其家属对治疗的依从性，预防复发/恶化，提高生活质量。

7．识别早期复发/恶化症状　既要注意患者的目前临床状态，也要注意疾病发展情况，治疗方法及效果问题，并根据病情不断调整综合性治疗措施。例如应注意心理社会影响，识别疾病的促发或延续因素，提倡早期发现，早期治疗。必须全面了解患者的需要、内在心理冲突、心理防御机制、应对方式及能力等。应用恰当的药物、心理治疗和康复治疗。心理干预应贯穿整个治疗过程，目的在于减少应激性生活事件，使主动配合治疗。

二、精神分裂症的药物治疗

（一）指证

药物用于前驱期的早期治疗、急性发病的治疗、先兆发作的预防，以及改善发作间歇期的残留症状。

（二）知情同意

治疗前向精神分裂症患者及家属阐明药物性质、作用和可能发生的不良反应及对策，争取其主动配合，能遵医嘱按时、按量服药。

（三）全程综合治疗原则

精神分裂症患者多数会反复发作/恶化，因此应坚持全程综合治疗原则以阻断发作。全程综合治疗可分为 3 个治疗期：急性期、巩固治疗期、维持治疗期（包括康复期、间歇期、复发/恶化前驱期）。在治疗过程中，要始终注意贯彻治疗的“个别化”原则，应努力取得患者及其家属的配合，增强执行治疗计划的依从性。

（四）正确使用抗精神病药物治疗

不但要争取达到临床有效，而且要注意处理不良反应。评估时应注意以下几个指标的操作性定义：

1．临床痊愈（完全缓解） 指症状完全消失，自知力恢复，社会功能达到或基本达到病前水平。

2．恶化（复燃） 经急性期治疗症状部分缓解，因各种原因（如过早减药或停药等）导致症状再现。

3．复发 指临床痊愈后一次新的精神分裂症发作，在两次发作之间至少有2个月的间歇期（不论用药与否）达到临床痊愈标准。

（五）建立和维持一种治疗性的协作关系

精神科医师除直接治疗患者外，还常作为合作伙伴或指导者，以团队工作方式与其他人员共同根据患者的需要，提供包括精神科、全科医疗、康复及社会的系列性服务，使患者最大程度地改善社会功能和提高生活质量。

（六）健康教育

为取得患者与家属的合作，必须以适当方式提供健康教育，并应贯穿整个治疗过程。健康教育应是长期的、定期的、或根据需要而安排。健康教育应有固定的内容，最好以医师与患者及其亲属共同参与的联谊会形式进行。同时，应就具体问题进行充分的讨论，有针对性地解决问题。讨论的内容包括疾病本质、临床表现、病程特点、治疗方法及有关药物知识、全程综合治疗的必要性、复发/恶化的早期表现及自我监测、复发/恶化的有关因素及处理、婚育及疾病的遗传倾向等问题。鼓励患者间就经验教训进行相互交流。这有助于改善医患关系，提高患者及其家属对治疗的依从性，预防复发/恶化，提高生活质量。

三、抗精神病药物的选用

（一）精神分裂症的治疗药物

根据WPA共识声明，目前抗精神病药物分为第一代抗精神病药物和第二代抗精神病药物。第一代抗精神病药主要为氯丙嗪、氟哌啶醇，或奋乃静等，但副作用较多，使用中存在着患者对药物的耐受性和依从性问题。第二代抗精神病药物，总体来看，对精神分裂症的疗效不亚于传统药物或更好，最大的特点是副作用小。因此，不少学者提出应把第二代药物，如氯氮平、利培酮、奥氮平、奎硫平、齐哌西酮、阿立哌唑等作为治疗精神分裂症的一线药物。这些药物对阳性和阴性症状均有效，有利于精神分裂症伴有的情感症状和认知障碍的改善；不良反应较少，耐受性好，服药依从性也好，有利于长期的药物治疗。因此，有利于提高总体疗效，增加康复水平，减低复发率，减少社会性衰退。

1．第一代抗精神病药物（经典抗精神病药物） 指主要作用于中枢D_2受体的抗精神病药物，包括：①吩噻嗪类氯丙嗪、甲硫哒嗪、奋乃静、氟奋乃静及其长效剂、三氟啦嗪等；②硫杂蒽类的氟噻吨及其长效剂、三氟噻吨及其长效剂、泰尔登等：③丁酰苯类如氟哌啶醇及其长效剂、五氟利多：④苯甲酰胺类如舒必利等。其中临床又将吩噻嗪类分为高效价药物如奋乃静、三氟啦嗪：低效价药物如氯丙嗪、甲硫哒嗪。此类药物自20世纪50年代以来，广泛应用于临床治疗各种精神病，主要是治疗精神分裂症。经近期药物流行病学调查，目前在我国作为首选药物者仍占有相当比例。大量临床研究（包括在研制第二代抗精神病药物过程中作为金标准对照药的双盲研究）及临床应用经验均证明第一代药物治疗精神分裂症阳性症状有效，但也提出了其用药的局限性。

（1）第一代抗精神病药物代谢、药理作用及治疗指征　第一代抗精神病药物主要作用于脑内 D_2 受体，为 D2 受体阻断剂。其他药理作用包括对 α_1、α_2 肾上腺素能受体、毒蕈碱能 M_1 受体、组胺 H_1 受体等的阻断作用。临床上治疗幻觉、妄想、思维障碍、行为紊乱、兴奋、激越、紧张综合征等具有明显疗效。对阴性症状及伴发抑郁症状疗效不确切。主要治疗指征有：精神分裂症和分裂情感性精神病的急性精神病性发作和维持治疗，躁狂发作，躁狂、抑郁、谵妄、痴呆、躯体疾病伴发的精神病性症状，精神活性物质所致的精神障碍，妄想性障碍，边缘性人格障碍，儿童精神分裂症，广泛性发育障碍，Tourette 综合征，Huntington 病。

（2）第一代抗精神病药物的安全性　经典抗精神病药物可引发多种不良反应，主要是引起锥体外系运动异常，包括类帕金森综合征、静坐不能（其发生率在 60% 左右）、迟发性运动障碍（发生率 5% 左右），影响患者的社会功能及生活质量，继而影响患者治疗的依从性，从而导致复发，带来不良的预后。氯丙嗪的不良反应主要为过度镇静、中枢和外周周缘的抗胆碱能样作用，明显的心血管反应，如直立性低血压、心动过速、心电图改变，致痉挛作用，对心、肝、肾、血液等器官系统有毒性作用。氟哌啶醇的主要不良反应为引发锥体外系运动障碍，其发生率达 80%，迟发性运动障碍的发生率较其他抗精神病药为高。该药对躯体器官作用较弱，虽无明显降低血压、加快心率的作用，但可引发心脏传导阻滞，有猝死患者报告。舒必利的主要不良反应为失眠、烦躁、泌乳素水平增高相关障碍如溢乳和闭经、性功能改变和体重增加。一般 EPS 轻，剂量大时也可出现。也可出现心电图改变，一过性 GPT 升高。

（3）第一代抗精神病药物的局限性　①不能改善认知功能，如药物不能改善执行功能、工作记忆、口语、视觉运动、语流、精细运动功能，虽然有时能改善注意力的某些指标。药物的抗胆碱能作用可能会使记忆恶化；②对核心的阴性症状作用微小；③约有 30% 的患者其阳性症状不能有效缓解；④引发锥体外系和迟发性运动障碍的比例高，常导致患者用药的依从性不佳。还可能引起其他严重的副作用；⑤药物对患者工作能力的改善作用较小。甚至由于过度镇静，而影响工作和生活质量。

2．第二代抗精神病药物（非经典抗精神病药物）　与吩噻嗪类等第一代抗精神病药相比，具有较高的 5－羟色胺 2 型（5－HT2）受体的阻断作用，即多巴胺（DA）－5－HT 受体阻滞剂，对中脑边缘系统的作用比对纹状体系统作用更具有选择性，主要包括氯氮平、利培酮、奥氮平和奎硫平等，与第一代抗精神病药物想比，这些药物今后在精神病学领域将有更广阔的应用前景。它们不但对阳性症状疗效较好，而且对阴性症状、认知症状和情感症状有效；而 EPS 明显减少，较少有其他方面的严重副作用。

（二）药物治疗策略

1．早期治疗　一旦确定精神分裂症的诊断，应立即开始药物治疗。精神分裂症的第 1 次发病是治疗的关键，这时抗精神病药的治疗反应最好，所需剂量也少。如能获得及时、正确及有效治疗，患者恢复的机会最大，长期预后也最好。影响精神分裂症预后的关键时期是在精神病复发前驱期至发病后的头5年，精神功能的损害至此保持在一个平台期，如果处理得当，通常不再进一步恶化。治疗时要注意不良反应及治疗中的其他问题，包括实验室或其他监测措施的评估等。根据临床综合征的表现，首发患者单一用药，选择一种第二代药物（氯氮平除外）或第一代药物。奋乃静、舒必利、氯丙嗪在不少地区仍为治疗精神分裂症首选，氯氮平在国内某些地区仍常作为首选药物应用，但考虑氯氮平的严重不良反应常见报道，建议不将氯氮平作为首发精神分裂症患者的首选药物治疗。

2. 剂量逐步递增　小剂量开始，逐渐加到有效推荐剂量，加量速度视药物特性及患者特质而定，要足疗程治疗。尽可能采用最小有效量，使不良反应减至最少，以提高服药依从性。小剂量疗效不佳时，根据不良反应和耐受情况，增至足量（有效药物上限）和足够长的疗程（10～12周）。如用药4～6周仍无效，可考虑换药（同类另一种或作用机制不同的另一类药）。

3. 急性复发/恶化患者的药物治疗　根据既往用药情况仍以单一用药为原则，原有有效药物或剂量继续使用，如果原有药物无效而其剂量低于治疗剂量时，可增加至治疗剂量继续观察，如果已经达治疗剂量仍无效，考虑换用药物，换用另一种结构的第二代药物（包括氯氮平）或第一代药物，仍以单一治疗为主。

4. 联合用药　如疗效仍不满意，考虑二药合用，以化学结构不同、药理作用不尽相同的药物联用比较合适，待达到预期治疗目标后，仍以单一用药为宜。药物并用的方式有抗精神病药与抗抑郁剂并用，或与抗焦虑药并用等。在联合用药时，要了解药物对代谢酶的诱导或抑制而产生的药物相互作用。一般不主张并用二种以上抗精神病药。

5. 积极治疗共病　例如与其他躯体疾病、物质依赖等共病。

（三）药物治疗分期

精神分裂症的药物治疗可分急性期、巩固治疗期、维持治疗期三个阶段。

1. 急性期综合治疗

(1) 尽力减轻和缓解急性症状、缩短病程　精神分裂症急性期是指首发患者和急性复发/恶化患者的精神症状非常突出和严重的时期。急性期治疗的目标：①尽快缓解精神分裂症的主要症状：包括阳性症状、阴性症状、激越兴奋、抑郁焦虑和认知功能减退，争取最佳预后；②预防自杀及防止危害自身或他人的冲动行为的发生。急性期治疗的具体措施：首发患者：首发患者的治疗非常重要，它直接关系到患者的预后和康复。应该做到：①早发现、早确诊、早干预、早治疗；②积极采用全程综合治疗；③根据精神症状的特点及经济状况，尽可能选用疗效确切、症状作用谱广泛、不良反应轻、便于长期治疗、经济上能够负担的抗精神病药物；④积极进行家庭健康教育宣传，争取家属重视、配合对患者的全程治疗。若非难治性患者，一般4～8周应达到此目的。对复发患者，在开始治疗前仔细了解过去的用药史，参考患者既往疗效最好的药物和有效剂量，在此基础上可适当提高药物的剂量和适当延长疗程，如果有效则继续治疗；如果治疗无效，应考虑换药或合并用药。复发患者的维持治疗应尽可能延长。同时进行家庭教育，宣传长期治疗的意义，以取得患者和家属的积极配合，提高服药依从性，有效预防复发。

(2) 急性期治疗的注意事项　①于治疗开始前详细询问病史，进行躯体、神经系统和精神检查，同时进行各项实验室检查包括血尿常规、肝肾功能、血糖、血脂、心电图等，了解患者的躯体状况；②尽早使用抗精神病药，如存在不依从情况，可用肌注或静脉给药。注意监测药物治疗不良反应。若患者为首次使用抗精神病药物，医生还不了解患者对所选药物的反应，应从小剂量开始，逐渐加量，避免严重不良反应的发生而影响治疗；③单一药物治疗，除非两种单一药物治疗无效时；④合理联合用药：一种抗精神病药疗效不佳时可并用其他药，如其他镇静催眠药、抗抑郁药或抗精神病药等；⑤避免频繁换药。抗精神病药物的起效时间一般在2～4周，所以不应在短于4周时终止已开始的治疗。除非患者出现严重的、无法耐受的不良反应时；⑥根据疾病的严重程度、家庭照料情况和医疗条件选择治疗场所，包括住院、门诊、社区和家庭病床治疗；当患者具有明显的危害社会安全和严重自杀、自伤行为时，应通过监护人同意紧急收住院治疗。

2．巩固治疗期的综合治疗　在急性期的精神症状有效控制之后，患者进入一个相对的稳定期，此期如果过早停药或遭遇应激，将面临症状复燃或波动的危险。因此，此期治疗对预后非常重要。特别强调此期药物治疗的剂量与急性治疗期的剂量相同，此期称为巩固期治疗。

（1）巩固期治疗的目的　①防止已缓解的症状复燃或波动；②巩固疗效；③控制和预防精神分裂症后抑郁和强迫症状，预防自杀；④促进社会功能的恢复，为回归社会做准备；⑤控制和预防长期用药带来的常见药物不良反应的发生，如迟发性运动障碍、闭经、溢乳、体重增加、糖脂代谢异常，心、肝、肾功能损害等。

（2）巩固期治疗的场所　急性期治疗大多在医院中进行，在精神症状得到有效控制之后，患者不宜继续留在医院，因为长期住院会加重患者的退缩和功能减退，不利于社会功能的康复，所以建议此期以社区和门诊治疗为主，有条件的地区可以开展日间康复治疗。门诊治疗的患者应保证每月复查1次，在医师的指导下及时解决康复过程中遇到的困难和问题，及时发现和处理药物的不良反应。

（3）巩固期治疗的药物剂量　如应用抗精神病药已使病情缓解，应续用同量3～6个月，再考虑减量维持治疗。除非患者因药物不良反应直接影响服药的依从性和医患关系，或出现较为明显的、无法耐受的不良反应时，可以在不影响疗效的基础上适当调整剂量，以尽量接近原来获效的治疗量和减轻不良反应到患者能够耐受为度。

（4）全面缓解症状和恢复社会功能　减少应激，改善症状，降低复发/恶化可能性和增强患者适应生活的能力。

3．维持治疗期（包括康复期、间歇期和复发/恶化前驱期）综合治疗　在疾病相对缓解后进入维持治疗期。维持期治疗的重要性如下：①维持期治疗能有效的降低复发率。有研究证实维持用药组比未维持用药组的复发率明显降低，大约是16%～23%比53%～72%；②维持期服药治疗组的复发症状较未服药维持组的症状轻；③症状复发会直接影响患者的工作和学习功能，降低复发有利于患者社会功能的维持。

（1）治疗目的　防止复发/恶化、恢复与维持良好社会功能，提高生活质量。在维持治疗期，对原治疗措施可以在密切观察下进行适当调整，或减少药物治疗剂量，注意处理不良反应。

（2）维持治疗措施　维持期治疗的剂量调整：维持期在疗效稳定的基础上可以减量。减量可以减轻患者的不良反应，增加服药的依从性以及改善医患关系，有利于长期维持治疗。减量宜慢。减至原巩固剂量的1/3～1/2。也可以每6个月减原剂量的20%，直至最小有效剂量。一旦患者的病情稳定，并且能够耐受药物的不良反应，则抗精神病药物的维持治疗最好是每天单次给药，增加对治疗的依从性。较低的剂量同样可以成功地预防复发。随着第二代抗精神病药物在精神分裂症急性期的广泛应用，急性期治疗的药物剂量和不良反应已远远小于第一代抗精神病药物，因此维持期的减药似乎也不再十分重要，适用于第一代药物的减药原则受到冲击和挑战。但是，作者认为维持期的药物剂量可以在急性期治疗的基础上根据患者的实际情况做适当的调整。首先，第二代药物均有程度不等的不良反应，对有些患者是明显和突出的，例如静坐不能和体重增加等，适当减量可以减轻不良反应。第二，患者长期服用较高剂量后从心理上期待着减量，在一定条件下减量可以给予患者信心，并增进医患关系。所以，无论从患者的耐受性和接受程度还是经济上考虑，适当减量都是有益的。维持期假若患者服药的依从性差，监护困难，不能口服药物或口服用药胃肠道吸收差，建议使用长效制剂，长效制剂同时也可作为急性期治疗的辅助药物。

(3) 维持期治疗的疗程　①首发患者：1989年的国际共识建议首发患者维持期1～2年；②复发患者至少5年。《中国精神分裂症防治指南》中规定维持期的长短根据患者的情况决定，一般不少于2～5年；③特殊患者：对有严重自杀企图、暴力行为和攻击行为病史的患者，维持期的治疗应适当延长。

(4) 维持期治疗的注意事项　①维持治疗并不能完全防止病情复发。因此，应教育患者和家属了解复发的早期表现，以便他们自行监控，及时复诊；②复发的诱因可能是躯体情况，明显的社会心理因素，服药依从性不良或药物剂量不足。因此，在维持治疗期间，应密切监测血药浓度并嘱患者定期复诊；③一旦出现早期症状，应及时干预；④长期的药物治疗计划应针对不良反应与复发风险二者权衡。初发患者经过1～2年维持治疗，可试验性停药。多次反复发/恶化作者，维持治疗至少5年甚至终身。

(5) 心理治疗　应注意心理治疗在全程综合治疗中起重要的作用。应注意心理治疗和干预的目标包括减少应激事件。

（四）难治性精神分裂症治疗

难治性精神分裂症是指按通用方法进行治疗而不能获得理想的疗效的患者，具体包括过去5年对3种药物足量和足疗程的抗精神病药物（3种中至少有2种化学结构是不同的）治疗反应不良；患者不能耐受抗精神病药物的不良反应；即使有充分的维持治疗或预防治疗，仍然复发或恶化的患者，即经不同类型的抗精神病药物，足量足程治疗而无明显效果的、病情严重的精神分裂症患者。根据症状可分为难治性阳性症状者、难治性阴性症状者、不能耐受抗精神病药最低剂量者，及足剂量抗精神病药维持治疗失败者等。对于难治性精神分裂症，治疗目标主要是消除精神病性症状，改善患者的社交和职业残疾，提高生活质量，降低社会功能的损害，促进回归社会。治疗策略：①治疗前需要重新审定诊断，了解患者既往用药史，及使患者形成难治性的原因；②选择合适的药物足量足疗程治疗，一般不少于2～5年。

（五）慢性精神分裂症治疗

该型病程多迁延、症状未能完全控制，常残留阳性症状及情感症状包括抑郁及自杀。阴性症状和认识功能受损可能是主要临床表现，且多伴有社会功能的缺陷。治疗中应注意：①进一步控制症状，提高疗效。可采用换药、加量、合并治疗方法；②加强随访，以便随时掌握病情变化，调整治疗；③进行家庭教育，强化患者及其家属对治疗的信心；④加强社会功能训练。

四、精神分裂症的药物治疗程序

（一）CCMD－3 诊断的阳性症状为主的精神分裂症药物治疗程序（2005）

第1步骤（PIO1）	(A)首用第1方案:第一代抗精神病药物或第2方案:第二代抗精神病药		
	↓ 有效 ↓	↓ 不良反应影响治疗 ↓	↓ 无效 ↓
	(B)急性期 4～8周	(C)对(A)的用药减量 或对症处理2～4周	(D)对(A)的用药增量 2～4周,或 ECT
第2步骤（PIO2）	↓ 有效 ↓	↓ 不良反应影响治疗 ↓	↓ 无效 ↓
	(B)巩固期 12～24周	(E)换第1、2、3方案 不同药2～4周,或 ECT	(F)换第1、2、3方案 不同药2～4周,或 ECT
第3步骤（PIO3）	↓ 有效 ↓	↓ 不良反应影响治疗 ↓	↓ 无效 ↓
	(B)维持期 52～104周	(G)返回(C)或(E),或 ECT	(H)返回(D)或(F),或 ECT 或进(四)难治分裂症治疗

注：（一）CCMD－3 诊断的阳性症状为主的精神分裂症药物治疗程序（2005）

PIO：指药物治疗的层次，每一层次包括评估（提出问题 P）、干预（I）、再评估（结果 O）的连续过程，在药物治疗的第 1 层次（PIO1）：

第 1 步骤（PIO1）：

（A）急性期

1．用药　①以安全和可耐受为前提，1～2 周内增量到最小治疗量，有注射剂型的药物可肌注或静滴；②最好不同时启用两种药物，如果要两药一起开始应用，应注意开始剂量均应减半，并增加每日分次用药的次数。治疗期间必须始终注意合并用药治疗均需适当减量和药物相互作用的不良后果；③换药应采用 2～4 周换药过渡期，如在此期获效，可保持当时并用的药物品种及剂量。

第 1 方案：第一代抗精神病药（表 10－2）。

第 2 方案：第二代抗精神病药如利培酮、奥氮平、奎硫平、齐哌西酮、阿立哌唑等（表 10－2）。

第 3 方案：氯氮平，对首次发病首次治疗的患者不建议使用（表 10－2）。

2．焦虑、兴奋、失眠者　可并用 BZ。

3．病情严重者　可尽早用 ECT。

（B）获效者的急性治疗期　获效的治疗量应维持。

表 10-2 常用抗精神病药（精神科诊疗操作标准 2005，有修改）

分类		通用药名	常规剂量（mg/d）
第 1 方案 第一代	酚噻嗪类	氯丙嗪	200~600
		甲硫哒嗪	200~600
		奋乃静	20~60
		三氟拉嗪	20~60
		氟奋乃静	40~60
	硫杂蒽类	氯丙噻吨	300~600
		氟哌噻吨	5~40
		氯哌噻吨	50~150
	丁酰苯类	氟哌啶醇	6~20
	苯甲酰胺类	舒必利	600~1600
第 2 方案 与 第 3 方案 第二代		利培酮	2~8
		奥氮平	5~20
		奎硫平	150~750
		氯氮平	200~500
		齐哌西酮	40~160
		阿立哌唑	5~30

（C）不良反应影响治疗者　减少抗精神病药治疗量，并应严密监测不良反应和对症处理，如药源性帕金森综合征时需减量或并用抗胆碱能药（如苯海索、氢溴酸东莨菪碱等）和 BZ 等。难治的药源性帕金森综合征可换用氯氮平，以及并用抗胆碱能药和 BZ 等。换药时应采用 2~4 周换药过渡期，如在此期获效，可保持当时并用的药物品种及剂量。

（D）疗效不理想者

1．用药　①以安全和可耐受为前提，药物应增量：增量后疗效仍不理想者，建议换用其他方案药物，如果仍想换用本方案药物，建议改结构、效价明显不同的药物，必要时有注射剂型的药物可肌注或静滴（表 10-2）；②换药应采用 2~4 周换药过渡期，如在此期获效，可保持当时并用的药物品种及剂量；③最好不同时启用两种药物，如果要两药一起开始应用，应注意开始剂量均应减半，并增加每日分次用药的次数。治疗期间必须始终注意合并用药治疗均需适当减量和药物相互作用的不良后果。

第 1 方案：第一代抗精神病药。

第 2 方案：第二代抗精神病药，如利培酮、奥氮平、奎硫平、齐哌西酮、阿立哌唑等可增量，如增量后疗效不理想，仍想换用本方案药物时，建议改结构、效价不同者（表 10-1）。

第 3 方案：在第 1、2 方案治疗不理想时，可以启动本方案，换用氯氮平治疗。

2．焦虑、兴奋、失眠者　可并用 BZ。

3．病情严重者　可尽早用 ECT。

第 2 步骤（PIO2）：

（B）获效者的巩固治疗期　获效的治疗量应至少维持 3~6 个月。随着病情好转，部分患者对药物的耐受性降低，此时减量的原则为只要患者能够耐受，应尽量维持接近原来获效的剂量。

(E) 不良反应影响治疗者 减量或对症处理，改换，或并用结构、效价明显不同的其他抗精神病药，改换药物时应采用2～4周换药过渡期，如在过渡期获效，可保持当时并用的药物品种及剂量。

(F) 疗效不理想者 增量或对症处理，改换，或并用结构、效价明显不同的其他抗精神病药。改换药物时应采用2～4周换药过渡期，如在过渡期获效，可保持当时并用的药物品种及剂量。

第3步骤（PIO3）：

(B) 获效者的维持治疗期（包括康复期、间歇期、复发前驱期） 获效的治疗量应至少维持1～2年，然后只有达到临床痊愈者，才考虑减量，进入维持治疗期。用药剂量调整到能保持最佳疗效和最小副作用为原则。首次发作的维持治疗应持续1～2年，然后逐步停药。屡次发作者维持治疗时间应持续5年，甚至终生。

(1) 康复期 在病情缓解后，除继续药物治疗外，更应注意结合心理治疗和康复治疗。目的在于使患者更自觉地加强治疗依从性、摆脱依赖性，提高生活质量和重返社会。

(2) 间歇期 根据患者的恢复水平，应承担更多的家务劳动或回到工作岗位，通过综合治疗，帮助患者及家属应对社会或躯体应激，预防疾病复发，尽量恢复社会功能至最佳水平。

(3) 复发前驱期 部分患者病情复发，但如果能及时发现复发症状，在病情进一步恶化进入急性期以前，及早发现、及早处理，比急性期患者容易控制病情，获得较好疗效。因此一旦出现复发的早期症状（每个患者的复发症状，常常与其首次发作的早期症状相似），应教会家属或社区相关人员及时发现、及时报告，以便给予及时诊治。

(G) 不良反应影响治疗者 可减量或对症处理，或改换，或并用结构、效价明显不同的其他抗精神病药，改换药物时应采用2～4周换药过渡期，如在过渡期获效，可保持当时并用的药物品种及剂量。

(H) 疗效不理想者 可增量，改换，或并用结构、效价明显不同的其他抗精神病药，最好不同时启用两种药物，如果要两药一起开始应用，应注意开始剂量均应减半，并增加每日分次用药的次数。治疗期间必须始终注意合并用药治疗均需适当减量和药物相互作用的不良后果。换药应采用2～4周换药过渡期，如在此期获效，可保持当时并用的药物品种及剂量。部分患者病情虽然不能达到临床痊愈水平，但病情稳定，不再进展。此时可以仿效上述维持治疗期的处理，进行综合治疗。具体注意事项如下：

(1) 病情稳定时 治疗量应继续维持1～2年。用药剂量调整到能保持最佳疗效和可以耐受的副作用为原则。

(2) 康复期 除继续药物治疗外，更应注意结合心理治疗和康复治疗。目的在于使患者更自觉地加强治疗依从性、摆脱依赖性，提高生活质量和重返社会。根据患者的恢复水平，应承担更多的家务劳动或回到工作岗位，通过综合治疗，帮助患者及家属应对社会或躯体应激，预防疾病恶化，尽量恢复社会功能。

(3) 恶化前驱期 部分患者病情恶化，但如果能及时发现恶化症状，在病情进一步恶化进入急性期以前，及早发现、及早处理，比急性期患者容易控制病情，获得较好疗效。因此一旦出现恶化的早期症状，应教会家属或社区相关人员及时发现、及时报告，以便给予及时诊治。

（二）CCMD－3诊断的阴性症状为主的精神分裂症药物治疗程序（2005）

步骤			
第1步骤（PIO1）	(A)首用第1方案:舒必利,或第2方案:第二代抗精神病药		
	↓ 有效	↓ 不良反应影响治疗	↓ 无效
	↓ (B)急性期 4～8周	↓ (C)对(A)的用药减量或对症处理2～4周	↓ (D)对(A)的用药增量2～4周,或 ECT
第2步骤（PIO2）	↓ 有效	↓ 不良反应影响治疗	↓ 无效
	↓ (B)巩固期 4～8周	↓ (E)换第1、2、3方案不同药2～4周,或 ECT	↓ (F)换第1、2、3方案不同药2～4周,或 ECT
第3步骤（PIO3）	↓ 有效	↓ 不良反应影响治疗	↓ 无效
	↓ (B)维持期 4～8周	↓ (G)返回(C)或(E),或 ECT	↓ (H)返回(D)或(F),或 ECT 或进(四)难治分裂症治疗

注：（二）CCMD－3的阴性症状为主的精神分裂症药物治疗程序

第1步骤（PIO1）：

（A）急性期

1．用药　①以安全和可耐受为前提，1～2周内增量到最小治疗量，有注射剂型的药物可肌注或静滴；②最好不同时启用两种药物，如果要两药一起开始应用，应注意开始剂量均应减半，并增加每日分次用药的次数。治疗期间必须始终注意合并用药治疗均需适当减量和药物相互作用的不良后果；③换药应采用2～4周换药过渡期，如在此期获效，可保持当时并用的药物品种及剂量。

第1方案：舒必利，有注射剂型可肌注或静滴（表10－2）。

第2方案：第二代抗精神病药如利培酮、奥氮平、奎硫平、齐哌西酮、阿立哌唑等（表10－2）。

第3方案：氯氮平，对首次发病首次治疗的患者不建议使用（表10－2）。

2．焦虑、兴奋、失眠者　可并用BZ。

3．病情严重者　可尽早用ECT。

（B）获效者的急性治疗期　获效的治疗量应维持。

（C）不良反应影响治疗者　减少抗精神病药治疗量，并应严密监测不良反应和对症处理，如药源性帕金森综合征时需减量或并用抗胆碱能药（如苯海索、氢溴酸东莨菪碱等）和BZ等。难治的药源性帕金森综合征可换用氯氮平，以及并用抗胆碱能药和BZ等。换药时应采用2～4周换药过渡期，如在此期获效，可保持当时并用的药物品种及剂量。

(D) 疗效不理想者

1. 用药 ①以安全和可耐受为前提，1~2周内增量到最小治疗量，有注射剂型的药物可肌注或静滴；②最好不同时启用两种药物，如果要两药一起开始应用，应注意开始剂量均应减半，并增加每日分次用药的次数。治疗期间必须始终注意合并用药治疗均需适当减量和药物相互作用的不良后果；③换药应采用2~4周换药过渡期，如在此期获效，可保持当时并用的药物品种及剂量。

第1方案：可增量舒必利，必要时可肌注或静滴，如增量后疗效仍不理想者，建议换用其他方案药物。(表10-2)。

第2方案：可增量第二代抗精神病药，如利培酮、奥氮平、奎硫平、齐哌西酮、阿立哌唑等，如增量后疗效不理想，仍想换用本方案药物时，建议改结构、效价不同者（表10-2)。

第3方案：在第1、2方案治疗不理想时，可以启动本方案，换用氯氮平治疗。

2. 药源性帕金森综合征 调整剂量或并用抗胆碱能药和BZ等。难治的药源性帕金森综合征可换用氯氮平，以及并用抗胆碱能药和BZ等。

3. 病情严重者 可尽早用ECT。

第2步骤（PIO2)：

(B) 获效者的巩固治疗期 获效的治疗量应至少维持3~6个月。随着病情好转，部分患者对药物的耐受性降低，此时减量的原则为只要患者能够耐受，应尽量接近原来获效的剂量。

(E) 不良反应影响治疗者 减量或对症处理，改换，或并用结构、效价明显不同的其他抗精神病药，最好不同时启用两种药物，如果要两药一起开始应用，应注意开始剂量均应减半，并增加每日分次用药的次数。治疗期间必须始终注意合并用药治疗均需适当减量和药物相互作用的不良后果。换药应采用2~4周换药过渡期，如在此期获效，可保持当时并用的药物品种及剂量。

(F) 疗效不理想者 增量，改换，或并用结构、效价明显不同的其他抗精神病药，最好不同时启用两种药物，如果要两药一起开始应用，应注意开始剂量均应减半，并增加每日分次用药的次数。治疗期间必须始终注意合并用药治疗均需适当减量和药物相互作用的不良后果。换药应采用2~4周换药过渡期，如在此期获效，可保持当时并用的药物品种及剂量。

第3步骤（PIO3)：

(B) 获效者的维持治疗期（包括康复期、间歇期、复发前驱期） 获效的治疗量应至少维持1~2年，然后只有达到临床痊愈者，才考虑减量，进入维持治疗期。用药剂量调整到能保持最佳疗效和最小副反应为原则。首次发作的维持治疗应持续1~2年，然后逐步停药。屡次发作者维持治疗时间应持续5年，甚至终身。

(1) 康复期 在病情缓解后，除继续药物治疗外，更应注意结合心理治疗和康复治疗。目的在于使患者更自觉地加强治疗依从性、摆脱依赖性，提高生活质量和重返社会。

(2) 间歇期 根据患者的恢复水平，应承担更多的家务劳动或回到工作岗位，通过综合治疗，帮助患者及家属应对社会或躯体应激，预防疾病复发，尽量恢复社会功能至最佳水平。

(3) 复发前驱期 部分患者病情复发，但如果能及时发现复发症状，在病情进一步恶化进入急性期以前，及早发现、及早处理，比急性期患者容易控制病情，获得较好疗效。因此一旦出现复发的早期症状（每个患者的复发症状，常常与其首次发作的早期症状相似），应教会家属或社区相关人员及时发现、及时报告，以便给予及时诊治。

（G）不良反应影响治疗者　可减量或对症处理，或改换，或并用结构、效价明显不同的其他抗精神病药，改换药物时应采用2～4周换药过渡期，如在过渡期获效，可保持当时并用的药物品种及剂量。

（H）疗效不理想者　可增量，改换，或并用结构、效价明显不同的其他抗精神病药，最好不同时启用两种药物，如果要两药一起开始应用，应注意开始剂量均应减半，并增加每日分次用药的次数。治疗期间必须始终注意合并用药治疗均需适当减量和药物相互作用的不良后果。换药应采用2～4周换药过渡期，如在此期获效，可保持当时并用的药物品种及剂量。部分患者病情虽然不能达到临床痊愈水平，但病情稳定，不再进展。此时可以仿效上述维持治疗期的处理，进行综合治疗。具体注意事项如下：

（1）病情稳定时　治疗量应继续维持1～2年。用药剂量调整到能保持最佳疗效和可以耐受的副作用为原则。

（2）康复期　除继续药物治疗外，更应注意结合心理治疗和康复治疗。目的在于使患者更自觉地加强治疗依从性、摆脱依赖性，提高生活质量和重返社会。根据患者的恢复水平，应承担更多的家务劳动或回到工作岗位，通过综合治疗，帮助患者及家属应对社会或躯体应激，预防疾病恶化，尽量恢复社会功能。

（3）恶化前驱期　部分患者病情恶化，但如果能及时发现恶化症状，在病情进一步恶化进入急性期以前，及早发现、及早处理，比急性期患者容易控制病情，获得较好疗效。因此一旦出现恶化的早期症状，应教会家属或社区相关人员及时发现、及时报告，以便给予及时诊治。

（三）CCMD－3诊断的紧张型精神分裂症药物治疗程序（2005）

第1步骤（PIO1）	(A)首用第1方案药舒必利		
	↓ 有效 ↓	↓ 不良反应影响治疗 ↓	↓ 无效 ↓
	(B)急性期 4～8周	(C)舒必利减量或对症处理 2～4周，或ECT	(D)舒必利增量 2～4周，或ECT
第2步骤（PIO2）	↓ 有效 ↓	↓ 不良反应影响治疗 ↓	↓ 无效 ↓
	(B)巩固期 12～24周	(E)舒必利并用或换第2或3方案药2～4周，或ECT	(F)舒必利并用或换第2或第3方案药2～4周，或ECT
第3步骤（PIO3）	↓ 有效 ↓	↓ 不良反应影响治疗 ↓	↓ 无效 ↓
	(B)维持期 52～104周	(G)返回(C)或(E)，或ECT	(H)返回(D)或(F)，或ECT 或进(四)难治分裂症治疗

注：（三）CCMD－3的紧张型精神分裂症药物治疗程序（2005）

第1步骤（PIO1）：

（A）急性期

1. 用药　①以安全和可耐受为前提，1～2周内增量到最小治疗量，有注射剂型的药物可肌注或静滴；②最好不同时启用两种药物，如果要两药一起开始应用，应注意开始剂量均应减半，并增加每日分次用药的次数。治疗期间必须始终注意合并用药治疗均需适当减量和药物相互作用的不良后果；③换药应采用2～4周换药过渡期，如在此期获效，可保持当时并用的药物品种及剂量。

第1方案：舒必利，有注射剂型可肌注或静滴，尤其对于本型患者更应积极考虑（表10－2）。

第2方案：第二代抗精神病药如利培酮、奥氮平、奎硫平、齐哌西酮、阿立哌唑等（表10－2）。

第3方案：氯氮平，对首次发病首次治疗的患者不建议使用（表10－2）。

2. 药源性帕金森病　调整剂量或并用抗胆碱能药和BZ等。难治的药源性帕金森综合征可换用氯氮平，以及并用抗胆碱能药和BZ等。

3. 病情严重者　可尽早用ECT，尤其对于本型患者更应积极考虑。

（B）获效者的急性治疗期　获效的治疗量应继续维持。

（C）不良反应影响治疗者　减少抗精神病药治疗量，并应严密监测不良反应和对症处理，如药源性帕金森综合征时需减量或并用抗胆碱能药（如苯海索、氢溴酸东莨菪碱等）和BZ等。难治的药源性帕金森综合征可换用氯氮平，以及并用抗胆碱能药和BZ等。换药时应采用2～4周换药过渡期，如在此期获效，可保持当时并用的药物品种及剂量。

（D）疗效不理想者

1. 用药　以安全和可耐受为前提，药物应增量：

第1方案：可增量舒必利，必要时可肌注或静滴，尤其对于本型患者更应积极考虑。如增量后疗效仍不理想者，建议并用换用其他方案药物（表10－2）。

第2方案：可增量第二代抗精神病药，如利培酮、奥氮平、奎硫平、吉布利酮等，如增量后疗效不理想，仍想换用本方案药物时，建议改结构、效价不同者（表10－2）。

第3方案：在第1、2方案治疗不理想时，可以启动本方案，并用或换用氯氮平治疗。

2. 换药时应采用2～4周换药过渡期，如在此期获效，可保持当时并用的药物品种及剂量。

3. 抗精神病药并用时，最好不同时启用两种药物，如果要两药一起开始应用，应注意开始剂量均应减半，并增加每日分次用药的次数。治疗期间必须始终注意合并用药治疗均需适当减量和药物相互作用的不良后果。

4. 焦虑、兴奋（如紧张性兴奋）、失眠者　可并用BZ。

5. 药源性帕金森综合征调整剂量或并用抗胆碱能药和BZ等。难治的药源性帕金森综合征可换用氯氮平，以及并用抗胆碱能药和BZ等。

6. 病情严重者　可尽早用ECT，尤其对于本型患者更应积极考虑。

第2步骤（PIO2）：

（B）获效者的巩固治疗期　获效的治疗量应至少维持3～6个月。随着病情好转，部分患者对药物的耐受性降低，此时减量的原则为只要患者能够耐受，应尽量接近原来获效的剂量。

（E）不良反应影响治疗者 减量或对症处理，改换，或并用结构、效价明显不同的其他抗精神病药，改换药物时应采用2～4周换药过渡期，如在过渡期获效，可保持当时并用的药物品种及剂量。

（F）疗效不理想者 增量或对症处理，改换，或并用结构、效价明显不同的其他抗精神病药。改换药物时应采用2～4周换药过渡期，如在过渡期获效，可保持当时并用的药物品种及剂量。

第3步骤（PIO3）：

（B）获效者的维持治疗期（包括康复期、间歇期、复发前驱期） 获效的治疗量应至少维持1～2年，然后只有达到临床痊愈者，才考虑减量，进入维持治疗期。用药剂量调整到能保持最佳疗效和最小副反应为原则。首次发作的维持治疗应持续1～2年，然后逐步停药。屡次发作者维持治疗时间应持续5年，甚至终身。

（1）康复期 在病情缓解后，除继续药物治疗外，更应注意结合心理治疗和康复治疗，目的在于使患者更自觉地加强治疗依从性、摆脱依赖性，提高生活质量和重返社会。

（2）间歇期 根据患者的恢复水平，应承担更多的家务劳动或回到工作岗位，通过综合治疗，帮助患者及家属应对社会或躯体应激，预防疾病复发，尽量恢复社会功能至最佳水平。

（3）复发前驱期 部分患者病情复发，但如果能及时发现复发症状，在病情进一步恶化进入急性期以前，及早发现、及早处理，比急性期患者容易控制病情，获得较好疗效。因此一旦出现复发的早期症状（每个患者的复发症状，常常与其首次发作的早期症状相似），应教会家属或社区相关人员及时发现、及时报告，以便给予及时诊治。

（G）不良反应影响治疗者 可减量或对症处理，或改换，或并用结构、效价明显不同的其他抗精神病药，改换药物时应采用2～4周换药过渡期，如在过渡期获效，可保持当时并用的药物品种及剂量。

（H）疗效不理想者 可增量，改换，或并用结构、效价明显不同的其他抗精神病药，最好不同时启用两种药物，如果要两药一起开始应用，应注意开始剂量均应减半，并增加每日分次用药的次数。治疗期间必须始终注意合并用药治疗均需适当减量和药物相互作用的不良后果。换药应采用2～4周换药过渡期，如在此期获效，可保持当时并用的药物品种及剂量。部分患者病情虽然不能达到临床痊愈水平，但病情稳定，不再进展。此时可以仿效上述维持治疗期的处理，进行综合治疗。具体注意事项如下：

（1）病情稳定时 治疗量应继续维持1～2年。用药剂量调整到能保持最佳疗效和可以耐受的副作用为原则。

（2）康复期 除继续药物治疗外，更应注意结合心理治疗和康复治疗。目的在于使患者更自觉地加强治疗依从性、摆脱依赖性，提高生活质量和重返社会。根据患者的恢复水平，应承担更多的家务劳动或回到工作岗位，通过综合治疗，帮助患者及家属应对社会或躯体应激，预防疾病恶化，尽量恢复社会功能。

（3）恶化前驱期 部分患者病情恶化，但如果能及时发现恶化症状，在病情进一步恶化进入急性期以前，及早发现、及早处理，比急性期患者容易控制病情，获得较好疗效。因此一旦出现恶化的早期症状，应教会家属或社区相关人员及时发现、及时报告，以便给予及时诊治。

（四）CCMD－3的难治性精神分裂症的药物治疗程序（2005）

步骤			
第1步骤（PIO1）	(A)接(一、二,或三)各型精神分裂症的药物治疗程序第3步骤		
	↓ 有效 ↓	↓ 不良反应影响治疗 ↓	↓ 无效 ↓
	(B)急性期4～8周	(C)第1、2方案药减量或对症处理,并用或换用氯氮平2～4周,或ECT	(D)第1、2方案药增量或对症处理,并用或换用氯氮平2～4周,或ECT
第2步骤（PIO2）	↓ 有效 ↓	↓ 不良反应影响治疗 ↓	↓ 无效 ↓
	(B)巩固期12～24周	(E)返回(C)2～4周,或ECT	(F)返回(D)2～4周,或ECT
第3步骤（PIO3）	↓ 有效 ↓	↓ 不良反应影响治疗 ↓	↓ 无效 ↓
	(B)维持期52～104周	(G)返回(C)2～4周,或ECT	(H)返回(D)2～4周,或ECT

注：（四）CCMD－3的难治性精神分裂症的药物治疗程序（2005）

第1步骤（PIO1）：

（A）急性期

1．用药　①以安全和可耐受为前提，1～2周内增量到最小治疗量，有注射剂型的药物可肌注或静滴；②最好不同时启用两种药物，如果要两药一起开始应用，应注意开始剂量均应减半，并增加每日分次用药的次数。治疗期间必须始终注意合并用药治疗均需适当减量和药物相互作用的不良后果；③换药应采用2～4周换药过渡期，如在此期获效，可保持当时并用的药物品种及剂量。

第1方案：第一代抗精神病药（表10－2）。

第2方案：第二代抗精神病药如利培酮、奥氮平、奎硫平、齐哌西酮、阿立哌唑等（表10－2）。

第3方案：氯氮平（表10－2）。

2．药源性帕金森综合征　调整剂量或并用抗胆碱能药和BZ等。难治的药源性帕金森综合征可换用氯氮平，以及并用抗胆碱能药和BZ等。

3．严重者　可尽早用ECT，尤其对于本型患者更应积极考虑。

（B）获效者的急性治疗期　获效的治疗量应至少维持3～6个月。

（C）不良反应影响治疗者　减少抗精神病药治疗量，并应严密监测不良反应和对症处理，如药源性帕金森综合征时需减量或并用抗胆碱能药（如苯海索、氢溴酸东莨菪碱等）和BZ等。难治的药源性帕金森综合征可换用氯氮平，以及并用抗胆碱能药和BZ等。换药时应采用2~4周换药过渡期，如在此期获效，可保持当时并用的药物品种及剂量。

（D）疗效不理想者

1．用药　难治性精神分裂症应尽早并用或换用氯氮平治疗。换药应采用2~4周换药过渡期，如在此期获效，可保持当时并用的药物品种及剂量。最好不同时启用两种药物，如果要两药一起开始应用，应注意开始剂量均应减半，并增加每日分次用药的次数。治疗期间必须始终注意合并用药治疗均需适当减量和药物相互作用的不良后果。

2．焦虑、兴奋（如紧张性兴奋）、失眠者　可并用BZ。

3．病情严重者　可尽早用ECT，尤其对于本型患者更应积极考虑。

第2步骤（PIO2）：

（B）获效者的巩固治疗期　获效的治疗量应至少维持3~6个月。随着病情好转，部分患者对药物的耐受性降低，此时减量的原则是：只要患者能够耐受，应尽量接近原来获效的剂量。

（E）不良反应影响治疗者　减量或对症处理，改换，或并用结构、效价明显不同的其他抗精神病药，改换药物时应采用2~4周换药过渡期，如在过渡期获效，可保持当时并用的药物品种及剂量。

（F）疗效不理想者　增量或对症处理，改换，或并用结构、效价明显不同的其他抗精神病药。改换药物时应采用2~4周换药过渡期，如在过渡期获效，可保持当时并用的药物品种及剂量。

可尽早用ECT，尤其对于本型患者更应积极考虑。

第3步骤（PIO3）：

（B）获效者的维持治疗期（包括康复期、间歇期、复发前驱期）　获效的治疗量应至少维持1~2年，然后只有达到临床痊愈者，才考虑减量，进入维持治疗期。用药剂量调整到能保持最佳疗效和最小副作用为原则。首次发作的维持治疗应持续1~2年，然后逐步停药。屡次发作者维持治疗时间应持续5年，甚至终生。

（1）康复期　在病情缓解后，除继续药物治疗外，更应注意结合心理治疗和康复治疗。目的在于使患者更自觉地加强治疗依从性、摆脱依赖性，提高生活质量和重返社会。

（2）间歇期　根据患者的恢复水平，应承担更多的家务劳动或回到工作岗位，通过综合治疗，帮助患者及家属应对社会或躯体应激，预防疾病复发，尽量恢复社会功能至最佳水平。

（3）复发前驱期　部分患者病情复发，但如果能及时发现复发症状，在病情进一步恶化进入急性期以前，及早发现、及早处理，比急性期患者容易控制病情，获得较好疗效。因此，一旦出现复发的早期症状（每个患者的复发症状，常常与其首次发作的早期症状相似），应教会家属或社区相关人员及时发现、及时报告，以便给予及时诊治。

（G）不良反应影响治疗者　可减量或对症处理，或改换，或并用结构、效价明显不同的其他抗精神病药，改换药物时应采用2~4周换药过渡期，如在过渡期获效，可保持当时并用的药物品种及剂量。

(H) 疗效不理想者　可增量，改换，或并用结构、效价明显不同的其他抗精神病药，最好不同时启用两种药物，如果要两药一起开始应用，应注意开始剂量均应减半，并增加每日分次用药的次数。治疗期间必须始终注意合并用药治疗均需适当减量和药物相互作用的不良后果。换药应采用 2～4 周换药过渡期，如在此期获效，可保持当时并用的药物品种及剂量。部分患者病情虽然不能达到临床痊愈水平，但病情稳定，不再进展。此时可以仿效上述维持治疗期的处理，进行综合治疗。具体注意事项如下：

(1) 病情稳定时　治疗量应继续维持 1～2 年。用药剂量调整到能保持最佳疗效和可以耐受的副作用为原则。

(2) 康复期　除继续药物治疗外，更应注意结合心理治疗和康复治疗。目的在于使患者更自觉地加强治疗依从性、摆脱依赖性，提高生活质量和重返社会。根据患者的恢复水平，应承担更多的家务劳动或回到工作岗位，通过综合治疗，帮助患者及家属应对社会或躯体应激，预防疾病恶化，尽量恢复社会功能。

(3) 恶化前驱期　部分患者病情恶化，但如果能及时发现恶化症状，在病情进一步恶化进入急性期以前，及早发现、及早处理，比急性期患者容易控制病情，获得较好疗效。因此，一旦出现恶化的早期症状，应教会家属或社区相关人员及时发现、及时报告，以便给予及时诊治。

（陈彦方）

第十一章 心境稳定剂——锂盐

抗躁狂药实际上仅锂盐一类，常用的是碳酸锂。锂是微量元素，为一价阳离子。自然界中无游离锂，因此实际指锂离子或锂盐。1940 年代，Cade 首次用锂盐治疗躁狂症成功，60 年代 Schou 通过大量研究改进了锂盐的治疗方法，此后被广泛应用。目前，药用制剂主要为碳酸锂片剂及胶囊。此外，尚有枸橼酸锂糖浆、醋酸锂和溴化锂等，近期俄罗斯丙戊酸锂的产生令人振奋。其他用于躁狂症的药物有：①抗精神病药：氯丙嗪、氟哌啶醇和氯氮平等；②抗痉药：卡马西平、丙戊酸钠等；③钙离子通道阻滞剂：维拉帕米等，但按其主要用途划分，均不应归类于抗躁狂药。

碳酸锂（Lithium carbonate）

【药代学】 口服易吸收。Tmax 2～4h，$t_{1/2}$ 为 12～24h。达到血清稳态需经 5～7 天，脑脊液达稳态浓度则更慢。锂离子不与血浆和组织蛋白结合，随体液分布至全身，各组织浓度不一，甲状腺和肾浓度最高。脑脊液浓度约为血浓度一半，在口服后 24h 才达高峰。锂在体内无代谢变化，95%由尿排泄，少量从粪、汗、唾液和乳汁排泄。锂的肾廓清率颇稳定，为 15～30ml/min，老人可低至 10～15ml/min。在近曲小管与钠被竞争性重吸收，故排泄速度与钠盐摄入量有关。摄入钠盐过多，锂盐排泄增加。摄入钠盐过少，锂盐排泄少，血锂浓度上升（表 11－1）。

表 11－1 锂的药代学参数

生物利用度	100%
达峰时间（Tmax）	2～4h
表观分布容积	0.79±0.34L/kg
蛋白结合率	0%
代谢物	无
半衰期（$t_{1/2}$）	22±8h
血浆清除率	0.35±0.11ml/（min·kg）
经尿排泄	95±15%
有效血清锂浓度	0.6～1.2mmol/L
中毒血清锂浓度	1.4mmol/L

【作用与用途】

1．作用机制尚未阐明，主要研究有：

（1）锂经离子通道进入细胞，置换细胞内钠，引起细胞兴奋性降低。此外，锂的许多化学性质与钙和镁离子相似，或许可取代钙和镁的某些生理功能，如影响钙离子调控的递质释放与影响镁参与的 cAMP 生成等。

（2）情感性障碍的 NE-ACh 平衡假说 腺苷酸环化酶系统：

β－肾上腺素能受体、多巴胺 D_1、D_3 受体、5－HT4 受体和 H_2 受体通过 Gs 蛋白与腺苷酸环化酶（AC）偶联，使 AC 激活，增加 cAMP 的形成。cAMP 激活磷酸化酶激酶或抑制磷酸化酶磷酸酶，导致膜磷酸化酶由 b 型转为 a 型，引起膜基质蛋白大面积磷酸化，同时激活蛋白激酶 A，蛋白激酶 A 通过三条途径降低胞浆内 Ca^{2+} 浓度：①激活细胞膜和内质网上的钙泵，促进 Ca^{2+} 流出细胞或进入内质网；②阻止 Ca^{2+} 流入细胞；③抑制磷脂酶 C 系统，降低胞浆内 Ca^{2+} 浓度。G 蛋白有调节亚基与催化亚基（C）两部分，调节部分又分 α、β、γ 三个亚单位。这三个亚单位合在一起时，G 蛋白没有活性。递质受体复合体与 G 蛋白偶联后，GTP 便与 G 蛋白结合使 α 亚单位与 β、γ 分离，这个 α－GTP 部分便能激活腺苷酸环化酶。与此同时，α 亚单位本身具有内在性 GTP 酶活性，使 GTP 变成 GDP，促使 β、γ 亚单位再一次与 α 重新联合，从而终止腺苷酸环化酶的激活过程，又恢复到原来的状态。而 α_2 肾上腺素受体、多巴胺 D_2、D_3、D_4 受体、5－HT1 类受体、胆碱能 M_2、M_4 受体、阿片类受体及 GABA-B 受体通过 Gi、Go 蛋白与 AC 偶联，能抑制 AC 活性使 cAMP 生成减少。腺苷酸环化酶（AC）是“放大器”，其作用是使第二信使的前体——三磷酸腺苷（ATP）转化为 cAMP。据估计，这种放大，可以促使生成 1000 个 cAMP 分子。作为第二信使，cAMP 能与磷酸化酶激酶的调节部分结合，解脱下来的催化部分便能激活其他酶或者调节钙离子通路，从而产生细胞效应。最后，cAMP 则由磷酸二酯酶（PDE）分解成一磷酸腺苷（AMP）而被灭活。

腺苷酸环化酶（AC）和心境障碍的相关假说认为抑郁症是 AC 系统活性过低，而躁狂则是 AC 系统活动过度。研究表明，锂盐在突触前膜能阻碍 Gi 蛋白离解，使 AC 系统脱抑制性兴奋，从而促进单胺递质的合成和释放，该效应可能与抗抑郁有关。锂盐在突触后膜通过两条途径抑制中枢 AC 系统，其一是与 Mg^{2+} 竞争，依次抑制 Gs 蛋白离解和抑制 AC 激活；其二是阻止钙－钙调蛋白复合物激活 AC，而 Belmaker 认为，锂可能是通过抑制 NE-AC 系统而抗双相障碍的。

（3）锂能抑制中枢 NE 和 DA 释放并增加神经元再摄取，这与 TCA 作用相反。TCA 和 ECT 均可引起 β 受体功能下调，这有赖于 5－HT 系统功能健全。锂能加强 5－HT 功能，对 β 受体也有直接下调作用，提示锂可通过直接或间接作用发挥抗抑郁效应。

（4）磷脂酰肌醇（PI）系统与 AC 系统有很多相似之处，都要通过 G 蛋白介导。同一神经递质由于所作用的受体亚型不同，可能通过不同的系统在细胞内传递信息。例如，去甲肾上腺素作用于 β 受体可兴奋腺苷酸环化酶，而与 α_2 受体结合会抑制此酶，若与 α_1 受体结合则兴奋 PI 系统。神经递质与 α_1 受体、5－HT2 受体、胆碱能 M_1、M_3、M_5 受体、组胺 H_1 受体结合后，通过 Gq、GI 蛋白激活 PIP2 磷酸二酯酶（PDE），即磷脂酶 C（phospholipase C）。它能使细胞膜所含的磷脂酰肌醇 4，5－二磷酸（PIP2）分解成两种第二信使：甘油二酯（DAG）和三磷酸肌醇（F3）。DAG 能激活一种依赖 Ca^{2+} 的蛋白激酶 C（PKC），从而产生细胞效应。第二信使 IP_3 能激动位于内质网和线粒体的 IP_3 受体，使内质网和线粒体释出 Ca^{2+} 进入胞质。另外，IP3 还能打开细胞膜上依赖于受体的 Ca^{2+} 通道，使细胞外钙离子进入胞质，引起胞质内 Ca^{2+} 浓度明显升高，Ca^{2+} 再与钙调蛋白（CaM）结合，使 Ca^{2+}－CaM 激酶被激活而发挥作用，产生细胞效应。同时，升高的胞质内 Ca^{2+} 浓度反馈抑制 PIP2 的合成和分解，抑制 IP_3 受体的再激活，激活钙泵或钠/钙交换泵，几分钟后 Ca^{2+} 浓度恢复正常，反应结束。在完成任务后，IP_3 经逐步脱磷酸化而成为肌醇，失去活性，重新进入 PI 循环。

此外，这个通路还会通过某个途径来激活鸟苷酸环化酶（GC），使三磷酸鸟苷（GTP）转变为环磷酸鸟苷（cGMP）。cGMP 也是一种第二信使，能激活一种依赖 cGMP 的激酶来中介生理效应。这种激酶在小脑中浓度较高，估计只有小脑神经元的传递以 cGMP 为第二信使。

磷脂酰肌醇（PI）系统和心境障碍的相关假说认为 IP 系统功能亢进与情感障碍的发生有关。有研究表明，躁狂患者单核细胞膜上的 Gs 蛋白较正常人升高，锂盐治疗降低 PI 活性，耗竭细胞内肌醇，降低磷脂酶 C 系统的活性而抗躁狂。躁狂患者血小板蛋白激酶 C（PKC）活性增高，十四酰化富含丙氨酸的 C 激酶底物（MARCKS）增多，而维持锂盐治疗能拮抗 PKC 和 MARCKS 而抗躁狂。躁狂患者 5 - HT2 受体超敏，5 - HT2 受体通过 Gq、Gu 蛋白激活磷脂酶 C 而生成 IP_3 和 DG，维持锂治疗能降低 5 - HT2 受体的超敏感性，并与其抗躁狂的起效时间一致（Chaemi 等，1999）。Meltzer（1986）推测，躁狂患者是通过肌醇 - 1 - 磷酸化酶活性升高而导致肌醇磷酸循环加速，最终导致磷脂酶 C 系统功能亢进，而锂则能降低肌醇 - 1 - 磷酸化酶的活性而抗躁狂。

2．碳酸锂对第二信使系统的影响　锂盐除影响 G 蛋白外，对第二信使亦有影响，如磷脂酰肌醇（PI）、蛋白激酶 C、MARCKS 和细胞内钙等。PI 是神经元内肌醇的产物，锂可以耗竭肌醇，降低 N 活性。Berridge（1989）认为锂盐通过耗竭肌醇选择性抑制活性过强的神经元通路，其观点被其后的研究所证实。动物试验证明，维持期给予锂盐可降低鼠大脑中 PI 的前体肌醇含量，增加细胞外肌醇含量可降低锂的此种效应。增加细胞外肌醇的作用是阻滞而不是抵消锂盐作用。应当强调，锂盐的早期治疗作用机制依然涉及肌醇的利用，而维持期治疗时与肌醇无关（Manji，1995）。此外，肌醇的作用也许是一种状态标志。相关研究显示，通过血小板膜上磷脂酰肌醇 4，5 - 二磷酸（PIP2）的百分含量测定 PI 活性，发现躁狂状态时 PI 活性比正常状态高，经锂盐治疗一段时间后，躁狂患者的 PI 恢复正常（Soares 等，1997）。但 Godfrey（1989）发现，用锂盐治疗 3 天后，鼠大脑皮层 PI 代谢减慢，30 天后此现象消失，这提示锂盐在治疗维持期对 PI 代谢没有影响。Manji 等人认为肌醇消耗假说并不能解释锂盐维持期治疗时对 PI 系统的影响。因为锂盐主要是在维持期发挥疗效，而不是急性期，所以锂盐奏效的机制主要不在于引起 PI 的改变，而在于引起受体后某些物质（如 G 蛋白受体、蛋白激酶 C）的改变而发挥作用。

蛋白激酶 C 是一种重要的细胞内酶，它调节许多发源于细胞外的信号，且被认为是神经元可塑性的主要因素，是细胞内调节信号传递的酶。Manji 等（1993）用锂盐对老鼠治疗 5 周后，发现海马旁回 PKC 水平降低，许多研究显示锂盐治疗初期可增强 PKC 的活性，而维持期给予锂盐却阻碍 PKC 的调节作用。

MARCKS（myristoylated alanine-rich C kinase substrate）是细胞内另一种第二信使物质，与 PKC 相互作用。给鼠服用锂盐后可发现海马旁回 MARCKS 数量减少（Lenox，1992）。Manji 等人认为锂盐对 PKC 和 MARCKS 有慢性抑制作用，这也许是锂盐阻碍儿茶酚胺递质而发挥抗躁狂作用的原因。

第二信使信号转导系统还涉及钙离子进入神经元。由于锂降低了 PI 的活性，造成神经元内钙浓度升高，这也许是锂抗抑郁作用的机制。另外，像钙离子通道阻滞剂一样，锂可减少流入神经元内的钙量，这与其具有抗躁狂效果有关（Pazzaglia 等，1993）。钙水平异常也许是双相情感障碍病因的一部分。除锂外其他情绪稳定剂也涉及第二信使系统。Manji 等（1996）认为，不同的 PKC 调节机制可以解释丙戊酸和锂合用有较好的临床效果。有研究认为胞质内 Ca^{2+} 浓度升高与双相情感障碍的发生有关，而锂能关闭依赖于电压的钙离子通道，激活细胞膜上的钙泵，促进 Ca^{2+} 回收进入细胞内钙库，竞争钙调蛋白上的 Ca^{2+} 作用位点，据此抑制依赖于 Ca^{2+} 的酶系统治疗心境障碍。

3．锂的适应证　锂盐适用于各种躁狂症。对躁狂或抑郁发作均有预防作用。也用于分裂情感性精神病、精神分裂症伴兴奋冲动或攻击性行为。锂盐的疗效一般认为：①单双相中以双相较好；②发作频繁，如快速循环型效果差；③40 岁以下效果好；④一级亲属中有双相阳性病史者好；⑤既往用锂盐有效者较好。

【剂量与用法】　口服：小量开始，治疗量 500～2000mg/d，维持量 500～1000mg/d，分 2～3 次饭后服。约一周后见效，故开始可并用抗精神病药，以控制兴奋症状。可用氯丙嗪或氟哌啶醇口服、肌注或静脉点滴给药，一旦症状减轻可改口服。也有人提出氯氮平并用锂盐疗效明显，推测可能为治疗作用互补及部分副作用互相抵消所致，如锂盐的烦渴、多尿、稀便等副作用可被氯氮平的流涎、便秘等中和。而氯氮平引起的粒细胞减少症为锂盐引起的白细胞增高所补偿。对首次发作病人应维持治疗至少 6 个月，多次发作病人应长期维持治疗。对快速循环型和混合型发作的疗效较差。锂盐的治疗安全指数低，治疗量和中毒量较接近，故治疗时应监测血清锂浓度。应在末次用锂 12h 后，抽血检测。开始每周查 1 次，第 4 周后每 2 周 1 次，第 8 周后每月 1 次，必要时应随时查。血清锂有效浓度 0.6～1.2mmol/L，维持治疗 0.4～0.8mmol/L。1.4mmol/L 为有效浓度上限，超过此值容易中毒。但因个体差异大，应将实验室数据与临床观察结合考虑。老人应减量，血锂浓度为 0.4～0.8mmol/L。红细胞锂检测价值待考。

【不良反应】

1．锂盐治疗的不良反应包括多尿、烦渴、体重增加、认知问题、震颤、镇静或嗜睡、共济失调、胃肠道症状、脱发、良性白细胞增多、痤疮及水肿。锂盐并用抗精神病药，可增加发生药源性恶性综合征的可能性。这类病人的恶性综合征的病例报告，大多数发生于高血锂水平且伴脱水的病例（表 11－2），应用锂盐治疗的禁忌证见表 11－3。

2．锂盐治疗的注意事项

（1）应作躯体和神经系统检查，肝、肾功能和血、尿常规。条件允许应作甲状腺功能、血生化如钾、钠、血糖及心、脑电图检查。

（2）调整剂量的依据为年龄、体重、机能状态，病情、不良反应和血锂浓度。

（3）增量宜缓，最高治疗剂量不宜超过 2～3 周。嘱病人进含盐饮食，多饮水。

（4）血锂浓度与锂中毒有线性量效关系，血锂浓度 > 1.4mmol/L 可以中毒，1.5～2.0mmol/L 为轻度，2.0～2.5mmol/L 为中度，2.5～3.0mmol/L 重度，> 3.0mmol/L 危及生命。老年或易感病人 0.5mmol/L 即可出现中毒症状，故应密切观察。早期征象为恶心、呕吐、腹泻、厌食等消化道症状，继而出现肌无力、震颤、共济失调、嗜睡、意识模糊或昏迷。一旦发现中毒征象，应立即停药，注意水电解质平衡。用茶硷和甘露醇利尿排锂，必要时行血液透析。

（5）告诉病人及家属锂的副作用、早期中毒症状及预防，以便及时发现，及时处理。

（6）应严密观察锂盐并用抗精神病药时的相互作用（如锥体外系副作用，意识模糊，定向障碍，以及恶性综合征的征兆），尤其在合并用药的起始阶段。

表 11-2 锂盐的不良反应

不良反应	早期	后期	接近中毒
恶心、稀便	+	-	-
呕吐、腹泻	+	-	+
手细颤	+	+	-
手粗颤	-	-	+
多尿、烦渴	+	+	-
体重增加	-	+	-
甲状腺肿	-	+	-
粘液性水肿	-	+	-
呆滞、困倦	-	-	+
眩晕	-	-	+
构音不清	-	-	+
意识障碍	-	-	+

表 11-3 碳酸锂的禁忌证

禁忌证	相关性	禁忌证	相关性
肾功能衰竭	3	肾曲小管病	3
心力衰竭	3	急性心肌梗塞	3
室性早搏	3	病理窦性综合征	3
心脏传导障碍	2	缺钠或低盐饮食或脱水	3
重症肌无力	3	妊娠头三个月	3
禁止与 ECT 并用	3	帕金森病	2
癫痫	1	小脑疾病	1
糖尿病	1	甲状腺功能低下	1
溃疡性结肠炎	1	牛皮癣	1
老年性白内障	1		

注：表中 3，禁忌；2，密切监护；1，小心。

3．用法与注意事项

（1）心境稳定治疗剂量范围一般在每日 1000～2000mg，分 2～3 次服用，宜在饭后服用，以减少对胃的刺激。一般应从小剂量用起，然后逐渐增加，并在治疗的前 3 周参照血锂浓度调整剂量以达到有效血锂浓度。维持剂量每日1000～1500mg。年老体弱者酌减用量，并应密切观察不良反应。12岁以下儿童、妊娠的前3个月禁用。哺乳期妇女使用本品期间应停止哺乳，改用人工喂养。

（2）由于锂盐的治疗量和中毒量较接近，应对血锂浓度进行监测，帮助调节治疗量及维持量，及时发现急性中毒。急性治疗期可在连续服用某一剂量5天左右、形成稳态血药浓度后，进行血锂检测，同时调整剂量使其达到并保持理想水平。维持治疗期也可视情况安排复查。急性治疗的血锂浓度为0.6～1.2mmol/L，维持治疗的血锂浓度为0.4～0.8mmol/L，1.4mmol/L视为有效浓度的上限，超过此值容易出现锂中毒。老年患者的治疗血锂浓度以不超过1.0mmol/L为宜。

（3）锂可从乳汁排泄，使婴儿产生锂中毒，故服锂妇女不宜哺乳。

（4）酒精、镇静药物、某些抗精神病药和抗抑郁药，可增强锂的镇静作用，引起过度镇静或精神错乱。退热药、利尿药、泻药可使体液及血钠减少，导致血锂浓度升高。降压药、α甲基多巴可使血锂浓度降低。锂因减少细胞内钾可能增强地高辛的毒性，与奎尼丁并用，可产生心脏骤停或传导完全阻滞。锂盐与氯丙嗪合用可降低氯丙嗪血浓度，这可能与碳酸锂延缓胃肠排空而增加氯丙嗪在胃肠道降解有关。

躁狂发作的药物治疗规范（以锂盐为主）：

（一）非精神病性躁狂发作的药物治疗程序（2000）

（PIO1）1～2周（A）首用第1.2组药物		
↓（PIO1）2～4周 有效 ↓ 治疗量维持 （B）	↓ 不良反应影响治疗 ↓ 第1.2组药减量 或对症处理（C）	↓ 无效 ↓ 第1.2组药调整 剂量（C）
↓（PIO2）4～6周 有效 ↓ 治疗量 维持4～6周	↓ 不良反应影响治疗 ↓ 第1.2组中 不同药物（D）	↓ 无效 ↓ 第1.2组中 不同药物（D）
↓（PIO3）4～6周 有效 ↓ 治疗量维持（B）	↓ 不良反应影响治疗 ↓ 返回（C）、（D），或ECT	↓ 无效 ↓ 返回（C）、（D），或ECT或 进入难治性躁狂治疗

注：（一）CCMD－3的非精神病性躁狂发作的药物治疗程序（2000）

PIO：指药物治疗的层次，每一层次包括评估（提出问题P）、干预（I）、再评估（结果O）的连续过程，在药物治疗的第1层次（PIO1）：

PIO1：

（A）

1．为药物治疗增量期，1～2周内应增量到最小治疗量。

第1组：锂盐，治疗量为血锂浓度达到0.8～1.2mmol/L，或剂量达到1500mg/d，应严密观察不良反应。

第2组：部分抗癫痫药（在此也称情感稳定剂），如卡马西平、丙戊酸盐，或妥泰等。

2．明显兴奋者，必要时可并用BZ药（BZ）。

（B）获效的治疗量应至少维持6个月（治疗量维持期），然后只有达到显著进步或痊愈，才考虑减量，进入维持治疗期。首次发作的维持治疗应持续1年，然后逐步停药。屡次发作者维持治疗时间应持续5年，甚至终生。

（C）调整剂量或对症处理。

PIO2：

（D）

1．以安全和可耐受为前提。

第1组：可增量至血锂浓度1.4mmol/L，或2000～2500mg/d；

第2组：可增量，如增量后疗效不理想，仍想续用抗癫痫药时，建议改结构、效价明显不同的抗癫痫药。

2．改换药物时应采用1～2周剂量增减过渡期，如在此期获效，可保持当时并用的药物品种及剂量。

（二）CCMD－3的难治性非精神病性躁狂发作的药物治疗程序（2000）

（PIO1）1～2周（A）首用第1.2组药		
↓（PIO1）2～4周 有效 ↓ 治疗量维持 （B）	↓ 不良反应影响治疗 ↓ 第1.2组药减量、换用、并用，或对症处理（C）	↓ 无效 ↓ 第1.2组药增量、换用，或并用（C）或ECT
↓（PIO2）4～6周 有效 ↓ 治疗量维持 （B）	↓ 不良反应影响治疗 ↓ 返回（C）可用不同的药物组合或ECT	↓ 无效 ↓ 返回（C）可用不同的药物组合或ECT
↓（PIO3）4～6周 有效 ↓ 治疗量维持 （B）	↓ 不良反应影响治疗 ↓ 返回（C）可用不同的药物组合或ECT	↓ 无效 ↓ 返回（C）可用不同的药物组合或ECT

注：（二）CCMD－3的难治性非精神病性躁狂发作的药物治疗程序（2000）

PIO1：

（A）

1．以安全和可耐受为前提。

第1组：可增量至血锂浓度达到1.4mmol/L，或剂量达到2000～2500mg/d，应严密观察不良反应。

第2组：可增量，如增量后疗效不理想，仍想续用抗癫痫药时，建议改结构、效价明显不同的抗癫痫药。

2．改换药物时应采用1～2周剂量增减过渡期。

3．如锂盐合并情感稳定剂，或情感稳定剂本组内合并用药（各选1种）的剂量调整期，1～2周内应调整到最小治疗量。

4．上述药物并用时，最好不同时起用两种药物，如果要同时一起开始应用，应注意开始剂量均应减半，并增加每日分次用药的次数。

5．药物并用均需减量。

6．明显焦虑、兴奋者，必要时可并用BZ药（BZ）或丁螺环酮。

（B）获效的治疗量应至少维持6个月（治疗量维持期），然后只有达到显著进步或痊愈者，才考虑减量，进入维持治疗期。首次发作的维持治疗应持续1年，然后逐步停药。屡次发作者维持治疗时间应持续5年，甚至终生。

（C）调整剂量、对症处理、换用药物，或并用药物。

躁狂症患者多数有反复发作的特点。双相障碍患者还可有抑郁发作，因此在治疗躁狂症患者时，除了注意患者的本次发作情况外，还应注意其总病程中，各次发作的情况。根据躁狂症患者的具体情况，应实行两维度三分法的全程综合治疗，即为躁狂症患者提供以中心医院—社区基层医疗单位—家庭为空间维度（或称地点维度）和从躁狂症患者的间歇期、亚临床状态到躁狂症患者症的急性期、巩固期、维持期（进一步细分为康复期、间歇期、复发前驱期）的时间维度，以及躯体治疗（包括药物治疗、物理治疗等）、心理治疗和康复治疗的二维度三分法全程综合治疗，以恢复患者的身心健康（图11－1）。

地点：中心医院、基层医院、家庭

时期：急性期、巩固期、维持期（康复、间歇、复发）

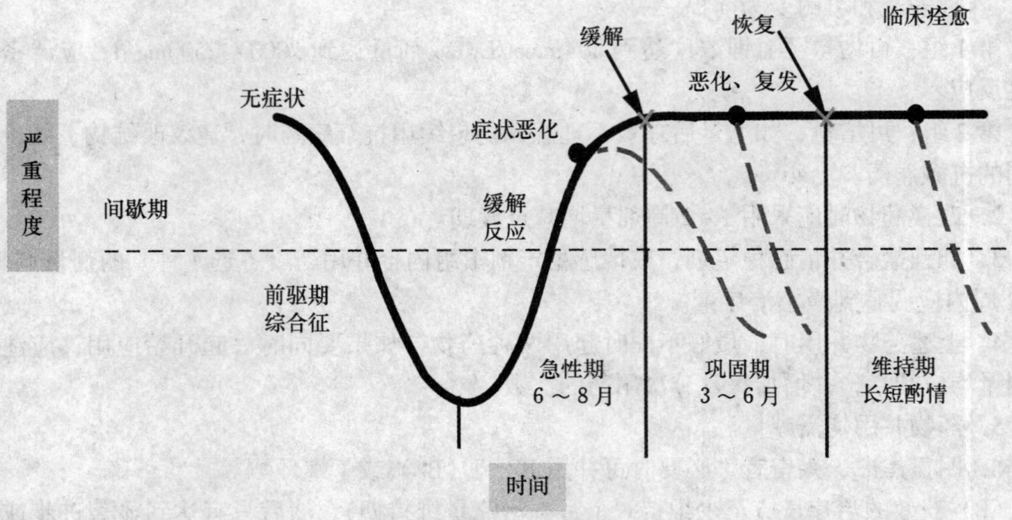

图 11-1 二维度三分法全程综合治疗图

（陈 忠 陈彦方）

第十二章　抗 抑 郁 药

抗抑郁药是一类治疗各种抑郁障碍的药物，不会提高正常人情绪。部分抗抑郁药对强迫、惊恐和焦虑情绪有治疗效果。在使用过程中，少数患者疗效差需合并用药，尽可能选择化学结构不同、药理作用不同的两种药物并用，一般使用常规剂量，特殊情况下，医师可根据病情增大剂量。目前，国内常用的几种抗抑郁药，分为六类：①三环类抗抑郁药（TCA），包括在此基础上开发出来的杂环或四环类抗抑郁药；②单胺氧化酶抑制剂（MAOI）；③选择性5－羟色胺再摄取抑制剂（SSRI）；④选择性5－羟色胺及去甲肾上腺素能再摄取抑制剂（SNRI）；⑤去甲肾上腺素能及特异性5－羟色胺能抗抑郁剂（NaSSA）；⑥其他抗抑郁药：去甲肾上腺素能及DA再摄取抑制剂（NDRI）；5－羟色胺2A受体阻滞剂及5－羟色胺再摄取抑制剂（SARI），见表12－1。

表12－1　常用的几种抗抑郁药

	剂量范围（mg/d）	主要不良反应	禁　忌
三环类（TCA）			
阿米替林	50～250，分次服	过度镇静，直立性低血压，抗胆碱能不良反应	严重心肝肾病
丙咪嗪	50～250，分次服	同上	同上
氯米帕明	50～250，分次服	同上，抽搐	癫痫
多塞平	50～250，分次服	同上	同上
四环类			
马普替林	50～225，分次服	同上，抽搐	同上，癫痫
阿莫沙平	50～500，分次服	EPS，抽搐	同上，癫痫
选择性5－HT摄取抑制剂（SSRI）			
氟西汀	20～60，早餐后顿服，剂量大，可分2次服	胃肠道反应，头痛，失眠，焦虑、性功能障碍	禁与MAOI、丙咪嗪氯米帕明、色氨酸并用
帕罗西汀	20～60，同上	同上，抗胆碱能反应、镇静作用较强	同上
舍曲林	50～200，同上	同上	同上
氟伏沙明	50～300，晚顿服或午、晚分次服	同上，镇静作用较强	同上
西酞普兰	20～60，早餐后顿服，剂量大，分2次服	同上	同上
5－HT/NE再摄取抑制剂（SNRI）			
文拉法辛	75～300，速释制分2次服，缓释剂75～300（每周增加75mg）	和SSRI相似，血压轻度升高，性功能障碍、体重增加少	禁与MAOI并用

续 表

	剂量范围（mg/d）	主要不良反应	禁 忌
NE/特异性 5 - HT 受体拮抗剂（NaSSA）			
米氮平	30～45，分 1～2 次服	镇静、口干、头晕、疲乏、体重增加、胆固醇升高，粒细胞减少（罕见），性功能障碍少	禁与 MAOI 并用，出现感染症状应查血象
NE，DA 再摄取抑制剂（NDRI）			
安非他酮	150～450 缓加量，分次服	厌食、失眠、头痛、震颤、焦虑、幻觉妄想，抽搐。体重增加和性功能障碍少	癫痫，精神病，禁与 MAOI、氟西汀，锂盐并用
5 - HT 拮抗/摄取抑制剂（SARI）			
曲唑酮	50～300，分次服	口干、镇静、头晕、倦睡、阴茎异常勃起	低血压，室性心律失常
奈法唑酮	300～500，分次服	头晕、乏力、口干、恶心、镇静、便秘、直立性低血压，体重增加和性功能障碍少	禁与地高辛 terfenadine 并用
单胺氧化酶抑制剂（MAOI）			
吗氯贝胺	150～600，分次服	头痛、便秘、失眠、直立性低血压、肌阵挛、体重增加	禁与交感胺，SSRI，SNRI 等药并用
其他			
噻萘普汀	25～37.5，分次服	口干、便秘、失眠、头晕、恶心、紧张、体重增加	孕妇、哺乳期妇女禁与 MAOI 药并用

第一节 三环类（tricyclics）抗抑郁药和其他非选择性单胺再摄取抑制剂

此类药物（TCA）与吩噻嗪类抗精神病药具有相似的三环化学结构，因而两者有某些相似作用，如镇静、降压和 M 受体阻滞作用。TCA 药包括丙咪嗪、阿米替林、普罗替林、氯米帕明和多虑平等。口服 TCA 吸收好。

【作用机制】 TCA 对中枢受体有广泛作用，既可影响单胺递质再摄取，也对很多受体有阻滞作用。TCA 具有快速阻滞 NE 或 5 - HT 再摄取的作用，发挥抗抑郁作用，也具有阻断 M 受体的作用，引起口干、便秘、和视物模糊等副作用；阻滞 α_1 受体可引起直立性低血压、反射性心动过速和头晕；阻滞 H_1 受体可引起镇静、嗜睡和体重增加等副作用。

【用途】 TCA 可用于各种抑郁症，但对不典型、精神病性抑郁症疗效欠佳。氯米帕明对强迫症的疗效较好。用丙咪嗪治疗惊恐性障碍的效果与苯二氮䓬类相似。TCA 还可用于非器质性慢性疼痛、儿童遗尿症和注意缺陷多动综合征。

【剂量和用法】 从小剂量开始，逐渐增量至有效治疗量。对于有一定的疗效，但未达到十分满意的患者，如无明显不能耐受的不良反应，可考虑增加剂量。

【不良反应】

1．常见抗胆碱能不良反应，在用药初期小剂量时即可见口干、便秘、视物模糊、手颤和心动过速等，剂量加大则反应更为明显，但多数会逐步减轻。

2．阻滞 α_1 受体，引起反射性心动过速、直立性低血压和头晕等。

3．阻滞 H_1 受体，主要引起过度镇静以及体重增加等。

4．神经系统　可引起感觉异常如针刺感、肌肉颤动、癫痫发作等。

5．精神活动　①用量过大、增量过快时，老年人易于发生谵妄；②偶可致幻视和精神症状恶化；③丙咪嗪易致焦虑和激越等。

6．心脏毒性　多在用药过量时出现。出现 ECG 改变，传导阻滞，室性或房性心动过速等，故心脏患者应慎用。

7．皮肤不良反应　麻疹样皮疹，过敏性皮炎等。

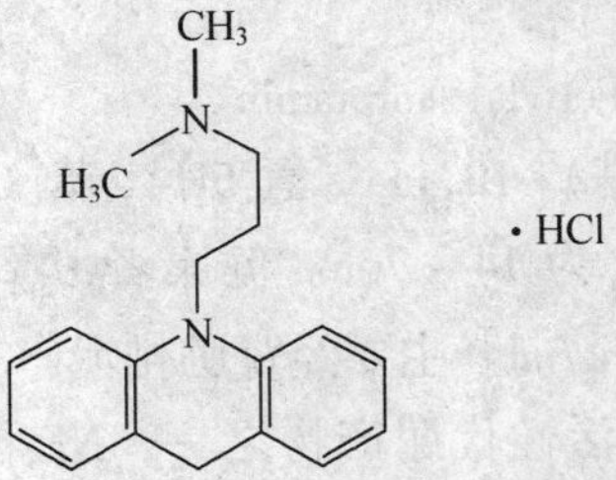

Imipramine Hydiochiade

丙咪嗪（Imipramine）

【别名】　Tofranil Depramine Imipranil Deprinol Imavate Imipramin Mipralin

【结构式】　5-[3-(dimethylamino)propyl]-10,11-dihydro-5H-dibenz[b,f]azepine

【药代学】　口服易吸收，有首过作用。Tmax 1～4h，$t_{1/2}$ 为 19～24h，酒精所致精神障碍者 $t_{1/2}$ 较短约 11h，有效血浓度 150～225ng/ml。血浆蛋白结合率 90%。分布以脑、肾、肝中较多，脑中又以基底节中最多。由肝脏细胞色素酶（CYP）1A2、2C、2D6 和 3A4 等催化代谢，生成活性代谢产物去甲丙咪嗪、2－羟丙咪嗪和 2－羟去甲丙咪嗪等，与葡萄糖醛酸结合后则失活。活性代谢产物与原药均可通过血脑屏障（BBB）、胎盘屏障，并从乳汁中排泄。本药 70% 从尿排泄，22% 由粪便排泄。

【作用与用途】　NE/5－HT 再摄取抑制剂，主要阻滞突触前膜对 NE 的再摄取，以及阻滞 M－能受体、H_1 能受体和 α_1 能受体；前者可能与抗抑郁作用有关，后者则可能是副作用的原因。主要用于各种抑郁，尤以内源性抑郁症疗效较好，但疗效出现较慢，约需 7～10 天。本药对精神分裂症伴发的抑郁状态几乎无效，可使激动和焦虑性抑郁症恶化。亦可用于小儿遗尿症和注意缺陷多动综合征，以及治疗关节炎的疼痛、神经痛、尿便失禁、惊恐发作、恐怖状态及强迫症。

【剂量与用法】　口服：抑郁症开始 25～75mg/d，分 2～3 次口服。渐增剂量速度不宜快，最高可达 300mg/d。治疗期需 4～6 个月，以后可逐渐减量。遗尿症可睡前一次服 12.5～50mg。注意缺陷多动综合征剂量为 25～100mg/d，分两次口服。

【制剂】　片剂：10，12.5，25，50mg。胶囊：50，75，100mg。

【不良反应】 可引起口干、多汗、便秘、视物模糊，尿潴留或麻痹性肠梗阻，心电图改变，心律失常或心肌损害。少数患者可有过敏或过度活跃，亦可诱发躁狂症发作。偶致癫痫发作。可引起新生儿畸形孕妇应禁用。严重心、肝、肾疾病，癫痫患者禁用。老年、青光眼、高血压、前列腺肥大患者慎用。服药期间一般不能与 MAOI、抗胆碱能药、升压药并用。

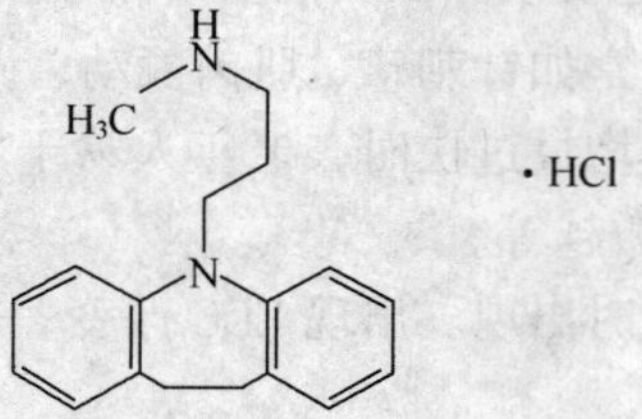

Desipramine

去甲丙咪嗪（Desipramine）

【别名】 Pertofran Pertofrin Pertylyl Norpramin

【结构式】 5-[3-(二甲基氨基)]-10,11-二氢-5H-二苯[b,f]氮杂䓬(盐酸盐)

【药代学】 口服易吸收，$t_{1/2}$ 为 14～76h。健康者 $t_{1/2}$ 约 21.5±6.2h。血浆蛋白结合率 73%～92%。有效血浓度 50～150ng/ml。主要经肾脏排泄。

【作用与用途】 丙咪嗪主要活性代谢产物之一，NE 再摄取抑制剂，抑制 5－HT 再摄取作用较弱。抗抑郁作用较强，用药后一周可显效，用于各种抑郁症和注意缺陷障碍。

【剂量与用法】 口服：每次 25mg，tid。逐渐增量，最高 200mg/d，维持量 100mg/d。

【制剂】 片剂：25mg。

【不良反应】 口干、食欲不振、恶心、呕吐、疲倦、多汗、眩晕、视物模糊、便秘、失眠、震颤、抽搐、共济失调、尿频、心动过速、皮疹等。

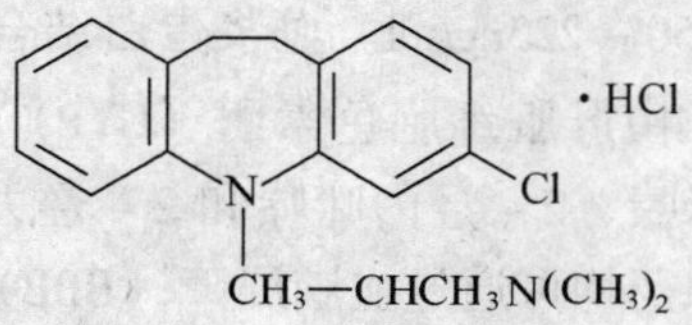

Clomipramine

氯米帕明（Clomipramine）

【别名】 氯丙咪嗪 Anafranil Retard Hydiphen

【结构式】 3-氯-5-[3-(二甲基氨基)丙基]-10,11-二氢-5H-二苯[b,f]氮杂䓬(盐酸盐)

【药代学】 口服易吸收，Tmax 4h。$t_{1/2}$ 为 17～28h，平均 21h，血浆蛋白结合率 97.6%。在肝、肾、肺中蓄积。服 25mg，tid，次晨血浓度 51～113ng/ml。有效血浓度 250～700ng/ml。活性代谢产物为去甲氯米帕明。药物约 2/3 呈水溶液结合物形式在尿中排泄，1/3 由粪便排泄。原药在尿中排泄量不到所给剂量的 1%。

【作用与用途】 5－HT/NE 再摄取抑制剂，主要抑制突触前膜对 5－HT 再摄取。适用于各种抑郁症和抑郁状态，也是强迫症的首选药物。某些严重抑郁症患者开始可静滴，显效后再口服维持。也用于恐惧症、焦虑症、惊恐发作、慢性疼痛等。

【剂量与用法】　口服：开始 25~75mg/d，可渐增至 75~100mg/d，最大量不超过 300mg/d。老人从 10mg/d 开始，可渐增至 50~100mg/d。静滴 50~75mg/次，用 250~500ml 葡萄糖液稀释，1.5~3h 内滴完，qd，最大不超过 200mg/d。肌注：每次 25mg，每日 1~2 次。最高 100~150mg/d。

【制剂】　片剂：10，25mg。针剂：25mg/2ml。

【不良反应】　常见有口干、眩晕、疲倦、视物模糊、便秘、直立性低血压、排尿困难等。少数可有心律不齐、传导阻滞、心电图改变。偶有一过性 GPT 升高、皮肤过敏反应。循环系统障碍、淋巴腺肿大、青光眼、前列腺肥大等患者忌用。不宜与 MAOI、抗胆碱能药并用。

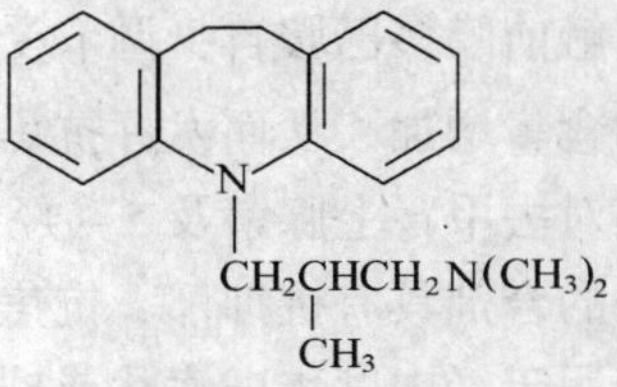

Trimipramine

三甲丙咪嗪（Trimipramine）

【别名】　曲米帕明，Surmontil Stangyl Herphonal，Stangyl Tydamine

【结构式】　5-[3-(dimethylamino)-2-methylpropyl]-10, 11-dihydro-5H-dibenz [b, f] azepine (hydrogen maleate or mesylate)

【药代学】　口服易吸收，$t_{1/2}$ 为 8h。血浆蛋白结合率较高。代谢产物在尿中排泄。

【作用与用途】　5-HT/NE 再摄取抑制剂。抗抑郁作用与丙咪嗪相仿，但抗胆碱、抗组胺和镇静作用较强。适用于各种抑郁症、顽痛症及胃肠道不适。治疗后者的机制可能与抗胆碱能作用减少胃酸分泌有关。

【剂量与用法】　口服：开始 75mg/d，分 2~3 次服。递增至 150mg/d。严重抑郁症可达 200~300mg/d。肌注：25~50mg/d，每日 2~3 次。青少年、老年人酌减。

【制剂】　片剂：25，50，100mg。针剂：25mg/ml。胶囊：50mg。

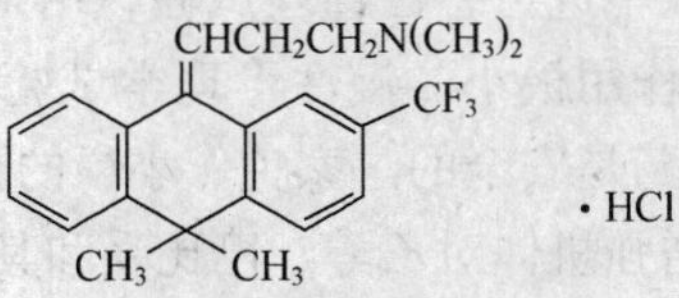

Melitracen

美利曲辛（Melitracen）

【别名】　Dixeran Transabun　Melixera Deanxit

【结构式】　9,10-二氢-N,N-二甲基-10,10-二甲基蒽-9（10H）亚基-1-丙胺

【作用与用途】　用于治疗内源性抑郁症、焦虑状态和神经症。与三氟噻吨联合治疗神

经痛和其他疼痛及抑郁/焦虑混合症状。

【制剂】 片剂：10，25mg

附：

黛力新（Deanxit）

【药代学】 口服吸收迅速。三氟噻吨吸收后约4h达到血浆高峰浓度，$t_{1/2}$约为35h，在肝脏代谢，经代谢后60%从粪便排出，15%～20%从尿中排泄。四甲蒽丙胺吸收后约3.5h达到血浆高峰浓度，$t_{1/2}$约19h，代谢后大部分经尿排出，小部分经粪便排泄。三氟噻吨和四甲蒽丙胺均只有少量通过胎盘及乳汁分泌。

【作用与用途】 大剂量的三氟噻吨主要阻滞突触后膜的多巴胺受体，降低多巴胺能活性；小剂量三氟噻吨主要作用于突触前膜多巴胺自身调节受体（D_2受体），促进多巴胺的合成和释放，使突触间隙中多巴胺的含量增加，从而发挥抗焦虑和抗抑郁作用。四甲蒽丙胺是一种抗抑郁药，可以抑制突触前膜对去甲肾上腺素及5－羟色胺的再摄取作用，提高突触间隙的单胺类递质的含量。两种成分的合剂具有抗抑郁、抗焦虑和兴奋特性。但因三氟噻吨剂量很小，故无抗精神病作用。临床用于轻中度焦虑症状或抑郁症、心因性抑郁，躯体疾病伴焦虑和抑郁症状，以及嗜酒及药瘾者的焦虑和抑郁。

【用法】 通常每天2片，早晨及中午各1片，严重病例早晨的剂量可加至2片。老年病人：早晨服1片。维持量：通常每天1片，早晨口服。

【制剂】 片剂：每片含三氟哌噻吨0.5mg和美利曲辛（四甲蒽丙胺）10mg。

【不良反应】 在推荐用量范围内，副作用很少，一般继续治疗1～2周后即可消失。较常见的副作用有：口干、失眠，较大剂量治疗时，少数病人可出现锥体外系副作用，如静坐不能或震颤。

【禁忌证】 心肌梗死的恢复早期。束支传导阻滞。未经治疗的闭角性青光眼。急性酒精、巴比妥类药物及阿片中毒。对兴奋或活动过多的病人不主张用此药，因药物的兴奋作用可能加重这些症状。孕妇及哺乳期妇女慎用本药。

【注意事项】 若病人已预先使用了具镇静作用的安定剂，应逐渐减量停用，在与镇静剂同时使用的过程中，应中午以前服本药，失眠者应在睡前服镇静药。

【毒理研究】 在小鼠和大鼠中进行急性毒理试验，结果显示本药的常用治疗剂量远远低于急性致死量，它的急性毒性作用极小。慢性毒理学试验表明，在10倍于临床用药剂量时不出现毒性作用。长期应用本药是安全的。家兔、小鼠的致畸试验显示它无致畸作用。

【药物相互作用】 本药可增强机体对乙醇、巴比妥和其他中枢神经系统抑制剂的反应。与单胺氧化酶抑制剂合用可能导致高血压危象，使用单胺氧化酶抑制剂的病人，2周内不能使用本药。本药可降低胍乙啶和类似作用化合物的抗高血压作用。美利曲辛可加强肾上腺素和去甲肾上腺素的作用。

【药物过量】 在服药过量后，中毒症状主要表现为四甲蒽丙胺的抗胆碱能的症状。主要是对症治疗及支持疗法。尽早洗胃，可以服用活性炭。采用必要措施维护呼吸和心血管系统功能。可用地西泮抗惊厥治疗，锥体外系症状可用二环已丙醇治疗，此时禁用肾上腺素。

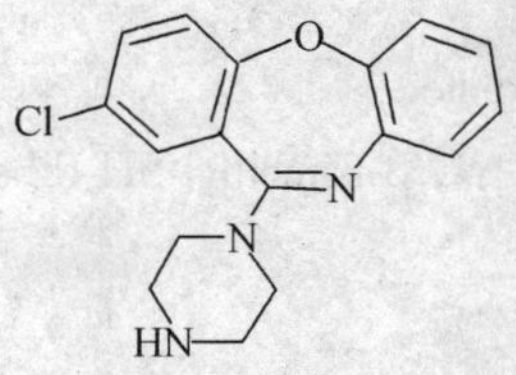

Amoxapine

阿莫沙平（Amoxapine）

【别名】　异戊塞平　氯哌氧䓬　Demolox Defangl Asendis Moxadil

【结构式】　2-氯-11-(1-哌嗪)-二苯并[b,f][1,4]并氧氮䓬

【药代学】　口服易在小肠吸收。服 50mg，Tmax 1～2h，Cmax 31.3ng/ml。$t_{1/2}$ 为 α 相 5h，β 相 65h，服药 7 天可达稳态血浓度。有效血浓度 25～600ng/ml。组织浓度约高于血浓度 10 倍。血浆蛋白结合率 90%。主要在肝脏代谢，活性代谢产物为 7－羟基阿莫沙平和 8－羟基阿莫沙平，$t_{1/2}$ 分别为 6.5 和 30h。对 D_2 受体有较强抑制作用，和氟哌啶醇近似。可由乳汁分泌，主要以葡萄糖醛酸的结合形式由尿排泄。

【作用与用途】　苯二氮䓬类的衍生物，NE/5－HT 再摄取抑制剂，化学结构类似于抗精神病药克噻平，其性能和丙咪嗪相似。阻滞突触前膜 NE 的再摄取与丙咪嗪相近，是对去甲肾上腺素能摄取抑制作用强，5－HT 摄取抑制作用弱，但对 5－HT2 受体和 DA 受体有阻滞作用。抗胆碱作用比丙咪嗪弱。有较强的抗抑郁和精神振奋作用。亦有催眠作用、降温作用。起效快，约治疗一周可起效。适用于各种抑郁症，尤宜于伴有严重淡漠和轻度焦虑的内源性抑郁症。疗效与丙咪嗪和阿米替林相似，但起效快，给药一周左右即有效。也有报告用作抗精神病药，推测对精神病性抑郁症疗效较好。

【剂量与用法】　口服：开始 25～75mg/d，分 2 次服用，渐增至 150mg/d，最高可达 300mg/d。本药 $t_{1/2}$ 长，可每日给药 1 次。

【制剂】　片剂：10，25，50mg。

【不良反应】　口干、轻度心动过速、直立性低血压，发生率与丙咪嗪相近，但不严重。便秘、尿潴留、视物模糊、眼内压升高等未见报道。心脏毒性低，老年患者可能引起房性心律失常或传导阻滞。此外，还可诱发癫痫发作。大剂量对 D_2 受体有较强抑制，可出现静坐不能和运动障碍，少数患者有性功能障碍、溢乳，偶见粒细胞减少。过量时可能致命。本药能加强抗胆碱药与中枢神经抑制剂的作用，使用时应注意老年、儿童、肝、肾功能不良者慎用。心律失常、帕金森病禁用，老年人慎用。

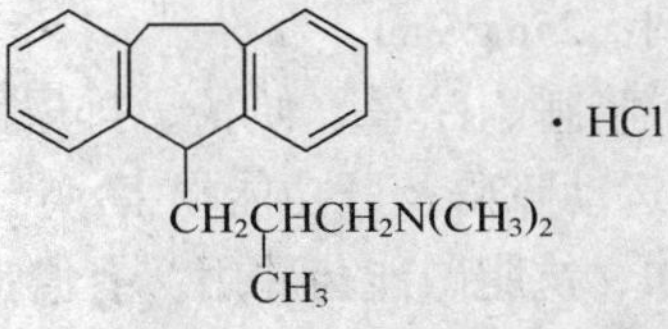

Butriptyline

布替林（Butriptyline）

【别名】 丁替林 Evadyne Evadene

【结构式】 10，11-dihydro-N，N，β-trimethyl-5H-dibenzo［a，d］cycloheptene-5-propylamine（hydrochloride）

【药代学】 $t_{1/2}$ 为 65～135h。

【作用与用途】 具有抗焦虑作用的抗抑郁药。对脑 α 受体亲和性低。据报告抗抑郁作用比阿米替林强。

【剂量与用法】 口服：治疗量 75～200mg/d。

【制剂】 片剂：25，50mg。胶囊：25mg

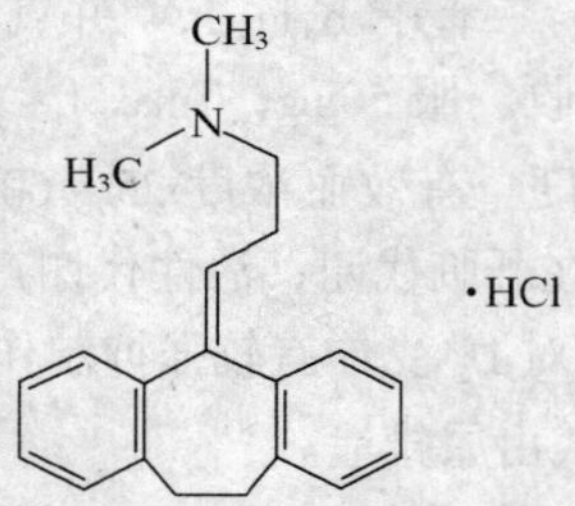

Amitriptyline

阿米替林（Amitriptyline）

【别名】 依拉维 Saroten Tryptizol Adepril Belpax Daprimen Endep Lentizol

【结构式】 10，11-dihydro-N，N-dimethyl-5H-dibenzo［a，d］cycloheptene-Δ5，γ-propylamine（hydrochloride or pamoate）

【药代学】 口服易吸收，Tmax 8～12h，口服用药 $t_{1/2}$ 约 9～25h，72 岁以上健康老人 $t_{1/2}$ 约 37.3h。有效血浓度 120ng/ml，血浆蛋白结合率 90%，活性代谢产物为去甲替林。本药排泄缓慢，72h 从尿及粪便约排泄给药量 60%，停药 20 天后在尿中仍可检出本药。70%由尿排泄，22%由粪便排泄。

【作用与用途】 突触前 NE/5－HT 再摄取抑制剂。有抗抑郁及镇静作用。可提高情绪，改善思考缓慢，行动迟缓及食欲不振等症状。适用于各种抑郁症。与 ECT 并用于重症抑郁症，可减少 ECT 次数。对抑郁症伴有失眠者效果良好。亦可用于儿童遗尿症，消化道溃疡、肌紧张性头痛，顽固性呃逆等。

【剂量与用法】 口服：开始 25～50mg/d，分 2～3 次服用，渐增至 150～250mg/d，维持量 50～150mg/d。遗尿 10～25mg，睡前顿服。肌注：每次 25～50mg。

【制剂】 片剂：25mg。针剂：25mg/2ml。

【不良反应】 常见有口干、嗜睡、眩晕、便秘、排尿困难、视物模糊、心悸或心律失常。偶见直立性低血压、迟发性运动障碍及肝功能损害。严重心脏病、青光眼、前列腺肥大及尿潴留患者禁用。不宜与 MAOI、抗胆碱能药并用。有增强中枢抑制药的作用。

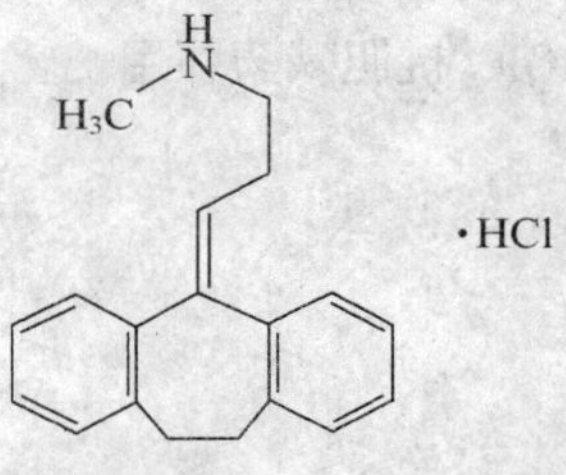

Nortriptyline

去甲替林（Nortriptyline）

【别名】　Nortrilen Noritren　Allegron Aventyl Motival　Pamelor

【结构式】　10,11-dihydro-N-methyl-5H-dibenzo[a,d]cycloheptene - 5-Δ5,-1-propylamine

【药代学】　口服易吸收，生物利用度 46% ~ 70%。$t_{1/2}$ 为 18 ~ 93h。多次服药后 $t_{1/2}$ 约 39h，肾功能衰竭患者的平均 $t_{1/2}$ 约 25h。血浆蛋白结合率 93% ~ 95%。主要代谢产物为 10 - 羟基去甲替林。24h 内平均由尿排泄 58%，其中少量为原形，大部分为羟基代谢产物。

【作用与用途】　NE 和 5 - HT 再摄取抑制剂，阿米替林主要活性去甲基代谢产物，有较强的抗抑郁作用。用于各种抑郁症，尤其对伴有睡眠障碍的抑郁症效果较好。

【剂量与用法】　口服：开始 10mg，tid。逐增至每次 25mg，qid。治疗量 100 ~ 150mg/d。

【制剂】　片剂：10，25，50mg。胶囊：10，25mg。针剂：10mg/ml。

【不良反应】　同阿米替林。镇静作用比阿米替林弱。

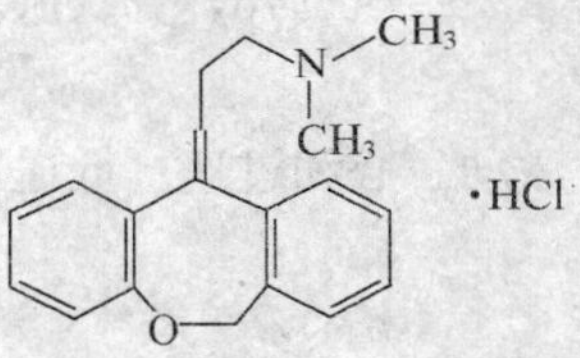

Doxepine

多虑平（Doxepine）

【别名】　多塞平　Doxepin Sinequan Adapin Doxal Doxedyn Quitaxon Cidoxepin

【结构式】　N,N-dimethyl-dibenzo[b,e]-oxepin-Δ11(6H),γ-1-propylamine HCl

【药代学】　口服易吸收，健康者 $t_{1/2}$ 为 8 ~ 24h，平均 17h。有效血浓度大于 100ng/ml。分布到肝、肾、脑、肺组织。可通过血脑屏障和胎盘屏障。活性代谢产物去甲多塞平的 $t_{1/2}$ 为 33 ~ 81h。代谢迅速，24h 内大部分从尿中排泄。

【作用与用途】　NE 再摄取抑制剂。有抗焦虑、抗抑郁作用。适用于各种抑郁症及各类焦虑抑郁状态。对酒精所致精神障碍、神经症也有效。也使用于戒烟。有立体选择异构体，(E) - 异构体抗抑郁作用更强，(Z) - 异构体有止痒作用。

【剂量与用法】　口服：开始 25 ~ 75mg/d，2 ~ 3 次分服，渐增至 150 ~ 250mg/d，最高 300mg/d。肌注：每次 12.5 ~ 25mg，每日 2 ~ 3 次。

【制剂】　片剂：25mg。胶囊：10，25，50mg。针剂：25mg/ml。

【不良反应】 较丙咪嗪为轻，偶有疲倦、口干、便秘、视物模糊等。青光眼、排尿困难者忌用，儿童慎用。不宜与 MAOI、抗胆碱药并用。

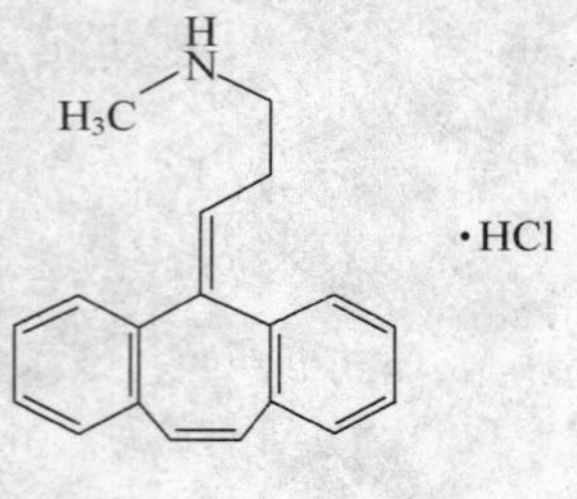

Protriptyline

普罗替林（Protriptyline）

【别名】 Anelun Concordin Maximed Triptil Vivactil

【结构式】 N-methyl-5H-dibenzo[a,d]-cyccloheptene-5-propylamine HCl

【药代学】 口服吸收较慢，生物利用度为 75%～90%。$t_{1/2}$ 为 54～92h。有效血浓度 130～250ng/ml。体内分布广泛。代谢途径包括 N－氧化反应、羟基化反应、以及与葡萄糖醛酸的结合作用。主要活性代谢产物为 10,11－环氧化，10－羟化和 10,11－二羟衍生物。主要以游离和结合形式的代谢产物由尿排泄。

【作用与用途】 有较强精神振奋作用，起效迅速。试用于中度严重的睡眠呼吸暂停。已报告可使发作性睡病患者的觉醒正常化，但可加重焦虑症状。

【剂量与用法】 口服：治疗量 15～60mg/d，分次服。青少年和老年人开始每次 5mg。

【制剂】 片剂：5，10mg。

【不良反应】 常见有焦虑、激动、心动过速、低血压。

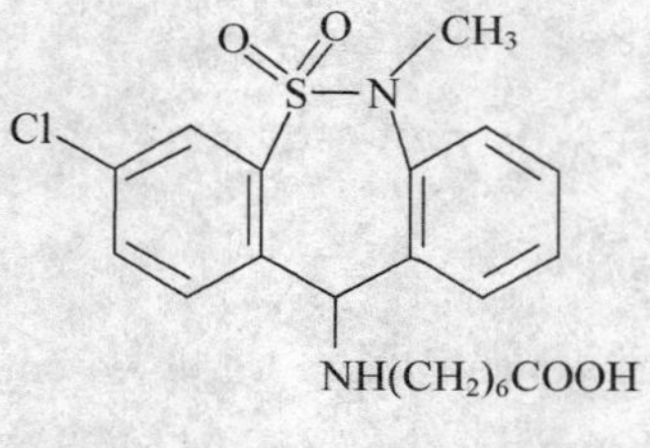

Tianeptine

噻萘普汀（Tianeptine）

【别名】 达体朗 Stablon

【结构式】 N-(3-氯-6,11-二氢-6-甲基-二苯并[c,f][1,2]thiazepin-11-Y1)-7-氨基-庚酸-S,S-二氧

【药代学】 其肝脏首过效应小，生物利用度高。半衰期较短，为 2.5hr。

【作用与用途】 结构上属于三环类抗抑郁药，但不同于传统的三环类抗抑郁药，可增加突触前 5－HT 的再摄取，增加囊泡中 5－HT 的贮存，且改变其活性，使突触间隙 5－HT 浓度减少，而对 5－HT 的合成及突触前膜的释放无影响。有抗焦虑作用的抗抑郁药，但无明显镇静作用。增加 5 – HT 的再摄取。治疗重性抑郁症和反应性情绪障碍，并对老年抑郁症具有较好的疗效，能改善抑郁症伴发的焦虑症状，其抗焦虑作用与丙咪嗪相当。

【剂量与用法】　口服：治疗量 25 ~ 50mg。常用剂量为 37.5mg/d，分 3 次服用。肾功能损害者及老年人应适当减少剂量，建议服用 25mg/d。

【制剂】　片剂：12.5mg。

【不良反应】　不良反应较轻，镇静、抗胆碱能及心血管系统的不良反应较少。常见的有口干、便秘、失眠/多梦、头晕、体重增加、激惹/紧张、恶心等。无特殊禁忌证。

第二节　四环类（tetracyclics）抗抑郁药

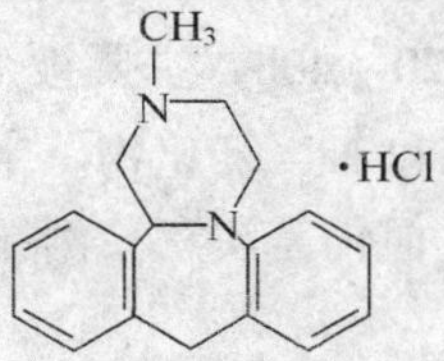

Mianserin

米安舍林（Mianserin）

【别名】　甲庚吡嗪　米塞林　Tolvin　Tolvon　Athymil Norval

【结构式】　1,2,3,4,10,14b-hexahydro-2-methyldibenzo[c,f]pyrazino[1,2-a]azepine(hydrochloride)

【药代学】　口服易吸收，Tmax 为 3h，$t_{1/2}$：青壮年 14 ~ 33h，60 岁以上 33 ± 15h。生物利用度为 70%，血浆蛋白结合率 96%。口服 6 天后达到稳态血浓，治疗血浓度为 25 ~ 70ng/ml。血浆蛋白结合率 96%。本药 95% 在肝脏代谢，主要代谢产物为去甲基，8 – 羟化和 N – 氧化衍生物。前二者有活性，主要在尿中排出，只有 1% ~ 2% 以原药排出体外。

【作用与用途】　与 TCA 不同，能选择性阻滞突触前膜 α_2 – 肾上腺素能受体，使突触间隙 NE 浓度增高。有人认为它能阻滞中枢 5 – HT2 受体和组胺 H_1 受体。本药起效快，有抗抑郁、镇静催眠、抗焦虑作用。适用于各种抑郁症，但对内源性双相抑郁症疗效较差。还可用于焦虑症、强迫症。

【剂量与用法】　口服：开始 30mg/d，可增至 60 ~ 150mg/d，睡前 1 次服。维持量 60mg/d。有改善睡眠作用。

【制剂】　片剂：30，60mg。

【不良反应】　与 TCA 比较，米安舍林的心血管毒性小，抗胆碱能不良反应轻。常见不良反应有口干、便秘、困倦。偶见 ALT 一过性增高。少数老年人可出现 ECG 的 T 波改变和 ST 段降低。青光眼、排尿困难、脑部有器质性病变、癫痫史及未控制糖尿患者慎用。不宜与 MAOI 并用。服药期间应避免从事驾驶等危险工作。

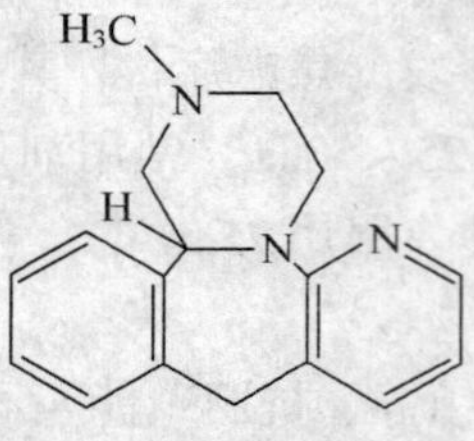

Mirtazapine

米氮平（Mirtazapine）

【别名】 瑞美隆 米他扎平 6 – Azamianserin Mepirzepine

【结构式】 6-aza-1,2,3,4,10,14b-hexahydro-2-methyl-dibenzo[c,f]pyrazino[1,2-a]azepine

【药代学】 口服易吸收，$t_{1/2}$为20～40h，主要被CYP1A2和CYP2D6代谢为8–羟基代谢物，被CYP3A4代谢为N–去甲基和N–氧化物。米氮平对CYP1A2、CYP2D6和CYP3A4有竞争性抑制作用，虽然作用较弱，但仍需注意。例如米氮平能加重地西泮或酒精中毒所致运动障碍。

【作用与用途】 突触前α_2–受体激动剂与NE/5–HT能受体阻滞抗抑郁药（NaSSA），可阻滞α_2–受体，因而具有NE/5–HT能系统的继发作用，可增加NE和5–HT递质，造成NE/5–HT神经传递脱抑制。又通过选择性阻滞突触后5–HT2和5–HT3受体，使其作用机制转成如奈法唑酮的其他5–HT2阻滞剂型，并对5–HT系统的作用具有较高选择性。与米安舍林相比阻滞NE摄取作用较弱。米氮平有立体异构选择性，抗抑郁作用可能主要与右旋体相关。有人曾报告本药能增加褪黑激素夜间分泌。临床使用于抑郁症、焦虑症和失眠。

【剂量与用法】 口服：5mg，可达30mg。抑郁症治疗量15～60mg/d，每晚睡前1次用药。起效较快，通常1～2周见效。

【制剂】 片剂：15，30mg。

【不良反应】 米氮平不但阻断5–HT受体亚型：5–HT2A、5–HT2C、5–HT3，也阻断α_2–肾上腺素能受体，增加NE能和5–HT能活性和作用的特异性。这意味着TCA许多常见的不良反应，如口干、嗜睡和便秘等，以及SSRI的副反应，如胃肠道紊乱、失眠和性功能低均较少见。米氮平具有强烈的抗组胺作用，所以会导致体重增加、过度镇静等副作用。因可阻滞5–HT3受体，因而较少引起胃肠不适。无明显抗胆碱能作用，少见有性功能障碍、恶心及腹泻。米氮平过量时比较安全。严重心、肝、肾病，白细胞计数偏低的患者慎用。不宜与乙醇、地西泮和其他抗抑郁药并用。禁与MAOI并用，避免出现中枢5–羟色胺综合征。

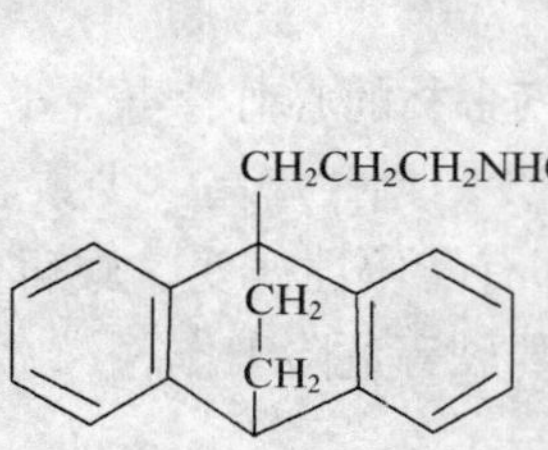

Maprotiline

麦普替林（Maprotiline）

【别名】　马普替林　Ludiomil　Retinyl

【结构式】　N-甲基-9,10-桥亚乙基蒽-9(10H)-丙胺盐酸盐

【药代学】　口服吸收慢但完全，Tmax 4～16h，$t_{1/2}$为 27～58h，平均 43h。血浆蛋白结合率 88%。在肺、肾上腺、甲状腺浓度高，脑、脊髓和神经组织中较低。静注后 2h 时，CNS 以海马浓度最高，其次为大脑、小脑皮层、丘脑和中脑。血药浓度与剂量呈线性关系。日服 150mg，第二周可达稳态血药浓度 100～400ng/ml。主要代谢产物为 N－去甲基、脱胺基及去羟基衍生物，最后与葡萄糖醛酸结合 2/3 从尿排泄，1/3 从粪便中排泄。原药物从尿排泄约占药量 2%。

【作用与用途】　NE 再摄取抑制剂，主要抑制突触前 NE 再摄取。抗抑郁作用强，也有中度抗胆碱及镇静地西泮作用。用于各种抑郁症及以焦虑、烦躁为特征的其他抑郁障碍，尤以内源性抑郁症效果较好，对分裂症的抑郁状态亦有效。

【剂量与用法】　口服：75～150mg/d，一次服或分次服。重症患者可加至 200mg/d，个别可加至 300mg/d。静滴：25～100mg/d。

【制剂】　片剂：10mg，25mg，50mg。针剂：25mg/ml。

【不良反应】　主要有口干、乏力、视物模糊、睡眠障碍等，偶有暂时性血压下降和心动过速。大剂量可引起 ECG 的 T 波倒置及传导阻滞，也可引起抽搐发作。肝、肾功能损害、青光眼、排尿困难、心功能不全、皮肤过敏、癫痫患者慎用。孕妇及哺乳妇女忌用。偶能降低胍乙啶等肾上腺素能神经节阻滞剂的降压作用。因可增强 NE、肾上腺素、中枢抑制剂和抗胆碱能药的心血管效应，并用时应谨慎。禁止并用 MAOI。

第三节　二环类（bicycloics）抗抑郁药

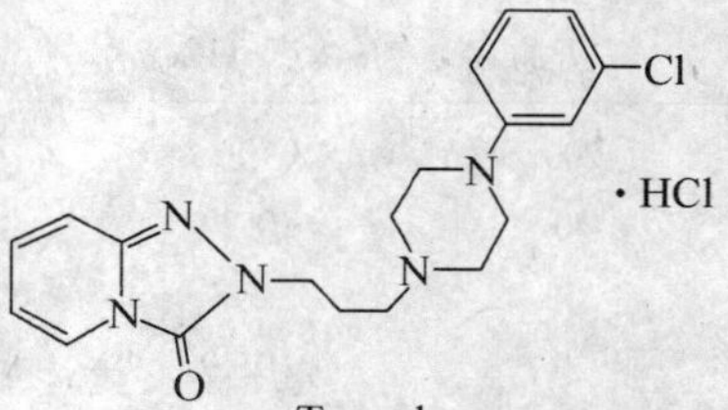

Trazodone

曲唑酮（Trazodone）

【别名】　三唑酮　美抒玉　Desyrel Thombran Trazolan　Pragmarel Trittico

【结构式】　2-{3-[4-(3-氯苯)-1-哌嗪]丙基}-1,2,4-三唑[4,3-a]吡啶-3(2H)-(盐酸)

【药代学】　口服易吸收，Tmax 1h，$t_{1/2}$为 5～9h。血浆蛋白结合率约 89%～95%。代谢途径为 N－氧化和羟化反应，活性代谢产物为间氯酚哌嗪（m－CPP）。以游离及结合形式从尿中排出。

【作用与用途】　三唑吡啶类化合物，相对选择性 5－HT 再摄取抑制剂。对 5－HT 系统既有激动作用又有阻滞作用。抗抑郁作用主要可能由于 5－HT2 受体阻滞，从而兴奋其他受

体特别是5－HT1A受体对5－HT的反应，被称为5－HT受体阻滞和摄取抑制剂。有抗焦虑作用，并有相对强的H_1、α_2受体阻滞作用，故有较强镇静作用，α_2受体阻滞可能与体位性低血压、阴茎异常勃起有关。对DA、组胺受体没有作用，抗胆碱能作用轻微。抗抑郁、镇静作用较明显，对单相、双相抑郁症，分裂情感性精神障碍抑郁型，以及有性功能障碍的抑郁症患者。对睡眠障碍、烦躁不安、易疲劳、自杀观念等症状效果也较好。

【剂量与用法】 口服：开始50～100mg/d，每晚1次，每隔3～4日增加50mg，常用剂量150～300mg/d，分2～3次服用。

【制剂】 片剂：25，50，100mg。胶囊：50，100mg。

【不良反应】 可有困倦、头晕、头痛、乏力、震颤、口干、便秘、恶心、呕吐、直立性低血压、心律失常、痛性阴茎勃起。偶有皮疹、粒细胞减少。禁用于低血压、室性心律失常的患者。曲唑酮可加强中枢抑制剂，包括酒精的抑制作用，也不宜和降压药并用，和其他5－HT能药并用可能引起5－HT综合征，禁与MAOI并用。

第四节 选择性5－羟色胺再摄取抑制剂

国际上常用的选择性5－羟色胺再摄取抑制剂（SSRI）为氟西汀、帕罗西汀、氟伏草胺、舍曲林、西酞普兰（citalopram）。

【药代学】 口服均易吸收。以氟西汀为例，进食不影响药物吸收，生物利用度约100%，易通过BBB进入中枢，血浆蛋白结合率约94.5%。服单剂氟西汀40mg的Tmax 6～8h，Cmax为15～55ng/ml，代谢产物去甲氟西汀活性为氟西汀的1/10，约80%从尿排泄，15%从粪便排泄（表12－2和12－3）。

表12－2 SSRI剂量，血药浓度与5－HT再摄取抑制作用

SSRI	剂量（mg/d）	血药浓度（ng/ml）	半数抑制浓度（IC_{50}）	IC_{50}以舍曲林为基准（倍）	抑制5－HT再摄取（%）
氟西汀	20	200	6.8*	36.0	80
帕罗西汀	20	40	0.29	1.5	80
氟伏草胺	200	250	3.8	20.0	70
舍曲林	50	20	0.19	1.0	80
西酞普兰	40	60	1.8	10.0	60

* 氟西汀的活性代谢产物去甲氟西汀的IC_{50}为3.8。

表12－3 SSRI临床应用的主要药代学参数

	氟西汀	氟伏草胺	帕罗西汀	舍曲林	西酞普兰
药物代谢的自我抑制作用	有	有（弱）	有	无	无
$t_{1/2}$（天）	*2～4（7～15）	0.5～1	1	1	1.5
达稳态血药浓度时间（天）	30～60	3～5	4～5	4～5	6～7
剂量与血药浓度相关性	无	几乎没有	无	有	有

* 氟西汀的活性代谢产物去甲氟西汀能明显加强氟西汀对CYP酶的阻滞作用，使$t_{1/2}$延长。

氟西汀需2周达到稳态血药浓度，其活性代谢产物去甲氟西汀则约需2月。氟西汀与帕罗西汀均能阻止机体对其本身的清除。氟西汀单次用药 $t_{1/2}$ 约48h，多次用药 $t_{1/2}$ 长达132h，增加约300%，因此在用药初期需缓慢小量增加剂量，长期应用氟西汀时，偶尔停药不会明显影响疗效，这给患者带来了方便。其他SSRI仅原药有活性，$t_{1/2}$ 均约1天，反复用药5～7天可达稳态血药浓度。停药时，约经9～10周95%可从体内清除（表12－4）。

表12－4 SSRI多次应用时的半衰期（$t_{1/2}$）变化

	单次（$t_{1/2}$）	多次（$t_{1/2}$）	改变（%）
西酞普兰	33h	33h	—
氟西汀	1.9d	5.7d	升高300
氟伏草胺	15h	22h	升高50
帕罗西汀	10h	21h	升高200
舍曲林	26h	26h	—

近年来，人们对细胞色素P450酶（cytochromeP450，CYP）的了解越来越多，由于其酶蛋白中所含血红素与一氧化碳结合后在可见光450nm处有最大吸收峰，故也称P450酶。迄今为止，有机体中已发现500种以上与CYP相关的基因。遗传因素对CYP活性有重要作用，人类因种族和个体差异，使有些人酶的活性和数量超过一般正常人，属快代谢型。另一些人则低于正常人，属慢代谢型。例如，CYP2D6的慢代谢者在白种人中占5%～10%，在黄种人中占1%～2%；而CYP2C19慢代谢者在白种人中占3%～5%，在黄种人中占15%～20%。CYP2D6参与丙咪嗪的羟化代谢，CYP2C19参与丙咪嗪的去甲基代谢，慢代谢者用药时丙咪嗪代谢慢，血药浓度高，易引发副作用。总体上看，黄种人的CYP2D6和CYP2C19的活性低于白种人，因此黄种人应用某些药物（如地西泮）的剂量较低。又如，可待因必须有CYP2D6参与，将其代谢成吗啡才能发挥镇痛作用，而5%～10%的高加索种白人缺乏此酶，因此可待因对它们没有镇痛作用。许多药物采用同一剂量个体间的血药浓度可以相差很大，如去甲替林同一剂量血药浓度可相差30～40倍，CYP酶活性的不同是决定其差异的主要因素。吸烟、饮酒和某些药物（如利福平、巴比妥类及抗癫痫药）可以诱导CYP酶使其代谢活性增强，从而降低并用药物的浓度。药物的代谢过程可被摄入体内的物质诱导或抑制。同样，氟西汀、帕罗西汀是高效CYP2D6抑制剂，但是对5%～10%的高加索种白人没有作用，因为他们先天缺乏CYP2D6酶。氟伏草胺和2型组织胺受体阻滞药西咪替丁抑制CYP1A2，不应与茶碱和氯氮平并用。由于对CYP2C9和CYP2C19的抑制，使氟西汀与苯妥英并用、舍曲林与降糖药甲苯磺丁脲并用、氟伏草胺与抗凝剂华法林并用，必须慎重。

现对精神科用药关系比较密切的CYP酶（表12－5），简介如下：

1．CYP1A2 TCA的丙咪嗪、氯米帕明、阿米替林等具有相似的化学结构，CYP1A2在这类药物的去甲基代谢中可能有相似作用。氯氮平、奥氮平在体内也是通过CYP1A2催化N－去甲基代谢。由CYP1A2参与代谢的还包括SSRI的氟伏草胺、戒毒药美沙酮、用于Alzheimer病的他克林。被CYP1A2代谢的其他药物还有茶碱、非那西丁、华法林。咖啡因是一种中枢兴奋剂，CYP1A2几乎参与了咖啡因所有途径的代谢，90%以上的咖啡因经由CYP1A2介导被清除。吸烟、炭烤食物，以及抗溃疡药奥美拉唑、抗癫痫药苯妥英和巴比妥均可使肝细胞CYP1A2活性增高。有的药物可抑制CYP1A2的活性，包括氟伏草胺、呋喃茶碱、西咪替丁、喹诺酮类抗菌药如伊诺沙星和环丙沙星、维拉帕米及口服避孕药等。氟伏草胺是唯一抑制CYP1A2的SSRI，每天给予10mg，可使咖啡因的半衰期从5小时延至31小时。有报道，与氟伏草胺并用，氯氮平的血药浓度增加5~10倍。由于氟伏草胺能使茶碱的清除率减为原来的1/3，所以氟伏草胺与茶碱并用，茶碱剂量应减至原来的1/3。氟伏草胺还能抑制CYP2C19和CYP3A4酶活性，从而增加地西泮、阿普唑仑、三唑仑的血药浓度。

表12-5 负责SSRI生物转化的CYP酶

	CYP酶
氟西汀	2D6负责一部分，其余尚不清楚
帕罗西汀	主要为CYP-2D6
氟伏沙明	不清楚
舍曲林	3A3/4负责去甲基代谢
西酞普兰	由2C19起步，然后由2D6负责

* 帕罗西汀对2D6呈非线性抑制，氟西汀对2D6的抑制至少部分为非线性抑制。

2. CYP2C19 其作用底物有苯妥英、S-美酚妥英、奥美拉唑、地西泮、普萘洛尔、TCA、西酞普兰、吗氯贝胺、甲苯磺丁脲、华法林和非甾体消炎镇痛药等。CYP2C19催化TCA的丙咪嗪、氯米帕明、阿米替林、MAOI-A的吗氯贝胺、SSRI的西酞普兰的去甲基代谢。抗抑郁药反苯环丙胺、SSRI的氟伏草胺、舍曲林是CYP2C19的抑制剂。

3. CYP2D6 其基因具有常染色体隐性特征（位于22号染色体），突变形成慢代谢表型。若等位基因为纯合子，其底物代谢速率较正常快（快代谢型），因此携带此种基因型的患者如果要达到治疗血药浓度，所需药物剂量大得多。被CYP2D6代谢的药很多，包括抗心律失常药物、TCA、β受体阻滞剂、万拉法新、可待因、右旋美沙芬和某些抗精神病药物（如利培酮、硫利达嗪和奋乃静）。TCA的羟化代谢均由CYP2D6催化，而且该类药物在体的羟化代谢比去甲基代谢更为重要。丙咪嗪、氯米帕明、阿米替林除了本身的羟化代谢以外，它们的去甲基活性代谢产物如去甲丙咪嗪、去甲氯米帕明和去甲替林等也需进一步羟化代谢清除。SSRI除舍曲林外，氟西汀、帕罗西汀、氟伏草胺的代谢都由CYP2D6介导。其他抗抑郁药文拉法新、奈法唑酮和曲唑酮的代谢物mCPP、麦普替林、米安舍林，以及多数抗精神病药也由CYP2D6介导代谢，如还原型氟哌啶醇转化为氟哌啶醇由CYP2D6所介导，因此CYP2D6慢代谢者的氟哌啶醇和利培酮血药浆浓度高。SSRI帕罗西汀、氟西汀和去甲氟西汀对CYP2D6有强抑制作用，因此与TCA、抗精神病药并用需慎重。健康志愿者每天给予20mg帕罗西汀，可使去甲丙咪嗪的血药浓度增加400%。对CYP2D6具有抑制作用的药物还包括西咪替丁、美沙酮、吗氯贝胺、TCA、某些抗精神病药（如氟奋乃静、氟哌啶醇和硫利达嗪）和减肥药芬氟拉明等。

4．CYP3A4　主要存在于肝细胞和肠粘膜上，参与神经类固醇和精神药物（如阿普唑仑、三唑仑、地西泮、卡马西平、舍曲林、奈法唑酮和文拉法新等）的代谢。该酶的底物很多，还包括环孢素、钙离子通道阻滞剂、华法林、大环内酯类抗生素（如红霉素）、抗组胺药物等。CYP3A4 也参与氯氮平和 TCA 的丙咪嗪、氯米帕明、阿米替林的去甲基代谢。非经典抗精神病药奎太平和吉布利酮也由 CYP3A4 代谢。CYP3A4 的诱导剂有酒精、巴比妥类、苯妥英、卡马西平、利福平、糖皮质激素（如地塞米松、泼尼松）。例如在卡马西平、苯巴比妥和利福平诱导下，氟哌啶醇血药浓度可降低 50%，导致临床用药效果不佳的后果。而抗抑郁药奈法唑酮、氟伏草胺、西咪替丁、某些钙离子通道阻滞剂，以及抗真菌药酮康唑、大环内酯类抗生素是 CYP3A4 的强抑制剂。抗抑郁药奈法唑酮以及氟伏草胺对 CYP3A4 有较强抑制作用，因此不应并用抗组胺药阿司咪唑（息斯敏）、阿普唑仑、三唑仑以及卡马西平。

5．CYP2B6　它是氨非他酮的主要代谢酶，也涉及到米安舍林和地西泮的代谢。研究表明，CYP2B6 能将丁螺环酮转化为羟基丁螺环酮，卡马西平和苯巴比妥对 CYP2B6 酶有诱导作用。

6．CYP2E1　位于第 10 号染色体，主要参与低分子量物质的代谢，如乙醇、苯氟烷、茶碱、对乙酰氨基酚、氯唑沙宗和四氯化碳。CYP2E1 是某些致癌物的激活剂，可把苯代谢为有细胞性的物质。乙醇对 CYP2E1 的诱导作用非常显著，饮酒后肝组织 CYP2E1 活性可增强 5~10 倍。经乙醇的诱导后，该酶毒性更大。

SSRI 对 CYP 酶三种亚类即 CYP2D6，1A2 与 3A3/4 有抑制作用，抑制强度由抑制率常数（Ki）表示，抑制作用越强，Ki 越小。von Moltke 等（1994）报道氟西汀对 2D6 的抑制作用 Ki 为 3.0，其代谢产物去甲氟西汀 3.5，帕罗西汀 2.0，而舍曲林和氟伏草胺的抑制作用很弱。对 CYP1A2 的抑制作用，Brosen 等（1993）报告氟西汀、去甲氟西汀和西酞普兰 Ki 均大于 100，舍曲林 75，帕罗西汀 45，抑制作用均弱，而氟伏草胺 Ki 为 0.2 抑制作用很强。这说明 5 种 SSRI 对 CYP 酶的亚类抑制作用强度差异较大。去甲氟西汀对 CYP2D6 的抑制作用与氟西汀相似，但对 CYP3A3/4 抑制作用比氟西汀强，停用该药时，体内药物 95%清除时间会延长至 2 个月。这可解释帕罗西汀与氟伏草胺停药时较易产生撤药反应，而长半衰期的氟西汀很少出现这类反应。因此，停用帕罗西汀与氟伏草胺应逐步减量（表 12－6）。

表 12－6　5 种 SSRI 对 CYP 酶的三个亚类（2D6，1A2，3A3/4）的抑制作用（Ki）

CYP	氟西汀		去甲氟西汀		帕罗西汀		氟伏草胺		西酞普兰		舍曲林	
2D6 *	3.0	强	3.5	强	2.0	强	16.6	无	—		22.7	无
1A2	>100	无	>100	无	45	无	0.20	强	>100	无	75	弱
3A3/4	83.3	弱	11.1	强	39	无	10	强	—		23.8	无

＊ 数字为试管实验结果：Ki = 抑制常数；中文为临床实验结果。

药物相互作用有药效学与药代学类型。前者指两种药物及其代谢产物在同一作用部位发挥作用时，一种药物作用的增强或减弱，直接影响另一药物的作用。例如，SSRI 并用 MAOI 时，SSRI 的选择性 5－HT 再摄取阻滞作用加强 MAOI 的 5－HT 能阻滞作用，可引起严重中枢性 5 – HT 综合征。主要表现为高热、大汗淋漓、胃肠道症状、精神错乱、肌阵挛，甚至死亡。为此，用 MAOI 的患者如换用 SSRI，应停用 MAOI 2 周以上，方可开始应用 SSRI。反之，用 SSRI 的患者如需换用 MAOI，也应停用 SSRI 2 周以上，方可应用 MAOI。尤其需要注意的是，应用一般剂量氟西汀（如 20mg/d）的患者如要改用 MAOI，必须在停药 5 周后方可应用 MAOI。目前已有大量关于 SSRI 和 MAOI 引起致死性 5 – HT 综合征的报道，常发生于停用 SSRI，开始服用 MAOI 时。但可逆性和选择性 MAOI 吗氯贝胺与 SSRI 并用时药物相互作用较少。治疗剂量 SSRI 与吗氯贝胺并用时有较好的耐受性，但过量服用吗氯贝胺和 SSRI 会引起死亡，仍需高度谨慎。

药物相互作用药代学类型的例子很多。药酶可被摄入体内的物质诱导或抑制，因而影响药物代谢。吸烟、饮酒和某些药物（如利福平、巴比妥类及抗癫痫药）可以诱导 CYP 酶使其代谢活性增强，从而降低并用药物的浓度。氟伏草胺和西咪替丁抑制 CYP1A2，也不应与茶碱和氯氮平并用。由于对 CYP2C9 和 CYP2C19 的抑制，所以氟西汀与苯妥英、舍曲林与降糖药甲苯磺丁脲、氟伏草胺与抗凝剂华法林并用时，必须慎重。

SSRI 与其他药物相互作用的实例

1．锂盐是 5 – HT 直接激动剂，能通过增加 5 – HT 的生物合成或通过受体调节来加强 5 – HT 能活性。多项研究证实，锂盐能加强多种抗抑郁剂的疗效，如有人报告氟西汀与锂盐并用，治疗重性抑郁、分裂情感性抑郁、强迫观念、伴食欲亢进性抑郁均获成功，且无严重不良反应。

2．丁螺环酮能加强 SSRI 治疗抑郁症、强迫症、社交恐惧症的疗效，并且对减轻 SSRI 的副作用有效。但应注意，有报告个别患者用氟伏草胺、西肽普兰或曲唑酮合并丁螺环酮引起非致死性 5 – HT 综合征。

3．β 受体阻断剂普萘洛尔可能通过阻滞神经元树突的 5 – HT1A 自身受体加强 SSRI 的疗效，心得乐也能加强环苯丙胺、曲唑酮和纳发唑酮的疗效。但应注意，对老年、身体虚弱或合并躯体疾病的人，如并用 β 受体阻滞剂和抑制 CYP2D6 的 SSRI，可使 β 受体阻滞剂的血药浓度升高，引起心动过缓。

4．抗抑郁剂曲唑酮、奈法唑酮和多数非经典抗精神病药都是 5 – HT2A 拮抗剂。曲唑酮与 SSRI 并用，常用于睡眠障碍，因个别患者会出现 5 – HT 综合征，故必须慎用。SSRI 并用非经典抗精神病药的报道较少，有人报告氟伏草胺并用氯氮平，可使氯氮平血药浓度明显上升。

在研究药理学时，药物的立体异构性也需重视，如已上市的外消旋体药物有丁螺环酮、氟西汀、华法林和普萘洛尔等。因为消旋体不同，其对酶的抑制程度也不同。氟西汀的对映异构体中，左旋氟西汀对 CYP2D6 的抑制作用较右旋体强 5 ~ 6 倍。

此外，还应注意另一种酶系统即核苷酸单加氧酶系统。例如，奥氮平的代谢不仅涉及 CYP1A2 和 CYP2D6 酶，还涉及核苷酸单加氧酶系统（FMO）。由于这两个酶系统会同时参与一种药物代谢，其相互作用也不可忽视。

【作用与用途】 SSRI 对突触前膜 5 – HT 再摄取的阻滞作用以舍曲林与帕罗西汀最强。分析 SSRI 剂量，血药浓度和阻滞 5 – HT 再摄取的关系，发现多数患者应用低剂量治疗，就能使 70% ~ 80% 的 5 – HT 再摄取受阻，这为 SSRI 奏效所必需（表 12 – 7）。

表 12-7 SSRI 剂量，血药浓度，与 5-HT 再摄取阻滞作用

SSRI	剂量（mg/d）	血浓度（ng/ml）	半数有效浓度（EC_{50}）	阻滞 5-HT 再摄取（%）
氟西汀	20	200	6.8*	80
帕罗西汀	20	40	0.29	80
氟伏草胺	200	250	3.8	70
舍曲林	50	20	0.19	80
西酞普兰	40	60	1.8	60

* 氟西汀的活性代谢产物去甲氟西汀的 EC_{50} 为 3.8。

SSRI 由于共同的选择性 5-HT 再摄取阻滞作用，使各种 SSRI 具有下述相似性：①剂量效应曲线很平坦；②氟西汀和帕罗西汀 20mg/d、舍曲林 50mg/d、西酞普兰 40mg/d，氟伏草胺 200mg/d，阻滞 5-HT 再摄取的作用强度相似（约 60%～80%），且疗效也相似；③用于预防抑郁症恶化复发的维持治疗时，疗效相似；④与 TCA 相比，副作用均轻而少。目前 SSRI 已用于治疗抑郁症、强迫症、焦虑症、慢性疼痛、神经性贪食与早泄等。迄今为止，所有的精神药物的治疗性质，均为对症治疗，而不是对因治疗，因此患者如有抑郁症状或强迫症状时，均可试用 SSRI。但应指出，考虑到 SSRI 与其他药物的相互作用了解还不够深入，对文献报道较少者，应在密切观察下慎用。在抑郁症和强迫症的治疗中，临床疗效在用药 5～6 周后较明显。SSRI 用于治疗强迫症则需更长的时间。SSRI 因为安全，有效，副作用较轻而少，有利于开展社区精神障碍防治工作。应用氟西汀，帕罗西汀，或舍曲林预防抑郁症复发，维持用药约 1 年的研究，发现药物组与空白对照组相比，复发率要低 30%左右。西酞普兰只有随访半年的结果，显示药物组比对照组复发率低 20.5%。此外，SSRI 因为安全，有效，副作用较轻而少，也越来越广泛地被其他非精神科医师用于抑郁症状明显的各种躯体疾病（如各种慢性疼痛、神经性头痛、癌症、更年期综合征、胃肠神经症等）。实际上，临床药理学的最广泛的分类方法之一，就是根据各种精神药物的主要适应指征（靶症状）进行分类。例如，抗精神病药、抗抑郁药、抗焦虑药、抗癫痫药等。尽管如此，还是要强调应用时要注意：①要在安全第一的前提下，开始剂量要小、增量要慢。以氟西汀为例，开始用 10mg/d，在用药 1 周后（必要时每隔 2 周），增加 10mg/d；②用药要遵循个别化原则，通过较长的时间，逐步确定适合每一具体患者的剂量。例如，氟西汀一般用量为 20～40mg/d，最高剂量 80mg/d，而少数患者 10mg/d 已经获得较好疗效；③长期应用后，如需停药，应注意逐渐停药，避免出现撤药综合征。

【剂量与用法】 口服：一般起始剂量就是有效治疗量，氟西汀、西酞普兰、帕罗西汀与舍曲林 $t_{1/2}$ 较长，因此每天 1 次用药即可。

【不良作用】 SSRI 的副作用发生率与剂量正相关。SSRI 增量过快能过度激活 5-HT 能系统，产生失眠，恶心，腹泻，性功能障碍等副作用。SSRI 有时能诱发轻躁狂，大剂量可诱发癫痫。SSRI 不能与 MAOI 并用，必须在 MAOI 停药后 2 周才能使用；或停用 SSRI 2 周（氟西汀 5 周）后方可使用 MAOI。否则，会引起 5-HT 综合征，表现高热，强直，肌痉挛，甚至昏迷死亡，因此所有 SSRI 均禁止与 MAOI 并用。SSRI 主要副作用是指各种 SSRI 副作用

发生率减去空白对照组发生率后，比其他 SSRI 相应副作用高出至少 1%者。氟西汀主要副作用为神经质（也包括焦虑、激动），呼吸道症状（包括鼻窦充血等）和头痛；帕罗西汀主要为性功能障碍（包括射精障碍，性欲减退和其他性功能障碍），尿频、排尿困难，疲乏，眩晕和出汗；舍曲林为腹泻、震颤和口干。SSRI 副作用有时与抑郁症本身存在的症状不易区别，如神经质、焦虑、性功能障碍、疲乏、软弱感等均如此。如将这些副作用误认为是抑郁症本身的症状加重，不必要地增加用药剂量，会更加重副作用（表 12 - 8）。

表 12 - 8　5 种 SSRI 主要副反应比较

氟西汀*	氟伏草胺	帕罗西汀	舍曲林	西酞普兰
神经质	恶心	性功能障碍	腹泻	恶心
呼吸道症状	嗜睡	尿频等	震颤	出汗
头痛	便秘	疲乏	口干	头痛
	厌食	眩晕		
		出汗		

* 每种 SSRI 的副作用至少比其他 SSRI 高 1%。

【注意事项】

1. SSRI 的血药浓度在老年人比年轻人要高约 50% ~ 100%。尤以老年女性较明显，这是因为老年人用药对 CYP 酶抑制作用较强，其年龄因素的影响程度依次为西酞普兰 > 帕罗西汀 ≥ 氟西汀 > 舍曲林 ≥ 氟伏草胺。老年人并用其他药物的可能性较大，因此更应注意药物对 CYP 酶影响所产生的药物相互作用。

2. SSRI 均通过氧化代谢被清除，终极代谢产物多经肾脏排泄，因此心、肝、肾等脏器病损，可影响药物及代谢产物的血药浓度和清除。肝硬化患者单次服用 SSRI 后，几乎所有 SSRI 的 $t_{1/2}$ 都延长 1 倍，尤其老年患者血药浓度更高。因此肝病患者宜减少 SSRI 剂量与使用频率。为安全起见，脏器疾病与老年患者使用 SSRI 时应适当减量。建议以 1/4 或半量起用。

3. SSRI 有很高的治疗安全指数（为药物中毒剂量/药物治疗量），已有较多报道指出患者应用过量（至少为每种 SSRI 治疗量的 5 倍），也没有明显的心律失常、血压改变、抽搐、昏迷和呼吸抑制。

4. 服用过量 SSRI 时，常见的症状为恶心、呕吐，其次为兴奋、躁狂发作、烦躁不安。一旦发现患者服药过量应及时处理，首先建立并维持呼吸道通畅，确保足够氧气吸入；然后立即洗胃和给予活性炭。密切观察生命体征，作必要的对症处理。SSRI 过量时，并无特异性解毒药物。药物所致癫痫发作可用地西泮控制。同时必须考虑到多种药物过量的可能性，以便采取更切实的措施。

第五节　我国5种常用的选择性5－羟色胺再摄取抑制剂

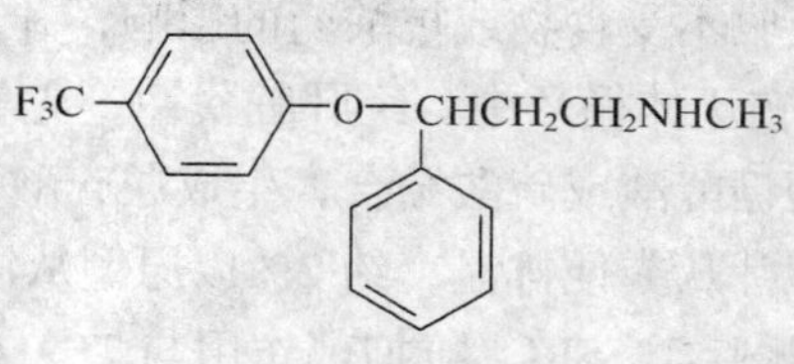

Fluoxetine

氟西汀（Fluoxetine）

【别名】　百忧解　氟苯氧丙胺　Prozac Fluctin Adofen

【结构式】　3-[(p-trifluoromethyl)phenoxy]-N-methyl-3-phenyl-propylamine(hydrochloride)

【药代学】　口服易吸收，进食不影响吸收，Tmax 4～6h，$t_{1/2}$为1～3天，生物利用度近100%，血浆蛋白结合率94%。主要代谢途径为在肝脏经N－去甲基生成有活性的去甲氟西汀，服2～4周可达稳态血药浓度。大部分与葡萄糖醛酸结合，少量以原药排泄。肾损害时对本药的药代学过程无明显影响，而肝损害时显著影响本药的药代学过程。本药80%从尿排泄，15%从粪便排泄。

【作用与用途】　应用最广泛的SSRI，能选择性阻滞突触前膜5－HT再摄取，对NE影响小。有抑制CYP2D6和CYP3A4的效应。易通过BBB。多个双盲对照研究证明，抗抑郁作用与三环、四环抗抑郁药相当，不良反应轻微。一般在治疗1周后起效，2～4周症状显著改善。因其$t_{1/2}$长，一旦达到稳态血药浓度后，即使偶有漏服亦影响不大，停药亦可逐渐减量较快。用于各型抑郁症，因不良反应轻微，尤适用于器质性疾病伴有的抑郁症状及老年期抑郁症。也用于治疗分裂症后抑郁。还用于神经性贪食、减肥及作为戒烟的辅助治疗。

【剂量与用法】　口服：20～40mg/d，每日1次，最大剂量80mg/d。

【制剂】　片剂、胶囊剂：20mg。

【不良反应】　不良反应较轻。早期常见恶心、失眠、头痛、口干、出汗、视物模糊、焦虑、震颤等，这些反应通常较轻，且多在开始治疗几周内消失。皮疹发生率为3%。大剂量可诱发癫痫。有时能诱发轻躁狂。无TCA的抗胆碱能及心血管系统的不良反应，这使其安全性大为提高。氟西汀与TCA并用可增加后者的血药浓度，可能导致不良反应增加。

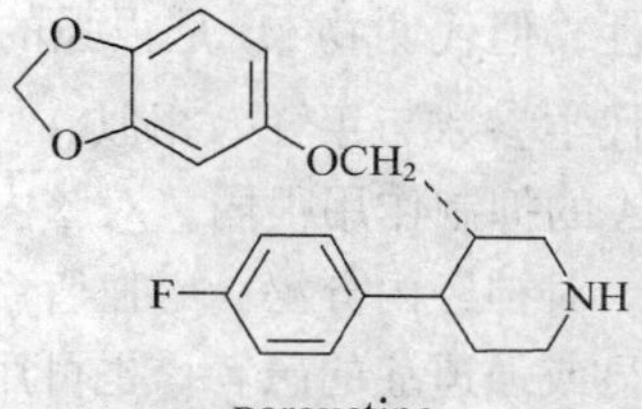

paroxetine

帕罗西汀（Paroxetine）

【别名】　氟苯哌苯醚　Paxil　Seroxat

【结构式】 3S-反式-3-[(1,3-苯二恶烷-5-)甲基]-4-(4-氟苯)

【药代学】 口服易吸收，服单剂 30mg，Tmax 6.3h，Cmax 17.6ng/ml，$t_{1/2}$ 为 24h，个体差异明显。Vd 为 25～28L/kg。血浆蛋白结合率 95%。7～14 天内达到稳态血浆浓度，稳态时生物利用度高于单剂量用药。吸收不受食物或抗酸药的影响，并迅速分布到各组织器官。具有亲脂胺特性，给药后仅 1%存在于体循环中。经肝脏代谢，先氧化成儿茶酚胺中间产物，然后在间位甲基化，最后与葡萄糖醛酸或硫酸结合，生成尿苷酸化合物。大部分以代谢产物形式从尿液排泄，小部分通过胆汁从粪便排泄，约 2%以原型从尿排泄。

【作用与用途】 为苯基哌啶类 SSRI。抗抑郁作用与 TCA 相似，不良反应小。适用于各种抑郁症，尤其伴有明显焦虑症状、睡眠障碍的抑郁症。对重型抑郁自杀意念的消除和预防作用较好。也可用于社交恐惧症。

【剂量与用法】 口服：20～50mg/d，早晨服。老人酌减。

【制剂】 片剂：20mg，30mg。

【不良反应】 心血管系统副作用小是本药的特点。不良反应主要有口干、恶心、呕吐、食欲减退。其他尚有失眠、嗜睡、乏力、多汗、性欲减退、头痛、眩晕、震颤。与西咪替丁并用，可增加本药 ACU 50%。高钠血症病例较其他 SSRI 常见。应避免突然中断治疗。瑞典健康委员会报告与抗精神病药有相互作用及致心律失常。与氟西汀和氟伏草胺相似，已有数例出血性疾病的报告，可能与血小板功能减低有关。

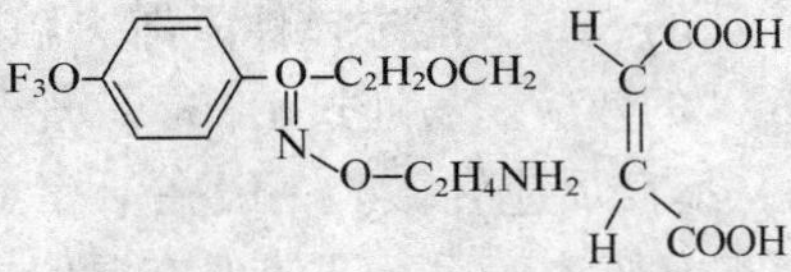

Fluvoxamine

氟伏草胺（Fluvoxamine）

【别名】 氟伏沙明 释兰 Floxyfral Dumirox Luvox Maveral

【结构式】 (E)-5-methoxy-4′-trifluoromethylvalerophenone-O-(2-amino-ethyl) oxime (hydrogen maleate)

【药代学】 口服易吸收，服单剂 100mg，Tmax 3.5～8h，Cmax 31～88ng/ml。生物利用度 60%，血浆蛋白结合率 77%。在肝、肾、肺、肾上腺等脏器的组织浓度高于血药浓度。$t_{1/2}$ 约 15h，一般在 10 天内达到稳态血药浓度。经肝脏代谢，代谢产物有 11 种，主要为去甲基和甲氧基代谢产物，无药理活性，但代谢物 M_2 是很强的 CYP2D6 抑制剂。药物 90%从尿中排泄。老年人药物动力学和药代学参数与年轻人相似。

【作用与用途】 对 NE 或 DA 的抑制作用很弱。对脑内乙酰胆碱受体的亲和力很低，不引起中枢及外周的抗胆碱能效应。对神经内分泌，心血管系统影响小。无抗组胺作用。用于各种抑郁症，尤其是自杀企图明显或强迫症的患者。也可用于伴有青光眼、前列腺肥大、心脏病的抑郁症患者。

【剂量与用法】 口服：开始 50mg，qn（每晚）。治疗量 100～200mg/d，因镇静作用较明显，宜睡前顿服或分次服用。最高剂量 300mg/d。

【制剂】　片剂：50，100mg。

【不良反应】　早期常见恶心、呕吐、嗜睡、便秘、焦虑不安、厌食、震颤、运动减少、疲乏等。偶有血小板减少，继续治疗反应可消失。无心血管反应，少有抗胆碱能副作用。服用过量较安全。癫痫、肝、肾功能不全者慎用，不宜与 MAOI 并用，与锂盐或色氨酸并用，可增强 5－HT 效应。

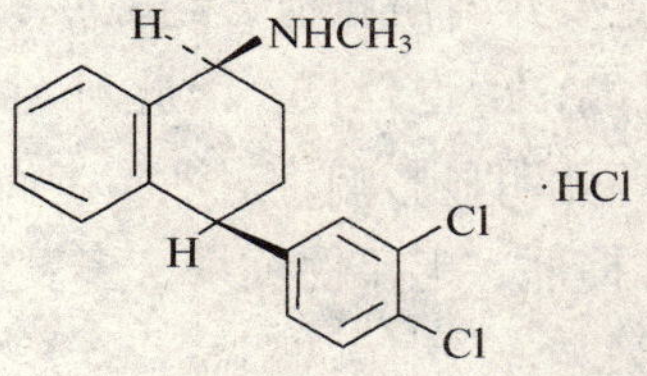

Sertraline

舍曲林（Sertraline）

【别名】　左洛复　舍曲拉灵　氯苯奈胺　Zoloft Lustral

【结构式】　顺(1S,4S)N-甲基-4(3,4-二氯苯基)-1,2,3,4四氢-1-奈胺

【药代学】　口服易吸收，Tmax 6～10h，$t_{1/2}$ 约 26h，服药 4～7 天可达稳态血药浓度。血浆蛋白结合率 97%。在肝脏代谢，代谢产物为 N－去甲舍曲林，活性为母药的 1/10。药物血药浓度与剂量呈正相关。主要从尿排泄，药物廓清时间短，1 周可清除 97%。

【作用与用途】　强效 SSRI，抑制 5－HT 再摄取效价比氟伏草胺大 12 倍，比齐米利定大 6 倍，比氟苯氧丙胺大 16 倍。动物实验证实能使 β 受体功能下调。用于治疗各类型抑郁症、强迫症、创伤后应激障碍（PTSD）、经前期情绪障碍（PMDD）、社交焦虑症（SAD）、惊恐障碍、心境恶劣、性欲倒错等，并能预防抑郁症早期复发。亦用于可卡因成瘾和戒断综合征。

【剂量与用法】　口服：开始 50mg/d，1～2 周后增加到 100～200mg/d，qd 或 qn。标准剂量也适用于老年患者。

【制剂】　片剂：25mg，50mg，100mg。

【不良反应】　抗组胺及抗胆碱能作用较 TCA 小，大剂量服用少见不良反应。不易改变心脏的传导作用和引起心血管并发症，有利于老年患者的治疗。常见不良反应为嗜睡、恶心、腹泻及粪便不成形，口干、失眠、男性性功能障碍如射精延迟等。偶见直立性低血压，神经症，焦虑及激动。不能与 MAOI 并用，必须在 MAOI 停药后 14 天才能使用本药，或停用本药 2 周后方可使用 MAOI。本药与血浆蛋白结合牢固，与华法林，地高辛等药物并用，可能会改变后者的血浓度而出现严重不良反应。本药禁用于已知高敏者，癫痫患者、肝、肾功能不良者慎用，妊娠期和哺乳期不宜使用。

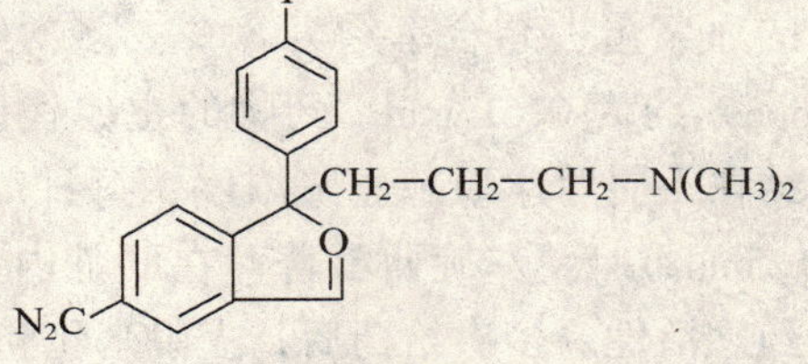

Citalopram

西酞普兰（Citalopram）

【别名】 喜普妙 Seropram Cipramil Nitalopram

【结构式】 1-[3-(2甲氨基)丙基]-1-(4氟苯基)-1,3-二氢-S-异苯并呋喃腈

【药代学】 口服易吸收，血浆蛋白结合率略低于80%，$t_{1/2}$约35h。约一周后达稳态血浓度，与剂量呈线性关系。对肝脏细胞色素酶P450同工酶CYP1A2和CYP2D6有轻微抑制作用，与其他药物相互作用很少。主要经肾脏排泄，约20%以原形排出。服用西酞普兰20mg/d，老年人的稳态血浓度高于年轻人，$t_{1/2}$也延长，因此对老年人推荐最高日量为40mg/d，对轻度和中度肝或肾功能障碍者用药无明显影响，对严重者尚无药代学方面的资料。

【作用及用途】 适用于各种抑郁、老年性痴呆、多发梗塞性痴呆、强迫症、惊恐发作、酒精滥用和脑卒中后的病理性哭笑。

【剂量与用法】 口服每天1次，成人20~60mg/d。

【制剂】 片剂、胶囊：20mg，40mg。

【不良反应】 主要有恶心，呕吐，但较轻微，持续时间短，发生率20%，有15%~18%的患者使用本药出现头痛，出汗，口干，震颤和失眠等。作用选择性很高，对5HT、M、NE、H、DA、GABA、BZ、Opiates等受体几无作用。与癫痫发作无相关性，无镇静作用。影响认知功能较少，对精神运动性行为几无负面影响。西酞普兰对肝脏细胞色素P450酶的影响在SSRI中最小，但不可与MAOI并用。耐受性好，心血管系统影响较少，不导致QTc间期延长。没有滥用或成瘾现象，无撤药反应。

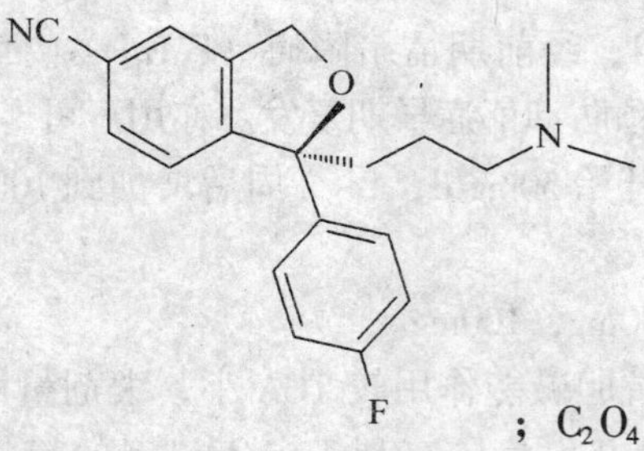

; $C_2O_4H_2$

Escitalopram

左旋西酞普兰片（Escitalopram Tablets）

【结构式】 S(+)-1-(3-二甲氨丙基)-1-(4-氟代苯基)-1,3-二氢异苯并呋喃-5-腈，草酸盐

【药代学】 口服吸收完全，不受食物的影响（口服多次给药后平均4h达到血浆峰浓度），绝对生物利用度约为80%。口服给药后的表观分布容积（Vd，β/F）约为12~26L/kg。左旋西酞普兰及其代谢产物的血浆蛋白结合率约为80%。多次给药后消除半衰期约为30h，口服药物的血浆清除率（Cloral）约为0.6L/min，药物的主要代谢产物半衰期更长。左旋西酞普兰的药代学呈线性，大约在1周后达稳态血浆浓度，每日剂量10mg的平均稳态血浆浓度为50nmol/L（范围：20~125nmol/L）。左旋西酞普兰在肝脏内主要经去甲基化和去二甲基化代谢。两种代谢产物都有药理活性。多次给药后，去甲基化和去二甲基化的代谢产物平均血浆浓度分别是原形药物浓度的28%~31%和<5%。左旋西酞普兰的去甲基化主要由

CYP2C19 酶代谢，CYP3A4 和 CYP 2D6 也可能起到部分作用。另外，N 基团可被氧化生成 N 氧化代谢产物。原形药物及代谢产物可以部分经葡萄糖醛酸化经肾脏排泄。

【药效学】　左旋西酞普兰是一种选择性 5 – 羟色胺再摄取抑制剂，本品药理作用和临床疗效的唯一可能机制是抑制 5 – 羟色胺再摄取。左旋西酞普兰对 5 – HT1A、5 – HT2、多巴胺 D_1 和 D_2 受体，α_1、α_2、β – 肾上腺素能受体，组胺 H_1、毒蕈碱样胆碱能受体，苯二氮䓬类和阿片受体没有或仅有很低的亲和力。用于治疗抑郁障碍和惊恐障碍。

【剂量与用法】　通常每日剂量 5mg ~ 10mg，每日 1 次。根据患者的个体反应，剂量可以增加至最大每日 20mg。老年患者（> 65 岁）推荐上述常规起始剂量的半量开始治疗，最大剂量也应相应降低。肝脏或肾功能降低者建议起始剂量每日 5mg，持续治疗 2 周。根据患者的个体反应，剂量可以增加至每日 10mg。严重肝脏或肾功能降低的患者慎用。对于已知是 CYP2C19 慢代谢的患者，建议起始剂量每日 5mg，持续治疗 2 周，根据患者的个体反应，可将剂量增加至每日 10mg。需要停止本品治疗时，应该在 1 ~ 2 周内逐渐减少剂量，以避免发生撤药反应。

【制剂】　片剂 5mg：圆形、白色薄膜衣片。10mg：椭圆形、白色薄膜衣片。

【不良反应】　不良反应多发生在开始治疗的第 1 ~ 2 周，持续治疗后不良反应的严重程度和发生率都会降低。长期使用 SSRI 类药物治疗突然停药后，有些患者会出现撤药反应，表现为头晕、头痛和恶心，大部分表现轻微，而且是自限性。现有的临床前和临床证据都没有显示 SSRI 类药物可以导致依赖。在双盲安慰剂对照研究中，左旋西酞普兰的下列不良反应的发生明显多于安慰剂（表 12 – 9）。此外，一些惊恐障碍患者在接受抗抑郁药物治疗初期，可能会加重焦虑症状，这种矛盾性反应通常在持续治疗两周后会逐渐减轻。建议降低起始剂量可以减少药物的这种致焦虑效应。

表 12 – 9　左旋西酞普兰的不良反应

代谢和营养障碍	常见（> 1/100，< 1/10）：	食欲降低
精神病性障碍	常见（> 1/100，< 1/10）：	性欲降低、性快感缺失（女性）
神经系统障碍	常见（> 1/100，< 1/10）：	失眠、嗜睡、头晕
	少见（> 1/1000，< 1/100）：	味觉异常、睡眠障碍
呼吸系统、胸部和膈区异常	常见（> 1/100，< 1/10）：	鼻窦炎、呵欠
胃肠道系统异常	很常见（> 1/10）：	恶心
	常见（> 1/100，< 1/10）：	腹泻、便泌
皮肤和皮下组织异常	常见（> 1/100，< 1/10）：	多汗
生殖系统和乳腺异常	常见（> 1/100，< 1/10）：	射精障碍、阳痿
全身症状和用药局部异常表现	常见（> 1/100，< 1/10）：	疲乏、发热

【禁忌】　对左旋西酞普兰或任一辅料过敏者禁忌使用。禁忌与单胺氧化酶抑制剂（MAOI）合用。

【注意事项】

1. 特殊人群　由于缺乏足够的临床资料，18 岁以下儿童或青少年建议不要使用本品。对孕妇或老年（>65 岁）患者均应慎用。老年患者与年轻患者相比药物消除更为缓慢。孕妇如有临床需要，只有在慎重考虑其风险/利益后方可使用。左旋西酞普兰可在乳汁中分泌，哺乳妇女不应使用本药或在用药期间停止哺乳。

2. 肝功能降低者　目前左旋西酞普兰尚未在肝功能降低的患者中进行过研究。肝功能降低的患者，西酞普兰的半衰期约为肝功正常患者的 2 倍（83h:37h），其平均稳态浓度高出 60%。代谢产物的药代学尚未在此类人群中进行过研究。西酞普兰为非立体异构选择性，因此具有药理活性的左旋对映体的增加幅度目前尚不清楚，因而对这些结果应谨慎理解。

3. 肾功能降低者　在肾功能降低患者中观察到西酞普兰的半衰期延长，血浆药物浓度轻度升高（CL_{CR} 10 ~ 53ml/min）。尚未对代谢产物的血浆浓度进行过研究，但其浓度可能会升高。

多态性：已发现经 CYP 2C19 代谢的慢代谢者，左旋西酞普兰的血浆浓度是快代谢者的两倍，而经 CYP 2D6 代谢的慢代谢者药物血浆浓度没有明显变化。

4. 癫痫发作　SSRI 应避免用于不稳定的癫痫发作患者，应该对已经得到控制的癫痫发作患者在治疗期间进行监测。如果癫痫发作频率增加，应该停用 SSRI 类药物。

5. 躁狂　SSRI 类药物应慎用于有躁狂或轻躁狂发作史的患者。转为躁狂发作的患者应停止使用 SSRI 类药物。

6. 糖尿病　对于糖尿病患者，使用 SSRI 类药物治疗可能会影响对血糖的调节。使用胰岛素和/或口服降糖药的患者，需要调整这些药物的剂量。

7. 自杀　通常在 SSRI 类药物治疗的初期会可能会增加自杀的风险，这个时期对患者进行密切监测非常重要。

8. 电惊厥治疗　SSRI 类药物并用电惊厥治疗只有有限的临床经验，建议慎用。

9. 撤药反应　停止本品治疗时，建议在 1 ~ 2 周内逐渐停药，以避免发生撤药反应。

【药物相互作用】　SSRI 禁止与 MAOI 合用。可以在停止不可逆性 MAOI 治疗至少 14 天后和可逆性 MAOI（如：吗氯贝胺）至少 1 天后，开始本品治疗。司来吉兰（一种不可逆的 MAO－B 抑制剂）司来吉兰剂量在每日 10mg 以下与西酞普兰合用安全。SSRI 与 5－羟色胺能药物合用（如曲马多、舒马曲坦和其他曲坦类药物）可能会导致 5－羟色胺综合征。圣约翰草合用 SSRI 类药物和含有圣约翰草（金丝桃素）的中草药，可能增加不良反应的发生。SSRI 与口服抗凝剂合用时，可能会改变此类药物的抗凝效应。接受口服抗凝剂治疗的患者应特别注意在开始或停止本品治疗时监测抗凝效应。

第六节　单环类（monocyclics）抗抑郁药

瑞波西汀（Reboxetine）

【结构式】　(±)-(2R*)-2-[(αR*)-α-(O-ethoxyphenoxy)benzyl]-morpholine

【作用与用途】　NE 再摄取抑制剂，α_2－受体阻滞剂。有立体异构选择性。在美国、英国已开始用于治疗抑郁症。

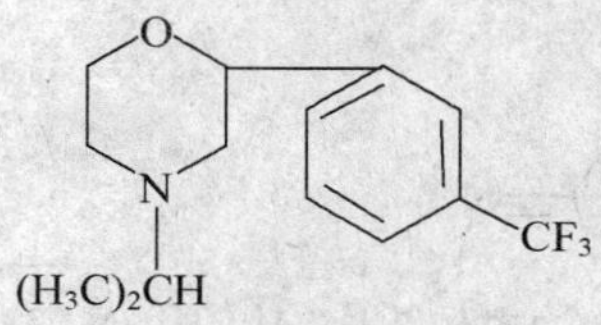

Oxaflozane

奥沙氟生（Oxaflozane）

【别名】　Confilictan

【结构式】　4-[异丙基]-2-[3-(三氟甲基]吗啉

【药代学】　口服吸收迅速完全，口服常用量 Tmax 6～8h，$t_{1/2}$ 约 30h，约在治疗 1 周后达稳态浓度。全身广泛分布，主要在肝脏代谢，主要代谢产物为 N－去烷基衍生物，自尿中排泄。

【作用与用途】　适用于抑郁症，焦虑状态，尤其对反应性抑郁、心境恶劣效果更佳，也适用于肿瘤病人的情绪障碍。

【剂量与用法】　口服：成人治疗量 15～30mg/d。最初 3～4 天，30 滴/日（早 10 滴，晚 20 滴），以后 60 滴/日（早 20 滴，晚 40 滴）。老人、儿童应减量。静滴：成人每天 50～150mg，溶于 250ml 等渗液中缓慢滴入。

【制剂】　片剂：50mg。口服液：10 滴/毫升。

【不良反应】　无抗胆碱能及交感神经阻断作用，无心肌毒性。常见不良反应有嗜睡，下肢乏力，用药初期明显。偶见口干，头痛，直立性低血压。忌用于肾功能衰竭病人，不宜与 TCA。MAOI 及苯丙胺并用。

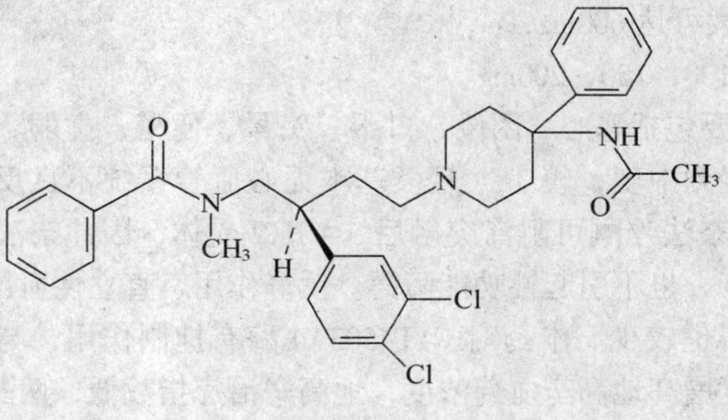

Saredutant

沙瑞度坦（Saredutant）

【别名】　Sanofi－Aventis　赛诺菲－安万特　SR 48968

【结构式】　(S)-N-4-(4-acetylamino-4-phenyl-1-piperidinyl)-2(3, dichlorophenyl)butyl-N-methyl-benzamide

【作用与用途】　为一种神经激肽受体阻滞剂（ND2），属非经典抗抑郁药，也有镇痛作用。1995年完成二期临床试验。

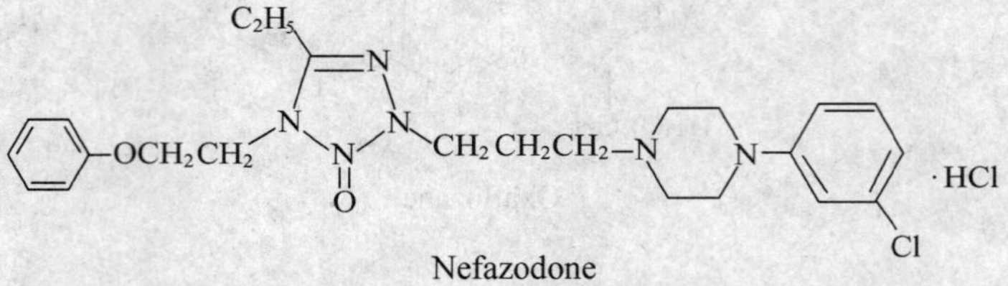
Nefazodone

奈法唑酮（Nefazodone）

【别名】 Dutonin Serzone

【结构式】 1-{3-[4-(m-chlorophenyl)-1-piperazinyl]propyl}-3-ethyl-4-(2-phenoxyethyl)-Δ2-1,2,4-triazolin-5-one

【药代学】 口服吸收迅速，Tmax为2h，$t_{1/2}$为2～4h。绝大部分与血浆蛋白结合。主要活性代谢产物为羟化奈法唑酮、间-氯苯吡哌嗪（m-CPP）等。有研究证明，CYP2D6参与生成m-CPP过程，去甲丙咪嗪能提高m-CCP血药浓度大约40%。奈法唑酮主要对CYP3A有抑制作用，特非那丁、阿司咪唑或西沙比利与其并用，可能致病人心律不齐。奈法唑酮可使阿普唑仑与三唑仑的血药浓度大幅度升高。与苯二氮䓬类药物并用，后者要减少剂量，否则可能有过度镇静作用。另外，奈法唑酮对劳拉西泮的药代学没有影响，可是两药都有镇静作用，合并用时仍需适当减少剂量以防止过度镇静。该药约60%经粪便排泄。

【作用与用途】 5-HT/NE再摄取抑制剂（SARI），对突触后5-HT2受体有阻断作用。用于重性抑郁症、反复发作抑郁症、老年期抑郁症及某些睡眠障碍。药理作用类似曲唑酮，药效与丙咪嗪及SSRI相当，对某些焦虑、失眠症状疗效更快。

【剂量与用法】 口服：从小剂量开始50mg～100mg/d，缓慢加量。常用剂量300～500mg/d，分次服，最大可达600mg/d。

【制剂】 片剂：100，150，200mg。

【不良反应】 主要包括恶心、困倦、口干、头晕、便秘、虚弱、轻微头痛、视物模糊等，这些反应一般为轻到中度，较TCA轻。基本无心血管系统不良反应。奈法唑酮的药理作用与SSRI区别在于奈法唑酮可阻滞突触后5-HT2受体，因此奈法唑酮可减轻焦虑及失眠，不会增加静坐不能，也不引起性功能障碍。镇静作用、直立性血压较曲唑酮轻，不引起体重增加，性功能障碍也较少。本药对CYP4503A4酶有抑制作用，与由该酶代谢的药并用应小心。例如，可轻度增高地高辛血药浓度，地高辛治疗指数低，两药不宜并用。

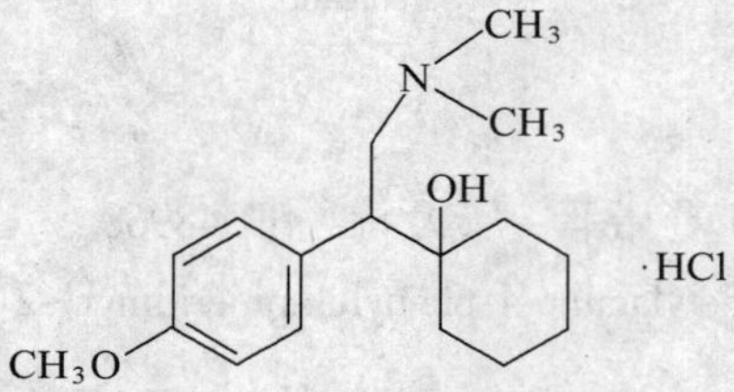
Venlafaxine

文拉法辛（Venlafaxine）

【别名】 文拉法新 博乐欣 怡诺思 Efexor Effexor

【结构式】 (±)-1-[2-(dimethylamino)-1-(p-methoxyphenyl)ethyl] cyclohexan-1-ol

【药代学】 口服易吸收，Tmax 1～2h，$t_{1/2}$约 7h。其活性代谢产物为 O－去甲文拉法新，也能抑制神经递质再摄取。文拉法新对 CYP2D6 有较强抑制作用，但比帕罗西汀、氟西汀、舍曲林、氟伏草胺的作用弱。

【作用与用途】 抑制 NE/5－HT 再摄取，为第一个抑制这两种递质再摄取的药物，该药可抑制 5－HT、NE 和 DA 的再摄取，其药理作用具有剂量依赖性，即低剂量时作为一种基本的 SSRI，仅抑制 5－HT 的再摄取；中至高剂量时还抑制 NE 的再摄取；至很高剂量时另增加了 DA 再摄取的抑制作用。因此，低剂量的文拉法新的作用机制与 SSRI 相似，而随剂量增加时的效果则如同 SSRI 与安非他酮并用。抗抑郁作用与丙咪嗪相当，是较弱的 CYP2D6 酶抑制剂。主要用于抑郁症。起效较快，约 4 天到 1 周。也用于强迫症或惊恐发作。文拉法辛缓释剂还可用于广泛性焦虑和社交焦虑症。

【剂量与用法】 口服：初始 75mg/d，分 3 次服，以后每 4 天加 75mg，治疗量 200mg，最大量 375mg/d。日服 1 次。

【制剂】 片剂或缓释胶囊：25，37.5，50，75，100mg。

【不良反应】 对 M_1、H_1、α_1 受体作用轻微，相应不良反应也少。可有恶心、失眠、轻度血压升高，及性功能减退（如阳痿和射精障碍等）。严重肝、肾疾病、高血压、癫痫患者应慎用。文拉法新与单胺氧化酶抑制剂并用，有可能发生 5－羟色胺综合征，所以禁用。

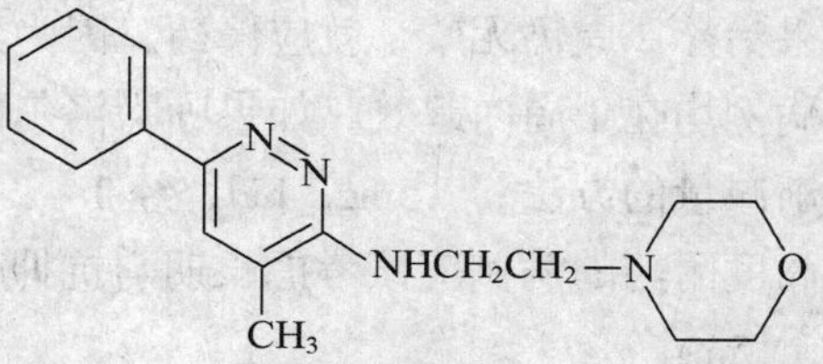

Minaprine

米那普林（Minaprine）

【别名】 Cantor Mipreor

【结构式】 3-[2-(吗啉-4-基)乙基氨基]-4-甲基-6苯基哒嗪

【药代学】 口服易吸收，Tmax 1h，Cmax 150～500ng/ml，$t_{1/2}$约 2.5h。广泛分布于全身各组织，以肺、肾上腺、甲状腺为高，脑、脊髓次之。主要代谢产物为对羟基衍生物。50%从尿排泄，其余通过胆道从粪便排泄。

【作用与用途】 5－HT/NE 受体激动剂，和 DA 再摄取抑制剂，属非经典抗抑郁药。能增加脑内特别是纹状体、海马和脑干中乙酰胆碱含量；增加 5－HT 在杏仁核与下丘脑的含量。用于心境恶劣、失眠、焦虑症、恐怖症、强迫症、精神分裂症的孤独症状，抗精神病药治疗后精神运动性迟缓。也用于老年痴呆的辅助治疗。

【剂量与用法】 口服：开始 50mg，可增至 200～300mg/d，分次服用。

【制剂】 片剂：50，100mg。

【不良反应】 不良反应有入睡困难、易紧张、激动等，少见头痛、恶心、胃痛等。癫痫病人及孕妇慎用。不宜用于过分兴奋病人。不宜与苯丙胺、呼吸兴奋剂并用。

第七节 其他类抗抑郁药

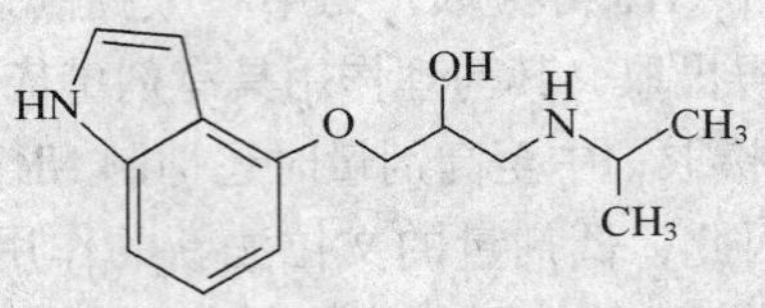

Pindolol

吲哚洛尔（Pindolol）

【别名】 Visden Betapindol Durapindol Pibotol

【作用与用途】 β/5－HT1A 受体阻滞剂，可能通过阻断胞体 5－HT 突触前再摄取泵而加快 SSRI 的抗抑郁作用。本药不仅能缩短起效时间，并且能使对 SSRI 或 MAOI 耐药者产生疗效。也可用于治疗青光眼及作为抗高血压药。

【剂量与用法】 口服：目前的临床试验多采用 2.5mg，tid 的治疗方案。在无效和超重的病例中如无脉搏和血压降低时，剂量可酌增。老年、低血压或缓脉者剂量应酌减。当加吲哚洛尔治疗耐药病人时，如果治疗 2 周仍无效，就应停药，因为延长治疗并不能明显增加疗效。事实上，绝大多数有效病例均在 1 周内起效。如果吲哚洛尔能产生疗效，就应继续治疗直到症状缓解。停药采用逐渐减量的方法，2.5mg，bid，经 1～2 周，然后 2.5mg，qd，1～2 周，然后再停用。对严重和高度耐药的病例应该考虑长期与抗抑郁药并用。

【制剂】 片剂：5，10，15mg。

【不良反应】 不良反应较少，较常见的为焦虑、失眠。吲哚洛尔能阻滞 β 肾上腺素能受体，诱发支气管痉挛，因此禁用于有哮喘史的病例和严重过敏反应者。该药较少引起血压降低，但有心脏传导障碍的病人慎用。因吲哚洛尔与其他 β 受体阻滞剂能掩盖高血糖症状，故应用吲哚洛尔对糖尿病病人为相对禁忌。在我国由于本药的使用经验不多，使用时需格外谨慎。

安非他酮（Bupropion）

【别名】 丁胺苯丙酮 布普品 Amfebutamone Zyban

【药代学】 健康者 $t_{1/2}$ 为 10.7～13.8h。代谢产物有 hydroxybupropion（BW306）、threo-hydrobupropion（BW494）、erythrohydrobupropion（BW287）等。

【作用与用途】 作用机制不清楚，可能与 NE 和 DA 再摄取阻滞作用有关（NDRI）。一般认为它是一种中度去甲肾上腺素能和相对弱的 DA 再摄取抑制剂，不作用于 5－HT。研究提示，中枢某些脑区的 DA 功能过度下调，可导致精神运动迟滞、快感缺乏、认知缓慢、注意缺陷、假性痴呆和瘾癖发作。对 5－HT 能神经元的再摄取仅有微弱影响。抗抑郁效能与

TCA 相当，还可用于注意缺陷障碍。转躁风险小，适用于双相抑郁患者。

【剂量与用法】　口服：剂量 150～450mg/d，缓慢加量，因半衰期短，一般分为 3 次口服，每次剂量不应大于 150mg。

【制剂】　片剂：100mg。

【不良反应】　不良反应与阻滞 NE 能作用有关，包括过度兴奋、激动、失眠或恶心等。少数患者可能出现幻觉、妄想。少见而严重的不良反应为抽搐，诱发精神病性症状或癫痫大发作，发生率与剂量相关。无抗胆碱能不良反应，心血管不良反应小，无镇静作用，不增加体重，不引起性功能障碍。由于没有 SSRI 的不良反应如性功能障碍等，它在 SSRI 疗效欠佳或病人因性功能障碍而苦恼时，成为替代药物。禁用于癫痫、器质性脑病的患者，禁与 MAOI、SSRI 和锂盐并用。

第八节　单胺氧化酶抑制剂抗抑郁药概述

单胺氧化酶抑制剂（MAOI）分可逆和不可逆性 MAOI。再根据选择性抑制 MAO－A 型（选择性使 NE，5－HT 脱胺）或 MAO－B 型（优先使苯乙胺脱胺），进一步分可逆选择性 A－MAOI（表 12－10）、可逆选择性 B－MAOI 和可逆非选择性 MAOI（表 12－11）；不可逆选择性 A－MAOI（表 12－12）。不可逆选择性 B－MAOI（表 12－13）和不可逆非选择性 MAOI（表 12－14）。它由于可逆性 MAOI 的出现，尤其是可逆选择性 A－MAOI 研制成功，副作用小，已作为一线抗抑郁药物使用。其抗抑郁效果不亚于 TCA、SSRI 或 5－HT 和 NE 再摄取抑制剂（SNRI）。MAOI 还用于焦虑症、强迫症、惊恐障碍和贪食症。

可逆性 MAOI 中以 A 型抗抑郁作用强，而 B 型只有剂量加大时才有抗抑郁作用，故目前在研究治疗各类抑郁症的新型 MAOI 多为 A 型，现以吗氯贝胺为例予以说明。

表 12－10　可逆选择性 A 型单胺氧化酶抑制剂（A－MAOI）

A－MAOI	常用治疗量（mg/d）	适应证和作用
吗氯贝胺	300～600	各类抑郁症
氯吉林	2.5～10	双相抑郁症和快速循环型
爱塞泼隆	100～200	各类抑郁症
溴发罗明	150～200	抑郁症、社交恐怖、创伤后心理障碍
RS8359	不详	抗抑郁作用
		可能有神经保护作用
BW616U	不详	抑郁症
Ro41－1049	不详	抑郁症

表 12－11 可逆选择性 B 型与可逆非选择性单胺氧化酶抑制剂

MAOI	药 名	常用治疗量(mg/d)	适应证和作用
B 型	优降灵		治疗高血压、帕金森病 大剂量时有抗抑郁作用
	丙炔苯丙胺		大剂量时有抗抑郁作用
	MD220，661 5－氨－3－{－4[(3－氯苯)甲氧基苯]－2}－嗯唑烷酮	不详	
非选择性	托罗萨通	400～600	抑郁症

表 12－12 不可逆选择性 A－MAOI

不可逆选择性 A－MAOI	常用治疗量（mg/d）	适应证和作用
沙夫拉嗪	10～30	难治性和非典型抑郁症
L51，641	不详	抑郁症
巴辛那普林	不详	有 DA 活性的非典型抗抑郁药 可拮抗氟哌啶醇所致的僵硬
阿米弗拉明	不详	抗抑郁作用

表 12－13 不可逆选择性 B－MAOI

不可逆选择性 B－MAOI	常用治疗量（mg/d）	适应证和作用
司来吉林	5～10	选择性 B 型 MAOI，无奶酪综合征，为一种 α 受体阻滞剂，可试治抑郁症和 Aizheimer 病
阿尔莫萨通	不详	抗抑郁
J580 AGN1133	不详	有拮抗酪胺作用，能防止 MPTP 所诱发的神经毒性作用
]MDL72，145	不详	能增强中枢左旋多巴活性
MDL2.638	不详	治疗抑郁症

表 12－14 不可逆非选择性 MAOI

不可逆非选择性 MAOI	常用治疗量（mg/d）	适应证和作用
肼类		
苯酰甲苄肼	50～200	治疗心境恶劣，非典型抑郁症，其他难治性抑郁症
甲苄肼	10～30	各种抑郁症
苯乙肼	15～75	非典型抑郁症，强迫症，贪食症曾应用于心绞痛
异丙肼	50～150 10～30	难治性抑郁症，强迫症抑郁症，贪食症
非肼类		
超苯环丙胺	10～30	难治性和非典型性抑郁症
尼亚西妥	75～150	难治性抑郁症，更年期抑郁和反应性抑郁
苯异丙肼	6～12	难治性抑郁

第九节　单胺氧化酶抑制剂抗抑郁药各论

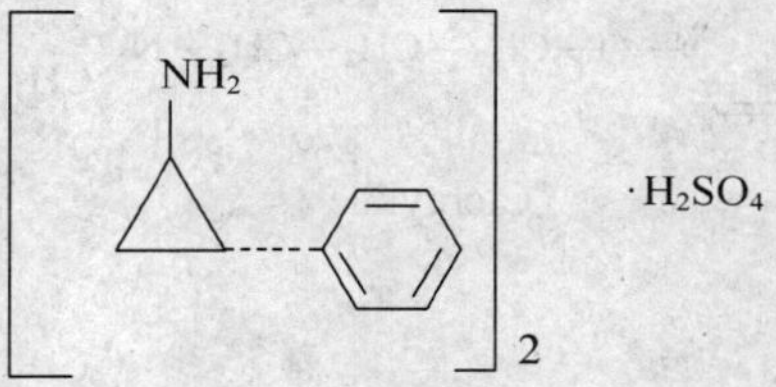

Tranylcypromine Sulfale

超环苯丙胺（Tranylcypromine sulfale）

【别名】　反苯环丙胺　Parmate Parnate Parstelin　Jatrosom Parmodalin Tylciprin

【结构式】　(±)-trans-2-phenylcyclopropanamine

【药代学】　口服易吸收，Tmax 1～3.5h，$t_{½}$ 为 1.5～3.2h。在肝脏经乙酰转移酶作用，进行乙酰化代谢。主要以代谢产物形式从尿中排出。

【作用与用途】　非肼类的 MAOI，作用较肼类 MAOI 快，疗效相似。仅适用于对药敏感或用 TCA 无效以及不宜用 ECT 的严重抑郁症。

【剂量与用法】　口服：开始 20mg/d，分次服。治疗量 10～50mg/d，不宜睡前给药。有报告难治性抑郁症极量为 90～170mg/d。

【制剂】　片剂：5，10mg。

【不良反应】　直立性低血压、头晕、失眠、乏力、嗜睡、焦虑、恶心、便秘、口干、视物模糊等。大剂量时出现头痛、激动、多汗、脉快，严重副作用为高血压危象及中毒性肝炎。心脏病、高血压、肝脏病及嗜铬细胞瘤病人忌用。肾功能减退、青光眼及癫痫者慎用，长期应用定期检查肝功能。因与 TCA、SSRI 并用可能产生高热和高血压危相，故应禁忌。本药可与食物中的酪胺相互作用，产生乳酪综合征，故不宜并用富含酪胺的食物，如乳酪、蚕豆、啤酒、鸡肝、巧克力、啤酒、红葡萄酒、无花果、香蕉、泡菜、肝、青鱼等。另外，因有振奋作用，故不宜在晚上服用。

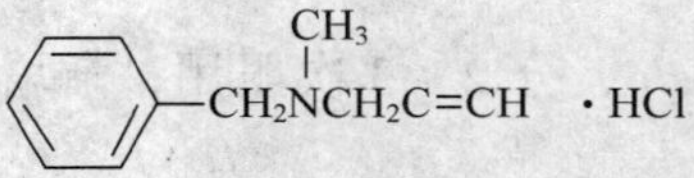

Pargyline Hydrochloeide

Pargyline Hydrochloeide

【别名】　Eutonyl

【结构式】　N-methyl-N-propargylbenzylamine

【作用与用途】　部分选择性 MAOI，治疗高血压药，研究用于抑郁症。可用于预防

MPTP 所致帕金森综合征。

【制剂】 片剂：25mg。

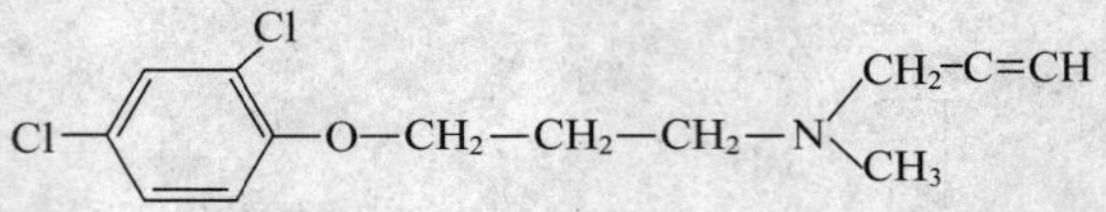

Clorgyline

氯吉林（Clorgyline）

【结构式】 N-methyl-N-propargyl-3-(2,4-dichlorophenoxy) propylamine

【药代学】 与吗氯贝胺相似。

【作用与用途】 选择性 A-MAOI 抑制剂，5－HT 是其所倾向的去氨基作用底物。已研究用于双相情感性障碍的抑郁症，尤其是快速循环型。

【剂量与用法】 治疗量 2.5～10mg/d，分 2～3 次服用。

【制剂】 片剂：2.5，5mg。

【不良反应】 引起一过性高血压，轻微口干，头晕。

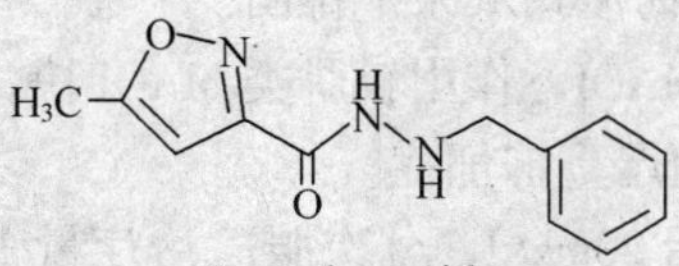

Isocarboxazid

异唑肼（Isocarboxazid）

【别名】 闷可乐 Marplan

【结构式】 N′-benzyl-N-(5-methylisoxazol-3-yl)carbohydrazine

【药代学】 口服易吸收，在肝脏代谢，经过氧化和水解，主要以代谢产物形式从尿排出。

【作用与用途】 为 MAOI，抑制 NE 氧化代谢，从而增加脑内 NE 的含量，产生抗抑郁作用。因效果较 TCA 差，副作用较重，仅用于 TCA 和 ECT 无效的病人。一般用于中、重度抑郁症。对解除焦虑状态也有效。对伴有慢性脑病综合征的抑郁和精神分裂症抑郁状态无效。

【剂量与用法】 口服：30mg/d，分 2～3 次服用，渐增至 30～60mg/d，维持量 10～20mg/d。

【制剂】 片剂：10mg。

【不良反应】 常见有直立性低血压，头晕、便秘、厌食、坐立不安、失眠、口干、视物模糊、水肿、月经过多等。偶见中毒性肝炎，白细胞减少。老年人、癫痫、青光眼慎用。心脑血管疾患，嗜铬细胞瘤病人禁用。不宜与 TCA 并用。也不宜与富含酪胺的食物并用。有蓄积作用，长期服用易中毒。

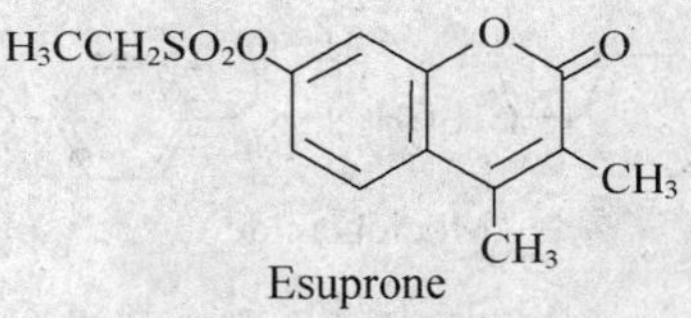

Esuprone

爱塞泼隆（Esuprone）

【别名】 克诺尔 Knoll

【结构式】 3,4-dimethyl-2－oxo-2H-1-benzopyran-7-yl ethane sulfonate

【药代学】 口服易吸收，且较完全，进食不影响药物吸收，应在饭后服用。生物利用度43%～59%，血浆蛋白结合率仅5%左右。血浆药物浓度呈指数衰减，$t_{1/2}$ 1～2h。药物在肝脏代谢失活，无重要活性代谢产物。肝功能不良者降解减慢。肾清除率低，老年人药效动力学和药代学参数与年轻人相近。

【作用与用途】 可逆选择性 A-MAOI，为治疗内源性抑郁和非典型性抑郁的一线药物，也可用于其他各类抗抑郁药无效的病人。动物试验提示其作用比吗氯贝胺强3倍。1994年进行二期临床试验。

【剂量与用法】 口服：在换用本药时，可以不必等药物清洗期后再用，但应从小剂量开始。为减轻高血压反应，在饭后服用，对奶油、干酪，啤酒等酪胺食品，无严格的控制。口服常用剂量100～200mg/d，分两次服用。

【不良反应】 可引起一过性血压升高。

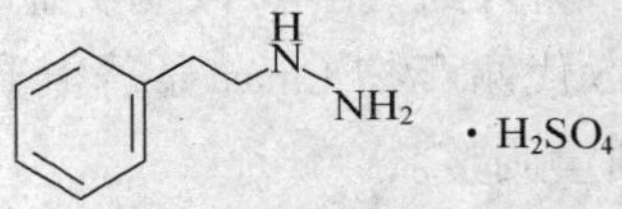

Phenelzine Sulfate

苯乙肼（Phenelzine）

【别名】 Nardil Nardelzine

【结构式】 β-phenethylhydrazine(sulfate)

【药代学】 口服易吸收，Tmax 1h。分布广，在肝和脑中浓度最高，在肺内最低，易通过BBB。

【作用与用途】 MAOI，使脑内5－HT、NE等单胺类减少降解，改善抑郁状态。主要用于经TCA治疗无效的内源性抑郁症，对反应性抑郁症效果不明显。也用于某些不典型抑郁症，如具有恐惧、疑病、强迫症状的抑郁症。可缓解心绞痛。

【剂量与用法】 口服：开始15mg/d，渐增至75mg/d，分次服用。维持量15～30mg/d。

【制剂】 片剂：10，15mg。

【不良反应】 直立性低血压、头晕、头痛、失眠、口干、便秘、恶心，偶有中毒性肝炎、白细胞减少。服药期间不宜进食富含酪胺食物。孕妇、癫痫、心力衰竭、脑血管病、肝病、嗜酪细胞瘤等病人禁用。高血压、青光眼慎用。不与TCA并用。应定时查肝功能。

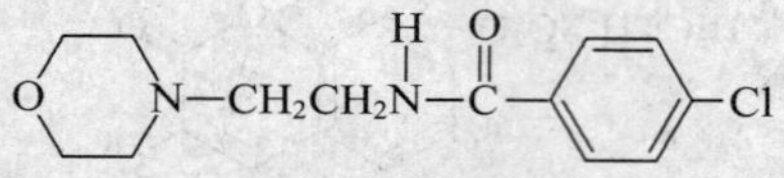

Moclobemide

吗氯贝胺（Moclobemide）

【别名】 Aurorix Manerix Moclamine

【结构式】 4-氯-N-[2-(4-吗啉乙基)]-苯甲酰胺

【药代学】 口服易吸收。单剂服 50～300mg，Cmax 0.3～2.7mμg/ml，Tmax 1～2h。生物利用度与剂量和重复用药成正相关，从服单剂 50mg 的 43%，到单剂 200mg 的 59%；从重复服 50mg 的 56%，到 100mg，tid，7 天后的 86%。服 150～400mg/d 共 28 天，稳态血浓度和剂量呈正相关。血浆蛋白结合率仅 5%。因具有亲酯结构，Vd 为 75～95L/kg。体内分布较广，经肝脏代谢，先在对氧氮己环部位（吗啉部位）氧化，然后芳香基团羟化和脱胺，约生成 19 种代谢产物，主要的为 Ro12～8095 与 Ro12～5637。仅 0.5%原药从尿排出，尿中 4 个主要代谢产物为 M7A，M7B，M8 和 M 9 均为原形产物的羧酸，总量接近口服剂量的 50%。血浆内代谢产物除 M7A，M8 和 M9 外还有较多的内酰胺衍生物 M1S。其中，M4 和 M5 保持较弱的 MAO－A 抑制活性，而开环代谢产物 M2 和 M4 有 MAO－B 抑制活性。服单剂 50～200mg 和单次静注 50mg，遵循一级清除动力学原则，血药浓度呈指数衰减。口服 50～300mg 或静注 50～150mg，$t_{1/2}$ 为 1～2h。反映肝脏代谢的系统清除率较高，约 0.5～1L/min，肾清除率则较低，约 2.5ml/min。不同年龄抑郁病人药代学参数无明显差异。肝硬化病人生物利用度提高，在体内平均滞留时间延长，M3 代谢产物 Cmax 显著上升，故这类病人约需减量 1/2。中度肾功能受损的病人一般无需作剂量调整。

【作用与用途】

1．苯甲酰胺衍生物为短时效，中枢性可逆选择性 A-MAOI。大鼠服 10～16mg/kg 在 30min 后，对脑和肝脏 MAO－A 活性抑制作用达到高峰（80%抑制），而超苯环丙胺及苯乙肼抑制 MAO－A 和MAO－B需 4～8h。

2．单次服 5～50mg/kg 使脑内 NE，DA，5－HT 和儿茶酚胺甲基代谢产物浓度增高。如高香草酸（HVA）、3,4－二羟苯丙胺酸（DOPAC）、3－甲基－4－羟基苯乙二醇（MHPG）、5－羟吲哚乙酸（5－HIAA）等去胺基代谢产物水平降低。对 MAO 抑制不影响肾上腺素能系统。服 100～600mg/d，维持 2 月，低酪胺饮食者血浆 NA，肾上腺素，DA 浓度无明显改变。本药对肝及胃肠道内 MAO 抑制不明显，因此对血浆儿茶酚胺浓度影响小。

3．单次服 100～300mg/d，仅产生短暂（＜3h）与剂量相关的血浆催乳素增高（＜27%）。重复用药可致血浆睾丸酮水平提高，并增加大鼠松果体中褪黑激素的生物合成。

4．服 600mg/d 较不可逆 MAOI 苯环丙胺（300mg/d）产生的酪胺效应，以收缩压增加 30-mmHg 所需的酪胺含量为准，其灵敏度低 8 倍；服 450mg/d 的增压效应在停药 3 天内恢复，服 20mg/d 的苯环丙胺需 4 个月才恢复正常。

5．服 300mg/d 的抑郁症病人，28 天后对 ERM 睡眠抑制和潜伏期延长作用微弱，撤药性反跳作用也很轻。随着抑郁症状的改善，睡眠的质和量均改善。

6．临床用于各种抑郁症外，也可用于焦虑症、心境恶劣、反复自杀未遂、儿童多动症，老年性痴呆、惊恐障碍。

【剂量与用法】　口服：抑郁症开始 300～450mg/d，分 2～3 次口服。从第二月可加量至最大 600mg/d，维持 4～6 周。先服本药后进酪胺饮食较同时并用收缩压增高 2 倍，故应餐后服药。维持量约为治疗量的 30%。如并用西咪替丁等肝微粒体 CYP 酶抑制剂，开始量应减半至 150mg/d。本药与 TCA 剂量换算为 150～600mg/d 等于阿米替林 125～250mg/d；氯米帕明与丙咪嗪 75～150mg/d；苯环丙胺 10～30mg/kg。此剂量在内源性抑郁中疗效等同于 TCA，但在非内源性抑郁治疗中疗效优于 TCA。

【制剂】　片剂：150mg。

【不良反应】　耐受性较好，但加到 600mg/d 副作用明显增多，可出现恶心、口干、头痛、眩晕、失眠、直立性低血压、便秘、焦虑等。一般无抗胆碱能副作用，体重增加少。对肝功能不良和同时使用西咪替丁的病人应减量。高血压病人使用本品时建议不吃大量的乳酪。本药禁用于精神错乱，嗜铬细胞瘤和甲状腺功能亢进病人。禁止与哌替啶配伍应用。

第十节　心境障碍的全程综合治疗和药物治疗规范

一、概述

（一）用药指征

药物用于复发前驱期的早期治疗、急性发病的治疗、先兆发作的预防，以及改善发作间歇期的症状。心境稳定剂（如锂盐及其他心境稳定剂）是心境障碍的主要治疗药，常用的部分其他心境稳定剂有卡马西平、丙戊酸盐、妥泰等。抗抑郁药，包括经典抗抑郁药如阿米替林、氯米帕明、丙咪嗪、麦普替林等。新型抗抑郁药种类较多，如选择性 5－羟色胺再摄取抑制剂的氟西汀、帕罗西汀、氟伏草胺、舍曲林、西酞普兰，选择性去甲肾上腺素再摄取抑制剂的瑞波西汀，选择性去甲肾上腺素和 5－羟色胺再摄取抑制剂的米氮平，抗抑郁药增强剂吲哚洛尔，MAOI 的吗氯贝胺等，都可用于抑郁症的治疗。此外，抗焦虑药、抗精神病药，和其他药物也可选用。药物的近期效果一般指治疗6～12周的疗效。长期效果指治疗多年过程中，复发率、恶化率或再住院率。同时应注意不良反应及治疗中的其他问题，包括实验室或其他监测措施的评估等。

（二）剂量

逐步递增，尽可能采用最小有效量，使不良反应减至最少，以提高服药依从性。小剂量疗效不佳时，根据不良反应和耐受情况，增至足量，（有效药物上限）和足够长的疗程（>4 周）。如仍无效，可考虑换药（同类另一种或作用机制不同的另一类药）。应注意氟西汀需停药 5 周，其他 SSRI 需停用 2 周，才能换用 MAOI。MAOI 停用 2 周后才能换用 SSRI。

（三）合并用药

药物并用的方式有两种心境稳定剂并用、心境稳定剂加抗精神病药或苯二氮䓬类药物、心境稳定剂加抗抑郁药。在合并用药时，要了解药物对代谢酶的诱导或抑制而产生的药物相互作用。一般不主张并用两种以上抗抑郁药。

（四）定期监测血药浓度和评估疗效及不良反应

锂盐的治疗指数低，治疗量和中毒量接近，应对血锂浓度进行动态监测。卡马西平或丙戊酸盐治疗躁狂也应达到抗癫痫的血药浓度水平。取血时间应在末次服药后 12 小时（如次晨），以测定低谷血药浓度为标准。

（五）知情同意

治疗前向患者及家人阐明药物性质、作用和可能发生的不良反应及对策，争取他们的主动配合，能遵嘱按时、按量服药。

（六）观察和处理

治疗期间密切观察病情变化和不良反应并及时处理，观察的主要指标：

1. 临床痊愈（完全缓解） 指症状完全消失（如抑郁症的 HAMD≤7）、自知力恢复、社会功能达到或基本达到病前水平。

2. 恶化（复燃） 经急性期治疗症状部分缓解（如抑郁症的 HAMD 减分率＞50%），各种原因（如过早减药或停药等）导致症状再现。

3. 复发 指痊愈后一次新的心境障碍发作，在两次发作之间至少有 2 个月的间歇期（不论用药与否）达到临床痊愈标准。

（七）积极治疗共病

积极治疗与抑郁共病的其他躯体疾病、物质依赖等。

（八）长期治疗和个别化治疗原则

由于心境障碍患者多数会反复发作。因此，应坚持长期治疗原则以阻断发作。长期治疗可分为 4 个治疗期：急性治疗期、巩固治疗期、维持治疗期及康复治疗期。在整个药物治疗过程中，要始终注意贯彻治疗的个别化原则。治疗应努力取得患者及其家属的配合，增强执行治疗计划的依从性。

（九）全程综合治疗

精神科医师除直接治疗患者外，还常作为合作伙伴或指导者，以团队工作方式与其他人员共同根据患者的需要，提供包括精神科、全科医疗、康复及社会的全程综合治疗，以最大程度地改善社会功能和提高生活质量。

（十）健康教育

为取得患者与家属的合作，必须以适当方式提供健康教育，并应贯穿整个治疗过程。健康教育应是长期的、定期的、或根据需要而安排。健康教育应有固定的内容，最好以医师与患者及其亲属共同参与的联谊会形式进行。同时，应就具体问题进行充分的讨论，有针对性地解决问题。讨论的内容可以包括心境障碍的疾病本质、临床表现、病程特点、治疗方法及有关药物知识、长期治疗的必要性、复发的早期表现及自我监测、复发的有关因素及处理、婚育及疾病的遗传倾向等问题。鼓励患者间就经验教训进行相互交流。这有助于改善医患关系，提高患者及其家属对治疗的依从性，预防复发，提高生活质量。

二、心境障碍各期治疗原则

（一）复发前驱期

一旦明确了心境障碍的前驱症状，应立即治疗。

（二）急性期

1. 缓解症状 尽力减轻和缓解急性症状，缩短病程。若非难治性患者，一般 6～8 周应达到此目的。

2．尽早用药　心境稳定剂或抗抑郁药应尽早使用，如存在不依从情况，可用肌注或静脉给药。注意监测药物治疗不良反应，如用锂盐者应检测血锂浓度。

3．合理并用药物　其他药物在一种心境稳定剂或抗抑郁药疗效不佳时可并用，如抗精神病药、部分其他心境稳定剂，如卡马西平、丙戊酸盐、妥泰等，或苯二氮䓬类（BZ）等。抗抑郁药物尚可并用抗抑郁药增强剂吲哚洛尔。

4．电惊厥治疗（ECT）　心境障碍病情严重或紧急，或药物治疗无效或有禁忌证时可用。

5．心理治疗和社会干预的目标　以缓解症状，改善社会功能和减少应激性生活事件为主。

6．健康教育　以适合患者的方式提供健康教育。

（三）巩固治疗期

1．治疗目的　减少对患者的应激，改善症状，降低复发可能性和增强患者适应社区生活的能力。如应用心境稳定剂或抗抑郁药已使病情缓解，应续用同量3～6个月，再考虑减量维持治疗。

2．心理治疗　起支持作用。

3．避免过劳　应注意避免迫使患者完成高水平职业工作或实施社会功能，以防止增加症状波动风险。

（四）维持治疗与康复期

1．治疗目的　在于防止复发、恢复与维持良好社会功能，提高患者生活质量。在维持治疗期，对原治疗措施可以在密切观察下进行适当调整，或减少药物治疗剂量。但经验说明，使用接近治疗剂量者比低于治疗剂量的防复发效果为好。以锂为例，一般保持血锂浓度在0.6～0.8mmol/L为宜。应继续监测治疗，注意处理不良反应。

2．药物维持治疗　①需要注意，维持治疗并不能完全防止病情复发。因此，应教育患者和家属了解复发的早期表现，以便他们自行监控，及时复诊；②导致复发的诱因可能是躯体情况、明显的社会心理因素、服药依从性不良或药物剂量不足。因此，在维持治疗期间，应密切监测血药浓度并嘱患者定期复诊观察；③复发的早期表现可能为出现睡眠障碍或情绪波动，一旦出现早期症状，应及时干预。此时可及时给予BZ或其他药物。如病情复发，则应及时调整治疗药物的种类或剂量，尽快控制发作；④长期的药物治疗计划应针对不良反应与复发风险二者权衡。初发患者经过1～2年维持治疗，可试验性停药。多次反复发作者，维持治疗至少5年甚至终生。

（五）继续综合治疗

继药物治疗、心理治疗及必要的危机干预。

三、抗抑郁药的选用

抗抑郁药的疗效和不良反应均存在个体差异，这种差异事前很难预测。一般而言几种主要抗抑郁药疗效大体相当，又各具特点，药物选择主要取决于：①患者心理、躯体状况；②药物遗传学情况（如近亲中使用某种抗抑郁药有效，该患者也可能有效，或者家族性过敏等）；③疾病类型；④药物的药理学特征（如有的药镇静作用较强，对明显焦虑激越的患者可能较好，可能的药物间相互作用，有无药效学或药代学配伍禁忌）；⑤既往用药情况（如疗效、不良反应等）；⑥药物价格及医师用药经验等。

（一）SSRI

20世纪70年代开发的新一代抗抑郁药，90年代陆续进入我国市场，分别是氟西汀、帕罗西汀、舍曲林、氟伏沙明和西酞普兰，其疗效和TCA相当，此5种药物总的疗效没有显著差异。特点是抗胆碱能不良反应较少，心血管等脏器影响小，镇静作用较轻，患者耐受性较好，服用方便。但有其自身不良反应，主要为胃肠道反应、头痛、失眠、皮疹和性功能障碍，价格也较昂贵。适应证为各种不同类型和不同严重程度的抑郁障碍、非典型抑郁、TCA无效或不能耐受TCA不良反应的老年、躯体疾病患者。主要禁忌证为对药物过敏者，严重肝、肾病及孕妇慎用。禁与MAOI并用。

（二）NaSSA

主要为米氮平，有良好的抗抑郁作用及抗焦虑作用，口服吸收快，起效快，抗胆碱能作用小。明显改善睡眠障碍，复发率显著低于阿米替林，对性功能几乎没有影响。

（三）SNRI

主要产品为文拉法辛，因具有5-HT和NE双重抑制作用，起效较快，有明显的抗抑郁及抗焦虑作用，对难治性病例有效。现有速释剂和缓释剂两种制剂供选用。

（四）TCA和经典四环类抗抑郁药

第一代抗抑郁药，可选用阿米替林，丙咪嗪，多塞平，氯米帕明和马普替林等。临床应用40余年，疗效确凿，但不良反应较多，尤其是过度镇静，抗胆碱能和心血管反应。患者耐受性较差，过量引起中毒，甚至导致死亡。优点是价格低廉，供应充足。可用于各种类型抑郁，尤其适用于重度抑郁，伴抑郁特征的抑郁。禁忌证有闭角型青光眼，急性心肌梗死，前列腺肥大，心律失常。老人，严重心、肝、肾病，低血压者及孕妇慎用。

（五）其他药物

如阿莫沙平、吗氯贝胺和安非他酮。也可酌情使用。选用的原则如下：

1．伴明显激越的抑郁　如女性更年期抑郁症，在治疗中可考虑选用有镇静作用的抗抑郁剂，如SSRI中的氟伏沙明、帕罗西汀，NaSSA中的米氮平，SARI中的曲唑酮，SNRI中的文拉法辛，及TCA中的阿米替林、氯米帕明等，应注意保证足量足疗程。在治疗的早期，可考虑并用苯二氮䓬类的氯硝西泮（4~6mg/d）或罗拉（1~6mg/d）。

2．伴强迫症状的抑郁　常使用TCA中的氯米帕明，以及SSRI的氟伏沙明、舍曲林、帕罗西汀。通常使用的剂量较大，疗程较长。如氟伏沙明可用至200~300mg/d，舍曲林150~250mg/d，氯米帕明150~300mg/d。

3．伴精神病性症状的抑郁　使用抗抑郁药的同时，可并用抗精神病药，如奋乃静、舒必利，或第二代抗精神病药等。症状消失后，继续治疗3~6月，若症状未再出现，可考虑减药，以至停药。

4．伴躯体疾病的抑郁　可选用不良反应少，安全性高的SSRI类或SNRI类药物。用药剂量不宜过大。若是躯体疾病伴发抑郁障碍，经治疗当抑郁症状缓解，可考虑逐渐停用抗抑郁药。若是躯体疾病诱发的抑郁症，抑郁症状缓解后仍需要继续治疗。

四、难治性抑郁的药物治疗

（一）诊断标准

难治性抑郁症的概念　目前尚无统一的标准，较严谨的标准是：①符合 CCMD－3 或 ICD－10 抑郁发作的诊断标准（F32）；②用现有的 2 种或 2 种以上不同化学结构的抗抑郁药，经足够剂量（治疗量上限，必要时测血药浓度）、足够疗程治疗（6 周以上），无效或收效甚微者。此时，药物治疗原则如下：

1．增加抗抑郁药的剂量　增加原用的抗抑郁药的剂量，至最大治疗剂量的上限。在加药过程中应注意药物的不良反应，有条件的，应监测血药浓度。但对 TCA 的加量，应持慎重态度，严密观察心血管的不良反应，避免过量中毒。

2．抗抑郁药物并用其他药物

（1）抗抑郁药并用锂盐　锂盐的剂量通常在 750～1000mg/d。一般在并用治疗后的 7～14 天见效，锂盐的剂量不宜太大。

（2）三环类抗抑郁药并用甲状腺素　晨加服三碘甲腺原氨酸（T_3）25μg/d，1 周后加至 37.5～50μg/d。可在 1～2 周显效。疗程 1～2 个月。不良反应少，但可能有心动过速，血压升高，焦虑、面红。

（3）抗抑郁药并用丁螺环酮（buspiron）　丁螺环酮的剂量逐渐增加至 30～60mg/d，分 3 次口服。

（4）抗抑郁药并用苯二氮䓬类（BZD）　可缓解焦虑，改善睡眠，有利于疾病康复。

（5）抗抑郁药并用新型抗精神病药物　如维思通（1～2mg/d）、奥氮平（5～10mg/d）。主要用于精神病性的难治性抑郁。

（6）抗抑郁药并用其他心境稳定剂　如卡马西平（0.2～0.6g/d）、丙戊酸钠（0.4～0.8g/d）。

3．2 种不同类型或不同药理机制的抗抑郁药的并用

（1）TCA 与 SSRI 并用　如白天用 SSRI，晚上服多塞平，阿米替林。SSRI 和 TCA 并用因药代学的相互作用，可引起 TCA 血药浓度升高，可能会诱发中毒，并用时 TCA 的剂量应适当减小。

（2）TCA 和 MAOI 并用　一般不主张将两药并用，因为有发生严重并发症的可能。

（3）TCA 和安非他酮并用。

（4）抗抑郁药并用电惊厥治疗。

五、联合用药

（一）原则

一般不推荐 2 种以上抗抑郁药并用，但对难治性病例在足量、足疗程、同类型和不同类型抗抑郁药、组内组间换药无效或部分有效时才考虑联合用药，以增强疗效，弥补某些药治疗的不足和减少不良反应。对绝经期前后的妇女所伴发的抑郁障碍可考虑抗抑郁药并用雌激素治疗。其他联合用药的方法请见难治性抑郁症的药物治疗原则。

（二）抗抑郁增效剂的应用

1．难治性双相障碍患者　特别是难治性双相快速循环发作患者，首选心境稳定剂，再考虑第二代抗精神病药、钙通道拮抗剂、甲状腺激素、5－HT1A 受体阻滞剂（如丁螺环硐、

吲哚洛尔）等均可做为增效剂与心境稳定剂并用。

2．钙离子通道阻滞剂　常用的有维拉帕米（verapamil，异搏定）和尼莫地平（nimodipine）。有研究表明它们对躁狂症状有效，对抑郁症状可能也有一定的疗效，可与心境稳定剂并用治疗难治性双相障碍。

3．甲状腺激素类　主要有三碘甲腺原氨酸（T_3）和甲状腺素（T_4），或国产粗制甲状腺素。应用甲状腺素时，注意可诱发毒性反应，应观察静息状态下的脉搏，以不超过130次/分为限。同时，注意不要长期使用，不论是否有效，均应在4～6周后停药（有甲状腺功能低下者除外）。与心境稳定剂并用治疗难治性快速循环发作，也可做为抗抑郁药的增效剂治疗双相Ⅱ型的难治性抑郁患者。

（三）药物相互作用对联合治疗的影响

联合治疗的药物组合要注意药物之间的相互作用对疗效和安全性的影响（表12－15）。

表12－15　心境稳定剂间或与其他药物组合治疗的疗效/安全性

	Li	VAL	CBZ	CCB	CAP	CZP	RIS	OZP	BZ	GPT	LTG
Li	*	2/3	2/4	3/n	2/3	2/4	3/2	－/－	3/1	3/1	2/1
VAL	2/3	*	2/4	－/－	2/3	3/2	2/2	－	－	3/1	2/4
CBZ	2/4	2/4	*	－	3/1	2/3	3/5	－	－	3/1	2/3

注：Li碳酸锂；VAL丙戊酸钠；CBZ卡马西平；CCB钙离子通道阻滞剂；CAP第一代抗精神病药：CZP氯氮平；RIS；OZP奥兰扎平；BZ苯二氮䓬类；GPT加巴喷丁；LTG拉莫三嗪。

左：1疗效优秀，2疗效良好，3疗效一般，4可能无效，5无效。

右：1非常安全，2比较安全，3一般安全，4可能危险，5危险。

（参考FreemanMP，StollAL．Am，Psychiatry，1998，155:12，有修改）

六、抗抑郁剂诱发躁狂发作

在双相障碍治疗中，应用抗抑郁剂可能诱发躁狂发作，或使循环频率增加，或促发快速循环发作。在此情况下，最好采用电痉挛治疗以尽快终止发作。因此，双相障碍抑郁发作时应慎用抗抑郁剂。如抑郁症状十分严重、且持续时间超过4周以上，既往发作以抑郁为主要临床相，则可以在充分使用心境稳定剂的前提下，并用抗抑郁剂。一般可首选几乎无转躁作用的安非他酮，其次选用5－HT再摄取抑制剂，而尽量不选转躁作用强的三环抗抑郁剂。

第十一节　心境障碍药物治疗程序

（一）CCMD－3的非精神病性躁狂发作的药物治疗程序（2005）

第1步骤（PIO1）	(A)首用第1方案锂盐或第2方案其他心境稳定剂		
	↓ 有效 ↓ (B)急性期 4～8周	↓ 不良反应影响治疗 ↓ (C)返回(A)减量 或对症处理2～4周，或 ECT	↓ 无效 ↓ (D)返回(A)增量2～4周，或 ECT
第2步骤（PIO2）	↓ 有效 ↓ (B)巩固期 12～24周	↓ 不良反应影响治疗 ↓ (E)返回(C)或(A)，换药2～ 4周，或 ECT	↓ 无效 ↓ (F)返回(D)或(A)，换药2～ 4周，或 ECT
第3步骤（PIO3）	↓ 有效 ↓ (B)维持期 52～104周	↓ 不良反应影响治疗 ↓ (G)返回(C)或(E)，2～4周， 或 ECT	↓ 无效 ↓ (H)返回(D)或(F)， 2～4周，或 ECT 或进(二)难 治性躁狂治疗

注：（一）CCMD－3 的非精神病性躁狂发作的药物治疗程序（2005）

PIO：指药物治疗步骤，包括评估（提出问题 P）、干预（I）、再评估（结果 O）的连续过程。

第 1 步骤（PIO1）：

（A）急性期

1. 用药　以安全和可耐受为前提，1～2 周内增量到最小治疗量，必要时有注射剂型的药物可肌注或静滴。改换药物时应采用 2～4 周换药过渡期，如在过渡期获效，可保持当时并用的药物品种及剂量，如在过渡期获效，可保持当时并用的药物品种及剂量。一般不主张一种以上的其他心境稳定剂并用，如果要同时启用，应注意开始剂量酌情减量，并增加每日分次用药的次数（表 12－16）。

表 12－16　常用其他心境稳定剂（精神科诊疗操作标准 2005，有修改）

分　类	通用药名	常规剂量（mg/d）
丙戊酸	丙戊酸钠	1800～3600
亚胺二苯乙烯	卡马西平	600～1200
谷氨酸受体阻滞剂	拉莫三嗪	50～200

第 1 方案：锂盐，血锂浓度达到 0.6～1.2mmol/L（或者剂量达 1500mg/d 或更高）。应严密监测不良反应。

第 2 方案：其他心境稳定剂（表 12－16）。

第 3 方案：第一代抗精神病药，如氯丙嗪、氟哌啶醇、奋乃静等。

第 4 方案：第二代抗精神病药，如利培酮、奥氮平、奎硫平、吉布利酮、阿立哌唑等。

2．明显兴奋者 可并用苯二氮䓬类药（BZ），如氯硝西泮、劳拉西泮、地西泮等。

3．心境障碍发作严重者 可尽早用 ECT，获效后用药剂量应调整为适合患者个人的最小治疗量。已经用锂盐治疗的患者，如果需要用 ECT 治疗，必须停用锂盐后，方可使用。

（B）急性期获效者 获效的治疗量应继续保持。

（C）不良反应影响治疗者 可减量或对症处理。

（D）疗效不理想者 可增量。已经用锂盐治疗的患者，如果需要用 ECT 治疗，必须停用锂盐后，方可使用。

第 1 方案：锂盐，可增量至血锂浓度 1.2mmol/L，或 2000～2500mg/d。应严密监测不良反应。

第 2 方案：其他心境稳定剂增量（表 12－16）。

第 2 步骤（PIO2）：

（B）获效者的巩固治疗期 获效的治疗量应至少维持 3～6 个月。随着病情好转，部分患者对药物的耐受性降低，此时减量的原则为只要患者能够耐受，应尽量接近原来获效的剂量。

（E）不良反应影响治疗者 可减量或对症处理，或改换，或并用结构、效价明显不同的其他心境稳定剂，但不主张一种以上的其他心境稳定剂并用。改换药物时应采用 2～4 周换药过渡期，如在过渡期获效，可保持当时并用的药物品种及剂量。已经用锂盐治疗的患者，如果需要用 ECT 治疗，必须停用锂盐后，方可使用。

（F）疗效不理想者 可增量或对症处理，改换，或并用结构、效价明显不同的其他心境稳定剂。但不主张一种以上的其他心境稳定剂并用。改换药物时应采用 2～4 周换药过渡期，如在过渡期获效，可保持当时并用的药物品种及剂量。已经用锂盐治疗的患者，如果需要用 ECT 治疗，必须停用锂盐后，方可使用。

第 3 步骤（PIO3）：

（B）获效者的维持治疗期（包括康复期、间歇期、复发前驱期） 获效的治疗量应至少维持 1～2 年，然后只有达到临床痊愈者，才考虑减量，进入维持治疗期。用药剂量调整到能保持最佳疗效和最小副作用为原则。首次发作的维持治疗应持续 1～2 年，然后逐步停药。屡次发作者维持治疗时间应持续 5 年，甚至终生。

（1）康复期 在病情缓解后，除继续药物治疗外，更应注意结合心理治疗和康复治疗。目的在于使患者更自觉地加强治疗依从性、摆脱依赖性，提高生活质量和重返社会。

（2）间歇期 根据患者的恢复水平，考虑如何承担更多的家务劳动或回到工作岗位，通过综合治疗，帮助患者及家属应对社会或躯体应激，预防疾病复发，尽量恢复社会功能至最佳水平。

（3）复发前驱期 部分患者病情复发，但如果能及时发现复发症状，在病情进一步恶化进入急性期以前，及早发现、及早处理，比急性期患者容易控制病情，获得较好疗效。因此，一旦出现复发的早期症状（每个患者的复发症状，常常与其首次发作的早期症状相似），应教会家属或社区相关人员及时发现、及时报告，以便给予及时诊治。

（G）不良反应影响治疗者 可减量或对症处理，或改换，或并用结构、效价明显不同的其他心境稳定剂，但不主张一种以上的其他心境稳定剂并用。改换药物时应采用 2～4 周换药过渡期，如在过渡期获效，可保持当时并用的药物品种及剂量。已经用锂盐治疗的患者，如果需要用 ECT 治疗，必须停用锂盐后，方可使用。

（H）疗效不理想者　可增量，或改换，或并用结构、效价明显不同的其他心境稳定剂。但不主张一种以上的其他心境稳定剂并用。改换药物时应采用 2～4 周换药过渡期，如在过渡期获效，可保持当时并用的药物品种及剂量。已经用锂盐治疗的患者，如果需要用 ECT 治疗，必须停用锂盐后，方可使用。部分患者病情虽然不能达到临床痊愈水平，但病情稳定，不再进展。此时可以仿效上述维持治疗期的处理，进行综合治疗。具体注意事项如下：

（1）使病情稳定时的治疗量应继续维持 1～2 年。用药剂量调整到能保持最佳疗效和可以耐受的副作用为原则。

（2）康复期　除继续药物治疗外，更应注意结合心理治疗和康复治疗。目的在于使患者更自觉地加强治疗依从性、摆脱依赖性，提高生活质量和重返社会。根据患者的恢复水平，考虑如何承担更多的家务劳动或回到工作岗位，通过综合治疗，帮助患者及家属应对社会或躯体应激，预防疾病恶化，尽量恢复社会功能。

（3）恶化前驱期　部分患者病情恶化，但如果能及时发现恶化症状，在病情进一步恶化进入急性期以前，及早发现、及早处理，比急性期患者容易控制病情，获得较好疗效。因此，一旦出现恶化的早期症状，应教会家属或社区相关人员及时发现、及时报告，以便给予及时诊治。

（二）CCMD－3 的难治性非精神病性躁狂发作的药物治疗程序（2005）

步骤			
第 1 步骤（PIO1）	（A）接（一）非精神病性躁狂发作的药物治疗程序第 3 步骤		
	↓ 有效 ↓	↓ 不良反应影响治疗 ↓	↓ 无效 ↓
	（B）急性期 4～8 周	（C）减量或对症处理、换第 1 或 2 方案并用第 3 或 4 方案 2～4 周或 ECT	（D）增量或对症处理换第 1 或 2 方案并用第 3 或 4 方案 2～4 周或 ECT
第 2 步骤（PIO2）	↓ 有效 ↓	↓ 不良反应影响治疗 ↓	↓ 无效 ↓
	（B）巩固期 12～24 周	（E）返回（C）2～4 周或 ECT	（F）返回（D）2～4 周或 ECT
第 3 步骤（PIO3）	↓ 有效 ↓	↓ 不良反应影响治疗 ↓	↓ 无效 ↓
	（B）维持期 52～104 周	（G）返回（C）或（E）2～4 周或 ECT	（H）返回（D）或（F）2～4 周或 ECT

注：（二）CCMD－3 的难治性非精神病性躁狂发作的药物治疗程序（2005）

第 1 步骤（PIO1）：

（A）急性期

1. 用药 以安全和可耐受为前提，1～2周内增量到最小治疗量，必要时有注射剂型的药物可肌注或静滴。改换药物时应采用2～4周换药过渡期，如在过渡期获效，可保持当时并用的药物品种及剂量，如在过渡期获效，可保持当时并用的药物品种及剂量。一般不主张一种以上的其他心境稳定剂并用，如果要同时启用，应注意开始剂量酌情减量，并增加每日分次用药的次数（表12－16）。

第1方案：锂盐，可增量至血锂浓度达到1.2mmol/L，或剂量达到2000mg/d，应严密监测不良反应。

第2方案：其他心境稳定剂，可增量，换用或结构、效价明显不同的药物或并用第3方案第一代抗精神病药或第4方案第二代抗精神病药。

3. 焦虑、兴奋者 必要时可并用苯二氮䓬类药（BZ）或丁螺环酮。

4. 难治性心境障碍 可尽早用ECT，获效后用药剂量应调整为适合患者个人的最小治疗量。已经用锂盐治疗的患者，如果需要用ECT治疗，必须停用锂盐后，方可使用。

（B）急性期获效者 获效的治疗量应继续保持。

（C）不良反应影响治疗者 可减量或对症处理，可换用，或并用结构、效价明显不同的心境稳定剂，但不主张一种以上的其他心境稳定剂并用。可并用第3方案第一代抗精神病药或第4方案第二代抗精神病药，必要时有注射剂型的药物可肌注或静滴。改换药物时应采用2～4周换药过渡期（表12－16），如在过渡期获效，可保持当时并用的药物品种及剂量。已经用锂盐治疗的患者，如果需要用ECT治疗，必须停用锂盐后，方可使用。

（D）疗效不理想者 可增量，或可换用，或并用结构、效价明显不同的心境稳定剂，但不主张一种以上的其他心境稳定剂并用。可并用第3方案第一代抗精神病药或第4方案第二代抗精神病药，必要时有注射剂型的药物可肌注或静滴。改换药物时应采用2～4周换药过渡期，如在过渡期获效，可保持当时并用的药物品种及剂量。一般不主张一种以上的其他心境稳定剂并用（表12－16）。已经用锂盐治疗的患者，如果需要用ECT治疗，必须停用锂盐后，方可使用。

第2步骤（PIO2）：

（B）获效者的巩固治疗期 获效的治疗量应至少维持3～6个月。随着病情好转，部分患者对药物的耐受性降低，此时减量的原则为只要患者能够耐受，应尽量接近原来获效的剂量。

（E）不良反应影响治疗者 可减量或对症处理，可换用结构、效价明显不同的心境稳定剂，但不主张一种以上的其他心境稳定剂并用。可并用第3方案第一代抗精神病药或第4方案第二代抗精神病药，必要时有注射剂型的药物可肌注或静滴。改换药物时应采用2～4周换药过渡期（表12－16），如在过渡期获效，可保持当时并用的药物品种及剂量。已经用锂盐治疗的患者，如果需要用ECT治疗，必须停用锂盐后，方可使用。

（F）疗效不理想者 可增量，或可换用结构、效价明显不同的心境稳定剂，但不主张一种以上的其他心境稳定剂并用。可并用第3方案第一代抗精神病药或第4方案第二代抗精神病药，必要时有注射剂型的药物可肌注或静滴。改换药物时应采用2～4周换药过渡期，如在过渡期获效，可保持当时并用的药物品种及剂量。一般不主张一种以上的其他心境稳定剂并用（表12－16）。已经用锂盐治疗的患者，如果需要用ECT治疗，必须停用锂盐后，方可使用。

第 3 步骤（PIO3）：

（B）获效者的维持治疗期（包括康复期、间歇期、复发前驱期）　获效的治疗量应至少维持 1～2 年，然后只有达到临床痊愈者，才考虑减量，进入维持治疗期。用药剂量调整到能保持最佳疗效和最小副作用为原则。首次发作的维持治疗应持续 1～2 年，然后逐步停药。屡次发作者维持治疗时间应持续 5 年，甚至终生。

（1）康复期　在病情缓解后，除继续药物治疗外，更应注意结合心理治疗和康复治疗。目的在于使患者更自觉地加强治疗依从性、摆脱依赖性，提高生活质量和重返社会。

（2）间歇期　根据患者的恢复水平，考虑如何承担更多的家务劳动或回到工作岗位，通过综合治疗，帮助患者及家属应对社会或躯体应激，预防疾病复发，尽量恢复社会功能至最佳水平。

（3）复发前驱期　部分患者病情复发，但如果能及时发现复发症状，在病情进一步恶化进入急性期以前，及早发现、及早处理，比急性期患者容易控制病情，获得较好疗效。因此一旦出现复发的早期症状（每个患者的复发症状，常常与其首次发作的早期症状相似），应教会家属或社区相关人员及时发现、及时报告，以便给予及时诊治。

（G）不良反应影响治疗者　可减量或对症处理，或改换，或并用结构、效价明显不同的其他心境稳定剂，但不主张一种以上的其他心境稳定剂并用。改换药物时应采用 2～4 周换药过渡期，如在过渡期获效，可保持当时并用的药物品种及剂量。已经用锂盐治疗的患者，如果需要用 ECT 治疗，必须停用锂盐后，方可使用。

（H）疗效不理想者　可增量，或改换，或并用结构、效价明显不同的其他心境稳定剂。但不主张一种以上的其他心境稳定剂并用。改换药物时应采用 2～4 周换药过渡期，如在过渡期获效，可保持当时并用的药物品种及剂量。已经用锂盐治疗的患者，如果需要用 ECT 治疗，必须停用锂盐后，方可使用。部分患者病情虽然不能达到临床痊愈水平，但病情稳定，不再进展。此时可以仿效上述维持治疗期的处理，进行综合治疗。具体注意事项如下：

（1）使病情稳定时的治疗量应继续维持 1～2 年。用药剂量调整到能保持最佳疗效和可以耐受的副作用为原则。

（2）康复期　除继续药物治疗外，更应注意结合心理治疗和康复治疗。目的在于使患者更自觉地加强治疗依从性、摆脱依赖性，提高生活质量和重返社会。根据患者的恢复水平，考虑如何承担更多的家务劳动或回到工作岗位，通过综合治疗，帮助患者及家属应对社会或躯体应激，预防疾病恶化，尽量恢复社会功能。

（3）恶化前驱期　部分患者病情恶化，但如果能及时发现恶化症状，在病情进一步恶化进入急性期以前，及早发现、及早处理，比急性期患者容易控制病情，获得较好疗效。因此，一旦出现恶化的早期症状，应教会家属或社区相关人员及时发现、及时报告，以便给予及时诊治。

（三）CCMD－3 的精神病性躁狂发作的药物治疗程序（2005）

步骤			
第1步骤（PIO1）	(A)首用第1,2方案并第3,4方案		
	↓有效	↓不良反应影响治疗	↓无效
	↓(B)急性期 4～8周	↓(C)减量、换用第1或2方案并用第3或4方案2～4周或对症处理2～4周，或 ECT	↓(D)增量、换用第1或2方案并用第3或4方案2～4周或ECT
第2步骤（PIO2）	↓有效	↓不良反应影响治疗	↓无效
	↓(B)巩固期 12～24周	↓(E)返回(C)2～4周或 ECT	↓(F)返回(D)2～4周或 ECT
第3步骤（PIO3）	↓有效	↓不良反应影响治疗	↓无效
	↓(B)维持期 52～104周	↓(G)返回(C)或(E)2～4周或ECT	↓(H)返回(D)或(F)2～4周或 ECT 或进(四)难治性精神病性躁狂治疗

注：（三）CCMD－3 的精神病性躁狂发作的药物治疗程序（2005）

第 1 步骤（PIO1）：

（A）急性期

1．用药　以安全和可耐受为前提，1～2 周内增量到最小治疗量，必要时有注射剂型的药物可肌注或静滴。改换药物时应采用 2～4 周换药过渡期，如在过渡期获效，可保持当时并用的药物品种及剂量，如在过渡期获效，可保持当时并用的药物品种及剂量。一般不主张一种以上的其他心境稳定剂并用，如果要同时启用，应注意开始剂量酌情减量，并增加每日分次用药的次数（表 12－16）。

第 1 方案：锂盐（血锂浓度 0.6mmol/L 或更高，或者剂量 750mg/d 或更高）与第 3 或 4 方案抗精神病药并用（表 12－17）。

第 2 方案：其他心境稳定剂（表 12－16）与第 3 或 4 方案抗精神病药并用（表 12－17）。

第 3 方案：第一代抗精神病药（表 12－17）。

第 4 方案：第二代抗精神病药（表 12－17）。

2．焦虑、兴奋者　可并用 BZ。对 EPS 明显者可用抗胆碱能药如苯海索、氢溴酸东莨菪碱等。

3．心境障碍发作严重者　可尽早用 ECT，已经用锂盐治疗的患者，如果需要用 ECT 治疗，必须停用锂盐后，方可用 ECT 治疗。获效后用药剂量应调整为适合患者个人的最小治疗量。

（B）急性期获效者　获效的治疗量应继续维持。

（C）不良反应影响治疗者　心境稳定剂可减量或对症处理。

表 12-17 常用抗精神病药（精神科诊疗操作标准 2005，有修改）

分 类		通用药名	常规剂量（mg/d）
第一代	酚噻嗪类	氯丙嗪	200~600
		甲硫哒嗪	200~600
		奋乃静	20~60
		三氟拉嗪	20~40
		氟奋乃静	40~60
	硫杂蒽类	氟哌噻吨	5~40
		氯哌噻吨	50~150
	丁酰苯类	氟哌啶醇	6~20
	苯甲酰胺类	舒必利	800~1600
第二代		利培酮	2~8
		奥氮平	5~20
		奎硫平	150~750
		氯氮平	200~600

（D）疗效不理想者 可增量，已经用锂盐治疗的患者，如果需要用 ECT 治疗，必须停用锂盐后，方可用 ECT 治疗。

第 2 步骤（PIO2）：

（B）获效者的巩固治疗期 获效的治疗量应至少维持 3~6 个月。随着病情好转，部分患者对药物的耐受性降低，此时减量的原则为只要患者能够耐受，应尽量接近原来获效的剂量。

（E）不良反应影响治疗者 可减量或对症处理，可换用结构、效价明显不同的心境稳定剂，但不主张一种以上的其他心境稳定剂并用。可换用结构、效价明显不同的第 3 方案第一代抗精神病药或第 4 方案第二代抗精神病药，必要时有注射剂型的药物可肌注或静滴。改换药物时应采用 2~4 周换药过渡期（表 12-16），如在过渡期获效，可保持当时并用的药物品种及剂量。已经用锂盐治疗的患者，如果需要用 ECT 治疗，必须停用锂盐后，方可使用。

（F）疗效不理想者 可增量，或可换用结构、效价明显不同的心境稳定剂，但不主张一种以上的其他心境稳定剂并用。可换用结构、效价明显不同的第 3 方案第一代抗精神病药或第 4 方案第二代抗精神病药，必要时有注射剂型的药物可肌注或静滴。改换药物时应采用 2~4 周换药过渡期，如在过渡期获效，可保持当时并用的药物品种及剂量。一般不主张一种以上的其他心境稳定剂并用（表 12-16）。已经用锂盐治疗的患者，如果需要用 ECT 治疗，必须停用锂盐后，方可使用。

第 3 步骤（PIO3）：

（B）获效者的维持治疗期（包括康复期、间歇期、复发前驱期） 获效的治疗量应至少维持 1~2 年，然后只有达到临床痊愈者，才考虑减量，进入维持治疗期。用药剂量调整到能保持最佳疗效和最小副作用为原则。首次发作的维持治疗应持续 1~2 年，然后逐步停药。屡次发作者维持治疗时间应持续 5 年，甚至终生。

(1) 康复期 在病情缓解后，除继续药物治疗外，更应注意结合心理治疗和康复治疗。目的在于使患者更自觉地加强治疗依从性、摆脱依赖性，提高生活质量和重返社会。

(2) 间歇期 根据患者的恢复水平，考虑如何承担更多的家务劳动或回到工作岗位，通过综合治疗，帮助患者及家属应对社会或躯体应激，预防疾病复发，尽量恢复社会功能至最佳水平。

(3) 复发前驱期 部分患者病情复发，但如果能及时发现复发症状，在病情进一步恶化进入急性期以前，及早发现、及早处理，比急性期患者容易控制病情，获得较好疗效。因此，一旦出现复发的早期症状（每个患者的复发症状，常常与其首次发作的早期症状相似），应教会家属或社区相关人员及时发现、及时报告，以便给予及时诊治。

(G) 不良反应影响治疗者 可减量或对症处理，或改换，或并用结构、效价明显不同的其他心境稳定剂，但不主张一种以上的其他心境稳定剂并用。改换药物时应采用 2～4 周换药过渡期，如在过渡期获效，可保持当时并用的药物品种及剂量。已经用锂盐治疗的患者，如果需要用 ECT 治疗，必须停用锂盐后，方可使用。

(H) 疗效不理想者 可增量，或改换，或并用结构、效价明显不同的其他心境稳定剂。但不主张一种以上的其他心境稳定剂并用。改换药物时应采用 2～4 周换药过渡期，如在过渡期获效，可保持当时并用的药物品种及剂量。已经用锂盐治疗的患者，如果需要用 ECT 治疗，必须停用锂盐后，方可使用。部分患者病情虽然不能达到临床痊愈水平，但病情稳定，不再进展。此时可以仿效上述维持治疗期的处理，进行综合治疗。具体注意事项如下：

(1) 使病情稳定时的治疗量应继续维持 1～2 年。用药剂量调整到能保持最佳疗效和可以耐受的副反应为原则。

(2) 康复期 除继续药物治疗外，更应注意结合心理治疗和康复治疗。目的在于使患者更自觉地加强治疗依从性、摆脱依赖性，提高生活质量和重返社会。根据患者的恢复水平，考虑如何承担更多的家务劳动或回到工作岗位，通过综合治疗，帮助患者及家属应对社会或躯体应激，预防疾病恶化，尽量恢复社会功能。

(3) 恶化前驱期 部分患者病情恶化，但如果能及时发现恶化症状，在病情进一步恶化进入急性期以前，及早发现、及早处理，比急性期患者容易控制病情，获得较好疗效。因此，一旦出现恶化的早期症状，应教会家属或社区相关人员及时发现、及时报告，以便给予及时诊治。

(四) CCMD－3 的难治性精神病性躁狂发作的药物治疗程序（2005）

第1步骤 (PIO1)	(A)接(三)精神病性躁狂发作的药物治疗程序第3步骤		
	↓ 有效 ↓	↓ 不良反应影响治疗 ↓	↓ 无效 ↓
	(B)急性期 4～8周	(C)第1、2、3，或4方案药减量、换用、并用或对症处理2～4周，或 ECT	(D)第1、2、3，或4方案药增量、换用、并用2～4周，或 ECT

续　表

第2步骤（PIO2）	↓ 有效 ↓ (B)巩固期 12～24周	↓ 不良反应影响治疗 ↓ (E)返回(C)2～4周或 ECT	↓ 无效 ↓ (F)返回(D)2～4周或 ECT
第3步骤（PIO3）	↓ 有效 ↓ (B)维持期 52～104周	↓ 不良反应影响治疗 ↓ (G)返回(C)2～4周，或 ECT	↓ 无效 ↓ (H)返回(D)2～4周或 ECT

注：（四）CCMD－3 的难治性精神病性躁狂发作的药物治疗程序（2005）

第 1 步骤（PIO1）：

（A）急性期

1. 用药　以安全和可耐受为前提，1～2 周内增量到最小治疗量，必要时有注射剂型的药物可肌注或静滴。改换药物时应采用 2～4 周换药过渡期，如在过渡期获效，可保持当时并用的药物品种及剂量，如在过渡期获效，可保持当时并用的药物品种及剂量。一般不主张一种以上的其他心境稳定剂并用，如果要同时启用，应注意开始剂量酌情减量，并增加每日分次用药的次数（表 12－16）。

第 1 方案：锂盐，可增量至血锂浓度达到 1.2mmol/L，或剂量达到 2000～2500mg/d，应严密监测不良反应。

第 2 方案：其他心境稳定剂，如疗效不理想，可增量，或换用，或并用结构、效价明显不同的药物，必要时有注射剂型的药物可肌注或静滴。改换药物时应采用 2～4 周换药过渡期。一般不主张一种以上的其他心境稳定剂并用。

第 3 方案：第一代抗精神病药，如疗效仍不理想，可增量，或换用，或并用结构、效价明显不同的药物，必要时有注射剂型的药物可肌注或静滴。改换药物时应采用 2～4 周换药过渡期。一般不主张一种以上的抗精神病药并用。

第 4 方案：第二代抗精神病药可增量，或换用，或并用结构、效价明显不同的药物，必要时有注射剂型的药物可肌注或静滴。改换药物时应采用 2～4 周换药过渡期。一般不主张一种以上的抗精神病药并用。

2. 换药　改换药物时应采用 2～4 周换药过渡期，如在此期获效，可保持当时所用的药物品种及剂量。

3. 合并用药　如锂盐合并抗精神病药，或者抗精神病药合并用药（各选 1 种），应用 2～4 周左右调整到最小治疗量。已经用锂盐治疗的患者，如果需要用 ECT 治疗，必须停用锂盐后，方可用 ECT 治疗。

4. 最好不同时启用两种或更多药物　如果要同时启用，应注意开始剂量酌情减量，并增加每日分次用药的次数。

5. 焦虑、兴奋者　必要时可并用 BZ 或丁螺环酮。EPS 明显者可用抗胆碱能药如苯海索、氢溴酸东莨菪碱等。

6. 难治性心境障碍 可尽早用ECT，获效后用药剂量应调整为适合患者个人的最小治疗量。

(B) 急性期获效者 治疗量维持期（巩固期）：获效的治疗量应继续维持。

(C) 不良反应影响治疗者 心境稳定剂可减量或对症处理，或者换用或并用分类与结构不同的其他心境稳定剂或抗精神病药，但不主张一种以上的其他心境稳定剂或一种以上的抗精神病药并用。原先未用锂盐者也可并用锂盐。

(D) 疗效不理想者 可增量，但以安全和可耐受为前提，或者换用或并用分类与结构不同的其他心境稳定剂（表12－16）或抗精神病药（表12－17），但不主张一种以上的其他心境稳定剂或一种以上的抗精神病药并用。原先未用锂盐者也可并用锂盐。

第2步骤（PIO2）：

(B) 巩固治疗期 获效的治疗量应维持3～6个月。随着病情好转，部分患者对药物的耐受性降低，此时减量的原则为只要患者能够耐受，应尽量接近原来获效的剂量。

(E) 不良反应影响治疗者 可减量或对症处理，可换用结构、效价明显不同的心境稳定剂，但不主张一种以上的其他心境稳定剂并用。可换用结构、效价明显不同的第3方案第一代抗精神病药或第4方案第二代抗精神病药，必要时有注射剂型的药物可肌注或静滴。改换药物时应采用2～4周换药过渡期（表12－16），如在过渡期获效，可保持当时并用的药物品种及剂量。已经用锂盐治疗的患者，如果需要用ECT治疗，必须停用锂盐后，方可使用。

(F) 疗效不理想者 可增量，或可换用结构、效价明显不同的心境稳定剂，但不主张一种以上的其他心境稳定剂并用。可换用结构、效价明显不同的第3方案第一代抗精神病药或第4方案第二代抗精神病药，必要时有注射剂型的药物可肌注或静滴。改换药物时应采用2～4周换药过渡期，如在过渡期获效，可保持当时并用的药物品种及剂量（表12－16）。已经用锂盐治疗的患者，如果需要用ECT治疗，必须停用锂盐后，方可使用。

第3步骤（PIO3）：

(B) 获效者的维持治疗期（包括康复期、间歇期、复发前驱期） 获效的治疗量应至少维持1～2年，然后只有达到临床痊愈者，才考虑减量，进入维持治疗期。用药剂量调整到能保持最佳疗效和最小副反应为原则。首次发作的维持治疗应持续1～2年，然后逐步停药。屡次发作者维持治疗时间应持续5年，甚至终生。

(1) 康复期 在病情缓解后，除继续药物治疗外，更应注意结合心理治疗和康复治疗。目的在于使患者更自觉地加强治疗依从性、摆脱依赖性，提高生活质量和重返社会。

(2) 间歇期 根据患者的恢复水平，考虑如何承担更多的家务劳动或回到工作岗位，通过综合治疗，帮助患者及家属应对社会或躯体应激，预防疾病复发，尽量恢复社会功能至最佳水平。

(3) 复发前驱期 部分患者病情复发，但如果能及时发现复发症状，在病情进一步恶化进入急性期以前，及早发现、及早处理，比急性期患者容易控制病情，获得较好疗效。因此，一旦出现复发的早期症状（每个患者的复发症状，常常与其首次发作的早期症状相似），应教会家属或社区相关人员及时发现、及时报告，以便给予及时诊治。

(G) 不良反应影响治疗者 可减量或对症处理，或改换，或并用结构、效价明显不同的其他心境稳定剂，但不主张一种以上的其他心境稳定剂并用。改换药物时应采用2～4周换药过渡期，如在过渡期获效，可保持当时并用的药物品种及剂量。已经用锂盐治疗的患者，如果需要用 ECT 治疗，必须停用锂盐后，方可使用。

（H）疗效不理想者　可增量，或改换，或并用结构、效价明显不同的其他心境稳定剂。但不主张一种以上的其他心境稳定剂并用。改换药物时应采用 2～4 周换药过渡期，如在过渡期获效，可保持当时并用的药物品种及剂量。已经用锂盐治疗的患者，如果需要用 ECT 治疗，必须停用锂盐后，方可使用。部分患者病情虽然不能达到临床痊愈水平，但病情稳定，不再进展。此时可以仿效上述维持治疗期的处理，进行综合治疗。具体注意事项如下：

（1）使病情稳定时的治疗量应继续维持 1～2 年。用药剂量调整到能保持最佳疗效和和可以耐受的副反应为原则。

（2）康复期　除继续药物治疗外，更应注意结合心理治疗和康复治疗。目的在于使患者更自觉地加强治疗依从性、摆脱依赖性，提高生活质量和重返社会。根据患者的恢复水平，考虑如何承担更多的家务劳动或回到工作岗位，通过综合治疗，帮助患者及家属应对社会或躯体应激，预防疾病恶化，尽量恢复社会功能。

（3）恶化前驱期　部分患者病情恶化，但如果能及时发现恶化症状，在病情进一步恶化进入急性期以前，及早发现、及早处理，比急性期患者容易控制病情，获得较好疗效。因此，一旦出现恶化的早期症状，应教会家属或社区相关人员及时发现、及时报告，以便给予及时诊治。

（五）CCMD－3 的非精神病性单相抑郁发作的药物治疗程序（2005）

第 1 步骤（PIO1）	（A）首用第 1、2，或第 3 方案抗抑郁药。		
	↓ 有效 ↓	↓ 不良反应影响治疗 ↓	↓ 无效 ↓
	（B）急性期 4～8 周	（C）第 1、2 或第 3 方案药减量或对症处理 2～4 周，或 ECT	（D）第 1、2 或第 3 方案药增量 2～4 周，或 ECT
第 2 步骤（PIO2）	↓ 有效 ↓	↓ 不良反应影响治疗 ↓	↓ 无效 ↓
	（B）巩固期 12～24 周	（E）减量，换或并用第 1、2、3 方案不同药 2～4 周，或 ECT	（F）增量，换或并用第 1、2、3 方案不同药 2～4 周，或 ECT
第 3 步骤（PIO3）	↓ 有效 ↓	↓ 不良反应影响治疗 ↓	↓ 无效 ↓
	（B）维持期 52～104 周	（G）返回（C）或（E），或 ECT	（H）返回（D）或（F），或 ECT 或进（六）难治性抑郁治疗

注：（五）CCMD－3 的非精神病性单相抑郁发作的药物治疗程序（2005）

第 1 步骤（PIO1）：

（A）急性期

1．用药 以安全和可耐受为前提，1～2 周内增量到最小治疗量，必要时有注射剂型的药物可肌注或静滴。改换药物时应采用 2～4 周换药过渡期，如在过渡期获效，可保持当时并用的药物品种及剂量，如在过渡期获效，可保持当时并用的药物品种及剂量。一般不主张一种以上的其他心境稳定剂并用，如果要同时启用，应注意开始剂量酌情减量，并增加每日分次用药的次数（表 12－16）。

第 1 方案：SSRI（表 12－18）。

第 2 方案：其他新型抗抑郁药（表 12－18）。

第 3 方案：TCA 与四环类抗抑郁药，必要时可肌注或静滴（表 12－18）。APA 提倡首选第 1 方案或第 2 方案，我国可根据临床经验和患者的经济条件考虑第 1 方案，或第 2 方案，或第 3 方案。

MAOI：如吗氯贝胺。

第 5 方案：抗抑郁药增强剂如 T_3（三碘甲腺原氨酸）、T_4（甲状腺素），或吲哚洛尔，或钙离子通道阻滞剂，如维拉帕米、尼莫地平等。

表 12－18 常用抗抑郁药（精神科诊疗操作标准 2005，有修改）

	剂量范围（mg/d）
第 1 方案 SSRI	
氟西汀	20～60，早餐后顿服，或分 2 次服
帕罗西汀	20～60，同上
舍曲林	50～200，同上
氟伏沙明	50～400，晚顿服或午、晚分次服
西酞普兰	20～60，早餐后顿服，或分 2 次服
第 2 方案其他新型抗抑郁药	
文拉法辛	缓释剂 75～400（每周加 75mg），速释剂分 2 次服
米氮平	30～65，分 1～2 次服
安非他酮	150～650，缓加量，分次服
曲唑酮	50～400，分次服
奈法唑酮	300～500，分次服
噻萘普汀	25～47.5，分次服
第 3 方案 TCA 或四环类抗抑郁药	
阿米替林	50～250，分次服
丙咪嗪	50～250，分次服
氯米帕明	50～250，分次服
多塞平	50～250，分次服
马普替林	50～225，分次服
阿莫沙平	50～500，分次服
第 4 方案 MAOI	
吗氯贝胺	150～600，分次服

2．焦虑、兴奋者 可并用 BZ。对 EPS 明显者可用抗胆碱能药如苯海索、氢溴酸东莨菪碱等。

3．心境障碍发作严重者 可尽早用 ECT，获效后用药量应调整为适合患者个人的最小治疗量。

（B）急性期获效者 获效的治疗量应继续维持。

（C）不良反应影响治疗者 可减量或对症处理。

（D）疗效不理想者 以安全和可耐受为前提，可增量，或者并用第 5 方案：抗抑郁药增强剂如 T_3（三碘甲腺原氨酸）、T_4（甲状腺素），或吲哚洛尔，或钙离子通道阻滞剂，如维拉帕米、尼莫地平等。

第 2 步骤（PIO2）：

（B）获效者的巩固治疗期 获效的治疗量应至少维持 3～6 个月。随着病情好转，部分患者对药物的耐受性降低，此时减量的原则为只要患者能够耐受，应尽量接近原来获效的剂量。

（E）不良反应影响治疗者

1．返回（C）继续处理 可减量或对症处理，改换或并用结构、效价明显不同的抗抑郁药（表 12－18，但一般不主张一种以上的抗抑郁药并用），或者并用第 5 方案：抗抑郁药增强剂如 T_3（三碘甲腺原氨酸）、T_4（甲状腺素），或吲哚洛尔，或钙离子通道阻滞剂，如维拉帕米、尼莫地平等。改换药物时应采用 2～4 周换药过渡期，如在过渡期获效，可保持当时并用的药物品种及剂量。

2．MAOI 如吗氯贝胺，必须注意吗氯贝胺严禁与 SSRI、米氮平、安非他酮等并用。MAOI 使用以前，必须停用以前所用抗抑郁药，停药清洗期 2 周，如以前用氟西汀，停药清洗期必须 5 周，在停药清洗期可做 ECT。

3．最好不同时启用两种或更多药物 如果要同时启用，应注意开始剂量酌情减量，并增加每日分次用药的次数。

（F）疗效不理想者

1．返回（D）继续处理 可增量或对症处理，改换或并用结构、效价明显不同的抗抑郁药（表 12－18，但一般不主张一种以上的抗抑郁药并用），或者并用第 5 方案：抗抑郁药增强剂如 T_3（三碘甲腺原氨酸）、T_4（甲状腺素），或吲哚洛尔，或钙离子通道阻滞剂，如维拉帕米、尼莫地平等。改换药物时应采用 2～4 周换药过渡期，如在过渡期获效，可保持当时并用的药物品种及剂量。

2．MAOI 如吗氯贝胺，必须注意吗氯贝胺严禁与 SSRI、米氮平、安非他酮等并用。MAOI 使用以前，必须停用以前所用抗抑郁药，停药清洗期 2 周，如以前用氟西汀，停药清洗期必须 5 周，在停药清洗期可做 ECT。

3．最好不同时启用两种或更多药物 如果要同时启用，应注意开始剂量酌情减量，并增加每日分次用药的次数。

第 3 步骤（PIO3）：

（B）获效者的维持治疗期（包括康复期、间歇期、复发前驱期） 获效的治疗量应至少维持 1～2 年，然后只有达到临床痊愈者，才考虑减量，进入维持治疗期。用药剂量调整到能保持最佳疗效和最小副作用为原则。首次发作的维持治疗应持续1～2年，然后逐步停药。屡次发作者维持治疗时间应持续5年，甚至终生。

（1）康复期　在病情缓解后，除继续药物治疗外，更应注意结合心理治疗和康复治疗。目的在于使患者更自觉地加强治疗依从性、摆脱依赖性，提高生活质量和重返社会。

（2）间歇期　根据患者的恢复水平，考虑如何承担更多的家务劳动或回到工作岗位，通过综合治疗，帮助患者及家属应对社会或躯体应激，预防疾病复发，尽量恢复社会功能至最佳水平。

（3）复发前驱期　部分患者病情复发，但如果能及时发现复发症状，在病情进一步恶化进入急性期以前，及早发现、及早处理，比急性期患者容易控制病情，获得较好疗效。因此一旦出现复发的早期症状（每个患者的复发症状，常常与其首次发作的早期症状相似），应教会家属或社区相关人员及时发现、及时报告，以便给予及时诊治。

（G）不良反应影响治疗者

1．返回（C）或（E）继续处理　可减量或对症处理，改换或并用结构、效价明显不同的抗抑郁药（表12-18，但一般不主张一种以上的抗抑郁药并用），或者并用第5方案：抗抑郁药增强剂如T_3（三碘甲腺原氨酸）、T_4（甲状腺素），或吲哚洛尔，或钙离子通道阻滞剂，如维拉帕米、尼莫地平等。改换药物时应采用2～4周换药过渡期，如在过渡期获效，可保持当时并用的药物品种及剂量。

2．MAOI　如吗氯贝胺，必须注意吗氯贝胺严禁与SSRI、米氮平、安非他酮等并用。

MAOI使用以前，必须停用以前所用抗抑郁药，停药清洗期2周，如以前用氟西汀，停药清洗期必须5周，在停药清洗期可做ECT。

3．最好不同时启用两种或更多药物　如果要同时启用，应注意开始剂量酌情减量，并增加每日分次用药的次数。

（H）疗效不理想者

1．返回（D）或（H）继续处理　可增量或对症处理，改换或并用结构、效价明显不同的抗抑郁药（表12-18，但一般不主张一种以上的抗抑郁药并用），或者并用第5方案：抗抑郁药增强剂如T_3（三碘甲腺原氨酸）、T_4（甲状腺素），或吲哚洛尔，或钙离子通道阻滞剂，如维拉帕米、尼莫地平等。改换药物时应采用2～4周换药过渡期，如在过渡期获效，可保持当时并用的药物品种及剂量。

2．MAOI　如吗氯贝胺，必须注意吗氯贝胺严禁与SSRI、米氮平、安非他酮等并用。

MAOI使用以前，必须停用以前所用抗抑郁药，停药清洗期2周，如以前用氟西汀，停药清洗期必须5周，在停药清洗期可做ECT。

3．最好不同时启用两种或更多药物　如果要同时启用，应注意开始剂量酌情减量，并增加每日分次用药的次数。

4．病情稳定者　部分患者病情虽然不能达到临床痊愈水平，但病情稳定，不再进展。此时可以仿效上述维持治疗期的处理，进行综合治疗。具体注意事项如下：

（1）使病情稳定时的治疗量应继续维持1～2年。用药剂量调整到能保持最佳疗效和可以耐受的副作用为原则。

（2）康复期　除继续药物治疗外，更应注意结合心理治疗和康复治疗。目的在于使患者更自觉地加强治疗依从性、摆脱依赖性，提高生活质量和重返社会。根据患者的恢复水平，考虑如何承担更多的家务劳动或回到工作岗位，通过综合治疗，帮助患者及家属应对社会或躯体应激，预防疾病恶化，尽量恢复社会功能。

（3）恶化前驱期　部分患者病情恶化，但如果能及时发现恶化症状，在病情进一步恶化进入急性期以前，及早发现、及早处理，比急性期患者容易控制病情，获得较好疗效。因此，一旦出现恶化的早期症状，应教会家属或社区相关人员及时发现、及时报告，以便给予及时诊治。

（六）CCMD－3的难治性非精神病性单相抑郁发作的药物治疗程序（2005）

第1步骤（PIO1）	(A)接(五)CCMD－3的非精神病性单相抑郁发作的药物治疗程序的第3步骤		
	↓ 有效 ↓	↓ 不良反应影响治疗 ↓	↓ 无效 ↓
	(B)急性期4～8周	(C)减量或对症处理、换用或并用第1～4方案药或并用第5方案药2～4周，或ECT	(D)增量、换用或并用第1～4方案药换用、并用2～4周，或并用第5方案药2～4周，或ECT
第2步骤（PIO2）	↓ 有效 ↓	↓ 不良反应影响治疗 ↓	↓ 无效 ↓
	(B)巩固期12～24周	(E)返回(C)2～4周或ECT	(F)返回(D)2～4周或ECT
第3步骤（PIO3）	↓ 有效 ↓	↓ 不良反应影响治疗 ↓	↓ 无效 ↓
	(B)维持期52～104周	(G)返回(C)或(E)2～4周	(H)返回(D)或(F)2～4周

注：（六）CCMD－3的难治性非精神病性单相抑郁发作的药物治疗程序（2005）

第1步骤（PIO1）：

（A）急性期

1．用药　以安全和可耐受为前提，1～2周内增量到最小治疗量，必要时有注射剂型的药物可肌注或静滴。改换药物时应采用2～4周换药过渡期，如在过渡期获效，可保持当时并用的药物品种及剂量，如在过渡期获效，可保持当时并用的药物品种及剂量。一般不主张一种以上的其他心境稳定剂并用，如果要同时启用，应注意开始剂量酌情减量，并增加每日分次用药的次数（表12－16）。

（B）急性期获效者　获效的治疗量应继续维持。

（C）不良反应影响治疗者

1．基本处理　可减量或对症处理，改换或并用结构、效价明显不同的抗抑郁药（表12－18，但一般不主张一种以上的抗抑郁药并用），或者并用第5方案：抗抑郁药增强剂如T_3

(三碘甲腺原氨酸)、T_4（甲状腺素），或吲哚洛尔，或钙离子通道阻滞剂，如维拉帕米、尼莫地平等。改换药物时应采用2～4周换药过渡期，如在过渡期获效，可保持当时并用的药物品种及剂量。一般不主张一种以上的抗抑郁药并用。改换药物时应采用2～4周换药过渡期，如在过渡期获效，可保持当时并用的药物品种及剂量。

2．最好不同时启用两种或更多药物　如果要同时启用，应注意开始剂量酌情减量，并增加每日分次用药的次数。

3．MAOI　如吗氯贝胺，必须注意吗氯贝胺严禁与SSRI、米氮平、安非他酮等并用。

MAOI使用以前，必须停用以前所用抗抑郁药，停药清洗期2周，如以前用氟西汀，停药清洗期必须5周，在停药清洗期可做ECT。

4．焦虑、兴奋者　必要时可并用BZ或丁螺环酮。

5．难治性心境障碍　可尽早用ECT，获效后用药量应调整为适合患者个人的最小治疗量。

（D）疗效不理想者

1．可增量或对症处理，改换或并用结构、效价明显不同的抗抑郁药（表12－18，但一般不主张一种以上的抗抑郁药并用），或者并用第5方案：抗抑郁药增强剂如T_3（三碘甲腺原氨酸)、T_4（甲状腺素），或吲哚洛尔，或钙离子通道阻滞剂，如维拉帕米、尼莫地平等。改换药物时应采用2～4周换药过渡期，如在过渡期获效，可保持当时并用的药物品种及剂量。一般不主张一种以上的抗抑郁药并用。改换药物时应采用2～4周换药过渡期，如在过渡期获效，可保持当时并用的药物品种及剂量。

2．最好不同时启用两种或更多药物，如果要同时启用，应注意开始剂量酌情减量，并增加每日分次用药的次数。

3．MAOI　如吗氯贝胺，必须注意吗氯贝胺严禁与SSRI、米氮平、安非他酮等并用。

MAOI使用以前，必须停用以前所用抗抑郁药，停药清洗期2周，如以前用氟西汀，停药清洗期必须5周，在停药清洗期可做ECT。

4．焦虑、兴奋者　必要时可并用BZ或丁螺环酮。

第2步骤（PIO2）：

（B）获效者的巩固治疗期　获效的治疗量应至少维持3～6个月。随着病情好转，部分患者对药物的耐受性降低，此时减量的原则为只要患者能够耐受，应尽量接近原来获效的剂量。

（E）不良反应影响治疗者　可减量或对症处理，改换或并用结构、效价明显不同的抗抑郁药（表12－18，但一般不主张一种以上的抗抑郁药并用），或者并用第5方案：抗抑郁药增强剂如T_3（三碘甲腺原氨酸)、T_4（甲状腺素），或吲哚洛尔，或钙离子通道阻滞剂，如维拉帕米、尼莫地平等。改换药物时应采用2～4周换药过渡期，如在过渡期获效，可保持当时并用的药物品种及剂量。

1．一般不主张一种以上的抗抑郁药并用。改换药物时应采用2～4周换药过渡期，如在过渡期获效，可保持当时并用的药物品种及剂量。

2．最好不同时启用两种或更多药物，如果要同时启用，应注意开始剂量酌情减量，并增加每日分次用药的次数。

3．MAOI　如吗氯贝胺，必须注意吗氯贝胺严禁与SSRI、米氮平、安非他酮等并用。

MAOI使用以前，必须停用以前所用抗抑郁药，停药清洗期2周，如以前用氟西汀，停药清洗期必须5周，在停药清洗期可做ECT。

4．焦虑、兴奋者　必要时可并用BZ或丁螺环酮。

（F）疗效不理想者

1．返回（D）继续处理　可增量或对症处理，改换或并用结构、效价明显不同的抗抑郁药（表12－18，但一般不主张一种以上的抗抑郁药并用），或者并用第5方案：抗抑郁药增强剂如T_3（三碘甲腺原氨酸）、T_4（甲状腺素），或吲哚洛尔，或钙离子通道阻滞剂，如维拉帕米、尼莫地平等。改换药物时应采用2～4周换药过渡期，如在过渡期获效，可保持当时并用的药物品种及剂量。一般不主张一种以上的抗抑郁药并用。改换药物时应采用2～4周换药过渡期，如在过渡期获效，可保持当时并用的药物品种及剂量。

2．最好不同时启用两种或更多药物　如果要同时启用，应注意开始剂量酌情减量，并增加每日分次用药的次数。

3．MAOI　如吗氯贝胺，必须注意吗氯贝胺严禁与SSRI、米氮平、安非他酮等并用。

MAOI使用以前，必须停用以前所用抗抑郁药，停药清洗期2周，如以前用氟西汀，停药清洗期必须5周，在停药清洗期可做ECT。

4．焦虑、兴奋者　必要时可并用BZ或丁螺环酮。

5．难治性心境障碍　可尽早用ECT，获效后用药量应调整为适合患者个人的最小治疗量。

第3步骤（PIO3）：

（B）获效者的维持治疗期（包括康复期、间歇期、复发前驱期）　获效的治疗量应至少维持1～2年，然后只有达到临床痊愈者，才考虑减量，进入维持治疗期。用药剂量调整到能保持最佳疗效和最小副反应为原则。首次发作的维持治疗应持续1～2年，然后逐步停药。屡次发作者维持治疗时间应持续5年，甚至终生。

（1）康复期　在病情缓解后，除继续药物治疗外，更应注意结合心理治疗和康复治疗。目的在于使患者更自觉地加强治疗依从性、摆脱依赖性，提高生活质量和重返社会。

（2）间歇期　根据患者的恢复水平，考虑如何承担更多的家务劳动或回到工作岗位，通过综合治疗，帮助患者及家属应对社会或躯体应激，预防疾病复发，尽量恢复社会功能至最佳水平。

（3）复发前驱期　部分患者病情复发，但如果能及时发现复发症状，在病情进一步恶化进入急性期以前，及早发现、及早处理，比急性期患者容易控制病情，获得较好疗效。因此一旦出现复发的早期症状（每个患者的复发症状，常常与其首次发作的早期症状相似），应教会家属或社区相关人员及时发现、及时报告，以便给予及时诊治。

（G）不良反应影响治疗者　可减量或对症处理，改换或并用结构、效价明显不同的抗抑郁药（表12－18，但一般不主张一种以上的抗抑郁药并用），或者并用第5方案：抗抑郁药增强剂如T_3（三碘甲腺原氨酸）、T_4（甲状腺素），或吲哚洛尔，或钙离子通道阻滞剂，如维拉帕米、尼莫地平等。改换药物时应采用2～4周换药过渡期，如在过渡期获效，可保持当时并用的药物品种及剂量。

1．一般不主张一种以上的抗抑郁药并用。改换药物时应采用2～4周换药过渡期，如在过渡期获效，可保持当时并用的药物品种及剂量。

2．最好不同时启用两种或更多药物，如果要同时启用，应注意开始剂量酌情减量，并增加每日分次用药的次数。

3．MAOI 如吗氯贝胺，必须注意吗氯贝胺严禁与SSRI、米氮平、安非他酮等并用。MAOI使用以前，必须停用以前所用抗抑郁药，停药清洗期2周，如以前用氟西汀，停药清洗期必须5周，在停药清洗期可做ECT。

4．焦虑、兴奋者 必要时可并用BZ或丁螺环酮。

（七）CCMD－3的精神病性单相抑郁发作的药物治疗程序（2005）

第1步骤 （PIO1）	(A)首用第1～3方案并第5～7方案		
	↓ 有效 ↓ (B)急性期 4～8周	↓ 不良反应影响治疗 ↓ (C)减量或对症处理、换第1～4方案并用第5～7方案2～4周或ECT	↓ 无效 ↓ (D)增量、换第1～4方案并用第5～7方案2～4周或ECT
第2步骤 （PIO2）	↓ 有效 ↓ (B)巩固期 12～24周	↓ 不良反应影响治疗 ↓ (E)返回(C)2～4周或ECT	↓ 无效 ↓ (F)返回(D)2～4周或ECT
第3步骤 （PIO3）	↓ 有效 ↓ (B)维持期 52～104周	↓ 不良反应影响治疗 ↓ (G)返回(C)或(E)2～4周	↓ 无效 ↓ (H)返回(D)或(F)2～4周或进(八)难治性抑郁

注：（七）CCMD－3的精神病性单相抑郁发作的药物治疗程序（2005）

第1步骤（PIO1）：

（A）急性期

1．用药 以安全和可耐受为前提，1～2周内增量到最小治疗量，必要时有注射剂型的药物可肌注或静滴。改换药物时应采用2～4周换药过渡期，如在过渡期获效，可保持当时并用的药物品种及剂量，如在过渡期获效，可保持当时并用的药物品种及剂量。一般不主张一种以上的其他心境稳定剂并用，如果要同时启用，应注意开始剂量酌情减量，并增加每日分次用药的次数（表12－16）。

第1方案：SSRI（表12－18）。

第2方案：其他新型抗抑郁药（表12－18）。APA提倡首选第1方案或第2方案，我国可根据经验和患者的经济条件考虑第1方案，或第2方案，或第3方案。

第3方案：TCA与四环类抗抑郁药，必要时可肌注或静滴（表12－18）。

第4方案：MAOI如吗氯贝胺，必须注意吗氯贝胺严禁与SSRI、米氮平、安非他酮等并用。MAOI使用以前，必须停用以前所用抗抑郁药，停药清洗期2周，如以前用氟西汀，停药清洗期必须5周，在停药清洗期可做ECT。

第5方案：抗抑郁药增强剂如T_3（三碘甲腺原氨酸）、T_4（甲状腺素），或吲哚洛尔，或钙离子通道阻滞剂，如维拉帕米、尼莫地平等。

第6方案：第一代抗精神病药（表12-17）。

第7方案：第二代抗精神病药（表12-17）。

2．抗抑郁药与抗精神病药并用　应严密监测不良反应。必要时有注射剂型的可肌注或静滴。

3．最好不同时启用两种或更多药物　如果要同时启用，应注意开始剂量酌情减量，并增加每日分次用药的次数。

4．焦虑、兴奋者　可并用BZ。对EPS明显者可用抗胆碱能药如苯海索、氢溴酸东莨菪碱等。

5．心境障碍发作严重者　可尽早用ECT，已经用锂盐治疗的患者，如果需要用ECT治疗，必须停用锂盐后，方可使用。获效后用药剂量应调整为适合患者个人的最小治疗量。

（B）急性期获效者　获效的治疗量应继续维持。

（C）不良反应影响治疗者

1．基本处理　可减量或对症处理，改换或并用结构、效价明显不同的抗抑郁药或抗精神病药（表12-17，表12-18，但一般不主张一种以上的抗抑郁药并用或一种以上的抗精神病药并用），并可并用第5方案：抗抑郁药增强剂如T_3（三碘甲腺原氨酸）、T_4（甲状腺素），或吲哚洛尔，或钙离子通道阻滞剂，如维拉帕米、尼莫地平等。改换药物时应采用2~4周换药过渡期，如在过渡期获效，可保持当时并用的药物品种及剂量。一般不主张一种以上的抗抑郁药并用。改换药物时应采用2~4周换药过渡期，如在过渡期获效，可保持当时并用的药物品种及剂量。

2．最好不同时启用两种或更多药物　如果要同时启用，应注意开始剂量酌情减量，并增加每日分次用药的次数。

3．MAOI　如吗氯贝胺，必须注意吗氯贝胺严禁与SSRI、米氮平、安非他酮等并用。

MAOI使用以前，必须停用以前所用抗抑郁药，停药清洗期2周，如以前用氟西汀，停药清洗期必须5周，在停药清洗期可做ECT。

4．焦虑、兴奋者　必要时可并用BZ或丁螺环酮。

5．难治性心境障碍　可尽早用ECT，获效后用药量应调整为适合患者个人的最小治疗量。

（D）疗效不理想者

1．基本处理　可增量或改换或并用结构、效价明显不同的抗抑郁药或抗精神病药（表12-17，表12-18，但一般不主张一种以上的抗抑郁药并用或一种以上的抗精神病药并用），并可并用第5方案：抗抑郁药增强剂如T_3（三碘甲腺原氨酸）、T_4（甲状腺素），或吲哚洛尔，或钙离子通道阻滞剂，如维拉帕米、尼莫地平等。改换药物时应采用2~4周换药过渡期，如在过渡期获效，可保持当时并用的药物品种及剂量。

2．最好不同时启用两种或更多药物　如果要同时启用，应注意开始剂量酌情减量，并增加每日分次用药的次数。

3．MAOI　如吗氯贝胺，必须注意吗氯贝胺严禁与SSRI、米氮平、安非他酮等并用。

MAOI使用以前，必须停用以前所用抗抑郁药，停药清洗期2周，如以前用氟西汀，停药清洗期必须5周，在停药清洗期可做ECT。

4．焦虑、兴奋者 必要时可并用BZ或丁螺环酮。

5．难治性心境障碍 可尽早用ECT，获效后用药量应调整为适合患者个人的最小治疗量。

第2步骤（PIO2）：

（B）获效者的巩固治疗期 获效的治疗量应至少维持3～6个月。随着病情好转，部分患者对药物的耐受性降低，此时减量的原则为只要患者能够耐受，应尽量接近原来获效的剂量。

（E）不良反应影响治疗者

1．返回（C）继续处理 可减量或对症处理，改换或并用结构、效价明显不同的抗抑郁药或抗精神病药（表12－17，表12－18，但一般不主张一种以上的抗抑郁药并用或一种以上的抗精神病药并用），并可并用第5方案：抗抑郁药增强剂如T_3（三碘甲腺原氨酸）、T_4（甲状腺素），或吲哚洛尔，或钙离子通道阻滞剂，如维拉帕米、尼莫地平等。改换药物时应采用2～4周换药过渡期，如在过渡期获效，可保持当时并用的药物品种及剂量。一般不主张一种以上的抗抑郁药并用。改换药物时应采用2～4周换药过渡期，如在过渡期获效，可保持当时并用的药物品种及剂量。

2．最好不同时启用两种或更多药物 如果要同时启用，应注意开始剂量酌情减量，并增加每日分次用药的次数。

3．MAOI 如吗氯贝胺，必须注意吗氯贝胺严禁与SSRI、米氮平、安非他酮等并用。

MAOI使用以前，必须停用以前所用抗抑郁药，停药清洗期2周，如以前用氟西汀，停药清洗期必须5周，在停药清洗期可做ECT。

4．焦虑、兴奋者 必要时可并用BZ或丁螺环酮。

5．难治性心境障碍 可尽早用ECT，获效后用药量应调整为适合患者个人的最小治疗量。

（F）疗效不理想者

1．返回（D）继续处理 可增量，或改换，或并用结构、效价明显不同的抗抑郁药或抗精神病药（表12－17，表12－18，但一般不主张一种以上的抗抑郁药并用或一种以上的抗精神病药并用），并可并用第5方案：抗抑郁药增强剂如T_3（三碘甲腺原氨酸）、T_4（甲状腺素），或吲哚洛尔，或钙离子通道阻滞剂，如维拉帕米、尼莫地平等。改换药物时应采用2～4周换药过渡期，如在过渡期获效，可保持当时并用的药物品种及剂量。

2．最好不同时启用两种或更多药物 如果要同时启用，应注意开始剂量酌情减量，并增加每日分次用药的次数。

3．MAOI 如吗氯贝胺，必须注意吗氯贝胺严禁与SSRI、米氮平、安非他酮等并用。MAOI使用以前，必须停用以前所用抗抑郁药，停药清洗期2周，如以前用氟西汀，停药清洗期必须5周，在停药清洗期可做ECT。

4．焦虑、兴奋者 必要时可并用BZ或丁螺环酮。

5．难治性心境障碍 可尽早用ECT，获效后用药量应调整为适合患者个人的最小治疗量。

第3步骤（PIO3）：

（B）获效者的维持治疗期（包括康复期、间歇期、复发前驱期） 获效的治疗量应至少维持1～2年，然后只有达到临床痊愈者，才考虑减量，进入维持治疗期。用药剂量调整到能保持最佳疗效和最小副作用为原则。首次发作的维持治疗应持续1～2年，然后逐步停药。屡次发作者维持治疗时间应持续5年，甚至终生。

(1) 康复期　在病情缓解后，除继续药物治疗外，更应注意结合心理治疗和康复治疗。目的在于使患者更自觉地加强治疗依从性、摆脱依赖性，提高生活质量和重返社会。

(2) 间歇期　根据患者的恢复水平，考虑如何承担更多的家务劳动或回到工作岗位，通过综合治疗，帮助患者及家属应对社会或躯体应激，预防疾病复发，尽量恢复社会功能至最佳水平。

(3) 复发前驱期　部分患者病情复发，但如果能及时发现复发症状，在病情进一步恶化进入急性期以前，及早发现、及早处理，比急性期患者容易控制病情，获得较好疗效。因此一旦出现复发的早期症状（每个患者的复发症状，常常与其首次发作的早期症状相似），应教会家属或社区相关人员及时发现、及时报告，以便给予及时诊治。

(G) 不良反应影响治疗者

1．返回（C）或（E）继续处理　可减量或对症处理，改换或并用结构、效价明显不同的抗抑郁药或抗精神病药（表12－17，表12－18，但一般不主张一种以上的抗抑郁药并用或一种以上的抗精神病药并用），并可并用第5方案：抗抑郁药增强剂如T_3（三碘甲腺原氨酸）、T_4（甲状腺素），或吲哚洛尔，或钙离子通道阻滞剂，如维拉帕米、尼莫地平等。改换药物时应采用2～4周换药过渡期，如在过渡期获效，可保持当时并用的药物品种及剂量。一般不主张一种以上的抗抑郁药并用。改换药物时应采用2～4周换药过渡期，如在过渡期获效，可保持当时并用的药物品种及剂量。

2．最好不同时启用两种或更多药物　如果要同时启用，应注意开始剂量酌情减量，并增加每日分次用药的次数。

3．MAOI　如吗氯贝胺，必须注意吗氯贝胺严禁与SSRI、米氮平、安非他酮等并用。MAOI使用以前，必须停用以前所用抗抑郁药，停药清洗期2周，如以前用氟西汀，停药清洗期必须5周，在停药清洗期可做ECT。

4．焦虑、兴奋者　必要时可并用BZ或丁螺环酮。

5．难治性心境障碍　可尽早用ECT，获效后用药量应调整为适合患者个人的最小治疗量。

(H) 疗效不理想者

1．返回（D）或（F）继续处理　可增量，或改换，或并用结构、效价明显不同的抗抑郁药或抗精神病药（表12－17，表12－18，但一般不主张一种以上的抗抑郁药并用或一种以上的抗精神病药并用），并可并用第5方案：抗抑郁药增强剂如T_3（三碘甲腺原氨酸）、T_4（甲状腺素），或吲哚洛尔，或钙离子通道阻滞剂，如维拉帕米、尼莫地平等。改换药物时应采用2～4周换药过渡期，如在过渡期获效，可保持当时并用的药物品种及剂量。

2．最好不同时启用两种或更多药物　如果要同时启用，应注意开始剂量酌情减量，并增加每日分次用药的次数。

3．MAOI　如吗氯贝胺，必须注意吗氯贝胺严禁与SSRI、米氮平、安非他酮等并用。MAOI使用以前，必须停用以前所用抗抑郁药，停药清洗期2周，如以前用氟西汀，停药清洗期必须5周，在停药清洗期可做ECT。

4．焦虑、兴奋者　必要时可并用BZ或丁螺环酮。

5．难治性心境障碍　可尽早用ECT，获效后用药量应调整为适合患者个人的最小治疗量。

6．病情稳定者　部分患者病情虽然不能达到临床痊愈水平，但病情稳定，不再进展。此时可以仿效上述维持治疗期的处理，进行综合治疗。具体注意事项如下：

（1）使病情稳定时的治疗量应继续维持 1～2 年。用药剂量调整到能保持最佳疗效和和可以耐受的副反应为原则。

（2）康复期：除继续药物治疗外，更应注意结合心理治疗和康复治疗。目的在于使患者更自觉地加强治疗依从性、摆脱依赖性，提高生活质量和重返社会。根据患者的恢复水平，考虑如何承担更多的家务劳动或回到工作岗位，通过综合治疗，帮助患者及家属应对社会或躯体应激，预防疾病恶化，尽量恢复社会功能。

（3）复发前驱期　部分患者病情恶化，但如果能及时发现恶化症状，在病情进一步恶化进入急性期以前，及早发现、及早处理，比急性期患者容易控制病情，获得较好疗效。因此一旦出现恶化的早期症状，应教会家属或社区相关人员及时发现、及时报告，以便给予及时诊治。

（八）CCMD－3 的难治性精神病性单相抑郁发作的药物治疗程序（2005）

第 1 步骤（PIO1）	（A）接（七）精神病性单相抑郁发作的药物治疗程序第 3 步骤		
	有效	不良反应影响治疗	无效
	（B）急性期 4～8 周	（C）减量或对症处理、换第 1～4 方案并用第 5～7 方案 2～4 周或 ECT	（D）增量、换第 1～4 方案并用第 5～7 方案 2～4 周或 ECT
第 2 步骤（PIO2）	有效	不良反应影响治疗	无效
	（B）巩固期 12～24 周	（E）返回（C）2～4 周或 ECT	（F）返回（D）2～4 周或 ECT
第 3 步骤（PIO3）	有效	不良反应影响治疗	无效
	（B）维持期 52～104 周	（G）返回（C）或（E）2～4 周	（H）返回（D）或（F）2～4 周或进（八）难治性抑郁

注：（八）CCMD－3 的难治性精神病性单相抑郁发作的药物治疗程序（2005）

第 1 步骤（PIO1）：

（A）急性期

1．用药　以安全和可耐受为前提，1～2 周内增量到最小治疗量，必要时有注射剂型的药物可肌注或静滴。改换药物时应采用 2～4 周换药过渡期，如在过渡期获效，可保持当时并用的药物品种及剂量，如在过渡期获效，可保持当时并用的药物品种及剂量。一般不主张一种以上的其他心境稳定剂并用，如果要同时启用，应注意开始剂量酌情减量，并增加每日分次用药的次数（表 12－16）。

第 1 方案：SSRI（表 12 – 18）。

第 2 方案：其他新型抗抑郁药（表 12 – 18）。APA 提倡首选第 1 方案或第 2 方案，我国可根据经验和患者的经济条件考虑第 1 方案，或第 2 方案，或第 3 方案。

第 3 方案：TCA 与四环类抗抑郁药，必要时可肌注或静滴（表 12 – 18）。

第 4 方案：MAOI 如吗氯贝胺，必须注意吗氯贝胺严禁与 SSRI、米氮平、安非他酮等并用。MAOI 使用以前，必须停用以前所用抗抑郁药，停药清洗期 2 周，如以前用氟西汀，停药清洗期必须 5 周，在停药清洗期可做 ECT。

第 5 方案：抗抑郁药增强剂如 T_3（三碘甲腺原氨酸）、T_4（甲状腺素），或吲哚洛尔，或钙离子通道阻滞剂，如维拉帕米、尼莫地平等。

第 6 方案：第一代抗精神病药（表 12 – 17）。

第 7 方案：第二代抗精神病药（表 12 – 17）。

2．抗抑郁药与抗精神病药并用　应严密监测不良反应。必要时有注射剂型的可肌注或静滴。

3．最好不同时启用两种或更多药物　如果要同时启用，应注意开始剂量酌情减量，并增加每日分次用药的次数。

4．焦虑、兴奋者　可并用 BZ。对 EPS 明显者可用抗胆碱能药如苯海索、氢溴酸东莨菪碱等。

5．心境障碍发作严重者　可尽早用 ECT，已经用锂盐治疗的患者，如果需要用 ECT 治疗，必须停用锂盐后，方可使用。获效后用药剂量应调整为适合患者个人的最小治疗量。

（B）急性期获效者　获效的治疗量应继续维持。

（C）不良反应影响治疗者

1．基本处理　可减量或对症处理，改换或并用结构、效价明显不同的抗抑郁药或抗精神病药（表 12 – 17，表 12 – 18，但一般不主张一种以上的抗抑郁药并用或一种以上的抗精神病药并用），并可并用第 5 方案：抗抑郁药增强剂如 T_3（三碘甲腺原氨酸）、T_4（甲状腺素），或吲哚洛尔，或钙离子通道阻滞剂，如维拉帕米、尼莫地平等。改换药物时应采用 2 ~ 4 周换药过渡期，如在过渡期获效，可保持当时并用的药物品种及剂量。

2．最好不同时启用两种或更多药物　如果要同时启用，应注意开始剂量酌情减量，并增加每日分次用药的次数。

3．MAOI　如吗氯贝胺，必须注意吗氯贝胺严禁与 SSRI、米氮平、安非他酮等并用。MAOI 使用以前，必须停用以前所用抗抑郁药，停药清洗期 2 周，如以前用氟西汀，停药清洗期必须 5 周，在停药清洗期可做 ECT。

4．焦虑、兴奋者　必要时可并用 BZ 或丁螺环酮。

5．难治性心境障碍　可尽早用 ECT，获效后用药量应调整为适合患者个人的最小治疗量。

（D）疗效不理想者

1．基本处理　可增量，或改换，或并用结构、效价明显不同的抗抑郁药或抗精神病药（表 12 – 17，表 12 – 18，但一般不主张一种以上的抗抑郁药并用或一种以上的抗精神病药并用），并可并用第 5 方案：抗抑郁药增强剂如 T_3（三碘甲腺原氨酸）、T_4（甲状腺素），或吲哚洛尔，或钙离子通道阻滞剂，如维拉帕米、尼莫地平等。改换药物时应采用 2 ~ 4 周换药过渡期，如在过渡期获效，可保持当时并用的药物品种及剂量。

2．最好不同时启用两种或更多药物　如果要同时启用，应注意开始剂量酌情减量，并增加每日分次用药的次数。

3．MAOI　如吗氯贝胺，必须注意吗氯贝胺严禁与SSRI、米氮平、安非他酮等并用。

MAOI使用以前，必须停用以前所用抗抑郁药，停药清洗期2周，如以前用氟西汀，停药清洗期必须5周，在停药清洗期可做ECT。

4．焦虑、兴奋者　必要时可并用BZ或丁螺环酮。

5．难治性心境障碍　可尽早用ECT，获效后用药量应调整为适合患者个人的最小治疗量。

第2步骤（PIO2）：

（B）获效者的巩固治疗期　获效的治疗量应至少维持3～6个月。随着病情好转，部分患者对药物的耐受性降低，此时减量的原则为只要患者能够耐受，应尽量接近原来获效的剂量。

（E）不良反应影响治疗者

1．返回（C）继续处理　可减量或对症处理，改换或并用结构、效价明显不同的抗抑郁药或抗精神病药（表12－17，表12－18，但一般不主张一种以上的抗抑郁药并用或一种以上的抗精神病药并用），并可并用第5方案：抗抑郁药增强剂如T_3（三碘甲腺原氨酸）、T_4（甲状腺素），或吲哚洛尔，或钙离子通道阻滞剂，如维拉帕米、尼莫地平等。改换药物时应采用2～4周换药过渡期，如在过渡期获效，可保持当时并用的药物品种及剂量。

2．最好不同时启用两种或更多药物　如果要同时启用，应注意开始剂量酌情减量，并增加每日分次用药的次数。

3．MAOI　如吗氯贝胺，必须注意吗氯贝胺严禁与SSRI、米氮平、安非他酮等并用。

MAOI使用以前，必须停用以前所用抗抑郁药，停药清洗期2周，如以前用氟西汀，停药清洗期必须5周，在停药清洗期可做ECT。

4．焦虑、兴奋者　必要时可并用BZ或丁螺环酮。

5．难治性心境障碍　可尽早用ECT，获效后用药量应调整为适合患者个人的最小治疗量。

（F）疗效不理想者

1．返回（D）继续处理　可增量，或改换，或并用结构、效价明显不同的抗抑郁药或抗精神病药（表12－17，表12－18，但一般不主张一种以上的抗抑郁药并用或一种以上的抗精神病药并用），并可并用第5方案：抗抑郁药增强剂如T_3（三碘甲腺原氨酸）、T_4（甲状腺素），或吲哚洛尔，或钙离子通道阻滞剂，如维拉帕米、尼莫地平等。改换药物时应采用2～4周换药过渡期，如在过渡期获效，可保持当时并用的药物品种及剂量。

2．最好不同时启用两种或更多药物　如果要同时启用，应注意开始剂量酌情减量，并增加每日分次用药的次数。

3．MAOI　如吗氯贝胺，必须注意吗氯贝胺严禁与SSRI、米氮平、安非他酮等并用。

MAOI使用以前，必须停用以前所用抗抑郁药，停药清洗期2周，如以前用氟西汀，停药清洗期必须5周，在停药清洗期可做ECT。

4．焦虑、兴奋者　必要时可并用BZ或丁螺环酮。

5．难治性心境障碍　可尽早用 ECT，获效后用药量应调整为适合患者个人的最小治疗量。

第 3 步骤（PIO3）：

（B）获效者的维持治疗期（包括康复期、间歇期、复发前驱期）　获效的治疗量应至少维持 1～2 年，然后只有达到临床痊愈者，才考虑减量，进入维持治疗期。用药剂量调整到能保持最佳疗效和最小副反应为原则。首次发作的维持治疗应持续 1～2 年，然后逐步停药。屡次发作者维持治疗时间应持续 5 年，甚至终生。

（1）康复期　在病情缓解后，除继续药物治疗外，更应注意结合心理治疗和康复治疗。目的在于使患者更自觉地加强治疗依从性、摆脱依赖性，提高生活质量和重返社会。

（2）间歇期　根据患者的恢复水平，考虑如何承担更多的家务劳动或回到工作岗位，通过综合治疗，帮助患者及家属应对社会或躯体应激，预防疾病复发，尽量恢复社会功能至最佳水平。

（3）复发前驱期　部分患者病情复发，但如果能及时发现复发症状，在病情进一步恶化进入急性期以前，及早发现、及早处理，比急性期患者容易控制病情，获得较好疗效。因此一旦出现复发的早期症状（每个患者的复发症状，常常与其首次发作的早期症状相似），应教会家属或社区相关人员及时发现、及时报告，以便给予及时诊治。

（G）不良反应影响治疗者

1．返回（C）或（E）继续处理　可减量或对症处理，改换或并用结构、效价明显不同的抗抑郁药或抗精神病药（表 12－17，表 12－18，但一般不主张一种以上的抗抑郁药并用或一种以上的抗精神病药并用），并可并用第 5 方案：抗抑郁药增强剂如 T_3（三碘甲腺原氨酸）、T_4（甲状腺素），或吲哚洛尔，或钙离子通道阻滞剂，如维拉帕米、尼莫地平等。改换药物时应采用 2～4 周换药过渡期，如在过渡期获效，可保持当时并用的药物品种及剂量。

2．最好不同时启用两种或更多药物　如果要同时启用，应注意开始剂量酌情减量，并增加每日分次用药的次数。

3．MAOI　如吗氯贝胺，必须注意吗氯贝胺严禁与 SSRI、米氮平、安非他酮等并用。MAOI 使用以前，必须停用以前所用抗抑郁药，停药清洗期 2 周，如以前用氟西汀，停药清洗期必须 5 周，在停药清洗期可做 ECT。

4．焦虑、兴奋者　必要时可并用 BZ 或丁螺环酮。

5．难治性心境障碍　可尽早用 ECT，获效后用药量应调整为适合患者个人的最小治疗量。

（H）疗效不理想者

1．返回（D）或（F）继续处理　可增量，或改换，或并用结构、效价明显不同的抗抑郁药或抗精神病药（表 12－17，表 12－18，但一般不主张一种以上的抗抑郁药并用或一种以上的抗精神病药并用），并可并用第 5 方案：抗抑郁药增强剂如 T_3（三碘甲腺原氨酸）、T_4（甲状腺素），或吲哚洛尔，或钙离子通道阻滞剂，如维拉帕米、尼莫地平等。改换药物时应采用 2～4 周换药过渡期，如在过渡期获效，可保持当时并用的药物品种及剂量。

2．最好不同时启用两种或更多药物　如果要同时启用，应注意开始剂量酌情减量，并增加每日分次用药的次数。

3．MAOI 如吗氯贝胺，必须注意吗氯贝胺严禁与SSRI、米氮平、安非他酮等并用。

MAOI使用以前，必须停用以前所用抗抑郁药，停药清洗期2周，如以前用氟西汀，停药清洗期必须5周，在停药清洗期可做ECT。

4．焦虑、兴奋者 必要时可并用BZ或丁螺环酮。

5．难治性心境障碍 可尽早用ECT，获效后用药量应调整为适合患者个人的最小治疗量。

6．病情稳定者 部分患者病情虽然不能达到临床痊愈水平，但病情稳定，不再进展。此时可以仿效上述维持治疗期的处理，进行综合治疗。具体注意事项如下：

（1）使病情稳定时的治疗量应继续维持1~2年。用药剂量调整到能保持最佳疗效和可以耐受的副反应为原则。

（2）康复期 除继续药物治疗外，更应注意结合心理治疗和康复治疗。目的在于使患者更自觉地加强治疗依从性、摆脱依赖性，提高生活质量和重返社会。根据患者的恢复水平，考虑如何承担更多的家务劳动或回到工作岗位，通过综合治疗，帮助患者及家属应对社会或躯体应激，预防疾病恶化，尽量恢复社会功能。

（3）复发前驱期 部分患者病情恶化，但如果能及时发现恶化症状，在病情进一步恶化进入急性期以前，及早发现、及早处理，比急性期患者容易控制病情，获得较好疗效。因此一旦出现恶化的早期症状，应教会家属或社区相关人员及时发现、及时报告，以便给予及时诊治。

（九）CCMD－3的非精神病性双相抑郁发作的药物治疗程序（2005）

第1步骤 （PIO1）	（A）首用第1或2方案心境稳定剂，可并用第3~5方案抗抑郁药		
	↓ 有效 ↓ （B）急性期 4~8周	↓ 不良反应影响治疗 ↓ （C）减量或对症处理，或返回（A）换或并用药2~4周，或ECT	↓ 无效 ↓ （D）增量或返回（A）换或并用药2~4周，或ECT
第2步骤	↓ 有效 ↓ （B）巩固期 12~24周	↓ 不良反应影响治疗 ↓ （E）减量或对症处理，或返回（C）换或并用药2~4周，或ECT	↓ 无效 ↓ （F）增量或返回（D）换或并用药2~4周，或ECT
第3步骤	↓ 有效 ↓ （B）维持期 52~104周	↓ 不良反应影响治疗 ↓ （G）返回（C）或（E）或并用药2~4周，或ECT	↓ 无效 ↓ （H）返回（D）或（F）换或并用药2~4周，或ECT 或进（十）难治性抑郁治疗

注：（九）CCMD－3的非精神病性双相抑郁发作的药物治疗程序（2005）

第1步骤（PIO1）：

（A）急性期

1．用药　以安全和可耐受为前提，1～2周内增量到最小治疗量，必要时有注射剂型的药物可肌注或静滴。改换药物时应采用2～4周换药过渡期，如在过渡期获效，可保持当时并用的药物品种及剂量，如在过渡期获效，可保持当时并用的药物品种及剂量。一般不主张一种以上的其他心境稳定剂并用，如果要同时启用，应注意开始剂量酌情减量，并增加每日分次用药的次数（表12－16）。

第1方案：锂盐，血锂浓度达到0.6～1.2mmol/L（或者剂量达1500mg/d或更高）。应严密监测不良反应。

第2方案：其他心境稳定剂（表12－16）。

第3方案：SSRI（表12－18）。

第4方案：其他新型抗抑郁药（表12－18）。

表12－18　常用抗抑郁药（精神科诊疗操作标准2005，有修改）

	剂量范围 mg/d
第3方案 SSRI	
氟西汀	20～60，早餐后顿服，或分2次服
帕罗西汀	20～60，同上
舍曲林	50～200，同上
氟伏沙明	50～400，晚顿服或午、晚分次服
西酞普兰	20～60，早餐后顿服，或分2次服
第4方案其他新型抗抑郁药	
文拉法辛	缓释剂75～400（每周加75mg），速释剂分2次服
米氮平	30～65，分1～2次服
安非他酮	150～650，缓加量，分次服
曲唑酮	50～400，分次服
奈法唑酮	300～500，分次服
噻萘普汀	25～47.5，分次服
第5方案 TCA或四环类抗抑郁药	
阿米替林	50～250，分次服
咪帕明	50～250，分次服
氯咪帕明	50～250，分次服
多塞平	50～250，分次服
马普替林	50～225，分次服
阿莫沙平	50～500，分次服
第6方案 MAOI	
吗氯贝胺	150～600，分次服

第5方案：TCA与四环类抗抑郁药，必要时可肌注或静滴（表12－18）。APA提倡首选

第1方案或第2方案，我国可根据临床经验和患者的经济条件考虑第1方案，或第2方案，或第3方案。

第6方案：MAOI如吗氯贝胺。

第7方案：抗抑郁药增强剂如T_3（三碘甲腺原氨酸）、T_4（甲状腺素），或吲哚洛尔，或钙离子通道阻滞剂，如维拉帕米、尼莫地平等。

2．焦虑、兴奋者　可并用BZ。对EPS明显者可用抗胆碱能药如苯海索、氢溴酸东莨菪碱等。

3．心境障碍发作严重者　可尽早用ECT，获效后用药量应调整为适合患者个人的最小治疗量。

（B）急性期获效者　获效的治疗量应继续维持。

（C）不良反应影响治疗者　可减量或对症处理，或改换，或并用结构、效价明显不同的心境稳定剂和抗抑郁药（表12－18，但一般不主张一种以上的第2方案其他心境稳定剂并用或一种以上的抗抑郁药并用），或者并用第7方案：抗抑郁药增强剂如T_3（三碘甲腺原氨酸）、T_4（甲状腺素），或吲哚洛尔，或钙离子通道阻滞剂，如维拉帕米、尼莫地平等。改换药物时应采用2～4周换药过渡期，如在过渡期获效，可保持当时并用的药物品种及剂量。

（D）疗效不理想者　可减量，或改换，或并用结构、效价明显不同的心境稳定剂和抗抑郁药（表12－18，但一般不主张一种以上的第2方案其他心境稳定剂并用或一种以上的抗抑郁药并用），或者并用第7方案：抗抑郁药增强剂如T_3（三碘甲腺原氨酸）、T_4（甲状腺素），或吲哚洛尔，或钙离子通道阻滞剂，如维拉帕米、尼莫地平等。改换药物时应采用2～4周换药过渡期，如在过渡期获效，可保持当时并用的药物品种及剂量。

第2步骤（PIO2）：

（B）获效者的巩固治疗期　获效的治疗量应至少维持3～6个月。随着病情好转，部分患者对药物的耐受性降低，此时减量的原则为只要患者能够耐受，应尽量接近原来获效的剂量。

（E）不良反应影响治疗者

1．返回（C）继续处理　可减量或对症处理，或改换，或并用结构、效价明显不同的心境稳定剂和抗抑郁药（表12－18，但一般不主张一种以上的第2方案其他心境稳定剂并用或一种以上的抗抑郁药并用），或者并用第7方案：抗抑郁药增强剂如T_3（三碘甲腺原氨酸）、T_4（甲状腺素），或吲哚洛尔，或钙离子通道阻滞剂，如维拉帕米、尼莫地平等。改换药物时应采用2～4周换药过渡期，如在过渡期获效，可保持当时并用的药物品种及剂量。

2．第6方案　MAOI如吗氯贝胺，必须注意吗氯贝胺严禁与SSRI、米氮平、安非他酮等并用。MAOI使用以前，必须停用以前所用抗抑郁药，停药清洗期2周，如以前用氟西汀，停药清洗期必须5周，在停药清洗期可做ECT。

3．最好不同时启用两种或更多药物　如果要同时启用，应注意开始剂量酌情减量，并增加每日分次用药的次数。

（F）疗效不理想者

1．返回（D）继续处理　可增量，或改换，或并用结构、效价明显不同的心境稳定剂和抗抑郁药（表12－18，但一般不主张一种以上的第2方案其他心境稳定剂并用或一种以上的抗抑郁药并用)，或者并用第7方案：抗抑郁药增强剂如T_3（三碘甲腺原氨酸)、T_4（甲状腺素)，或吲哚洛尔；或钙离子通道阻滞剂，如维拉帕米、尼莫地平等。改换药物时应采用2~4周换药过渡期，如在过渡期获效，可保持当时并用的药物品种及剂量。

2．MAOI 如吗氯贝胺，必须注意吗氯贝胺严禁与SSRI、米氮平、安非他酮等并用。

MAOI使用以前，必须停用以前所用抗抑郁药，停药清洗期2周，如以前用氟西汀，停药清洗期必须5周，在停药清洗期可做ECT。

3．最好不同时启用两种或更多药物 如果要同时启用，应注意开始剂量酌情减量，并增加每日分次用药的次数。

第3步骤（PIO3)：

（B）获效者的维持治疗期（包括康复期、间歇期、复发前驱期） 获效的治疗量应至少维持1~2年，然后只有达到临床痊愈者，才考虑减量，进入维持治疗期。用药剂量调整到能保持最佳疗效和最小副作用为原则。首次发作的维持治疗应持续1~2年，然后逐步停药。屡次发作者维持治疗时间应持续5年，甚至终生。

（1）康复期 在病情缓解后，除继续药物治疗外，更应注意结合心理治疗和康复治疗。目的在于使患者更自觉地加强治疗依从性、摆脱依赖性，提高生活质量和重返社会。

（2）间歇期 根据患者的恢复水平，考虑如何承担更多的家务劳动或回到工作岗位，通过综合治疗，帮助患者及家属应对社会或躯体应激，预防疾病复发，尽量恢复社会功能至最佳水平。

（3）复发前驱期 部分患者病情复发，但如果能及时发现复发症状，在病情进一步恶化进入急性期以前，及早发现、及早处理，比急性期患者容易控制病情，获得较好疗效。因此，一旦出现复发的早期症状（每个患者的复发症状，常常与其首次发作的早期症状相似)，应教会家属或社区相关人员及时发现、及时报告，以便给予及时诊治。

（G）不良反应影响治疗者

1．返回（C）或（E）继续处理 可减量或对症处理，或改换，或并用结构、效价明显不同的心境稳定剂和抗抑郁药（表12－18，但一般不主张一种以上的第2方案其他心境稳定剂并用或一种以上的抗抑郁药并用)，或者并用第7方案：抗抑郁药增强剂如T_3（三碘甲腺原氨酸)、T_4（甲状腺素)，或吲哚洛尔，或钙离子通道阻滞剂，如维拉帕米、尼莫地平等。改换药物时应采用2~4周换药过渡期，如在过渡期获效，可保持当时并用的药物品种及剂量。

2．第6方案 MAOI如吗氯贝胺，必须注意吗氯贝胺严禁与SSRI、米氮平、安非他酮等并用。MAOI使用以前，必须停用以前所用抗抑郁药，停药清洗期2周，如以前用氟西汀，停药清洗期必须5周，在停药清洗期可做ECT。

3．最好不同时启用两种或更多药物 如果要同时启用，应注意开始剂量酌情减量，并增加每日分次用药的次数。

（H）疗效不理想者

1．返回（D）或（H）继续处理 可增量，或改换，或并用结构、效价明显不同的心境稳定剂和抗抑郁药（表12－18，但一般不主张一种以上的第2方案其他心境稳定剂并用或一种以上的抗抑郁药并用)，或者并用第7方案：抗抑郁药增强剂如T_3（三碘甲腺原氨酸)、T_4（甲状腺素)，或吲哚洛尔，或钙离子通道阻滞剂，如维拉帕米、尼莫地平等。改换药物时应采用2～4周换药过渡期，如在过渡期获效，可保持当时并用的药物品种及剂量。

2．第6方案　MAOI如吗氯贝胺，必须注意吗氯贝胺严禁与SSRI、米氮平、安非他酮等并用。

MAOI使用以前，必须停用以前所用抗抑郁药，停药清洗期2周，如以前用氟西汀，停药清洗期必须5周，在停药清洗期可做ECT。

3．最好不同时启用两种或更多药物　如果要同时启用，应注意开始剂量酌情减量，并增加每日分次用药的次数。

4．病情稳定者　部分患者病情虽然不能达到临床痊愈水平，但病情稳定，不再进展。此时可以仿效上述维持治疗期的处理，进行综合治疗。具体注意事项如下：

(1) 使病情稳定时的治疗量应继续维持1～2年。用药剂量调整到能保持最佳疗效和可以耐受的副反应为原则。

(2) 康复期　除继续药物治疗外，更应注意结合心理治疗和康复治疗。目的在于使患者更自觉地加强治疗依从性、摆脱依赖性，提高生活质量和重返社会。根据患者的恢复水平，考虑如何承担更多的家务劳动或回到工作岗位，通过综合治疗，帮助患者及家属应对社会或躯体应激，预防疾病恶化，尽量恢复社会功能。

(3) 恶化前驱期　部分患者病情恶化，但如果能及时发现恶化症状，在病情进一步恶化进入急性期以前，及早发现、及早处理，比急性期患者容易控制病情，获得较好疗效。因此，一旦出现恶化的早期症状，应教会家属或社区相关人员及时发现、及时报告，以便给予及时诊治。

（十）CCMD－3的难治性非精神病性双相抑郁发作的药物治疗程序（2005）

第1步骤 (PIO1)	(A) 接（九）CCMD－3的非精神病性双相抑郁发作的药物治疗程序的第3步骤		
	↓ 有效 ↓	↓ 不良反应影响治疗 ↓	↓ 无效 ↓
	(B) 急性期 4～8周	(C) 减量或对症处理，或返回（A）换或并用药或并用第6方案药2～4周，或ECT	(D) 增量或返回（A）换或并用药或并用第6方案药2～4周，或ECT
第2步骤	↓ 有效 ↓	↓ 不良反应影响治疗 ↓	↓ 无效 ↓
	(B) 巩固期 12～24周	(E) 减量或对症处理，或返回（C）换或并用药2～4周，或ECT	(F) 增量或返回（D）换或并用药2～4周，或ECT
第3步骤	↓ 有效 ↓	↓ 不良反应影响治疗 ↓	↓ 无效 ↓
	(B) 维持期 52～104周	(G) 返回（C）或（E）换或并用药，2～4周，或ECT	(H) 返回（D）或（F），换或并用药，2～4周或ECT

注：（十）CCMD－3 的难治性非精神病性双相抑郁发作的药物治疗程序（2005）

第 1 步骤（PIO1）：

（A）急性期

1．用药　以安全和可耐受为前提，1～2 周内增量到最小治疗量，必要时有注射剂型的药物可肌注或静滴。改换药物时应采用 2～4 周换药过渡期，如在过渡期获效，可保持当时并用的药物品种及剂量，如在过渡期获效，可保持当时并用的药物品种及剂量。一般不主张一种以上的其他心境稳定剂并用，如果要同时启用，应注意开始剂量酌情减量，并增加每日分次用药的次数（表 12－16）。

（B）急性期获效者　获效的治疗量应继续维持。

（C）不良反应影响治疗者

1．基本处理　可减量或对症处理，改换或并用结构、效价明显不同的抗抑郁药（表 12－18，但一般不主张一种以上的抗抑郁药并用），或者并用第 7 方案：抗抑郁药增强剂如 T_3（三碘甲腺原氨酸）、T_4（甲状腺素），或吲哚洛尔，或钙离子通道阻滞剂，如维拉帕米、尼莫地平等。改换药物时应采用 2～4 周换药过渡期，如在过渡期获效，可保持当时并用的药物品种及剂量。一般不主张一种以上的抗抑郁药。改换药物时应采用 2～4 周换药过渡期，如在过渡期获效，可保持当时并用的药物品种及剂量。

2．最好不同时启用两种或更多药物　如果要同时启用，应注意开始剂量酌情减量，并增加每日分次用药的次数。

3．第 6 方案　MAOI 如吗氯贝胺，必须注意吗氯贝胺严禁与 SSRI、米氮平、安非他酮等并用。MAOI 使用以前，必须停用以前所用抗抑郁药，停药清洗期 2 周，如以前用氟西汀，停药清洗期必须 5 周，在停药清洗期可做 ECT。

4．焦虑、兴奋者　必要时可并用 BZ 药或丁螺环酮。

（D）疗效不理想者

1．基本处理　可增量或对症处理，改换或并用结构、效价明显不同的抗抑郁药（表 12－18，但一般不主张一种以上的抗抑郁药并用），或者并用第 7 方案：抗抑郁药增强剂如 T_3（三碘甲腺原氨酸）、T_4（甲状腺素），或吲哚洛尔，或钙离子通道阻滞剂，如维拉帕米、尼莫地平等。改换药物时应采用 2～4 周换药过渡期，如在过渡期获效，可保持当时并用的药物品种及剂量。一般不主张一种以上的抗抑郁药。改换药物时应采用 2～4 周换药过渡期，如在过渡期获效，可保持当时并用的药物品种及剂量。

2．最好不同时启用两种或更多药物　如果要同时启用，应注意开始剂量酌情减量，并增加每日分次用药的次数。

3．第 6 方案　MAOI 如吗氯贝胺，必须注意吗氯贝胺严禁与 SSRI、米氮平、安非他酮等并用。MAOI 使用以前，必须停用以前所用抗抑郁药，停药清洗期 2 周，如以前用氟西汀，停药清洗期必须 5 周，在停药清洗期可做 ECT。

4．焦虑、兴奋者　必要时可并用 BZ 药或丁螺环酮。

第 2 步骤（PIO2）：

（B）获效者的巩固治疗期　获效的治疗量应至少维持 3～6 个月。随着病情好转，部分患者对药物的耐受性降低，此时减量的原则为只要患者能够耐受，应尽量接近原来获效的剂量。

(E) 不良反应影响治疗者

1．返回 (C) 继续处理　可减量或对症处理，或改换，或并用结构、效价明显不同的心境稳定剂和抗抑郁药（表 12－18，但一般不主张一种以上的第 2 方案其他心境稳定剂并用或一种以上的抗抑郁药并用），或者并用第 7 方案：抗抑郁药增强剂如 T_3（三碘甲腺原氨酸）、T_4（甲状腺素），或吲哚洛尔，或钙离子通道阻滞剂，如维拉帕米、尼莫地平等。改换药物时应采用 2～4 周换药过渡期，如在过渡期获效，可保持当时并用的药物品种及剂量。

2．第 6 方案　MAOI 如吗氯贝胺，必须注意吗氯贝胺严禁与 SSRI、米氮平、安非他酮等并用。MAOI 使用以前，必须停用以前所用抗抑郁药，停药清洗期 2 周，如以前用氟西汀，停药清洗期必须 5 周，在停药清洗期可做 ECT。

3．最好不同时启用两种或更多药物　如果要同时启用，应注意开始剂量酌情减量，并增加每日分次用药的次数。

(F) 疗效不理想者

1．返回 (D) 继续处理　可增量，或改换，或并用结构、效价明显不同的心境稳定剂和抗抑郁药（表 12－18，但一般不主张一种以上的第 2 方案其他心境稳定剂并用或一种以上的抗抑郁药并用），或者并用第 7 方案：抗抑郁药增强剂如 T_3（三碘甲腺原氨酸）、T_4（甲状腺素），或吲哚洛尔，或钙离子通道阻滞剂，如维拉帕米、尼莫地平等。改换药物时应采用 2～4 周换药过渡期，如在过渡期获效，可保持当时并用的药物品种及剂量。

2．第 6 方案　MAOI 如吗氯贝胺，必须注意吗氯贝胺严禁与 SSRI、米氮平、安非他酮等并用。MAOI 使用以前，必须停用以前所用抗抑郁药，停药清洗期 2 周，如以前用氟西汀，停药清洗期必须 5 周，在停药清洗期可做 ECT。

3．最好不同时启用两种或更多药物　如果要同时启用，应注意开始剂量酌情减量，并增加每日分次用药的次数。

第 3 步骤（PIO3）：

(B) 获效者的维持治疗期（包括康复期、间歇期、复发前驱期）　获效的治疗量应至少维持 1～2 年，然后只有达到临床痊愈者，才考虑减量，进入维持治疗期。用药剂量调整到能保持最佳疗效和最小副反应为原则。首次发作的维持治疗应持续 1～2 年，然后逐步停药。屡次发作者维持治疗时间应持续 5 年，甚至终生。

(1) 康复期　在病情缓解后，除继续药物治疗外，更应注意结合心理治疗和康复治疗。目的在于使患者更自觉地加强治疗依从性、摆脱依赖性，提高生活质量和重返社会。

(2) 间歇期　根据患者的恢复水平，考虑如何承担更多的家务劳动或回到工作岗位，通过综合治疗，帮助患者及家属应对社会或躯体应激，预防疾病复发，尽量恢复社会功能至最佳水平。

(3) 复发前驱期　部分患者病情复发，但如果能及时发现复发症状，在病情进一步恶化进入急性期以前，及早发现、及早处理，比急性期患者容易控制病情，获得较好疗效。因此，一旦出现复发的早期症状（每个患者的复发症状，常常与其首次发作的早期症状相似），应教会家属或社区相关人员及时发现、及时报告，以便给予及时诊治。

(G) 不良反应影响治疗者

注：（十）CCMD－3 的难治性非精神病性双相抑郁发作的药物治疗程序（2005）

第 1 步骤（PIO1）：

（A）急性期

1．用药 以安全和可耐受为前提，1～2 周内增量到最小治疗量，必要时有注射剂型的药物可肌注或静滴。改换药物时应采用 2～4 周换药过渡期，如在过渡期获效，可保持当时并用的药物品种及剂量，如在过渡期获效，可保持当时并用的药物品种及剂量。一般不主张一种以上的其他心境稳定剂并用，如果要同时启用，应注意开始剂量酌情减量，并增加每日分次用药的次数（表 12－16）。

（B）急性期获效者 获效的治疗量应继续维持。

（C）不良反应影响治疗者

1．基本处理 可减量或对症处理，改换或并用结构、效价明显不同的抗抑郁药（表 12－18，但一般不主张一种以上的抗抑郁药并用），或者并用第 7 方案：抗抑郁药增强剂如 T_3（三碘甲腺原氨酸）、T_4（甲状腺素），或吲哚洛尔，或钙离子通道阻滞剂，如维拉帕米、尼莫地平等。改换药物时应采用 2～4 周换药过渡期，如在过渡期获效，可保持当时并用的药物品种及剂量。一般不主张一种以上的抗抑郁药。改换药物时应采用 2～4 周换药过渡期，如在过渡期获效，可保持当时并用的药物品种及剂量。

2．最好不同时启用两种或更多药物 如果要同时启用，应注意开始剂量酌情减量，并增加每日分次用药的次数。

3．第 6 方案 MAOI 如吗氯贝胺，必须注意吗氯贝胺严禁与 SSRI、米氮平、安非他酮等并用。MAOI 使用以前，必须停用以前所用抗抑郁药，停药清洗期 2 周，如以前用氟西汀，停药清洗期必须 5 周，在停药清洗期可做 ECT。

4．焦虑、兴奋者 必要时可并用 BZ 药或丁螺环酮。

（D）疗效不理想者

1．基本处理 可增量或对症处理，改换或并用结构、效价明显不同的抗抑郁药（表 12－18，但一般不主张一种以上的抗抑郁药并用），或者并用第 7 方案：抗抑郁药增强剂如 T_3（三碘甲腺原氨酸）、T_4（甲状腺素），或吲哚洛尔，或钙离子通道阻滞剂，如维拉帕米、尼莫地平等。改换药物时应采用 2～4 周换药过渡期，如在过渡期获效，可保持当时并用的药物品种及剂量。一般不主张一种以上的抗抑郁药。改换药物时应采用 2～4 周换药过渡期，如在过渡期获效，可保持当时并用的药物品种及剂量。

2．最好不同时启用两种或更多药物 如果要同时启用，应注意开始剂量酌情减量，并增加每日分次用药的次数。

3．第 6 方案 MAOI 如吗氯贝胺，必须注意吗氯贝胺严禁与 SSRI、米氮平、安非他酮等并用。MAOI 使用以前，必须停用以前所用抗抑郁药，停药清洗期 2 周，如以前用氟西汀，停药清洗期必须 5 周，在停药清洗期可做 ECT。

4．焦虑、兴奋者 必要时可并用 BZ 药或丁螺环酮。

第 2 步骤（PIO2）：

（B）获效者的巩固治疗期 获效的治疗量应至少维持 3～6 个月。随着病情好转，部分患者对药物的耐受性降低，此时减量的原则为只要患者能够耐受，应尽量接近原来获效的剂量。

(E) 不良反应影响治疗者

1. 返回 (C) 继续处理　可减量或对症处理，或改换，或并用结构、效价明显不同的心境稳定剂和抗抑郁药（表 12 - 18，但一般不主张一种以上的第 2 方案其他心境稳定剂并用或一种以上的抗抑郁药并用)，或者并用第 7 方案：抗抑郁药增强剂如 T_3（三碘甲腺原氨酸)、T_4（甲状腺素)，或吲哚洛尔，或钙离子通道阻滞剂，如维拉帕米、尼莫地平等。改换药物时应采用 2 ~ 4 周换药过渡期，如在过渡期获效，可保持当时并用的药物品种及剂量。

2. 第 6 方案　MAOI 如吗氯贝胺，必须注意吗氯贝胺严禁与 SSRI、米氮平、安非他酮等并用。MAOI 使用以前，必须停用以前所用抗抑郁药，停药清洗期 2 周，如以前用氟西汀，停药清洗期必须 5 周，在停药清洗期可做 ECT。

3. 最好不同时启用两种或更多药物　如果要同时启用，应注意开始剂量酌情减量，并增加每日分次用药的次数。

(F) 疗效不理想者

1. 返回 (D) 继续处理　可增量，或改换，或并用结构、效价明显不同的心境稳定剂和抗抑郁药（表 12 - 18，但一般不主张一种以上的第 2 方案其他心境稳定剂并用或一种以上的抗抑郁药并用)，或者并用第 7 方案：抗抑郁药增强剂如 T_3（三碘甲腺原氨酸)、T_4（甲状腺素)，或吲哚洛尔，或钙离子通道阻滞剂，如维拉帕米、尼莫地平等。改换药物时应采用 2 ~ 4 周换药过渡期，如在过渡期获效，可保持当时并用的药物品种及剂量。

2. 第 6 方案　MAOI 如吗氯贝胺，必须注意吗氯贝胺严禁与 SSRI、米氮平、安非他酮等并用。MAOI 使用以前，必须停用以前所用抗抑郁药，停药清洗期 2 周，如以前用氟西汀，停药清洗期必须 5 周，在停药清洗期可做 ECT。

3. 最好不同时启用两种或更多药物　如果要同时启用，应注意开始剂量酌情减量，并增加每日分次用药的次数。

第 3 步骤 (PIO3)：

(B) 获效者的维持治疗期（包括康复期、间歇期、复发前驱期）　获效的治疗量应至少维持 1 ~ 2 年，然后只有达到临床痊愈者，才考虑减量，进入维持治疗期。用药剂量调整到能保持最佳疗效和最小副反应为原则。首次发作的维持治疗应持续 1 ~ 2 年，然后逐步停药。屡次发作者维持治疗时间应持续 5 年，甚至终生。

(1) 康复期　在病情缓解后，除继续药物治疗外，更应注意结合心理治疗和康复治疗。目的在于使患者更自觉地加强治疗依从性、摆脱依赖性，提高生活质量和重返社会。

(2) 间歇期　根据患者的恢复水平，考虑如何承担更多的家务劳动或回到工作岗位，通过综合治疗，帮助患者及家属应对社会或躯体应激，预防疾病复发，尽量恢复社会功能至最佳水平。

(3) 复发前驱期　部分患者病情复发，但如果能及时发现复发症状，在病情进一步恶化进入急性期以前，及早发现、及早处理，比急性期患者容易控制病情，获得较好疗效。因此，一旦出现复发的早期症状（每个患者的复发症状，常常与其首次发作的早期症状相似)，应教会家属或社区相关人员及时发现、及时报告，以便给予及时诊治。

(G) 不良反应影响治疗者

1．返回（C）或（E）继续处理　可减量或对症处理，改换或并用结构、效价明显不同的心境稳定剂和抗抑郁药（表12－18，但一般不主张一种以上的第2方案其他心境稳定剂并用或一种以上的抗抑郁药并用），或者并用第7方案：抗抑郁药增强剂如T_3（三碘甲腺原氨酸）、T_4（甲状腺素），或吲哚洛尔，或钙离子通道阻滞剂，如维拉帕米、尼莫地平等。改换药物时应采用2～4周换药过渡期，如在过渡期获效，可保持当时并用的药物品种及剂量。

2．第6方案　MAOI如吗氯贝胺，必须注意吗氯贝胺严禁与SSRI、米氮平、安非他酮等并用。MAOI使用以前，必须停用以前所用抗抑郁药，停药清洗期2周，如以前用氟西汀，停药清洗期必须5周，在停药清洗期可做ECT。

3．最好不同时启用两种或更多药物　如果要同时启用，应注意开始剂量酌情减量，并增加每日分次用药的次数。

（H）疗效不理想者

1．返回（D）或（H）继续处理　可增量可减量或对症处理，改换或并用结构、效价明显不同的心境稳定剂和抗抑郁药（表12－18，但一般不主张一种以上的第2方案其他心境稳定剂并用或一种以上的抗抑郁药并用），或者并用第7方案：抗抑郁药增强剂如T_3（三碘甲腺原氨酸）、T_4（甲状腺素），或吲哚洛尔，或钙离子通道阻滞剂，如维拉帕米、尼莫地平等。改换药物时应采用2～4周换药过渡期，如在过渡期获效，可保持当时并用的药物品种及剂量。

2．第6方案　MAOI如吗氯贝胺，必须注意吗氯贝胺严禁与SSRI、米氮平、安非他酮等并用。MAOI使用以前，必须停用以前所用抗抑郁药，停药清洗期2周，如以前用氟西汀，停药清洗期必须5周，在停药清洗期可做ECT。

3．最好不同时启用两种或更多药物　如果要同时启用，应注意开始剂量酌情减量，并增加每日分次用药的次数。

4．病情稳定者　部分患者病情虽然不能达到临床痊愈水平，但病情稳定，不再进展。此时可以仿效上述维持治疗期的处理，进行综合治疗。具体注意事项如下：

（1）使病情稳定时的治疗量应继续维持1～2年。用药剂量调整到能保持最佳疗效和可以耐受的副反应为原则。

（2）康复期　除继续药物治疗外，更应注意结合心理治疗和康复治疗。目的在于使患者更自觉地加强治疗依从性、摆脱依赖性，提高生活质量和重返社会。根据患者的恢复水平，考虑如何承担更多的家务劳动或回到工作岗位，通过综合治疗，帮助患者及家属应对社会或躯体应激，预防疾病恶化，尽量恢复社会功能。

（3）恶化前驱期　部分患者病情恶化，但如果能及时发现恶化症状，在病情进一步恶化进入急性期以前，及早发现、及早处理，比急性期患者容易控制病情，获得较好疗效。因此，一旦出现恶化的早期症状，应教会家属或社区相关人员及时发现、及时报告，以便给予及时诊治。

（十一）CCMD－3的精神病性双相抑郁发作的药物治疗程序（2005）

第1步骤(PIO1)	(A)首用第1~2方案并第3~5方案并第8~9方案		
	↓ 有效 ↓ (B)急性期 4~8周	↓ 不良反应影响治疗 ↓ (C)减量或对症处理、换第1~4方案并用第5~7方案2~4周,或ECT	↓ 无效 ↓ (D)增量、换第1~4方案并用第5~7方案2~4周或ECT
第2步骤(PIO2)	↓ 有效 ↓ (B)巩固期 12~24周	↓ 不良反应影响治疗 ↓ (E)返回(C)2~4周或ECT	↓ 无效 ↓ (F)返回(D)2~4周或ECT
第3步骤(PIO3)	↓ 有效 ↓ (B)维持期 52~104周	↓ 不良反应影响治疗 ↓ (G)返回(C)或(E)2~4周	↓ 无效 ↓ (H)返回(D)或(F)2~4周或进(八)难治性抑郁

注：（十一）CCMD-3的精神病性双相抑郁发作的药物治疗程序（2005）

第1步骤（PIO1）：

（A）急性期

1．用药 以安全和可耐受为前提，1~2周内增量到最小治疗量，必要时有注射剂型的药物可肌注或静滴。改换药物时应采用2~4周换药过渡期，如在过渡期获效，可保持当时并用的药物品种及剂量，如在过渡期获效，可保持当时并用的药物品种及剂量。一般不主张一种以上的其他心境稳定剂并用，如果要同时启用，应注意开始剂量酌情减量，并增加每日分次用药的次数（表12-16）。

第1方案：锂盐，血锂浓度达到0.6~1.2mmol/L（或者剂量达1500mg/d或更高）。应严密监测不良反应。

第2方案：其他心境稳定剂（表12-16）。

第3方案：SSRI（表12-18）。

第4方案：其他新型抗抑郁药（表12-18）。APA提倡首选第1方案或第2方案，我国可根据经验和患者的经济条件考虑第1方案，或第2方案，或第3方案。

第5方案：TCA与四环类抗抑郁药，必要时可肌注或静滴（表12-18）。

第6方案：MAOI如吗氯贝胺，必须注意吗氯贝胺严禁与SSRI、米氮平、安非他酮等并用。MAOI使用以前，必须停用以前所用抗抑郁药，停药清洗期2周，如以前用氟西汀，停药清洗期必须5周，在停药清洗期可做ECT。

第7方案：抗抑郁药增强剂如T_3（三碘甲腺原氨酸）、T_4（甲状腺素），或吲哚洛尔，或钙离子通道阻滞剂，如维拉帕米、尼莫地平等。

第8方案：第一代抗精神病药（表12-17）。

第9方案：第二代抗精神病药（表12-17）。

2．抗抑郁药与抗精神病药并用　应严密监测不良反应。必要时有注射剂型的可肌注或静滴。

3．最好不同时启用两种或更多药物　如果要同时启用，应注意开始剂量酌情减量，并增加每日分次用药的次数。

4．焦虑、兴奋者　可并用BZ。对EPS明显者可用抗胆碱能药如苯海索、氢溴酸东莨菪碱等。

5．心境障碍发作严重者　可尽早用ECT，已经用锂盐治疗的患者，如果需要用ECT治疗，必须停用锂盐后，方可用ECT治疗。获效后用药剂量应调整为适合患者个人的最小治疗量。

(B)急性期获效者　获效的治疗量应继续维持。

(C)不良反应影响治疗者

1．基本处理　可减量或对症处理，改换或并用结构、效价明显不同的抗抑郁药或抗精神病药（表12-17，表12-18，但一般不主张一种以上的抗抑郁药并用或一种以上的抗精神病药并用），并可并用第7方案：抗抑郁药增强剂如T_3（三碘甲腺原氨酸）、T_4（甲状腺素），或吲哚洛尔，或钙离子通道阻滞剂，如维拉帕米、尼莫地平等。改换药物时应采用2~4周换药过渡期，如在过渡期获效，可保持当时并用的药物品种及剂量。

2．最好不同时启用两种或更多药物　如果要同时启用，应注意开始剂量酌情减量，并增加每日分次用药的次数。

3．第6方案　MAOI如吗氯贝胺，必须注意吗氯贝胺严禁与SSRI、米氮平、安非他酮等并用。MAOI使用以前，必须停用以前所用抗抑郁药，停药清洗期2周，如以前用氟西汀，停药清洗期必须5周，在停药清洗期可做ECT。

4．焦虑、兴奋者　必要时可并用BZ药或丁螺环酮。

(D)疗效不理想者

1．基本处理　可增量，或改换，或并用结构、效价明显不同的抗抑郁药或抗精神病药（表12-17，表12-18，但一般不主张一种以上的抗抑郁药并用或一种以上的抗精神病药并用），并可并用第7方案：抗抑郁药增强剂如T_3（三碘甲腺原氨酸）、T_4（甲状腺素），或吲哚洛尔，或钙离子通道阻滞剂，如维拉帕米、尼莫地平等。改换药物时应采用2~4周换药过渡期，如在过渡期获效，可保持当时并用的药物品种及剂量。

2．最好不同时启用两种或更多药物　如果要同时启用，应注意开始剂量酌情减量，并增加每日分次用药的次数。

3．第6方案　MAOI如吗氯贝胺，必须注意吗氯贝胺严禁与SSRI、米氮平、安非他酮等并用。

MAOI使用以前，必须停用以前所用抗抑郁药，停药清洗期2周，如以前用氟西汀，停药清洗期必须5周，在停药清洗期可做ECT。

4．焦虑、兴奋者　必要时可并用BZ药或丁螺环酮。

第2步骤（PIO2）：

(B)获效者的巩固治疗期　获效的治疗量应至少维持3~6个月。随着病情好转，部分患者对药物的耐受性降低，此时减量的原则为只要患者能够耐受，应尽量接近原来获效的剂量。

(E) 不良反应影响治疗者

1．返回 (C) 继续处理　可减量或对症处理，或改换，或并用结构、效价明显不同的抗抑郁药或抗精神病药（表 12－17，表 12－18，但一般不主张一种以上的抗抑郁药并用或一种以上的抗精神病药并用），并可并用第 7 方案：抗抑郁药增强剂如 T_3（三碘甲腺原氨酸）、T_4（甲状腺素），或吲哚洛尔，或钙离子通道阻滞剂，如维拉帕米、尼莫地平等。改换药物时应采用 2～4 周换药过渡期，如在过渡期获效，可保持当时并用的药物品种及剂量。

2．最好不同时启用两种或更多药物　如果要同时启用，应注意开始剂量酌情减量，并增加每日分次用药的次数。

3．MAOI　如吗氯贝胺，必须注意吗氯贝胺严禁与 SSRI、米氮平、安非他酮等并用。MAOI 使用以前，必须停用以前所用抗抑郁药，停药清洗期 2 周，如以前用氟西汀，停药清洗期必须 5 周，在停药清洗期可做 ECT。

4．焦虑、兴奋者　必要时可并用 BZ 药或丁螺环酮。

(F) 疗效不理想者

1．返回 (D) 继续处理　可增量，或改换，或并用结构、效价明显不同的抗抑郁药或抗精神病药（表 12－17，表 12－18，但一般不主张一种以上的抗抑郁药并用或一种以上的抗精神病药并用），并可并用第 7 方案：抗抑郁药增强剂如 T_3（三碘甲腺原氨酸）、T_4（甲状腺素），或吲哚洛尔，或钙离子通道阻滞剂，如维拉帕米、尼莫地平等。改换药物时应采用 2～4 周换药过渡期，如在过渡期获效，可保持当时并用的药物品种及剂量。

2．最好不同时启用两种或更多药物　如果要同时启用，应注意开始剂量酌情减量，并增加每日分次用药的次数。

3．MAOI　如吗氯贝胺，必须注意吗氯贝胺严禁与 SSRI、米氮平、安非他酮等并用。

MAOI 使用以前，必须停用以前所用抗抑郁药，停药清洗期 2 周，如以前用氟西汀，停药清洗期必须 5 周，在停药清洗期可做 ECT。

4．焦虑、兴奋者　必要时可并用 BZ 药或丁螺环酮。

第 3 步骤 (PIO3)：

(B) 获效者的维持治疗期（包括康复期、间歇期、复发前驱期）　获效的治疗量应至少维持 1～2 年，然后只有达到临床痊愈者，才考虑减量，进入维持治疗期。用药剂量调整到能保持最佳疗效和最小副作用为原则。首次发作的维持治疗应持续 1～2 年，然后逐步停药。屡次发作者维持治疗时间应持续 5 年，甚至终生。

(1) 康复期　在病情缓解后，除继续药物治疗外，更应注意结合心理治疗和康复治疗。目的在于使患者更自觉地加强治疗依从性、摆脱依赖性，提高生活质量和重返社会。

(2) 间歇期　根据患者的恢复水平，考虑如何承担更多的家务劳动或回到工作岗位，通过综合治疗，帮助患者及家属应对社会或躯体应激，预防疾病复发，尽量恢复社会功能至最佳水平。

(3) 复发前驱期　部分患者病情复发，但如果能及时发现复发症状，在病情进一步恶化进入急性期以前，及早发现、及早处理，比急性期患者容易控制病情，获得较好疗效。因此，一旦出现复发的早期症状（每个患者的复发症状，常常与其首次发作的早期症状相似），应教会家属或社区相关人员及时发现、及时报告，以便给予及时诊治。

（G）不良反应影响治疗者

1．返回（C）或（E）继续处理　可减量或对症处理，改换或并用结构、效价明显不同的抗抑郁药或抗精神病药（表 12－17，表 12－18，但一般不主张一种以上的抗抑郁药并用或一种以上的抗精神病药并用），并可并用第 7 方案：抗抑郁药增强剂如 T_3（三碘甲腺原氨酸）、T_4（甲状腺素），或吲哚洛尔，或钙离子通道阻滞剂，如维拉帕米、尼莫地平等。改换药物时应采用 2～4 周换药过渡期，如在过渡期获效，可保持当时并用的药物品种及剂量。

2．最好不同时启用两种或更多药物　如果要同时启用，应注意开始剂量酌情减量，并增加每日分次用药的次数。

3．第 6 方案　MAOI 如吗氯贝胺，必须注意吗氯贝胺严禁与 SSRI、米氮平、安非他酮等并用。MAOI 使用以前，必须停用以前所用抗抑郁药，停药清洗期 2 周，如以前用氟西汀，停药清洗期必须 5 周，在停药清洗期可做 ECT。

4．焦虑、兴奋者　必要时可并用 BZ 药或丁螺环酮。

（H）疗效不理想者

1．返回（D）或（F）继续处理　可增量或改换或并用结构、效价明显不同的抗抑郁药或抗精神病药（表 12－17，表 12－18，但一般不主张一种以上的抗抑郁药并用或一种以上的抗精神病药并用），并可并用第 7 方案：抗抑郁药增强剂如 T_3（三碘甲腺原氨酸）、T_4（甲状腺素），或吲哚洛尔，或钙离子通道阻滞剂，如维拉帕米、尼莫地平等。改换药物时应采用 2～4 周换药过渡期，如在过渡期获效，可保持当时并用的药物品种及剂量。

2．最好不同时启用两种或更多药物　如果要同时启用，应注意开始剂量酌情减量，并增加每日分次用药的次数。

3．第 6 方案　MAOI 如吗氯贝胺，必须注意吗氯贝胺严禁与 SSRI、米氮平、安非他酮等并用。MAOI 使用以前，必须停用以前所用抗抑郁药，停药清洗期 2 周，如以前用氟西汀，停药清洗期必须 5 周，在停药清洗期可做 ECT。

4．焦虑、兴奋者　必要时可并用 BZ 药或丁螺环酮。

5．病情稳定者　部分患者病情虽然不能达到临床痊愈水平，但病情稳定，不再进展。此时可以仿效上述维持治疗期的处理，进行综合治疗。具体注意事项如下：

（1）使病情稳定时的治疗量应继续维持 1～2 年。用药剂量调整到能保持最佳疗效和可以耐受的副反应为原则。

（2）康复期　除继续药物治疗外，更应注意结合心理治疗和康复治疗。目的在于使患者更自觉地加强治疗依从性、摆脱依赖性，提高生活质量和重返社会。根据患者的恢复水平，考虑如何承担更多的家务劳动或回到工作岗位，通过综合治疗，帮助患者及家属应对社会或躯体应激，预防疾病恶化，尽量恢复社会功能。

（3）复发前驱期　部分患者病情恶化，但如果能及时发现恶化症状，在病情进一步恶化进入急性期以前，及早发现、及早处理，比急性期患者容易控制病情，获得较好疗效。因此，一旦出现恶化的早期症状，应教会家属或社区相关人员及时发现、及时报告，以便给予及时诊治。

（十二）CCMD－3 的难治性精神病性双相抑郁发作的药物治疗程序（2005）

第 1 步骤（PIO1）	(A)接(十一)精神病性双相抑郁发作的药物治疗程序第 3 步骤		
	↓ 有效 ↓ (B)急性期 4～8 周	↓ 不良反应影响治疗 ↓ (C)减量或对症处理、换第 1～4 方案并用第 5～7 方案 2～4周，或 ECT	↓ 无效 ↓ (D)增量、换第 1～4 方案并用第 5～7 方案 2～4 周或 ECT
第 2 步骤（PIO2）	↓ 有效 ↓ (B)巩固期 12～24 周	↓ 不良反应影响治疗 ↓ (E)返回(C)2～4 周或 ECT	↓ 无效 ↓ (F)返回(D)2～4 周或 ECT
第 3 步骤（PIO3）	↓ 有效 ↓ (B)维持期 52～104 周	↓ 不良反应影响治疗 ↓ (G)返回(C)或(E)2～4 周	↓ 无效 ↓ (H)返回(D)或(F)2～4 周或进(八)难治性抑郁

注：（十二）CCMD－3 的难治性精神病性双相抑郁发作的药物治疗程序（2005）

第 1 步骤（PIO1）：

（A）急性期

1．用药　以安全和可耐受为前提，1～2 周内增量到最小治疗量，必要时有注射剂型的药物可肌注或静滴。改换药物时应采用 2～4 周换药过渡期，如在过渡期获效，可保持当时并用的药物品种及剂量，如在过渡期获效，可保持当时并用的药物品种及剂量。一般不主张一种以上的其他心境稳定剂并用，如果要同时启用，应注意开始剂量酌情减量，并增加每日分次用药的次数（表 12－16）。

第 1 方案：锂盐，血锂浓度达到 0.6～1.2mmol/L（或者剂量达 1500mg/d 或更高）。应严密监测不良反应。

第 2 方案：第 2 方案其他心境稳定剂（表 12－16）。

第 3 方案：SSRI（表 12－18）。

第 4 方案：其他新型抗抑郁药（表 12－18）。APA 提倡首选第 1 方案或第 2 方案，我国可根据经验和患者的经济条件考虑第 1 方案，或第 2 方案，或第 3 方案。

第 5 方案：TCA 与四环类抗抑郁药，必要时可肌注或静滴（表 12－18）。

第 6 方案：MAOI 如吗氯贝胺，必须注意吗氯贝胺严禁与 SSRI、米氮平、安非他酮等并用。MAOI 使用以前，必须停用以前所用抗抑郁药，停药清洗期 2 周，如以前用氟西汀，停药清洗期必须 5 周，在停药清洗期可做 ECT。

第 7 方案：抗抑郁药增强剂如 T_3（三碘甲腺原氨酸）、T_4（甲状腺素），或吲哚洛尔，或钙离子通道阻滞剂，如维拉帕米、尼莫地平等。

第 8 方案：第一代抗精神病药（表 12－17）。

第 9 方案：第二代抗精神病药（表 12－17）。

2．抗抑郁药与抗精神病药并用 应严密监测不良反应。必要时有注射剂型的可肌注或静滴。

3．最好不同时启用两种或更多药物 如果要同时启用，应注意开始剂量酌情减量，并增加每日分次用药的次数。

4．焦虑、兴奋者 可并用 BZ。对 EPS 明显者可用抗胆碱能药如苯海索、氢溴酸东莨菪碱等。

5．心境障碍发作严重者 可尽早用 ECT，已经用锂盐治疗的患者，如果需要用 ECT 治疗，必须停用锂盐后，方可用 ECT 治疗。获效后用药剂量应调整为适合患者个人的最小治疗量。

（B）急性期获效者 获效的治疗量应继续维持。

（C）不良反应影响治疗者

1．基本处理 可减量或对症处理，改换或并用结构、效价明显不同的抗抑郁药或抗精神病药（表 12－17，表 12－18，但一般不主张一种以上的抗抑郁药并用或一种以上的抗精神病药并用），并可并用第 7 方案：抗抑郁药增强剂如 T_3（三碘甲腺原氨酸）、T_4（甲状腺素），或吲哚洛尔，或钙离子通道阻滞剂，如维拉帕米、尼莫地平等。改换药物时应采用 2 ~ 4 周换药过渡期，如在过渡期获效，可保持当时并用的药物品种及剂量。

2．最好不同时启用两种或更多药物 如果要同时启用，应注意开始剂量酌情减量，并增加每日分次用药的次数。

3．第 6 方案 MAOI 如吗氯贝胺，必须注意吗氯贝胺严禁与 SSRI、米氮平、安非他酮等并用。MAOI 使用以前，必须停用以前所用抗抑郁药，停药清洗期 2 周，如以前用氟西汀，停药清洗期必须 5 周，在停药清洗期可做 ECT。

4．焦虑、兴奋者 必要时可并用 BZ 药或丁螺环酮。

（D）疗效不理想者

1．基本处理 可增量或改换或并用结构、效价明显不同的抗抑郁药或抗精神病药（表 12－17，表 12－18，但一般不主张一种以上的抗抑郁药并用或一种以上的抗精神病药并用），并可并用第 7 方案：抗抑郁药增强剂如 T_3（三碘甲腺原氨酸）、T_4（甲状腺素），或吲哚洛尔，或钙离子通道阻滞剂，如维拉帕米、尼莫地平等。改换药物时应采用 2 ~ 4 周换药过渡期，如在过渡期获效，可保持当时并用的药物品种及剂量。

2．最好不同时启用两种或更多药物 如果要同时启用，应注意开始剂量酌情减量，并增加每日分次用药的次数。

3．MAOI 如吗氯贝胺，必须注意吗氯贝胺严禁与 SSRI、米氮平、安非他酮等并用。MAOI 使用以前，必须停用以前所用抗抑郁药，停药清洗期 2 周，如以前用氟西汀，停药清洗期必须 5 周，在停药清洗期可做 ECT。

4．焦虑、兴奋者 必要时可并用 BZ 药或丁螺环酮。

第 2 步骤（PIO2）：

(B) 获效者的巩固治疗期 获效的治疗量应至少维持3~6个月。随着病情好转，部分患者对药物的耐受性降低，此时减量的原则为只要患者能够耐受，应尽量接近原来获效的剂量。

(E) 不良反应影响治疗者

1. 返回(C)继续处理 可减量或对症处理，或改换，或并用结构、效价明显不同的抗抑郁药或抗精神病药(表12-17，表12-18，但一般不主张一种以上的抗抑郁药并用或一种以上的抗精神病药并用)，并可并用第7方案：抗抑郁药增强剂如T_3(三碘甲腺原氨酸)、T_4(甲状腺素)，或吲哚洛尔，或钙离子通道阻滞剂，如维拉帕米、尼莫地平等。改换药物时应采用2~4周换药过渡期，如在过渡期获效，可保持当时并用的药物品种及剂量。

2. 最好不同时启用两种或更多药物 如果要同时启用，应注意开始剂量酌情减量，并增加每日分次用药的次数。

3. MAOI 如吗氯贝胺，必须注意吗氯贝胺严禁与SSRI、米氮平、安非他酮等并用。MAOI使用以前，必须停用以前所用抗抑郁药，停药清洗期2周，如以前用氟西汀，停药清洗期必须5周，在停药清洗期可做ECT。

4. 焦虑、兴奋者 必要时可并用BZ药或丁螺环酮。

(F) 疗效不理想者

1. 返回(D)继续处理 可增量，或改换，或并用结构、效价明显不同的抗抑郁药或抗精神病药(表12-17，表12-18，但一般不主张一种以上的抗抑郁药并用或一种以上的抗精神病药并用)，并可并用第7方案：抗抑郁药增强剂如T_3(三碘甲腺原氨酸)、T_4(甲状腺素)，或吲哚洛尔，或钙离子通道阻滞剂，如维拉帕米、尼莫地平等。改换药物时应采用2~4周换药过渡期，如在过渡期获效，可保持当时并用的药物品种及剂量。

2. 最好不同时启用两种或更多药物 如果要同时启用，应注意开始剂量酌情减量，并增加每日分次用药的次数。

3. MAOI 如吗氯贝胺，必须注意吗氯贝胺严禁与SSRI、米氮平、安非他酮等并用。MAOI使用以前，必须停用以前所用抗抑郁药，停药清洗期2周，如以前用氟西汀，停药清洗期必须5周，在停药清洗期可做ECT。

4. 焦虑、兴奋者 必要时可并用BZ药或丁螺环酮。

第3步骤(PIO3)：

(B) 获效者的维持治疗期(包括康复期、间歇期、复发前驱期) 获效的治疗量应至少维持1~2年，然后只有达到临床痊愈者，才考虑减量，进入维持治疗期。用药剂量调整到能保持最佳疗效和最小副反应为原则。首次发作的维持治疗应持续1~2年，然后逐步停药。屡次发作者维持治疗时间应持续5年，甚至终生。

(1) 康复期 在病情缓解后，除继续药物治疗外，更应注意结合心理治疗和康复治疗。目的在于使患者更自觉地加强治疗依从性、摆脱依赖性，提高生活质量和重返社会。

(2) 间歇期 根据患者的恢复水平，考虑如何承担更多的家务劳动或回到工作岗位，通过综合治疗，帮助患者及家属应对社会或躯体应激，预防疾病复发，尽量恢复社会功能至最佳水平。

(3) 复发前驱期 部分患者病情复发，但如果能及时发现复发症状，在病情进一步恶化进入急性期以前，及早发现、及早处理，比急性期患者容易控制病情，获得较好疗效。因此，一旦出现复发的早期症状（每个患者的复发症状，常常与其首次发作的早期症状相似），应教会家属或社区相关人员及时发现、及时报告，以便给予及时诊治。

（G）不良反应影响治疗者

1．返回（C）或（E）继续处理　可减量或对症处理，或改换，或并用结构、效价明显不同的抗抑郁药或抗精神病药（表 12－17，表 12－18，但一般不主张一种以上的抗抑郁药并用或一种以上的抗精神病药并用），并可并用第 7 方案：抗抑郁药增强剂如 T_3（三碘甲腺原氨酸）、T_4（甲状腺素），或吲哚洛尔，或钙离子通道阻滞剂，如维拉帕米、尼莫地平等。改换药物时应采用 2～4 周换药过渡期，如在过渡期获效，可保持当时并用的药物品种及剂量。

2．最好不同时启用两种或更多药物　如果要同时启用，应注意开始剂量酌情减量，并增加每日分次用药的次数。

3．第 6 方案：MAOI 如吗氯贝胺，必须注意吗氯贝胺严禁与 SSRI、米氮平、安非他酮等并用。MAOI 使用以前，必须停用以前所用抗抑郁药，停药清洗期 2 周，如以前用氟西汀，停药清洗期必须 5 周，在停药清洗期可做 ECT。

4．焦虑、兴奋者　必要时可并用 BZ 药或丁螺环酮。

（H）疗效不理想者

1．返回（D）或（F）继续处理　可增量，或改换，或并用结构、效价明显不同的抗抑郁药或抗精神病药（表 12－17，表 12－18，但一般不主张一种以上的抗抑郁药并用或一种以上的抗精神病药并用），并可并用第 7 方案：抗抑郁药增强剂如 T_3（三碘甲腺原氨酸）、T_4（甲状腺素），或吲哚洛尔，或钙离子通道阻滞剂，如维拉帕米、尼莫地平等。改换药物时应采用 2～4 周换药过渡期，如在过渡期获效，可保持当时并用的药物品种及剂量。

2．最好不同时启用两种或更多药物　如果要同时启用，应注意开始剂量酌情减量，并增加每日分次用药的次数。

3．MAOI　如吗氯贝胺，必须注意吗氯贝胺严禁与 SSRI、米氮平、安非他酮等并用。MAOI 使用以前，必须停用以前所用抗抑郁药，停药清洗期 2 周，如以前用氟西汀，停药清洗期必须 5 周，在停药清洗期可做 ECT。

4．焦虑、兴奋者　必要时可并用 BZ 药或丁螺环酮。

5．病情稳定者　部分患者病情虽然不能达到临床痊愈水平，但病情稳定，不再进展。此时可以仿效上述维持治疗期的处理，进行综合治疗。具体注意事项如下：

（1）使病情稳定时的治疗量应继续维持 1～2 年。用药剂量调整到能保持最佳疗效和可以耐受的副作用为原则。

（2）康复期　除继续药物治疗外，更应注意结合心理治疗和康复治疗。目的在于使患者更自觉地加强治疗依从性、摆脱依赖性，提高生活质量和重返社会。根据患者的恢复水平，考虑如何承担更多的家务劳动或回到工作岗位，通过综合治疗，帮助患者及家属应对社会或躯体应激，预防疾病恶化，尽量恢复社会功能。

（3）恶化前驱期　部分患者病情恶化，但如果能及时发现恶化症状，在病情进一步恶化进入急性期以前，及早发现、及早处理，比急性期患者容易控制病情，获得较好疗效。因此一旦出现恶化的早期症状，应教会家属或社区相关人员及时发现、及时报告，以便给予及时诊治。

（陈彦方）

第十三章　抗焦虑药与镇静催眠药

第一节　概　　述

抗焦虑药是一类主要用于减轻焦虑、紧张、恐惧，稳定情绪，兼有催眠镇静作用的药物。包括：苯二氮䓬类（benzodiazepines，BZ）、三环苯二氮䓬类、非典型 BZ 类、氮䓬融合类、苯氮䓬类、BZ 受体的配体类、开环 BZ 类、二苯甲烷衍生物、哌嗪羧酸盐类、哌啶羧酸盐类、奎唑啉酮类、噻嗪及噻唑衍生物、其他杂环类、咪唑型镇静/镇痛药、丙二醇衍生物一氨甲酸酯类、脂肪族化合物、蒽类衍生物等。以往常用的巴比妥类药物因中枢抑制作用明显、治疗安全指数较低和有成瘾性，目前较多用于抗癫痫及静脉麻醉等。本节主要介绍 BZ。

【药代动力学】　多数 BZ 吸收较快（60～90 分钟以内）。按 $t_{1/2}$ 长短分为短效、中效、和长效。短效：三唑仑、去甲羟西泮、咪唑西泮。中效：艾司唑仑、阿普唑仑、羟基西泮、氯羟西泮。长效：地西泮、硝基西泮、氯硝基西泮、氟基西泮、氟硝西泮。BZ 广泛分布于脑与其他组织，脂溶性高的 BZ 在体内分布快。多数经肝脏药酶代谢。评定药效及作用时间的时候，应同时注意母药及其活性代谢产物。BZ 的生物转化与代谢受年龄、肝肾功能，以及并用其他药物影响。当 BZ 与西咪替丁、异烟肼等药物并用时，因后两者抑制药酶活性，可使 BZ 血浓度增高。相反，吸烟、利福平等药酶诱导剂可降低 BZ 的血浓度。BZ 与 TCA 并用可提高后者血药浓度。

【作用与用途】　主要药理作用是抗焦虑、镇静、催眠、抗惊厥和中枢性骨骼肌松弛作用。各种 BZ 药理近似但有强弱之分，临床宜根据其不同特点选择使用。

1. 抗焦虑　可能与影响大脑边缘系统功能有关。中枢 BZ 受体的分布与抑制性递质系统 GABA 受体近似。GABA 受体既与氯离子通道偶联，又与 BZ 受体间存在功能联系。GABA 受体分为 GABA-A 与 GABA-B 受体。GABA-A 受体对 BZ 和巴比妥敏感，与选择性开启氯离子通道有关，促使氯离子内流，细胞膜超极化，抑制兴奋的神经元。正常状态时，GABA-A 受体的 GABA 高亲和性位点被抑制。BZ 与相应受体结合后，这种抑制作用被解除，从而激活 GABA-A 受体，促使其与 GABA 结合，使氯离子通道开放，增强 GABA 的突触后抑制功能。GABA-B 与钙离子、可能还与钙 MP 偶联，协助调节其他神经递质的释放，对氯苯氨丁酸敏感。实验表明，BZ 可增强突触后 GABA 受体电流，并能增强 GABA 受体突触前和突触后抑制效应，对 GABA 引起的脊髓神经元突触前抑制也有增强作用。BZ 使氯离子通道开放频率增加，细胞内负电位绝对值加大，加强皮质抑制。BZ 对海马和杏仁核有高度选择作用，可加强因刺激杏仁核、下丘脑腹中部和皮质运动区所引起的海马神经元的抑制性放电活动，由此加强 GABA 神经传导。BZ 根据对受体作用的差异分三类：

（1）激动剂　能增加 GABA 与受体的亲和力和 GABA 开启离子通道的能力，增强递质抑制作用，如地西泮。

（2）阻滞剂 阻滞受体激动剂，如 Ro15-1788。

（3）可逆性激动剂 激动 BZ 结合位点，阻滞 GABA 介导的氯离子流，如地西泮结合抑制肽。抗焦虑药的作用还涉及其他递质系统，如 NE 系统尤其中枢蓝斑区是预期危险的觉醒中枢。DA 系统可能与情感性行为和焦虑表现有关。5-HT 系统尤其在背侧缝际核，对焦虑的适应性行为起抑制作用，上述递质系统互相联系共同作用于脑的不同水平发挥作用。焦虑的治疗药物常包括抗焦虑药、抗抑郁药、抗精神病药等。因为抗抑郁药和抗精神病药常引起较明显的副作用，建议用药先以 BZ 为主。必须指出，BZ 治疗焦虑虽然有效，但尚不满意，对广泛性焦虑用 BZ 治疗约 35% 明显好转，40% 中度进步，25% 无效，长期使用还可成瘾，因此除药物治疗外，尚需结合心理治疗与康复治疗。

2．镇静催眠 BZ 较高剂量有催眠作用。多数 BZ 可缩短睡眠潜伏期，减少觉醒次数和觉醒时间。与巴比妥类或非巴比妥类药物比较，对睡眠结构（尤其慢波睡眠）影响小，对呼吸和肝脏影响也小。其镇静催眠作用可能与抑制网状上行激活系统有关，也可能与增强上述部位 GABA 能神经传导有关。BZ 能增加巴比妥类及其他催眠药和酒精的中枢抑制作用，而中枢兴奋剂可阻滞 BZ 的抗焦虑与镇静催眠作用。

3．抗惊厥 可能与加强脑干 GABA 神经传导有关，与苯妥英钠抑制异常放电向外扩散相似。BZ 与苯妥英钠并用可提高后者血浓度。目前常用于抗癫痫的 BZ 有氯硝西泮、硝基西泮、氯羟西泮、氧异西泮、地西泮羧酸钾盐，抗癫痫时地西泮只用于静脉给药。

4．中枢性骨骼肌松弛作用 小剂量 BZ 抑制脑干网状结构下行激活系统对脊髓运动神经元的激活作用，抑制多突触反射，亦与增强 GABA 传导有关。

5．BZ 单用或并用抗精神病药治疗分裂症均已有人作过评估，结论是单用 BZ 可能对某些病人具有轻度的抗精神病作用，并用抗精神病药的效果，以控制精神病性激越最常用。

6．其他 BZ 可加强麻醉药、巴比妥类和酒精的抑制作用，可用于焦虑症、失眠、惊厥、癫痫、戒酒，内镜与术前用药等。BZ 的 GABA 受体阻滞以及可逆性激动作用，正被作为解毒药和益智药进行验证。

【不良反应】 主要有宿醉、记忆障碍和戒断反应，尚有谵妄、焦虑、抑郁、精神运动性损害、行为失控等。按系统分述如下：

1．神经系统 困倦、乏力、嗜睡、头晕、操作技能损害和降低学习新信息的能力。自主神经症状如口干、视物模糊等。大剂量可引起共济失调、吐词不清、遗忘、意识障碍。

2．呼吸循环系统 反应轻微，伴病理基础者可导致呼吸抑制。静脉给药可出现一过性呼吸抑制、低血压、血栓性静脉炎等。

3．矛盾反应 少数脑器质病病人用 BZ 可引起失眠、多汗、心动过速、焦虑、恐惧、敌意、攻击性、幻觉、妄想、癫痫发作和躁狂状态等，多见于治疗的第 1～2 周或增量过快时。

4．皮疹、性功能障碍、月经失调等。

5．BZ 治疗分裂症时最常见的副作用包括过度镇静、共济失调、认知受损。某些病人有产生行为脱抑制的倾向，这对激越的病人可引起严重问题。病人易滥用这类药物并成瘾。

6．BZ 所致戒断综合征的有关因素 ①剂量高、用药久：连续用治疗量的药物 4～6 周可出现戒断症状，超过 4 个月戒断症状发生率明显增加；②与药物的 $t_{1/2}$ 有关：$t_{1/2}$ 短，戒断症状出现快而重，消失也早。相反，$t_{1/2}$长的药物戒断症状产生慢，持续时间长。长期应用BZ后的撤药症状有焦虑、失眠、激越、抽搐、震颤、头痛、恶心、多汗、视物模糊、听觉过敏、畏光、甚至精神病性紊乱、抽搐发作或癫痫发作，需经2~4周逐步消退（表13-1）。

表 13-1 BZ 戒断症状类别

类别	症状形式	严重程度	病 程
反跳性	与原有的一样	更严重	出现快、短暂
复发性	与原有的一样	一样	缓慢出现，一般不自行消失
撤药后	新的症状	不一定	不一定，出现可早可晚，持续约2~4周

第二节 苯二氮䓬类（benzodiazepines，BZ）抗焦虑药

地西泮（Diazepam）（安定）

【药代动力学】 口服易吸收，Tmax 1~1.5h。肌注吸收慢而不规则，静注迅速进入中枢，但作用持续时间较短。血浆蛋白结合率97%~99%。$t_{1/2}$为35~50h。有效血浓度400ng/ml。经肝脏代谢，部分转化为有活性的去甲羟基西泮，再与葡萄糖醛酸结合从尿排泄。

【作用与用途】 抗焦虑及肌松作用比利眠宁强5倍，抗惊厥作用是利眠宁的10倍。用于焦虑症及其他神经症、失眠、戒酒和抗癫痫。静注地西泮是控制癫痫持续状态的首选药物，也用于各种原因引起的肌肉痉挛。

【剂量与用法】 口服：2.5~5mg，bid或tid；肌注或静注：每次10~20mg。

【不良反应】 嗜睡、乏力、肌张力低、易摔倒等较常见。用药初期可过度镇静，机械性操作功能降低，必须避免驾驶汽车和高空作业等有关工作。服药期间避免饮酒。长期应用可产生依赖性。婴儿、青光眼病人及重症肌无力病人禁用。

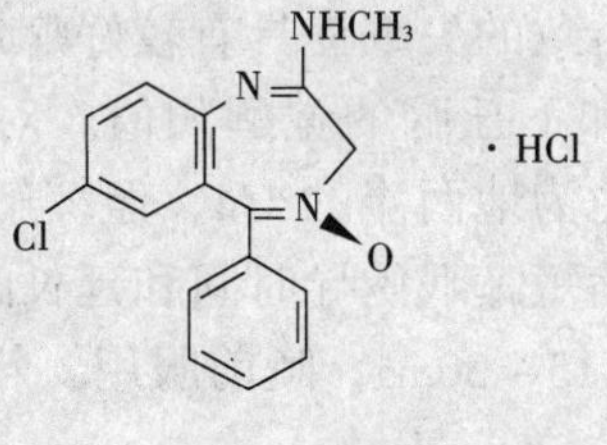

Chlordiazepoxide

利眠宁（Chlordiazepoxide）

【药代动力学】 口服吸收较慢但完全，Tmax为2~4h，$t_{1/2}$为8~28h，平均15h。经肝脏先后转化为具有相似药理活性的代谢产物去甲基及羟基化衍生物去甲氯氮䓬和去甲氧西泮，自肾缓慢排泄。30%~60%经尿排泄，4%~20%由粪便排泄，有蓄积作用。

【作用与用途】 有镇静、催眠、抗焦虑、抗惊厥及中枢性肌肉松弛作用。适用于焦虑、紧张、强迫症及各种睡眠障碍、酒精中毒及痉挛。与抗癫痫药并用，可控制癫痫大发作，对小发作也有效。毒性小，安全范围大。

【剂量与用法】 口服：成人抗焦虑镇静 5～15mg，tid，年老体弱者及儿童酌减；抗癫痫 30～60mg/d，bid 或 tid 分服；催眠 10～20mg 睡前服。肌注、静注：成人抽搐每次 25～50mg，必要时 2h 后重复 1 次。儿童惊厥 1mg/kg，q6h。

【不良反应】 常见为头晕、嗜睡、便秘、心悸。大剂量可有共济失调、皮疹、乏力、头痛、粒细胞减少、尿潴留等，偶见中毒性肝炎。以小剂量多次服用为佳，长期大量服用使耐药性增高并可成瘾。男性可致阳痿。突然停药可引起戒断症状和惊厥。与吩噻嗪类、巴比妥类、酒精等并用可加强中枢抑制。年老体弱、肺功能减退者、肝肾功能不全者和哺乳期妇女及孕妇慎用。

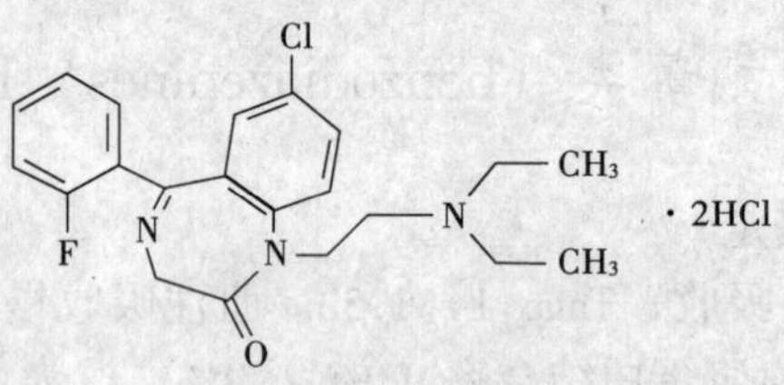

Flurazepam

氟西泮（Flurazepam）

【别名】 妥明当 氟拉西泮 氟安定 Dalmadorm Dalmane Dormodor

【结构式】 7-氯-1-(2-二乙氨乙基)-5(O-氟苯基)-1,3-二氢-2H-1,4-苯二氮䓬-2-酮

【药代动力学】 口服易吸收，Tmax 1h，$t_{1/2}$ 约 23h。广泛分布于全身组织。在肝脏代谢。主要代谢产物 N-1-羟乙基氟西泮，$t_{1/2}$ 变异很大，为 30～200h。本药因 $t_{1/2}$ 长，连续服药第 2～3 天催眠效果有所增强，停药后 1～2 天仍有催眠作用。

【作用与用途】 主要作用于边缘系统与情绪和焦虑有关的部位，可抑制边缘系统对网状结构的激活作用，因而对焦虑所致的失眠症具有较好疗效。还可减轻因电刺激下丘脑所致的升压反应，同时可提高杏仁核和下丘脑的觉醒阈值。对脑干网状激活系统的抑制作用较弱。用于改善睡眠及镇静，作用约为地西泮的 1/4，但缓解焦虑作用为地西泮的 8 倍。适用焦虑症和各种类型的失眠症，能缩短睡眠诱导时间和延长睡眠，维持睡眠 7～8h。

【剂量与用法】 口服：每次 15～30mg，睡前服用。年老体弱者每次 15mg。

【制剂】 片剂、胶囊剂：15，30mg。

【不良反应】 常见为嗜睡、眩晕、头昏、共济失调。尚可有过度镇静、定向障碍、头痛、胃灼热、易激动、乏力、心悸、胸痛、关节痛和泌尿道反应。年老体弱者限量于 15mg 内。禁用于孕妇、15 岁以下青少年。慎用于严重抑郁症患者、肝肾功不全者。本药与乙醇、巴比妥类药物并用可增强中枢抑制作用。长期使用可产生药物依赖。

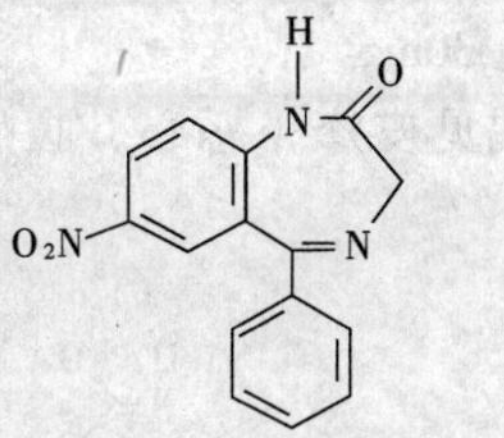

Nitrazepam

硝基西泮（Nitrazepam）

【别名】 硝西泮 Mogadon Apodoem Eumoctin Insomnin

【结构式】 1,3-二氢-7-硝基-5-苯基-2H-1,4-苯二氮䓬-2-酮

【药代动力学】 口服吸收约 78%。服 10mg，Tmax 0.5～5h，Cmax 80～100ng/ml。蛋白结合率高。$t_{1/2}$ 为 21～30h。经肝脏代谢后大部分以代谢产物形式随尿排泄，20%随粪便排泄。

【作用与用途】 镇静、催眠和抗惊厥作用。抗癫痫作用强。催眠作用类似短效或中效巴比妥，服后 30～60min 入睡，可持续 6～8h。其催眠近于生理性，无明显后遗反应。主要用于失眠、抗惊厥、婴儿痉挛、肌阵挛性癫痫。

【剂量与用法】 口服：催眠每次 5～10mg，临睡前服。抗癫痫 5mg，tid。

【制剂】 片剂：5、10mg。

【不良反应】 常见为嗜睡、头痛、头晕等。对老年患者偶见精神错乱。长期服用可成瘾。勿与酒同用，小儿忌用。重症肌无力患者禁用。

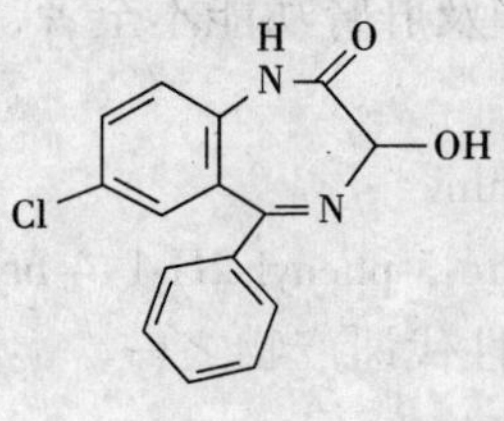

Oxazepam

去甲羟基西泮（Oxazepam）

【别名】 奥沙西泮 舒宁 Serax Oxepam Serestapraxiten Serepax Adumbran Osepam

【结构式】 7-氯-1,3-二氢-3-羟-5-苯基-2H-1,4-苯二氮䓬-2-酮

【药代动力学】 口服尚易吸收，Tmax 3.5h，$t_{1/2}$ 为 6～10h。作用可持续 48h。分布于各脏器，其中肝、肾分布占总量半数以上。肾脏清除快。

【作用与用途】 为利眠宁的活性代谢产物，结构和药理作用与利眠宁及地西泮相似，治疗紧张、焦虑和骨骼肌痉挛较利眠宁、地西泮差，但不良反应少。可用于各种焦虑、紧张、激动，也可用于控制癫痫大、小发作。因半衰期短、清除快，适用于老年人及肾功能不全者。亦用于慢性酒精中毒的辅助治疗。

【剂量和用法】 口服：15~30mg，bid 或 tid。

【制剂】 片剂：每片 10、15、30mg。

【不良反应】 常见为嗜睡、偶见皮疹、恶心、腹痛、头晕、运动失调等。肝肾功能不全患者慎用。

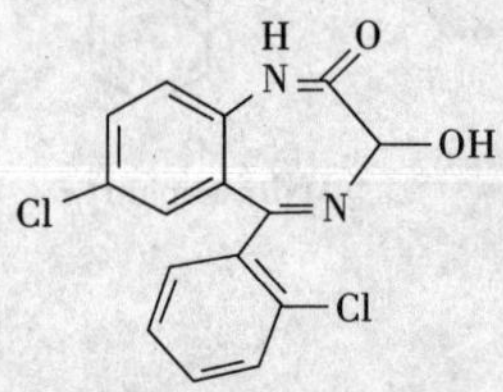

Lorazepam

氯羟西泮（Lorazepam）

【别名】 罗拉 Ativan Albium Ansilor Control Lauracalm Tavor Temesta

【结构式】 7-氯-5-(O-氯苯基)-1,3-二氢-3-羟-2H-1,4-苯二氮䓬-2-酮

【药代动力学】 口服易吸收，Tmax 2h，$t_{1/2}$ 为 10~18h。血浆蛋白结合率 90%，Vd 0.9L/kg，肝硬化时，Vd 增加，$t_{1/2}$ 延长。经肾排泄。肾病一般不影响清除率。

【作用与用途】 用于抗焦虑和催眠，也可用于麻醉前给药。

【剂量与用法】 口服：1~2mg，bid 或 tid。

【制剂】 片剂：0.5、1、2mg。

【不良反应】 常见为头晕、疲劳、不安等。无心血管系不良反应，但有轻度呼吸抑制，因此肺部疾病患者不宜使用。孕妇及肝肾功能不全者、儿童慎用。

去甲西泮（Nordazepam）

【别名】 Calmday Demadam Stilny

【结构式】 7-chloro-1,3-dihydro-5-phenyl-2H-1,4-benzodiazepin-2-one

【药代动力学】 地西泮的活性代谢产物之一，$t_{1/2}$ 为 26~85h。清洗期长。

【作用与用途】 催眠和肌松剂。

【制剂】 片剂：2.5、5、7.5、10、15、20mg。

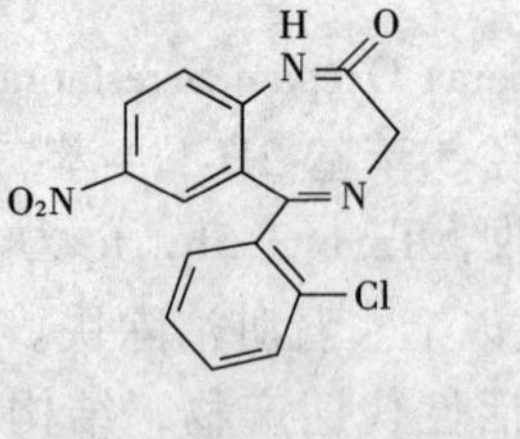

Clonazepam

氯硝西泮（Clonazepam）

【别名】 氯硝西泮 Rivotril Clonopin

【结构式】 5-(O-氯苯基)-1,3-二氢-7-硝基-2H-1,4-苯二氮䓬-2-酮

【药代动力学】　口服易吸收，Tmax 1～2h，健康人 $t_{1/2}$ 为 19～30h。作用持续 5～7h。有效血浓度 5～50ng/ml。血浆蛋白结合率 87%。主要经肝脏代谢成乙酰胺衍生物，并以葡萄糖醛酸及硫酸盐结合物形式从尿排泄，以原药排出者不足 0.5%。

【作用与用途】　抗痉药，对抗戊四氮引起的惊厥作用较强，而对抗 ECT 引起的惊厥则作用较弱，其作用比地西泮及硝基西泮作用强 5 倍。其抗癫痫机制可能与其同 GABA 调控蛋白结合有关。有镇静、催眠、抗焦虑、抗惊厥及控制兴奋的作用。以抗癫痫作用最为突出。也经试用于 TD，谵妄，不安腿综合征，躁狂状态及惊恐发作。

【剂量与用法】　口服：抗癫痫，开始 1～2mg/d，酌情增至 4～8mg/d，最高 20mg/d，分 3～4 次服。婴儿或儿童开始 0.01～0.05mg/(kg·d)，维持量 0.1～0.2mg/(kg·d)。催眠需睡前服用。静注：控制癫痫持续状态，成人 1～4mg 于 30 秒内缓慢推注，必要时可继续静滴。

【制剂】　片剂：0.5、1、2mg。针剂：1mg/ml。

【不良反应】　常见嗜睡，较重者有共济失调及行为紊乱（如兴奋、攻击性）。偶见焦虑、抑郁、乏力、头晕、皮疹、复视、多涎，支气管分泌增加（可造成婴幼儿呼吸困难）、心动过速和近记忆减退。不可突然停药，以免引起癫痫发作。可能有致畸作用，孕妇禁用。长期使用可产生药物依赖。剂量应缓加缓减，突然停药易致癫痫持续状态；静注对心脏、呼吸有抑制作用。肝、肾功能不全患者及青光眼患者禁用。

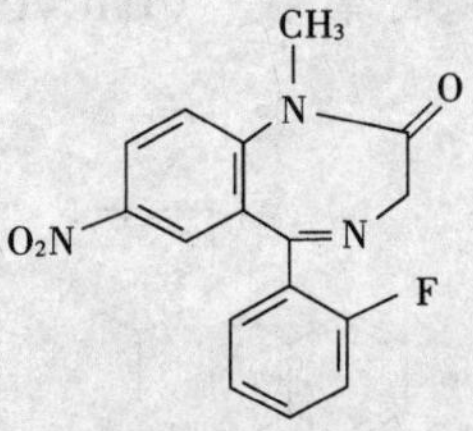

Flunitrazepam

氟硝西泮（Flunitrazepam）

【别名】　氟硝安定　Rivotril Clonopin Rohypnol Narcozep

【结构式】　5-(O-氟苯基)-1,3-二氢-1-甲基-7-硝基-2H-1,4-苯二氮䓬-2-酮

【药代动力学】　口服 2mg，$t_{1/2}$ 约 13.5h，多次给药 $t_{1/2}$ 为 20～36h。血浆蛋白结合率 77%～80%。经肝代谢，主要活性代谢产物 7-氨基及 N-二甲基衍生物，从尿排泄。能通过胎盘，也可从乳汁分泌。

【作用与用途】　催眠作用与硝基西泮相似，但较强。治疗各种睡眠障碍，作用迅速，可持续 5～7h，也用作术前给药（iv 或 im），与肌松剂箭毒并用，可维持麻醉 1～2h。

【剂量与用法】　口服 1～2mg，睡前服。静注：诱导麻醉 0.02～0.03mg/kg，缓慢静注，一般剂量 1～2mg。

【制剂】　片剂：1、2mg。针剂：每支 2mg/ml。

【不良反应】　诱导麻醉时多数病人有轻度呼吸抑制。与芬太尼、氯胺酮有协同作用，并用时注意减量。长期使用可产生药物依赖。

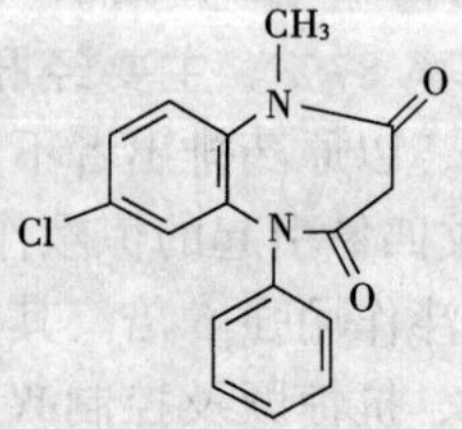

Clobazam

Clobazam

【别名】 Urbanyl Castilium

【结构式】 7-chloro-1-methyl-5-phenyl-1H-1,5-benzodiazepine-2,4-dione

【药代动力学】 健康者服后 $t_{1/2}$ 为 10～38h。N-demethylclobazam 是主要活性代谢产物。

【作用与用途】 抗焦虑，亦有抗惊厥作用，用于癫痫。

【制剂】 片剂：10、20mg。

（陆 峥）

第三节 三环苯二氮䓬类（tricyclic BZ）抗焦虑药

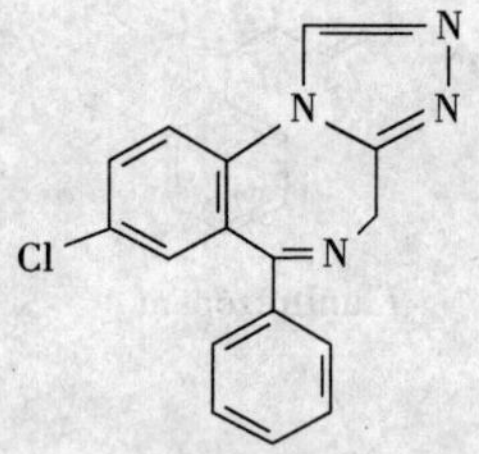

Estazolam

艾司唑仑（Estazolam）

【别名】 舒乐安定 去甲阿普唑仑 三唑氮䓬 三唑氯西泮 司唑仑 Noralprazolam Deprinocte Domnamid Surazepam Esilgan

【结构式】 8-氯-6-苯基-4氢-S-三氮唑[4,3-a][1,4]-苯丙二氮䓬

【药代动力学】 口服易吸收，Tmax 1～2h。健康者 $t_{1/2}$ 约 17h。迅速分布到全身组织，有活性代谢产物。

【作用与用途】 有较强的镇静、催眠、抗惊厥、抗焦虑作用和较弱的中枢性作用。镇静催眠作用比硝基西泮强 2.5～4 倍。适用于失眠、焦虑、紧张、恐惧、癫痫大小发作等，亦可用于麻醉前给药。可能还有类似抗精神病药的抗精神病作用。

【剂量与用法】 口服：镇静 1～2mg，tid。催眠 2～4mg，qn。抗癫痫 2～4mg，tid。麻醉前用药2～4mg，术前 1 小时口服或肌注。

【制剂】　片剂：1mg。针剂：2mg/2ml。

【不良反应】　偶有疲乏、无力、嗜睡、头晕等。1～2h后可自行消失。重症肌无力者禁用。高血压者、孕妇、婴儿、肝肾功不全者、老年病人慎用。

（陆　峥）

第四节　三环苯二氮䓬类（BZ Tricyclic benzodiazepines）

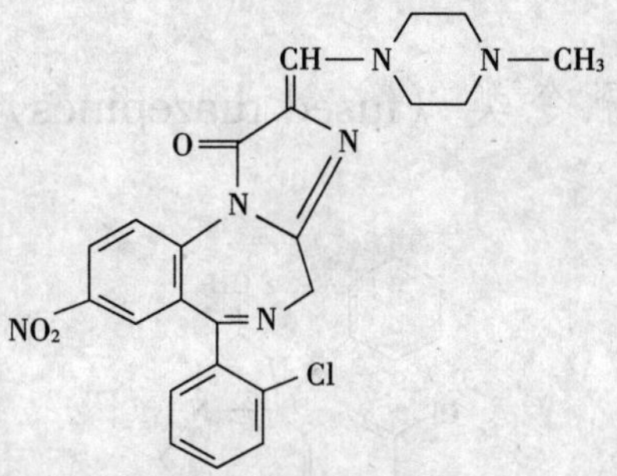

Loprazolam

Loprazolam

【别名】　Dormonoct Havlane Somnovit Sonin

【结构式】　6-(O-chlorophenyl)-2,4-dihydro-2-[(4-methylpiperazin-1-yl)methylene]-8-nitro-1H-imidazo[1,2-a][1,4]benzodiazepin-1-one

【药代动力学】　$t_{1/2}$为10～20h。

【作用与用途】　镇静作用优于其他同类药物。

【剂量与用法】　0.5～3mg/d。

【制剂】　片剂：1mg。

（陆　峥）

第五节　非经典苯二氮䓬类（BZ atypical mode of action）抗焦虑药

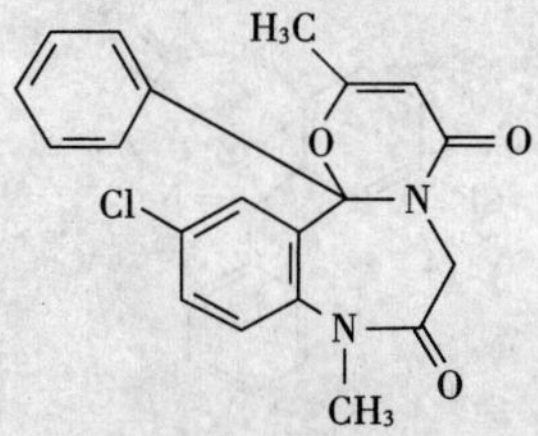

Ketazolam

Ketazolam

【别名】 Unakalm Solatran Anseren Contamex Anxon

【结构式】 11-chloro-8,12b-dihydro-2,8-dimethyl-12b-phenyl-4H-[1,3]oxazino[3,2-d][1,4]benzodiazepine-4,7(6H)-dione

【药代动力学】 健康者 $t_{1/2}$ 约 50h。主要活性代谢产物为地西泮，去甲西泮与 nor-ketazolam。

【作用与用途】 抗焦虑药和肌松剂。

【制剂】 胶囊：15、30、45mg。

（陆 峥）

第六节 融令类（fused diazepines）抗焦虑药

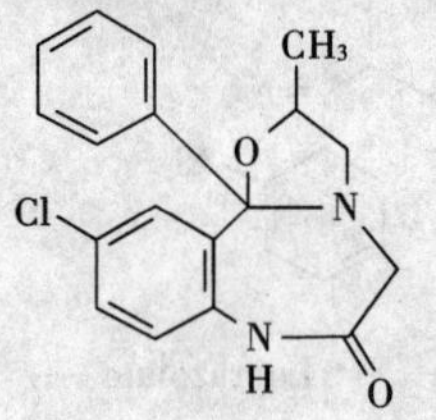

Oxazolam

Oxazolam

【别名】 Hialazam Serenal Tranquit

【结构式】 10-chloro-2,3,7,11b-tetrahydro-2-methyl-11b-phenyl-oxazolo[3,2-d][1,4]benzodiazepin-6(5H)-one

【作用与用途】 催眠和抗焦虑药，无肌松及抗惊厥作用。

【剂量与用法】 口服：40mg/d，qd。

【制剂】 片剂：5、10、15、20mg。

（陆 峥）

第七节 苯氮䓬类（benzazepines）抗焦虑药

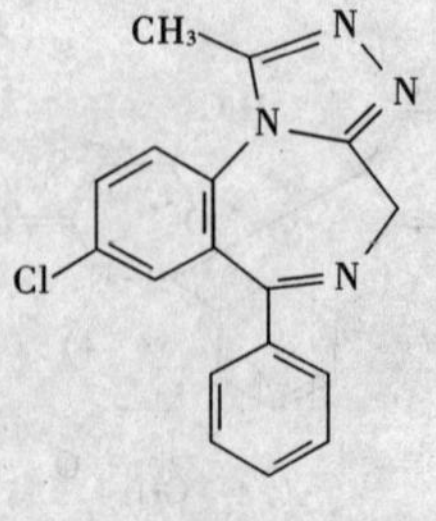

Alprazolam

阿普唑仑（Alprazolam）

【别名】　佳静西泮　佳静安定　佳乐定　Alpralid Tafil Cassadan Frontal

【结构式】　8-chloro-1-methyl-6-phenyl-4H-s-triazolo[4,3-a][1,4]benzodiazepine

【药代动力学】　口服易吸收，单服0.5～3.0mg，Tmax 1～2h，Cmax 8～37ng/ml。$t_{1/2}$为12～15h。血浆蛋白结合率80%。主要代谢产物为3-羟甲基三唑西泮和3-羟基-5甲基三唑西泮。前者活性为母药一半，后者无活性。80%从尿排泄。能通过胎盘以及从乳汁中排泄。

【作用与用途】　抗焦虑药，化学结构为BZ环上加一个三唑环，作用增强，镇静作用为地西泮的25～30倍，催眠作用是地西泮的3.5～11倍。兼有TCA作用，与丙咪嗪、阿米替林相当。此外，还具有中枢性肌松作用。适用于焦虑不安、恐惧、抑郁、顽固性失眠以及癫痫的治疗。研究用于贪食症。

【剂量与用法】　口服：0.4～1.2mg/d，分2～3次服用。老年人减量。治疗抑郁症可增加剂量，但不宜超过4mg/d。研究用于贪食症2～4mg/d，分两到3次服。

【制剂】　片剂：0.25、0.5、1mg。

【不良反应】　发生率较低。主要有头晕、头痛、无力、心悸、腹泻、口干、恶心、呕吐及视物模糊等。部分病人有睡眠过多，头晕。有成瘾性，孕妇、哺乳妇女、对BZ类药物过敏者均禁用。

（陆　峥）

第八节　BZ受体的配体（BZ recegtor ligandis）抗焦虑药

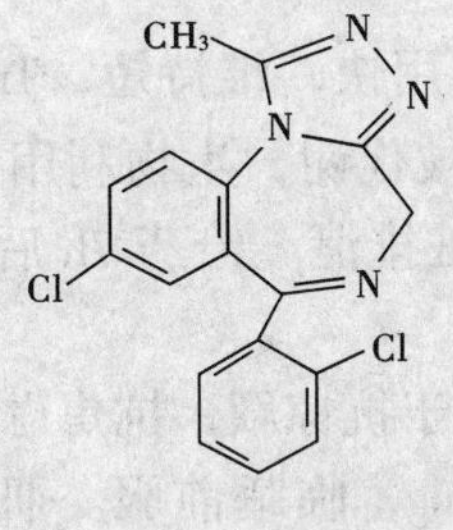

Triazolam

三唑仑（Triazolam）

【别名】　曲唑酮　海尔神　酣乐欣　Halcion Alpralid Dumozolam Novodorm Songar

【结构式】　8-氯-6-(2-氯苯基)-1-甲基-4氢-S-三氮唑[4,3-a][1,4]-苯丙二氮䓬

【药代动力学】　口服易吸收，Tmax为1.5±0.7h，$t_{1/2}$约2.7h。约89%与血浆蛋白结合。在肝脏中代谢，代谢产物有6种，但只有7α－羟基三唑伦有活性。主要以代谢产物产物形式经肾脏排泄，8%由粪便排泄。本药能通过胎盘，也可以从乳汁中排泄。

【作用与用途】　为BZ类药物，催眠镇静作用显著。能激活GABA受体，从而增强抑制皮质和边缘系统。睡眠作用比地西泮强45倍。能缩短清醒期和延长第Ⅰ期睡眠，对第Ⅱ，Ⅳ期睡眠影响较小。适用于各种失眠。

【剂量与用法】 口服：一般0.25～0.5mg，年老或衰弱者0.125～0.25mg，均睡前服。

【制剂】 片剂：0.25、0.5、1mg。

【不良反应】 常见为偏头痛、视力减退、乏力、眩晕、肌无力以及过度镇静。长期用药可产生药物依赖，停药后出现戒断症状。老年及肝肾功能不全者慎用。不宜与中枢抑制药并用。

（陆 峥）

第九节 开环BZ类（ring opened BZ）抗焦虑药

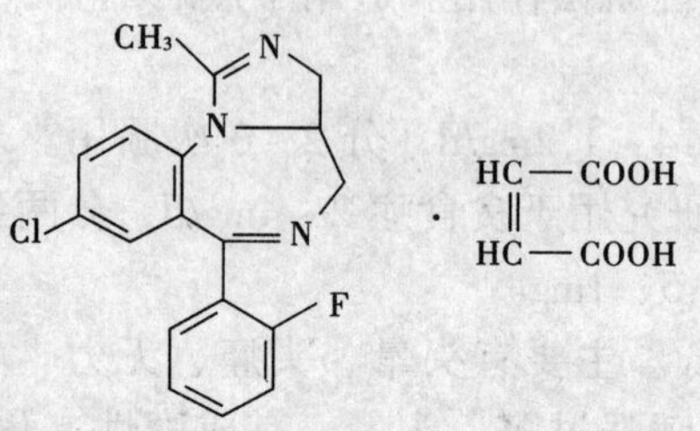

Midazolam

美达唑仑（Midazolam）

【别名】 速眠安 Dormicum Hypnovel Versed Dobralam

【结构式】 8-chloro-6-(O-fluorophenyl)-1-methyl-4H-imidazo[1,5-a][1,4]benzodiazepine(maleate)

【药代动力学】 口服易吸收，作用快，维持短，Tmax为30分钟。$t_{1/2}$约2h。血浆蛋白结合率96%。40%原药经肝首过作用被代谢，生物利用度40%。代谢产物为α-羟基咪达唑仑，与葡萄糖醛酸结合失活，通过肾脏排泄。给药7h后，体内无残留作用，因此对肝功能不全及老年人几乎无影响。

【作用与用途】 短效镇静剂，用于抗惊厥，抗焦虑和镇静，催眠。

【剂量与用法】 口服：7.5～15mg，临睡前服。肌注：10～15mg，术前20～30min给药。静注：2.5～5mg。诱导麻醉每次10～15mg。

【制剂】 片剂：15mg。针剂：5mg/ml、15mg/3ml。

【不良反应】 较少见。静注后极少数病人有抑制呼吸现象，偶可引起感觉缺失，但较快消除。对器质性脑病、严重呼吸功能不全者慎用，孕妇忌用。长期服用可产生药物依赖。

（陆 峥）

第十节　二苯甲烷衍生物（diphenylmethane derivatives）抗焦虑药

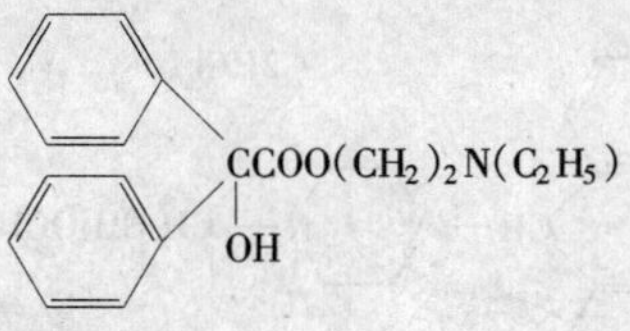

Benactyzine

苯纳嗪（Benactyzine）

【别名】　胃复康　Deprol Staurodorm

【结构式】　2-(2乙氨)乙基苯偶酰盐

【作用与用途】　有抗胆碱能和解痉作用，用于治疗恶心、呕吐。曾试用于治疗精神分裂症。高剂量 15～20mg/d 可能有致幻作用。

【剂量与用法】　口服：约 3mg/d。

【制剂】　片剂：1mg。复方片剂：Deprol：1mg 苯纳嗪与 400mg 甲丙氨酯混合 Staurodorm：片剂：0.33mg 苯纳嗪 + 250mg 甲喹酮 + 300mg 二乙代溴乙酰脲。

【不良反应】　抗胆碱能副作用，高剂量可能致幻。

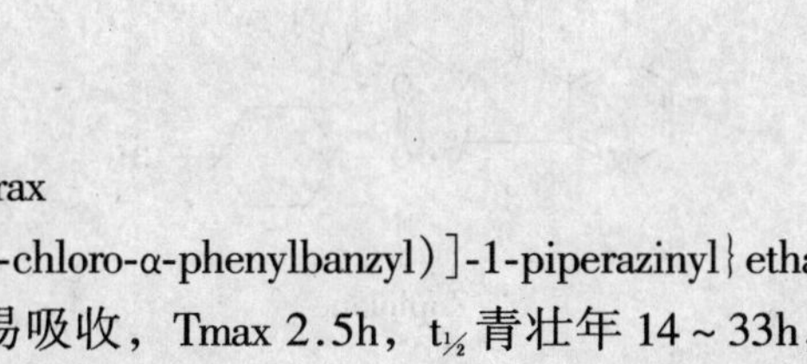

Hydroxyzine

羟嗪（Hydroxyzine）

【别名】　安他乐　Atarax

【结构式】　2-{2-[4-(p-chloro-α-phenylbanzyl)]-1-piperazinyl}ethanol

【药代动力学】　口服易吸收，Tmax 2.5h，$t_{1/2}$ 青壮年 14～33h，60 岁以上 18～48h。口服 6 天后达到稳态血浓度，有效血浓度 25～70ng/ml。血浆蛋白结合率 96%。95%在肝脏代谢，主要代谢产物为去甲基、8-羟化和 N-氧化衍生物。前二者有活性，主要在尿中排泄，只有 1%～2%以原药排泄。

【作用与用途】　皮质下活动抑制剂，具有抗焦虑，镇静催眠，中枢性肌肉松弛，抗胆碱（解痉）及抗组胺作用。用于紧张、焦虑、激动性神经症，胃肠道疾病伴有的焦虑，也可用于催眠及心身疾病如急慢性过敏性皮肤病。

【剂量与用法】　口服：25～50mg，bid 或 tid。糖浆剂每次 10～15mg。小儿 6 岁以上：

50～100mg/d，分4次服，6岁以下慎用。

【制剂】 糖衣片：10、25mg。针剂：100mg/2ml。

【不良反应】 有嗜睡、头晕。久服产生耐受性。本药可诱发癫痫需注意。

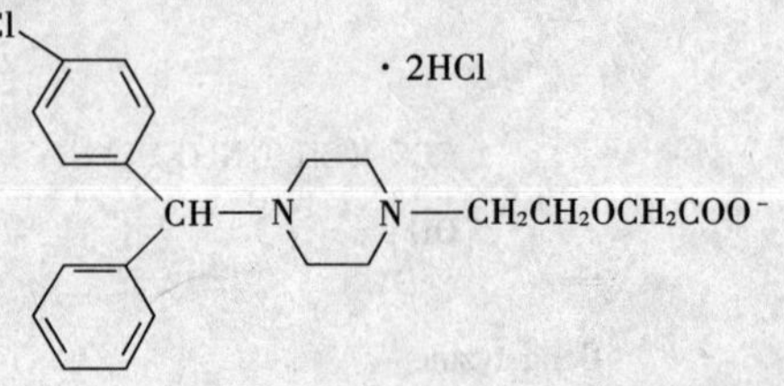

Cetirizine

Cetirizine

【别名】 P 071（HCl）cetirazine

【结构式】 2-[2-[4-(4-chloro-a-phenylbenzyl)-1-piperazinyl]ethoxy] acetic acid

【药代动力学】 口服易吸收，健康个体 $t_{1/2}$ 为1.5～2h，肾衰病人 $t_{1/2}$ 为20h，主要代谢物为安他乐。

【作用与用途】 选择性 H_1 受体阻滞剂，研究用作抗组胺药，镇静作用强。

【剂量与用法】 口服：每次7.5～15mg，睡前30分钟服。

【制剂】 片剂：5、10mg。针剂：10mg/10ml。糖浆：10mg/10ml。

（肖春玲）

第十一节 哌嗪羧化物（piperazine carboxylates）抗焦虑药

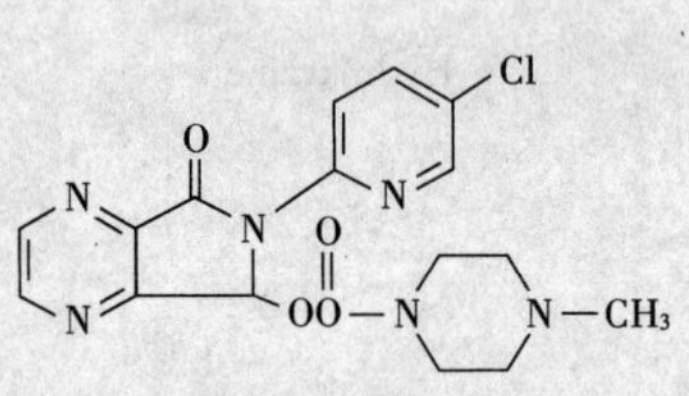

Zopiclone

佐匹克隆（Zopiclone）

【别名】 忆梦返 Imovane Datloan

【结构式】 6-(5-氯-2-吡啶)-6,7-二氧-7-氧合-5H-吡咯-[3,4-b]吡嗪-5-yl-4-甲基哌嗪-1-羧酸盐。

【药代动力学】 口服易吸收，Tmax为1.5～2h，$t_{1/2}$ 为5h，肝硬化和老年患者可延长至8h，肾衰患者 $t_{1/2}$ 不延长。生物利用度为80%。蛋白结合率45%。分布全身组织。经肝脏代谢，主要代谢物为N-去甲基及N-氧化衍生物，活性低。80%从尿排泄，10%从粪便排泄。

【作用与用途】　抗焦虑、抗惊厥与肌肉松弛作用与BZ类相似。可与BZ受体结合，改善睡眠，使睡眠延长，减少觉醒次数。由于 $t_{1/2}$ 短，不影响第2天的精神活动，适用于各种失眠。

【剂量与用法】　口服：每次7.5～15mg，睡前30分钟服。

【制剂】　片剂：5、7.5mg。

【不良反应】　较少，常见为晨间嗜睡、口干、口苦、肌无力等。长期服药后突然停药可出现戒断症状。严重呼吸功能不全者及对本药过敏者禁用。孕妇及哺乳妇女不宜使用。肝功能不全者应减少剂量。

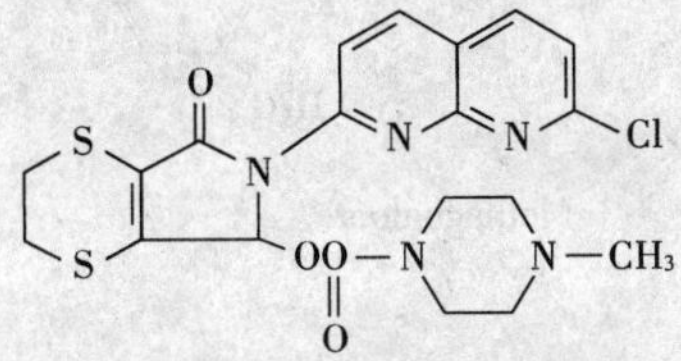

Suriclone

Suriclone

【别名】　RP 31.264（Rhône-Poulenc Rorer，F）

【结构式】　4-methyl-1-piperazinecarboxylic acid ester of 6-(7-chloro-1,8-naphthyridin-2-yl)-2,3,6,7-tetrahydro-7-hydroxy-5H-p-dithiino[2,3-c] pyrrol-5-one

【作用与用途】　在GABA-BDZ水平呈非典型作用，是抗精神病药，结构与佐匹克隆相似。有镇静抗焦虑作用，主要用作抗焦虑药。无嗜睡作用。

（肖春玲）

第十二节　六氢吡啶羧化物（piperidine carboxylates）抗焦虑药

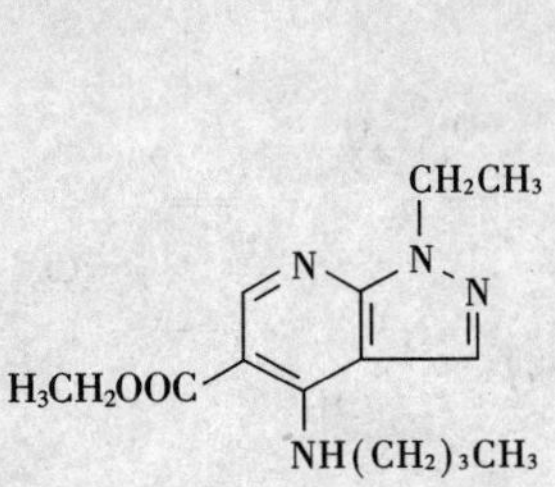

Cartazolate

Cartazolate

【别名】　SQ 65.396

【结构式】　ethyl ester of 4-butylamino-1-ethyl-1H-pyrazolo[3,4-b]pyridine-5-carboxylic acid

【药代动力学】 环形 AMP 抑制剂，作用机制与 tracazolate 相似，口服后约 0.5h 起效。健康个体 $t_{1/2}$ 为 20 ~ 40h。

【作用与用途】 系无明显镇静作用的抗焦虑药。100 ~ 200mg/d。

（肖春玲）

第十三节 喹唑酮类（quinazolinones）抗焦虑药

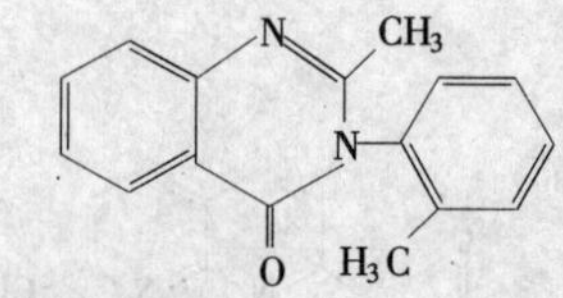

Methagualone

甲喹（Methagualone）

【别名】 安眠酮 海米那 Cateudil Revonal Sovinal Isonox

【结构式】 2-methyl-3-(O-tolyl)-4(3H)-quinazolinone

【药代动力学】 口服后约 0.5h 起效。健康个体 $t_{1/2}$ 为 20 ~ 40h。

【作用与用途】 有镇静抗焦虑作用，主要用作催眠药。

【制剂】 片剂：200、250mg。

【不良反应】 有导致药物滥用与自杀发生率增加的报告。

（肖春玲）

第十四节 噻嗪和噻唑衍生物（thiazine & thiazole derivatives）抗焦虑药

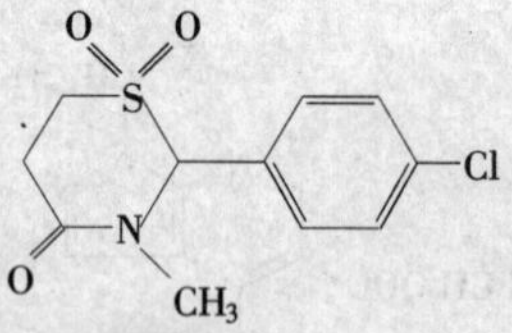

Chlormezanone

氯苯甲酮（Chlormezanone）

【别名】 芬那露 氯甲噻嗪酮 Fenarol Trancopal

【结构式】 2-(4-chlorophenyl)-2,3,4,5-tetrahydro-3-methyl-1,3thiazin-4-one 1,1-dioxide

【药代动力学】 $t_{1/2}$ 约 29h。

【作用与用途】　髓内多突触反射抑制剂，主要作用为肌肉松弛，镇静催眠。用于睡眠障碍，焦虑和紧张。亦曾研究用于偏头痛。由于能引起 Lyell 综合征（中毒性上皮坏死溶解）已从欧洲市场撤出。

【剂量与用法】　口服：200～400mg/d。

【制剂】　片剂：50、100、200mg。复方片剂：100mg + paracetamol 450mg。

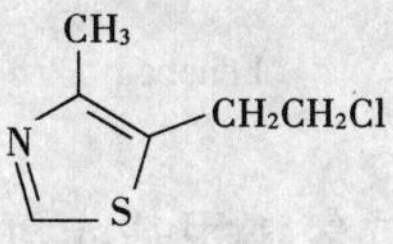

Clomethiazole

Clomethiazole

【别名】　Distraneurine Heminevrin

【结构式】　5-(2-氯乙基)-4-甲基噻唑

【药代动力学】　健康个体 $t_{1/2}$ 为 4h，酒精中毒性肝硬化患者延长至 9h。

【作用与用途】　结构式像半个硫胺素分子。研究表明，作用于 GABA-A 受体。用于烦躁不安、精神错乱、酒精戒断症状、持续性癫痫、震颤、谵妄、高血压综合征。

【制剂】　胶囊：200、300mg。

（肖春玲）

第十五节　其他杂环类（other heterocyclics）抗焦虑药

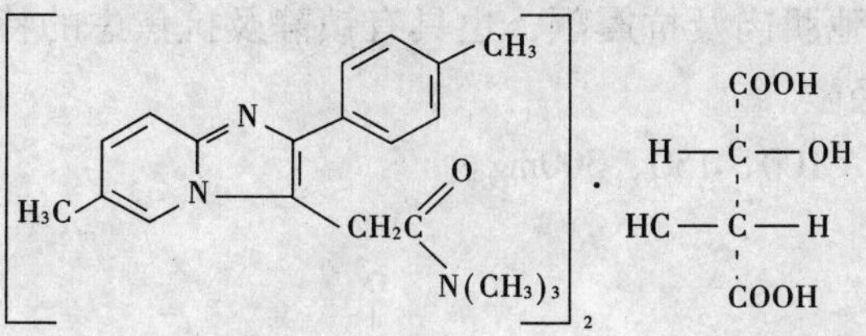

Zolpidem

Zolpidem

【别名】　Stilnox Ambien Bikalm　唑吡坦

【结构式】　N,N-6-三甲基-2-P-甲苯咪唑[1,2-a]吡啶-3-乙酰胺(半酒石酸盐)

【药代动力学】　$t_{1/2}$ 约 1.3～1.5h。

【作用与用途】　选择性 α_1-GABA 受体完全激动剂。为起效快的短时效睡眠诱导剂。其催眠作用能被 BZ 受体的配基 flumazenil 阻断。曾研究用作术前药。

【不良反应】　应警惕中枢神经系统副作用，如谵妄、夜游和幻觉。

【制剂】 片剂：10mg。

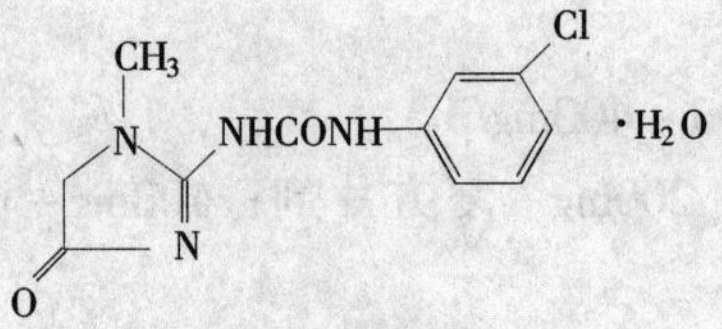

Fenobam

Fenobam

【结构式】 N-(m-氯苯)-N-(4,5-二氢-1-甲基-4-氧合-1H-咪唑-2-ylidten)脲

【作用与用途】 抗焦虑药，有松弛肌肉及抗抽搐作用。对心理冲突也有缓解作用，还具有振奋精神的特性。临床研究用于焦虑状态。

【剂量与用法】 口服：治疗量 100～600mg/d。

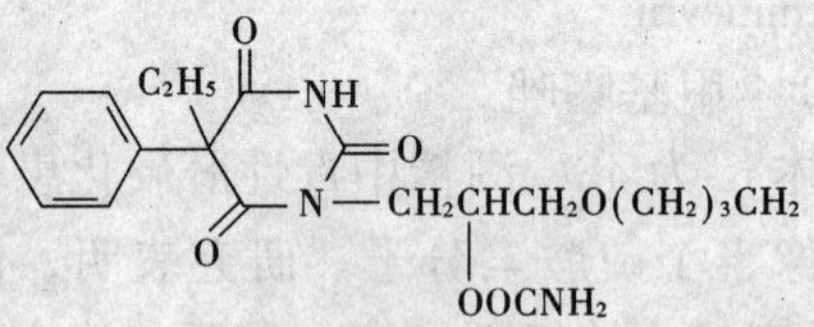

Febarmatate

Febarbamate

【别名】 Atrium 100 Sevrium Thymium

【结构式】 1-(3-丁氧基-2-甲氨酰氧基)丙基-5-乙基-5-乙基-5-苯-全氢化嘧啶-2,4,6三酮

【药代动力学】 能从尿中监测出 22 种代谢产物。

【作用与用途】 松弛肌肉及抗震颤，也具有镇静及抗焦虑的特性，可能通过 5-HT 能神经原起作用。催眠作用轻微。

【制剂】 片剂：50、100、150、300mg。

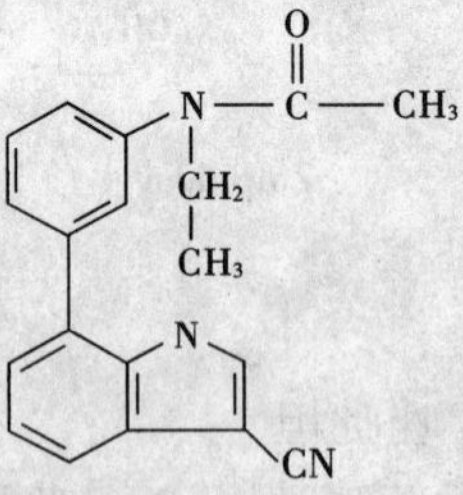

Zaleplon

Zaleplon

【别名】 CL 284846 CL 284 859（primary desethylated metabolite）

【结构式】　3′-(3-cyanopyrazolo[1,5-a]pyrimidin-7-yl)-N-ethylacetanilide

【药代动力学】　选择性与 GABA-A 受体结合。健康个体 $t_{1/2}$：0.9 ~ 1.1h。Tmax 0.9 ~ 1.5h，作用类似 lorazepan，生物利用度 30.6 +/-10.2%。

【作用与用途】　有强的镇静及催眠作用，1995 年完成三期临床试验。半夜服药后无残留镇静作用。

【制剂】　胶囊：5、10mg。

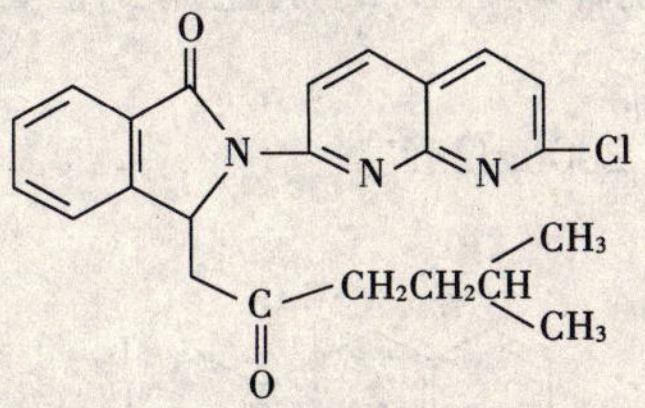

Pagoclone

Pagoclone

【别名】　RP 62955 IP 456

【结构式】　(+)2-(7-chloro-1,8-naphthyridin-2-yl)-2,3-dihydro-3-(5-methyl-2-oxohexyl)-1H-isoindol-1-one

【作用与用途】　有强的抗焦虑作用，GABA 受体激动剂。1997 年完成三期临床试验。

奥西普隆（ocinaplon）

【作用与用途】　有选择性的抗焦虑作用，是 GABA-A 受体部分激动剂。抗焦虑作用与苯二氮䓬类相似，主要不良反应有：镇静、肌肉松弛和共济失调，但发生率明显少于苯二氮䓬类。

参　考　文　献

Atack JR，Merck Sharp & Dohme. Anxioselective compounds acting at the GABA（A）receptor benzodiazepine binding site. Curr Drug Targets CNS Neurol Disord，2003，2（4）:213

（肖春玲）

第十六节　咪唑类镇静镇痛剂（sedatives/analgesics imidazole）抗焦虑药

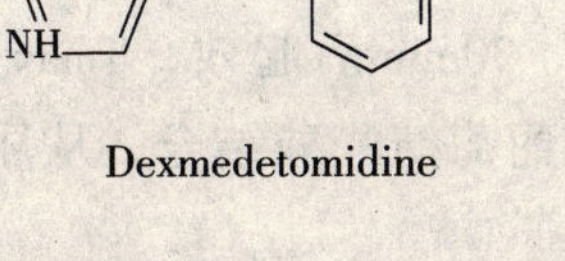

Dexmedetomidine

Dexmedetomidine

【别名】 MPV 1440（as shown in formula）MPV 785（racemate）

【结构式】 (+)-4-[(R)-<,2,3-trimethylbenzyl]imidazole

【药代动力学】 $t_{1/2}$ 约 1.3～1.5h。

【作用与用途】 高选择性肾上腺素能受体 β_2 强激动剂。用作镇静、催眠药，也用作强麻醉前用药。开发用作外科手术中和手术后减少出血的辅助用药。三期临床试验后停止开发。FDA 批准用于深度监护病房用作镇静药的肌注用药。因其镇静作用，可减少吗啡用量，不影响呼吸系统。

【制剂】 针剂：10mg/10ml，200μg/2ml。

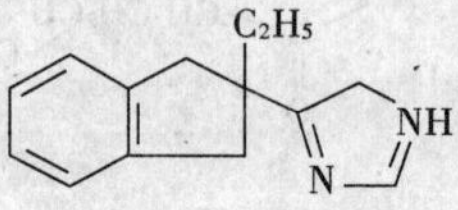

Atipamezole

Atipamezole

【别名】 MPV 1248（Orion Farmos Group Ltd.，Turku，FIN）atipemazole

【结构式】 4-(2-ethyl-2-indanyl)imidazole

【作用与用途】 高选择性外周与中枢肾上腺素能受体 β_2 强激动剂。结构与 idazoxan 相似，可用作抗焦虑和抗抑郁药，已完成二期临床试验。在欧洲市场用作兽医用药，可能有治疗酒精戒断症状的作用。

（肖春玲）

第十七节 氨基甲酸酯与丙二醇类（propanediol derivatives and carbamates）抗焦虑药

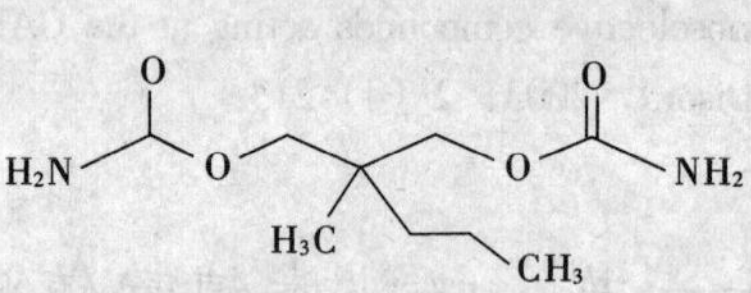

Meprobamate

甲丙氨酯（Meprobamate）

【别名】 眠尔通 安宁 氨甲丙二酯 Miltown Tranguilin Pertranquil

【结构式】 2-甲基-2-丙基-1,3-丙二醇二氨基甲酸酯

【药代动力学】 口服易吸收，30min 后起效，Tmax 2～3h，$t_{1/2}$ 为 14h。体内分布平均，易通过 BBB。90%以羟基衍生物和葡萄糖醛酸结合，从尿排泄。排泄速度较快，服药 30min 即可从尿中检出，48h 内可全部清除。

【作用与用途】　丙二醇衍生物，是较弱的抗焦虑药。能抑制中枢神经元间传导，减少由丘脑向大脑皮质的冲动和减少由中枢传出至骨骼肌的冲动。有肌肉松弛，消除紧张和诱导睡眠作用，但不影响末梢部位神经肌接头间的传导。可用于神经症，轻度失眠，震颤麻痹症。

【剂量与用法】　口服：0.2g，bid/tid。催眠：每次0.4g。肌注：每次0.2~0.4g。

【制剂】　片剂：0.2g，0.4g。

【不良反应】　可有嗜睡、乏力、皮疹、血压下降，偶见造血机制障碍（如粒细胞减少）。长期服用可产生耐药性。

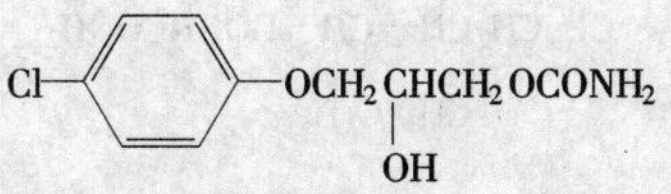

Chlophenesin

Chlophenesin carbamate

【别名】　Maolate

【结构式】　3-(P-氯苯氧)-1,2-丙二醇氨基甲酸酯

【药代动力学】　口服后 $t_{1/2}$ 约4.6h。

【作用与用途】　肌肉松弛剂，也用作抗焦虑药。

【制剂】　片剂：400mg。

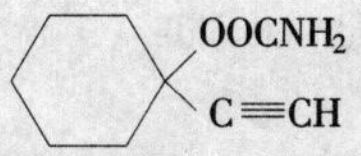

Ethinamate

Ethinamate

【别名】　Valamin

【结构式】　1-乙炔基环己基氨基甲酸酯

【药代动力学】　可能由于代谢快，故作用时间短。健康个体 $t_{1/2}$ 约2h。

【作用与用途】　催眠药，也用于镇静。

【制剂】　胶囊：500mg。

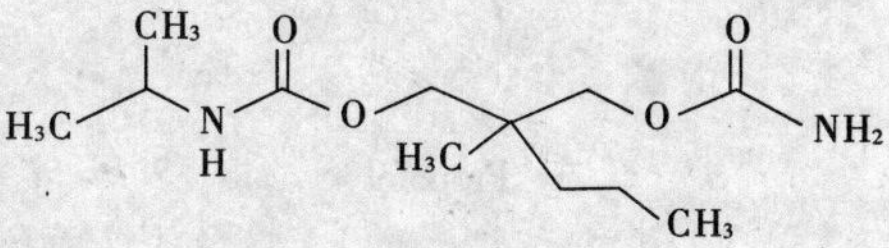

Carisoprodol

异氨甲丙二酯肌安宁（Carisoprodol）

【别名】　Sanoma Somadril Flexartal Artifar

【结构式】 N-异丙基-2-甲基-2-丙基-1,3-丙二醇二氨基甲酸酯

【药代动力学】 Tmax 1h。

【作用与用途】 中枢肌肉松弛剂，也有镇痛、抗焦虑及镇静作用。

【制剂】 片剂：350mg。

（肖春玲）

第十八节 脂肪族（aliphatic compounds）抗焦虑药

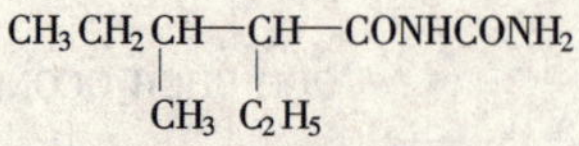

Capuride

Capuride

【别名】 pacinox McN-X-94

【结构式】 N-(2-ethyl-3-methylvaleryl)urea

【作用与用途】 速效催眠镇静药，用于短期治疗睡眠障碍，也作为术前用药。

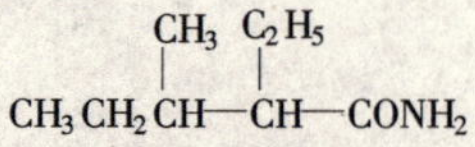

Valnoctamide

Valnoctamide

【别名】 Nirvanil

【结构式】 3-乙基-3-甲基戊酰胺

【药代动力学】 健康个体口服后 $t_{1/2}$ 约 9h。

【作用与用途】 结构与 valpromide 有关。作为抗焦虑药用于功能性障碍以及与焦虑状态有关的躯体症状。也用于老年人的行为障碍和烦躁不安。

【制剂】 片剂、胶囊：200mg。

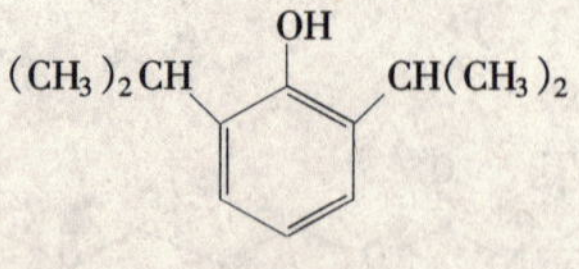

Propofol

Propofol

【别名】 ICI 35868 disopropofol

【结构式】 2,6-bis(1-methylethyl)-phenol

【作用与用途】 为短效剂，主要用于快速镇静催眠。属于膜受体阻滞剂，低于镇静剂

量时有镇吐作用。注射后可降低平均动脉压，静滴能治疗头痛。

【制剂】　针剂；200mg/20ml、500mg/50ml、1000mg/100ml。

（肖春玲）

第十九节　蒽的衍生物（anthracene derivative）抗焦虑药

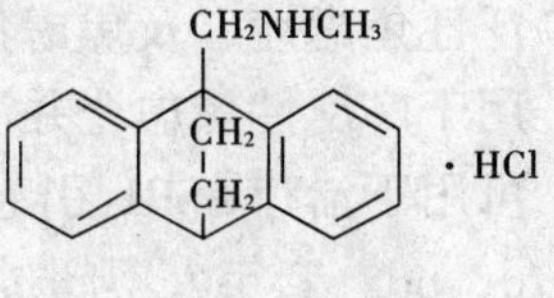

Benzoctamine

Benzoctamine

【结构式】　N-methyl-9,10ethanoanthracene-9(10H)-methylamine

【药代动力学】　$t_{1/2}$ 约 2～3h。

【作用与用途】　治疗焦虑症和紧张症。

【制剂】　片剂：5、10mg。

（肖春玲）

第二十节　芳香族哌嗪类（aryl-piperazines）抗焦虑药

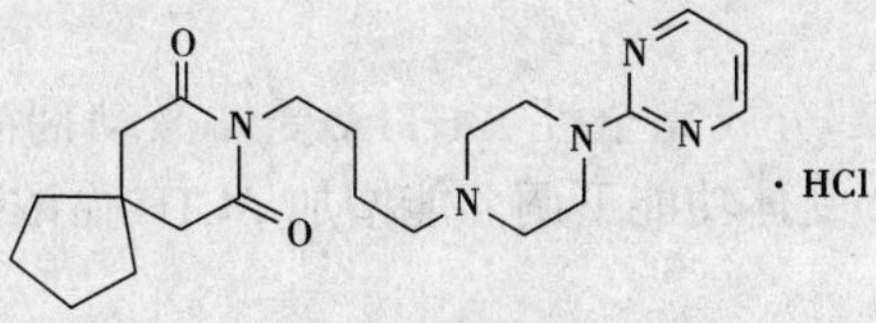

Buspirone

丁螺环酮 Buspirone

【别名】　布斯哌隆　Buspar Travine Ansial Buscalm Exan

【结构式】　8-{4-[4-(2-pyrimidinyl)-1-piperazinyl]butyl}-8-azaspiro[4,5]decane-7,9-dione (hydrochloride)

【药代动力学】　口服易吸收，Tmax 为 0.5～1h，$t_{1/2}$ 为 2～11h（平均 3h）。血浆蛋白结合率 95%。大部经肝代谢，主要代谢产物 5-羟丁螺环酮和 1-嘧啶基哌嗪。后者有部分活性。60%由尿排泄，40%由粪便排泄。血液透析不能清除体内丁螺环酮。生物利用度仅 5%或更低。

【作用与用途】　结构与其他抗焦虑药不同。具有抗焦虑和抗抑郁的作用。抗焦虑效应主要因其作用于海马的 5-HT1A 受体及 DA 受体。具有完全的突触前激动剂功能，可使 5-HT 功能下调产生抗焦虑作用。有人认为丁螺环酮也是一种突触后部分激动剂，它可相对地提高 5-HT 神经递质活力，并降低体内 5-HT2 受体敏感性，故也有抗抑郁作用。本药对 DA 的突触前膜受体有阻滞作用，对后膜既是 DA 受体激动剂又是阻滞剂，但作用弱，故也有抗抑郁作用。动物实验显示对鼠中枢 NE、毒蕈碱样、组织胺、阿片、BZ 类受体均无明显作用。临床研究发现，丁螺环酮与地西泮有相同的抗焦虑作用，但无明显镇静作用。本药不与其他催眠药或酒精产生协同作用。不能消除成瘾药的戒断反应，本身也不产生戒断反应，故对焦虑伴严重失眠者，需加用催眠药。用于广泛性焦虑症，及焦虑伴抑郁症状者。但丁螺环酮因起效较慢，不作为急性焦虑的首选药物。用于广泛性焦虑合并酒精成瘾的病人，可使其焦虑症状得到缓解，对酒精需要也明显减少。可用于治疗 SSRIs 引起的性功能障碍。

【剂量与用法】 口服 20～30mg/d，tid。老年人不超过 15mg/d。

【不良反应】 以胃肠道不适多见，此外尚有头晕、头痛、激动、失眠等。严重肝肾功能不全、青光眼及重症肌无力病人禁用。为谨慎起见，不宜与酒精、中枢抑制药、降压药、降糖药、抗凝药、避孕药及 MAOI 并用。

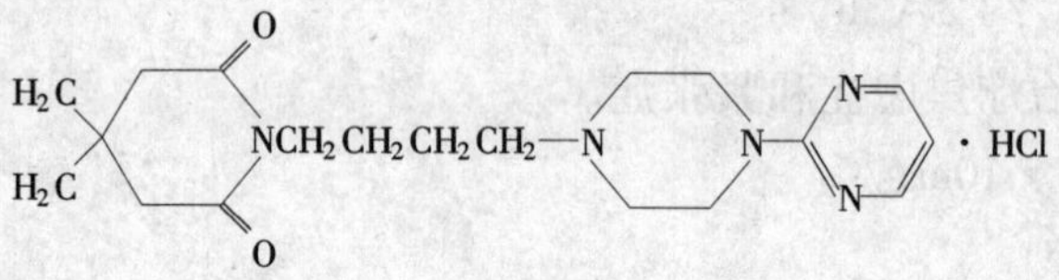

Gepirone

Gepirone

【结构式】 3,3-dimethyl-N-{4-[4-(2-pyrimidinyl)-1-piperazinyl]butyl} glutarimide

【药代动力学】 主要代谢产物 1-PmP 为 α_2 受体阻滞剂，也是 ipsaspirone，tandospirone 与丁螺环酮的代谢产物。

【作用与用途】 究竟为部分或完全性 5-HT1A 受体激动剂尚无定论。有抗焦虑与抗抑郁作用。连续应用可使 5-HT2 受体功能下调。能增加 ACTH 血浓度。

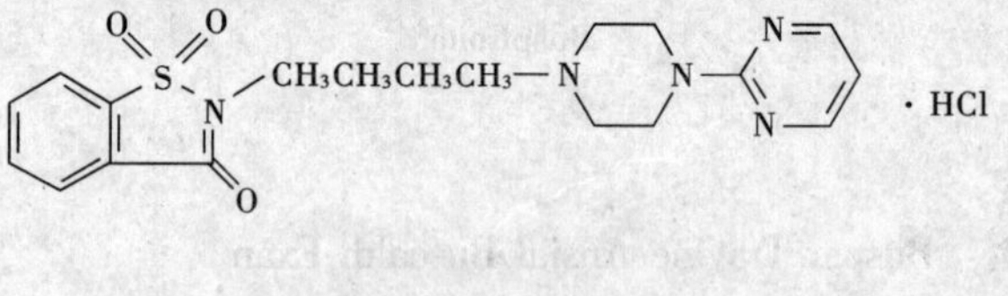

Ipsapirone

Ipsapirone

【结构式】 2-{4-[4-(2-pyrimidinyl)-1-piperazinyl] butyl}-1,2-benzisothiazolin-3(2H)-one 1,1-dioxide

【药代动力学】 主要代谢产物 1-PmP 为 α_2 受体阻滞剂，也是 gepirone、tandospirone 与丁螺环酮的代谢产物。

【作用与用途】　5-HT1A 受体激动剂。有抗焦虑作用，并能改善社会功能。无 BZ 导致的遗忘效应。有中枢降压作用。临床试验用作抗焦虑药与抗抑郁药。

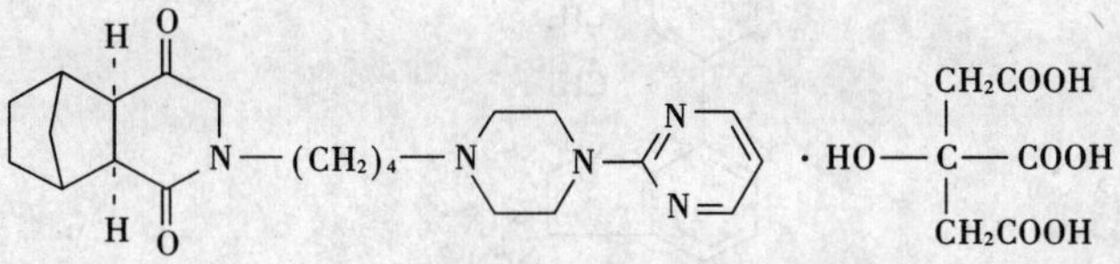

Metanopirone

坦度螺酮（Metanopirone）

【别名】　希德，SM 3997 tandospirone　Tandospirone　Sediel　Citrat

【结构式】　3a,4,5,6,7,a-hexahydro-2-{4-[4-(2-pyrimidinyl)-1-piperazinyl]butyl}-4,7-methano-1H-isoindole-1,3(2H)-dione(dihydrogen citrate)

【药代动力学】　主要代谢产物 1-嘧啶基哌嗪，有部分活性。

【作用与用途】　像布斯哌隆一样，是与 5-HT1A 受体的部分激动剂，与 5-HT2 受体无亲和力，临床研究发现，具有抗焦虑和抗抑郁的作用。无肌肉松弛，麻醉增强等中枢副作用，无镇静作用，与酒精也无相互作用，无安定类药物具有的依赖性和停药戒断现象。

【制剂】　片剂：5mg，10mg。

（肖春玲）

第二十一节　芳香族哌啶类（aryl-piperidines）抗焦虑药

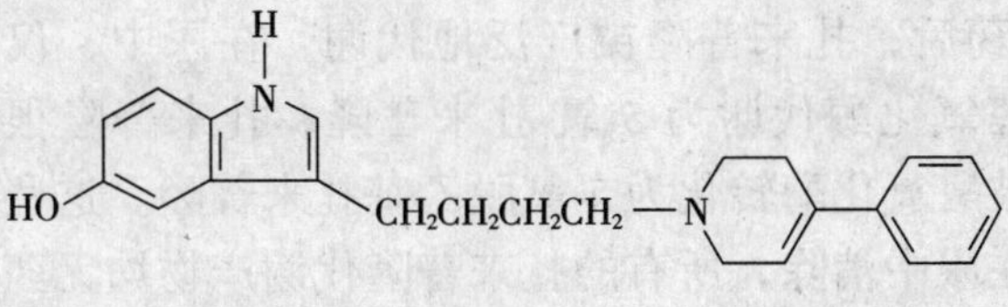

Roxindole

Roxindole

【别名】　EMD 49890（mesylate）EMD 38362（HCl）

【结构式】　3-[4-(4-phenyl-1,2,3,6-tetrahydro-1-pyridyl)butyl]indol-5-ol(mesylate)

【作用与用途】　选择性交感神经前多巴胺强激动剂，5-HT1A 受体激动剂。有抗焦虑与抗抑郁作用。预初试验用作治疗抑郁、精神分裂症、惊恐发作和强迫症。

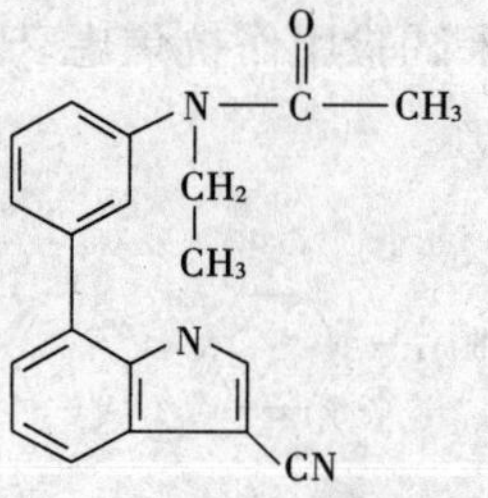

Zaleplon

扎来普隆（Zaleplon CL 284846）

【结构式】 3′-(3-cyanopyrazolo[1,5-a]pyrimidin-7-yl)-N-ethylacetanilide

【药代动力学】 据国外文献报道，在500多名健康人（包括年轻和年老的）、哺乳妇女和有肝病或肾病的病人，进行了扎来普隆的药代动力学研究。在健康受试者中，进行了单次给药60mg和每天1次给药15mg、30mg共10天的药代动力学研究，扎来普隆很快地被吸收，达峰浓度时间大约为1小时，消除半衰期（$t_{1/2}$）大约为1h，每天1次给药扎来普隆没有药物累积，而且在治疗范围内，它的药代动力学是与剂量成比例的。

1．吸收 扎来普隆在口服后，吸收迅速且完全，1h左右达到血浆峰浓度。其绝对生物利用度大约为30%，有明显的首过效应。

2．分布 扎来普隆是一个脂溶性的化合物，静脉给药后，Vd大约是1.4L/kg，分布在血管外组织。体外血浆蛋白结合率大约是60%±15%，并且不受扎来普隆10~1000ng/ml浓度范围的限制，这表明扎来普隆对蛋白结合率的变化是不敏感的，扎来普隆在血液和血浆中的比率大约是1，这表示扎来普隆是均匀地分布在整个血流而没有广泛地分布在红细胞里。

3．代谢 在口服给药后，扎来普隆被广泛地代谢，在尿中，仅有不超过剂量的1%是原药。扎来普隆主要被醛氧化酶代谢为5-氧-扎来普隆，扎来普隆很少被CYP3A4代谢为脱乙基扎来普隆，并很快被醛氧化酶转化为5-氧脱乙基扎来普隆。这些代谢产物然后被转化成葡萄糖醛酸化合物，并在尿中消除，所有的扎来普隆代谢产物均无药理活性。

4．清除 在口服或静脉给药后，扎来普隆很快被清除，$t_{1/2}$大约是1h，扎来普隆口服血浆清除率大约为3L/(h·kg)，静脉血浆清除率大约为1L/(h·kg)，如肝血流正常和忽略肾清除，估计扎来普隆的肝脏提取率是0.7，表明扎来普隆的首过效应是非常明显的。

在服用有放射标记的扎来普隆后，在48h内，可在尿中回收70%（6天内可回收71%），包括所有的扎来普隆代谢物和它们的葡萄糖醛酸，另外在粪便中可回收17%，主要是5-氧-扎来普隆。

5．食物作用 在健康成年人中，高脂肪和难消化的食物，可延长扎来普隆的吸收，延迟时间大约为2h，并且Cmax减少大约35%，扎来普隆AUC和消除半衰期没有明显的影响，这表明，在用完高脂肪和难消化的食物后，立即服用扎来普隆，其起效时间会有影响。

对老年人进行扎来普隆药代动力学的三项研究结果显示，扎来普隆的药代动力学和年青人没有明显的不同。

性别：在男性和女性中，扎来普隆的药代动力学没有明显的不同。

人种：以日本人作为亚洲人的代表作了扎来普隆的药代动力学研究，对这个组，Cmax和AUC分别增强37%和64%，这可能和体重不同有关，也有可能由于饮食、环境或别的因素而引起酶活性的不同。

肝脏损伤：扎来普隆首先是被肝脏代谢，其接着进行全身代谢，其口服清除率在代偿和代偿功能失调的病人减少70%和87%，和健康人相比，导致平均Cmax和AUC明显增加，因此中、轻度肝脏损伤病人服用扎来普隆时，应适当减少剂量，患有严重的肝脏损伤病人不建议服用扎来普隆。

肾脏损伤：因为肾脏排泄的扎来普隆原药不到1%，在肾功能不全的病人中，其药代动力学没有明显变化，因此对中、轻度肾脏损伤病人没有必要调整剂量，但对严重的肾脏损伤病人还需进一步研究。

【作用与用途】　美国FDA于1999年批准该药上市，现已在国内上市。

扎来普隆为催眠药，其化学结构不同于苯二氮䓬类、巴比妥类及其他已知的催眠药，可能通过作用于γ-氨基丁酸-苯二氮䓬（GABA-BZ）受体复合物而发挥其药理作用。

非临床研究显示，扎来普隆可选择性结合于脑GABAA受体复合物$\alpha_1\beta_1\gamma_2$亚单位的ω_1和$\alpha_2\beta_1\gamma_2$亚单位的ω_2受体结合试验结果显示其与上述受体亲合力较低，可优先结于ω-1受体。

【毒理研究】

1．生殖毒性　生殖毒性试验中，大鼠在交配前经口给予扎来普隆100mg/(kg·d)（按体表面积折算，约为推荐人用最大剂量的49倍），可导致动物死亡和生育力下降。后续研究显示，扎来普隆主要引起雌性动物生育力受损。妊娠大鼠和家兔致畸敏感期分别经口给予扎来普隆达100和50mg/(kg·d)（按体表面积折算，约为推荐人用最大剂量的49倍和48倍），未见明显致畸作用。但大鼠经口给予扎来普隆100mg/(kg·d)后，胎仔在出生前、后均出现发育不良；此剂量也可产生母体毒性，使其在给药期间出现中毒体征和体重增加减慢。对大鼠仔代发育无影响剂量为10mg/(kg·d)（按体表面积折算，约为推荐人用最大剂量的5倍）。在所有给药剂量下家兔胚胎和胎仔的发育未受到影响。围生期试验中，雌性大鼠在妊娠后期和哺乳期给予扎来普隆7mg/(kg·d)，仔代动物死产和出生后死亡率升高，生长和身体发育减慢。此剂量下未见动物出现母体毒性。对仔代发育的无影响剂量为1mg/(kg·d)（按体表面积折算，约为推荐人用最大剂量的0.5倍）。研究显示，子宫内和受乳期仔代动物暴露于药物可能导致其出现生存能力和发育方面的不良反应。

2．遗传毒性　体外中国仓鼠卵巢细胞染色体畸变试验显示，无论是否存在代谢活化剂，扎来普隆均有诱裂变作用，可引起染色体结构和数目的畸变（多倍体和核内再复制）。体外人淋巴细胞试验中，仅在其最高试验浓度和有代谢活化剂的条件下引起染色体数目畸变。扎来普隆在体外Ames试验和中国仓鼠卵巢HGPRT基因突变试验中均未见致突变性，在小鼠骨髓微核试验和大鼠骨髓染色体畸变试验中无诱裂作用，在大鼠肝细胞期外DNA合成试验中未引起DNA损伤。

3．致癌性　进行了大鼠和小鼠终生致癌试验。小鼠连续2年经口给予扎来普隆25、50、100和200mg/(kg·d)（按体表面积折算，约为推荐人用最大剂量的6~49倍），高剂量组雌鼠的肝细胞腺瘤发生度显著升高。大鼠连续2年经口给予扎来普隆1、10、20mg/(kg·d)（按体表面积折算，约为推荐人用最大剂量的0.5～10倍），未见明显致癌性。

【适应证】 适用于入睡困难的失眠症的短期治疗。临床研究结果显示，扎来普隆能缩短入睡时间，但还未表明能增加睡眠时间和减少清醒次数。

【用法用量】 口服，每次5～10mg（1～2粒），睡前服用或入睡困难时服用。与所有的镇静催眠药一样，当清醒时，服用扎来普隆可导致记忆损伤、幻觉、协调障碍、头晕。体重较轻的病人，推荐剂量为每次5mg（1粒）。老年病人、糖尿病人和轻、中度肝功能不全的病人，推荐剂量为每次5mg（1粒）。每晚只服用1次。持续用药时间限制在7～10天。如果服药7～10天后失眠仍未减轻，医师应对患者失眠的病因重新进行评估。

【不良反应】 服用扎来普隆后，可能会出现较轻的头痛、嗜睡、眩晕、口干、出汗及厌食、腹痛、恶心呕吐、乏力、记忆困难、多梦、情绪低落、震颤、站立不稳、复视及其他视力问题、精神错乱等不良反应。其他不良反应包括：①服用扎来普隆（10或20mg）后，1h左右会出现短期的记忆损伤，20mg剂量时损伤作用更强，但2h后没有损伤作用发生；②服用扎来普隆（10或20mg）后，1h左右有预期的镇静和精神运动损伤作用，但2小时后，就没有损伤作用；③反弹性失眠是剂量依赖性的，临床试验表明，5mg和10mg组在停药后的第一个晚上没有或很少有反弹性失眠，20mg组有一些，但在第二天晚上即消失。

【禁忌】

1. 对本品过敏者禁用。
2. 严重肝、肾功能不全者禁用。
3. 睡眠呼吸暂停综合征患者禁用。
4. 重症肌无力患者禁用。
5. 严重呼吸困难或胸部疾病患者禁用。

【注意事项】

1. 本品为国家特殊管理的第二类精神药品。
2. 不要超过医师指定的使用期限。长期服用可能产生依赖性。有药物滥用史的患者慎用。
3. 服用扎来普隆期间禁止饮酒。
4. 当需要头脑清醒如驾驶汽车、开机器等时应慎用。
5. 与作用于脑部的药物联合使用时，可能因协同作用而加重后遗作用导致清晨仍思睡。这些药物包括：用于治疗精神性疾病的药物（如精神抑制、催眠、抗焦虑药、镇静、抗抑郁药）。用于镇痛的药（如麻醉镇痛药），用于癫痫发作、惊厥的药物（如抗癫痫药），麻醉和用于治疗变态反应的药物（如镇静抗组胺药）。

【孕妇及哺乳期妇女用药】 怀孕期间服用本品的安全性未得到数据证实，而且本品代谢入乳汁中，因此哺乳期母亲及将要或已经怀孕妇女禁用本品。

【儿童用药】 没有数据证实儿童服用本品的安全性，所以儿童（小于18岁者）禁用本品。

【老年患者用药】 本品可用于老年人，包括大于75岁的老人。在老年人及老年妇女包括大于75岁的与健康青年志愿者比较，本品的药代动力学没有明显的不同。老年病人对安眠剂影响敏感，推荐剂量为5mg。

【药物相互作用】　与中枢神经系统药物：

乙醇：本品可增强乙醇对中枢神经系统的损伤作用，但不影响乙醇的药代动力学。

丙咪嗪：本品与丙咪嗪合用后，清醒程度降低，运动精神行为能力损伤，相互作用是药效学而没有药代动力学的变化。

帕罗西汀：本品与帕罗西汀合用无相互作用。

硫利达嗪：本品与硫利达嗪合用后，清醒程度降低，运动精神行为能力损伤，相互作用是药效学而没有药代动力学的变化。

酶诱导/抑制药物：与酶诱导剂如利福平合用，会使本品的 Cmax 和 AUC 降低 4 倍。

本品与苯海拉明合用无药代动力学相互影响，但由于两者都有镇静作用，合用需特别注意。

与影响肾消除药物合用：与布洛芬合用无明显药代动力学变化。

【药物过量】　扎来普隆用药过量的临床研究较少，在临床前研究中注意到，过量用药有中枢神经系统抑制作用而表现，轻微的症状有：瞌睡、昏睡及意识模糊等。严重的症状有：共济失调、肌张力减退、低血压、有时昏迷直至死亡。

建议的治疗：按照药物过量处理的一般原则进行治疗，并保证支持和对症治疗。动物研究表明氟马西尼可拮抗扎来普隆，但还没有用于临床。

（肖春玲）

第二十二节　巴比妥类（barbiturates）镇静药

巴比妥类镇静催眠药因易成瘾，现已很少用作镇静催眠药。本节仅介绍司可巴比妥一种，其余可见抗癫痫药。

司可巴比妥钠（Secobarbital Sodium）

【结构式】　5-(1-甲基丁基)-5-(2-丙烯基)—2,4,6-(1H,3H,5H)-嘧啶三酮—钠盐。

【作用与用途】　主要用于快速催眠。

【剂量与用法】　口服：每次 100mg，睡前服。最高每次 300mg。

【制剂】　胶囊 100mg。

【不良反应】　易成瘾。严重肝功能不全者禁用。

需要指出，由于慢性失眠是抑郁的一个危险因子，使用安全的 SSRI 不但可减轻慢性失眠，还可预防抑郁。目前 SSRI 被广泛用于治疗，可以改善睡眠亦有助于预防抑郁。

（肖春玲）

第二十三节　焦虑症的全程综合性治疗和药物治疗规范

一、焦虑症的全程综合性治疗原则

（一）治疗目的

CCMD-3 焦虑症包括广泛焦虑障碍和惊恐发作，不论何种亚型，其治疗目的都在于降低焦虑发病的频率、严重性，及心理社会性不良后果，并增强发作间歇期的心理社会功能，最大限度减少自杀率。长期随访发现，哈米尔顿焦虑量表评定（HAMA≤6）症状完全缓解的患者，复发率为13%，部分缓解（HAMA 减分>50%）的患者复发率为34%。对焦虑症的全程综合性治疗，强调不但要注意消除症状，而且必须注意恢复社会功能，提高生活质量，达到真正意义的治愈。

（二）全面检查和全程综合性治疗

对焦虑症的全程综合性治疗，主要措施有：

1．诊断评估 现病史与目前症状、既往史、躯体状况包括物质滥用史、个人史、社会职业和家族史、既往治疗情况、精神检查、躯体检查和必要的实验室检查。

2．特殊症状评估 心血管症状，心悸、胸痛等，并注意症状与内外刺激的关系。

3．功能损害的类型与严重性评估 注意回避表现的程度和功能损害。

4．监护精神状态 焦虑症患者发生抑郁和物质滥用的比例较常人高。发现后及时处理。

5．与其他科医师协作 惊恐障碍者常因躯体不适体诉求助于非精神科医师，因此必须加强与其他临床分科医务人员的协作，共同进行妥善处理。

6．健康教育 家庭成员和社区及患者工作单位有关人员的配合起重要作用，应建立并维持治疗联盟，提供针对性健康教育，提高治疗依从性。

7．识别早期复发症状 即全程综合性治疗既要考虑目前临床问题，也要考虑疾病发展情况，治疗效果问题，根据病情不断调整综合性治疗措施。例如应注意心理社会影响，识别疾病的促发或延续因素，全面了解患者的需要、内在心理冲突、心理防御机制、应对方式及能力等。提倡早期发现，早期治疗，恰当应用药物、心理治疗和心理社会康复治疗。

（三）急性期综合性治疗

1．尽力减轻和缓解急性症状、缩短病程 若非难治性患者，一般10～12周应达到此目的。

2．尽早使用抗焦虑药 如存在不依从情况，可用肌注或静脉给药。注意监测药物治疗不良反应。

3．合理联合用药 一种抗焦虑药疗效不佳时可并用其他药，如其他镇静催眠药、抗抑郁药或抗精神病药等。

4．心理治疗 目标之一是减少应激事件。

5．以适合患者的方式提供健康教育。

（四）巩固期综合性治疗

1．全面缓解症状和恢复社会功能 减少应激，改善症状，降低复发可能性和增强患者适应生活的能力。如应用抗焦虑药已使病情缓解，应续用同量3～6个月，再考虑减量维持治疗。

2．心理治疗起支持作用。

3．避免过劳 应注意避免迫使患者完成高水平职业工作或实施社会功能，以防止增加症状波动风险。

（五）维持治疗期（包括康复期、间歇期和复发前驱期）综合性治疗

1．治疗目的 旨在防止复发、恢复与维持良好社会功能，提高患者生活质量。在维持治疗期，对原治疗措施可以在密切观察下进行适当调整，减少药物剂量至保持临床疗效和不

良反应最少的最小治疗量。

2．药物维持治疗 ①需要注意维持治疗并不能完全防止病情复发。因此，应教育患者和家属了解复发的早期表现，以便他们自行监控，及时复诊；②复发的诱因可能是躯体情况，明显的社会心理因素，服药依从性不良或药物剂量不足。因此，在维持治疗期间，应密切监测血药浓度并嘱患者定期复诊；③复发的早期表现可能为睡眠障碍或情绪波动，一旦出现早期症状，应及时干预。此时可及时给予 BZ 或其他药物。如病情复发，则应及时调整治疗药物的种类或剂量，尽快控制发作；④长期的药物治疗计划应针对不良反应与复发风险二者权衡。初发患者经过 1～2 年维持治疗，可试验性停药。多次反复发作者，维持治疗至少 5 年甚至终生。

3．继续心理治疗及必要的危机干预。

二、焦虑症的药物治疗

（一）指证

药物用于复发前驱期的早期治疗、急性发病的治疗、先兆发作的预防，以及改善发作间歇期的残留症状。

（二）焦虑症的主要治疗药物

SSRI，TCA，BZ，MAOI，其他抗抑郁剂：万拉法辛、曲唑酮、奈法唑酮，bupropion（氨非他酮），抗痉剂：如卡马西平、丙戊酸盐，其他：抗精神病药、β 受体阻滞剂、钙离子通道阻滞剂、inositol、clonidine（可乐定）、buspirone 等。

（三）用药简介

1．常用药物 常用 BZBZ 抗焦虑药有阿普唑仑，艾司唑仑和地西泮、氯硝西泮、劳拉西泮等，新型抗焦虑药种类较多，如佐匹克隆、丁螺环酮、坦度螺酮等，都可用于焦虑症的治疗。此外，镇静催眠药、抗抑郁药、抗精神病药和其他药物也可应用。用药同时应注意不良反应及治疗中的其他问题，包括实验室或其他监测措施的评估等。

2．剂量逐步递增 尽可能采用最小有效量，使不良反应减至最少，以提高服药依从性。小剂量疗效不佳时，根据不良反应和耐受情况，增至足量（有效药物上限）和足够长的疗程（10～12 周）。如用药 4～6 周仍无效，可考虑换药（同类另一种或作用机制不同的另一类药）。

3．联合用药 药物并用的方式有抗焦虑药如苯二氮䓬类药物与抗抑郁剂并用，或与抗精神病药并用等。在联合用药时，要了解药物对代谢酶的诱导或抑制而产生的药物相互作用。一般不主张并用二种以上抗焦虑药。

4．知情同意 治疗前向焦虑症患者及家人阐明药物性质、作用和可能发生的不良反应及对策，争取他们的主动配合，能遵医嘱按时、按量服药。

5．注意几个操作性定义

（1）临床痊愈（完全缓解）与复发 临床痊愈指症状完全消失（如焦虑症的 HAMA 评分≤6），自知力恢复，社会功能达到或基本达到病前水平。如果在临床痊愈后，又一次出现新的焦虑症发作，在两次发作之间至少有 2 个月的间歇期（不论用药与否），称复发。

（2）恶化（复燃）：恶化是指经急性期治疗症状部分缓解（如焦虑症的 HAMA 减分率 > 50%），因各种原因（如过早减药或停药等）导致症状再现。

6．抗焦虑药物的选用

（1）BZ和镇静催眠药　对焦虑发作具有治疗和预防作用。目前，常用BZ类抗焦虑药有阿普唑仑，艾司唑仑，地西泮，氟西泮，劳拉西泮，氯硝西泮等。某些BZ对焦虑症的短期治疗具有明显的效果，但长期服用会导致一定的依赖性，这就给需长期服药的患者带来困难。BZ类药物的药理作用主要有：①镇静：对中枢神经系统具有抑制作用；②抗焦虑：降低大脑的警觉性，减低对危险的高反应性；③抗惊厥：通过增加抑制脑部痫性放电的向外扩散而产生抗惊厥作用。抑制脊髓上运动神经元致肌肉松弛作用。

（2）非BZ类新型抗焦虑药　如丁螺环酮、坦度螺酮、佐匹克隆、黛立新（氟哌噻吨美利曲辛片）、唑吡坦、氯美扎酮、咪达唑仑、羟嗪、扎来普隆等。这些较常用的非BZ类抗焦虑药对焦虑症的短期治疗具有明显的效果。口服易吸收，抗焦虑、抗惊厥与肌肉松弛作用与BZ类相似。不良反应较少，但长期服药后突然停药可出现戒断症状。

（3）抗焦虑药的疗效和不良反应的个体差异　很难预测，药物选用主要取决于：①躯体状况；②药物遗传学情况（如近亲中使用某种抗焦虑药有效，该患者也可能有效）；③疾病类型；④药物的药理学特征（如有的药镇静作用较强，对明显抑郁激越的患者可能较好，可能的药物间相互作用，有无药效学或药代学配伍禁忌）；⑤既往用药情况（如药物疗效、不良反应等）；⑥药物价格；⑦用药简便性；⑧医师用药经验等。

7．常用抗抑郁药的选用　焦虑抑郁症状共存很常见，因此在治疗焦虑症时，也应考虑抗抑郁治疗。临床上常与抗焦虑药合用的抗抑郁药简介如下：

（1）SSRI　疗效和TCA相当。我国常用5种药物，分别是氟西汀，帕罗西汀，舍曲林，氟伏沙明和西酞普兰。它们之间的疗效没有显著差异，共同特点是抗胆碱能不良反应较小，心血管等脏器影响小，患者耐受性较好，服用方便。但有其自身不良反应，主要为胃肠道反应、头痛、失眠和性功能障碍。价格较昂贵。适应证为各种不同类型和不同严重程度的焦虑症。主要禁忌证为对药物过敏者，严重肝、肾病者及孕妇慎用。禁与MAOI并用。

（2）NaSSA　主要为米氮平，有良好的抗抑郁作用及抗焦虑作用，口服吸收快，起效快，抗胆碱能作用小。对睡眠障碍的改善明显，复发率显著低于阿米替林，对性功能几乎没有影响。但有引起肥胖的不良作用。

（3）SNRI　主要为文拉法辛，有速释剂和缓释剂两种。5-HT和NE的双重抑制作用，起效较快，有明显的抗抑郁及抗焦虑作用，高血压者慎用。

（4）TCA　第一代抗抑郁药，临床应用40余年，疗效确凿，可选用阿米替林、丙米嗪、多塞平、氯米帕明和马普替林。不良反应较多，尤其是过度镇静，抗胆碱能和心血管反应。患者耐受性较差，过量引起中毒，甚至导致死亡。优点是价格低廉。可用于各种类型焦虑，伴抑郁特征的焦虑。禁忌证有闭角型青光眼，急性心肌梗死，前列腺肥大，心律失常。老人，严重心、肝、肾病、低血压者及孕妇慎用。

（5）其他药物　如阿莫沙平、吗氯贝胺和安非他酮等，选用的原则如下：①伴有躯体疾病：可选用不良反应少，安全性高的药物。用药剂量不宜过大。若是躯体疾病伴发焦虑症，经治疗当焦虑症状缓解，可考虑逐渐停用抗焦虑药；②如果常用的抗焦虑药和抗抑郁药无效时，可选用如阿莫沙平、吗氯贝胺和安非他酮等药。

（四）积极治疗共病

例如与焦虑共病的其他躯体疾病、物质依赖等。

（五）全程综合性治疗原则

焦虑症常常反复发作，因此，应坚持全程综合性治疗原则以阻断发作。全程综合性治疗可分为 3 个治疗期：急性期、巩固治疗期、维持治疗期（包括康复期、间歇期、复发前驱期）。在治疗过程中，要始终注意贯彻治疗的“个别化”原则，应努力取得患者及其家属的配合，增强执行治疗计划的依从性。

（六）建立和维持一种治疗性的协作关系

精神科医师除直接治疗患者外，还常作为合作伙伴或指导者，以团队工作方式与其他人员共同根据患者的需要，提供包括精神科、全科医疗、康复及社会的系列性服务，以最大程度地改善社会功能和提高生活质量。

（七）健康教育

为取得患者与家属的合作，必须以适当方式提供健康教育，并应贯穿整个治疗过程。健康教育应是长期的、定期的、或根据需要而安排。健康教育应有固定的内容，最好以医师与患者及其亲属共同参与的联谊会形式进行。同时，应就具体问题进行充分的讨论，有针对性地解决问题。讨论的内容包括疾病本质、临床表现、病程特点、治疗方法及有关药物知识、全程综合性治疗的必要性、复发的早期表现及自我监测、复发的有关因素及处理、婚育及疾病的遗传倾向等问题。鼓励患者间就经验教训进行相互交流。这有助于改善医患关系，提高患者及其家属对治疗的依从性，预防复发，提高生活质量。

三、焦虑症的心理治疗

（一）目的

其目的是：①减轻和缓解症状；②提高依从性；③矫正继发的各种不良心理社会性后果，如自卑、绝望等；④最大限度地使患者达到社会和职业功能的康复；⑤协同抗焦虑药维持治疗，预防复发。

（二）心理治疗原则

其原则是：①注重当前问题，以消除当前症状为主要目的；②在制定治疗计划时，不以改变和重塑人格作为首选目标；③一般应该限时；④适时评估有助于计划下一步治疗措施；⑤如果治疗 6 周焦虑症状无改善或治疗 12 周症状缓解不彻底，则需考虑重新评价和换用治疗。

（三）心理治疗的种类

焦虑症可用支持性心理治疗、认知-行为治疗（CBT）、短程精神分析治疗、小组治疗、婚姻家庭疗法、人际心理治疗等。一般而言，支持性心理治疗适用于所有就诊对象，各类焦虑症患者均可采用或并用。常用的技术为：倾听、解释、指导、疏泄、保证、鼓励和支持等。作短程精神分析治疗时，治疗师的主要任务是通过专业化技术帮助患者认识其有关症状的潜意识内容，使患者能够自我控制情感症状和异常行为，同时更好地处理一些应激性问题。认知-行为治疗可矫正认知偏见，减轻情感症状、改善行为应对能力，并可减少复发。人际心理治疗主要处理患者的人际问题、提高他们的社会适应能力。婚姻或家庭治疗可改善康复期患者的夫妻关系和家庭关系，减少家庭中不良因素对疾病复发的影响。

（四）心理治疗指征

其指征是：①患者自愿首选心理治疗或坚决排斥药物治疗者；②有使用抗焦虑药的禁忌；③有明显心理社会应激源。

（五）心理治疗并用药物治疗

在药物治疗的基础上，辅助心理治疗，疗效要优于单用药物治疗，表现服药依从性较好，病情较稳定，再住院率较低，心理社会功能较好。心理治疗时必须强调：①服药依从性是心理治疗的一个重要内容，因为75%以上的复发与未坚持服药有关；②发病后第1年是患者了解和适应疾病，恢复自知力和提高治疗依从性的关键时期。维持治疗期（包括康复期、间歇期、复发前驱期），作为药物治疗的联合治疗手段，心理治疗疗程通常每月1～3次，8个月中共20次左右。心理治疗终止后，临床医师仍需加强与患者的联系，每2～3个月随诊1次，评价症状和药物不良反应直到药物治疗终止。

四、惊恐障碍的治疗

（一）药物治疗

1．BZ　特点为起效快，但长期服用会导致一定的依赖性。目前临床上使用该类药物治疗慢性惊恐发作较治疗焦虑症有逐渐下降的趋势，主要原因是停药时由其引起的撤药症状类似惊恐发作，停药后易复发，尽管非常缓慢地减少药量，复发率仍在50%以上。因此建议合并认知-行为治疗以减少停药引起的复发。

阿普唑仑控制惊恐障碍疗效较好，可用0.4～0.8mg，bid或tid。老年人适当减量。阿普唑仑兼有中度抗抑郁作用。此外，还具有中枢性肌松作用。主要不良反应有头晕、头痛、乏力等。有成瘾性。孕妇，哺乳妇女，对BZ类药物过敏者均禁用。

2．SSRI　疗效肯定，不良反应较少而轻，尤其是没有抗胆碱能的副作用。但长期用药，患者会出现撤药综合征，应注意逐步撤药。

3．β受体阻断剂　心血管症状和焦虑密切相关，患者的肾上腺素升高意味自主神经系统被激活。β受体阻滞剂对心脏症状和惊恐障碍有效，常常与本节所提的其他药物，如BZ或SSRI等并用。

4．其他药物　有明显的抗抑郁及抗焦虑作用的文拉法辛或米氮平等，对上述药物治疗无效者可使用。佐匹克隆作为较常用的非BZ类抗焦虑药对焦虑症的短期治疗具有明显的效果。口服易吸收，抗焦虑，抗惊厥与肌肉松弛作用与BZ类相似。可改善睡眠，使睡眠延长，减少觉醒次数。不良反应较少，常见为晨间嗜睡、口干、口苦、肌无力等。长期服药后突然停药可出现戒断症状。严重呼吸功能不全者及对本药过敏者禁用。孕妇及哺乳妇女不宜使用。肝功能不全者应减少剂量。

5．惊恐发作的即刻处理　立即肌注或舌下含化氯羟西泮（劳拉西泮）2～4mg，也可以用地西泮10mg静脉缓慢注射（地西泮肌注吸收不好）。如果患者出现过度换气，可用纸袋罩住患者的口和鼻，让患者吸入较多的二氧化碳以减轻惊恐发作时过度换气引起的碱血症。

（二）常用心理治疗

支持性心理治疗、放松疗法、认知-行为疗法等均可配合药物治疗加以选用，例如：

1．认知-行为治疗　直接纠正患者不恰当的想法和行为，主要目标在于减少与惊恐发作有关的内外恐惧和回避，最具代表性的是通过认知调整和逐个症状暴露相结合，但需要时间和必须患者积极配合。认知-行为疗法并用BZ既可以增加患者的依从性，又可有效减少惊恐发作。

2．跑步疗法　指导患者作循序渐进的规律性跑步。一般而言，跑步治疗较药物治疗起效慢，退出率较高，但疗效相当。尤其应注意，在最初 4 周要在亲属陪伴下按计划进行锻炼，随着锻炼计划的实施，大多数患者能坚持下来，并取得满意疗效。认知-行为观点认为跑步代表了某种暴露疗法。跑步活动能够比较典型性地引发了与惊恐发作的相似症状，使患者从生理反应角度体验这些症状，有助于解除患者对惊恐发作的恐惧感。

五、广泛性焦虑的治疗

（一）药物治疗

BZ 和抗抑郁药对减轻广泛性焦虑症症状均有效。BZ 的使用最普遍，许多患者可持续使用（如阿普唑仑、氯硝西泮或地西泮），但应注意某些不良反应如精神运动性损害和过度镇静等，以及滥用的可能性。BZ 与其他镇静剂如酒精合用可致严重意外事故或跌倒。因 BZ 对老年人的认知损害较重，故老人不宜长期使用。丁螺环酮和坦度螺酮已用于临床，老年人用低剂量能很好耐受，主要不良反应有头痛、头晕、恶心和坐立不安，但没有明显的镇静和呼吸抑制作用，与其他镇静剂不发生协同作用。丁螺环酮和坦度螺酮无潜在滥用倾向，尤其适用于酒精或镇静药依赖患者。SSRI 类也可应用。β 受体阻滞剂有利于控制患者躯体症状，如对心动过速、震颤、多汗等，与上述其他药物并用有一定效果。

（二）心理治疗

支持性心理治疗、放松疗法、行为疗法、催眠疗法等均可用。一般与药物联合应用。

六、伴发焦虑的部分神经症亚型药物治疗程序

（一）CCMD-3 广泛性焦虑症的药物治疗程序（2005）

第1步骤（PIO1）	(A)首用第1、2、3、4方案药物		
	↓有效	↓不良反应影响治疗	↓无效
	↓(B)急性期用药 10～12周	↓(C)减量(A)药 或对症处理2～4周	↓(D)增量(A)药 2～4周
第2步骤（PIO2）	↓有效	↓不良反应影响治疗	↓无效
	↓(B)巩固治疗期 12～24周	↓(E)返回(C)，换或并用 第1～6方案不同药4～6周	↓(F)返回(D)，换或并用 第1～6方案不同药4～6周
第3步骤（PIO3）	↓有效	↓不良反应影响治疗	↓无效
	↓维持治疗期 (B)52～104周	↓(G)返回(C)或(E)	↓(H)返回(D)或(E)，或进难治性焦虑治疗

注：CCMD-3 的广泛性焦虑症的药物治疗程序（2005）

第 1 步骤（PIO1）：

（A）急性期

1．用药　以安全和可耐受为前提，进入以抗焦虑药合并抗抑郁药的增量期，严重者 BZ 可肌注或静脉给药应用 1～2 周左右调整到最小治疗量。最好不同时启用两种或更多药物，如果要同时启用，应注意开始剂量酌情减量，并增加每日分次用药的次数和严密监测不良反应。

第 1 方案：BZ（表 13-2）。

第 2 方案：其他抗焦虑药（表 13-2）。

第 3 方案：SSRI（表 13-2）。

第 4 方案：其他新型抗抑郁药（表 13-2）。

第 5 方案：TCA 与四环类抗抑郁药，必要时可肌注或静滴（表 13-2）。

第 6 方案：吗氯贝胺（表 13-2）。

2．焦虑、兴奋者　必要时可并用 BZ 肌注或静脉给药，或者丁螺环酮或坦度螺酮。

（B）急性期获效者　获效的治疗量应继续保持。

（C）不良反应影响治疗者　可减量或对症处理，例如对 EPS 明显者可用抗胆碱能药如苯海索，氢溴酸东莨菪碱等。或换用，或并用结构、效价明显不同的抗焦虑药或抗抑郁药必要时有注射剂型的药物可肌注或静滴和并用 β 受体阻滞剂，抗抑郁药或钙离子通道阻滞剂，如维拉帕米、尼莫地平等。改换药物时应采用 2～4 周换药过渡期，如在过渡期获效，可保持当时并用的药物品种及剂量（表 13-2）。

（D）疗效不理想者　可增量，或换用，或并用结构、效价明显不同的抗焦虑药或抗抑郁药必要时有注射剂型的药物可肌注或静滴和并用 β 受体阻滞剂，抗抑郁药，或钙离子通道阻滞剂，如维拉帕米、尼莫地平等。改换药物时应采用 2～4 周换药过渡期，如在过渡期获效，可保持当时并用的药物品种及剂量（表 13-2）。

第 2 步骤（PIO2）：

（B）获效者的巩固治疗期　获效的治疗量应至少维持 3～6 个月。随着病情好转，部分患者对药物的耐受性降低，此时减量的原则为只要患者能够耐受，应尽量接近原来获效的剂量。

（E）不良反应影响治疗者　可减量或对症处理，或换用，或并用结构、效价明显不同的抗焦虑药或抗抑郁药必要时有注射剂型的药物可肌注或静滴和并用 β 受体阻滞剂，抗抑郁药，或钙离子通道阻滞剂，如维拉帕米、尼莫地平等。改换药物时应采用 2～4 周换药过渡期，如在过渡期获效，可保持当时并用的药物品种及剂量（表 13-2）。

（F）疗效不理想者　可增量，或换用，或并用结构、效价明显不同的抗焦虑药或抗抑郁药必要时有注射剂型的药物可肌注或静滴和并用 β 受体阻滞剂，抗抑郁药，或钙离子通道阻滞剂，如维拉帕米、尼莫地平等。改换药物时应采用 2～4 周换药过渡期，如在过渡期获效，可保持当时并用的药物品种及剂量（表 13-2）。

第 3 步骤（PIO3）：

（B）获效者的维持治疗期（包括康复期、间歇期、复发前驱期）　获效的治疗量应至少维持 1～2 年，然后只有达到临床痊愈者，才考虑减量，进入维持治疗期。用药剂量调整到能保持最佳疗效和最小不良反应为原则。首次发作的维持治疗应持续 1～2 年，然后逐步停药。屡次发作者维持治疗时间应持续 5 年，甚至终生。

（1）康复期　在病情缓解后，除继续药物治疗外，更应注意结合心理治疗和康复治疗。目的在于使患者更自觉地加强治疗依从性、摆脱依赖性，提高生活质量和重返社会。

（2）间歇期　根据患者的恢复水平，考虑如何承担更多的家务劳动或回到工作岗位，通过综合性治疗，帮助患者及家属应对社会或躯体应激，预防疾病复发，尽量恢复社会功能至最佳水平。

（3）复发前驱期　部分患者病情复发，但如果能及时发现复发症状，在病情进一步恶化进入急性期以前，及早发现、及早处理，比急性期患者容易控制病情，获得较好疗效。因此，一旦出现复发的早期症状（每个患者的复发症状，常常与其首次发作的早期症状相似），应教会家属或社区相关人员及时发现、及时报告，以便给予及时诊治。

（G）不良反应影响治疗者　可减量或对症处理，或换用，或并用结构、效价明显不同的抗焦虑药或抗抑郁药必要时有注射剂型的药物可肌注或静滴和并用β受体阻滞剂，抗抑郁药，或钙离子通道阻滞剂，如维拉帕米、尼莫地平等。改换药物时应采用2～4周换药过渡期，如在过渡期获效，可保持当时并用的药物品种及剂量（表13-2）。

（H）疗效不理想者　可增量，或换用，或并用结构、效价明显不同的抗焦虑药或抗抑郁药必要时有注射剂型的药物可肌注或静滴和并用β受体阻滞剂，抗抑郁药，或钙离子通道阻滞剂，如维拉帕米、尼莫地平等。改换药物时应采用2～4周换药过渡期，如在过渡期获效，可保持当时并用的药物品种及剂量（表13-2）。部分患者病情虽然不能达到临床痊愈水平，但病情稳定，不再进展。此时可以仿效上述维持治疗期的处理，进行综合性治疗。具体注意事项如下：

（1）维持剂量　使病情稳定时的治疗量应继续维持1～2年。用药剂量调整到能保持最佳疗效和可以耐受的不良反应为原则。

（2）康复期　除继续药物治疗外，更应注意结合心理治疗和康复治疗。目的在于使患者更自觉地加强治疗依从性、摆脱依赖性，提高生活质量和重返社会。根据患者的恢复水平，考虑如何承担更多的家务劳动或回到工作岗位，通过综合性治疗，帮助患者及家属应对社会或躯体应激，预防疾病恶化，尽量恢复社会功能。

（3）恶化前驱期　部分患者病情恶化，部分患者病情恶化，但如果能及时发现恶化症状，在病情进一步恶化进入急性期以前，及早发现、及早处理，比急性期患者容易控制病情，获得较好疗效。因此，一旦出现恶化的早期症状，应教会家属或社区相关人员及时发现、及时报告，以便给予及时诊治。

（二）合并抑郁的广泛性焦虑症药物治疗程序（2005）

第1步骤（PIO1）	(A)首用第1或2方案药并第3～5方案药		
	↓ 有效	↓ 不良反应影响治疗	↓ 无效
	↓ (B)急性治疗期 10～12周	↓ (C)对(A)的用药减量或对症处理2～4周	↓ (D)对(A)的用药增量 2～4周
第2步骤（PIO2）	↓ 有效	↓ 不良反应影响治疗	↓ 无效
	↓ (B)巩固治疗期 12～24周	↓ (E)对(A)换第1～6方案不同药物2～4周	↓ (F)对(A)换第1～6方案不同药物2～4周

第3步骤 (PIO3)	↓ 有效 ↓ (B)维持治疗期 52～104周	↓ 不良反应影响治疗 ↓ (G)返回(C)或(E)	↓ 无效 ↓ (H)返回(D)或(F) 或进(三)难治性焦虑治疗

注：（二）合并抑郁的广泛性焦虑症药物治疗程序（2005）

第 1 步骤（PIO1）：

（A）急性期

1．用药 以安全和可耐受为前提，进入以抗焦虑药合并抗抑郁药的增量期，严重者 BZ 可肌注或静脉给药应用 1～2 周左右调整到最小治疗量。最好不同时启用两种或更多药物，如果要同时启用，应注意开始剂量酌情减量，并增加每日分次用药的次数和严密监测不良反应。

第 1 方案：BZ（表 13-2）。

第 2 方案：其他抗焦虑药（表 13-2）。

第 3 方案：SSRI（表 13-2）。

第 4 方案：其他新型抗抑郁药（表 13-2）。

第 5 方案：TCA 与四环类抗抑郁药，必要时可肌注或静滴（表 13-2）。

第 6 方案：MAOI 如吗氯贝胺（表 13-2）。

2．焦虑、兴奋者 必要时可并用 BZ 肌注或静脉给药，或者丁螺环酮或坦度螺酮。

（B）急性期获效者 获效的治疗量应继续保持。

（C）不良反应影响治疗者 应减量或对症处理，例如对 EPS 明显者可用抗胆碱能药如苯海索，氢溴酸东莨菪碱等，或换用，或并用结构、效价明显不同的抗焦虑药或抗抑郁药必要时有注射剂型的药物可肌注或静滴和并用 β 受体阻滞剂，抗抑郁药，或钙离子通道阻滞剂，如维拉帕米、尼莫地平等。改换药物时应采用 2～4 周换药过渡期，如在过渡期获效，可保持当时并用的药物品种及剂量（表 13-2）。抗抑郁药和抗焦虑药同类或两类之间并用时，一般不同时启用两种药物，如果要同时一起开始应用，应注意开始剂量均减半，并增加每日用药的次数。如果换用吗氯贝胺，必须注意使用前，停用以前所用抗抑郁药，停药清洗期 2 周，如以前所用药物为氟西汀，停药清洗期必须 5 周。吗氯贝胺严禁与 SSRI、米氮平、安非他酮等并用。

（D）疗效不理想者 可增量，或换用，或并用结构、效价明显不同的抗焦虑药或抗抑郁药必要时有注射剂型的药物可肌注或静滴和并用 β 受体阻滞剂，抗抑郁药，或钙离子通道阻滞剂，如维拉帕米、尼莫地平等。改换药物时应采用 2～4 周换药过渡期，如在过渡期获效，可保持当时并用的药物品种及剂量（表 13-2）。抗抑郁药和抗焦虑药同类或两类之间并用时，一般不同时启用两种药物，如果要同时一起开始应用，应注意开始剂量均减半，并增加每日用药的次数。如果换用吗氯贝胺，必须注意使用前，停用以前所用抗抑郁药，停药清洗期 2 周，如以前所用药物为氟西汀，停药清洗期必须 5 周。吗氯贝胺严禁与 SSRI、米氮平、安非他酮等并用。

第 2 步骤（PIO2）：

（B）巩固治疗期 获效的治疗量应维持6～9个月，但是某些应用TCA治疗的患者随着病情缓解难以忍受药物不良反应，此时可以适当减量，以使其能够难受药物不良反应为度。

（E）不良反应影响治疗者 应减量或对症处理，例如对EPS明显者可用抗胆碱能药如苯海索，氢溴酸东莨菪碱等，或换用，或并用结构、效价明显不同的抗焦虑药或抗抑郁药必要时有注射剂型的药物可肌注或静滴和并用β受体阻滞剂，抗抑郁药，或钙离子通道阻滞剂，如维拉帕米、尼莫地平等。改换药物时应采用2～4周换药过渡期，如在过渡期获效，可保持当时并用的药物品种及剂量（表13-2）。抗抑郁药和抗焦虑药同类或两类之间并用时，一般不同时启用两种药物，如果要同时一起开始应用，应注意开始剂量均减半，并增加每日用药的次数。如果换用吗氯贝胺，必须注意使用前，停用以前所用抗抑郁药，停药清洗期2周，如以前所用药物为氟西汀，停药清洗期必须5周。吗氯贝胺严禁与SSRI、米氮平、安非他酮等并用。

（F）疗效不理想者 可增量，或换用，或并用结构、效价明显不同的抗焦虑药或抗抑郁药必要时有注射剂型的药物可肌注或静滴和并用β受体阻滞剂，抗抑郁药，或钙离子通道阻滞剂，如维拉帕米、尼莫地平等。改换药物时应采用2～4周换药过渡期，如在过渡期获效，可保持当时并用的药物品种及剂量（表13－2）。抗抑郁药和抗焦虑药同类或两类之间并用时，一般不同时启用两种药物，如果要同时一起开始应用，应注意开始剂量均减半，并增加每日用药的次数。如果换用吗氯贝胺，必须注意使用前，停用以前所用抗抑郁药，停药清洗期2周，如以前所用药物为氟西汀，停药清洗期必须5周。吗氯贝胺严禁与SSRI、米氮平、安非他酮等并用。

第3步骤（PIO3）：

（B）维持治疗期（包括康复期、间歇期、复发前驱期） 获效的治疗量应至少维持1～2年，然后只有达到临床痊愈者，才考虑减量，进入维持治疗期。用药剂量调整到能保持最佳疗效和最小不良反应为原则。首次发作的维持治疗应持续1～2年，然后逐步停药。屡次发作者维持治疗时间应持续5年，甚至终生。

（1）康复期 在病情缓解后，除继续药物治疗外，更应注意结合心理治疗和康复治疗。目的在于使患者更自觉地加强治疗依从性、摆脱依赖性，提高生活质量和重返社会。

（2）间歇期 根据患者的恢复水平，考虑如何承担更多的家务劳动或回到工作岗位，通过综合性治疗，帮助患者及家属应对社会或躯体应激，预防疾病复发，尽量恢复社会功能至最佳水平。

（3）复发前驱期 部分患者病情复发，但如果能及时发现复发症状，在病情进一步恶化进入急性期以前，及早发现、及早处理，比急性期患者容易控制病情，获得较好疗效。因此，一旦出现复发的早期症状（每个患者的复发症状，常常与其首次发作的早期症状相似），应教会家属或社区相关人员及时发现、及时报告，以便给予及时诊治。

（G）不良反应影响治疗者 应减量或对症处理，例如对EPS明显者可用抗胆碱能药如苯海索，氢溴酸东莨菪碱等，或换用，或并用结构、效价明显不同的抗焦虑药或抗抑郁药必要时有注射剂型的药物可肌注或静滴和并用β受体阻滞剂，抗抑郁药，或钙离子通道阻滞剂，如维拉帕米、尼莫地平等。改换药物时应采用2～4周换药过渡期，如在过渡期获效，可保持当时并用的药物品种及剂量（表13-2）。抗抑郁药和抗焦虑药同类或两类之间并用时，一般不同时启用两种药物，如果要同时一起开始应用，应注意开始剂量均减半，并增加每日用药的次数。如果换用吗氯贝胺，必须注意使用前，停用以前所用抗抑郁药，停药清洗期2周，如以前所用药物为氟西汀，停药清洗期必须5周。吗氯贝胺严禁与SSRI、米氮平、安非他酮等并用。

（H）疗效不理想者 可增量，或换用，或并用结构、效价明显不同的抗焦虑药或抗抑郁药必要时有注射剂型的药物可肌注或静滴和并用β受体阻滞剂，抗抑郁药，或钙离子通道阻滞剂，如维拉帕米、尼莫地平等。改换药物时应采用2～4周换药过渡期，如在过渡期获效，可保持当时并用的药物品种及剂量（表13-2）。部分患者病情虽然不能达到临床痊愈水平，但病情稳定，不再进展。此时可以仿效上述维持治疗期的处理，进行综合性治疗。具体注意事项如下：

（1）维持剂量 使病情稳定时的治疗量应继续维持1～2年。用药剂量调整到能保持最佳疗效和可以耐受的不良反应为原则。

（2）康复期 除继续药物治疗外，更应注意结合心理治疗和康复治疗。目的在于使患者更自觉地加强治疗依从性、摆脱依赖性，提高生活质量和重返社会。根据患者的恢复水平，考虑如何承担更多的家务劳动或回到工作岗位，通过综合性治疗，帮助患者及家属应对社会或躯体应激，预防疾病恶化，尽量恢复社会功能。

（3）恶化前驱期 部分患者病情恶化，部分患者病情恶化，但如果能及时发现恶化症状，在病情进一步恶化进入急性期以前，及早发现、及早处理，比急性期患者容易控制病情，获得较好疗效。因此，一旦出现恶化的早期症状，应教会家属或社区相关人员及时发现、及时报告，以便给予及时诊治。

（三）CCMD-3的难治性焦虑发作的药物治疗程序（2003）

第1步骤（PIO1）	(A)接(一)或(二)CCMD－3的焦虑发作的药物治疗程序的第3步骤		
	↓ 有效 ↓	↓ 不良反应影响治疗 ↓	↓ 无效 ↓
	(B)巩固治疗期 12～24周	(G)对(A)换第1～6方案 不同药物2～4周	(H)对(A)换第1～6方案 不同药物2～4周
第2步骤（PIO2）	↓ 有效 ↓	↓ 不良反应影响治疗 ↓	↓ 无效 ↓
	(B)巩固治疗期 12～24周	(I)换第1～8方案 不同药物2～4周	(J)换第1～8方案 不同药物2～4周
第3步骤（PIO3）	↓ 有效 ↓	↓ 不良反应影响治疗 ↓	↓ 无效 ↓
	(B)维持治疗期 52～104周	(K)返回(I)，2～4周	(L)返回(J)，2～4周

注：（三）CCMD-3的难治性焦虑发作的药物治疗程序（2005）

第1步骤（PIO1）：

（A）急性期

1. 用药　①以安全和可耐受为前提，紧接（一）或（二）焦虑发作的药物治疗程序继续治疗；②必要时有注射剂型的药物可肌注或静滴（表 13-2），以及并用增强剂如 T_3（三碘甲腺原氨酸）、T_4（甲状腺素）等或抗精神病药；③最好不同时启用两种或更多药物，如果要同时启用，应注意开始剂量酌情减量，并增加每日分次用药的次数和严密监测不良反应。改换药物时应采用 2～4 周换药过渡期，如在过渡期获效，可保持当时并用的药物品种及剂量；④如要用吗氯贝胺，应注意在使用前，停用以前所用抗抑郁药，停药清洗期 2 周，如以前所用药物为氟西汀，停药清洗期必须 5 周。吗氯贝胺严禁与 SSRI、米氮平、安非他酮等并用。

第 1 方案：BZ，（表 13-2）。

第 2 方案：其他抗焦虑药，（表 13-2）。

第 3 方案：SSRI，表 13-2。

第 4 方案：其他新型抗抑郁药，（表 13-2）。

第 5 方案：TCA 与四环类抗抑郁药，必要时可肌注或静滴（表 13-2）。

第 6 方案：MAOI 如吗氯贝胺（表 13-2）。

第 7 方案：第一代抗精神病药，如氯丙嗪、奋乃静等。

第 8 方案：第二代抗精神病药，如奥氮平、奎硫平等。

2. 焦虑、兴奋者　必要时可并用 BZ 肌注或静脉给药，或者丁螺环酮或坦度螺酮。

（B）急性期获效者　获效的治疗量应继续保持。

（G）不良反应影响治疗者　应减量或对症处理，例如对 EPS 明显者可用抗胆碱能药如苯海索，氢溴酸东莨菪碱等，或换用，或并用结构、效价明显不同的抗焦虑药，或抗抑郁药，或抗精神病药必要时有注射剂型的药物可肌注或静滴和并用 β 受体阻滞剂，抗抑郁药，或钙离子通道阻滞剂，如维拉帕米、尼莫地平等。改换药物时应采用 2～4 周换药过渡期，如在过渡期获效，可保持当时并用的药物品种及剂量（表 13-2）。抗抑郁药和抗焦虑药同类或两类之间并用时，一般不同时启用两种药物，如果要同时一起开始应用，应注意开始剂量均减半，并增加每日用药的次数。如果换用吗氯贝胺，必须注意使用前，停用以前所用抗抑郁药，停药清洗期 2 周，如以前所用药物为氟西汀，停药清洗期必须 5 周。吗氯贝胺严禁与 SSRI、米氮平、安非他酮等并用。

（H）疗效不理想者　可增量，或换用，或并用结构、效价明显不同的抗焦虑药，或抗抑郁药，或抗精神病药必要时有注射剂型的药物可肌注或静滴和并用 β 受体阻滞剂，抗抑郁药，或钙离子通道阻滞剂，如维拉帕米、尼莫地平等。改换药物时应采用 2～4 周换药过渡期，如在过渡期获效，可保持当时并用的药物品种及剂量（表 13－2）。抗抑郁药和抗焦虑药同类或两类之间并用时，一般不同时启用两种药物，如果要同时一起开始应用，应注意开始剂量均减半，并增加每日用药的次数。如果换用吗氯贝胺，必须注意使用前，停用以前所用抗抑郁药，停药清洗期 2 周，如以前所用药物为氟西汀，停药清洗期必须 5 周。吗氯贝胺严禁与 SSRI、米氮平、安非他酮等并用。

第 2 步骤（PIO2）：

（B）获效者的巩固治疗期　获效的治疗量应维持 3～6 个月，但是某些应用 TCA 治疗的患者随着病情缓解难以忍受药物不良反应，此时可以适当减量，以使其能够难受药物不良反应为度。

（I）不良反应影响治疗者　应减量或对症处理，例如对 EPS 明显者可用抗胆碱能药如苯海索，氢溴酸东莨菪碱等，或换用，或并用结构、效价明显不同的抗焦虑药，或抗抑郁药，或抗精神病药必要时有注射剂型的药物可肌注或静滴和并用 β 受体阻滞剂，抗抑郁药，或钙离子通道阻滞剂，如维拉帕米、尼莫地平等。改换药物时应采用 2～4 周换药过渡期，如在过渡期获效，可保持当时并用的药物品种及剂量（表 13－2）。抗抑郁药和抗焦虑药同类或两类之间并用时，一般不同时启用两种药物，如果要同时一起开始应用，应注意开始剂量均减半，并增加每日用药的次数。如果换用吗氯贝胺，必须注意使用前，停用以前所用抗抑郁药，停药清洗期 2 周，如以前所用药物为氟西汀，停药清洗期必须 5 周。吗氯贝胺严禁与 SSRI、米氮平、安非他酮等并用。

（J）疗效不理想者　可增量，或换用，或并用结构、效价明显不同的抗焦虑药，或抗抑郁药，或抗精神病药必要时有注射剂型的药物可肌注或静滴和并用 β 受体阻滞剂，抗抑郁药，或钙离子通道阻滞剂，如维拉帕米、尼莫地平等。改换药物时应采用 2～4 周换药过渡期，如在过渡期获效，可保持当时并用的药物品种及剂量（表 13-2）。抗抑郁药和抗焦虑药同类或两类之间并用时，一般不同时启用两种药物，如果要同时一起开始应用，应注意开始剂量均减半，并增加每日用药的次数。如果换用吗氯贝胺，必须注意使用前，停用以前所用抗抑郁药，停药清洗期 2 周，如以前所用药物为氟西汀，停药清洗期必须 5 周。吗氯贝胺严禁与 SSRI、米氮平、安非他酮等并用。

第 3 步骤（PIO3）：

（B）获效者的维持治疗期　获效的治疗量应维持 3～6 个月，但是某些应用 TCA 治疗的患者随着病情缓解难以忍受药物不良反应，此时可以适当减量，以使其能够难受药物不良反应为度。然后，只有达到临床痊愈标准，才考虑减量，进入维持治疗（包括康复期、间歇期和复发前驱期）。首次发作的维持治疗应持续 1～2 年，然后逐步停药。屡次发作者维持治疗应持续 5 年，甚至终生。

（G）不良反应影响治疗者　应减量或对症处理，例如对 EPS 明显者可用抗胆碱能药如苯海索，氢溴酸东莨菪碱等，或换用，或并用结构、效价明显不同的抗焦虑药，或抗抑郁药，或抗精神病药必要时有注射剂型的药物可肌注或静滴和并用 β 受体阻滞剂，抗抑郁药，或钙离子通道阻滞剂，如维拉帕米、尼莫地平等。改换药物时应采用 2～4 周换药过渡期，如在过渡期获效，可保持当时并用的药物品种及剂量（表 13-2）。抗抑郁药和抗焦虑药同类或两类之间并用时，一般不同时启用两种药物，如果要同时一起开始应用，应注意开始剂量均减半，并增加每日用药的次数。如果换用吗氯贝胺，必须注意使用前，停用以前所用抗抑郁药，停药清洗期 2 周，如以前所用药物为氟西汀，停药清洗期必须 5 周。吗氯贝胺严禁与 SSRI、米氮平、安非他酮等并用。

（H）疗效不理想者　可增量，或换用，或并用结构、效价明显不同的抗焦虑药，或抗抑郁药，或抗精神病药必要时有注射剂型的药物可肌注或静滴和并用 β 受体阻滞剂，抗抑郁药，或钙离子通道阻滞剂，如维拉帕米、尼莫地平等。改换药物时应采用 2～4 周换药过渡期，如在过渡期获效，可保持当时并用的药物品种及剂量（表 13-2）。部分患者病情虽然不能达到临床痊愈水平，但病情稳定，不再进展。此时可以仿效上述维持治疗期的处理，进行综合性治疗。具体注意事项如下：

表 13-2　常用抗抑郁药（精神科诊疗操作标准 2005，有修改）

方　案	剂量范围（mg/d）
第 1 方案 BZ	
阿普唑仑	0.4～1.2，分 2～3 次服
氯硝西泮	1～2，分 2～3 次服，可肌注
地西泮	2.5～5，分 2～3 次服，肌注或静注，每次 10～20
艾司唑仑	6～12，分 2～3 次服
劳拉西泮	0.5～3，顿服或分次服
第 2 方案其他抗焦虑药	
丁螺环酮	20～30，分 3 次服
佐匹克隆	7.5～15，分 1～2 次服
甲丙氨酯	0.2，分 2～3 次服
第 3 方案 SSRI	
氟西汀	20～60，早餐后顿服，或分 2 次服
帕罗西汀	20～60，同上
舍曲林	50～200，同上
氟伏沙明	50～300，晚顿服或午、晚分次服
西酞普兰	20～60，早餐后顿服，或分 2 次服
第 4 方案其他新型抗抑郁药	
文拉法辛	缓释剂 75～300（每周加 75mg），速释剂分 2 次服
米氮平	30～45，分 1～2 次服
安非他酮	150～450 缓加量，分次服
曲唑酮	50～300，分次服
噻萘普汀	25～37.5，分次服
第 5 方案 TCA 或四环类抗抑郁药	
阿米替林	50～250，分次服
丙咪嗪	50～250，分次服
氯米帕明	50～250，分次服
多塞平	50～250，分次服
马普替林	50～225，分次服
阿莫沙平	50～500，分次服
第 6 方案 MAOI	
吗氯贝胺	150～600，分次服

（1）维持剂量　使病情稳定时的治疗量应继续维持 1～2 年。用药剂量调整到能保持最佳疗效和可以耐受的不良反应为原则。

（2）康复期　除继续药物治疗外，更应注意结合心理治疗和康复治疗。目的在于使患者更自觉地加强治疗依从性、摆脱依赖性，提高生活质量和重返社会。根据患者的恢复水平，考虑如何承担更多的家务劳动或回到工作岗位，通过综合性治疗，帮助患者及家属应对社会或躯体应激，预防疾病恶化，尽量恢复社会功能。

(3) 恶化前驱期　部分患者病情恶化，部分患者病情恶化，但如果能及时发现恶化症状，在病情进一步恶化进入急性期以前，及早发现、及早处理，比急性期患者容易控制病情，获得较好疗效。因此，一旦出现恶化的早期症状，应教会家属或社区相关人员及时发现、及时报告，以便给予及时诊治。

（陈彦方）

第二十四节　强迫症的全程综合性治疗和药物治疗规范

一、强迫症（OCD）治疗原则

（一）综合性治疗

以药物治疗结合心理治疗和康复治疗的综合性治疗效果为好。药物治疗以具有 5-HT 再摄取阻滞作用的氯米帕明和 SSRI 等疗效较好。焦虑明显者可并用抗焦虑药如 BZ 类的氯硝西泮、劳拉西泮等。心理治疗以支持性心理治疗，认知-行为治疗较常用。

（二）精神外科

严重病例或难治病例，约 40% 患者对 SSRI 治疗反应欠佳可考虑其他治疗方法，如精神外科手术治疗。其指征为：①症状严重；②药物与心理治疗无效；③自愿。

二、强迫症的治疗

（一）心理治疗

1. 认知-行为治疗　行为治疗主要运用两种方法：即暴露和反应预防。①暴露是逐步的，与系统性脱敏相似，或者是更快捷的满灌法，逐渐延长患者在引起焦虑的环境中停留时间（如肮脏），直到患者不再对其敏感。暴露疗法用于缓解患者在害怕环境中的焦虑反应，而反应预防主要是让患者面对恐怖环境不作出强迫性反应。例如，对于强迫怀疑的患者，教其学会停止反复思考出门是否锁门等问题，结合认知治疗称认知-行为治疗效果更好。

2. 森田疗法　对强迫症治疗有效，特别在静卧期结束时患者症状改善幅度较大。患者对治疗精神领悟越深刻，远期疗效越好。

（二）药物治疗

1. 氯米帕明和 SSRI 治疗　都有 5-HT 回收阻滞效应，从而增加突触间隙的 5-HT 浓度，对治疗强迫症有效。氯米帕明治疗量平均每日 150 ~ 250mg（片剂），必要时可予静脉滴注，剂量约为口服用量一半左右。SSRI 也是治疗强迫症的主导药物。必要时可并用锂盐、丁螺环酮、芬氟拉明、色氨酸或 5-羟色胺酸等，或者并用抗精神病药氟哌啶醇或利培酮（尤其对同时有抽动症状的强迫症患者更宜），以提高疗效。强迫症需要较长的药物治疗时间，一般需应用治疗剂量 10 ~ 12 周。

三、强迫症药物治疗程序

（一）CCMD-3 的强迫症的药物治疗程序（2005）

第1步骤（PIO1）	(A)首用第1、2、3方案抗强迫症状		
	↓ 有效 ↓	↓ 不良反应影响治疗 ↓	↓ 无效 ↓
	(B)急性期治疗 10～12周	(C)第1～3方案药减量或对症处理2～4周	(D)第1～3方案药增量 2～4周
第2步骤（PIO2）	↓ 有效 ↓	↓ 不良反应影响治疗 ↓	↓ 无效 ↓
	(B)巩固治疗期 12～24周	(E)返回(C)换或并用第1～5方案不同药2～4周	(F)返回(D)换或并用第1～5方案不同药2～4周
第3步骤（PIO3）	↓ 有效 ↓	↓ 不良反应影响治疗 ↓	↓ 无效 ↓
	(B)维持治疗期 52～104周	(G)返回(C)或(E)	(H)返回(D)或(F)，或进难治性强迫治疗

注：（一）CCMD-3 的强迫症的药物治疗程序（2005）

第 1 步骤（PIO1）：

（A）急性期

1．用药　以安全和可耐受为前提，进入以抗焦虑药合并抗抑郁药的增量期，严重者可肌注或静脉给药应 1～2 周左右调整到最小治疗量。最好不同时启用两种或更多药物，如果要同时启用，应注意开始剂量酌情减量，并增加每日分次用药的次数和严密监测不良反应。

第 1 方案：氯米帕明，必要时可静滴（表 13-3）。

第 2 方案：SSRI（表 13-3）。

第 3 方案：抗焦虑药，如氯硝西泮，劳拉西泮等（表 13-3）。

第 4 方案：其他药物（如锂盐、丁螺环酮、坦度螺酮、芬氟拉明、色氨酸或 5-羟色胺酸）（表 13-3）。

第 5 方案：抗精神病药如：氟哌啶醇或利培酮（表 13-3）。

2．焦虑、兴奋者　必要时可并用 BZ 肌注或静脉给药，或者丁螺环酮或坦度螺酮。

（B）急性期获效者　获效的治疗量应继续保持。

（C）不良反应影响治疗者　可减量或对症处理，例如对 EPS 明显者可用抗胆碱能药如苯海索，氢溴酸东莨菪碱等。或换用，或并用结构、效价明显不同的抗焦虑药或抗抑郁药必要时有注射剂型的药物可肌注或静滴和并用或者并用其他药物，如锂盐、丁螺环酮、芬氟拉明、色氨酸或 5-羟色胺酸，或抗精神病药氟哌啶醇、利培酮等。改换药物时应采用2～4周换药过渡期，如在过渡期获效，可保持当时并用的药物品种及剂量。必须注意一般不同时启用两种药物，如果要同时一起开始应用，应注意开始剂量均减半，并增加每日用药的次数（表 13-3）。

（D）疗效不理想者　可增量，或换用，或并用结构、效价明显不同的抗焦虑药或抗抑郁药必要时有注射剂型的药物可肌注或静滴和并用或者并用其他药物，如锂盐、丁螺环酮、芬氟拉明、色氨酸或5-羟色胺酸，或抗精神病药氟哌啶醇、利培酮等。改换药物时应采用2～4周换药过渡期，如在过渡期获效，可保持当时并用的药物品种及剂量。必须注意一般不同时启用两种药物，如果要同时一起开始应用，应注意开始剂量均减半，并增加每日用药的次数（表13-3）。

表13-3 常用抗强迫药物（精神科诊疗操作标准2005，有修改）

方 案	剂量范围（mg/d）
第1方案 氯米帕明	
氯米帕明	150～250，分2～3次服
第2方案 SSRI	
氟西汀	20～60，早餐后顿服，或分2次服
帕罗西汀	20～60，同上
舍曲林	50～200，同上
氟伏沙明	50～300，晚顿服或午、晚分次服
西酞普兰	20～60，早餐后顿服，或分2次服
第3方案 BZ抗焦虑药	
氯硝西泮	1～2，分2～3次服，可肌注
地西泮	2.5～5，分2～3次服，肌注或静注，每次10～20
艾司唑仑	6～12，分2～3次服
劳拉西泮	0.5～3，顿服或分次服
第4方案其他药物	
锂	0.5～1.0，分2～3次服
丁螺环酮	20～30，分三次服
芬氟拉明	7.5～15，分1～2次服
色氨酸	0.2，分2～3次服
第5方案抗精神病药	
氟哌啶醇	6～20，分次服
利培酮	2～10，分次服

第2步骤（PIO2）：

（B）获效者的巩固治疗期　获效的治疗量应至少维持3～6个月。随着病情好转，部分患者对药物的耐受性降低，此时减量的原则为只要患者能够耐受，应尽量接近原来获效的剂量。

（E）不良反应影响治疗者　可减量或对症处理，或换用，或并用结构、效价明显不同的抗焦虑药或抗抑郁药必要时有注射剂型的药物可肌注或静滴和并用或者并用其他药物，如锂盐、丁螺环酮、芬氟拉明、色氨酸或5-羟色胺酸，或抗精神病药氟哌啶醇、利培酮等。改换药物时应采用2～4周换药过渡期，如在过渡期获效，可保持当时并用的药物品种及剂量。必须注意一般不同时启用两种药物，如果要同时一起开始应用，应注意开始剂量均减半，并增加每日用药的次数（表13-3）。

（F）疗效不理想者　可增量，或换用，或并用结构、效价明显不同的抗焦虑药或抗抑郁药必要时有注射剂型的药物可肌注或静滴和并用或者并用其他药物，如锂盐、丁螺环酮、芬氟拉明、色氨酸或5-羟色胺酸，或抗精神病药氟哌啶醇、利培酮等。改换药物时应采用2～4周换药过渡期，如在过渡期获效，可保持当时并用的药物品种及剂量。必须注意一般不同时启用两种药物，如果要同时一起开始应用，应注意开始剂量均减半，并增加每日用药的次数。(表13-3)。

第3步骤（PIO3）：

（B）获效者的维持治疗期（包括康复期、间歇期、复发前驱期）　获效的治疗量应至少维持1～2年，然后只有达到临床痊愈者，才考虑减量，进入维持治疗期。用药剂量调整到能保持最佳疗效和最小不良反应为原则。首次发作的维持治疗应持续1～2年，然后逐步停药。屡次发作者维持治疗时间应持续5年，甚至终生。

（1）康复期　在病情缓解后，除继续药物治疗外，更应注意结合心理治疗和康复治疗。目的在于使患者更自觉地加强治疗依从性、摆脱依赖性，提高生活质量和重返社会。

（2）间歇期　根据患者的恢复水平，考虑如何承担更多的家务劳动或回到工作岗位，通过综合性治疗，帮助患者及家属应对社会或躯体应激，预防疾病复发，尽量恢复社会功能至最佳水平。

（3）复发前驱期　部分患者病情复发，但如果能及时发现复发症状，在病情进一步恶化进入急性期以前，及早发现、及早处理，比急性期患者容易控制病情，获得较好疗效。因此，一旦出现复发的早期症状（每个患者的复发症状，常常与其首次发作的早期症状相似），应教会家属或社区相关人员及时发现、及时报告，以便给予及时诊治。

（G）不良反应影响治疗者　可减量或对症处理，或换用，或并用结构、效价明显不同的抗焦虑药或抗抑郁药必要时有注射剂型的药物可肌注或静滴和并用或者并用其他药物，如锂盐、丁螺环酮、芬氟拉明、色氨酸或5-羟色胺酸，或抗精神病药氟哌啶醇、利培酮等。改换药物时应采用2～4周换药过渡期，如在过渡期获效，可保持当时并用的药物品种及剂量。必须注意一般不同时启用两种药物，如果要同时一起开始应用，应注意开始剂量均减半，并增加每日用药的次数（表13-3）。

（H）疗效不理想者　可增量，或换用，或并用结构、效价明显不同的抗焦虑药或抗抑郁药必要时有注射剂型的药物可肌注或静滴和并用或者并用其他药物，如锂盐、丁螺环酮、芬氟拉明、色氨酸或5-羟色胺酸，或抗精神病药氟哌啶醇、利培酮等。改换药物时应采用2～4周换药过渡期，如在过渡期获效，可保持当时并用的药物品种及剂量。必须注意一般不同时启用两种药物，如果要同时一起开始应用，应注意开始剂量均减半，并增加每日用药的次数。(表13-3)。部分患者病情虽然不能达到临床痊愈水平，但病情稳定，不再进展。此时可以仿效上述维持治疗期的处理，进行综合性治疗。具体注意事项如下：

（1）维持剂量　使病情稳定时的治疗量应继续维持1～2年。用药剂量调整到能保持最佳疗效和可以耐受的不良反应为原则。

（2）康复期　除继续药物治疗外，更应注意结合心理治疗和康复治疗。目的在于使患者更自觉地加强治疗依从性、摆脱依赖性，提高生活质量和重返社会。根据患者的恢复水平，考虑如何承担更多的家务劳动或回到工作岗位，通过综合性治疗，帮助患者及家属应对社会或躯体应激，预防疾病恶化，尽量恢复社会功能。

（3）恶化前驱期　部分患者病情恶化，部分患者病情恶化，但如果能及时发现恶化症状，在病情进一步恶化进入急性期以前，及早发现、及早处理，比急性期患者容易控制病情，获得较好疗效。因此，一旦出现恶化的早期症状，应教会家属或社区相关人员及时发现、及时报告，以便给予及时诊治。

（二）合并抑郁的强迫症的药物治疗程序（2005）

第1步骤（PIO1）	(A)首用第1或2组药并第3～5组药		
	↓ 有效	↓ 不良反应影响治疗	↓ 无效
	↓ (B)急性治疗期 8～12周	↓ (C)对(A)用药减量或对症处理2～4周	↓ (D)对(A)用药增量 2～4周
第2步骤（PIO2）	↓ 有效	↓ 不良反应影响治疗	↓ 无效
	↓ (B)巩固治疗期 12～24周	↓ (E)换第1～8方案不同药物2～4周	↓ (F)换第1～8方案不同药物2～4周
第3步骤（PIO3）	↓ 有效	↓ 不良反应影响治疗	↓ 无效
	↓ (B)维持治疗期 24～52周	↓ (G)返回(C)或(E)	↓ (H)返回(D)或(F)或进(三)难治性强迫症治疗

注：（二）合并抑郁的强迫症的药物治疗程序（2005）

第1步骤（PIO1）：

1．用药　以安全和可耐受为前提，进入以抗焦虑药合并抗抑郁药的增量期，严重者可肌注或静脉给药，1～2周左右调整到最小治疗量。最好不同时启用两种或更多药物，如果要同时启用，应注意开始剂量酌情减量，并增加每日分次用药的次数和严密监测不良反应。

第1方案：氯米帕明，必要时可静滴（表13-3）。

第2方案：SSRI（表13-3）。

第3方案：抗焦虑药，如氯硝西泮，劳拉西泮等（表13-3）。

第4方案：其他药物（如锂盐、丁螺环酮、坦度螺酮、芬氟拉明、色氨酸或5-羟色胺酸）（表13-3）。

第5方案：抗精神病药如：氟哌啶醇或利培酮（表13-3）。

（B）急性期获效者　获效的治疗量应维持。

（C）不良反应影响治疗者　可减量，或对症处理，或换用，或并用结构、效价明显不同的抗焦虑药或抗抑郁药必要时有注射剂型的药物可肌注或静滴和并用或者并用其他药物，如锂盐、丁螺环酮、芬氟拉明、色氨酸或5-羟色胺酸，或抗精神病药氟哌啶醇、利培酮等。改换药物时应采用2～4周换药过渡期，如在过渡期获效，可保持当时并用的药物品种及剂量。必须注意一般不同时启用两种药物，如果要同时一起开始应用，应注意开始剂量均减半，并增加每日用药的次数（表13-3）。

（D）疗效不理想者　可增量，或换用，或并用结构、效价明显不同的抗焦虑药或抗抑郁药必要时有注射剂型的药物可肌注或静滴和并用或者并用其他药物，如锂盐、丁螺环酮、芬氟拉明、色氨酸或5-羟色胺酸，或抗精神病药氟哌啶醇、利培酮等。改换药物时应采用2～4周换药过渡期，如在过渡期获效，可保持当时并用的药物品种及剂量。必须注意一般不同时启用两种药物，如果要同时一起开始应用，应注意开始剂量均减半，并增加每日用药的次数（表13-3）。

第2步骤（PIO2）：

（B）获效者的巩固治疗期　获效的治疗量应维持3～6个月，但某些应用TCA治疗的患者随着病情缓解难以忍受药物不良反应，此时可以适当减量，以使其能够难受药物不良反应为度。

（E）不良反应影响治疗者　可减量或对症处理，或换用，或并用结构、效价明显不同的抗焦虑药或抗抑郁药必要时有注射剂型的药物可肌注或静滴和并用或者并用其他药物，如锂盐、丁螺环酮、芬氟拉明、色氨酸或5-羟色胺酸，或抗精神病药氟哌啶醇、利培酮等。改换药物时应采用2～4周换药过渡期，如在过渡期获效，可保持当时并用的药物品种及剂量。必须注意一般不同时启用两种药物，如果要同时一起开始应用，应注意开始剂量均减半，并增加每日用药的次数（表13-3）。

（F）疗效不理想者　可增量，或换用，或并用结构、效价明显不同的抗焦虑药或抗抑郁药必要时有注射剂型的药物可肌注或静滴和并用或者并用其他药物，如锂盐、丁螺环酮、芬氟拉明、色氨酸或5-羟色胺酸，或抗精神病药氟哌啶醇、利培酮等。改换药物时应采用2～4周换药过渡期，如在过渡期获效，可保持当时并用的药物品种及剂量。必须注意一般不同时启用两种药物，如果要同时一起开始应用，应注意开始剂量均减半，并增加每日用药的次数。（表13-3）。

第3步骤（PIO3）：

（B）获效者的维持治疗期（包括康复期、间歇期、复发前驱期）　获效的治疗量应至少维持1～2年，然后只有达到临床痊愈者，才考虑减量，进入维持治疗期。用药剂量调整到能保持最佳疗效和最小不良反应为原则。首次发作的维持治疗应持续1～2年，然后逐步停药。屡次发作者维持治疗时间应持续5年，甚至终生。

（1）康复期　在病情缓解后，除继续药物治疗外，更应注意结合心理治疗和康复治疗。目的在于使患者更自觉地加强治疗依从性、摆脱依赖性，提高生活质量和重返社会。

（2）间歇期　根据患者的恢复水平，考虑如何承担更多的家务劳动或回到工作岗位，通过综合性治疗，帮助患者及家属应对社会或躯体应激，预防疾病复发，尽量恢复社会功能至最佳水平。

（3）复发前驱期　部分患者病情复发，但如果能及时发现复发症状，在病情进一步恶化进入急性期以前，及早发现、及早处理，比急性期患者容易控制病情，获得较好疗效。因此，一旦出现复发的早期症状（每个患者的复发症状，常常与其首次发作的早期症状相似），应教会家属或社区相关人员及时发现、及时报告，以便给予及时诊治。

（G）不良反应影响治疗者　可减量或对症处理，或换用，或并用结构、效价明显不同的抗焦虑药或抗抑郁药必要时有注射剂型的药物可肌注或静滴和并用或者并用其他药物，如锂盐、丁螺环酮、芬氟拉明、色氨酸或5-羟色胺酸，或抗精神病药氟哌啶醇、利培酮等。改换药物时应采用2~4周换药过渡期，如在过渡期获效，可保持当时并用的药物品种及剂量。必须注意一般不同时启用两种药物，如果要同时一起开始应用，应注意开始剂量均减半，并增加每日用药的次数（表13-3）。

（H）疗效不理想者　可增量，或换用，或并用结构、效价明显不同的抗焦虑药或抗抑郁药必要时有注射剂型的药物可肌注或静滴和并用或者并用其他药物，如锂盐、丁螺环酮、芬氟拉明、色氨酸或5-羟色胺酸，或抗精神病药氟哌啶醇、利培酮等。改换药物时应采用2~4周换药过渡期，如在过渡期获效，可保持当时并用的药物品种及剂量。必须注意一般不同时启用两种药物，如果要同时一起开始应用，应注意开始剂量均减半，并增加每日用药的次数。（表13-3）。部分患者病情虽然不能达到临床痊愈水平，但病情稳定，不再进展。此时可以仿效上述维持治疗期的处理，进行综合性治疗。具体注意事项如下：

（1）维持剂量　使病情稳定时的治疗量应继续维持1~2年。用药剂量调整到能保持最佳疗效和可以耐受的不良反应为原则。

（2）康复期　除继续药物治疗外，更应注意结合心理治疗和康复治疗。目的在于使患者更自觉地加强治疗依从性、摆脱依赖性，提高生活质量和重返社会。根据患者的恢复水平，考虑如何承担更多的家务劳动或回到工作岗位，通过综合性治疗，帮助患者及家属应对社会或躯体应激，预防疾病恶化，尽量恢复社会功能。

（3）恶化前驱期　部分患者病情恶化，部分患者病情恶化，但如果能及时发现恶化症状，在病情进一步恶化进入急性期以前，及早发现、及早处理，比急性期患者容易控制病情，获得较好疗效。因此，一旦出现恶化的早期症状，应教会家属或社区相关人员及时发现、及时报告，以便给予及时诊治。

（三）CCMD-3的难治性强迫症的药物治疗程序（2005）

第1步骤（PIO1）	(A)接(一)或(二)CCMD－3的强迫症的药物治疗程序的第3步骤		
	↓ 有效	↓ 不良反应影响治疗	↓ 无效
	↓ (B)巩固治疗期 4~8周	↓ (G)第1~5方案药 换用、并用或对症处理 2~4周	↓ (H)第1~5方案药 换用、并用或进(三) 难治性强迫症治疗2~4周
第2步骤（PIO2）	↓ 有效	↓ 不良反应影响治疗	↓ 无效
	↓ (B)巩固治疗期 12~24周	↓ (I)返回(G)，2~4周	↓ (J)返回(H)，2~4周 或ECT
第3步骤（PIO3）	↓ 有效	↓ 不良反应影响治疗	↓ 无效
	↓ (B)维持治疗期 52~104周	↓ (K)返回(G)或(I)，2~4周	↓ (L)返回(H)或(J)，2~4周 或ECT或精神外科术

注：（三）CCMD-3的难治性强迫症的药物治疗程序（2005）

第1步骤（PIO1）：

（A）急性期

1．用药 ①以安全和可耐受为前提，紧接（一）或（二）强迫症的药物治疗程序继续治疗；②必要时有注射剂型的药物可肌注或静滴（表13-3），以及并用增强剂如 T_3（三碘甲腺原氨酸）、T_4（甲状腺素）等；③最好不同时启用两种或更多药物，如果要同时启用，应注意开始剂量酌情减量，并增加每日分次用药的次数和严密监测不良反应。改换药物时应采用2～4周换药过渡期，如在过渡期获效，可保持当时并用的药物品种及剂量。

2．焦虑、兴奋者 必要时可并用BZ肌注或静脉给药，或者丁螺环酮或坦度螺酮。

（B）急性期获效者 获效的治疗量应继续保持。

（C）不良反应影响治疗者 可减量，或对症处理，或换用，或并用结构、效价明显不同的抗焦虑药或抗抑郁药必要时有注射剂型的药物可肌注或静滴和并用或者并用其他药物，如锂盐、丁螺环酮、芬氟拉明、色氨酸或5-羟色胺酸，或抗精神病药氟哌啶醇、利培酮等。改换药物时应采用2～4周换药过渡期，如在过渡期获效，可保持当时并用的药物品种及剂量。必须注意一般不同时启用两种药物，如果要同时一起开始应用，应注意开始剂量均减半，并增加每日用药的次数（表13-3）。

（D）疗效不理想者 可增量，或换用，或并用结构、效价明显不同的抗焦虑药或抗抑郁药必要时有注射剂型的药物可肌注或静滴和并用或者并用其他药物，如锂盐、丁螺环酮、芬氟拉明、色氨酸或5-羟色胺酸，或抗精神病药氟哌啶醇、利培酮等。改换药物时应采用2～4周换药过渡期，如在过渡期获效，可保持当时并用的药物品种及剂量。必须注意一般不同时启用两种药物，如果要同时一起开始应用，应注意开始剂量均减半，并增加每日用药的次数（表13-3）。

第2步骤（PIO2）：

（B）获效者的巩固治疗期 获效的治疗量应维持3～6个月，但是某些应用TCA治疗的患者随着病情缓解难以忍受药物不良反应，此时可以适当减量，以使其能够难受药物不良反应为度。

（I）不良反应影响治疗者 可减量，或对症处理，或换用，或并用结构、效价明显不同的抗焦虑药或抗抑郁药必要时有注射剂型的药物可肌注或静滴和并用或者并用其他药物，如锂盐、丁螺环酮、芬氟拉明、色氨酸或5-羟色胺酸，或抗精神病药氟哌啶醇、利培酮等。改换药物时应采用2～4周换药过渡期，如在过渡期获效，可保持当时并用的药物品种及剂量。必须注意一般不同时启用两种药物，如果要同时一起开始应用，应注意开始剂量均减半，并增加每日用药的次数（表13-3）。

（J）疗效不理想者 可增量，或换用，或并用结构、效价明显不同的抗焦虑药或抗抑郁药必要时有注射剂型的药物可肌注或静滴和并用或者并用其他药物，如锂盐、丁螺环酮、芬氟拉明、色氨酸或5-羟色胺酸，或抗精神病药氟哌啶醇、利培酮等。改换药物时应采用2～4周换药过渡期，如在过渡期获效，可保持当时并用的药物品种及剂量。必须注意一般不同时启用两种药物，如果要同时一起开始应用，应注意开始剂量均减半，并增加每日用药的次数（表13-3）。

第3步骤（PIO3）：

(B) 获效者的维持治疗期（包括康复期、间歇期、复发前驱期） 获效的治疗量应至少维持 1～2 年，只有达到临床痊愈者，才考虑减量，进入维持治疗期。用药剂量调整到能保持最佳疗效和最小不良反应为原则。首次发作的维持治疗应持续 1～2 年，然后逐步停药。屡次发作者维持治疗时间应持续 5 年，甚至终生。

(1) 康复期 在病情缓解后，除继续药物治疗外，更应注意结合心理治疗和康复治疗。目的在于使患者更自觉地加强治疗依从性、摆脱依赖性，提高生活质量和重返社会。

(2) 间歇期 根据患者的恢复水平，考虑如何承担更多的家务劳动或回到工作岗位，通过综合性治疗，帮助患者及家属应对社会或躯体应激，预防疾病复发，尽量恢复社会功能至最佳水平。

(3) 复发前驱期 部分患者病情复发，但如果能及时发现复发症状，在病情进一步恶化进入急性期以前，及早发现、及早处理，比急性期患者容易控制病情，获得较好疗效。因此，一旦出现复发的早期症状（每个患者的复发症状，常常与其首次发作的早期症状相似），应教会家属或社区相关人员及时发现、及时报告，以便给予及时诊治。

(K) 不良反应影响治疗者 可减量或对症处理，或换用，或并用结构、效价明显不同的抗焦虑药或抗抑郁药必要时有注射剂型的药物可肌注或静滴和并用或者并用其他药物，如锂盐、丁螺环酮、芬氟拉明、色氨酸或 5-羟色胺酸，或抗精神病药氟哌啶醇、利培酮等。改换药物时应采用2～4周换药过渡期，如在过渡期获效，可保持当时并用的药物品种及剂量。必须注意一般不同时启用两种药物，如果要同时一起开始应用，应注意开始剂量均减半，并增加每日用药的次数（表 13-3）。

(L) 疗效不理想者 可增量，或换用，或并用结构、效价明显不同的抗焦虑药或抗抑郁药必要时有注射剂型的药物可肌注或静滴和并用或者并用其他药物，如锂盐、丁螺环酮、芬氟拉明、色氨酸或 5-羟色胺酸，或抗精神病药氟哌啶醇、利培酮等。改换药物时应采用2～4周换药过渡期，如在过渡期获效，可保持当时并用的药物品种及剂量。必须注意一般不同时启用两种药物，如果要同时一起开始应用，应注意开始剂量均减半，并增加每日用药的次数（表 13-3）。必要时可行精神外科术，指征为：①症状严重；②药物与心理治疗无效；③自愿。部分患者病情虽然不能达到临床痊愈水平，但病情稳定，不再进展。此时可以仿效上述维持治疗期的处理，进行综合性治疗。具体注意事项如下：

(1) 维持剂量 使病情稳定时的治疗量应继续维持 1～2 年。用药剂量调整到能保持最佳疗效和可以耐受的不良反应为原则。

(2) 康复期 除继续药物治疗外，更应注意结合心理治疗和康复治疗。目的在于使患者更自觉地加强治疗依从性、摆脱依赖性，提高生活质量和重返社会。根据患者的恢复水平，考虑如何承担更多的家务劳动或回到工作岗位，通过综合性治疗，帮助患者及家属应对社会或躯体应激，预防疾病恶化，尽量恢复社会功能。

(3) 恶化前驱期 部分患者病情恶化，部分患者病情恶化，但如果能及时发现恶化症状，在病情进一步恶化进入急性期以前，及早发现、及早处理，比急性期患者容易控制病情，获得较好疗效。因此一旦出现恶化的早期症状，应教会家属或社区相关人员及时发现、及时报告，以便给予及时诊治。

（陈彦方）

第二十五节 失眠症的全程综合性治疗和药物治疗规范

一、睡眠生理

睡眠是指机体的脑力和体力处于相对停滞或无反应的行为状态，此时知觉与外界环境分离，可随时被唤醒。可能是由于从脑干上升到大脑皮质的觉醒冲动受到抑制，或是由脑的睡眠中枢引发的特殊性中枢抑制作用所致。睡眠不仅是一种生理性的抑制，也是一种复杂的节律性的生理现象。睡眠和觉醒是两种截然不同的生理节律，各自受机体神经生物体系的支配和调节。人类生命的1/3是在睡眠中渡过，人若不睡眠则将产生一系列精神和躯体症状。睡眠与觉醒周期的建立与长期的环境因素有关。例如，人们多数在白天觉醒，黑暗时睡眠，由此形成了生物钟现象。反之，人若在晚上觉醒、工作，白天睡眠，那么他的生物钟将作相应的调整，节律与前者相反。

（一）睡眠相关的脑部生理解剖

正常睡眠的特点为：①感觉与反射的兴奋阈增高；②意识不清晰，对外界事物不能认识；③在强烈刺激下可被唤醒。与睡眠有关的解剖结构相当广泛，至少包括视交叉上核、中脑被盖的巨细胞区、蓝斑、缝际核、延髓网状结构及网状上行激活系统、额叶底部，以及大脑皮质等。其中，下丘脑的视交叉上核或第三脑室侧壁与睡眠密切有关。当这些部位病变时，将出现持续性昏睡，出现觉醒-睡眠周期缺失的非生理性睡眠现象。下丘脑束和松果体在觉醒-睡眠的周期中，有自身节律性活动的功能，可能与人类觉醒-睡眠的自动节律起始点。在临床上用松果体分泌的褪黑激素（melatonin）可以影响这一自律性周期的改变，达到调整生物钟的效果。

（二）基本睡眠周期

睡眠中，意识水平降低，躯体呈现一种惰性状态。如心率变慢，呼吸节律慢而加深，血压下降，基础代谢率降低（10%～5%），全身肌张力降低，肌腱反射减弱等。但副交感神经系统的活动增加，如瞳孔缩小、胃液分泌量增加、多汗等。在整个睡眠过程中躯体的生理活动有着周期性变动。例如，人有周期性心率和呼吸节律不均匀，间歇性血压升高，瞳孔散大，出现短时期的眼球同向快速活动，脑血流量增加，外阴充血以及阴茎勃起，肢体肌肉阵挛性跳跃，血液中一些生化物质（如17羟皮质酮、胆固醇等）变化。根据对睡眠时EEG及眼震电图的连续监测，可将睡眠划分为非眼快动睡眠期（nonrapid eye movement sleep，NREM）与眼快动睡眠期（rapid eye movement sleep，REM），具体细分如下：

1. NREM期　也称正相睡眠或高电压慢波睡眠。正常睡眠首先由此期开始，在眼震电图上并无眼球的同向快速运动，随着睡眠由浅入深，EEG波幅由低而高，频率由快而慢。按照夜间多导夜间睡眠EEG的改变，NREM分4期：

（1）慢波睡眠Ⅰ期（SWSⅠ，思睡期）　处于嗜睡状态，对周围注意力下降。夜间睡眠EEG开始时α波波幅增高，区域扩大，然后α波减少，频率变慢，波幅降低，常为短程或成对出现。此时低波幅快波活动增加，有时与α波呈交替性出现，并可有θ波增加。α成对出现与低波幅快波的增多是此期的特点。

（2）慢波睡眠Ⅱ期（SWSⅡ，浅睡期）　α波逐渐消失，初期以低幅θ波和β波为主，如有外界刺激，α波可再现。后期θ波增加，并出现高波幅的尖波或慢波，以顶部为显，在有听刺激时更易发生，称顶尖波，但老年人常不明显。少数人在此期枕部可见正相尖波。

(3) 慢波睡眠Ⅲ期（SWSⅢ，中睡期） 慢波增多，波幅增高，频率进一步减低，为1～6周/秒的δ波和θ波。常出现短程低电压13～15周/秒的规律性梭形波，每次持续0.5～1秒，开始在中央部，然后扩展至额部及顶部。梭形波的出现是此期的特点。此外，突然的声音刺激能引起额部短程中至高波幅不规则α波，有时在慢波后伴有快活动，称为K综合波。

(4) 慢波睡眠Ⅳ期（SWSⅣ，深睡期） 进入深睡眠。梭形波节律逐渐变慢至10～12周/秒，直至消失，外界刺激也已不能引起K综合波。1～2周/秒高波幅的δ波逐渐占优势。最初以额、中央部为多，随后扩展到颞部。极度深睡时则持续出现弥漫性0.5～1周/秒的高幅δ波。

2. REM期 也称异相睡眠，由慢波睡眠进一步发展进入此期。眼震电图上出现60～70周/秒的两眼同向的快速协同运动。EEG表现为δ波的减退，出现低电压θ与β活动，并有低压的α波间歇出现。无梭形波或K综合波，也不为外界刺激诱发。少数人可在顶、颞部出现尖波爆发。虽然EEG改变类似浅睡期，但事实上此期对外界刺激的觉醒阈最高。在此期中尚可见到一系列的躯体生理变化，如呼吸由深慢、均匀而变得浅快、不规则，脉搏、血压出现波动，躯体可出现广泛而频繁的肌肉抽动，尤以面部和手部为多见。一般持续20～30分钟，即又转入NREM睡眠Ⅰ期。如此周而复始，每隔约90分钟重复1次。一夜中的周期数决定于睡眠的长短，一般每夜4～6个周期。在前几个周期中SWSⅢ、SWSⅣ期较长，在后几个周期中REM期较长。在每晚整个睡眠中，REM期占20%～25%，NREM期占75%～80%。NREM期中，SWSⅠ占5%～10%，SWSⅡ占50%，SWSⅢ、SWSⅣ期各20%。此外，尚有次数不定的短暂觉醒期，但醒后一般不能回忆。儿童有较多的SWSⅡ、SWSⅣ期，随着年龄的增长，SWSⅢ、SWSⅣ期逐渐减少，老年人实际上没有SWSⅣ期。在睡眠时间较短的正常人中，REM期与SWSⅣ期所占比例较小。大多数人的梦境只发生在REM期。入睡的人如在NREM期被唤醒，则醒后最初仍感倦怠欲睡。如在REM期被唤醒，则醒后意识清晰。

(三) 影响睡眠的因素

1. 年龄 睡眠时间随着年龄的增长而减少，成年人一般为7～8小时，新生儿18～20小时，儿童12～14小时，老年人5～7小时。但入睡潜伏期在成年人各个年龄组是相当一致的，而老年人夜间觉醒次数和时间普遍增加。婴幼儿的睡眠在24小时内的分布呈多相性节律，因此，从1岁至学龄前的儿童应有午睡。稍大的儿童和成年人一般没有规律性的小睡或打盹。所有年龄组，REM睡眠通宵以大约90分钟的间隔周期性地出现。老年人的REM睡眠稍有减少，而SWSⅣ睡眠随年龄增长，呈进行性下降趋势。另外，老年人觉醒增多，且入睡后的觉醒时间明显增加。NREM睡眠随着年龄的增加而变化，儿童的NREM睡眠占总睡眠的20%～25%，进入成年后开始增加，在中年及老年期又进行性减少。

2. 既往睡眠史 如果一个人有一个或者更多的晚上失眠，在睡眠恢复过程中，会出现以慢波睡眠为主的睡眠模式。通常表现睡眠延长并加深，并比基础睡眠有更高的唤醒阈值。REM睡眠在第二个或以后的晚上出现反跳。所以，慢波睡眠恢复较早，而REM睡眠是在慢波睡眠恢复后，再行恢复。

3. 受到外界干扰的睡眠 例如，到睡眠实验室进行评估的患者的第一个晚上的睡眠通常都出现有正常睡眠状态被干扰的睡眠阶段，主要表现为REM睡眠延迟出现，且第一REM睡眠周期消失，也就是首先以NREM睡眠阶段作为第一个正常形式出现，第一个睡眠周期以短暂唤醒结束。此外，REM睡眠周期被干扰，在睡眠实验室的第一个晚上睡眠中总的REM睡眠时间减少。又如，对夜间睡眠进行慢性限制、睡眠安排不规律或者夜间睡眠频繁被干扰都可以引致特别的睡眠阶段的分布改变，大多数情况是REM睡眠提前，即入睡潜伏期出现REM睡眠。这样的睡眠变化常有入睡前幻觉、睡眠瘫痪等症状。

4．昼夜生物节律周期　REM睡眠在早上高峰时与体温低潮一致。如果将入睡推迟到昼夜周期的REM睡眠时相高峰，清早占优势的REM睡眠可以出现在睡眠开始时。这种正常睡眠开始模式的反转通常见于经历倒班工作或者跨多时区旅行的正常人。

5．温度　REM睡眠比NREM睡眠对温度变化更敏感。在REM，由于机体能保持正常体温，人对温度变化适应较好。温度对NREM睡眠的影响，可以表现为出汗或颤抖反应。

6．药物　睡眠受许多药物的影响。

（1）苯二氮䓬类药物（BZ）有抑制慢波睡眠的倾向，但对慢波睡眠没有持久的作用效果。

（2）三环类抗抑郁药物（TCA）和单胺氧化酶抑制剂（MAOI）也有抑制慢波睡眠的倾向。这些药物在某种程度上可以增加睡眠中的活动水平，引发的REM睡眠模式改变，并不增加运动抑制或周期性运动症状。

（3）快速停用BZ可能引起慢波睡眠增加。快速停用TCA药物或MAOI可导致REM睡眠增加，而REM睡眠增加又可引起入睡潜伏期出现REM起始睡眠周期异常。

（4）睡前酗酒可导致上半夜出现REM睡眠抑制，而此后又因酒精代谢导致在下半夜出现REM睡眠反跳。

（四）分析睡眠的常用指标

1．睡眠潜伏期　用持续夜间睡眠EEG检查，自记录开始到第一次出现持续3分钟的NREM睡眠，称睡眠潜伏期。正常时间为10～30分钟。如果入睡潜伏期超过30分钟为入睡困难。

2．睡眠觉醒次数和时间

（1）用持续夜间睡眠EEG检查，觉醒的标准是在睡眠分期的一个时段（如20～30秒）中，觉醒脑电的表现超过50%以上，一般大于5分钟的觉醒次数应少于2次，夜间觉醒总时间不超过40分钟。

（2）在睡眠过程中，机体由于受到内、外环境的各种刺激，在多导EEG上显示出现睡眠的背景下，出现3～14秒的α波时，称为唤醒（arousal）。唤醒时受检者并无觉醒感觉。正常时全夜每小时唤醒不应超过20次，但随年龄的增加，唤醒次数明显增加。唤醒可以正常出现在NREM睡眠的浅睡时，深睡状态中甚少出现，且与年龄因素无关。

3．睡眠总时间　指机体实际睡眠的总时间。应注意与上床后的卧床总时间区别，因为许多失眠患者在床上可以躺很长时间而无法入睡。

4．觉醒比　睡眠中总觉醒时间与睡眠总时间之比。

5．睡眠效率　等于睡眠总时间/睡眠实验检查室记录时间（在家是指卧床总时间）。在临床上通常以大于80%作为正常的参考标准。

6．睡眠维持率　等于睡眠总时间/入睡开始到晨间觉醒之间的时间。在临床上通常以 > 90%作为参考标准。

7．NREM 各期的比例　请见有关章节。

8．REM 睡眠的分析指标。

（1）REM 睡眠入睡潜伏期　在临床上是指睡眠第一阶段中从 NREM 睡眠第一阶段开始到 REM 睡眠出现的时间，通常为 70～90 分钟。REM 睡眠潜伏期缩短，主要见于发作性睡病和抑郁症。发作性睡病可以在入睡后不经过 NREM 睡眠而直接进入 REM 睡眠，称 REM 起始睡眠。抑郁症患者睡眠断续出现率大于 90%，SWSⅢ、SWSⅣ睡眠减少，REM 睡眠潜伏期缩短，快速眼动的密度增加，尤常见于第一个 REM 睡眠周期。REM 睡眠潜伏期的延长，多见睡眠零乱或片断，常因失眠或睡眠期间呼吸障碍和不自主运动等受到干扰，使浅睡时出现大量的唤醒和觉醒，同时 NREM 睡眠受到干扰，而难以进入 REM 睡眠。

（2）REM 睡眠次数　REM 睡眠正常次数一般为 4～5 次。痴呆患者和一些多巴胺减少的神经系统变性疾病中（如帕金森病），REM 次数和梦境会明显减少或消失。

（3）REM 睡眠的总和占睡眠总时间的百分比　正常 REM 睡眠应占睡眠总时间的 20%～25%。

（4）REM 活动度、强度、密度

1）将每分钟 REM 睡眠分为 0～8 共 9 个单位，算出每个 REM 睡眠阶段中快速眼球运动的活动时间，然后折合成单位数，再将每个阶段的单位数相加，即为 REM 活动度。正常为 40～80 个单位。

2）REM 强度为 REM 活动度与睡眠总时间之比，正常为 10～20。

3）REM 密度为 REM 活动度与 REM 睡眠时间之比，正常为 50～90。

二、睡眠与人体的生物节律

人们为了适应地球自转 24 小时的昼夜节律，相应形成了白天工作学习，夜间睡眠的生活方式。每天正常的睡-醒节律是由人体内源性起搏点进行控制的，此起搏点位于下丘脑的上交叉神经核。内分泌节律的调节与睡-醒节律有密切的联系，例如人入睡时体温通常是下降的，生长激素、催乳素的波动式分泌在睡眠的第一个 90 分钟内最高，而皮质醇在入睡后分泌减少，清晨分泌开始增高，太阳升起时达峰值。当睡-醒节律与每日体温调节及皮质醇分泌节律不符合时，人就会感到无精打采，对周围事物兴趣减退。褪黑素与睡眠关系密切，当夕阳西下时，人体褪黑素从松果体中分泌明显增加，进而可增加人的睡眠倾向。

三、CCMD-3 失眠症［F51.0］

CCMD-3 失眠症属于非器质性睡眠障碍。后者是各种心理社会因素引起的非器质性睡眠与觉醒障碍，是由于情绪因素导致睡眠的质、量或时序的变化，即失眠、嗜睡及睡眠-觉醒节律障碍。睡眠异常，指睡眠过程中出现异常的发作性事件。在儿童期主要与儿童的生长发育有关，在成人主要是心因性的。主要有睡行症、夜惊及梦魇。睡眠障碍经常是另一种精神障碍或躯体疾病的症状之一。

失眠症是一种以失眠为主的睡眠质量不满状况，其他症状均继发于失眠，主要表现为难以入睡、睡眠不深、易醒、多梦、早醒、醒后不易再睡、醒后感到不适、疲乏或白天困倦。失眠可引起病人忧虑或恐惧心理，并导致精神活动效率下降，妨碍社会功能。如果失眠是某种躯体疾病或精神障碍（如神经衰弱、抑郁症）症状的一个组成部分，不另诊断为失眠症。失眠症的发生有随年龄的增长而增加的趋势，其病程可随时间而改变，具有迁延或复发趋势。女性失眠更常见。离婚、丧偶或分居是失眠的危险因素，失眠也与社会经济地位较低有关。

【病因与病理】

（一）引起失眠的原因

1．外部因素　如外出旅行或使用药物。

2．精神科疾病　抑郁或焦虑。

3．躯体疾病　如疼痛或帕金森病。

4．特殊的睡眠障碍　如不安腿综合征、生物节律时相问题、睡眠呼吸暂停综合征以及内因性因素，如条件性失眠。

（二）失眠的相关因素

失眠是由于易感因素、触发因素和维持因素共同作用所致。易感因素是降低诱发失眠阈值的因素；触发环境是促使失眠开始的因素；维持因素是导致失眠持续存在的因素。

1．易感因素　容易唤醒是构成失眠的核心中介机制，既是易感因素，也是维持因素，指机体处于生理、认知、情绪的容易唤醒状态。失眠患者的认知形式以担忧、过度警觉和焦虑倾向为特征。大部分的精神障碍可有睡眠障碍。

2．触发因素　应激是失眠的最主要的触发原因。大约有74%睡眠障碍的人回忆在失眠开始前曾经历过生活应激事件。亲人死亡、离婚或分居是常见诱发失眠的原因之一。与家庭、患病或住院、工作相关的应激刺激源比较容易导致夜间难以入睡。工作中的慢性应激事件或家庭成员之间的长期冲突不仅可诱发睡眠问题，还可加重睡眠障碍。

3．维持因素　睡眠障碍触发因素改变后，如果睡眠障碍持续存在，就应该考虑有无导致睡眠障碍的维持因素存在。导致失眠持续存在最明显的情况是睡眠习惯不良和对睡眠剥夺的不正常的认知观点及其对个人生活的影响。

（三）失眠的发病机制

失眠的发病机制主要为生理唤醒、认知唤醒、情绪唤醒、应激、信息加工、时间估计和条件反射在失眠中的作用。

1．生理唤醒　由于睡眠伴随自主神经活动降低，一般认为生理唤醒可引发失眠。失眠患者与睡眠正常的人比较，无论在睡眠之前，还是在睡眠之中或夜间醒来后，均有心跳加快，前额肌肉紧张性增高，皮肤肌电增大。体温与觉醒性入睡困难有相互作用，人体体温降低越多，入睡越快、越深。人体体温升高越多，觉醒程度越高且难以入睡。失眠患者的体温在白天和夜间比正常睡眠人要高，而且变化也小于正常人。提示自主神经唤醒会干扰入睡和维持睡眠障碍，失眠患者不仅夜间高度唤醒，而且白天也处于高度唤醒状态。

2．认知唤醒　认知唤醒可以表达为担心、反复思考、头脑有闯入性想法，或控制兴奋性思想困难等。因此，过多的认知活动，不管是愉快还是不愉快的，都可能干扰睡眠过程。研究测量睡前唤醒时发现，认知唤醒对入睡困难的影响要比生理唤醒更明显。直接控制认知闯入性思维（如突然通知临时考试等）也支持认知过度活动在失眠中的中介作用。在临床上发现，与睡眠正常的人比较，失眠患者常常对自己的睡眠有一种不现实的期望和对失眠的结果有一种强烈的不现实的观念，而且这种失调的认知功能与失眠患者的失眠程度和情绪困扰相一致，尤其负性的、与睡眠相关的认知能导致更严重的睡眠障碍。

3．情绪唤醒 内容和情绪困扰也是一个重要的失眠中介因素。在临床上对睡眠不良的信念和态度可以触发情绪唤醒并导致失眠问题。失眠患者可伴发焦虑、担忧等，而这些心理情绪变化又可导致患者对睡眠障碍的不良情感反应，触发睡眠认知失调，结果陷于情感障碍-失眠-更重的情感障碍的恶性循环。

4．应激反应 它是另一个重要的失眠中介机制。患者受到应激刺激的频率和强度与入睡困难密切相关。失眠患者对应激刺激有更多的情绪反应，并且要更长的时间才能从应激刺激中恢复过来。应注意，与睡眠有关的认知内容和情感状态在失眠的发病中所起的作用比单独认知活动要重要得多。

5．信息加工和时间估计 睡眠好的人与睡眠障碍者在睡眠方面存在数量和质量上的差别。例如，在NREM睡眠的第二期醒来时，失眠者比睡眠好的人会更频繁醒来。在一个轻松和愉快的环境里，会出现低估所用时间的情形。相反，在一个厌恶和不愉快的环境里（如长时间躺在床上），主观感觉时间比实际要长。内心担忧与皮层唤醒有密切关系，并导致负担过重感。

6．条件反射 传统的条件反射和操作性条件反射原理在对睡眠减少和导致入睡困难以及维持睡眠障碍方面起重要的作用。对睡眠好的人，各种刺激，如床、卧室、睡眠时间等可以被更好地控制，变为欲睡或产生睡眠的潜在提示。相反，对睡眠障碍的人而言，这些刺激常常与挫折、唤醒和不能入睡联系在一起。如果一个人利用睡前或睡眠时间解决问题、头脑里整理白天的活动或仅仅担忧不能入睡，则最终会导致在这个特定的时间出现挫败感而不能入睡。这些刺激可引起条件性唤醒，导致与睡眠不协调的生理、认知和情绪激动。

【临床表现】

（一）按外因与内因的失眠分类

1．外因性失眠

（1）旅行时差 主要发生在环球旅行时，表现为失眠、睡眠-觉醒周期改变，或白天过分思睡。这种障碍在快速跨时区旅行时几乎都会发生。

（2）适应性睡眠障碍 主要由于应激刺激、冲突、环境改变使原来睡眠模式改变。患者主观感觉入睡困难或睡眠中维持睡眠障碍，同时可由多导夜间睡眠EEG证实。当刺激因素消除后，睡眠可以恢复正常，但过多关注自己的睡眠问题或害怕自己睡觉不能控制可以将失眠固定下来。常见原因如下：

1）人际关系冲突或心理内心冲突。

2）生活发生重大改变（结婚、离婚、分娩）。

3）工作繁重或事业面临重大转变。

4）突然发生非常失望和非常害怕的事件。

以上可为单一因素出现，也可以几种因素同时出现，互相作用。有时应激刺激可能来自一些常见现象，如学生新的学年开始，每周学校中的测验，家庭一般矛盾或家庭经济冲突等。这些因素消失后，患者睡眠也会回到正常睡眠模式。

（3）不良的睡眠卫生 患者由于睡眠卫生和习惯不良引起睡眠前过于清醒而破坏睡眠节

律。

(4) 使用药物和饮酒　引起失眠的一个重要原因是长期使用安眠药物，停止饮酒也有类似情况。假如患者突然停用抗焦虑药或镇静抗焦虑药与催眠镇静药，停药综合征可加重睡眠障碍。

2. 内因性失眠　失眠也可以由各种躯体疾病引起，而与非器质性失眠有关的主要是主观性失眠：指患者主诉睡眠欠佳，但又无法由多导夜间睡眠 EEG 证实，即主观失眠主诉与客观睡眠测量结果不符。

（二）按病程的失眠分类

1. 急性心理生理性失眠　指失眠时间不足 1 个月。失眠开始可由旅行时差或短暂住院引起，或由任何形式的损失或威胁所造成的情绪冲突激起。主要症状为难以入睡、睡觉中间醒来、早醒等。以上失眠症状常常与睡眠环境和对睡眠不利的负面刺激有关。这些患者往往在临近睡觉前越来越焦虑，并且在睡不着时努力想睡着，这样不但不能入睡，反而增加兴奋和焦虑的程度，最后破坏入睡的能力。此外，失眠患者往往因为担心自己醒得太早而害怕起床，一躺在床上就害怕睡不着，从而与床、房间和睡觉能力形成了一种不良的条件反射。随着患者对自我睡觉能力信心不足和对自己越来越差的睡眠质量的担心、害怕，失眠会持续较长时间和慢性化。

2. 亚急性和慢性心理生理性失眠　如果失眠时间为 1～6 个月之间称亚急性心理生理性失眠，超过 6 个月则为慢性心理生理性失眠。慢性失眠的患者有时是其他疾病的表现，如精神障碍。慢性心理生理性失眠患者一躺到床上便非常努力去睡，盼望在短时间内能睡着，但往往反而引起更兴奋和焦虑紧张。时间一长对自己的卧室形成负性期望，卧室成为一个外部环境条件刺激因素，与睡眠障碍联系在一起。

（三）其他与失眠有关的睡眠障碍

1. 睡眠-觉醒节律障碍　指睡眠-觉醒节律与环境所允许的睡眠-觉醒节律之间不同步，从而导致病人主诉失眠或嗜睡。CCMD-3 与 ICD-10 一样，强调本障碍仅适用于心理因素起主要作用的睡眠-觉醒节律障碍，有器质性因素参与的患者应在 ICD-10 的 G47.2 即非心因性睡眠-觉醒节律障碍下分类。确诊需要注意这种情况几乎天天发生并至少已持续 1 个月，由此使病人深感苦恼或影响其社会功能。如果本障碍在病人的临床上相中占主要地位，即使存在焦虑、抑郁或轻躁狂症状也应作附加诊断。

2. 昼夜生物节律障碍　是指在一天 24 小时里，主要的睡眠周期失调。主要表现机体睡眠-觉醒周期分布不准确，表现为在希望或必需的时间里不能睡觉或醒来。例如，跨洲际或时区旅行、晚班或倒班工作等引起睡眠时相提前综合征和睡眠时相推迟综合征，这些障碍都以外源性或内源性的时间生物钟为基础。睡眠时相推迟综合征是假定有一个内源性的时间生物钟基础，而发生障碍是由于患者轮班或晚班工作，其睡眠时相与其社会或职业要求冲突而致。

（四）失眠的不良影响

失眠可明显损害患者的社会心理、职业和健康状态。例如，失眠患者与睡眠正常的人比较，患者更易在白天完成任务时难以集中注意力和记忆力欠佳。患者对一点小刺激就感到难以忍受，对家庭和社交活动没有乐趣，故失眠对人的生活质量和心理健康状态影响较大。

1．心理方面　患失眠的人比没有失眠的人更易出现精神和心理障碍。失眠可以引起情绪紊乱，情绪紊乱又反过来加重失眠患者的睡眠障碍。

2．行为方面　失眠患者因睡眠障碍而产生的另一个问题是认知和行为损害。失眠患者通常会主诉有疲劳、困倦、疲倦等症状。白天思睡是睡眠障碍的最常见的结果。

3．健康方面　失眠患者常主诉睡眠问题给自己健康造成了很大影响，并常伴有躯体各种症状。失眠患者的躯体症状主要表现为紧张性头痛、胃肠功能障碍、非特异性疼痛和过敏反应，同时患者易有疑病倾向。

【诊断与鉴别诊断】

（一）诊断

失眠症是一种持续相当长时间的睡眠的质和（或）量令人不满意的状况。在诊断失眠症时，不能把一般认为正常的睡眠时间作为判断偏离程度的标准，因为有些人（即所谓短睡者）只需要很短时间的睡眠，却并不认为自己是失眠病人。相反，有些人为其睡眠质量之差痛苦不堪，但他们的睡眠时间从主观上和（或）客观上看都在正常范围。在失眠者中，典型情况是由应激导致反复失眠，而失眠的人会对失眠越来越恐惧，并过分关注其不良后果，由此形成恶性循环，使得失眠持续存在。失眠症多见于妇女、老年人，以及心理功能紊乱和社会经济状况差的人。失眠的人在就寝时，会感到紧张、焦虑、担心或抑郁，并经常过多地考虑如何得到充足的睡眠、个人问题、健康状况，甚至死亡。他们常常试图以服药或饮酒来缓解自己的紧张情绪。在清晨常感到心身疲劳，不能清醒，白天感到抑郁、担心、紧张、易激惹和对自身情况过于关注。症状持续时间是失眠症诊断的主要依据之一。确诊失眠症，时间标准是失眠必须每周至少发生 3 次并持续 1 个月以上，患者对失眠及其后果过分关注，由此引起了明显的苦恼或影响了社会功能。由于某些心理社会应激几夜没睡好，不应诊断失眠症。医师应尽量确定失眠的原因（往往不止一个），并在诊断失眠症前，排除躯体疾病和精神障碍。

1．病史　失眠主要是患者对自己的睡眠持续性、效率、质量不满意。患者通常表现上床睡觉时不能入睡、睡到半夜醒来后难以再入睡以及清早醒来太早。可分为初段失眠、中段失眠，和末段失眠。这几个阶段的失眠不一定单一存在，患者可以单一有一种失眠，也可以有两三种失眠同时存在。

（1）初段失眠　是指在房间里的灯熄灭后超过 30 分钟才能入睡。

（2）中段失眠　是指在入睡后频繁醒来或夜间醒来时间超过 30 分钟，或者晚上睡眠时间不足 6 小时。

（3）末段失眠　早上提前醒来。

（4）混合性失眠　是合并有入睡障碍、保持睡眠障碍或提前醒来。

2．睡眠评估　应包括详细的睡眠病史、功能分析、两周睡眠日记检测和心理病理筛选过程。医师应将所有收集到的患者情况综合考虑，作出诊断，确定患者的睡眠问题属于：①对于内外刺激的正常心理反应；②程度和持续时间已经超过正常心理反应的亚在临床上（或亚健康）状态—失眠问题；③处于疾病边缘的边缘性失眠障碍；④轻度失眠症（包括轻度非器质性失眠症和器质性失眠症，后者也称躯体疾病所致失眠综合征）；⑤重度失眠症（包括重度非器质性失眠症和器质性失眠症，后者也称躯体疾病所致失眠综合征）。

（二）睡眠日记

1．需记录的睡眠时间与情况　包括上床睡觉的时间、早上起床的时间、夜间入睡潜伏期（指在灯熄灭后到睡着的时间）、夜间入睡后又醒来的次数和累计觉醒的总时间、最后醒来的时间、午睡或打盹累计时间、用药情况，及睡眠质量。总的觉醒时间是指夜间入睡潜伏期、入睡后醒和早上早醒（今晨醒来的时间减去昨晨觉醒时间之差）累计的夜间觉醒总时间。

2．计算睡眠窗

（1）卧床总时间　指一开始上床到离开床的时间。

（2）睡眠总时间　指在床上卧床的总时间减去总的醒来时间。

（3）睡眠效率　等于（睡眠总时间/卧床的总时间）×100%。

3．记录睡眠日记的时间　一般要求患者在开始诊疗前，连续记录两周睡眠日记。在治疗过程，也要记录每周的睡眠情况以了解治疗进展。医师应该在患者每次就诊时详细了解日记内容。

4．记录睡眠日记的目的

（1）获得患者在治疗前睡眠障碍的自我评估基本数值。

（2）获得患者在治疗中睡眠障碍的自我评估基本数值。如果患者清楚自己的失眠治疗好转情况，可减少对睡眠剥夺的焦虑，及时了解引起睡眠障碍的各种影响因素的变化。

（3）记录睡眠日记可使患者对治疗有较好的依从性。

（三）用于睡眠的量表

1．睡眠损害量表（sleep impairment index）　是一个7项目5级评分的量表，用于评估睡眠损害程度，包括对白天功能的干扰程度，睡眠问题引起的苦恼程度，对目前睡眠形式的满意程度，及睡眠问题是否对人的影响达到明显程度等。包括患者自评量表、临床医师评定量表和配偶评定量表3种。

2．睡眠个人信念和态度量表（beliefs and attitudes about sleep scale）　用于辨别患者入睡前出现在大脑中特别严重影响情绪的非理性思念。由30个问题及5个分量表组成，包括引起失眠的具体原因、诱发或加重失眠后果的不良原因、对睡眠的不现实期望、对知觉控制减弱的信念与认识，及对帮助睡眠的相关方法的不正确信念和认识。

3．匹茨堡睡眠质量指数量表（pittsburgh sleep quality index）　用于评定患者最近一个月的睡眠质量。该表由19个自评和5个他评条目组成，其中18个条目组成7个因子，每个因子按0～3分等级计分，累积各因子分得分为匹茨堡睡眠质量指数量表的总分。总分范围为0～21，得分越高，表示睡眠质量越差。通过此表可了解患者的睡眠质量、睡眠潜伏期、睡眠持续时间、睡眠效率、服用药物情况和白天功能状态。

4．儿童睡眠障碍量表（sleep disturbances scale for children）　用于临床或筛选普通在校儿童的失眠问题。此表由26个项目组成6个因子，包括睡眠呼吸障碍和过度嗜睡障碍等因子。

（四）夜间睡眠EEG

EEG是睡眠检测的“金标准”，包括整个晚上睡眠的各种电位变化（如EEG、肌电图、眼外肌电图）、呼吸、心电图、氧饱和度及腿运动监测。夜间睡眠EEG对某些患者有治疗作用。例如，通过显示夜间睡眠EEG数据可以使患者了解，他们的实际睡眠质量比他们认为的要好。从而减轻患者的焦虑情绪。

夜间睡眠 EEG 的指征：

1. 除非明确知道白天嗜睡是睡眠不足所致，否则应做夜间睡眠 EEG 检查。

2. 主诉失眠，但需要进一步明确伴发症状的相关性。

3. 各种睡眠障碍（如早、中、末段失眠）、睡眠过多、睡眠 - 觉醒周期障碍、睡眠呼吸暂停综合征和不安腿综合征等。

4. 监测睡眠障碍的治疗效果。

（五）CCMD-3 的 51.1 失眠症［F51.0］诊断标准

CCMD-3 的 51 非器质性睡眠障碍［F51］诊断标准

指各种心理社会因素引起的非器质性睡眠与觉醒障碍。本节包括失眠症、嗜睡症和某些发作性睡眠异常情况（如睡行症、夜惊、梦魇等）。

CCMD-3 的 51.1 失眠症［F51.0］诊断标准

【症状标准】

1. 几乎以失眠为唯一的症状，包括难以入睡、睡眠不深、多梦、早醒，或醒后不易再睡，醒后感不适、疲乏，或白天困倦等。

2. 具有日夜失眠和极度关注失眠结果的优势观念。

【严重标准】 对睡眠数量质量的不满引起明显的苦恼或影响社会功能。

【病程标准】 至少每周发生 3 次，并至少已持续 1 个月。

【排除标准】 排除躯体疾病或精神障碍症状导致的继发性失眠。

【说明】 如果失眠是某种躯体疾病或精神障碍（如神经衰弱，抑郁症）症状的一个组成部分，不另诊断为失眠症。

（六）失眠症的鉴别诊断

1. 确定主要的睡眠症状 如失眠，然后考虑可能的原因：包括急性或慢性应激事件、滥用精神活性物质（如咖啡因、尼古丁或酒精等）、精神障碍（如心境障碍、焦虑障碍等）、并存的内科疾病或治疗、睡眠窒息、夜间肌阵挛、夜惊、梦魇、相关行为问题（如包括过分担心不能入睡、作息无规律或躺在床上沉思乱想的不良习惯等）。

2. 睡眠卫生不良 是由于每日所进行的日常活动与保持良好睡眠和白天充分警觉不一致导致睡眠障碍。在睡眠行为中，受自身行为控制的习惯对睡眠不良的影响是常见现象。大体上可分为：引起觉醒增加的习惯和与睡眠卫生原则不符的习惯。

（1）引起觉醒增加的习惯 日常生活中的一些常用物质，如咖啡因、茶和香烟，可引起觉醒。酒精也因为可以导致患者在睡眠中苏醒而干扰睡眠，导致睡眠维持困难。患者出现的紧张和兴奋，如睡前剧烈运动、深夜紧张的脑力劳动、参加晚宴以及午夜醒后看表或闹钟等行为都容易引起在睡眠中觉醒。环境因素所致的睡眠中的觉醒可来源于某些工作活动的疏忽，例如，没有将室温调节在一个舒服的范围内，凌晨光线过早射入卧室等。

（2）与睡眠卫生原则不符的习惯 由于睡眠和觉醒具有互补性和相互依赖性，一些干扰睡眠和觉醒周期的睡眠有规律的定时的行为活动都可影响这两个过程的稳定性和时程。睡眠障碍可因卧床时间过长，每日变化很大，在上床、起床时间，及白天午睡或打盹过多等习惯所致。

【失眠症治疗】

(一) 失眠症的全程综合性治疗

1．治疗目的　在于降低失眠发病的频率、严重性，及心理社会性不良后果，并改善间歇期的心理社会功能。对失眠症的全程综合性治疗，强调不但要注意消除症状，而且必须注意恢复社会功能，提高生活质量，达到真正意义的治愈。

2．全面检查和全程综合性治疗：对失眠症的全程综合性治疗，主要措施有：

(1) 诊断评估　现病史与目前症状、既往史、躯体状况包括物质滥用史、个人史、社会职业和家族史、既往治疗情况、精神检查、躯体检查和必要的实验室检查。

(2) 特殊症状评估　除了注意失眠及其相关症状外，并注意症状与内外刺激的关系。处理失眠症时应注意确定失眠原因的重要性，同一病人可能有多种原因。失眠症患者发生抑郁和物质滥用的比例较常人高。发现后及时处理。

(3) 急性期要尽早使用抗焦虑药与镇静抗焦虑药与催眠镇静药　如存在不依从情况，注意监测药物治疗不良反应。抗焦虑药与催眠镇静药有助睡眠，但不应常规应用，连续使用期一般不超过 28 天。联合用药要合理，一种抗焦虑药与镇静抗焦虑药与催眠镇静药疗效不佳时可并用其他药，如其他镇静抗焦虑药与催眠镇静药、抗抑郁药等。

1) 选择半衰期较短的药，使用最低有效剂量，以减轻白天镇静作用。目前的一种治疗倾向是，减少使用 BZ，将抗抑郁药 SSRI 和其他新型抗抑郁药（如三唑酮、奈法唑酮）用于治疗睡眠障碍，副作用较少。

2) 抗焦虑药应短期用药（连续用药不超过 4 周），巴比妥类已基本不用。在使用治疗失眠症的精神药物时，临床医师往往注意患者的睡眠改善情况，而对于患者白天清醒时的工作效率注意不够。例如，治疗失眠的药物常常出现宿醉（早晨起床后仍感到睡不醒和头脑不清醒）。因此，必须不但要注意改善失眠患者的夜间睡眠质量，而且要注意改善其白天清醒质量，以提高生活质量。

3) 逐渐停药，应注意半衰期较短的药比半衰期较长的药撤药反应出现得更快更严重，故停服半衰期短的药物，需经过几天逐步减药过程。

4) 用药不可同时饮酒、喝茶、饮用咖啡等，否则会增加药物成瘾的危险性。

5) 褪黑素可用于治疗睡眠节律障碍，包括睡眠位相滞后、时差反常、倒班作业引起的睡眠障碍。

6) 光疗，对时差综合征有很好的疗效。

7) 各种中医中药治疗失眠的研究发现，应用足反射法、针刺治疗、耳针疗法、复方酸枣仁安神胶囊等，对治疗失眠有效。

(4) 心理治疗　主要目的是根除或减轻失眠和减少应激事件，阻止短暂失眠发展为慢性失眠，并改善病人的生活质量。为此，可进行心理教育、行为干预结合药物治疗。

(5) 与其他科医师协作　失眠患者常因躯体不适体诉求助于非精神科医师，因此必须加强与其他临床分科医务人员的协作，共同进行妥善处理。应注意劳逸结合，避免迫使患者完成高水平职业工作或实施社会功能，以防止增加症状波动风险。尤其需要强调，许多失眠患者就诊时，并非罹患需要临床医师处理的器质性失眠症或非器质性失眠症，而是失眠的亚健康状态，可以通过心理咨询和心理治疗，必要时辅助非处方药物或保健食品进行妥善处理。

这样可以使临床医师处理真正的失眠症患者，合理使用卫生资源。

(6) 健康教育　家庭成员和社区及患者工作单位有关人员的配合起重要作用，应建立并维持治疗联盟，提供针对性健康教育，提高治疗依从性。

(7) 识别早期复发症状　对失眠患者的全程综合性治疗既要考虑目前临床问题，也要考虑疾病发展情况，治疗效果问题，根据病情不断调整综合性治疗措施。例如，应注意心理社会影响，识别疾病的促发或延续因素，全面了解患者的需要、内在心理冲突、心理防御机制、应对方式及能力等。提倡早期发现，早期治疗，恰当应用药物、心理治疗和心理社会康复治疗。

(二) 失眠的心理治疗

1. 失眠患者的治疗准备工作

(1) 使患者正确了解自己的睡眠问题　许多失眠患者最终产生极度悲观的态度，相信失眠将成为自己生活的一部分。而另有一些人则是极度乐观来就诊，认为一次或几次治疗就可以将失眠永远治愈。因此，在患者参与治疗前，医师应评估患者接受心理治疗的程度。具体包括：患者对睡眠问题的认识，睡眠问题的严重程度及对患者社会功能的影响。要给患者希望，并使患者对治疗结果抱一种积极、现实的态度，要患者将注意力集中在治愈自己的睡眠问题上。要向患者强调重新控制和学习应对夜间睡眠障碍的技巧，治疗过程主要是改善自我控制的技巧，改变干扰睡眠的（白天和夜间的）行为、态度和信念。也可向患者介绍以前类似患者治疗成功的实例，以增强患者的信心和依从性。

(2) 向患者介绍自我控制方法

1) 鼓励患者积极参与　鼓励患者以积极的态度，充分意识到自己的睡眠问题，控制导致自己失眠的各种因素。患者只有在了解自己失眠的原因和后果后，才能比较好地学习自我控制方法和改变与睡眠障碍有关的各种不良习惯。

2) 建立良好医患关系　医师的角色是促使和帮助患者解决问题，可以通过提供特殊的治疗指南以及正确的反馈治疗指示患者积极参与治疗过程。医师将治疗的重点放在教会患者解决问题的技巧上，以减轻睡眠障碍，同时在治疗完成后能应对残留的失眠症状。除了要给予患者同情和支持外，要建立良好的医患合作关系。

3) 在治疗早期应向患者表明，并在以后的治疗中反复强调，为了使睡眠有效改善，患者应投入时间，努力、勤奋地完成家庭作业。因为保持规律和坚持完成整个治疗过程是治疗成败的关键。

4) 使患者明白失眠的全程综合性治疗的优越性　在治疗过程中，应使患者了解，目前没有快速治疗慢性失眠的方法，整个治疗要持续 10 周左右，要强调患者的依从性对治疗的积极作用，让患者明白整个疗程与其慢性失眠病程相比是非常短暂的。

5) 每阶段治疗后，要进行问卷调查，了解治疗后改善状况和依从性程度变化。向患者的知情人（如配偶等）了解患者的睡眠潜伏期、卧床时间。并应向患者解释清楚这样做的目的，以便得到患者的理解和合作。例如，可以直接了解患者本人或配偶夫妻关系，如果存在问题，可以通过夫妻之间的婚姻治疗来改善睡眠问题。

2. 失眠的行为治疗

包括睡眠限制程序和睡眠刺激控制程序。行为治疗用于改善造成失眠持续存在的适应不良的行为活动。医师首先应回顾患者适应不良的睡眠习惯，及其对睡眠障碍的病因作用。然后，设计合理的全程综合性治疗方案。

（1）适应不良的睡眠习惯与失眠的关系　心理、社会因素（如亲人丧失、职业和工作上的压力以及婚姻问题等）导致的焦虑或抑郁是引起失眠急性期发作的主要原因。应激因素消除或机体适应了触发因素后，大多数人的睡眠模式会恢复正常。然而，有失眠易感素质或容易产生失眠条件反射的人可能对睡眠的一些行为（如床、卧室或睡眠时间）产生负性反应。这样，过去用于睡眠和休息的地方现在与睡眠障碍相联系。如果上述情况反复出现，使条件反射过程加强，会形成睡眠障碍的恶性循环。例如，常见的睡眠障碍模式是持续的睡眠安排不规律、如白天卧床时间过长等。消除这类睡眠适应不良的行为是治疗慢性失眠的主要措施。

（2）治疗目标

1）加强睡眠行为和睡眠相关刺激（如床、睡眠时间和卧室环境等）的联系。

2）减少患者睡在床上的时间提高睡眠质量。

（3）治疗措施

1）采用睡眠刺激控制疗法，以消除外在的和内心的与睡眠不协调的条件与非条件刺激。

2）通过睡眠限制功能，减少睡在床上的时间。治疗应集中在改变不良条件反射，使患者能够重新控制睡眠。在治疗过程中，要请患者掌握有关睡眠刺激控制和睡眠限制程序的基本内容：①尽量使您卧床时间与在床上实际睡眠的时间接近，并作记录；②一定要在您有睡意，很想睡觉时，才上床睡觉；③如果上床睡觉，但在15～20分钟内还不能入睡，应起床而不是躺卧在床上；④每天早上定时起床；⑤将床和卧室仅用于睡眠和性生活。不要在床上进行与睡眠无关或影响睡眠的活动（如看电视、听收音机、进食或阅读等）；⑥白天不要午睡或打盹。

（4）睡眠限制疗法　要点是缩短卧在床上不睡的时间，然后逐步增加睡眠时间，直到达到最适宜的睡眠时间。睡眠效率计算公式是：

每夜睡眠效率(SE)＝实际睡眠总时间(TST)/卧床总时间(TTB)×100%

睡眠限制是要缩短患者卧床总时间，使其与实际睡觉的时间接近。治疗中允许患者睡在床上的时间按睡眠效率逐渐调整，一直达到最合适的实际睡眠时间。一开始的允许卧床时间是通过临床评估和患者的睡眠日记数据确定的。以下是睡眠限制疗法实施要点：

1）不管睡眠效率如何，患者每晚卧床总时间至少5小时。一开始选择患者的卧床总时间应以患者能够理解和忍受为原则。

2）应针对每个患者的具体情况，修改允许患者卧床总时间。随着治疗的进展，有时不管睡眠效率是否已达到前一周预定的标准，患者睡在床上的时间可以增加。

3）让患者睡在床上的时间是以每周为单位。如果患者对睡眠剥夺过分关注，可以使睡在床上的时间变动频繁些，而不以1周为基础。

4）患者应自己设定上床时间或起床时间。但为了维持睡眠刺激控制治疗，患者应保持一个有规律的起床时间。

5）允许患者睡在床上的最低和最高的时间限制，应以晚上睡眠时间和白天活动功能为根据。治疗早期阶段一个常见的副作用是白天嗜睡。要向患者保证这个问题是正常的和短暂的。但应注意防止患者因活动能力和觉醒受到损害，从而造成意外（如工伤事故）。如果患者需要开车，因睡眠限制出现白天嗜睡的情况，应允许其具有比其他人更长的留在床上的时间，在治疗过程中，要根据患者是否对自己或他人有潜在的危险，制定、实施和调整治疗程序。开始治疗时，患者经常会遇到自己想去上床睡觉而必须按照医师的要求不能上床睡觉这样认知冲突或矛盾的情况。这是改善睡眠的一个重要过程。这是使患者出现轻微的睡眠剥夺状态，从而使其入睡加快，改善睡眠持续性以及睡眠加深（第3~4阶段时间更长）。

（5）睡眠刺激控制疗法

1）理论根据　失眠是环境（床和卧室）、短时刺激（上床睡眠时间），及与睡眠不协调行为（如焦虑、抑郁、阅读，或看电视等）的适应不良的条件反射的结果。对于失眠者而言，这些与睡眠有关的刺激，失去了以前与睡眠联系的特性。睡眠刺激控制疗法的目标是加强或重建睡眠和刺激条件之间的联系。就是通过减少觉醒状态睡在床上的时间（即卧床不睡时间）和减少或消除干扰睡眠的因素。

2）睡眠刺激控制程序的第一步（开始部分）　请患者在有睡意时才上床睡觉：如果上床后15分钟，还没有睡意时，可以重新起床。不要在床上回想一天的事、计划明天要做的事、担心睡不着觉等各种事情。因此，首先应以患者主观想睡的时间，作为开始时的上床睡觉时间。以下是纠正过早上床睡觉时间的相关建议：如果您上床后15分钟内不能睡着，应起床，到另一个房间里去，可做一些安静的活动（如阅读、听经典音乐或做一些没有刺激性的活动），当有睡意的时候，回床睡觉。如有必要可以在整个晚上重复以上程序。使患者努力遵守这一系列睡眠刺激控制指导程序，对于打破失眠-唤醒-失眠的恶性循环是至关重要的。医师可向患者提出具体要求，例如允许患者在睡前1小时进行放松活动（如阅读、洗澡和刷牙等）。不要回忆白天做过的事，也不要计划明天要做的事。将这些要解决的事放在白天或傍晚去做，并可以写下所关心或焦虑、担心的事。

3）睡眠刺激控制程序第二步　将床和卧室专门用于睡觉，不管是白天还是晚上，不要在床上或卧室里阅读、进食、看电视、工作等。减少在卧室中的非睡眠活动可以加强周围环境与睡眠的联系。

4）睡眠刺激控制程序第三步　请患者注意一定要避免白天午睡或打盹。以免干扰自然的睡眠-觉醒节律和夜间睡眠。但应注意如下例外：

①在治疗早期，当患者因为被限制在床上睡觉的时间而出现白天瞌睡，可以让患者有限度地午睡或打盹。对于要驾驶车辆或从事危险工作的人，为避免白天过度瞌睡，可以有短时间的午睡或打盹。随着治疗进展和患者夜间睡眠的增加，这个限制可以逐步取消；②用于治疗老年期失眠，可以选择午睡或打盹；③个别失眠患者在白天午睡或打盹后夜间睡眠更好，对这些人午睡或打盹应安排在下午3时以前，以减少对夜间睡眠的干扰。

（6）失眠的行为治疗的相关问题

1）有些医师认为一旦整个疗程描述完后，他们的工作也就结束了。如果只是简单地将治疗过程介绍一下而不进行合适的追踪治疗，所有的患者几乎都会治疗不成功。医师或治疗者的角色是：确保患者理解治疗程序和概念，并通过不断地支持、直接指导、解决患者遇到的困难，使患者严格遵守治疗方案。在遇到患者依从性问题之前，应对患者提出的有关治疗措施和目的进行询问回顾。让患者接受最合适的方法。

2）如果患者担心自己睡在床上的时间减少时，最好让患者只接受睡眠刺激控制疗法指导程序。相反，如果患者在不能入睡的情况下，不愿意起床，则应让患者接受睡眠限制疗法。在治疗早期，患者在床上时间的减少可能影响患者应用某些睡眠刺激控制疗法程序。

3）增加对失眠的行为治疗信誉和患者依从性　在向患者介绍以上治疗程序后，医师还应向患者介绍有关治疗失眠的历史背景知识和临床疗效，以增加治疗的信誉，并加强患者依从性。要使患者在每个治疗程序中达到患者自己的目标，并指出使失眠持续的不良的睡眠行为与临床症状的联系。在疗前评估时，进行详细的有关睡眠问题病史和功能分析。例如，应告诉患者：这个治疗程序是需要时间、耐心和努力。为了达到在上床睡觉后能很快入睡和减少半夜醒来时间，要求患者主动合作，必须完成所有程序。不能只挑选其中一部分没有痛苦的程序做，并应特别指出患者可能会在开始几个晚上睡觉更差，早上醒后比以前更精疲力尽。应是患者明白这是治疗开始过程中的正常情况。随着治疗进展和练习增加，睡眠会有改善。决定治疗能否成功，最重要的关键是按治疗程序，持之以恒地坚持治疗和练习。通常在6～8周后睡眠会有明显改善。克服治疗依从性问题的策略如下：

推迟上床睡觉的时间　在临床上常见患者的心理矛盾是害怕晚上失眠会导致第二天难以保持清醒。医师应向患者指出，可以进行一系列竞技性活动对抗睡意，常见的是做体力劳动（如做家务、做针线活等）而不是单纯被动活动（如看电视）。

当不能入睡，又不愿起床时　应查阅患者一个星期的睡眠日记，如果发现任何一个晚上患者的睡眠潜伏期超过20～30分钟，应向患者了解在这些场合能否起床。不能及时起床是睡眠控制疗法中最常见的问题之一。有必要向患者询问潜在的不能遵守治疗程序的原因，如天气太冷、我怕吵醒与我睡在一起的人等是常见的不遵守治疗程序的理由。在治疗过程中，医师应设法说服患者遵守这些治疗程序。

当不能入睡时，起床前在床上等待太久　患者每一次准备起床时，总会认为睡眠会马上发生而推迟起床。最简单解决方法是要求患者在每次睡觉前定好起床前睡在床上的时间。如果开始时，患者要等25分钟才能起床，那么患者可每次按计划留在床上等待同样的时间。

回床睡觉太快　一旦患者起床下地后几分钟就急着回床睡觉，医师应向患者指出，患者不在床上的时间越长，回床睡觉时就会入睡越快，也不应担心第二天白天的功能欠佳。

早上睡眠过头　周末睡眠过多可以干扰正常的昼夜生物节律周期，导致在星期天晚上有更严重的失眠。解决这个问题的要点是：①是要保证闹钟在规定起床时间前可以闹醒患者；②在周末安排社交活动或家务活动可以增加起床的动力。可以要求与患者睡在同一床上的人督促患者执行这些治疗程序；③如果起床前有1～2小时时间为起床做准备，患者容易接受这种有回旋空间的治疗方法。

在卧室以外其他地方入睡　睡眠障碍的人通常在不该睡觉的时候（如阅读、看电视）或非睡眠的环境（如在沙发上、靠背椅上）容易入睡。在治疗阶段，为了加强床、卧室与睡眠的联系，应避免这些行为。

在床上阅读可能作为帮助入睡的手段　对某些人而言，上床睡觉的时候在床上阅读或看电视可以诱发睡意。应与患者说明这些问题。①在上床阅读，如果入睡潜伏期是1小时而不是15分钟，则这些活动肯定没有帮助入睡的作用；②患者和患者配偶应停止在卧室或床上（性生活例外）停止睡前活动；③有条件的患者应有一个安静的私人房间，在白天或上床前做一些活动。

总之，睡眠刺激控制疗法和睡眠限制疗法是两种治疗入睡困难和维持睡眠障碍最有效的方法。

（三）失眠的认知治疗

1．认知因素对失眠的影响　目前，一般认为与睡眠相关的认知内容和情感状态在失眠的起因中比单一的认知活动起更重要的作用。失眠患者常有焦虑、抑郁等精神症状。失眠患者常有对其睡眠有不切实际的期望。失眠患者的适应不良认知可诱发情绪唤醒，导致失眠持续。认知治疗主要通过改变这些适应不良的认知，重建认知程序，集中改变失调的思维过程和情感反应。简介如下：

（1）对短暂睡眠障碍的错误评价是慢性失眠的一个常见的触发因素。睡眠障碍在被看成是个人对自己的睡眠失去控制时，更易出现心境困扰。

（2）自己错误地认为睡眠障碍一定会导致白天功能损害。例如，将疲劳、精力下降、活动能力受到损害和心境紊乱，均认为是睡眠障碍所致。

（3）对机体睡眠需要的不现实的期望，也是引起失眠的重要原因。

（4）认知错误与失眠恶性循环、情绪困扰和更多的心境紊乱有关。知觉歪曲在失眠患者中相当普遍，而且有夸大自己睡眠障碍强度和由睡眠问题所致的白天功能紊乱的倾向。患者整天担心自己的睡眠不足和忧虑睡眠不足所引起的白天后果只会加重失眠问题。失眠患者经常只注意自己的失眠情况而忽视自己睡眠好的夜晚的倾向。患者的睡眠日记可以帮助患者了解自己的实际睡眠情况，并缓解这种选择性倾向。

（5）睡眠障碍患者失调的睡眠认知问题与情绪困扰、适应不良的行为模式互相交织在一起。

2．睡眠的认知治疗目标　认知治疗的主要目标是引导患者重新评估自己对失眠、失眠原因和可能后果的准确看法，使其是以更现实的观点认识失眠，改变不良的潜在认知过程以缓解心理上的困扰，纠正不良的睡眠习惯，最终改变睡眠模式。

3．认知治疗程序　医师要引导患者重新评价自己睡眠的信念和重新树立一个更适应的信念。这个过程的实施涉及到以下 3 个过程：

（1）认识不当的睡眠认知观念。睡眠认知功能失调主要类型为：①对失眠起因的错误认知概念；②对失眠错误归因或夸大失眠的后果；③对睡眠不现实的期望；④对睡眠控制和预测的知觉减少；⑤帮助睡眠的一些辅助方法的错误认识。

（2）对这种不当的睡眠认知观念的可靠性提出挑战。

（3）重新树立一个更适应的信念。

4．认知治疗实施步骤

（1）认知治疗的第一步是在实施治疗前，要做好两个准备步骤。

1）提供患者在认知、情感、行为三者之间相互联系的基本轮廓　这个过程通常以与睡眠无关的例子开始，因为患者通常喜欢接受这样的例子，对三者之间的相互联系有更好的了解。在临床上治疗可以采用一些假设的场合去触发负性情绪反应，然后要求患者想像自己焦虑、抑郁或发怒的情景，并用语言将这些使自己不安的情绪表达出来。

2）向患者解释认知疗法的基本原则，树立对睡眠的正确认识　应采用实用的方法，使用的语言应符合患者的教育水平和心理特点。应向患者举例说明认知疗法。使患者明白改变其不良的睡眠习惯，将成为患者新的生活方式的一部分。首先主要了解患者对睡眠和失眠的信念和态度。例如，患者在白天担心自己前一天晚上没有睡好觉，有可能更加担心以后的晚上睡眠。这种优势观念和不安情绪对睡眠的干扰很明显。因此，为了能重新控制睡眠，需要患者抛开以前的想法，重建更适应的信念和态度。

(2) 认知治疗的第二步是识别对睡眠的错误认知　增强患者的正确睡眠意识是整个治疗方案的一部分。患者应系统地自我检查，并要与医师有相同的信念。治疗训练主要帮助患者取得正确的思维、信念和期望。医师要向患者指出各种对外界刺激事件反应的自我想法（如晚上睡眠障碍和不好的工作表现相联系）。失眠患者对失眠的原因和结果在某些方面认识基本相同，失眠患者特别容易有过多的回想，常常花很多的时间担心自己的个人问题及睡眠问题。

在治疗开始时，医师要求患者填写睡眠信念和态度量表。这个量表主要用于了解患者认知失调的表现。通过每天填写此表，医师可以更多地了解这方面的情况。有些患者有着不同的和更加具体化的认知问题，可以让患者自己想象在一些情景下的想法和情绪体验。例如：

医生："请闭上眼睛，仔细听，现在是夜间1点种，您自11:03分钟起一直睁着眼没有睡着。现在请您告诉我您在想什么?"

患者："我感觉到有些紧张不安，我必须要睡好，不然我明天会做不好工作。"

医生："假如您现在正在工作，您昨天夜间睡眠很不好，因此您今天不能集中注意力，工作效率差。您有什么感受?"

患者："我心神不定。今晚我要睡早一点，我需要睡一个好觉，不然明天我还会一团糟。"

通过"诱导式想象"的交谈技巧，可了解失眠患者的认知想法和情绪体验，也可用睡眠日记记录自己的想法，以便医师了解患者与睡眠相关的负性情绪和想法。

(3) 认知治疗的第三步是探索认知的正确性　逐步建立失眠的一般性正确解释和期望，并由医师指出原来错误的信念和态度。在这个过程，可运用一些临床研究数据与普通人群的观点作对照，以改变患者的自己的信念，但应避免用教条的语言去激怒患者。每次认知治疗后，回家练习可以减少患者的焦虑，将自己的注意力集中在失眠问题的治疗上，并认识到白天的功能活动，并不是完全取决于头一天晚上的睡眠。

(4) 认知治疗的第四步是提供更适合、更理性和更有针对性的认知　可通过重新归因、重新释译、重新评价、假设检验等技巧来完成。

(5) 认知治疗的第五步是对睡眠信念和态度的重建。

5. 端正对失眠起因错误认识的方法举例

(1) 患者对失眠原因的错误概念

1) 认知治疗的主要目的是改变对失眠外在的和片面的理解　开始要训练患者区别失眠的起因和使失眠持续存在的原因，可以通过向患者解释失眠的发展原因来实现。

2) 在确认使失眠持续存在的原因后，可以引导患者重新归因某些可以控制的失眠原因

在治疗过程中，要正确运用合理性原则，即不论触发失眠的是什么因素，患者的心理（包括思维、情感和行为），对失眠的持续存在起重要的作用，而潜在的信息提示患者可以控制

某些因素，由此可以学习克服或应对睡眠障碍。在了解失眠原因的错误概念后，下一步是探索睡眠障碍的后果。

(2) 对假设的失眠后果重新归因　临床工作中，促使失眠患者就诊治疗的一个最重要的原因不是睡眠问题本身，而是害怕睡眠障碍的后果，包括过度关注睡眠的不良后果对白天工作能力、心理状态和躯体健康的影响。患者认为睡眠障碍对白天活动能力的主观判断常有夸大倾向。解决的方法是重新归因训练是向患者指出一个人的情绪或心境在一天内是不一样的，在一天内心境和表现能力都会波动。几乎每个人都会周期性经历白天忙碌，但不是每个人都认为是由于睡眠障碍引起的。

(3) 改变对睡眠不现实的期望　一般人相信，我们每个人在每周中每一个晚上都需要8小时睡眠。对某些失眠患者而言，要勉强达到晚上睡觉8小时的金标准，可产生焦虑和加重睡眠障碍。认知疗法可以帮助患者区别正常与异常睡眠模式。通过检查各种睡眠指标（如睡眠入睡潜伏期和总的睡眠时间）基础值，医师可以确定患者的睡眠问题是否是一个在临床上问题或只是生理差异。医师应向患者表达睡眠模式的差别不一定是病理的，鼓励患者将自己的注意力集中到别人认为自己好的方面。

(4) 增加对睡眠的控制能力　为了重新获得对睡眠的控制，并使自己的睡眠更有预测性，失眠患者应在睡前有一系列经常性的规律性活动。应注意纠正关于失眠的认知失调：一种是关注自己丧失了对睡眠的控制能力，另一种是不恰当地假设的由此继发的不良影响。

1）首先，医师应帮助患者正确地评估对一夜失眠导致的负面影响，由此缓解某些焦虑、紧张情绪，将失眠置于更现实的角度对待。有时可使用某些看来是相互矛盾的方法（如既然睡不着，干脆不去睡觉，趁醒着做一些自己愿意的活动），这样可使患者有某种能够控制自己睡眠的感觉，并帮助缓解焦虑。

2）其次，正确应对习得性无助感　一方面，对一个失眠晚上的不恰当解释，可强化患者的原来的错误看法，即睡眠是不可预测的，进一步导致心境困扰。另一方面，当患者将失眠解释为外来原因时，就会认为对自己的睡眠一点也不能控制，最后导致长期依靠药物改善睡眠。临床干预的目标包括纠正患者对睡眠障碍的不适当归因和认为自己不能控制睡眠。为了帮助患者提高睡眠自我控制能力，要训练患者正确识别可能的失眠原因。仔细了解患者头一天晚上的活动。对某些失眠患者而言，将他们的社交、娱乐、职业和家庭活动都过于紧密地与睡眠质量相联系，这样就会强化失眠正在破坏患者自己的全部生活的观点。应教育患者正确应对自己的失眠，不应让睡眠问题支配自己的整个生活。也不鼓励患者由于睡眠障碍而不工作或重要的社交和家庭活动，以免强化患者的失眠问题。相反，要鼓励患者不管睡眠好坏，继续做自己的日常事务和已经计划好的事情。使患者相信自己还有较好的活动能力。主要目的在于使患者明白，尽管自己有睡眠障碍，但仍然可有满意的生活，而不是无能为力。必须使患者明白偶尔一或两个晚上睡觉不好是一种自然现象或是可以由偶然的原因（如工作中的应激或夫妻冲突等）引起，而不是一种对睡眠失去控制的表现。假如发生了几个晚上失眠也应保持镇定，一边与医师联系处理方法，一边继续做自己的日常事务。

总之，对于以上的错误观念，可以在进行睡眠刺激控制疗法和睡眠限制疗法中予以纠正。通过接受这些概念，可以让患者了解自己原来的睡眠行为模式的不合适和不健康之处。

6. 注意事项

（1）最重要的是正确建立与患者在临床上症状关系最密切的靶目标，加以干预。

（2）对患者失眠情况尚不了解的医师讲话要慎重，尤其要避免与患者争论。医师在治疗过程中一方面必须表现出强烈的同情和支持，另一方面要熟练使用认知重建技巧。

（3）针对患者对失眠的想法和信念进行认知治疗是一项细致的工作，将会占去治疗的许多时间。由于这个原因，在临床上工作中实施认知重建技巧需要非常熟练的技巧。医师要观察患者对治疗的反应，每隔一段时间要评估患者对认知治疗的接受情况和理解程度。

（4）认知治疗主要是一种语言劝说的技巧，这种治疗方法要求医师花大量的时间与患者进行沟通，并且医师本身也需要有在临床上经验，并接受较多的训练。

总之，失眠患者就诊时，就有自己的信念、期望，以及对失眠归因的内在认知观念，有些认知观念是正确的，而另一些是不正确的，有碍于睡眠的，这些不恰当的认知观念是治疗的靶目标。

（四）Charles-Morin 的失眠心理治疗基本程序（有修改）

疗程 1

（1）自我评估　①回顾睡眠日记；②回答与睡眠日记有关的问题；③强化患者自我评估。

（2）治疗计划概述　①行为：改变适应不良的睡眠习惯；②认知：重建功能失调的信念和态度；③教育：推广良好的睡眠卫生行为；④药物：逐渐减少睡眠用药的计划。

（3）介绍治疗疗程 1 ~ 8

（4）自我控制措施　①强调自我控制和解决问题技巧的观念；②加强患者在治疗过程中参与的积极作用；③讨论干预措施计划的时间限制问题，及合理并用药物治疗问题。

（5）解释失眠的社会习得性　①描述各种失眠因素：失眠的特质倾向、触发因素、维持因素等；②回顾失眠的认知模式；③将这个模式与患者个人睡眠史相结合。

（6）有关睡眠的基本事实和各年龄阶段睡眠模式的改变　①睡眠各阶段的特性：NREM 期 1 ~ 4 阶段和 REM 期；②失眠的患病率和社会人口学因素；③各年龄阶段睡眠模式的改变。

（7）制定治疗目标

1）相关材料　睡眠日记。

2）提醒材料　自我评估的重要性。

疗程 2

（1）自我评估　①回顾睡眠日记内容；②针对睡眠日记回答相关问题；③强化患者自我评估。

（2）介绍行为治疗程序　①限制每晚卧床的总时间（小时），计算睡眠效率；②白天午睡时间定在下午 3 时前，不超过 1 小时；③当有睡意时才上床睡觉；④当不能入睡或回去睡觉后在 15 分钟内不能入睡，应起床；⑤必要时重复以上程序；⑥不要使用床或卧室做非睡眠活动。

（3）使治疗合理化

1）相关材料　①睡眠日记；②设定目标的表格；③行为治疗程序的文字材料；④与患者接触。

2）提醒材料 ①自我评估的重要性；②时间限制表格。

疗程3

（1）自我评估 ①回顾睡眠日记；②针对睡眠日记回答相关问题；③强化患者自我评估。

（2）小结行为治疗程序 ①限制每晚卧床的总时间（小时），计算睡眠效率；②白天午睡时间定在下午3时前，不超过1小时；③当有睡意时才上床睡觉；④当不能入睡或回去睡觉后在15分钟内不能入睡，应起床；⑤必要时重复以上程序；⑥每天早上在同一时间起床；⑦不要使用床或卧室做非睡眠活动。

（3）回顾在家中练习遇到的问题。

（4）加强患者依从性的方法 ①让患者找到可以使自己起床的活动；②辨别出可以让自己产生思睡的暗示和时间；③使用闹钟维持有规律的起床时间；④让患者找到可以使自己能对抗在治疗规定的时间之前所产生的白天午睡或者打盹的活动；⑤确定患者能够得到配偶或者其他亲友的支持；⑥牢记整个计划的时间限制的安排；⑦保持活动水平和改变睡眠时间。

（5）小结家庭练习和睡眠窗。

（6）小结治疗疗程4的程序

1）相关材料 睡眠日记。

2）提醒材料 ①自我评估的重要性；②时间限制表格。

疗程4

（1）自我评估 ①回顾睡眠日记；②仅对睡眠日记中的问题进行解答；③强化参加治疗的患者自我评估。

（2）回顾行为治疗程序中的家庭练习和问题 ①限制每晚卧床的总时间（小时），计算睡眠效率；②限制患者在每天下午3时之前的午睡或者打盹时间少于1小时；③在有睡意的时候才上床睡觉；④在上床15分钟内不能入睡时应起床；⑤必要时，应重复上述程序①～④；⑥每天早上在同一时间起床；⑦不要在床上做睡眠以外的活动。

（3）加强对治疗需要的依从性 ①找到能使患者起床的活动；②找到能够对抗在不合适的时间内思睡的活动；③确定患者能够得到配偶和/或亲友的支持；④使用闹钟维持有规律的起床时间。辨别出能够诱发思睡的暗示（如打哈欠）。

（4）认知治疗

1）介绍认知治疗的基本原理、合理性和目标。

2）讨论与失眠相关的临床治疗。

3）介绍认知治疗章节中的有关4个纠正失眠起因的错误认识。

4）鉴别、挑战和替换失调的认知功能 ①纠正对失眠起因的错误认识；②改变有关对失眠影响的功能失调的信念；③纠正对睡眠不现实的期望；④加强对知觉的控制和预测；⑤去除有关好的睡眠活动的神话。

5）形成针对患者的特殊的自我适应的程序。

6）相关材料 ①睡眠日记；②对睡眠的信念和态度量表；③有关在临床上纠正失眠起因的错误认识；④睡眠认知和情感的文字材料。

7）提醒材料 时间限制表格。

疗程5

（1）自我评估　①回顾睡眠日记；②仅对睡眠日记中的问题进行解答；③强化参加治疗的患者自我评估。

（2）回顾行为治疗程序中的家庭练习和问题：①限制每晚卧床的总时间（小时），计算睡眠效率；②限制患者在每天下午3时之前的午睡或者打盹时间少于1小时；③在有睡意的时候才上床睡觉；④在上床15分钟内不能入睡时应起床；⑤必要时，应重复上述程序①~④；⑥每天早上在同一时间起床；⑦不要在床上做睡眠以外的活动。

（3）认知治疗

1）回顾认知治疗的基本原理、合理性、目标。

2）讨论与失眠相关的临床的框架。

3）介绍认知治疗章节的有关4个纠正失眠起因的错误认识。

4）鉴别、挑战和替换失调的认知功能　①纠正对失眠起因的错误认识；②改变有关对失眠影响的功能失调的信念；③纠正对睡眠不现实的期望；④加强对知觉的控制和预测；⑤去除有关好的睡眠活动的神话。

5）形成针对患者的特殊的自我适应的程序。

（4）回顾治疗过程和达到目标。

（5）提前预习治疗疗程6——睡眠的卫生教育。

（6）相关材料　①睡眠日记；②总结数据表格、设定目标表格；③睡眠的信念和态度量表；④有关在临床上纠正失眠起因的错误认识。

疗程6

（1）自我评估　①回顾睡眠日记；②仅对睡眠日记中的问题进行解答；③强化参加治疗的患者自我评估。

（2）回顾行为治疗程序中的家庭练习和问题　①限制每晚卧床的总时间（小时），计算睡眠效率；②限制患者在每天下午3时之前的午睡或者打盹时间少于1小时；③在有睡意的时候才上床睡觉；④在上床15分钟内不能入睡时应起床；⑤必要时，应重复上述程序①~④；⑥每天早上在同一时间起床；⑦不要在床上做睡眠以外的活动。

（3）认知疗法

1）从认知治疗章节和患者的自我评估内容中选择额外的纠正失眠起因的错误认识的内容。

2）替换功能失调的认知　①纠正对失眠起因的错误认识；②改变有关对失眠影响的功能失调的信念；③纠正对睡眠不现实的期望；④加强对知觉的控制和预测；⑤去除有关好的睡眠活动的神话。

（4）睡眠卫生教育　①咖啡因；②尼古丁；③酒精；④饮食；⑤锻炼；⑥噪音、光线、温度。

（5）相关材料　①睡眠日记；②睡眠卫生的文字材料；③睡眠的信念和态度量表；④有关在临床上纠正失眠起因的错误认识。

（6）提醒材料　时间限制表格。

疗程7

(1) 自我评估 ①回顾睡眠日记；②仅对睡眠日记中的问题进行解答；③强化参加治疗的患者自我评估。

(2) 对有睡眠卫生原则的相关问题进行解答和处理。

(3) 简短回顾和综合所有的治疗程序。

(4) 反馈给患者 ①对患者治疗的进展和依从性提供反馈建议；②强调需要更加注意的特殊的问题所在；③检查治疗进展和结果之间的联系；④增加在床上的时间以便接近治疗前的基础水平。

(5) 回顾行为治疗程序 ①限制每晚卧床的总时间（小时），计算睡眠效率；②限制患者在每天下午 3 时之前的午睡或者打盹时间少于 3 小时；③在有睡意的时候才上床睡觉；④在上床 15 分钟内不能入睡时应起床；⑤必要时，应重复上述程序①～④；⑥每天早上在同一时间起床；⑦不要在床上做睡眠以外的活动。

(6) 相关材料 ①睡眠日记；②总结数据表格、设定目标表格。

疗程 8

(1) 自我评估（详见以前的内容）。

(2) 简短回顾和综合所有的治疗程序。

(3) 保持治疗成果 ①动机和承诺；②继续坚持治疗（使其成为生活方式的一部分）；③从配偶和亲友那里得到社会支持。

(4) 预防复发

1) 区别失误、复发和崩溃的含义。

2) 与患者讨论以下问题 偶尔有一两晚睡觉不好是不可避免的和正常的，不能认为这就是慢性失眠的复发。

3) 辨别高度危险的处境 ①负性的情绪状态（例如应激、焦虑、抑郁）；②正性的情绪状态（例如期待旅行和分娩）。

4) 应对不可避免的情况的提示 ①保持镇静，不用惊慌，因为这样会使事情变得更糟；②分析前例或促使急躁的处境；③重新强调限制睡在床上的时间和遵循睡眠刺激控制程序；④寻求进一步的帮助（比如打电话、接受加强治疗的疗程）；⑤应对失眠所造成的白天的不良后果的提示：改变已安排的时间、进行感觉刺激和时间管理以便增加活动能力、增加对睡眠丧失的耐受性。

5) 回顾治疗进展和达到的目标。

6) 相关材料 ①睡眠日记；②总结数据表格、设定目标表格。

7) 提醒材料 加强治疗疗程。

(四) 失眠症的护理程序

【护理评估】

1. 评估主观资料

(1) 难以维持正常睡眠，如主诉感到没有睡好。出现精神症状，如易怒、白天倦怠、抑郁、焦虑、恐惧及易惊醒等，注意评估持续时间，所在地点，和可能的原因等。

(2) 注意现在和过去的睡眠情况，日常上床和起床时间。失眠的性质，如入睡、维持睡眠和苏醒困难。

2．评估客观资料 如脸色发灰、黑眼圈、眼睑红肿、呵欠、白天瞌睡、注意力下降、烦躁易怒等，并评估睡眠时间。

3．相关因素

（1）病理生理因素

1）继发于缺氧 如呼吸系统疾病和循环系统疾病等，或排泄问题，如腹泻、尿潴留、排尿困难、疼痛。

2）继发于焦虑、抑郁等恶劣情绪的伴发症状 如入睡困难或早醒等。

3）生活方式改变 如职业、心理、社会，和经济的变化影响生活规律。

4）年龄因素 如妇女绝经期前，或性功能改变等。

（2）治疗因素（如药物影响）。

（3）环境因素 各种干扰，如噪音、如厕、恐惧、护理操作、灯光、低温等。

【主要护理诊断】

1．睡眠障碍 失眠。

2．睡眠障碍 睡眠-觉醒节律障碍。

【护理目标】

1．能明确失眠原因。

2．能适应环境，睡眠达 8 小时左右（不论是否应用抗焦虑药与催眠镇静药）。

3．养成良好的作息习惯，能讲出 2～3 条改善睡眠的方法。

【护理措施】

1．安全护理和生活护理

（1）创造良好睡眠条件，如病房要空气新鲜、温度适宜、安静，夜班工作人员做到谈话轻、行走轻、操作轻、关门轻。

（2）帮助病人养成按时入睡，早睡早起的良好睡眠习惯。避免睡前兴奋，如不宜看刺激紧张的电视、不宜长久谈话、喝浓茶、咖啡。晚饭不宜吃得过饱，尿频者睡前不宜多饮水。

2．心理护理 应做好睡前心理护理，注意疏导和消除病人由失眠产生的焦虑情绪，如对紧张害怕者，工作人员可在病人视线内活动，并教会病人一些有利于入睡的方法。

3．特殊护理

（1）夜间 密切观察病人睡眠情况，不定时巡视病房，每班作睡眠记录。了解睡眠障碍的程度，并给予解决。夜间按时叫起容易尿床的病人排尿，尿床后要及时更换床单、衣裤。

（2）减少睡眠时受伤的可能性，把床放低，可使用床挡。

（3）日间 减少日间睡眠时间（不超过 1 小时），不宜卧床过长，鼓励参加各项活动。

（4）必要时遵医嘱给予抗焦虑药与催眠镇静药，主观性失眠可给安慰剂。

（五）失眠症的药物治疗

1．指征 药物用于复发前驱期的早期治疗、急性发病的治疗、先兆失眠的预防，以及改善失眠间歇期的残留症状。

2．失眠症的主要治疗药物 BZ，SSRI，TCA，其他抗抑郁剂：万拉法辛、曲唑酮、Bupropion（氨非他酮），抗痉剂：如卡马西平、丙戊酸盐，某些有镇静作用的抗精神病药、β 受体阻滞剂、钙离子通道阻滞剂、inositol、clonidine（可乐定）。

3．用药简介

(1) 常用药物　常用的苯二氮䓬类（BZ）抗焦虑药与镇静抗焦虑药与催眠镇静药有阿普唑仑，艾司唑仑、地西泮、氯硝西泮、劳拉西泮等，新型抗焦虑药与镇静抗焦虑药与催眠镇静药种类较多，如佐匹克隆、扎来普隆、丁螺环酮、坦度螺酮等，都可用于失眠症的治疗。此外，镇静抗焦虑药与催眠镇静药、抗抑郁药、某些有镇静作用的抗精神病药和其他药物也可应用。用药同时应注意不良反应及治疗中的其他问题，包括实验室或其他监测措施的评估等。

(2) 剂量逐步递增　尽可能采用最小有效量，使不良反应减至最少，以提高服药依从性。小剂量疗效不佳时，根据不良反应和耐受情况，增至足量（有效药物上限）和足够长的疗程（10～12周）。如用药2～4周仍无效，可考虑换药（同类另一种或作用机制不同的另一类药）。

(3) 联合用药　药物并用的方式有抗焦虑药与镇静抗焦虑药与催眠镇静药如BZ与抗抑郁剂并用，尤其在焦虑症或抑郁症患者具有失眠症状时需要并用。如果为具有精神病性症状的患者失眠明显，更需要与某些有镇静作用的抗精神病药并用，此时的失眠症状为原发疾病的症状组成或继发性综合征。在联合用药时，要了解药物对代谢酶的诱导或抑制而产生的药物相互作用。一般不主张并用二种以上抗焦虑药与镇静抗焦虑药与催眠镇静药。

(4) 知情同意　治疗前向失眠症患者及家人阐明药物性质、作用和可能发生的不良反应及对策，争取他们的主动配合，能遵医嘱按时、按量服药。

(5) 注意几个操作性定义

1) 临床痊愈（完全缓解）与复发　临床痊愈指症状完全消失，社会功能达到或基本达到病前水平。如果在临床痊愈后，又一次出现新的失眠症失眠，在两次失眠之间至少有2个月的间歇期（不论用药与否），称复发。

2) 恶化（复燃）　恶化是指经急性期治疗症状部分缓解，因各种原因（如过早减药或停药等）导致症状再现。

(6) 抗焦虑药与镇静抗焦虑药与催眠镇静药物的选用

1) 苯二氮䓬类（BZ）和镇静抗焦虑药与催眠镇静药　对失眠具有治疗和预防作用，目前，常用BZ类抗焦虑药与镇静抗焦虑药与催眠镇静药有阿普唑仑，艾司唑仑，地西泮，氟西泮，劳拉西泮，氯硝西泮等。某些BZ对失眠症的短期治疗具有明显的效果，但长期服用会导致一定的依赖性。BZ类药物的药理作用主要有：①镇静即对中枢神经系统具有抑制作用；②抗失眠，降低大脑的警觉性，减低对危险的高反应性；③抗惊厥，通过增加抑制脑部痫性放电的向外扩散而产生抗惊厥作用。抑制脊髓上运动神经元致肌肉松弛作用。

2) 非BZ类新型抗焦虑药与镇静抗焦虑药与催眠镇静药　如丁螺环酮、坦度螺酮、佐匹克隆、黛立新（氟哌噻吨美利曲辛片）、唑吡坦、氯美扎酮、咪达唑仑、羟嗪、扎来普隆等。这些较常用的非BZ类抗焦虑药与镇静抗焦虑药与催眠镇静药对失眠症的短期治疗具有明显的效果。口服易吸收，抗失眠，抗惊厥与肌肉松弛作用与BZ类相似。不良反应较少，但长期服药后突然停药可出现戒断症状。

3) 抗焦虑药与镇静抗焦虑药与催眠镇静药的疗效和不良反应的个体差异　很难预测，药物选用主要取决于：①躯体状况；②药物遗传学情况（如近亲中使用某种抗焦虑药与镇静抗焦虑药与催眠镇静药有效，该患者也可能有效）；③疾病类型；④药物的药理学特征（如有的药镇静作用较强，对明显抑郁激越的患者可能较好，可能的药物间相互作用，有无药效学或药代学配伍禁忌）；⑤既往用药情况（如药物疗效、不良反应等）；⑥药物价格；⑦用药简便性；⑧医师用药经验等。

（7）常用抗抑郁药的选用　失眠抑郁症状共存很常见，因此在治疗失眠症时，也应考虑抗抑郁治疗。在临床上常与抗焦虑药与镇静抗焦虑药与催眠镇静药合用的抗抑郁药简介如下：

1）SSRI　疗效和TCA相当。我国常用5种药物，分别是氟西汀，帕罗西汀，舍曲林，氟伏沙明和西酞普兰。它们之间的疗效没有显著差异，共同特点是抗胆碱能不良反应较少，心血管等脏器影响小，患者耐受性较好，服用方便。但有其自身不良反应，主要为胃肠道反应、头痛、失眠和性功能障碍。价格较昂贵。适应证为各种不同类型和不同严重程度的失眠症。主要禁忌证为对药物过敏者，严重肝、肾病者及孕妇慎用。禁与MAOI并用。

2）NaSSA　主要为米氮平，有良好的抗抑郁作用及抗失眠作用，口服吸收快，起效快，抗胆碱能作用小。对睡眠障碍的改善明显，复发率显著低于阿米替林，对性功能几乎没有影响。但有引起肥胖的不良作用。

3）SNRI　主要为文拉法辛，有速释剂和缓释剂两种。5-HT和NE的双重抑制作用，起效较快，有明显的抗抑郁及抗失眠作用，高血压者慎用。

4）TCA　第一代抗抑郁药，在临床上应用40余年，疗效确凿，可选用阿米替林、米帕明、多塞平、氯米帕明和马普替林。不良反应较多，尤其是过度镇静，抗胆碱能和心血管反应。患者耐受性较差，过量引起中毒，甚至导致死亡。优点是价格低廉。可用于各种类型失眠，伴忧郁特征的失眠。禁忌证有闭角型青光眼，急性心肌梗死，前列腺肥大，心律失常。老人，严重心、肝、肾病、低血压者及孕妇慎用。

5）其他药物　如阿莫沙平、和安非他酮等，选用的原则如下：①伴有躯体疾病：可选用不良反应少，安全性高的药物。用药剂量不宜过大。若是躯体疾病伴发失眠症，经治疗当失眠症状缓解，可考虑逐渐停用抗焦虑药与镇静抗焦虑药与催眠镇静药；②如果常用的抗焦虑药与镇静抗焦虑药与催眠镇静药和抗抑郁药无效时，可选用如阿莫沙平、和安非他酮等药。

4．积极治疗共病　例如与失眠共病的其他躯体疾病、物质依赖等。

5．全程综合性治疗原则　失眠症常常反复失眠，因此，应坚持全程综合性治疗原则以阻断失眠。全程综合性治疗可分为3个治疗期：急性期、巩固治疗期、维持治疗期（包括康复期、间歇期、复发前驱期）。在治疗过程中，要始终注意贯彻治疗的“个别化”原则，应努力取得患者及其家属的配合，增强执行治疗计划的依从性。

6．建立和维持一种治疗性的协作关系　精神科医师除直接治疗患者外，还常作为合作伙伴或指导者，以团队工作方式与其他人员共同根据患者的需要，提供包括精神科、全科医疗、康复及社会的系列性服务，以最大程度地改善社会功能和提高生活质量。

7．健康教育　为取得患者与家属的合作，必须以适当方式提供健康教育，并应贯穿整个治疗过程。健康教育应是长期的、定期的、或根据需要而安排。健康教育应有固定的内容，最好以医生与患者及其亲属共同参与的联谊会形式进行。同时，应就具体问题进行充分的讨论，有针对性地解决问题。讨论的内容包括疾病本质、临床表现、病程特点、治疗方法及有关药物知识、全程综合性治疗的必要性、复发的早期表现及自我监测、复发的有关因素及处理、婚育及疾病的遗传倾向等问题。鼓励患者间就经验教训进行相互交流。这有助于改善医患关系，提高患者及其家属对治疗的依从性，预防复发，提高生活质量。

四、失眠症药物治疗程序

（一）CCMD-3 失眠症的药物治疗程序（2005）

第1步骤 (PIO1)	(A)首用第1、2、3、4方案药物		
	↓ 有效 ↓	↓ 不良反应影响治疗 ↓	↓ 无效 ↓
	(B)急性期用药 10~12周	(C)减量(A)药 或对症处理2~4周	(D)增量(A)药 2~4周
第2步骤 (PIO2)	↓ 有效 ↓	↓ 不良反应影响治疗 ↓	↓ 无效 ↓
	(B)巩固治疗期 12~24周	(E)返回(C),换或并用 第1~5方案不同药4~6周	(F)返回(D),换或并用 第1~5方案不同药4~6周
第3步骤 (PIO3)	↓ 有效 ↓	↓ 不良反应影响治疗 ↓	↓ 无效 ↓
	维持治疗期 (B)52~104周	(G)返回(C)或(E)	(H)返回(D)或(E)，或进(三)难治性失眠症治疗

注：（一）CCMD-3 失眠症的药物治疗程序（2005）

第 1 步骤（PIO1）：

（A）急性期

1．用药　以安全和可耐受为前提，进入抗焦虑药与镇静抗焦虑药与催眠镇静药治疗增量期，严重者 BZ 可肌注或静脉给药应用 0.5~1 周左右调整到最小治疗量。最好不同时启用两种或更多药物，如果要同时启用，应注意开始剂量酌情减量，并增加每日分次用药的次数和严密监测不良反应。

第 1 方案：BZ（表 13-4）。

第 2 方案：其他抗焦虑药与镇静抗焦虑药与催眠镇静药（表 13-4）。

第 3 方案：SSRI（表 13-4）。

第 4 方案：其他新型抗抑郁药（表 13-4）。

第 5 方案：TCA 与四环类抗抑郁药，必要时可肌注或静脉给药（表 13-4）。

2．严重失眠、兴奋者　必要时可并用 BZ 肌注或静脉给药，或者丁螺环酮或坦度螺酮。

（B）急性期获效者　获效的治疗量应继续保持。

（C）不良反应影响治疗者　可减量或对症处理，例如对 EPS 明显者可用抗胆碱能药如苯海索，氢溴酸东莨菪碱等。或换用，或并用结构、效价明显不同的抗焦虑药与镇静抗焦虑药与催眠镇静药或抗抑郁药必要时有注射剂型的药物可肌注或静脉给药和并用 β 受体阻滞剂，抗抑郁药，或钙离子通道阻滞剂，如维拉帕米、尼莫地平等。改换药物时应采用 2 ~ 4 周换药过渡期，如在过渡期获效，可保持当时并用的药物品种及剂量（表 13-4）。

（D）疗效不理想者　可增量，或换用，或并用结构、效价明显不同的抗焦虑药与镇静抗焦虑药与催眠镇静药或抗抑郁药必要时有注射剂型的药物可肌注或静脉给药和并用 β 受体阻滞剂，抗抑郁药，或钙离子通道阻滞剂，如维拉帕米、尼莫地平等。改换药物时应采用 2 ~ 4周换药过渡期，如在过渡期获效，可保持当时并用的药物品种及剂量（表 13-4）。

第 2 步骤（PIO2）：

（B）获效者的巩固治疗期　获效的治疗量应至少维持 3 ~ 6 个月。随着病情好转，部分患者对药物的耐受性降低，此时减量的原则为只要患者能够耐受，应尽量接近原来获效的剂量。

（E）不良反应影响治疗者　可减量或对症处理，或换用，或并用结构、效价明显不同的抗焦虑药与镇静抗焦虑药与催眠镇静药或抗抑郁药必要时有注射剂型的药物可肌注或静脉给药和并用 β 受体阻滞剂，抗抑郁药，或钙离子通道阻滞剂，如维拉帕米、尼莫地平等。改换药物时应采用 2 ~ 4 周换药过渡期，如在过渡期获效，可保持当时并用的药物品种及剂量（表 13-4）。

（F）疗效不理想者　可增量，或换用，或并用结构、效价明显不同的抗焦虑药与镇静抗焦虑药与催眠镇静药或抗抑郁药必要时有注射剂型的药物可肌注或静脉给药和并用 β 受体阻滞剂，抗抑郁药，或钙离子通道阻滞剂，如维拉帕米、尼莫地平等。改换药物时应采用 2 ~ 4周换药过渡期，如在过渡期获效，可保持当时并用的药物品种及剂量（表 13-4）。

第 3 步骤（PIO3）：

（B）获效者的维持治疗期（包括康复期、间歇期、复发前驱期）　获效的治疗量应至少维持 1 ~ 2 年，然后只有达到临床痊愈者，才考虑减量，进入维持治疗期。用药剂量调整到能保持最佳疗效和最小不良反应为原则。首次失眠的维持治疗应持续 1 ~ 2 年，然后逐步停药。屡次失眠者维持治疗时间应持续 5 年，甚至终生。

（1）康复期　在病情缓解后，除继续药物治疗外，更应注意结合心理治疗和康复治疗。目的在于使患者更自觉地加强治疗依从性、摆脱依赖性，提高生活质量和重返社会。

（2）间歇期　根据患者的恢复水平，考虑如何承担更多的家务劳动或回到工作岗位，通过综合性治疗，帮助患者及家属应对社会或躯体应激，预防疾病复发，尽量恢复社会功能至最佳水平。

（3）复发前驱期　本病患者部分病情复发，但如果能及时发现复发症状，在病情进一步恶化进入急性期以前，及早发现、及早处理，比急性期患者容易控制病情，获得较好疗效。因此，一旦出现复发的早期症状（每个患者的复发症状，常常与其首次失眠的早期症状相似），应教会家属或社区相关人员及时发现、及时报告，以便给予及时诊治。

（G）不良反应影响治疗者　可减量或对症处理，或换用，或并用结构、效价明显不同的抗焦虑药与镇静抗焦虑药与催眠镇静药或抗抑郁药必要时有注射剂型的药物可肌注或静脉给药和并用 β 受体阻滞剂，抗抑郁药，或钙离子通道阻滞剂，如维拉帕米、尼莫地平等。改换药物时应采用 2 ~ 4 周换药过渡期，如在过渡期获效，可保持当时并用的药物品种及剂量（表 13-4）。

(H) 疗效不理想者 可增量，或换用，或并用结构、效价明显不同的抗焦虑药与镇静抗焦虑药与催眠镇静药或抗抑郁药必要时有注射剂型的药物可肌注或静脉给药和并用β受体阻滞剂，抗抑郁药，或钙离子通道阻滞剂，如维拉帕米、尼莫地平等。改换药物时应采用2～4周换药过渡期，如在过渡期获效，可保持当时并用的药物品种及剂量（表13-4）。部分患者病情虽然不能达到临床痊愈水平，但病情稳定，不再进展。此时可以仿效上述维持治疗期的处理，进行综合性治疗。具体注意事项如下：

(1) 维持剂量 使病情稳定时的治疗量应继续维持1～2年。用药剂量调整到能保持最佳疗效和可以耐受的不良反应为原则。

(2) 康复期 除继续药物治疗外，更应注意结合心理治疗和康复治疗。目的在于使患者更自觉地加强治疗依从性、摆脱依赖性，提高生活质量和重返社会。根据患者的恢复水平，考虑如何承担更多的家务劳动或回到工作岗位，通过综合性治疗，帮助患者及家属应对社会或躯体应激，预防疾病恶化，尽量恢复社会功能。

(3) 恶化前驱期 部分患者可以恶化，但如果能及时发现恶化症状，在病情进一步恶化进入急性期以前，及早发现、及早处理，比急性期患者容易控制病情，获得较好疗效。因此，一旦出现恶化的早期症状，应教会家属或社区相关人员及时发现、及时报告，以便给予及时诊治。

（二）合并抑郁的失眠症药物治疗程序（2005）

第1步骤 (PIO1)	(A)首用第1或2方案药并第3～5方案药		
	↓ 有效	↓ 不良反应影响治疗	↓ 无效
	↓ (B)急性治疗期 10～12周	↓ (C)对(A)的用药减量或对症处理2～4周	↓ (D)对(A)的用药增量 2～4周
第2步骤 (PIO2)	↓ 有效	↓ 不良反应影响治疗	↓ 无效
	↓ (B)巩固治疗期 12～24周	↓ (E)对(A)换第1～5方案不同药物2～4周	↓ (F)对(A)换第1～5方案不同药物2～4周
第3步骤 (PIO3)	↓ 有效	↓ 不良反应影响治疗	↓ 无效
	↓ (B)维持治疗期 52～104周	↓ (G)返回(C)或(E)	↓ (H)返回(D)或(F)或进(三)难治性失眠症治疗

注：（二）合并抑郁失眠症药物治疗程序（2005）

第1步骤（PIO1）：

（A）急性期

1. 用药 以安全和可耐受为前提，进入以抗焦虑药与镇静抗焦虑药与催眠镇静药合并抗抑郁药的增量期，严重者BZ可肌注或静脉给药应用0.5～1周左右调整到最小治疗量。最好不同时启用两种或更多药物，如果要同时启用，应注意开始剂量酌情减量，并增加每日分次用药的次数和严密监测不良反应。

第1方案：BZ（表13-4）。

第2方案：其他抗焦虑药与镇静抗焦虑药与催眠镇静药（表13-4）。

第3方案：SSRI（表13-4）。

第4方案：其他新型抗抑郁药（表13-4）。

第5方案：TCA与四环类抗抑郁药，必要时可肌注或静脉给药（表13-4）。

2．严重失眠、兴奋者　必要时可并用BZ肌注或静脉给药，或者丁螺环酮或坦度螺酮。

（B）急性期获效者　获效的治疗量应继续保持。

（C）不良反应影响治疗者　应减量或对症处理，或换用，或并用结构、效价明显不同的抗焦虑药与镇静抗焦虑药与催眠镇静药或抗抑郁药必要时有注射剂型的药物可肌注或静脉给药和并用β受体阻滞剂，抗抑郁药，或钙离子通道阻滞剂，如维拉帕米、尼莫地平等。改换药物时应采用2～4周换药过渡期，如在过渡期获效，可保持当时并用的药物品种及剂量(表13-4)。抗抑郁药和抗焦虑药与镇静抗焦虑药与催眠镇静药同类或两类之间并用时，一般不同时启用两种药物，如果要同时一起开始应用，应注意开始剂量均减半，并增加每日用药的次数。

（D）疗效不理想者　可增量，或换用，或并用结构、效价明显不同的抗焦虑药与镇静抗焦虑药与催眠镇静药或抗抑郁药必要时有注射剂型的药物可肌注或静脉给药和并用β受体阻滞剂，抗抑郁药，或钙离子通道阻滞剂，如维拉帕米、尼莫地平等。改换药物时应采用2～4周换药过渡期，如在过渡期获效，可保持当时并用的药物品种及剂量（表13-4)。抗抑郁药和抗焦虑药与镇静抗焦虑药与催眠镇静药同类或两类之间并用时，一般不同时启用两种药物，如果要同时一起开始应用，应注意开始剂量均减半，并增加每日用药的次数。

第2步骤（PIO2)：

（B）巩固治疗期　获效的治疗量应维持1～2个月，但是某些应用TCA治疗的患者随着病情缓解难以忍受药物不良反应，此时可以适当减量，以使其能够难受药物不良反应为度。

（E）不良反应影响治疗者　应减量或对症处理，或换用，或并用结构、效价明显不同的抗焦虑药与镇静抗焦虑药与催眠镇静药或抗抑郁药必要时有注射剂型的药物可肌注或静脉给药和并用β受体阻滞剂，抗抑郁药，或钙离子通道阻滞剂，如维拉帕米、尼莫地平等。改换药物时应采用2～4周换药过渡期，如在过渡期获效，可保持当时并用的药物品种及剂量(表13-4)。抗抑郁药和抗焦虑药与镇静抗焦虑药与催眠镇静药同类或两类之间并用时，一般不同时启用两种药物，如果要同时一起开始应用，应注意开始剂量均减半，并增加每日用药的次数。

（F）疗效不理想者　可增量，或换用，或并用结构、效价明显不同的抗焦虑药与镇静抗焦虑药与催眠镇静药或抗抑郁药必要时有注射剂型的药物可肌注或静脉给药和并用β受体阻滞剂，抗抑郁药，或钙离子通道阻滞剂，如维拉帕米、尼莫地平等。改换药物时应采用2～4周换药过渡期，如在过渡期获效，可保持当时并用的药物品种及剂量（表13-4)。抗抑郁药和抗焦虑药与镇静抗焦虑药与催眠镇静药同类或两类之间并用时，一般不同时启用两种药物，如果要同时一起开始应用，应注意开始剂量均减半，并增加每日用药的次数。

第3步骤（PIO3)：

（B）维持治疗期（包括康复期、间歇期、复发前驱期） 获效的治疗量应至少维持1～2年，然后只有达到临床痊愈者，才考虑减量，进入维持治疗期。用药剂量调整到能保持最佳疗效和最小不良反应为原则。首次失眠的维持治疗应持续1～2年，然后逐步停药。屡次失眠者维持治疗时间应持续5年，甚至终生。

（1）康复期 在病情缓解后，除继续药物治疗外，更应注意结合心理治疗和康复治疗。目的在于使患者更自觉地加强治疗依从性、摆脱依赖性，提高生活质量和重返社会。

（2）间歇期 根据患者的恢复水平，考虑如何承担更多的家务劳动或回到工作岗位，通过综合性治疗，帮助患者及家属应对社会或躯体应激，预防疾病复发，尽量恢复社会功能至最佳水平。

（3）复发前驱期 本病患者部分病情复发，但如果能及时发现复发症状，在病情进一步恶化进入急性期以前，及早发现、及早处理，比急性期患者容易控制病情，获得较好疗效。因此，一旦出现复发的早期症状（每个患者的复发症状，常常与其首次失眠的早期症状相似），应教会家属或社区相关人员及时发现、及时报告，以便给予及时诊治。

（G）不良反应影响治疗者 应减量或对症处理，或换用，或并用结构、效价明显不同的抗焦虑药与镇静抗焦虑药与催眠镇静药或抗抑郁药必要时有注射剂型的药物可肌注或静脉给药和并用β受体阻滞剂，抗抑郁药，或钙离子通道阻滞剂，如维拉帕米、尼莫地平等。改换药物时应采用2～4周换药过渡期，如在过渡期获效，可保持当时并用的药物品种及剂量（表13-4）。抗抑郁药和抗焦虑药与镇静抗焦虑药与催眠镇静药同类或两类之间并用时，一般不同时启用两种药物，如果要同时一起开始应用，应注意开始剂量均减半，并增加每日用药的次数。

（H）疗效不理想者 可增量，或换用，或并用结构、效价明显不同的抗焦虑药与镇静抗焦虑药与催眠镇静药或抗抑郁药必要时有注射剂型的药物可肌注或静脉给药和并用β受体阻滞剂，抗抑郁药，或钙离子通道阻滞剂，如维拉帕米、尼莫地平等。改换药物时应采用2～4周换药过渡期，如在过渡期获效，可保持当时并用的药物品种及剂量（表13-4）。部分患者病情虽然不能达到临床痊愈水平，但病情稳定，不再进展。此时可以仿效上述维持治疗期的处理，进行综合性治疗。具体注意事项如下：

（1）维持剂量 使病情稳定时的治疗量应继续维持1～2年。用药剂量调整到能保持最佳疗效和可以耐受的不良反应为原则。

（2）康复期 除继续药物治疗外，更应注意结合心理治疗和康复治疗。目的在于使患者更自觉地加强治疗依从性、摆脱依赖性，提高生活质量和重返社会。根据患者的恢复水平，考虑如何承担更多的家务劳动或回到工作岗位，通过综合性治疗，帮助患者及家属应对社会或躯体应激，预防疾病恶化，尽量恢复社会功能。

（3）恶化前驱期 部分患者可以恶化，但如果能及时发现恶化症状，在病情进一步恶化进入急性期以前，及早发现、及早处理，比急性期患者容易控制病情，获得较好疗效。因此，一旦出现恶化的早期症状，应教会家属或社区相关人员及时发现、及时报告，以便给予及时诊治。

（三）难治性失眠的药物治疗程序（2005）

第1步骤(PIO1)	(A)接(一)或(二)的失眠的药物治疗程序的第3步骤		
	↓ 有效 ↓	↓ 不良反应影响治疗 ↓	↓ 无效 ↓
	(B)巩固治疗期 12~24周	(G)对(A)换第1~5方案(不同药物2~4	H)对(A)换第1~5方案周不同药物2~4周
第2步骤(PIO2)	↓ 有效 ↓	↓ 不良反应影响治疗 ↓	↓ 无效 ↓
	(B)巩固治疗期 12~24周	(I)换第1~7方案 不同药物2~4周	(J)换第1~7方案 不同药物2~4周
第3步骤(PIO3)	↓ 有效 ↓	↓ 不良反应影响治疗 ↓	↓ 无效 ↓
	(B)维持治疗期 52~104周	(K)返回(I),2~4周	(L)返回(J),2~4周

注：（三）难治性失眠的药物治疗程序（2005）

第 1 步骤（PIO1）：

（A）急性期

1．用药　①以安全和可耐受为前提，紧接（一）或（二）失眠的药物治疗程序继续治疗；②必要时有注射剂型的药物可肌注或静脉给药（表 13-4），以及并用增强剂如 T_3（三碘甲腺原氨酸）、T_4（甲状腺素）等；③最好不同时启用两种或更多药物，如果要同时启用，应注意开始剂量酌情减量，并增加每日分次用药的次数和严密监测不良反应。改换药物时应采用 2~4 周换药过渡期，如在过渡期获效，可保持当时并用的药物品种及剂量；④如要用吗氯贝胺，应注意在使用前，停用以前所用抗抑郁药，停药清洗期 2 周，如以前所用药物为氟西汀，停药清洗期必须 5 周。

第 1 方案：BZ（表 13-4）。

第 2 方案：其他抗焦虑药与镇静抗焦虑药与催眠镇静药（表 13-4）。

第 3 方案：SSRI（表 13-4）。

第 4 方案：其他新型抗抑郁药（表 13-4）。

第 5 方案：TCA 与四环类抗抑郁药，必要时可肌注或静脉给药（表 13-4）。

第 7 方案：第一代某些有镇静作用的抗精神病药，如氯丙嗪、奋乃静等。

第 8 方案：第二代抗精神病药，如氯氮平、利培酮、奥氮平、奎硫平、齐哌西酮、阿立哌唑等。

2．严重失眠、兴奋者　必要时可并用 BZ 肌注或静脉给药，或者丁螺环酮或坦度螺酮。

（B）急性期获效者　获效的治疗量应继续保持。

（G）不良反应影响治疗者　应减量或对症处理，或换用，或并用结构、效价明显不同的抗焦虑药与镇静抗焦虑药与催眠镇静药，或抗抑郁药，必要时有注射剂型的药物可肌注或静脉给药和并用 β 受体阻滞剂，抗抑郁药，或钙离子通道阻滞剂，如维拉帕米、尼莫地平等。改换药物时应采用 2～4 周换药过渡期，如在过渡期获效，可保持当时并用的药物品种及剂量（表 13-4）。抗抑郁药和抗焦虑药与镇静抗焦虑药与催眠镇静药同类或两类之间并用时，一般不同时启用两种药物，如果要同时一起开始应用，应注意开始剂量均减半，并增加每日用药的次数。

(H) 疗效不理想者　可增量，或换用，或并用结构、效价明显不同的抗焦虑药与镇静抗焦虑药与催眠镇静药，或抗抑郁药，必要时有注射剂型的药物可肌注或静脉给药和并用 β 受体阻滞剂，抗抑郁药，或钙离子通道阻滞剂，如维拉帕米、尼莫地平等。改换药物时应采用 2～4 周换药过渡期，如在过渡期获效，可保持当时并用的药物品种及剂量（表 13-4）。抗抑郁药和抗焦虑药与镇静抗焦虑药与催眠镇静药同类或两类之间并用时，一般不同时启用两种药物，如果要同时一起开始应用，应注意开始剂量均减半，并增加每日用药的次数。

第 2 步骤（PIO2）：

(B) 获效者的巩固治疗期　获效的治疗量应维持 3～6 个月，但是随着病情缓解，某些应用 TCA 治疗的患者难以忍受药物不良反应，此时可以适当减量，以使其能够难受药物不良反应为度。

(I) 不良反应影响治疗者：应减量或对症处理，或换用，或并用结构、效价明显不同的抗焦虑药与镇静抗焦虑药与催眠镇静药，或抗抑郁药，必要时有注射剂型的药物可肌注或静脉给药和并用 β 受体阻滞剂，抗抑郁药，或钙离子通道阻滞剂，如维拉帕米、尼莫地平等。改换药物时应采用 2～4 周换药过渡期，如在过渡期获效，可保持当时并用的药物品种及剂量（表 13－4）。抗抑郁药和抗焦虑药与镇静抗焦虑药与催眠镇静药同类或两类之间并用时，一般不同时启用两种药物，如果要同时一起开始应用，应注意开始剂量均减半，并增加每日用药的次数。

(J) 疗效不理想者　可增量，或换用，或并用结构、效价明显不同的抗焦虑药与镇静抗焦虑药与催眠镇静药，或抗抑郁药，必要时有注射剂型的药物可肌注或静脉给药和并用 β 受体阻滞剂，抗抑郁药，或钙离子通道阻滞剂，如维拉帕米、尼莫地平等。改换药物时应采用 2～4 周换药过渡期，如在过渡期获效，可保持当时并用的药物品种及剂量（表 13－4）。抗抑郁药和抗焦虑药与镇静抗焦虑药与催眠镇静药同类或两类之间并用时，一般不同时启用两种药物，如果要同时一起开始应用，应注意开始剂量均减半，并增加每日用药的次数。

第 3 步骤（PIO3）：

(B) 获效者的维持治疗期　获效的治疗量应维持 3～6 个月，但是某些应用 TCA 治疗的患者随着病情缓解难以忍受药物不良反应，此时可以适当减量，以使其能够难受药物不良反应为度。然后，只有达到临床痊愈标准，才考虑减量，进入维持治疗（包括康复期、间歇期和复发前驱期）。首次失眠的维持治疗应持续 0.5～1 年，然后逐步停药。屡次失眠者维持治疗应持续 5 年，甚至终生。

(G) 不良反应影响治疗者　应减量或对症处理，或换用，或并用结构、效价明显不同的抗焦虑药与镇静抗焦虑药与催眠镇静药，或抗抑郁药，必要时有注射剂型的药物可肌注或静脉给药和并用 β 受体阻滞剂，抗抑郁药，或钙离子通道阻滞剂，如维拉帕米、尼莫地平等。改换药物时应采用 2～4 周换药过渡期，如在过渡期获效，可保持当时并用的药物品种及剂量（表 13－4）。抗抑郁药和抗焦虑药与镇静抗焦虑药与催眠镇静药同类或两类之间并用时，一般不同时启用两种药物，如果要同时一起开始应用，应注意开始剂量均减半，并增加每日用药的次数。

(H) 疗效不理想者 可增量，或换用，或并用结构、效价明显不同的抗焦虑药与镇静抗焦虑药与催眠镇静药，或抗抑郁药，必要时有注射剂型的药物可肌注或静脉给药和并用β受体阻滞剂，抗抑郁药，或钙离子通道阻滞剂，如维拉帕米、尼莫地平等。改换药物时应采用2~4周换药过渡期，如在过渡期获效，可保持当时并用的药物品种及剂量（表13-4）。部分患者病情虽然不能达到临床痊愈水平，但病情稳定，不再进展。此时可以仿效上述维持治疗期的处理，进行综合性治疗。具体注意事项如下：

(1) 维持剂量 使病情稳定时的治疗量应继续维持1~2年。用药剂量调整到能保持最佳疗效和可以耐受的不良反应为原则。

(2) 康复期 除继续药物治疗外，更应注意结合心理治疗和康复治疗。目的在于使患者更自觉地加强治疗依从性、摆脱依赖性，提高生活质量和重返社会。根据患者的恢复水平，考虑如何承担更多的家务劳动或回到工作岗位，通过综合性治疗，帮助患者及家属应对社会或躯体应激，预防疾病恶化，尽量恢复社会功能。

(3) 恶化前驱期 部分患者可以恶化，但如果能及时发现恶化症状，在病情进一步恶化进入急性期以前，及早发现、及早处理，比急性期患者容易控制病情，获得较好疗效。因此，一旦出现恶化的早期症状，应教会家属或社区相关人员及时发现、及时报告，以便给予及时诊治。

表13-4 常用治疗失眠的精神药物（精神科诊疗操作标准2005，有修改）

方 案	剂量范围（mg/d）
第1方案 BZ	
阿普唑仑	0.4~1.2，分2~3次服
氯硝西泮	1~2，分2~3次服，可肌注
地西泮	2.5~5，分2~3次服，肌注或静注，每次10~20
艾司唑仑	6~12，分2~3次服
劳拉西泮	0.5~3，顿服或分次服
第2方案其他抗焦虑药与镇静抗焦虑药与催眠镇静药	
丁螺环酮	20~30，分3次服
佐匹克隆	7.5~15，分0.5~1次服
甲丙氨酯	0.2，分2~3次服
第3方案 SSRI	
氟西汀	20~60，早餐后顿服，或分2次服
帕罗西汀	20~60，同上
舍曲林	50~200，同上
氟伏沙明	50~300，晚顿服或午、晚分次服
西酞普兰	20~60，早餐后顿服，或分2次服

续 表

方 案	剂量范围（mg/d）
第 4 方案其他新型抗抑郁药	
文拉法辛	缓释剂 75～300（每周加 75mg），速释剂分 2 次服
米氮平	30～45，分 0.5～1 次服
安非他酮	150～450 缓加量，分次服
曲唑酮	50～300，分次服
噻萘普汀	25～37.5，分次服
第 5 方案 TCA 或四环类抗抑郁药	
阿米替林	50～250，分次服
丙咪嗪	50～250，分次服
氯米帕明	50～250，分次服
多塞平	50～250，分次服
马普替林	50～225，分次服
阿莫沙平	50～500，分次服

（陈彦方）

第十四章　抗 癫 痫 药

第一节　苯妥英（phenytoin）抗癫痫药

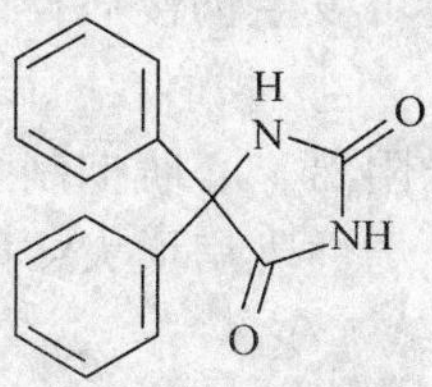

Phenytoin sodium

苯妥英钠（Phenytoin sodium）

【别名】　大仑丁 Dilantin Diphenylhydantoin

【结构式】　5,5-二苯基-2,4-咪唑烷二酮钠盐

【药代动力学】　口服吸收慢，约吸收 85%～90%。Tmax 4～12h，$t_{1/2}$ 约 24h。连服 6～10 天，稳态血浓度 10～18μg/ml。血浆蛋白结合率 90%。Vd0.52～0.80L/kg。95%经肝代谢为无活性对羟苯妥英，与葡萄糖醛酸结合从尿排出，仅 5%原药从尿和粪便排泄。苯妥英钠以非线性药代动力学清除，游离型血浓度可因高胆红素血症、低蛋白血症、尿毒症而升高。

【作用与用途】

1．抗癫痫　提高脑内 GABA 含量，使神经与肌细胞超极化，稳定细胞膜；并通过抑制钠离子内流，增加细胞静息电位负值，提高脑细胞兴奋阈，延长去极化过程，抑制病灶发出的异常高频放电向正常组织扩散。用于癫痫大发作的防治。亦用于癫痫持续状态、精神运动性发作、局限性发作。此外，可用于预防戒酒过程和颅脑创伤病人的发作。对失神、肌阵挛性和失张力性发作无效。

2．用于三叉神经痛一般需 1～2 日见效。

3．也用于强心苷中毒所致室性和房性的心律失常，以及麻醉、电复律术、心导管术及心脏手术中的急性室性心律失常。

4．无催眠作用。

【剂量与用法】　口服：抗癫痫 50～100mg，bid 或 tid。维持量 300～400mg/d，最高 400mg/d。三叉神经痛 100mg，bid 或 tid。静注：癫痫持续状态 150～250mg，加 5%葡萄糖 20～40ml缓慢静注。肌注吸收不全故少用。

【制剂】　片剂：50、100mg。针剂：0.25g/5ml。

【不良反应】

1．胃肠反应，如恶心、呕吐、上腹痛、食欲减退、与食物同服或少量多餐可减轻。苯妥英钠水溶液呈强碱性（pH10.7），且吸收不全，不宜肌注。

2．齿龈增生较常见，儿童发生率约20%，应注意口腔卫生，预防继发性炎症。

3．急性（血浓度>20μg/ml）或慢性中毒时，可有眼球震颤、共济失调、复视、眩晕和嗜睡。血浓度>40μg/ml可致精神错乱，>50μg/ml出现昏睡，以至昏迷。

4．过敏反应发生率约2%~5%，如皮疹。偶有特异质反应如肝炎、骨髓抑制、红斑狼疮。

5．因影响叶酸的吸收和可能增快代谢导致叶酸缺乏，发生巨幼细胞贫血。

6．长期用药可致低钙血症，儿童可发生佝偻病样改变，可能是干扰维生素D代谢和抑制肠道对钙的吸收所致。

7．静脉注射过快可引起房室传导阻滞，心肌抑制及血压下降。也可引起静脉炎。

8．偶见女性多毛症及淋巴肿大。男性乳房增大，妊娠妇女服药偶致畸胎。

9．肝损害、糖尿病、孕妇慎用。

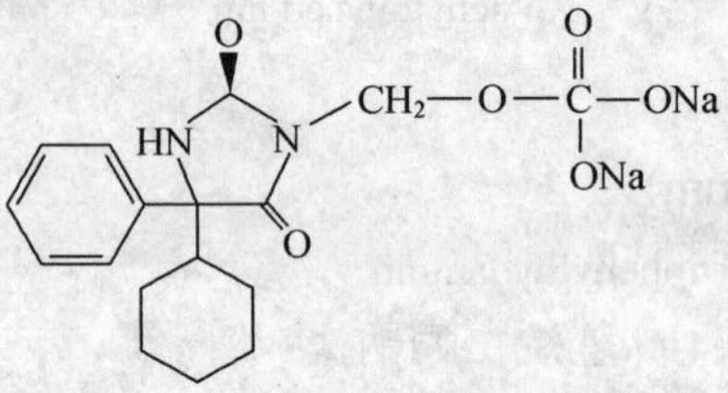

Fosphenytoin

Fosphenytoin

【别名】 Prophenytoin Cerebyx

【结构式】 3-hydroxymethyl-5,5-diphenylhydantoin dihydrogen phosphate(ester)

【作用与用途】 抗痉药，苯妥英钠前体，需以肠道外形式给药，FDA已通过三期临床试验。

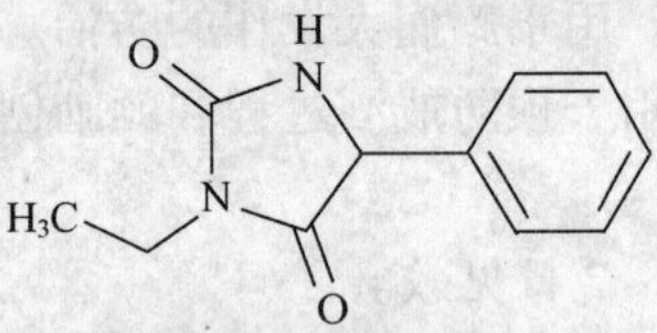

Ethotoin

乙妥英（Ethotoin）

【别名】 Peganone

【结构式】 3-ethyl-5-phenyl-2,4-imidazolidine-dione

【药代动力学】 胃肠道吸收完全，$t_{1/2}$为3~6h，并迅速代谢。

【作用与用途】 抗痉药。

【制剂】 片剂：250，500mg。

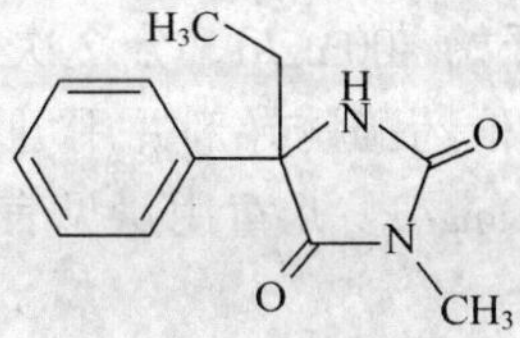

Mephenytoin

Mephenytoin

【别名】　Epilan Triantoin Sacerno Hydantal

【结构式】　5-ethyl-3-methyl-5-phenyl-2,4-imidazolinedione

【药代动力学】　Tmax 2～4h，主要在肝脏代谢。

【作用与用途】　抗痉药。

【制剂】　片剂：100mg。

第二节　亚胺二苯乙烯类（iminostilbenes）抗癫痫药

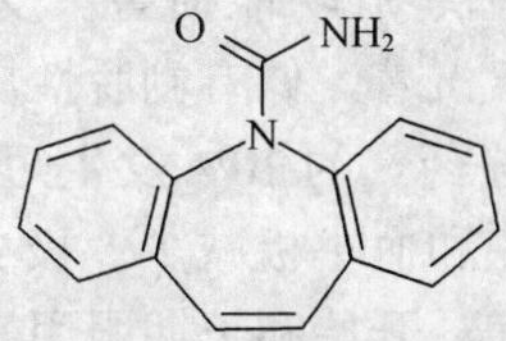

Carbamazepine

卡马西平（Carbamazepine）

【别名】　酰胺咪嗪　痛痉宁　Tegretol Tegratol

【结构式】　5H-二苯并[b,f]氮杂䓬-5-甲酰胺

【药代动力学】　口服吸收慢，单剂 Tmax 4～8h，$t_{1/2}$约 36h。连服 3～4 周因自身 CYP 酶诱导，$t_{1/2}$缩短为 10～25h。并用苯妥英、苯巴比妥也可诱导这一代谢。生物利用度 70%～85%，Vd0.8～1.4L/kg，血浆蛋白结合率 75%。有效血浓度为 4～12μg/ml。脑、肝、肾分布浓度高，脑内浓度与血浓度平行。有肠肝循环，98%经肝代谢，代谢产物有 7 种，其中 10，11－环氧化合物有活性。肾清除率 0.5±0.12ml/(kg·min)。

【作用与用途】

1．降低神经元过度兴奋，恢复细胞膜稳定性。单用或与其他抗癫痫药并用治疗部分性发作，特别是复杂部分性发作，全身性强直－阵挛性发作。尤宜用于伴性格变化和精神症状的病人。对失神、肌阵挛和失张力性发作无效。

2．治疗三叉神经痛和舌咽神经痛的主要药物。必要时可并用苯妥英。

3．锂盐疗效不佳或不能耐受副作用的躁狂病人可用本药。也用于急性精神病行为异常、冲动、情绪不稳等。

【剂量与用法】 口服：成人开始 400mg/d，分 2 次服。隔 1～2 周加 200mg/d，分 3～4 次服。治疗量 600～1200mg/d，与其他药酶诱导剂并用可增大剂量至 1600mg/d。急性躁狂 600～1200mg/d，快速循环型 1200～2000mg/d。儿童用量见表 14－1。

表 14－1 卡马西平口服剂量

	开始日量	治疗日量	最高日量
4～6 岁儿童	10～20mg/kg	250～300mg	400mg
6～12 岁儿童	100mg/d	400～800mg	1000mg
成人	400mg/d	600～1200mg	1600mg *

* 与其他药酶诱导剂（如苯巴比妥）并用可达 1600mg/d。

【制剂】 片剂：100、200、300、400、600mg。

【不良反应】 较少。早期常见倦睡、头昏、头晕目眩、复视、共济失调。偶有精神错乱、视物模糊、眼球运动障碍、言语困难、不自主运动、周围神经炎、感觉异常、激越性抑郁、眼球震颤、耳鸣。消化系症状有胃部不适、恶心、呕吐、腹痛、腹泻、便秘、厌食。也可发生口干、舌炎和口炎。偶见黄疸、肝功能损害。皮肤反应约 6%，包括痒疹、红斑样疹、荨麻疹、光敏性皮炎、皮肤色素沉着。偶有剥脱性皮炎、脱发、多形红斑、结节性红斑及系统性红斑狼疮的恶化，需立即停药。约 10% 发生短暂白细胞减少，偶见血液系统反应如嗜酸细胞增多，白细胞增多，紫癜和血小板减少。极少见再生障碍性贫血和粒细胞缺乏。有抗利尿激素样作用可引起低钠血症。开始和长期服用需定期检查血象和肝功能。造血功能不全者慎用。突然停药可引起癫痫发作。与抗精神病药并用可降低抗精神病药血浓度。

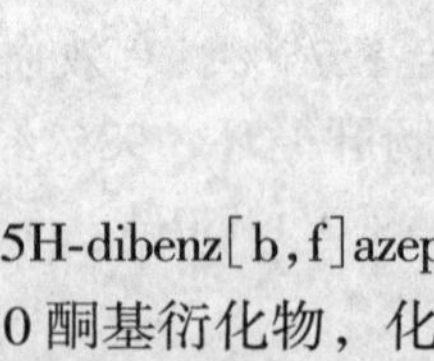

Oxcarbazepine

奥卡西平（Oxcarbazepirme）

【别名】 Trileptasl

【结构式】 10,11-dihydro-10-oxo-5H-dibenz[b,f]azepine-5-carboxamide

【药代动力学】 为卡马西平的 10 酮基衍化物，化学结构变化虽然不大，但其代谢变化很明显。口服吸收完全，$t_{1/2}$ 约 5h，血浆蛋白结合率 40%。在肝脏代谢，主要活性代谢产物 10－羟奥卡西平，$t_{1/2}$ 为 8～10h。奥卡西平代谢无自身诱导作用，但与抗精神病药物合用可使后者的血浓度明显降低。

【作用与用途】 疗效与卡马西平相似，耐受性较好，用于抗痉挛与三叉神经痛。研究用于心境障碍。

【剂量与用法】 口服：600～1200mg/d。

【制剂】 片剂：300，600mg。

【不良反应】 有眩晕、复视、疲乏、嗜睡、恶心、呕吐、震颤、头痛等。偶见过敏反应性皮疹。对卡马西平过敏者仅25%有交叉反应。动物试验未见致畸作用或对生育力的影响。

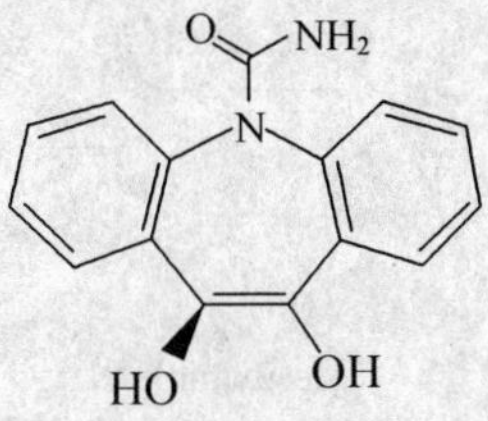

Carbamazepine-dihydrodiol

Carbamazepine-dihydrodiol

【别名】 Carbazepine-dihydrodiol

【结构式】 trans-10,11-dihydro-10,11-dihydroxy-5H-dibenz[b,f]azepine-5-carboxamide

【药代动力学】 为口服10，11环氧奥卡西平后所产生的两种活性代谢产物的提取物之一，$t_{1/2}$为8－10h。

【作用与用途】 抗痉药。

第三节 琥珀酸亚胺类（succinimides）抗癫痫药

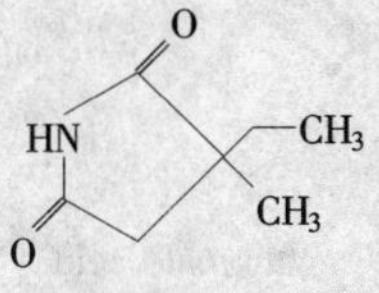

Ethosuximide

乙琥胺（Ethosuximide）

【别名】 Zarontin Emeside Etomal Petinimid Simatin

【结构式】 3-甲基-3-乙基2,5-吡咯烷二酮

【药代动力学】 口服易吸收，Tmax为1～4h，$t_{1/2}$成人50～60h，儿童30h。无血浆蛋白结合，Vd 0.7L/kg，连服7～10天达稳态浓度。经肝脏代谢，主要为羟化代谢产物。肾清除率1.9ml/min。乳汁中药物浓度略低于血浓度。80%羟化代谢产物与20%原药从肾脏排出。

【作用与用途】 明显抑制EEG的3周/秒棘波发放，为单纯失神发作的首选药。对单用丙戊酸有抗药性的失神发作，可并用本药。对肌阵挛性发作和运动不能性癫痫可能有效，对复杂部分性发作或全身强直－阵挛性发作无效。

【剂量与用法】 口服：500mg/d，必要时隔 4~7 日增加 250mg，最高 1500mg/d。儿童开始 250mg/d，分次服，酌情增量，最高 1000mg/d。

【制剂】 胶囊：125、250mg。糖浆：5%。

【不良反应】 主要为胃肠道反应如恶心、呕吐、食欲不振等。其次为中枢性反应如困倦、昏睡、欣快感、眩晕、头痛、呃逆、共济失调。也可引起皮疹、荨麻疹。偶见系统性红斑狼疮、粒细胞减少、再生障碍性贫血及肝肾功能损害。剂量过大可增加失神发作。

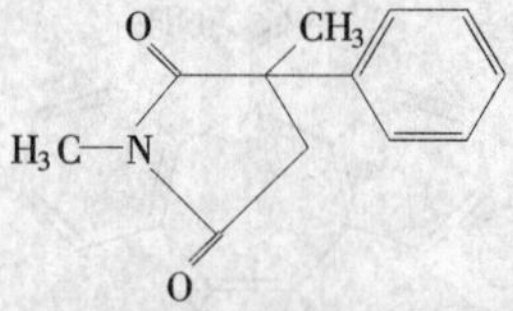

Mesuximide

Mesuximide

【别名】 Celontin Petinutin

【结构式】 1,3-dimethyl-3-phenyl-2,5-pyrrolidine-dione

【药代动力学】 $t_{1/2}$ 为 1~3h，活性代谢产物 N－去甲琥胺 $t_{1/2}$ 为 36~45h。

【作用与用途】 一般认为需大剂量才能奏效，可与其他抗痉药并用。

【制剂】 胶囊：150、300mg。

第四节 丙戊酸类（valproates）抗癫痫药

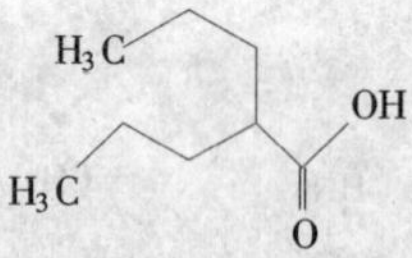

Valproate acid

丙戊酸（Valproate acid）

【别名】 Sodium-valproate Depakine Convulex Epilim Leptilan

【结构式】 α-propylvaleric acid = 2-propylpentanoic acid

【药代动力学】 一般用其钠盐，健康者丙戊酸钠 $t_{1/2}$ 约 15h，新生儿游离丙戊酸 $t_{1/2}$ 为 6.7~34.2h。

【作用与用途】 通过 GABA 能系统起作用，抑制 GABA 氨基转移酶。能减低血浆考的松浓度。主要用作抗癫痫药，除失神发作外，对其他类型的发作均有效。属于广谱抗癫痫药。研究用于舞蹈样病，精神病。有抗躁狂作用，也用于预防偏头痛。

【制剂】 胶囊：丙戊酸钠 150、300mg。片剂：200mg。糖浆：4%，每瓶 300ml。注射剂：400mg/4ml。

【不良反应】　可引起体重增加和肝功能损害，用药早期应定期复查肝功能。

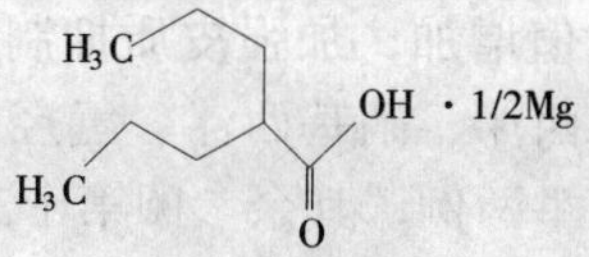

Magnesium valproate

丙戊酸镁（Magnesium valproate）

【别名】　Depamag Valpamag

【结构式】　2-propyl-pentaoic acid，magnesium salt

【药代动力学】　口服易吸收，Tmax 1.7～2h，$t_{1/2}$ 约 8.3h。生物利用度高，血浆蛋白结合率 90%～95%，大部分由尿以葡萄糖醛酸形式排泄。

【作用与用途】　抗癫痫谱广，并可能抗精神病性抑郁。镁离子本身有抗痉作用，水肿及高血压病人少进钠盐，更适用。在美国已注册用于心境障碍。

【剂量与用法】　成人 200～400mg/d，分 3 次服，最高 1800mg/d。

【制剂】　片剂：100、200mg。

【不良反应】　血浓度大于 120μg/ml 时，易发生不良反应。常见恶心、呕吐、食欲降低和大便稀，还可有嗜睡、头昏等。对肝功能也有影响。

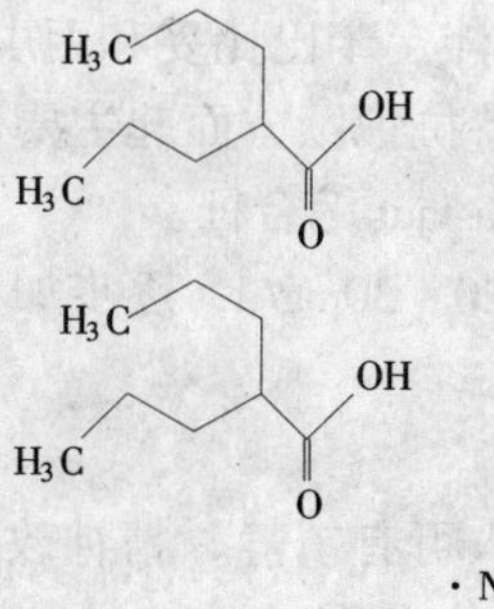

Semi-sodium Valproate

半丙戊酸钠（Semi-sodium valproate）

【别名】　Epival Valcote

【结构式】　sodium hydrogen bis(2-propylvalerate)或2-propylpentanoic acid sodium salt(2:1)

【作用与用途】　抗痉药，可能有抗精神病、抗抑郁及抗偏头痛作用。已通过治疗躁狂的三期临床试验。在美国作为治疗心境障碍的药物注册。

第五节　苯并二氮䓬（benzodiazepines，BZ）抗癫痫药

BZ 有抗焦虑、镇静、安眠、中枢性肌肉松弛和抗痉作用。抗痉作用可能通过加强 GABA

能神经传递。实验表明 BZ 可增强突触后 GABA 受体的电流，并能增强 GABA 受体突触前和突触后抑制效应，对 GABA 引起的脊髓神经元的突触前抑制也有增强作用。BZ 能使氯通道开放频率增加，细胞内负电位绝对值增加，加强皮质抑制。BZ 并用苯妥英钠可提高后者血浓度。目前常用的抗癫痫药有氯硝西泮、硝基西泮、氢羟西泮、氧异西泮、安定羧酸钾盐。地西泮只用于静脉抗癫痫。本节仅举两例，其余参阅第十三章抗焦虑药。

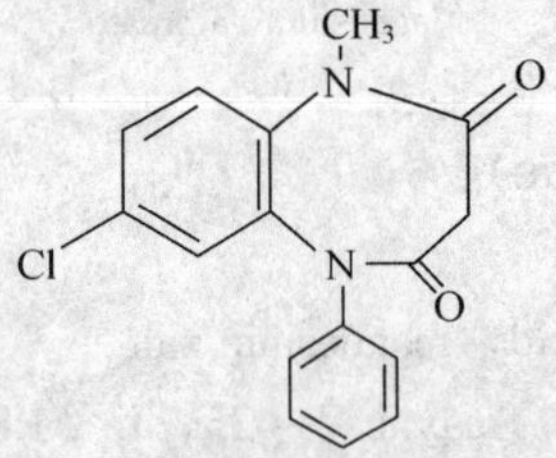

Clobazam

氧异西泮［Clobazam（Frisium）］

【结构式】 7-chloro-1-methyl-5-phenyl-1H-1,5-benzodiazepine-2,4-dione

【药代动力学】 口服吸收良好，给药后 15～30 分起效，Tmax 1～3h，健康者 $t_{1/2}$ 为 10～38h。蛋白结合率低于 10%。在肝脏代谢，主要代谢产物为 N－去甲基氧异西泮。

【作用与用途】 有抗焦虑和抗痉作用，结构式的二个氮原子在 1,5 位而不是在一般 BZ 的 1,4 位。主要通过抑制兴奋性氨基酸和阻滞钙离子通道发挥作用。动物实验 ED_{50} 比苯巴比妥和丙戊酸钠大，治疗指数比地西泮、苯巴比妥和丙戊酸钠高。其 N－去甲基代谢产物也有抗痉作用，为母体的 2/3，但在维持抗惊厥方面起主要作用。耐药性癫痫加用本药可能获效。也用于复杂部分性发作和 Lennox-Gastaut 综合征。

【剂量与用法】 口服：开始 20～30mg/d，逐步加量至 0.5～1.0mg/(kg·d)。如与其他药物并用，则为 5～15mg/d，分次服。

【制剂】 片剂：10、20mg。

【不良反应】 较轻。部分病人可有镇静、精神改变和肌无力。与其他药并用时，最好监测血药浓度，以观察并用后的效价变化。

第六节 BZ 受体的配体（BZ ligand）抗癫痫药

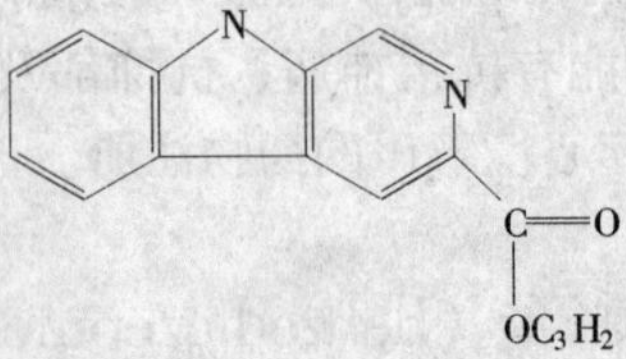

PBCC

PBCC

【别名】　β－CCB

【结构式】　propyl β-carboline-3-carboxylate

【作用与用途】　对 BZ 受体有高亲和力，拮抗地西泮增强 GABA 受体效应的作用，但抑制某些因素如脑海绵状畸形（CCM）诱发的抽搐发作及听觉性抽搐发作。

第七节　巴比妥类（barbiturates）抗癫痫药

巴比妥类药物都偏酸，口服和肌肉注射易吸收。分布与脂溶性、血浆蛋白结合率有关。主要由肝药酶代谢为非活性衍生物，再与葡萄糖醛酸结合排出体外。其耐药性有两种类型，一种是通过巴比妥类自身或其他药物诱导药酶加速巴比妥类代谢；另一种为反复用药使中枢抑制作用减低。主要通过增强中枢抑制性神经传递，产生催眠和抗痉作用。常见不良反应有嗜睡、淡漠、宿醉，少见皮疹、恶心、呕吐、情绪改变（兴奋、不安）。卟啉病患者禁用。过量可有嗜睡、低血压、心动过速，严重者休克、呼吸抑制、反射消失、昏迷，若出现延髓生命中枢抑制，可导致呼吸循环衰竭死亡。长期使用可成瘾，突然停药可产生戒断综合征，表现意识障碍、高热、谵妄、精神错乱，甚至频繁癫痫发作或癫痫持续状态，少数严重者可昏迷和死亡。根据作用时间分为长效类（6～8h）：巴比妥、苯巴比妥；中效类（4～6h）：异戊巴比妥、戊巴比妥；短效类（2～3h）：司可巴比妥；超短效类（2.5min）：硫喷妥钠、甲己炔巴比妥、硫戊巴比妥。除本节介绍的药物外，司可巴比妥见有关章节。

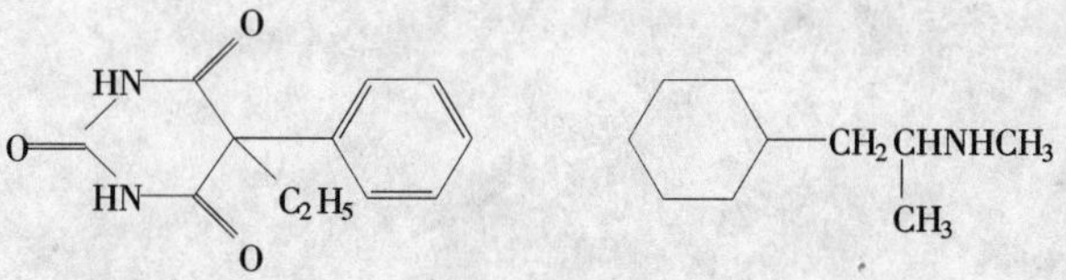

Barbexaclone

Barbexaclone

【别名】　Maliasin

【结构式】　5-ethyl-5-phenyl-2,4,6(1H,3H,5H)-pyrimidinetrione with (S)-N-α-dimethylcyclohexaneethamine(1∶1)

【药代动力学】　$t_{1/2}$ 为 100～120h，血浆蛋白结合率 40%～50%，可代谢为对羟巴比妥和结合型衍生物。原药 15%～25%经肾脏排泄。

【作用与用途】　抗痉药。

【制剂】　片剂：25、100mg。

【不良反应】　（－）－Cyclohexyl－2－methylamino－proane（CHP）与本药结构相似，相互作用时可增强苯巴比妥的作用，出现过度镇静。

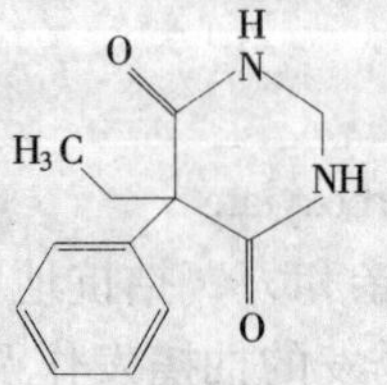

Primidone

扑癫酮（Primidone）

【别名】 去氧苯巴比妥 扑米酮 Mysoline Desoxyphenobarbital

【结构式】 5-乙基-5-苯基-二氢-4,6(1H,5H)嘧啶二酮

【药代动力学】 口服易吸收，Tmax 4h，$t_{1/2}$ 约 36h。Vd 1L/kg，血浆蛋白结合率 19%。有肠肝循环，70% 可再吸收。经肝代谢，活性代谢产物有苯巴比妥与苯乙基丙二酰胺，后者 $t_{1/2}$ 约 36h。60% ~ 80%经肾脏排泄。

【作用与用途】 抗痉作用与苯巴比妥相似。用于癫痫大发作、局限性发作、精神运动性发作。常与苯妥英并用，以增强疗效。

【剂量与用法】 口服：250 ~ 500mg，tid。首次从 50mg 开始，一周后逐渐递增至 250mg，tid。最高 1500mg/d。

【制剂】 片剂：50、100、250mg。

【不良反应】 可有嗜睡、头痛、眩晕、步态不稳、恶心、呕吐。偶有皮疹、水肿、白细胞减少、肝肾功能损害及巨细胞性贫血。可能成瘾。中毒时可通过腹膜或血液透析排出。

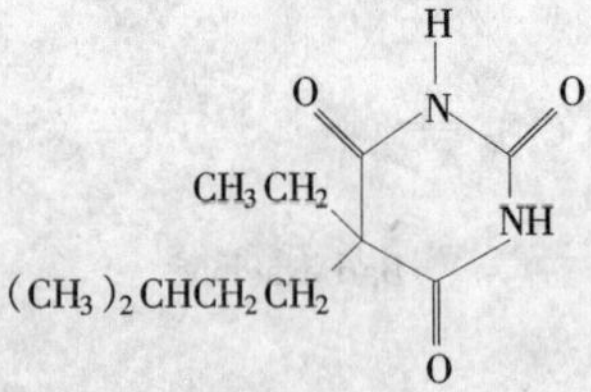

Amobarbital

异戊巴比妥（Amobarbital）

【别名】 阿米妥 Amylobarbitone Amytal

【结构式】 5-乙基-5-(3-甲基丁基)-2,4,6(1H,3H,5H)-嘧啶三酮

【作用与用途】 中时效巴比妥类，作用与苯巴比妥相似。用于镇静、催眠、抗惊厥，有精神松弛作用。

【剂量与用法】 口服：催眠 100 ~ 200mg 睡前服，最高每次 300mg。抗惊厥，成人每次 200 ~ 400mg，600mg/d。小儿每次 5 ~ 7mg/kg。肌注或静注：催眠每次 50 ~ 200mg，抗痉挛每次 100 ~ 200mg，600mg/d。用注射用水配成 5% ~ 10%溶液，静注速度不超过 1ml/min。

【制剂】 片剂：100、200mg。针剂：100、200、250、500mg。

【不良反应】 久用能成瘾，其他见苯巴比妥。静注时注意观察病人呼吸及肌肉松弛程度，以恰能控制惊厥为宜。血液致死浓度为 30～60μg/ml。

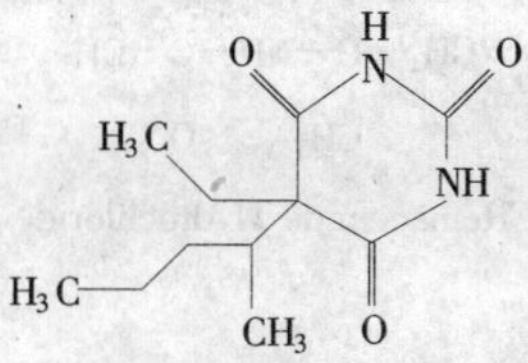

Phenobarbital

苯巴比妥（Phenobarbital）

【别名】　鲁米那（Luminal）Barbiphen Somonal

【结构式】　5-乙基-5-苯基-2,4,6(1H,3H,5H)-嘧啶三酮

【药代动力学】　口服吸收 80%，Tmax 2～18h，$t_{1/2}$ 儿童约 40h，成人 72～96h。血浆蛋白结合率 45%，Vd 0.6～1.0L/kg。分布于各组织及体液，进入脑组织较慢，需 0.5～1h。部分在肝内代谢，转化成无活性的羟化作用产物，然后再形成结合物。30% 以原药经肾排出，由于能被肾小管再吸收，使作用持续时间延长。乳汁中含母药血浓度的 10%～30%。注射苯巴比妥钠 Tmax 约 15min。有效血浓度 15～40μg/ml，大于 40μg/ml 常有中毒症状。非耐受个体致死血液浓度通常为 8～12mg/dl。

【作用与用途】　为长效巴比妥类。动物试验表明可增加脑内 GABA 含量，对抗戊四氮所致惊厥；增强突触 GABA 释放和突触后受体反应，提高病灶周围正常细胞的兴奋阈值，降低病灶细胞的兴奋性及兴奋性突触后电位；在与 GABA-A 的 γ 亚单位与 BZ 氢离子载体受体复合物相互作用时，使氯离子通道开放时间延长，促使氯离子从细胞膜外进入细胞内，增加细胞膜负电位。用于癫痫大发作、持续状态及局限性发作。对失神发作疗效较差。作用较苯妥英迅速。本药还有镇静、催眠作用，可用于焦虑、甲状腺功能亢进、高血压、恶心、小儿幽门痉挛等。

【剂量与用法】　口服：每次 0.015～0.1g，0.03～0.25g/d。最高 0.5g/d。肌注：钠盐临用前加注射用水，每次 0.1～0.25 g，每日 1～2 次。最高每次 0.25g，或 0.5g/d。

【制剂】　片剂：15、30、100mg。针剂：钠盐结晶或粉末，0.1、0.25g。

【不良反应】　有嗜睡、烦躁、眼球震颤、共济失调、药物性肝炎、皮疹、呼吸抑制、昏迷等。长期应用可产生药物依赖，突然停药可引起癫痫连续状态。如蓄积中毒，药物可经血液、腹膜透析排出。

第八节　N－甲基－D－天门冬氨酸受体阻滞剂抗癫痫药

N－甲基－D－天门冬氨酸（NMDA）受体属兴奋型。谷氨酸与天门冬氨酸为其激动剂。NMDA 受体被阻滞可能对神经元有保护作用，对癫痫和脑缺血状态有治疗作用。

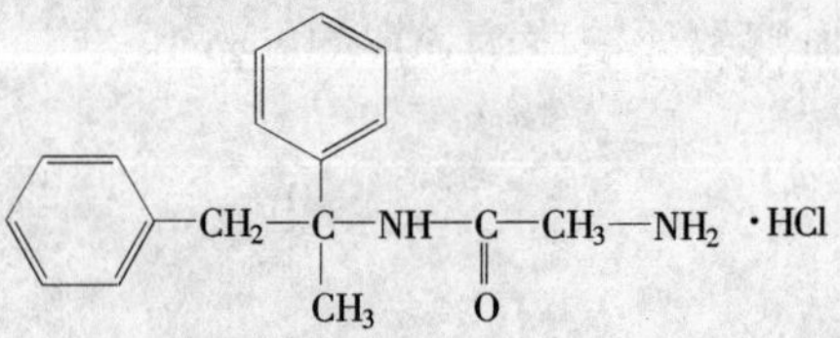

Remacemide Hydrochloride

Remacemide Hydrochloride

【别名】 FPL12.924AA

【结构式】 (±)-2-amino-N-(1-methyl-1,2-diphenylethyl)acetamide hydrochloride

【作用与用途】 为谷氨酸拮抗剂，有 PCP（苯环己哌啶）样 NMDA 受体非竞争性阻滞作用。有神经保护作用。已通过治疗癫痫的三期临床试验。对亨廷顿舞蹈症也可能有效，还可能有镇痛作用。左旋异构体亦可作为抗痉药物。

第九节 GABA 受体激动剂类（GABA agonists）抗癫痫药

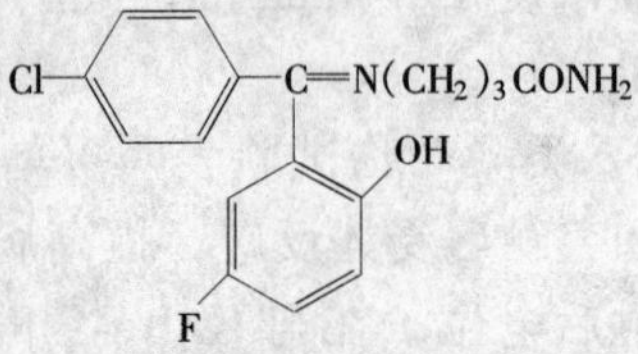

Progabide

氟柳双胺（Progabide）

【别名】 Gabrene

【结构式】 4-{[(4-chlorophenyl)-(5-fluoro-2-hydroxyphenyl)] methyleneamino}butanamide

【药代动力学】 口服易吸收，Tmax 1~3h，$t_{1/2}$为 10~13h。生物利用度 40%~65%，血浆蛋白结合率 94~98%。

【作用与用途】 GABA（A+B）受体强效激动剂，抗痉作用强。本药及主要活性代谢产物 SL75.102 直接刺激 GABA 受体发挥拟 GABA 作用。在 GABA 能与非 GABA 能传递障碍的癫痫动物模型中均显示抗痉活性。用于抗药的顽固性癫痫，有效率 30%~40%。在原发性及继发性全身性癫痫，部分性癫痫和新生儿惊厥中均可应用。

【不良反应】 常见为嗜睡、胃肠不适和情绪改变，均为短暂性。约 8.4%的病人血清转氨酶有可逆性升高，0.46%有肝功能损害症状。

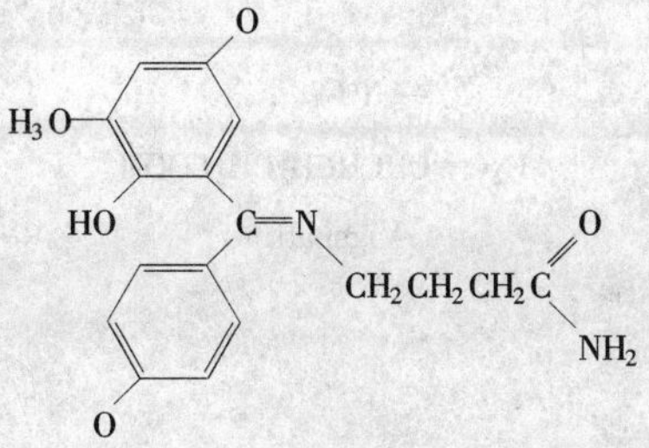

Tolgabide

Tolgabide

【结构式】 (E)-4-[(5-chloro-α-(4-chlorophenyl)-3-methyl-salicylidene)amino]butyramide

【作用与用途】 拟 GABA 药物，可能有抗痉作用，并可影响行为。与其同系的长链拟 GABA 药物还有 GABA-palmitamide，GABA-steatamide，GABA-kubikeanude，LG2，L2G2，OG2 等。

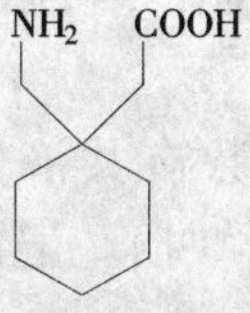

Gabapentin

加巴喷丁（Gabapentin）

【别名】 Neurontin Gababentin

【结构式】 1-(aminomethyl)-cyclohexaneacetic acid

【药代动力学】 口服易吸收，健康者 Tmax 2~3h，$t_{1/2}$ 约 5.6h。不与血浆蛋白结合，能通过 BBB，不影响肝脏药酶，80%以原型经肾排泄，20%从粪便排泄。

【作用与用途】 GABA 类合成化合物。结构虽然与 GABA 相似，但作用机制未阐明。对 GABA-A 或 - B 受体无明显亲和力，代谢产物也不是 GABA - A 或 - B 激动或阻滞剂，对 GABA 能神经递质也无特殊作用。研究表明，加巴喷丁与神经元的钠或 L 型钙通道，谷氨酸受体、甘氨酸受体或已知抗癫痫药作用有关位点无相互影响。放射性加巴喷丁与鼠脑皮质制备的纯化突触浆膜的肽类位点，有高度亲和力。这种位点系大脑皮质和海马所特有，因这些部位常是癫痫的发源部位，所以加巴喷丁的抗癫痫作用可能与此有关。用于抗癫痫药物无效的附加治疗，尤宜用于强直 - 阵挛性发作。

【剂量与用法】 口服：900~1800mg/d，tid，最高 2400mg/d。由于 $t_{1/2}$ 约 5.6h，应分 3 次服。

【制剂】 片剂：300mg。胶囊：100、300、400mg。

【不良反应】 常见为嗜睡、眩晕、共济失调，未见严重的肝脏毒性、皮疹及造血系统反应，动物试验中未见致畸作用。不良反应常于服药后 1~3 天出现，平均两周消失，且不因剂量增加、时间延长而加重。长期应用无耐药性。

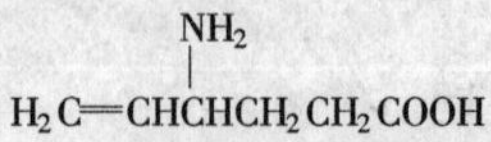

Vigabatrin

氨己烯酸（Vigabatrin）

【别名】 Sabril Sabrilex

【结构式】 (±)-4-amino-5-hexenoic acid

【药代动力学】 口服易吸收，Tmax 2h，不与血浆蛋白结合，成人 $t_{1/2}$ 为 13～14h，儿童 5～6h，但药效持续时间长，可达数天，每日服 1～2 次足够，65%通过肾脏排泄。

【作用与用途】 GABA 转氨酶的不可逆抑制剂，能增加脑脊液 GABA 浓度，使突触介导的抑制作用加强。可能主要由反式右旋异构体发挥药理作用。试用于癫痫与 TD。对部分性发作疗效优于全身性发作，久治效果不降低。用作附加治疗约 50% 病人发作减少。顽固性婴儿痉挛症病例 2/3 用药后可减少发作 50%。

【剂量与用法】 口服：开始 1g/d，bid，后以 0.5g 渐增，最高 3～6g/d。

【制剂】 片剂：0.5g。

【不良反应】 常见嗜睡、乏力。少数有共济失调、头痛、眩晕、恶心、厌食、腹痛、动作增多、麻木、视力障碍、部分性视野缺损。记忆力下降、木僵、大部分约经 2 周消失。

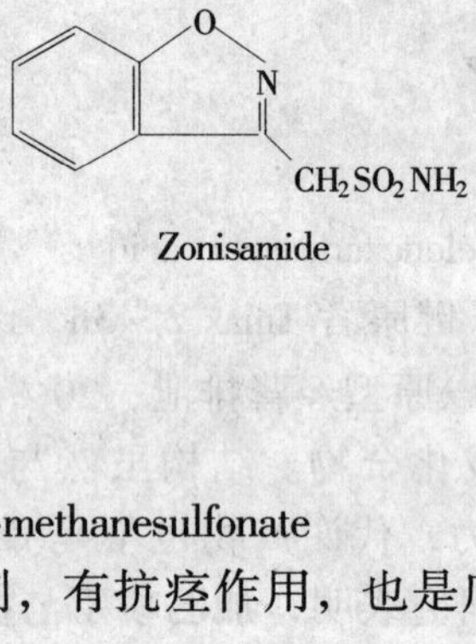

Zonisamide

Zonisamide

【别名】 Aleviatin Excergan

【结构式】 1,2-benzioxazole-3-methanesulfonate

【作用与用途】 GABA 激动剂，有抗痉作用，也是广谱抗生素。抗痉作用类似卡马西平，对躁狂也有效。

【制剂】 片剂：100mg。

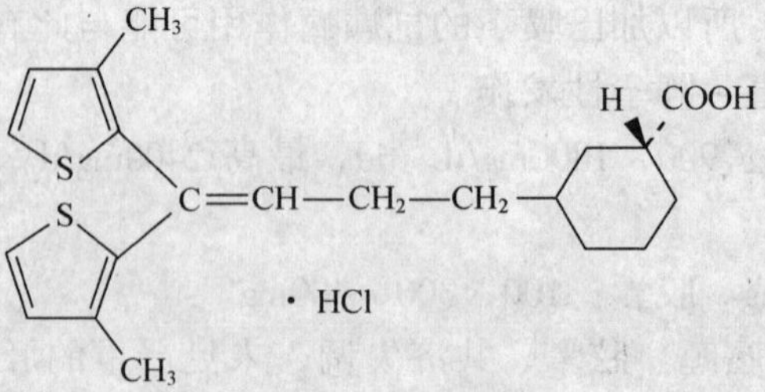

Tiagabine Hydrochloride

硫加宾（Tiagabine Hydrochloride）

【别名】 Gabitril

【结构式】 (-)-(R)-1[4,4-bis(3-methyl-2-thienyl)-3-butenyl]nipecotic acid

【药代动力学】 口服易吸收，30～90min 达峰浓度，生物利用度 100%，血浆蛋白结合 96%，在肝脏代谢，无肝酶诱导和抑制作用，$t_{1/2}$ 为 7～9h。

【作用与用途】 抗焦虑及抗痉药，为选择性 GABA 摄取强效抑制剂，无 BZ 样镇静作用。对部分发作和全身性发作有效。30～45mg/d，分次服。

【制剂】 片剂 15mg。

【不良反应】 疲乏、头昏、头痛、嗜睡、神经质、震颤、注意力不集中，精神错乱、抑郁。

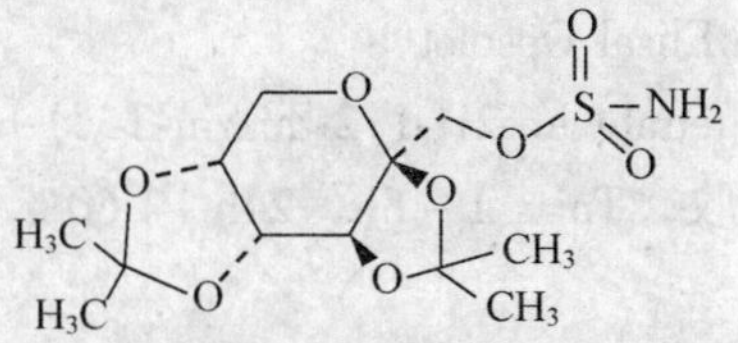

Topiramate

托吡酯（Topiramate）

【别名】 妥泰 Topimax RWJ17021－000

【结构式】 托吡酯2,3;4,5-2O(1-异丙基)-β-D-队果糖氨基磺酸盐

【药代动力学】 口服易吸收，生物利用度较高，约 80%吸收，$t_{1/2}$ 约 20h。达稳态血浓度约 4d。不诱导也不抑制 CYP 酶。苯妥英钠和卡马西平使托吡酯血浓度降低约 40%。儿童的血清除率加速，老年人则降低。肾衰竭 $t_{1/2}$ 延长至 55～58h。

【作用和用途】 阻断电压敏感（状态依赖）钠离子通道，限制持续的反复放电，减少过多的神经元活动。托吡酯能增加 GABA 受体介导的氯离子内流，缓解 GABA 过低。阻断谷氨酸受体型海人藻/AMPA。托吡酯 100～300mg/d，治疗躁狂发作有肯定的疗效，早期安慰剂对照研究有效率 60%～80%，对经典的双相障碍有预防作用，能预防自杀，有中度抗抑郁作用。有人报告治疗 44 例快速循环型有效 52%，稍有效 36%，无效或恶化 12%。用于双相障碍用量应较高，治疗量约为 200～400mg/d。

【制剂】 片剂 25、50、100mg。

【不良反应】 以嗜睡、疲劳最常见，神经质、轻度感觉异常如全身麻木、不适、头痛。过度镇静、震颤。托吡酯可能降低体重。停药过程应注意逐步减量。在治疗过程中约 1.5%（正常人群发病率）可出现肾结石，有碳酸酐酶抑制剂活性，因此治疗期间应逐渐增量，用量不宜过高，多饮水。

第十节 氨苯磺胺类（sulfonamides）抗癫痫药

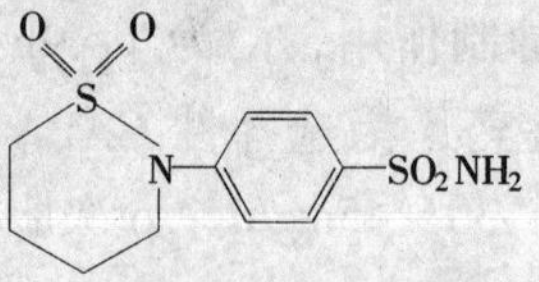

Sultiame

磺斯安（Sultiame）

【别名】 硫噻嗪 Sulthiame Elisal Opsolot

【结构式】 S,S-dioxide-4-(tetrahydro-2H-1,2-thiazin-2-yl) benzenesulfonamide

【药代动力学】 口服易吸收，Tmax 1～5h，24h 内 60% 以原药及部分活性代谢产物自尿中排出。

【作用与用途】 碳酸酐酶抑制剂，用于癫痫精神运动性发作。与其他抗癫痫药并用，治疗部分发作的儿童难治性癫痫。

【剂量与用法】 口服：100～200mg，bid 或 tid。

【制剂】 片剂：50、200mg。

【不良反应】 常见为共济失调、厌食、面部和肢端感觉异常。可因酸中毒发生呼吸困难，以儿童多见。此外，尚有头痛、眩晕、呕吐、体重减轻和精神方面的改变。肾病病人慎用。对氨苯磺胺过敏的病人禁用。与苯妥英钠合用时可使后者的血药浓度提高。

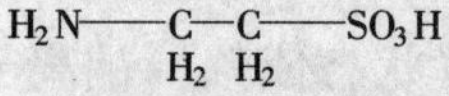

Taurine

Taurine

【结构式】 2-aminoethanesulfonic acid

【作用与用途】 内源性氨基磺胺酸，能抑制 DA 能神经元。有抗受伤害作用。可能有抗痉作用，对运动障碍无效。据报道在治疗偏头痛时可降低尿中牛磺酸水平。

第十一节 其他（miscellaneous）抗癫痫药

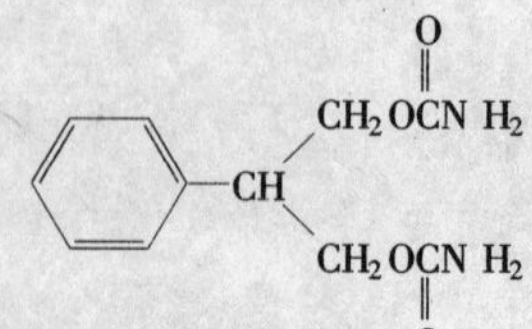

Felbamate

非氨脂（Felbamate）

【作用与用途】　广谱抗癫痫药，对难治性癫痫也有效。

【制剂】　片剂：25mg。

【不良反应】　再障性贫血和肝功能衰竭发生率约 1/5000 ~ 1/2000，目前，美国 FDA 和欧盟不推荐使用该药。

约 8.6%的病人会出现皮疹、共济失调、忧郁、复视、倦睡、无力、呕吐，及眼球震颤、共济失调。无肝脏、心脏及血液系统等方面的毒性。

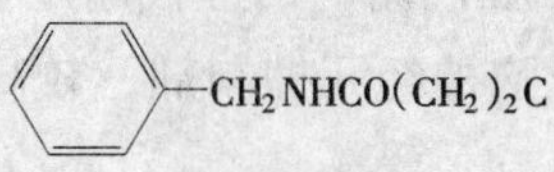

Beclamide

Beclamide

【别名】　Neuracen Nydrane Prosedrine Novosedril

【结构式】　3-chloro-N-(phenylmethyl)-propanamide

【作用与用途】　抗痉药，可能有抗痉及抗精神病作用。

【制剂】　片剂：300、500mg。

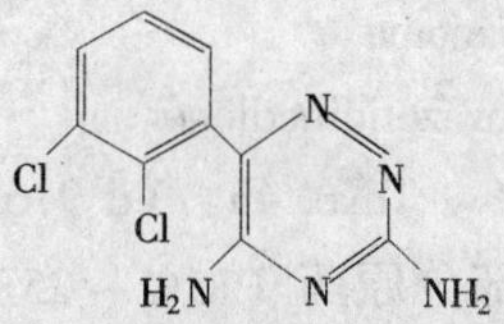

Lamotrigine

拉莫三嗪（Lamotrigine）

【别名】　Lamictal Lamictin Labileno

【结构式】　6-(2,3-dichlorophenyl)-1,2,4-triazine-3,5-diamine

【药代动力学】　口服易吸收，Tmax 2.5h，$t_{1/2}$ 约 24h。血浆蛋白结合率 55 %，主要代谢产物为 N-葡萄糖醛酸结合物。对药酶无自身诱导作用。药酶诱导剂如卡马西平、苯妥英促其清除，使 $t_{1/2}$ 降至 14h，丙戊酸抑制其代谢使 $t_{1/2}$ 延长至 59h。

【作用与用途】　谷氨酸受体阻滞剂，可抑制谷氨酸与天门冬氨酸释放及作用于电压敏感性钠通道，稳定神经细胞膜。用于难治的有耐药性的部分性发作和全身性强直－阵挛发作的附加治疗。

【制剂】　片剂：25、50、100、200mg。

【不良反应】　约 8.6%的病人会出现皮疹、共济失调、抑郁、复视、倦睡、乏力、呕吐，及眼球震颤、共济失调。无肝脏、心脏及血液系统等方面的毒性。

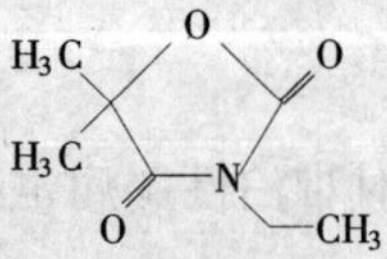
Ethadione

Ethadione

【别名】 Petidion

【结构式】 3-ethyl-5,5-dimethyl-2,4-oxazolidi-nedione

【药代动力学】 $t_{1/2}$约 2h，经肝脏代谢，活性代谢产物 dimethadione 的 $t_{1/2}$约 240h。

【作用与用途】 为抗痉药，丘脑神经元抑制剂，较高剂量时有镇静作用。

【制剂】 片剂：250mg。

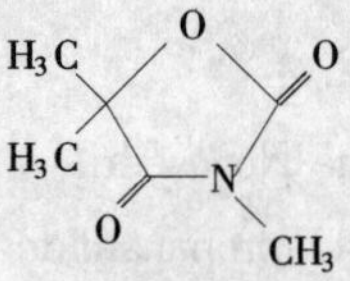
Trimethadione

三甲双酮（Trimethadione）

【别名】 Troxidone Tridione Trioxanoma

【结构式】 3,5,5-trimethyl-2,4-oxazolidinedione

【药代动力学】 口服吸收 70%。Tmax 4h。Vd 9.6L/kg。血浆蛋白结合率 19%。$t_{1/2}$约 80h。主要活性代谢产物二甲双酮，部分原药（15%～25%）代谢为苯巴比妥。

【作用与用途】 抗痉作用与活性代谢产物二甲双酮有关。能降低大脑皮层和间脑兴奋性，缩短后放电活动。对癫痫小发作效果好，对大发作无效。与苯妥英钠并用可治疗伴有小发作的大发作。

【剂量与用法】 口服：成人 450～900mg/d，分次服，儿童 40mg/(kg·d)。

【制剂】 片剂：150、300mg。胶囊：300mg。

【不良反应】 毒性较大，可引起粒细胞减少，再生障碍性贫血及肝、肾损害。此外，尚有恶心、眩晕、嗜睡、视物模糊等。

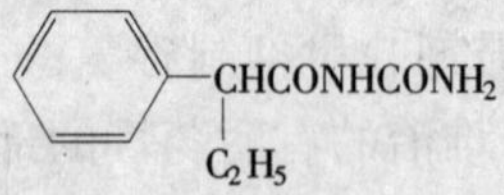
Pheneturide

Pheneturide

【别名】 Benuride Laburide Trinuride

【结构式】 N-(aminocarbonyl)-α-ethyl-benzeneacetamide

【药代动力学】　吸收缓慢，Tmax 25～30h，$t_{1/2}$ 为 40～54h，全部经肝脏及肾脏代谢，尿中已分离出 5 种代谢产物。

【作用与用途】　抗痉药，与乙内酰脲类抗癫痫药密切相关。

【制剂】　片剂：200、250mg。胶囊：50、200mg

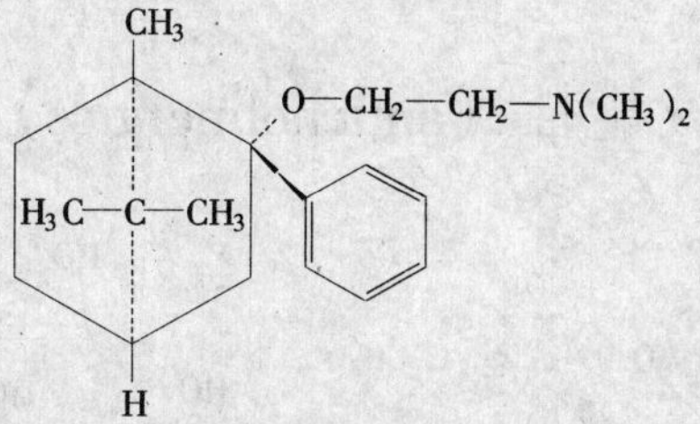

Deramciclane

Deramciclane

【结构式】　(1R, 2R)(-)-2-[(2-dimethylamino) ethoxy]-1, 7, 7-trimethyl-2-phenylbicyclo [2.2.1]heptane(E)-2,3-dihydroxybutene-dioate

【作用与用途】　5-HT2 受体阻滞剂，与 GABA 受体亲和力高，能抑制 ^{3}H-GABA 摄取。在各种 GABA-A 和氯离子复合物结合位点无活性。动物试验发现有抗痉、抗焦虑及抗冲突作用。在匈牙利已登记注册。

抗痫灵

【作用与用途】　胡椒碱（piperine）衍生物，是我国自行研制的一种有效而毒性低的广谱抗癫痫药。对大发作效果好，对混合型癫痫也有效。其特点是发挥药效时不产生精神抑制，也不会像 BZ 类药物会引起肌无力现象。

【剂量与用法】　口服：100～300mg/d，分次服。必要时可酌情增减。

【不良反应】　常见为困倦、共济失调、恶心、食欲减退。代替其他抗癫痫药时宜逐步取代，以免诱发癫痫。

（李舜伟）

第十五章 抗帕金森症药

第一节 抗胆碱能性（anticholinergics）抗帕金森症药

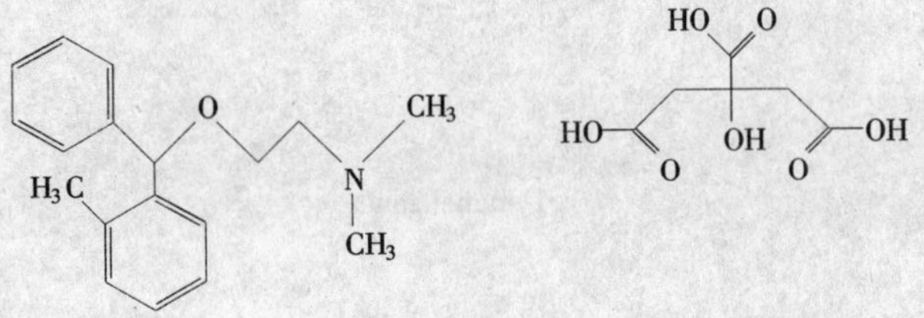

Orphenadrine

邻甲拉明（Orphenadrine）

【别名】 Disipal Lysantin Biorphen Orfen Parekin Norflex

【结构式】 N,N-dimethyl-2-[α-(o-tolyl)benzyloxy]ethylamine(HCl)

【药代动力学】 $t_{1/2}$约 15.5h。

【作用与用途】 抗胆碱能药，主要用于帕金森病与药物所致 EPS。也有抗抑郁作用。也用于缓解肌痉挛。

【剂量和用法】 口服：治疗量 500mg/d。

【制剂】 片剂：50、100mg。针剂：40mg/2ml，60mg/2ml。

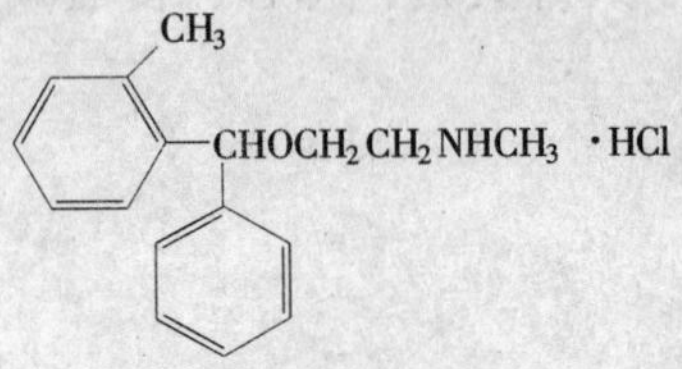

Tofenacine Hydrochloride

Tofenacine

【别名】 Nor-orphenadrine Tofacine Elamol

【结构式】 N-methyl-2-[α-(o-tolyl)benzyloxy]ethylamine(hydrochloride)

【药代动力学】 邻甲拉明的 N－去甲基衍生物，有抗胆碱能作用，也有非经典抗抑郁作用。研究用于轻至中度抑郁状态。

【剂量和用法】 口服：治疗量 150～250mg/d。

【制剂】 片剂：50mg。胶囊：80mg。

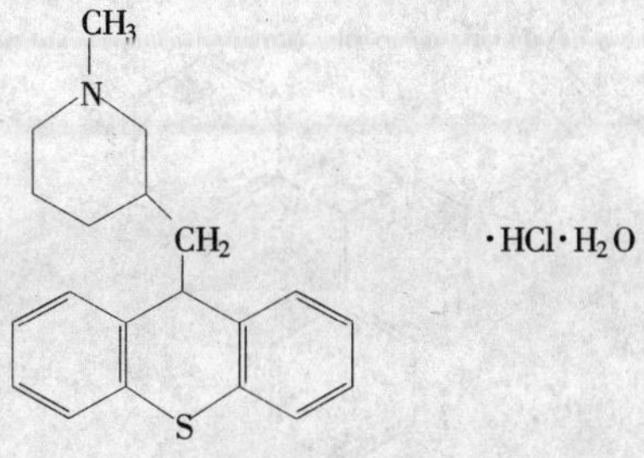

Metixene

Metixene

【别名】　Tremaril Tremonil Trest

【结构式】　N-methyl-3-(thioxanthen-9-yl-methyl)piperidine(hydrochloride)

【作用与用途】　抗胆碱能药，用于药物所致 EPS 与帕金森综合征。在美国也用于胃肠功能障碍。

【制剂】　片剂：1、5mg。

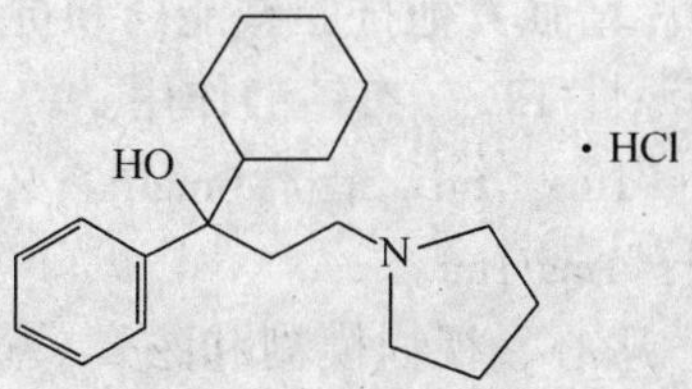

Procyclidine

卡马特灵（Procyclidine）

【别名】　开马君 Kemadrin Arpicoline Osnervan

【结构式】　α-cyclohexyl-α-phenyl-1-pyrrolidinepropanol HCl

【药代动力学】　生物利用率约 75%。Cmax 116ng/ml，Vd 1L/kg。$t_{1/2}$ 约 12h。清除率 68ml/min。

【作用与用途】　抗帕金森综合征药，有中枢性抗胆碱能作用。能抑制乙酰胆碱所致的 M 受体兴奋。能解除横纹肌痉挛，拮抗抗精神病药所致 EPS。亦可用于治疗胃及十二指肠溃疡、结肠炎、结肠痉挛、贲门痉挛和有机磷中毒等。

【剂量和用法】　口服：5～10mg，tid，饭后服。

【制剂】　片剂：5mg。

【不良反应】　有头昏、视物模糊、瞳孔散大、口干、恶心等。重症肌无力患者忌用，青光眼、心动过速及尿潴留者慎用。

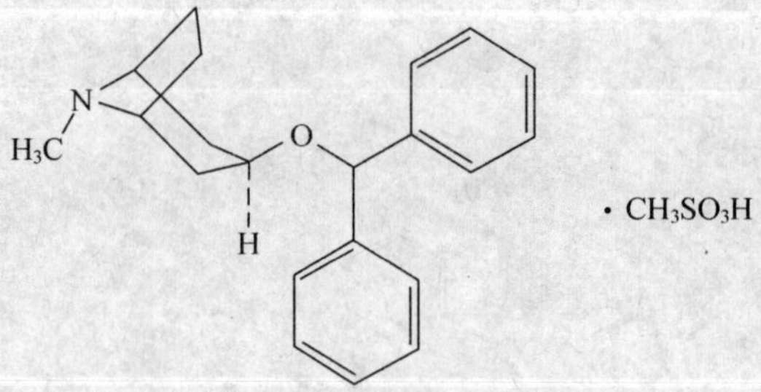

Benzatropine

苄托品（Benzatropine）

【别名】 苯甲托品 Benztropine Cogentin Cogentinol

【结构式】 endo-3-(diphenylmethoxy)-8-methyl-8-azabicyclo[3,2,1]octane

【药代动力学】 $t_{1/2}$为 6~8h，单剂可维持 24h。

【作用与用途】 中枢性抗胆碱能和抗帕金森综合征药。结构与阿托品、苯海索相似，既有阿托品也有苯海拉明的作用。增强其他抗胆碱能药和抗精神病药的抗胆碱能作用。主要用于震颤与僵硬。精神科用于药源性 EPS。有镇静作用。

【剂量与用法】 口服：0.5~1mg，tid，最大 6mg/d。必要时可肌注或静注 1~2mg。

【制剂】 片剂：2mg。针剂：1mg/1ml。

【不良反应】 常见有口干、恶心、视物模糊和眩晕。过量会发生共济失调、定向障碍及精神错乱等。

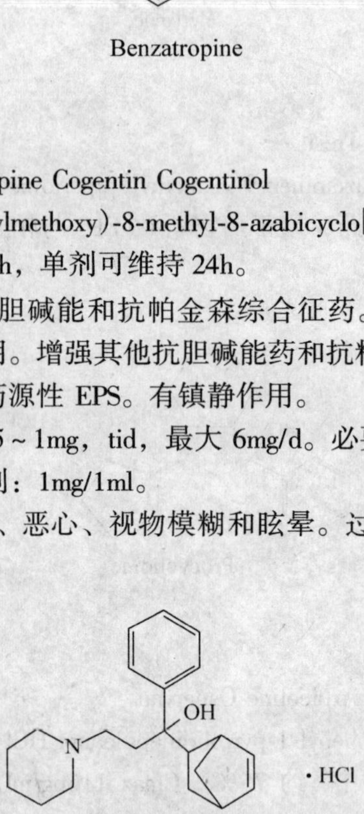

Biperiden

Biperiden

【别名】 Akineton Ipsatol Desiperiden

【结构式】 α-bicyclo[2.2.1]hept-5-en-2-yl-α-pheynl-1-piperidine propanol.HCl

【药代动力学】 口服较易吸收，Tmax 0.5~2h，生物利用度仅约 33%±5%。血浆蛋白结合率约 93.5%。Vd 24±4.1ml/kg。主要通过羟化环形结构代谢。自肾排泄。

【作用与用途】 抗胆碱能药，主要抑制中枢胆碱能冲动的传递。治疗药源性帕金森综合征。

【制剂】 片剂：2、4mg。针剂：5mg/ml。

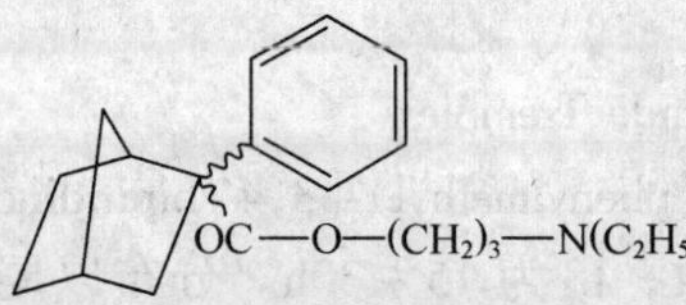

Bornaprine

Bornaprine

【别名】　Sormodren

【结构式】　3-(diethylamino)propyl ester of 2-phenyl-bicyclo[2.2.1]heptane-2-carboxylic acid

【药代动力学】　血浆蛋白结合率约96%。主要经肾排泄，5天约排泄80%。

【作用与用途】　抗胆碱能药，用于帕金森病。

【制剂】　片剂：4mg。

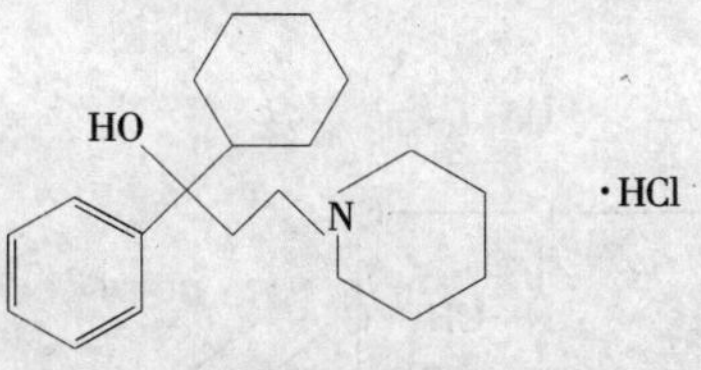

Trihexyphenidyl

苯海索（Trihexyphenidyl）

【别名】　安坦　Benzhexol Artane

【结构式】　α-环己基-α-苯基-1-哌啶丙醇盐酸盐

【药代动力学】　口服单剂 $t_{1/2}$ 约1.7h，连续服药后 $t_{1/2}$ 约3.7h。主要代谢产物可能为环己烷的羟化衍生物。仅1%原药自尿排泄。

【作用与用途】　抗胆碱能药，有直接抑制副交感神经系统和解除肌痉挛作用。用于治疗帕金森病的各种症状。能改善僵直、运动障碍、震颤等症状。精神科常用于治疗药源性EPS。

【剂量与用法】　口服：开始1～2mg/d，渐增至4～8mg/d，分次服。最高16mg/d。

【制剂】　片剂：2mg。

【不良反应】　与阿托品相似但较少，如口干、瞳孔散大、视物模糊等。大剂量可致激动、谵妄、幻觉等。青光眼、尿潴留、重症肌无力者禁用。

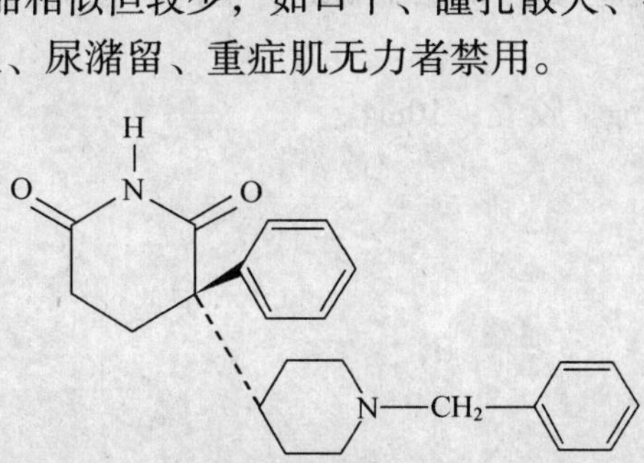

Dexetimide

右苄替米特（Dexetimide）

【别名】 抗颤宁 Dexbenzetimide Tremblex

【结构式】 (S)-3-phenyl-1'-(phenylmethyl)-[3,4'-bipiridine]-2,6-dione

【药代动力学】 口服易吸收，$t_{1/2}$ 为 15～30h。分布以尾状核浓度最高，在脑中降解明显，代谢为开环脱苄基衍生物，活性很低。90% 药物代谢为无活性产物。48h 内约 50%从尿排出，20%从粪便排出。

【作用与用途】 长效抗胆碱能/抗帕金森综合征药。可能通过其结合在乙酰胆碱附近，阻滞乙酰胆碱与受体结合，发挥强和持久的中枢抗胆碱能作用。用于药源性 EPS。作用比苯海索强 3 倍。此外可配合 L－多巴治疗各种病因所致的帕金森综合征，特别对肌强直作用较显著。

【剂量与用法】 口服：2～4mg/d，1 次服。

【制剂】 片剂：2mg。针剂：3mg/2ml。也可与氟司必林悬浮液制成混悬液。

【不良反应】 常见为口干、心率增快、视物模糊、瞳孔散大等。对心、肝、肾及造血系统无明显影响。

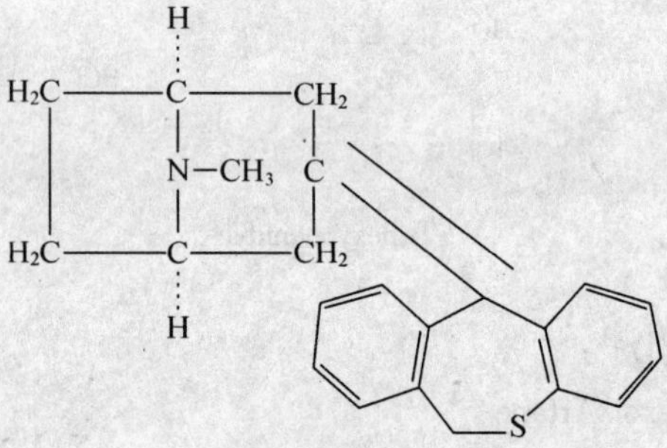

Tropatepine

Tropatepine SD 1248－17（HCl）

【结构式】 3-dibenzo［b，e］thiepin-11（6H）-ylidene-8-methyl-8-azabicyclo［3.2.1］octane or 3-dibenzo［b，e］thiatepin-11（6H）-ylidene-1αH，5α-H-tropane

【药代动力学】 代谢产物主要为去甲基和硫氧基 tropatepine。主要以原型和代谢产物形式自尿排出。

【作用与用途】 中枢抗胆碱能/抗帕金森综合征药。在高剂量时对外周有拟交感神经的作用。

【制剂】 片剂：5、10mg。胶囊：10mg。

第二节 单胺氧化酶抑制性（MAOI）抗帕金森症药

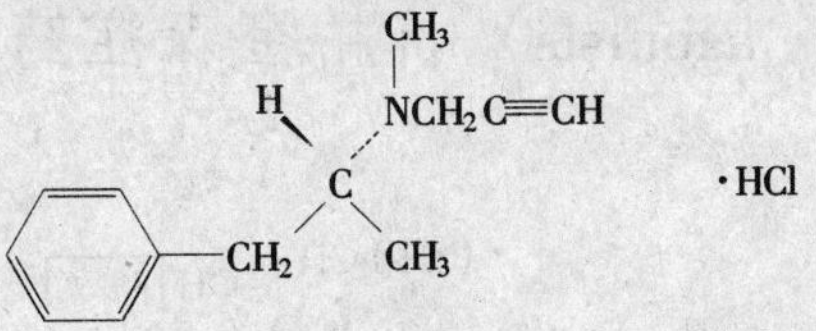

Selegiline

司立吉林（Selegiline）

【别名】 Deprilan Jwlap Kinabide Moverin Selepan

【结构式】 左旋-(R)-N,α-二甲基-N-(2-丙炔基)苯已胺盐酸盐

【药代动力学】 口服易吸收，成人服单剂 5mg，Tmax 1～2.5h，作用持续 24h 以上。血浆蛋白结合率 94%，分布于体内各组织，以脑组织中浓度最高，$t_{1/2}$ 约 39h，代谢迅速，代谢产物主要为 1－左旋去甲基司立吉林，1－左旋间安非他明和 1－左旋安非他明。主要以代谢产物形式自尿排出。

【作用与用途】 选择性 B－MAOI，能阻滞 DA 受体和抑制突触前膜对 DA 再摄取，也为 α 受体阻滞剂。不引起乳酪综合征。用于帕金森综合征，亦用于内源性抑郁症及各种抑郁障碍。体外试验表明能降低 DA 分解代谢相关的氧化应激。长期服用可减少自由基和其他神经毒素的浓度。用于轻至中度药源性帕金森综合征，10mg～20mg 用于轻至中度阿尔茨海默病，还可用于可卡因脱瘾治疗。

【剂量与用法】 可单用，但多作为左旋多巴，卡比多巴的辅助用药。在确定左旋多巴的最佳剂量后，于每晨加服 5mg，酌情可加至 10mg/d。

【制剂】 片剂：5、10mg。

【不良反应】 可见恶心，腹泻等消化道反应及直立性低血压，与左旋多巴并用应注意调整后者剂量，禁止与 MAOI 或麻黄碱并用。本药有滥用倾向，应注意。

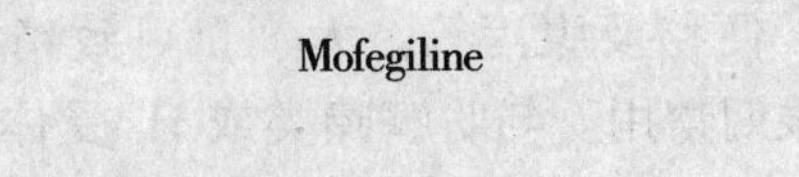

Mofegiline

Mofegiline hydrochloride MDL 72974A（Chinoin）

【结构式】 (E)-2-fluoromethylene-4-(p-fluorophenyl)butylamine.HCl

【药代动力学】 服 4 或 8mg 后血浆 $t_{1/2}$ 为 51min，健康志愿者 $t_{1/2}$ 为 0.8±1.3h，其代谢产物与金刚烷胺的代谢产物相似。

【作用与用途】 可逆的选择性 B-MAOI，抗帕金森综合征药。可能有治疗阿尔茨海默病的作用。1995 年进行了二期和三期临床试验。

第三节 多巴胺受体激动性（dopamine receptors agonists）抗帕金森症药

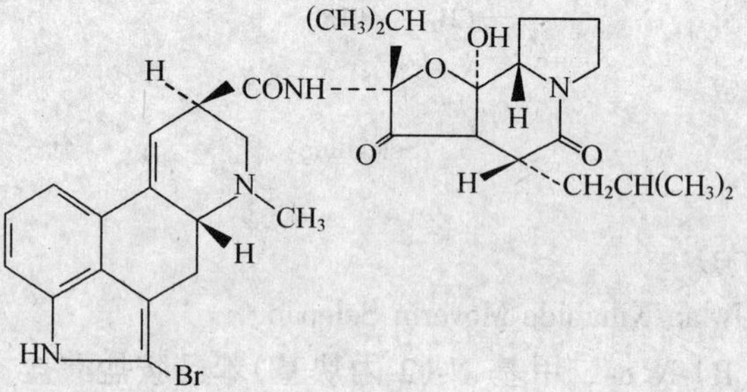

Bromocriptine

溴隐亭（Bromocriptine）

【别名】 溴麦亭 Parlodol Pravidel

【结构式】 2-bromo-12'-hydroxy-2'-(1-methylethyl)-5'-(2-methylpropyl)ergotaman-3',6',18-trione

【药代动力学】 口服吸收不完全，服 2.5mg，Tmax 1.5～3h，Cmax1.5～2.5ng/ml，$t_{1/2}$ 为 6～8h，作用持续时间 3～5h。剂量 > 50mg 时，作用可维持 6～10h。血浆蛋白结合率 90%～96%。经肝脏代谢，代谢产物无活性，大部分由胆汁分泌从粪便排出，仅 2.5%～5.5%从尿排出。

【作用与用途】 为半合成的麦角碱衍生物，D_2 受体激动剂，对纹状体 DA 受体有激动作用。能降低升高了的催乳素水平，主要适应证：帕金森病。研究用于治疗恶性症状群。还在实验中用于治疗抑郁症和应激状态。在美国还用于催乳素抑制的撤药状态。并在美国进行了二三期临床试验用于治疗肥胖。

【剂量与用法】 口服：2.5mg，bid。根据需要可加量或减量，老年人剂量宜从 1.25mg 起用。

【制剂】 片剂 2.5、5mg。胶囊：5、10mg。

【不良反应】 需与食物同服以减轻胃肠道反应。不良反应发生率较高，常见的有恶心、头痛、眩晕、疲倦、腹绞痛、便秘及腹泻等。大剂量可致精神障碍，心、肝功能不全者慎用，缺血性心脏病，妇女妊娠期禁用。与吩噻嗪类或 H_2 受体阻滞剂并用，可明显升高催乳素的血清浓度而降低疗效。

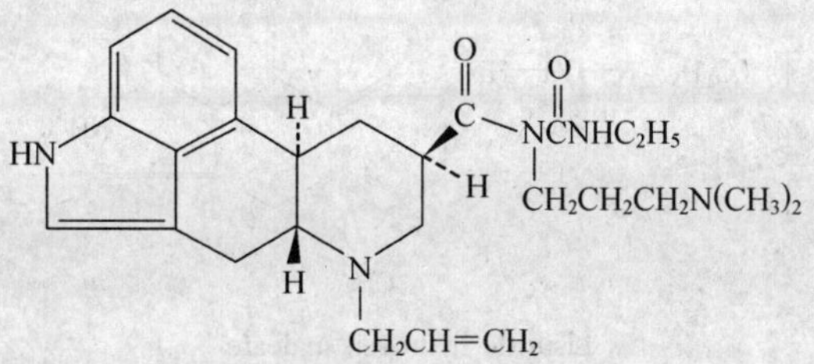

Cabergoline

Cabergoline

【别名】　Dostinex

【结构式】　(8-β)-N-[(3-dimethylamino)propyl]-N-[(ethylamino)carbonyl]-6-(2-propenyl)-ergoline-8-carboxamide

【作用与用途】　选择性 D_2 激动剂，强和长效催乳素抑制剂。已进行对帕金森病的三期临床试验。在比利时、丹麦和英国注册用作抗帕金森病，也有人用作退乳药。

【制剂】　片剂：0.5mg。

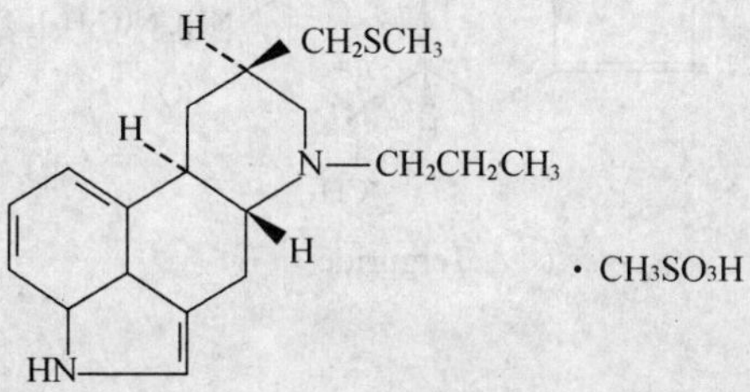

Pergolide Mesilate

Pergolide mesylate

【别名】　Permax Celance Nopar Revanil

【结构式】　8 β-[(methylthio)methyl]-6-propylergoline-monomethanesulfonate

【作用与用途】　强和长效 D_1/D_2 受体激动剂，在治疗帕金森综合征时，本药较少伴发精神病性症状。比溴隐亭作用时间长。可能具有类似左旋多巴的作用。能显著改善不安腿综合征的临床症状，提高睡眠效果。是治疗儿童 Tourtte's 综合征的安全有效药物之一。治疗可卡因成瘾尚需进一步研究。

【制剂】　片剂：0.05、0.2、0.25、1mg。

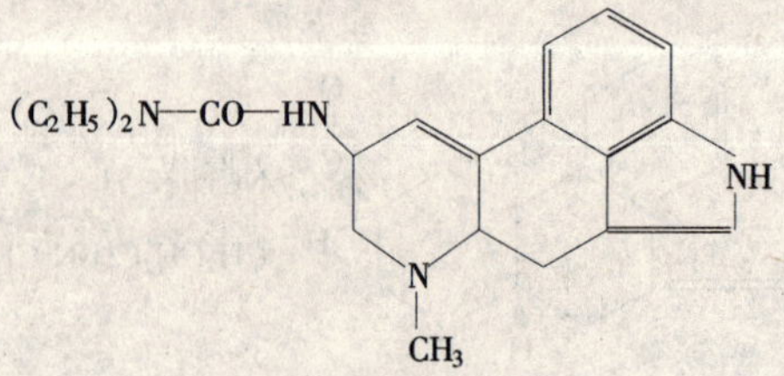

Lisuride hydrogen maleate

Lisuride hydrogen maleate

【别名】 Dopergin Arolac Cuvalit Revanil

【结构式】 3-(9,10-didehydro-6-methylergoline)-8α-yl-1,1-diethyl-urea

【作用与用途】 半合成麦角类衍生物，DA 受体激动剂，有降低催乳素和抗巴金森病作用。

【制剂】 片剂：0.2、0.25mg。

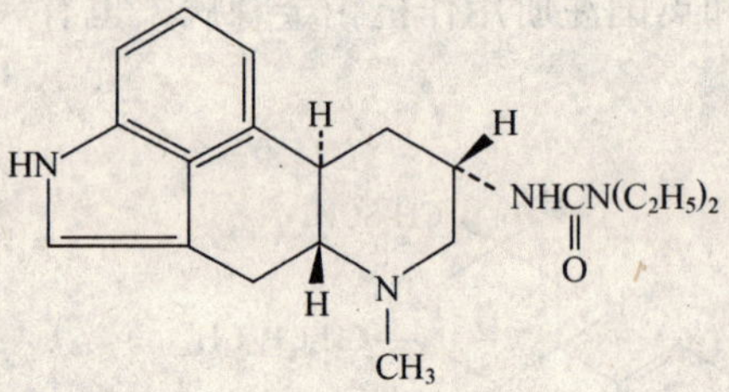

Terguride

Terguride

【别名】 Transdihydrolisuride Dironyl-transdihydrolisuride Mysalfon

【结构式】 1-1-diethyl-3-[6-methylergolin-8α-yl]urea

【药代动力学】 DA 受体部分激动剂和 α_2 受体强阻滞剂。可能的适应证为帕金森综合征与肌张力障碍。也试用于精神分裂症的阴性症状。

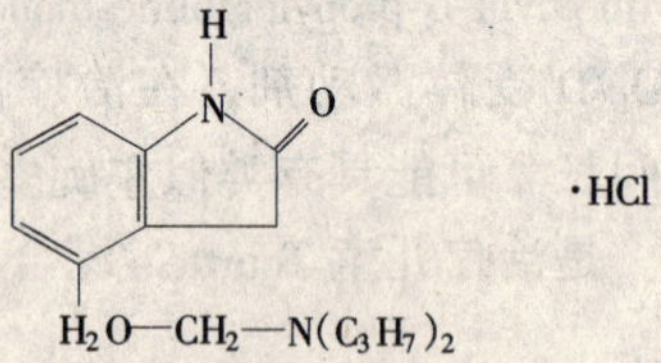

Ropinirole

Ropinirole

【结构式】 4-[2-(dipropylamino)ethyl]-1,3-dihydro-2H-indol-2-one HCl

【药代动力学】 口服单剂（2～12mg）以及重复（1～6mg，bid 或 tid）呈线性药代动力学特点，在人体，其活性代谢产物 7－羟－Ropinirole 时有多巴胺激活作用的惟一代谢产物。

【作用与用途】 选择性 D_2 受体激动剂，对 D_3 受体也有选择性亲和作用。已完成对帕金森病的三期临床试验。用于抗焦虑与抗抑郁以及治疗记忆障碍。单用或合用左旋多巴和/或司立吉林均有抗帕金森病的作用，有人发现与左旋多巴合用时后者需减量，对帕金森病的肌肉颤动有效。

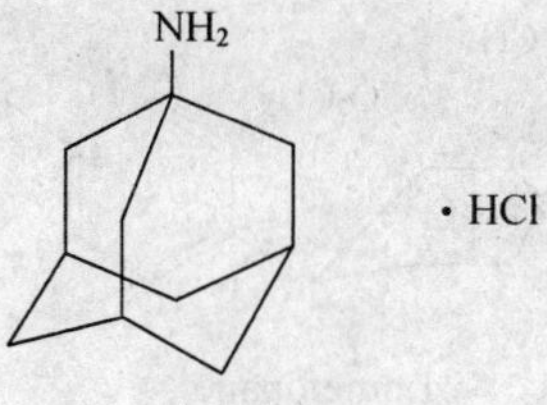

Amantadine

金刚烷胺（Amantadine）

【别名】 Adantamine Atarin Gludantan Hofcomant Mantadix Synmetrel

【结构式】 tricyclo[3.3.1.1$^{3.7}$]decane-1-amine or adamantanamine. HCI

【药代动力学】 服单剂 100mg，Tmax 2 ~ 4h，Cmax 250 ~ 500ng/ml。血浆蛋白结合率 67%，$t_{1/2}$约 15h，90%以原形药物经肾排泄，乳汁也有少量排出。

【作用与用途】 抗病毒与抗帕金森病药，可能在纹状体 DA 能神经末梢促进 DA 释放发挥作用。特别适于不宜使用抗胆碱药的患者。其抗抑郁作用机制不清，可能与多受体有关。有报道能改善男性精神分裂症患者的性功能障碍。治疗不安腿综合征有效。因阻滞左旋多巴而发挥的抗帕金森综合征作用，可持续至停药后 1 年。

【剂量与用法】 口服：0.1g，bid 或 tid。

【制剂】 片剂：0.1g。胶囊：0.1g。

【不良反应】 常见有头痛、眩晕、激动、震颤、言语不清、共济失调、昏睡以及口干、厌食、网状青斑等。过量可引起惊厥。

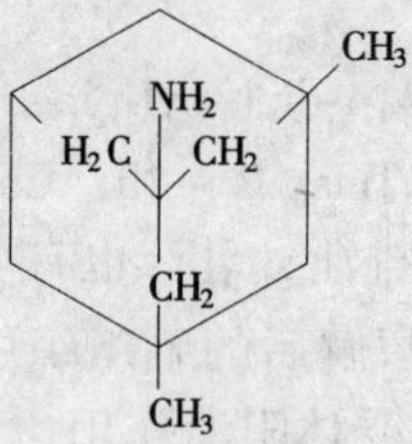

Memantine

Memantine

【别名】 Akatinol

【结构式】 3,5-dimethyl-tricylo[3,3,1,13,7]decan-1-amine

【作用与用途】 AMPA 受体阻滞剂，在治疗帕金森病或痴呆时作为抗痉药。有中枢兴奋作用，研究用于提高老年病人清醒程度，以及短期改善记忆与情绪。

【制剂】 片剂：10mg。针剂：10mg/2ml。

第四节 其他抗帕金森症（miscellaneous）药

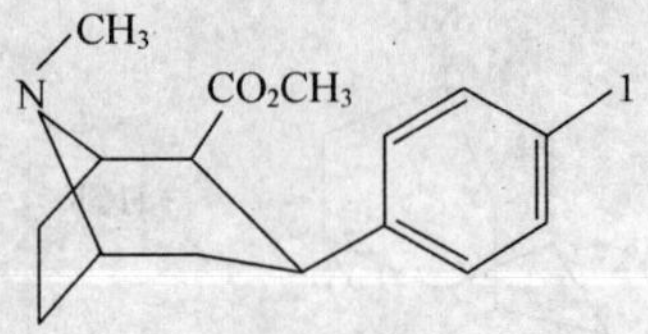

Lometopane

Lometopane

【别名】 Dopacsan

【结构式】 methyl ester of[1R(exo,exo)]-3-(4-iodophenyl)-8-methyl-8-azabicyclo[3.2.1]octane-2-carboxylic acid

【作用与用途】 诊断帕金森病的 SPECT（单光子发射计算机体层摄影）显影剂，1994 年完成二期临床试验。1997 年完成 2b 期临床试验。

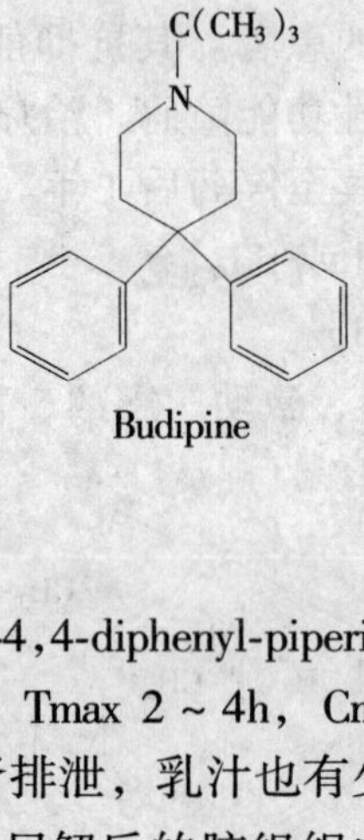

Budipine

Budipine

【别名】 Parkinsan

【结构式】 1-(1,1-dimethylethyl)-4,4-diphenyl-piperidine

【药代动力学】 服单剂 100mg，Tmax 2 ~ 4h，Cmax 250 ~ 500ng/ml。血浆蛋白结合率 67%，$t_{1/2}$ 约 15h，90%以原形药物经肾排泄，乳汁也有少量排出。主要代谢产物 757 - 57。

【作用与用途】 NMDA 阻滞剂。尸解后的脑组织中发现它与 NMDA 和 sigma 受体结合，有弱 MAOI-B 和蕈菌碱样受体及多巴胺受体阻滞作用，中枢性抗帕金森综合征药，临床试用于偏头痛与丛集性头痛。对治疗左旋多巴引起的震颤效果好，对肌紧张效果略差。用于合并治疗帕金森病。

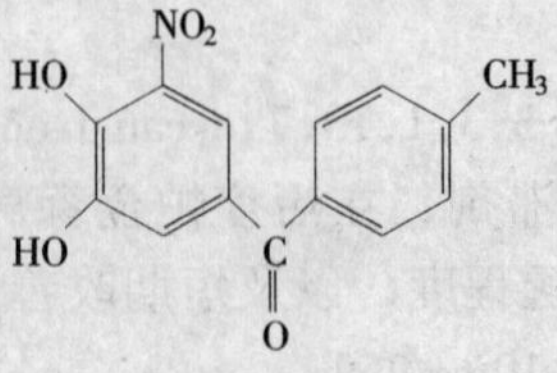

Tolcapone

Tolcapone

【别名】 Tasmar

【结构式】 (3,4-dihydroxy-4'-methyl-5-nitrobenzophenyl)

【作用与用途】 可逆的选择性 COMT（儿茶酚胺－O－甲基移位酶）抑制剂。与 L-DOPA 和苄丝肼并用治疗帕金森病。能延长 L-DOPA 的 $t_{½}$ 和提高其生物利用度。可能也有抗抑郁作用。1995 年完成三期临床试验。1997 年底发现致肝坏死的严重不良反应，1998 年已从欧洲市场撤出。

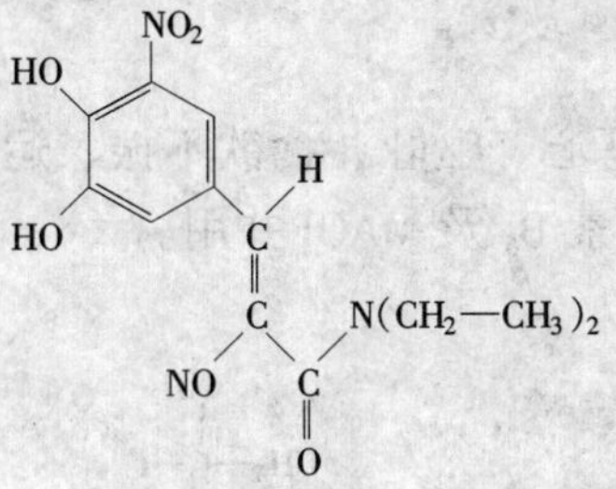

Entacapone

Entacapone

【结构式】 (E)-α-cyano-N,N-diethyl-3,4-dihydroxy-5-nitrocinnamamide

【作用与用途】 可逆的 COMT 抑制剂，与 L-DOPA 并用治疗帕金森病。能改善 L-DOPA 的药代动力学参数，但不改变其作用时间与强度。1995 年完成三期临床试验。已在欧洲、美国和中国上市。

【剂量与用法】 理想的口服剂量是 200mg/d。

氢溴酸东莨菪碱（Scopolamine HBr）

【别名】 丁溴东莨菪碱 海俄辛 Hyoscine Scopolamine Butylbromide

【结构式】 (1S,3S,5R,6R,7S,8S)-6,7-环氧-8-丁基-3-(S)-环氧托烷基托哌的溴化物

【作用与用途】 有外周和中枢性抗胆碱能作用。能缓解流涎、震颤和肌肉强直。精神科主要用于治疗药源性 EPS。此外，还有显著的中枢镇静及兴奋呼吸作用，可用于抢救乙脑患者的呼吸衰弱，但易引发抽搐。

【剂量与用法】 口服 0.3mg，bid 或 tid。最高剂量每次 0.6mg。肌注：每次 0.3mg。

【制剂】 片剂：0.3mg。针剂：0.3、0.5mg。

【不良反应】 主要有口干、声音嘶哑、畏光、视物模糊、眩晕、嗜睡等。剂量过大可引起谵妄，激动不安甚至惊厥。如有中毒现象，可用巴比妥类或水合氯醛缓解之，另外用新斯的明等拟胆碱药对抗其周围作用。青光眼患者忌用。

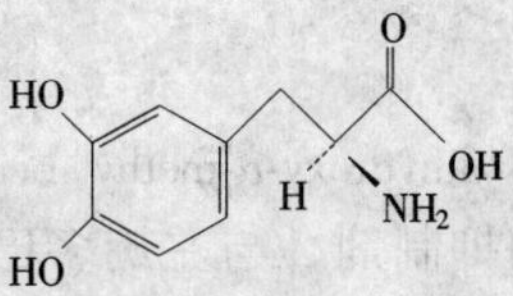

Levodopa

左旋多巴（Levodopa L-Dopa）

【药代动力学】 口服易吸收，Tmax 1h，$t_{1/2}$ 为 1～3h，经肝脏被多巴脱羧酶迅速转化为 DA，进入脑内的左旋多巴仅 1%左右。DA 更不易透过 BBB。

【作用与用途】 为多巴胺前体。用于治疗帕金森病，对肌强直、运动障碍疗效显著。能改善震颤、流涎、吞咽困难、躯体平衡障碍等症状。但对药源性帕金森综合征无效。与卡比多巴等合用治疗不安腿综合征。

【剂量与用法】 口服：开始 0.25～0.5g/d，每服 3～4 日增加 0.125～0.5g，维持量 3～6g/d，分 4～6 次服用。

【制剂】 片剂：250mg。

【不良反应】 不良反应有恶心、呕吐、食欲不振、运动障碍、失眠等多种症状。溃疡病、精神病者慎用，不宜与维生素 B_6 及 MAOI 并用。

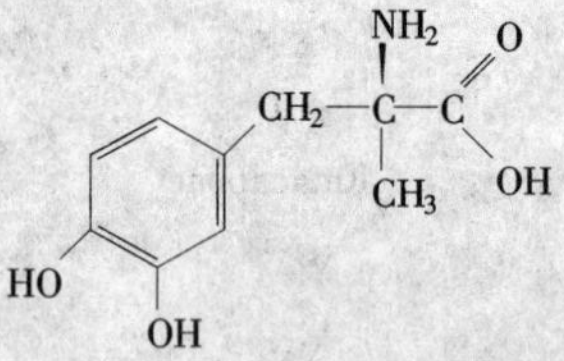

Methyldopa

甲基多巴（Methyldopa）

MK351

【结构式】 3-(3,4-dihydroxyphenyl)-2-methylalanineα-amino-β-(3,4-dihydroxyphenyl)-α-methylpropionic acid

【药代动力学】 $t_{1/2}$ 约为 2h，有活性代谢产物。经肝脏被多巴脱羧酶迅速转化为 DA，进入脑内的左旋多巴仅 1%左右。DA 更不易透过 BBB。

【作用与用途】 多巴胺脱羧酶抑制剂，干扰中枢神经系统多巴胺传递。是抗高血压药。

【制剂】 片剂：125、250、500mg。

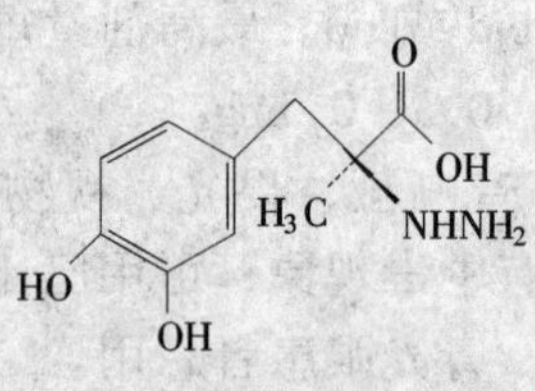

Carbidopa

carbidopa

【结构式】 (S)-α-hydrazino-3,4-dihydroxy-α-methyl-benzenepropanoic acid monohydrate

【作用与用途】 多巴胺脱羧酶抑制剂，与左旋多巴和用，组成复合制剂，用于治疗帕金森病。

【制剂】　片剂：10、25、50mg。

etilevodopa

【结构式】　levodopa ethyl ester

【作用与用途】　是左旋多巴的乙酰酯，用于治疗因长期应用左旋多巴引起的帕金森病的震颤。与左旋多巴比较，etilevodopa在胃中溶解快，较快进入小肠，它起效快。

（李舜伟）

第十六章 益智药与脑代谢改善药

第一节 概 述

一、智能损害治疗原则

1. 目前，大部分智能损害患者无法根治，但治疗能延缓病情进展，使精神障碍获得改善，减轻症状和心理社会性不良后果，以及减少伴发疾病的患病率及死亡率。

2. 应加强对智能损害的心理社会影响的了解和调整，识别疾病的促发或延续因素，提倡早期发现、早期治疗。应用恰当的药物治疗方案及心理治疗、心理康复等手段。

3. 全程的综合治疗和护理。

4. 努力取得患者及其家属的配合，提高执行治疗计划的依从性。

5. 神经精神专科医师除直接治疗患者外，还应作为合作伙伴或指导者，以团队工作方式与其他人员共同努力，最大程度地改善患者的社会功能和生活质量。

二、智能损害治疗方案

（一）一般治疗

注意饮食、营养、水及电解质平衡，鼓励患者进行适当活动和锻炼，预防感染，尤其是肺和尿路感染。

（二）对症治疗

根据患者症状，选择相应的治疗。

1. 胆碱酯酶抑制剂　老年性痴呆患者有神经递质的不平衡，用药物来纠正失衡状态，有可能延缓痴呆的进展。由于主要的神经递质变化是胆碱能系统，胆碱乙酰转移酶浓度及活性减低，导致乙酰胆碱在神经元突触前的合成减少。此外，因胆碱能系统受损严重时，其他神经递质如多巴胺、去甲肾上腺素和5-HT等系统也受损害，AD的CSF检测发现上述代谢物质浓度降低。因此，用胆碱酯酶抑制剂，对部分轻中度患者有一定效果。如多奈哌齐、重酒石酸卡巴拉汀、石杉碱甲等。如患者能耐受，剂量可增加，但要注意胆碱能的不良反应。

2. 益智药与脑代谢改善药

（1）钙离子通道阻滞剂　细胞死亡生物学的现代资料表明有两种细胞死亡类型：坏死和凋亡（遗传控制的程序性细胞死亡），与 Ca^{2+} 激活的细胞毒性机制有关。因此用 Ca^{2+} 通道阻滞剂如尼莫地平可能有助缓解AD进展。氟桂利嗪（flunarizine，sibelium，西比灵）为选择性钙离子通道阻滞剂，可扩张脑血管，能阻止因过量钙离子跨膜进入细胞内导致的细胞损伤与死亡。

（2）自由基清除剂　氧化自由基可能参与AD脑细胞死亡过程。自由基引起的淀粉样蛋白沉积，与细胞膜产生反应，可引起细胞内氧化过程，导致自由基释放。因此，减少自由基生成和保护神经元免受自由基损害的药物对AD可能有治疗作用。可应用VitE和丙炔苯丙胺

[L-deprenyl，司来吉兰（selegioline）] 等。

3．其他　如脑活素、银杏叶制剂、雌激素（用于女性）、非甾体抗炎药等。必须兼顾其他躯体疾病，如高血压病、高血脂症、糖尿病、青光眼以及前列腺肥大等。

（三）精神症状治疗

根据不同精神症状选用精神药物。此类患者药物耐量较低，应从小剂量开始。

1．焦虑不安　用艾司唑仑 1～2mg，每日 1～3 次；或阿普唑仑 0.4mg，每日 1～3 次。失眠，用氯硝西泮 2～4mg，晚服，必要时可肌注。如有兴奋、易怒、伤人、自伤、毁物等表现，首先应尽量避免某些易激惹因素，必要时应用药物控制其过分情绪及行动；可考虑并用锥体外系副作用较小的抗精神病药，增量宜慢，用量宜小。对老年患者则应由小剂量开始，避免产生血压下降、呼吸受抑制的不良反应，夜间用药则更应慎重，须严密观察不良反应。

2．抑郁　首先应予劝导，心理治疗、社会支持、环境改善即可缓解，必要时可用抗抑郁药。三环类抗抑郁药对老年患者的主要不良反应是直立性低血压，中枢胆碱能不良反应谵妄，和外周抗胆碱能不良反应口干、便秘、青光眼加剧和排尿困难，应尽量避免使用。去甲替林、去甲丙咪嗪，和麦普替林不良反应较轻，但也应慎用。新型抗抑郁药，如氟西汀、帕罗西汀、氟伏草胺、舍曲林、西酞普兰、米氮平和达体朗等，它们的抗胆碱能和心血管不良反应一般都比三环类轻，但氟西汀半衰期长，老年人宜慎用。

3．幻觉、妄想等　用锥体外系副作用较小的抗精神病药，增量宜慢，用量宜小。

4．失眠及睡眠倒错　可在白天给予有计划的活动，给以各种良性刺激，防止睡眠；而夜间则可用适量安眠或镇静剂。用药必须考虑药物的半衰期及剂量，巴比妥药物因其抑制呼吸和显著的肌松作用，临床上已基本淘汰。苯二氮䓬类药物中可采用半衰期短、不良反应小的各类安定，均应从小剂量开始，应结合老年多脏器疾病特点用药。

（四）其他治疗

患者的营养状况十分重要，高蛋白、各种维生素，并协助进食，注意水、电解质和酸碱平衡，防止缺氧、脑水肿，防止便秘、尿潴留，卧床患者还需防褥疮、感染等。

（五）心理治疗、社会干预、适合患者及家属的健康教育应贯穿整个治疗过程。

（六）护理

要注意维持残存的脑功能状态及改善生活质量。特别是早期为防止生活功能、记忆、语言、兴趣等生活、社会交往质量的进一步下降，应结合患者的实际，利用各种条件，多使患者在视、听、语言、社会、家庭交往方面有适当的机能活动或功能锻炼机会，尽可能关心和鼓励患者自理有关事务，不应使患者处于孤立、寂寞、低生活质量状态。但依然要协助料理生活，督促饮食，加强管理，防止走失，坚持体操、手工和有利保持智能的康复训练等。在治疗护理实践中，最主要问题是精神障碍，如幻觉、妄想、情感、行为、定向力障碍、性格改变，及尿便失禁等。要做到尽量少影响周围人的生活环境，更重要的是要保护患者，缓解痛苦，调整生活环境及质量。

第二节 抗缺氧类（antihypoxic agents）益智药

都可喜（Duxil）

【别名】 Duxaril

【药代动力学】 口服后组成分之一阿吗碱 Tmax 1~2h，$t_{1/2}$为 7~15h。烯丙哌三嗪 Tmax 约 3h，$t_{1/2}$为 40~80h。蛋白结合率在 99%以上。原药及其代谢产物主要经胆道排泄。

【作用与用途】 为抗缺氧药，通过烯丙哌三嗪提高血氧浓度。用于需要氧的血管性或代谢性疾病。大脑、神经及感觉器官耗氧量特别高，因此适于老年人的精神行为障碍和大脑功能衰退，智力障碍，脑血管意外后遗症，脑震荡后综合征，缺血性视网膜、脉络膜功能障碍以及缺血性耳蜗前庭功能障碍。

【剂量与用法】 口服：早晚各 1 片，餐时服较宜，维持量每天 1 片。

【制剂】 片剂：每片含阿吗碱（Ajmalicine 即萝马辛 Raubasine）10mg，烯丙哌三嗪（Almitrine）30mg

【不良反应】 不良反应少见，长期服药可出现体重下降，下肢感觉异常，应停药。偶见恶心、胃胀、胃痛、睡眠障碍、激动、焦虑、心悸等。严禁与 MAOI 并用，孕妇忌用。

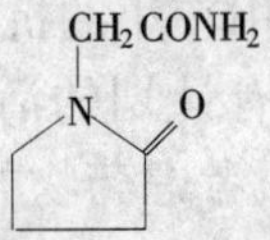

Piracetam

吡乙酰胺（Piracetam）

【别名】 脑复康 Nootropil Meclivin Aminotrophylle Braintop Cerebroforte

【结构式】 2-oxopyrrolidin-1-acetamide

【药代动力学】 口服易吸收，Tmax 30~40min，$t_{1/2}$为 4~6h，分布于大部组织器官。可透过 BBB 和胎盘屏障。在体内不发生降解和生物转化，服药后 26~30h 原药 94%~98%从尿排泄。

【作用与用途】 能激活、保护脑神经元，改善各种类型脑缺氧及理化因素造成的脑损伤。促进大脑利用磷脂，氨基酸，葡萄糖和储存能量。改善微循环，促进红细胞柔韧性，抑制血小板凝集等。用于脑动脉硬化及脑血管意外所致的记忆和思维功能减退。对弱智儿童和轻中度老年痴呆，亦有益智作用。

【剂量与用法】 口服：0.4~1.6g，tid。

【制剂】 片剂或胶囊剂：0.2、0.4g。

【不良反应】 较少，偶有口干、食欲不振、便秘、睡眠不佳等。

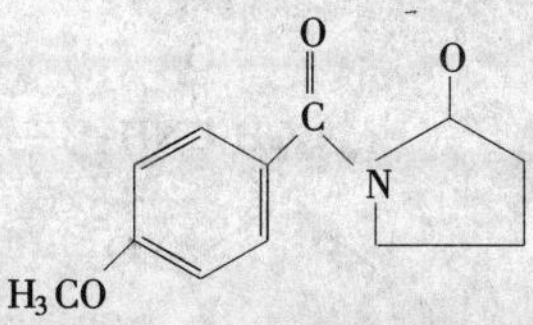

Aniracetam

阿尼西坦（Aniracetam）

【别名】　茴拉西坦 Draganon Ampamet Reset Sarpul

【结构式】　1-(p-anisoyl)-2-pyrrolidinone

【作用与用途】　益智药，为吡咯环酮类化合物，能改善脑功能，增进记忆。结构虽为环状 GABA 衍生物，但作用机制与 GABA 不同，可促进胆碱能功能。对谷氨酸有关受体有上调作用。尤其对左旋谷氨酸受体有特异作用。临床用于脑供血不足和认知损害，研究用于老年人的这类损害。在日本被推荐用于脑梗塞后抑郁与焦虑。也能预防和改善 ECT 所致记忆缺损。

【剂量与用法】　口服：脑缺血和认知障碍约 1000mg/d，分 2～3 次服。

【制剂】　片剂、胶囊剂：100、200、750mg。

【不良反应】　较少，偶有口干、鼻塞、嗜睡、便秘等。对本药过敏者慎用。

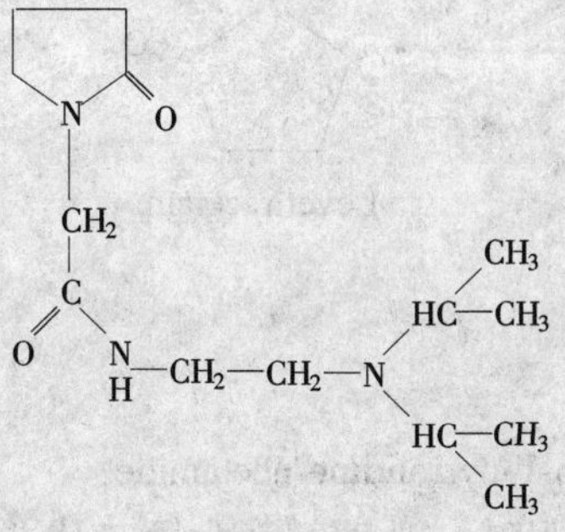

Pramiracetam

Pramiracetam

【别名】　Amacetam Neupramir Pramistar Reman

【结构式】　N-[2-(di-isopropylamino)ethyl]-2-oxo-1-pyrrolidin-acetamide

【药代动力学】　健康者口服后 $t_{1/2}$ 约 4.5～6.5h。

【作用与用途】　结构与脑复康相似的环状 GABA 衍生物，用于阿尔茨海默病。

【剂量与用法】　口服：1.2～1.8g/d。

【制剂】　片剂：0.6g。

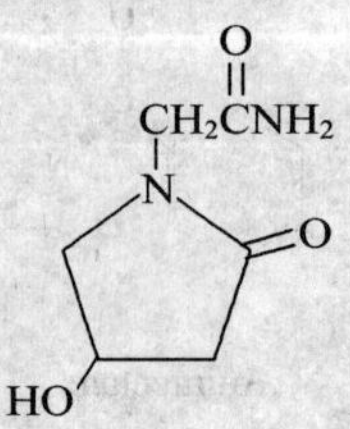

Oxiracetam

Oxiracetam

【别名】 Neuromet Neuractiv

【结构式】 4-hydroxy-2-oxopyrrolidin-1-acetamide

【药代动力学】 健康者口服后 $t_{1/2}$ 约 3.3～6.4h。

【作用与用途】 脑复康的 4-羟衍生物，据报道能改善脑供血不足和记忆，减轻 ECT 所致记忆障碍。

【剂量与用法】 剂量为 800～2400mg/d。

【制剂】 片剂：800mg。针剂：1g/5ml。

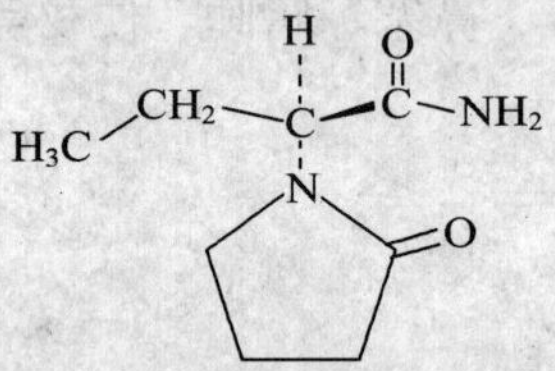

Levetiracetam

Levetiracetam

【别名】 Etiracetam SIB-S1

【结构式】 (S)-α-ethyl-2-oxo-1-pyrrolidine acetamide

【作用与用途】 Ach（乙酰胆碱）激动剂，为第二代益智药物。据报道治疗脑血管疾病所致的记忆障碍有效。动物模型试验显示可逆转各种记忆缺陷，可能有抗痉及抗焦虑作用。

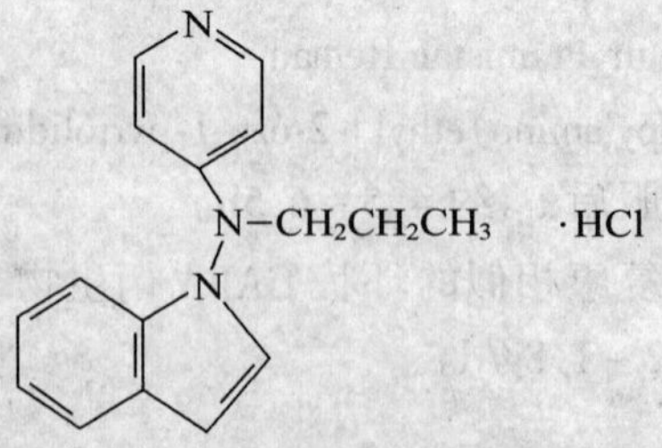

Besipirdine

Besipirdine

【别名】 Despropylmetabolite

【结构式】 N-propyl-N-(4-pyridinyl)-1H-indol-1-amine HCl

【作用与用途】 Ach/NE/5-HT 激动剂，初期临床试验显示为“第二代抗阿尔茨海默病药”，其去丙基衍生物 P86－7480 为 α_1 受体激动剂及 α_2 受体阻滞剂，而母药 HP749 无这种活性。1995 年进行三期临床试验。

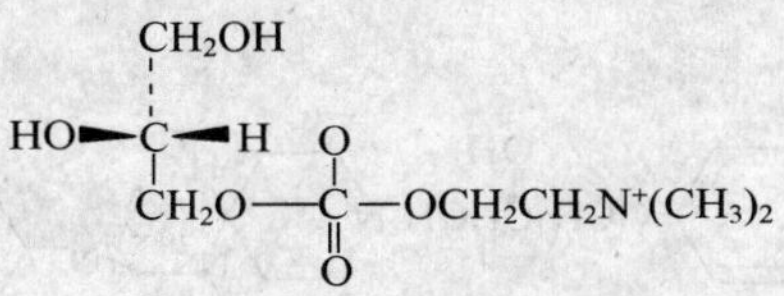

Choline-L-Alfoscerate

Choline-L-alfoscerate

【别名】 Brezal Delecit Gliatilin

【结构式】 cholin hydroxide,(R)-2,3-dihydroxypropyl hydrogen phosphate-inner salt

【作用与用途】 益智药，治疗与年龄有关的记忆障碍、阿尔茨海默病及抑郁症。

【制剂】 胶囊：400mg。针剂：1g/4ml。

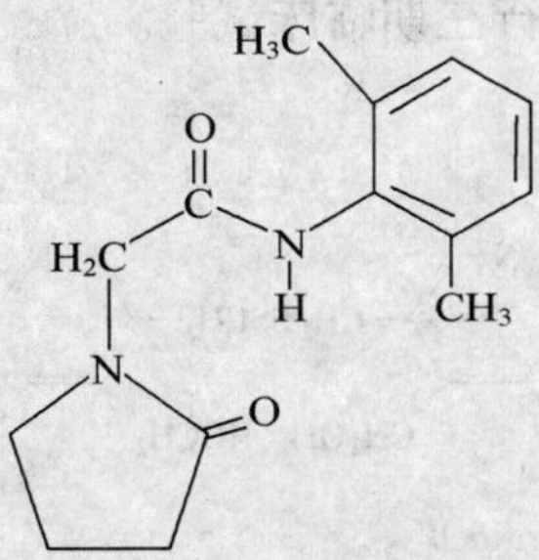

Nefiracetam

Nefiracetam

【别名】 Translon

【结构式】 N-(2,6-dimethylphenyl)-2-oxopyrrolidine acetamide

【作用与用途】 环状 GABA 衍生物，为胆碱乙酰转移酶激活剂。是不引起躯体及精神依赖的益智药。据报道对学习和记忆功能的恢复和 ECT 所致记忆损害有效。也试用于阿尔茨海默病、痴呆、脑循环障碍，可改善认知功能。

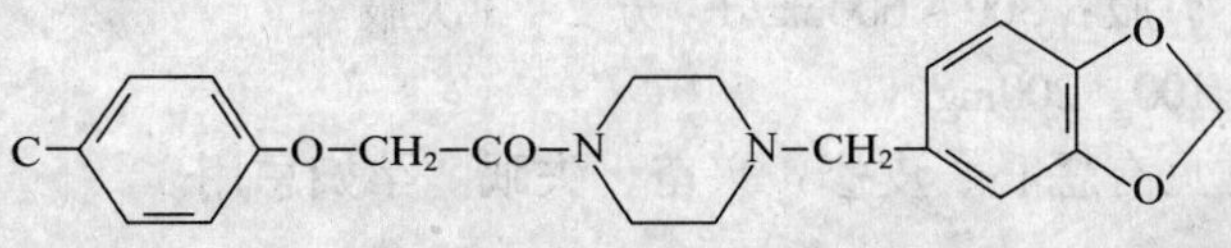

Fipexide

Fipexide

【别名】 Vigilor Attentil

【结构式】 1-[2-(p-chlorophenoxy)acetyl]-4-(3,4-methylene dioxybenzyl)piperazine

【药代动力学】 $t_{1/2}$约 6.5h。

【作用与用途】 精神兴奋药物，为间接 DA 激动剂。研究用于记忆障碍。EEG 改变与其他 DA 激动剂相似。

【制剂】 片剂：200mg。

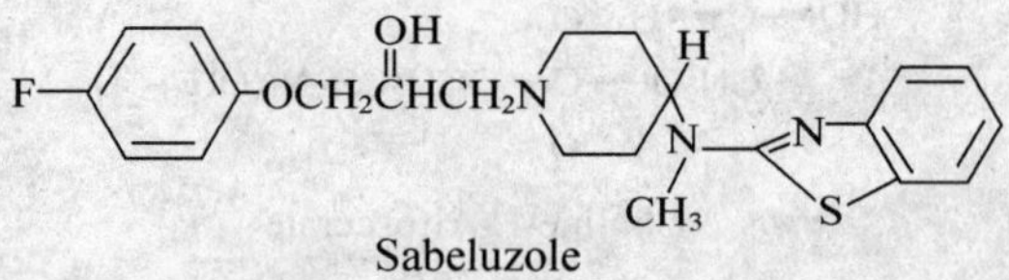

Sabeluzole

Sabeluzole

【别名】 Arbetuzole

【结构式】 (±)-4-(2-benzothiazolylmethylamino)-α-[(p-fluorophenoxy) methyl]-1-piperidineethanol

【作用与用途】 有益智及抗痉作用，对再学习过程有明显促进作用。初期临床研究表明治疗脑血管障碍有效。1994 年进行三期临床试验。

【不良反应】 无明显副作用。

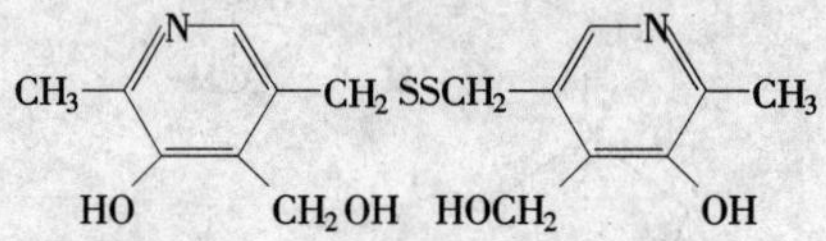

Pyritinol

吡硫醇 (Pyritinol)

【别名】 脑复新 Pyrithioxine base Encephabol Encefabol Neuroxin

【结构式】3,3′-dithiomethylene-bis(5-hydroxy-6-methyl-4-pyridinemethanol(base or hydrochloride)

【作用与用途】 结构为 2 个维生素 B_6 分子以 – S – S 键相联。能增加脑血流量，促进脑内葡萄糖及氨基酸的代谢。动物实验表明增加脑皮质与纹状体的内源性 ACH。临床用于脑供血不足。

【剂量与用法】 口服：300 ~ 600mg/d，分 2 ~ 3 次服。

【制剂】 片剂：100、200mg。

【不良反应】 常见有恶心、皮疹、兴奋、失眠。孕妇忌用。

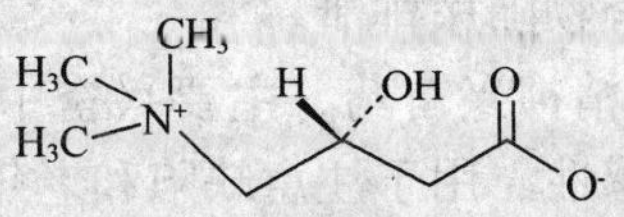

Levocarnitine

左旋肉碱（Levocarnitine）

【别名】　L-carnitine Acetyl-l-carnitine Biocarn Branigen Caritene Ceredor

【结构式】　(L-3-carboxy-2-hydroxypropyl) trimethylammonium hydroxide

【药代动力学】　$t_{1/2}$为4～6h。

【作用与用途】　弱胆碱能制剂，为肉碱乙酰转移酶激动剂。作为内源性物质在长链脂肪酸代谢中起作用。肉碱及其乙酰酯有拟Ach的药理作用机制。据报道治疗缺血性心脏病有效，可改善躯体消耗状态。研究用于认知障碍及阿尔茨海默病。

【制剂】　片剂：500mg。针剂：1g/5ml。

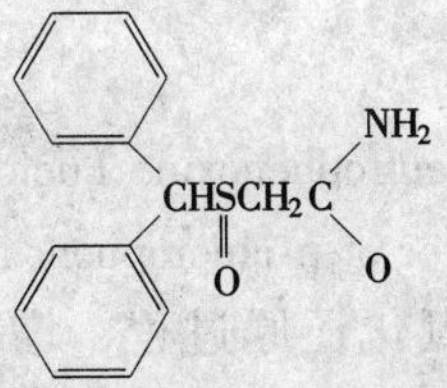

Modafinil

【别名】　Modional Provigil

【结构式】　2-[(diphenylmethyl)sulfinyl]acetamide

【作用与用途】　精神兴奋剂，可能为突触后α_1受体激动剂。研究用于健康人睡眠剥夺所引起的精神运动作业不良，可诱发特发性嗜睡及发作性睡病。

【剂量与用法】　口服：用于精神运动操作不良时剂量为200mg/d。

【制剂】　片剂：100mg。

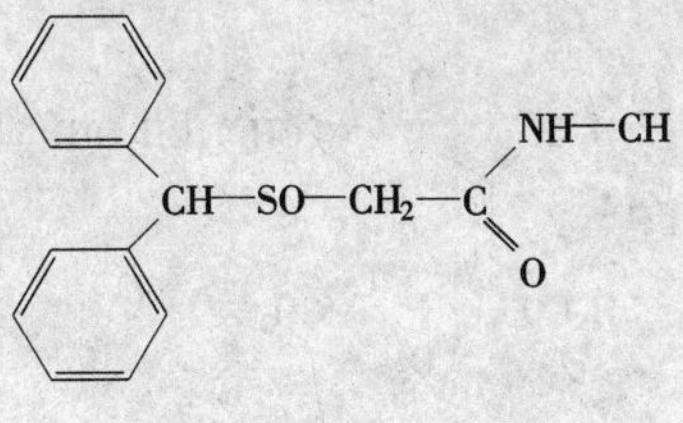

Adrafinil

阿屈非尼（Adrafinil）

【别名】　Olmifon

【结构式】　2-[(diphenylmethyl)sulfinyl]acetohydroxamic acid

【药代动力学】　口服易吸收，Tmax 1h，$t_{1/2}$为1h。血浆蛋白结合率80%。有肠肝循环，在肝脏代谢，主要以葡萄醛酸结合物随尿排泄。

【作用与用途】 非苯丙胺类精神兴奋药，主要兴奋中枢神经突触后 α 受体，激活中枢觉醒系统，增加对外界刺激的敏感性。用于注意缺陷和老年性警觉性减退。由于能改善脑缺氧及衰老所致脑电图变化，增强记忆力，故又被列入益智药。

【剂量与用法】 口服：300mg，bid 或 tid。

【制剂】 片剂：300mg。

【不良反应】 有烦躁不安以及短暂发作的兴奋、好争斗，继续给药可自然消失。肾功能不全者未见清除常数改变，严重肝功能不全者应减量。连续用药时应经常监测碱性磷酸酶的变化。

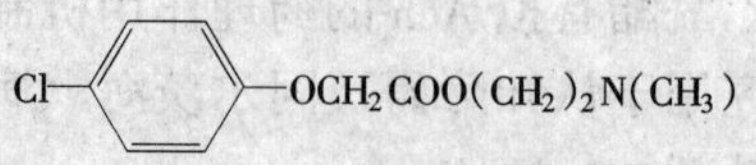

Meclofenoxate

氯酯醒（Meclofenoxate）

【别名】 遗尿丁 甲氯芬酯 Centrophenoxine Lucidril Centrophenoxate Clophenoxine

【结构式】 Dimethylaminoethyl ester of p-chlorophenoxyacetic acid

【作用与用途】 能促进脑细胞氧化还原过程，增加糖的利用，提高脑干 NE 及 DA 水平，起苏醒作用。也能增加脑血流量及脑内 5－HT 量，激活脑干网状结构，提高脑内超氧化物歧化酶（SOD）活性，减少超氧自由基对脑细胞的损害，消除神经细胞中脂褐质，从而改善记忆和抗衰老。用于脑创伤、脑卒中、精神错乱。对认知障碍和阿尔茨海默病亦有效。此外，还可用于小儿遗尿等。

【剂量与用法】 口服 0.6～1g/d，分 2～3 次服。肌注：每次 0.25g。用注射用水或 5% 葡萄糖溶液稀释注射。静注或静滴：每次 0.25g。

【制剂】 胶囊剂、片剂：0.1、0.25g。针剂：0.25g。

【不良反应】 兴奋、激动、失眠、恶心、食欲减退、偶见皮疹、头痛。高血压病人及颅内感染未控制者慎用。本药易水解，配成溶液后应即使用。

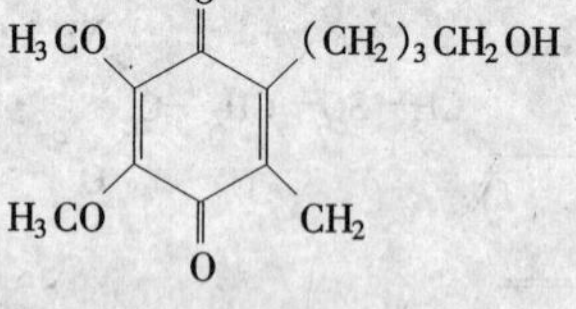

Idebenone

羟癸醌（Idebenone）

【别名】 艾地苯醌 雅伴 Avan-Aban CerastabonAvan Idebenone

【结构式】 2-(10-hydroxydecyl)-5,6-dimethoxy-3-methyl-1,4-benzoquinone

【药代动力学】 脑卒中后遗症病人餐后服 30mg，Tmax 3.3h，Cmax 290 ng/ml。生物利用度 90%。分布于肝肾组织，也向脑内移行，其浓度与血浓度相同。$t_{1/2}$ 约 9h，以代谢产物形式从尿中排泄，24h 内尿中排泄 32%，在体内无蓄积。

【作用与用途】　有中枢兴奋作用的抗缺氧剂。能激活脑线粒体呼吸活性，改善脑能量代谢。促进 ATP 生成，并抑制线粒体产生氧化脂质防止线粒体膜受损害。促进呼吸功能。用于多发梗塞性痴呆。研究用于认知障碍。

【剂量与用法】　口服：30mg，tid，饭后服。

【制剂】　糖衣片：30mg。

【不良反应】　不良反应有皮肤过敏、恶心、食欲不振、腹泻、眩晕、兴奋等。偶见 ALT、BUN 升高。孕妇及哺乳妇女慎用。

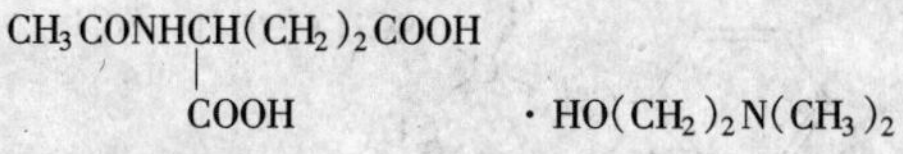

Deanol Aceglumate

二甲胺乙醇（Deanol）

【作用与用途】　ACh 前体，部分化学结构与氯酯醒相似。有轻度兴奋、抗抑郁及抗焦虑作用，可能与氯酯醒的中枢作用有关。研究用于亨廷顿舞蹈症、抽动秽语综合征、儿童行为障碍、TD 及老年认知障碍。

【制剂】　片剂：25、75、100、250mg。胶囊：200mg。针剂：200mg/10ml。

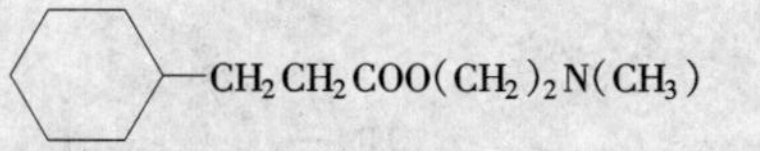

Cyprodenate

Cyprodenate

【别名】　Cyprodemanol

【结构式】　2-(dimethylamino)ethyl ester of cyclohexanepropanoic acid

【作用与用途】　精神兴奋剂，为 Deanol 前体，用于可逆性中枢功能退化、外伤后遗症、Korsakof 综合征及虚弱无力。

【制剂】　片剂：100mg。

【不良反应】　癫痫病人禁用。

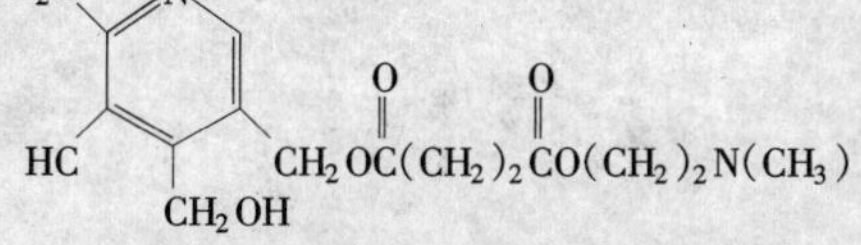

Prisudanol

Prisudanol

【别名】 Mentis Nadexen Pridana

【结构式】 2-(dimethylamino) ethyl [5-hydroxy-4-(hydroxymethyl)-6-methyl-3-pyridyl] methyl succinate

【药代动力学】 口服单剂 Tmax 2h。

【作用与用途】 精神兴奋剂，兴奋上行性网状系统，改善神经血流动力学及神经代谢。有轻度抗焦虑作用。

【制剂】 片剂：600mg。胶囊：300mg。

【不良反应】 忌与 L－多巴并用。

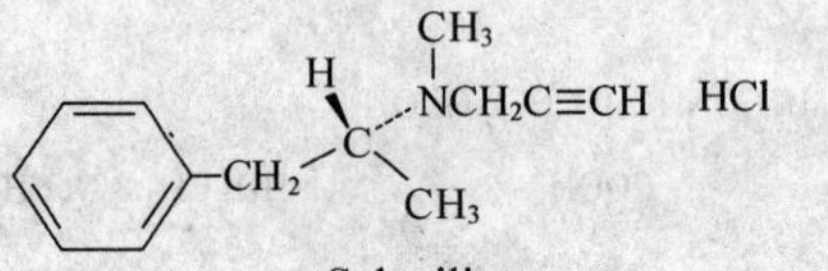

Selegiline

司来吉林（Selegiline）

它是一种选择性 B-MAOI，它是具有神经保护作用的抗氧化剂。长期服用可降低自由基和其他神经毒素的浓度。

第三节 促甲状腺释放激素类似物（TRH analogues）益智药与脑代谢改善药

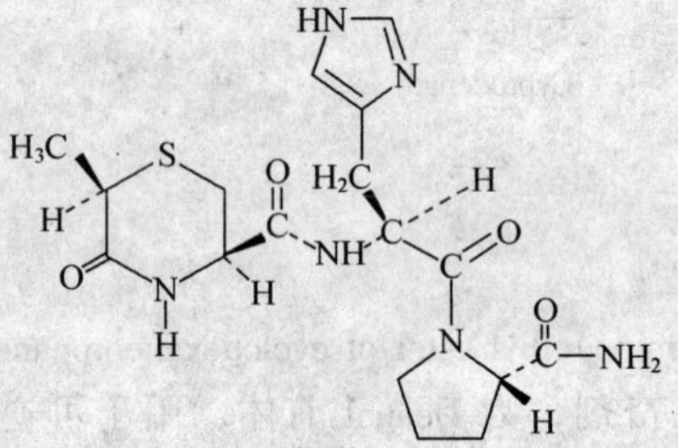

Montirelin

Montirelin

【结构式】(6-methyl-5-oxo-3-thiomorpholinyl) carbonyl-histidylprolinamide

【作用与用途】 TRH 的长效同类制剂，有抗抑郁及中枢兴奋作用，可能有益智及精神兴奋作用。

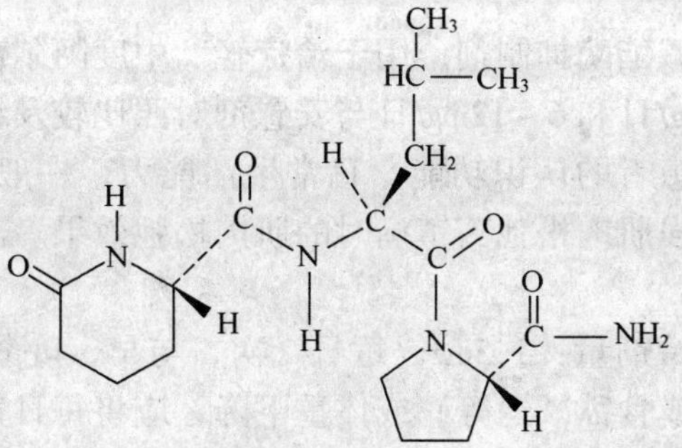

Posatirelin

Posatirelin

【别名】　Pyladox

【结构式】　(S)-N-(6-oxo-2-piperidinyl)carbonyl-L-leucyl-L-prolinamide

【作用与用途】　TRH 激动剂，能改善动物模型的记忆功能，已通过三期临床试验。

第四节　胆碱酯酶抑制剂（cholinesterase inhibitors）益智药与脑代谢改善药

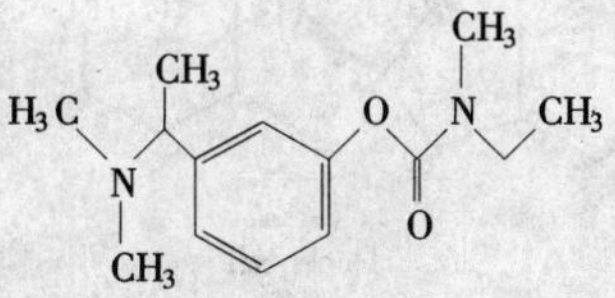

Rivastigmine

重酒石酸卡巴拉汀（rivastigmine）

【别名】　艾斯能　exelon

【结构式】　(S)-N-ethyl-3[(1-dimethylamino)ethyl]-N-methyl-phenyl carbamate hydrogen-tartrate.(-)-m-[(S)-1(dimethylamino)ethyl]phenyl ethylmethylcarbamate

【药代学】

呼吸完全迅速。约 1 小时达到血浆峰浓度，与食物同服可使其吸收 tmax 延长 90 分钟，使其 Cmax 降低。与血浆蛋白结合力较弱（约 40%）。易通过血脑屏障，体表分布容积为 1.8 ~ 2.7L/kg。人体服用 3mg 后约 1.5 小时内，脑脊液（CSF）乙酰胆碱酯酶活性下降近 40%，该酶活性恢复至基础水平约需 9 小时。阿尔茨海默病患者 CSF 中重酒石酸卡巴拉汀对乙酰胆碱酯酶的抑制作用呈剂量依赖性。主要通过胆碱酯酶介导的水解作用代谢（血浆半衰期约 1 小时）。细胞色素 P450 同工酶很少参与代谢。服用 24 小时内大部分经肾脏迅速排泄（> 90%）。

【作用与用途】

本药为选择性乙酰胆碱酯酶抑制剂，用于治疗轻、中度阿尔茨海默型痴呆。经过两项为期26周服用艾斯能1~4mg/日和6~12mg/日与安慰剂对照比较及综合分析Ⅲ期临床试验资料后证实，艾斯能可以改善患者的认识功能、日常生活能力，一般在第12周起效并维持至6个月治疗结束。也可以增强肌肉松弛药镇痛时的肌肉松弛效果。

【剂量与用法】

服药方法：艾斯能起始剂量：1.5mg，每日2次，与早、晚餐同服。若治疗中出现副作用（如恶心、呕吐、腹痛或食欲减退等）或体重下降，应将每日剂量减至患者能够耐受的剂量为止。最高推荐剂量：6mg，每日2次。肾或肝功能减退患者服药不必调整剂量。

【制剂】 重酒石酸卡巴拉汀1.5、3.0、4.5、6.0mg。

【不良反应】

副作用较轻，如恶心、呕吐、腹痛或食欲减退或体重下降等，副作用发生的频率及程度常随服药剂量的递增而增多或加重。胆碱能样刺激作用可引起胃酸分泌增加。有呼吸系统疾病病史或正在发病的患者服用艾斯能应谨慎。拟胆碱药可以加重尿道梗阻和痉挛。该药仅在对胎儿的益处超过危害时才能应用于妊娠妇女。哺乳期服用艾斯能的患者应停止哺乳喂养。对本药过敏的患者禁用。本药主要通过胆碱酯酶水解代谢；多数细胞色素P450的同工酶很少参与其代谢。因此，艾斯能与由这些酶代谢的其他药物间不存在药代动力学的相互作用。由于艾斯能具有影响抗胆碱药物活性的药效学作用特点，所以它不应与其他拟胆碱药合用。

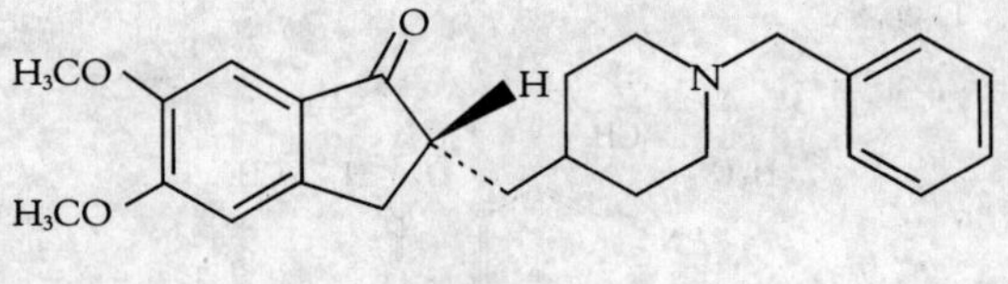

Donepezil

多奈哌齐（Donepezil）

【别名】 安理申 Aricept

【结构式】 2-3-dihydro-5,6-dimethoxy-2[(1-phenylmethyl)-4-piperidinyl]methyl-1H-inden-1-one

【作用与用途】 乙酰胆碱酯酶抑制剂，用于包括阿尔茨海默病的痴呆，1996年通过三期临床试验。近年已经完成三期临床试验，在国内已有销售。

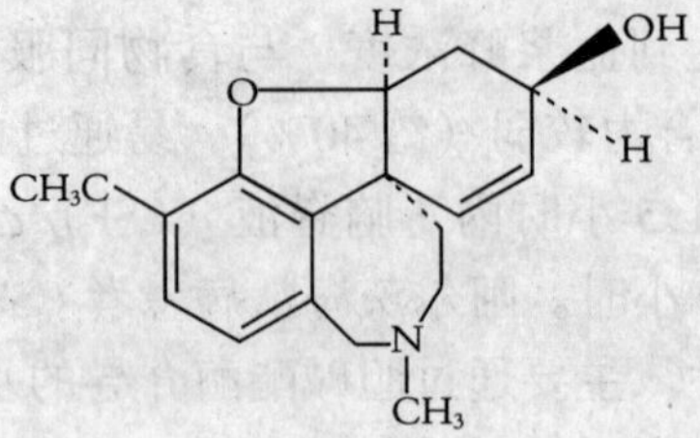

Galantamine

加兰他敏（Galantamine）

【别名】　Riminyl Galanthamine Nivalin

【结构式】　（4aS, 6R, 8aS）-4a, 5, 9, 10, 11, 12-hexahydro-3-methoxy-11-methyl-6H-benzofuro-[3a,3,2-ef][2]benzazepin-6-ol

【作用与用途】　乙酰胆碱酯酶抑制剂，可用于治疗阿尔茨海默病，作用与脑复康相似，但更强。1995年进行二期临床试验。其代谢产物基本没有活性，近年已经完成三期临床试验，在国内已有销售。最近也有用于酒依赖患者病情复发或恶化的报告。

【制剂】　片剂、针剂：5mg。

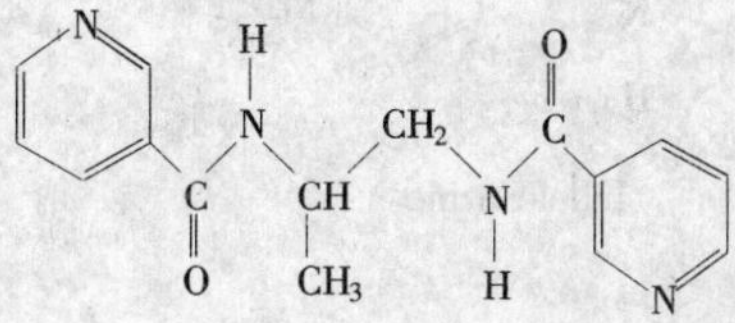

Nicaraven

Nicaraven

【结构式】　（±）-N, N′-propylenebis(nicotinamide)

【作用与用途】　脑血管扩张药，有神经保护作用。已登记注册。

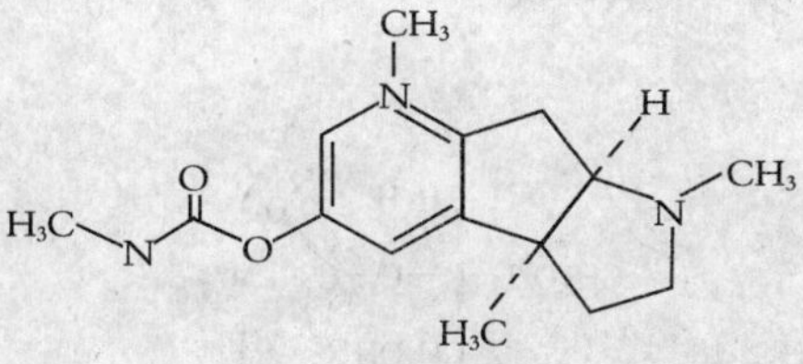

Physostigmine

毒扁豆碱（Physostigmine）

【别名】　Anticholium Antilirium Fisostin

【结构式】　（3aS-cis)-methylcarbamate ester of 1,2,3,3a,8,8a-hexahydro-1,3a,8-trimethyl-pyrrolo[2,3-b]indol-5-ol

【作用与用途】　拟副交感神经药，为胆碱酯酶抑制剂。研究用于阿尔茨海默病。

【制剂】　针剂：2mg/5ml。

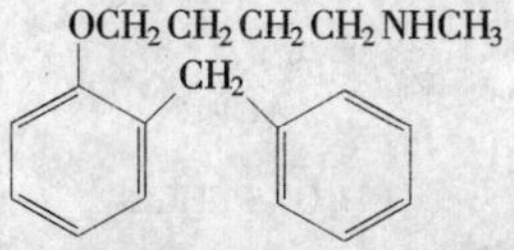

Bifemelane

Bifemelane

【别名】 Alnert Celeport

【结构式】 4-(O-benzylphenoxy)-N-methylbutylamine(hydrochloride)

【作用与用途】 肾上腺素摄取抑制剂，是能够提高情绪的抗缺氧剂。抗胆碱能及镇静作用较 TCA 弱。研究发现能改善脑血流而治疗脑功能障碍。可能还有抗帕金森病的作用。

【制剂】 片剂：50、500mg。

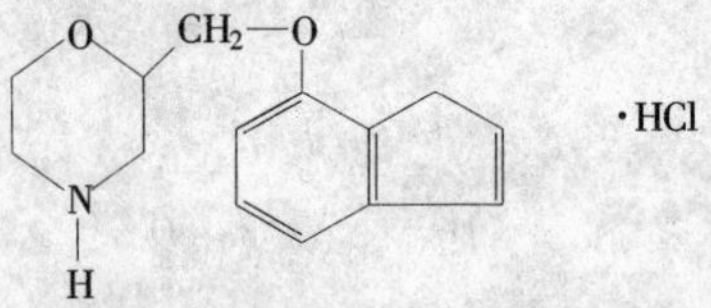

Indeloxazine

Indeloxazine

【别名】 Ideloxazine

【结构式】 (±)-2-[(1H-inden-7-yloxy)methyl]morpholine ydrochloride

【药代动力学】 健康者服药后 $t_{1/2}$ 约 4h。

【作用与用途】 NE/5-HT 再摄取抑制剂，与 Ach 释放促进剂。结构与抗抑郁药苯氧吗啉有关，有抗精神病作用，生化作用与 TCA 不同。研究用于治疗脑梗塞后多动症状。

【剂量与用法】 口服：60～90mg/d。

【制剂】 片剂：20mg。

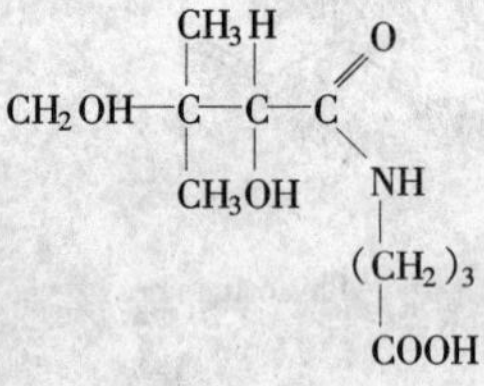

Pantoyl-GABA

Pantoyl-GABA

【别名】 Ca-Hopantenate Ca-HOPA

【结构式】 pantoyl-gamma-aminobutyric acid

【作用与用途】 促进 Ach 释放，能逆转胆碱阻滞剂的作用。用于脑缺血所致认知障碍。已在日本上市。

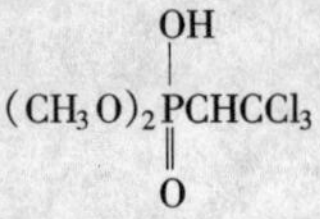

Metrifonate

Metrifonate

【别名】　Metriphonate Bilarcil

【结构式】　dimethyl ester of(2,2,2-trichloro-1-hydroxyethyl)-phosphonic acid

【作用与用途】　胆碱酯酶抑制剂，作用持续时间是毒扁豆碱的4倍。研究用于阿尔茨海默病。1996年进行三期临床试验。已在埃及上市。

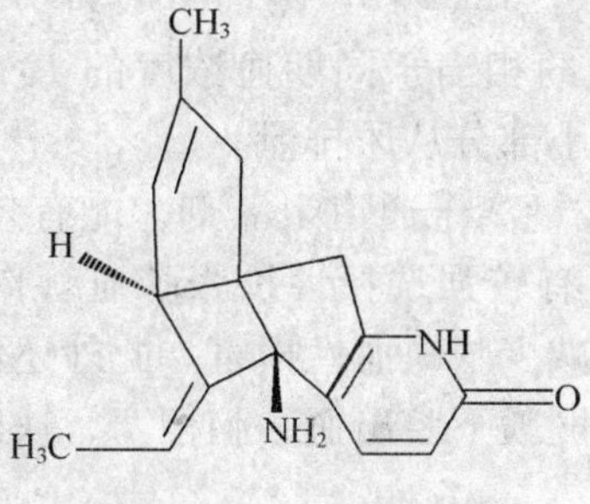

Huperzine-A

石杉碱-甲（Huperzine-A）

【别名】　Selagine

【结构式】　[5R-(5,9,11E)]-S-amino-11-ethylidene-5,6,9,10-tetrahydro-7-methyl-5,9-methanocycloocta[b]pyridin-2(1H)-one

【作用与用途】　从石杉科植物千层塔中提取的一种新生物碱，是我国首创的可逆性胆碱酯酶抑制剂。其作用与新斯的明相似，但作用时间更长，毒性更低。动物实验证明能增强大鼠记忆功能。临床应用表明病人有自觉记忆增强的效果；对良性记忆功能减退的老年人有增强记忆作用。用于重症肌无力及老年性痴呆。

【剂量与用法】　口服：3~5片，tid。肌注与口服并列。

【制剂】　片剂：0.05mg。注射剂：0.2mg/1ml。

【不良反应】　大剂量可引起头晕、恶心、多汗、肌肉震颤等，严重者可用阿托品对抗。禁用于心绞痛、支气管哮喘、机械性肠梗阻患者。孕妇慎用。勿与碱性药物配伍。

第五节　钙离子通道阻滞剂（Ca antagonists）益智药与脑代谢改善药

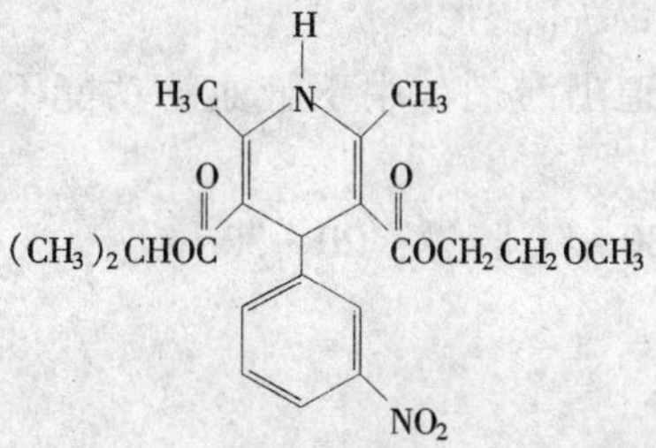

Nimodipine

尼莫地平（Nimodipine）

【别名】 Nimotop Admon Brainal Periplum

【结构式】 isopropyl 2-methoxyethyl diester of 1,4-dihydro-2,6-dimethyl-4-(m-nitrophenyl)-3,5-pyridinecarboxylic acid

【药代动力学】 口服吸收快，Tmax 1h，$t_{1/2}$约 1h。肾功能衰竭时 $t_{1/2}$可长达 22h。血浆蛋白结合率 98%以上，脑脊液浓度约相当于同期血浓度的 10%。93% ~ 95%由肝脏代谢，代谢产物主要由胆汁经粪便排泄，小部分从尿排泄。

【作用与用途】 双氢吡啶类钙离子通道阻滞剂，能有效调节细胞内钙离子浓度。脂溶性，易透过 BBB 作用于脑血管。有较强选择性扩张脑血管作用，在不影响外周血流量和血压的剂量下，能增加脑血流量，减少脑缺血性损害。此外还可能改善记忆，是目前国际公认的脑血管病首选药。主要用于蛛网膜下腔出血、脑梗塞、缺血性卒中及阿尔茨海默病或血管性痴呆症。

【剂量与用法】 口服：20 ~ 60mg，tid 或 qid。

【制剂】 片剂：20，30mg。

【不良反应】 较少，偶见胃肠道不适，口干，一过性头晕和皮肤发红、发痒。脑水肿及颅内压增高者慎用；孕妇和哺乳妇女酌情应用。尽可能避免与其他钙离子通道阻滞剂或β受体阻滞剂并用。

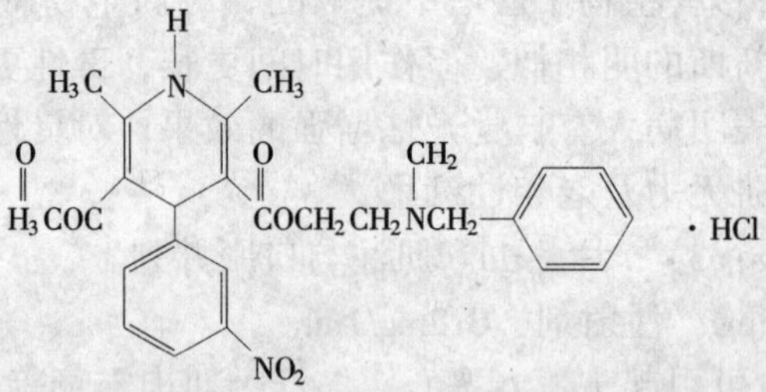

Nicardipine

尼卡地平（Nicardipine）

【别名】 Cardene Dagan Flusemide Karden Bonicard

【结构式】 methyl-2-[methyl(phenylmethyl)amino]ethyl ester of 1-4-dihydro-2,6-dimethyl-4-(3-nitrophenyl)-3,5-pyridinedicarboxylic acid.HCl

【作用与用途】 钙离子通道阻滞剂，用于脑血管功能不足。有的国家注册为抗心绞痛药。

【制剂】 片剂：10、20、30mg。胶囊：20、30mg。

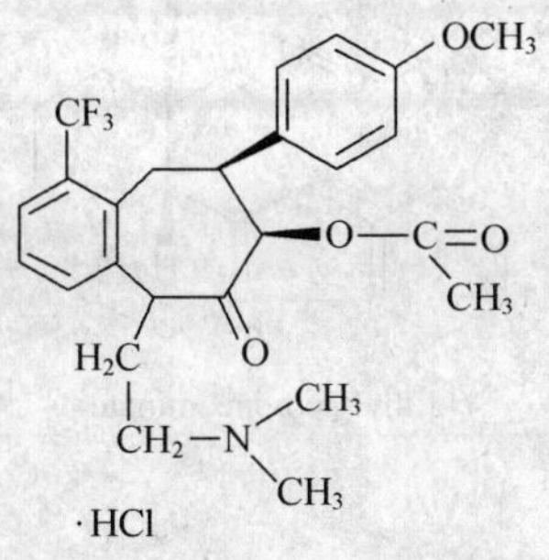
SQ 31.765

SQ31.765

【结构式】　(3R-cis)-3-acetoxy-1-[2-(dimethylamino)ethyl]-1,3,4,5-tetrahydro-4-(4-methoxyphenyl)-6-trifluoromethyl-2H-1-benzazepin-2-one hydrochloride

【作用与用途】　作为钙离子通道阻滞剂开发，近期发现有抗缺血及血管扩张作用，用于脑血管疾病的认知障碍时，能改善认知功能。

第六节　长春花衍生物（vinca derivatives）益智药与脑代谢改善药

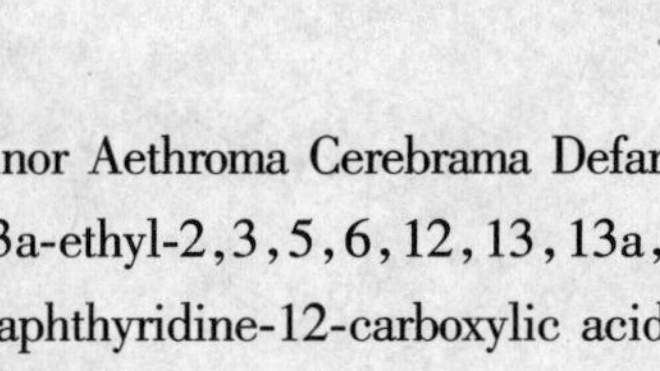
Vincamine

长春花碱（Vincamine）

【别名】　Pervincamine Adelvinor Aethroma Cerebrama Defardole Equipur

【结构式】　methyl ester of 13a-ethyl-2,3,5,6,12,13,13a,13b-octahydro-12-hydroxy-1H-indolo[3,2,1-de]pyrido[3,2,1-ij][1,5]naphthyridine-12-carboxylic acid

【药代动力学】　$t_{1/2}$约 9h。

【作用与用途】　未成熟长春花的生物碱，有几种半合成衍生物，据报道有促进脑代谢，改善脑血流及促进氧利用的作用。用于治疗脑血管功能障碍及认知功能障碍。

【制剂】　片剂、胶囊：10、20、30mg。

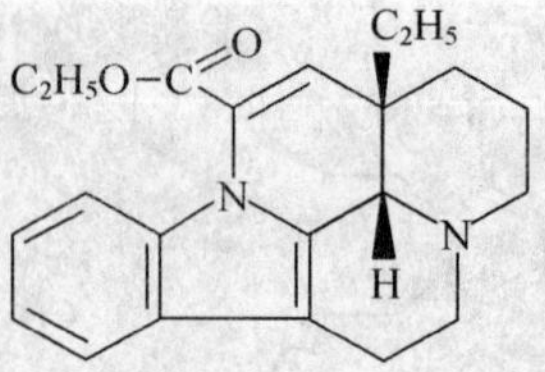

Ethyl apovincaminate

长春西汀（Ethyl apovincaminate）

【别名】 阿朴长春胺酸乙酯 卡兰 长春乙酯 Vinpocetine Calan Cavinton

【结构式】 ethyl ester of(13aS, 13bS)-13a-ethyl-2,3,5,6,13a,13b-hexahydro-1H-indolo[3,2,1-de]pyrido[3,2,1-ij][1,5]naphthyridine-12-carboxylic acid

【药代动力学】 口服主要在小肠吸收，Tmax 1h，$t_{1/2}$约 2.5h。血浆蛋白结合率 80%。体内分布广，肝肾分布高于血浆，在骨骼肌、脑组织分布低。有肠肝循环。代谢快，主要活性代谢产物阿朴长春胺酮，$t_{1/2}$约 6h。口服后 72h，粪便排泄 72%，尿排泄 23%。

【作用与用途】 脑循环代谢改善剂。增加脑缺血部位的血流量，增强人体红细胞变形力、降低血液粘滞度、抑制血小板凝聚和粘附功能而改善循环。促进葡萄糖利用，激活脑代谢，兼有抑制脑过氧化脂质的生成。用于改善脑梗塞后遗症。脑出血后遗症，脑动脉硬化等各种症状。可能有抗癫痫及抗炎作用。治疗阿尔茨海默病效果不理想。

【剂量与用法】 口服：5mg，tid。

【制剂】 片剂：5、10mg。针剂：10mg/2ml。

【不良反应】 食欲不振、腹痛、腹泻、颜面潮红等。如出现过敏、白细胞减少、ALT升高应减量或停药。孕妇及哺乳妇女忌用，颅内出血者禁用，不能与肝素并用。

第七节 其他类（miscellaneous）益智药与脑代谢改善药

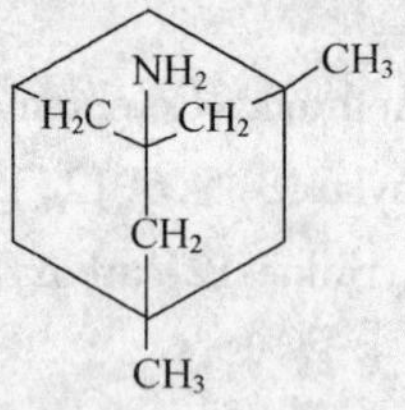

Memantine

美金刚（Memantine）

【别名】 Akatinol

【结构式】 3,5-dimethyl-tricylo[3,3,1,13,7]decan-1-amine

【作用与用途】 AMPA 受体阻滞剂，在治疗帕金森病或痴呆时作为抗痉药。有中枢兴奋作用，研究用于提高老年病人清醒程度，以及短期改善记忆与情绪。

【制剂】　片剂：10mg。针剂：10mg/2ml。

双氢麦角碱（Dihydroergotoxine）

【别名】　海得琴　喜得镇　弟哥静　益利循　Hydergine Trigogine Elistin

【药代动力学】　口服易吸收，Tmax 0.6～1.3h，$t_{1/2}$为 2.6～5.1h。因肝脏首过作用，进入体循环量不足药量的 50%。

【作用与用途】　为三种麦角碱双氢衍生物的等量混合物。有较强的α受体阻断作用。能改善脑神经元对葡萄糖的利用。可与多种生物胺受体结合，产生部分或完全的激动或阻滞，改善老年人脑内神经递质传递功能。改善脑血流循环，使缺血动物脑皮质毛细血管扩张，阻力减低，血流增加，脑的氧利用量增加 10%。阻滞血管α和 5－HT 受体，抑制血管收缩，降低收缩压和舒张压。用于急性缺血和出血性脑病，卒中后遗症，脑功能衰退，阿尔茨海默病及血管痉挛性头痛等。

【剂量与用法】　口服：1～2mg，bid 或 tid。

【制剂】　片剂：1、1.5mg。针剂：0.3mg/1ml。

【不良反应】　较少，少数人有暂时胃部不适，如恶心等。个别病人可发生烦躁不安、窦性心动过速、直立性低血压等。严重动脉硬化、心脏器质性损害、肾功能障碍及低血压病人禁用。

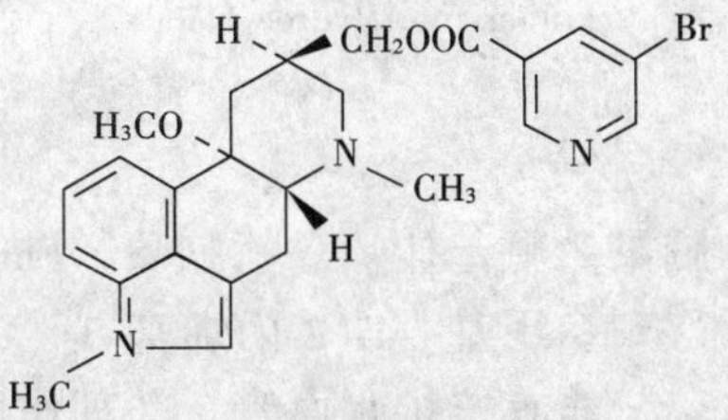

Nicergoling

麦角溴烟脂（Nicergoline）

【别名】　脑通　Sermion

【作用与用途】　半合成麦角生物碱类，是脑血管循环代谢改善剂。能促进脑细胞新陈代谢，增加氧和葡萄糖利用，促进神经递质 DA 更新，从而改善记忆，改善慢性脑功能不全所产生的行动不便、语言障碍。此外，对耳鸣、头晕、视力障碍、感觉迟钝、头痛、失眠、注意不集中、抑郁、不安或激动等也有效。具有抑制血小板聚集作用，能防止血栓、栓塞的形成。

【剂量与用法】　口服：10～20mg，tid。肌注：2～4mg，bid。静滴：每次 2～4mg，溶于 100ml 生理盐水中缓慢滴注。

【制剂】　胶囊剂：每粒 10mg。针剂：每支 4mg。

【不良反应】　注射给药偶有一过性直立性低血压及眩晕发生。少数人有心悸、出汗、颜面潮红、恶心和失眠等反应。

桂利嗪（Cinnarizine）

【别名】　脑益嗪　肉桂苯哌嗪　Cinnipirine Mitronal Stugeron

【结构式】 1-二苯甲基-4-(3-苯基-2-丙烯基)-哌嗪

【药代动力学】 口服 Tmax 3 ~ 7h，72h 后从尿中排出 23%，粪便排出 66%。

【作用与用途】 与氟桂嗪同属二苯基胺化合物，类似罂粟碱直接作用于血管平滑肌而使血管扩张，增加脑血流量，改善脑循环。对各种血管收缩物质如 5 - HT，肾上腺素，缓激肽等有拮抗作用，可缓解血管痉挛。口服可增加脑血流量 10% ~ 29%，静注约 2 ~ 7min 后脑血流量增加 10%左右。也能改善冠脉循环，在不影响心率和心肌耗氧量的情况下，增加心排出量 25%，冠脉血流量 5%。对血压无不良影响。用于脑血栓形成，脑动脉硬化，脑出血恢复期，脑外伤后遗症，内耳眩晕症等。

【剂量与用法】 口服：75 ~ 150mg/d，分 2 ~ 3 次服。

【制剂】 片剂：25mg。胶囊：25mg。

【不良反应】 偶见嗜睡，胃肠道不适，皮疹等。动物试验有致畸作用，孕妇忌用。

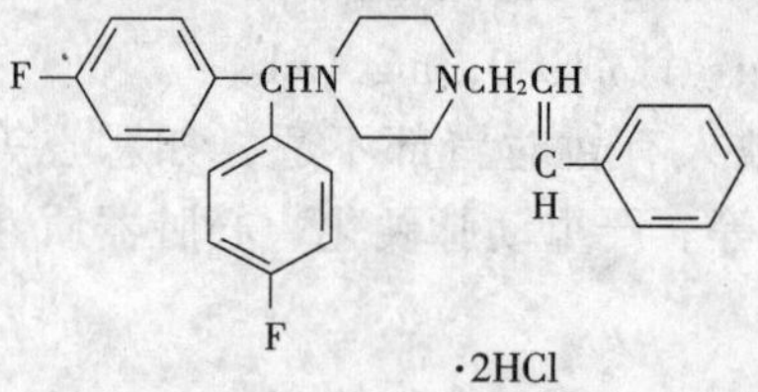

Flunarizine Hydrocchloride

氟桂利嗪（Flunarizine）

【别名】 盐酸氟桂利嗪 脑灵 氟苯桂嗪 氟脑嗪 Flunarizine Hydrochloride

【结构式】 (E)-1-[双(4-氟苯基)甲基]-4-(2-丙烯基-3-苯基)-哌嗪二盐酸盐

【作用与用途】 血管扩张药、能直接扩张血管。药理作用与桂利嗪相似。对注意减退、记忆障碍、激动、眩晕也有作用。

【剂量与用法】 口服：每次 5 ~ 10mg，10mg/d。

【制剂】 胶囊：5mg。

【不良反应】 不可与含酒饮料同服。

噻氯匹定（Ticlopidin）

【别名】 抵克立得 Ticlid

【药代动力学】 口服易吸收，Tmax 1 ~ 3h，单剂 500mg，Cmax 0.6 ~ 0.8mg/L。$t_{1/2}$约 6h。服药 2 天后开始抑制血小板聚集，4 ~ 6 天达最大作用。停药后作用尚能维持 3 日。连服 250mg，bid，21 日，血浓度 0.9mg/L。疗效与血药浓度无相关。本药 60%转化为活性代谢产物，主要为 2 - 酮衍生物，抗血小板凝聚作用比母药强 5 ~ 10 倍，$t_{1/2}$为 24 ~ 33h。多由粪便排出，小部分原药经肾排泄。

【作用与用途】 抗血小板凝聚药，通过抑制纤维蛋白原与血小板受体之间的附着，使与聚集有关的物质失活，从而防止血栓形成和发展。适用于各类动脉循环障碍性疾病，如闭塞性外周动脉病、缺血性卒中、脑循环供血不全、心肌梗死、冠心病、心绞痛、动脉血栓性肾病、视网膜病变和糖尿病性血管病等的防治。

【剂量与用法】　口服：250～500mg，每日1～2次。维持量250mg/d。

【制剂】　片剂：250mg。

【不良反应】　偶见胃肠功能紊乱，罕见恶心、腹泻，齿龈出血，白细胞减少及血清ALT升高。有血小板减少史及近期出血史者慎用，孕妇及哺乳妇女忌用。避免同维生素K或肝素同用。

脑活素（Cerebrolysin）

【作用与用途】　对神经递质的作用非常复杂，可加强胆碱酯酶活性，增加腺苷酸环化酶活性，向脑细胞直接提供所需要的适当氨基酸顺序的肽，增加大脑活动所需要的葡萄糖的供应。临床适用于脑出血、脑卒中、脑动脉硬化及脑萎缩等引起的慢性脑功能不全、注意力不集中、记忆障碍、脑震荡或脑挫伤后遗症等。

【剂量与用法】　皮下：每次2ml。肌注：每次5ml。静注：每次10ml。静滴：10～30ml用250ml生理盐水稀释慢滴。每个疗程注射10～20次，开始每天注射，随后每周2～3次，或每天滴注，连用8～10天。也可与低分子右旋糖酐或维生素并用。

【制剂】　动物大脑的酶水解物，为无蛋白质的氨基酸及分子量在10000以下的低分子肽组成的水溶液。其中85%为游离氨基酸，15%为低分子结合肽。1ml脑活素相当于1g脑蛋白含氮物质。针剂：每次5ml。

【不良反应】　偶有过敏、恶心、寒战等。严重肾功能障碍者及妊娠头3个月者禁用。

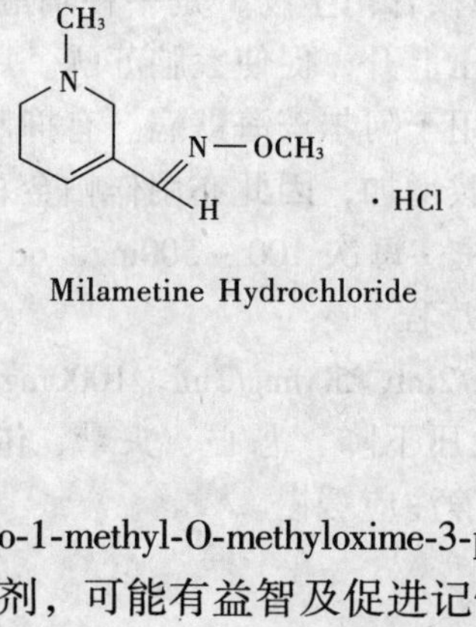

Milametine Hydrochloride

Milametine Hydrochloride

【别名】　Mirameline

【结构式】　1,2,5,6-tetrahydro-1-methyl-O-methyloxime-3-pyridinecarboxaldehyde.HCl

【作用与用途】　M受体激动剂，可能有益智及促进记忆作用。1995年进行三期临床试验。

【剂量与用法】　口服：1mg/6h。

【不良反应】　其副作用是可逆的。

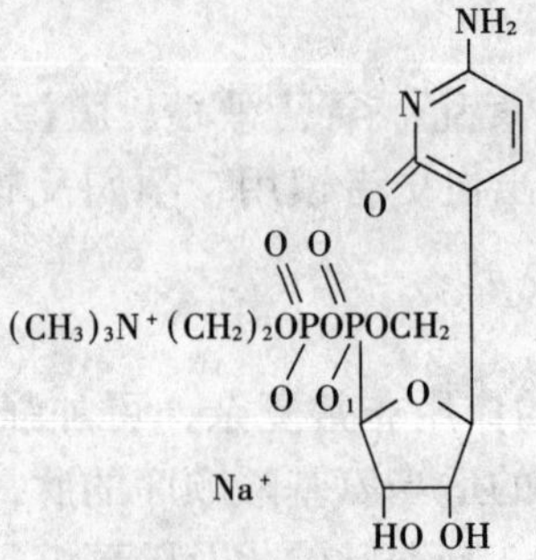

Citicoline Sodium

胞二磷胆碱（Citicoline Sodium）

【别名】 尼可林 Nicholine Cytidine diphosphate choline cDPC Brassel

【结构式】 cytidine-5′-(trihydrogendiphosphate)-P′[2-(trimethylammonio)ethyl] ester hydroxide, inner salt

【药代动力学】 静脉给药 30 分钟后，血浓度下降为给药后即测值的 1/3，2h 后从尿中排出 6%～7%，主要从呼吸道排泄。本品较难通过 BBB，但颅脑损伤时，吸收增加。

【作用与用途】 益智药，为核苷衍生物，是一种辅酶。动物试验表明能促进卵磷脂合成。通过增加脑血流量使脑氧分压上升，促使大脑苏醒。用于脑外伤和脑手术伴发的运动障碍，意识障碍和脑缺氧等。也试用于阿尔茨海默病。有抑制锥体外系作用，能防止黑质破坏引起的多巴胺减少，使脑内多巴胺增加，因此亦用作帕金森病的辅助治疗。

【剂量与用法】 静注或肌注：每次 100～500mg，qd 或 bid。静滴：750～1000mg 加于 5%葡萄糖 500ml，qd，30 天为一疗程。

【制剂】 针剂：100、250mg/2ml，500mg/3ml，1000mg/4ml。

【不良反应】 偶有一过性血压下降、恶心、头晕、倦怠、失眠等。脑内出血期不宜应用。不能在同一部位反复肌注。静注应缓慢。

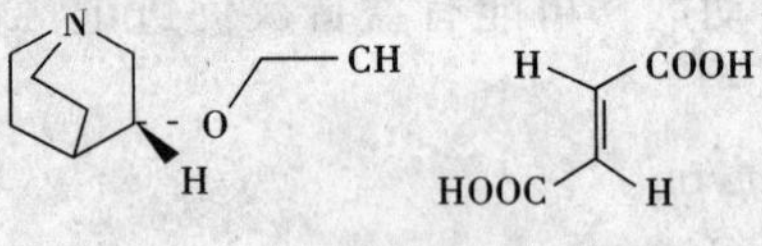

Talsaclidine fumarate

Talsaclidine fumarate

【结构式】 (R)-1-azabicyclo[2.2.2]octane, 3-(2-propynyloxy)-, (E)-2-butene dioate(1∶1)

【药代动力学】 口服生物利用度高。较易通过 BBB。无代谢产物。

【作用与用途】 选择性 M_1 受体激动剂，可能用于阿尔茨海默病，1995 年进行二期临床试验。

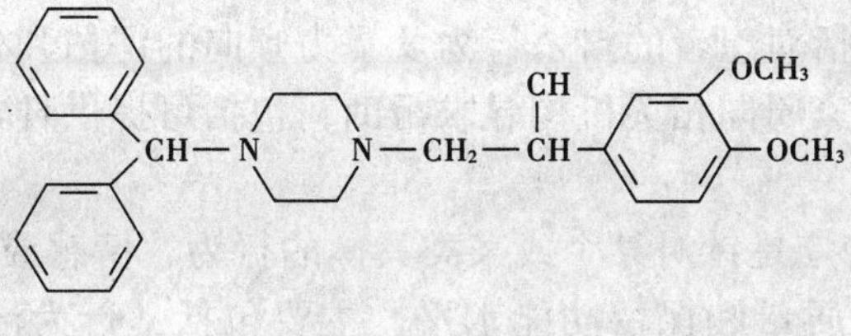

Tamolarizine

Tamolarizine

【结构式】　(±)-α-(3,4-dimethoxyphenyl)-4-diphenylmethyl)-1-piperazine ethanol

【作用与用途】　钙离子通道阻滞剂，可能有益智作用，1995年进行三期临床试验。

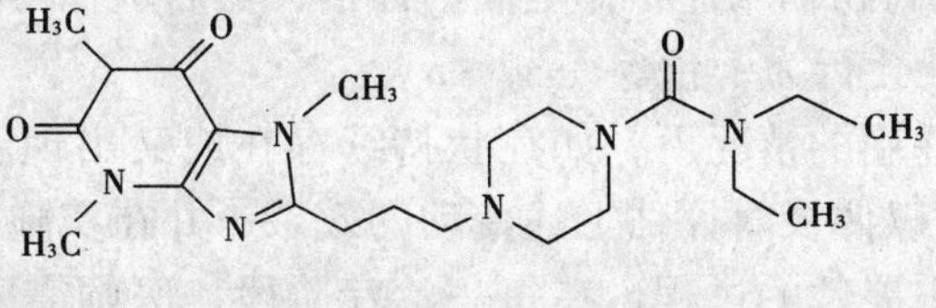

Stacofylline

Stacofylline

【结构式】　N,N-diethyl-4-[3-(2,3,6,7-tetrahydro-1,3,7-trimethyl-2,6-dioxo-1H-prrin-8-yl) propyl]-1-piperazinecarbox amide

【作用与用途】　益智药，1995年进行三期临床试验。

第八节　阿尔茨海默病的全程综合治疗与药物治疗规范

一、痴呆的治疗目标

1. 改善认知功能。
2. 延缓或阻止痴呆的进展。
3. 抑制和逆转痴呆早期部分关键性病理过程。
4. 提高患者的日常生活能力和改善生活质量。
5. 减少并发症，延长生存期。
6. 减少看护者的照料负担。

痴呆的治疗包括了药物治疗和心理/社会行为治疗。药物治疗旨在改善认知缺损的促认知药治疗，也包括针对精神行为症状的药物治疗，目的是改善痴呆的认知及功能缺损和精神行为症状。

心理/社会行为治疗的目的是最大程度地保留患者的功能水平，并确保患者及其家人在应对痴呆这一棘手问题时的安全性和减少照料负担。广义心理治疗的具体任务包括：与患者及其家人建立和保持适当的治疗关系；进行诊断性评估，及时制订个体化治疗方案、发现可能引起或加重痴呆的精神和躯体疾病；精神状况评估和监测，根据病情发展及时调整治疗策略；安全评估和干预，包括对患者的自杀行为及暴力倾向的评估和处理；对患者和家属的疾病知识教育；建议患者及家属向相关机构寻求帮助，包括可提供日常照料、经济和法律方面的相关机构。

狭义心理/社会行为治疗是针对某个或某类具体的行为、情感或认知症状而实施的治疗，目的是尽可能地提高生存质量和保留功能水平。主要包括：行为治疗、情感治疗、认知治疗、激活治疗等。具体的心理治疗方法可参阅有关专著。

二、治疗原则

痴呆患者的临床症状涉及认知缺损、精神行为紊乱等多个方面，因此，对于痴呆患者的治疗，应遵循个体化和多方位的原则。

1．全面评估临床症状和疾病状况，据此选择可行和合适的干预方法。对每一位痴呆患者而言，第一步是对其疾病和临床症状作全面的评估，然后选择可行和合适的干预方法，包括各种药物治疗和心理/社会行为干预。

2．在各类治疗方法并用的情况下，如症状持续存在或又出现新的症状，建议每次仅对一类治疗方法作出变动，以便及时评估上述变动的效果，并在实施过程中定期随访疗效。

3．痴呆常常是一个进展性的过程，在每一治疗阶段，医师需密切关注日后可能出现的症状，同时帮助患者及其家属对这些可能出现的症状有所了解，并对患者日后可能需要获得的照料有所准备。

4．治疗方案应根据患者疾病所处的阶段和呈现的特定症状来决定，并应根据病情的进展而不断调整，以解决不断产生的新问题。针对不同严重程度痴呆患者的不同特点，各阶段在确定治疗方法和制订治疗目标时，应有所侧重。

5．为严重程度不同的痴呆患者选择不同的治疗重点。轻度痴呆患者治疗方案的重心是帮助患者及家属尽快了解疾病的相关知识和消除病耻感；识别患者已缺损和尚保留的功能并提供应对这些问题的专业建议；告知照料者他们可能获得所需支持和帮助的机构及社会团体；积极进行药物治疗以改善认知缺损症状；同时密切关注和及时治疗可能伴发的抑郁症状。对中度痴呆患者，以加强看护，防止意外和积极进行促认知药物治疗为重点，同时需及时识别和治疗伴发的精神行为症状；对重度痴呆患者则以加强生活照料和提高生活质量为重点。

6．老年人和痴呆患者药物治疗中的特别注意点：由于老年人的肾脏清除率和肝脏代谢功能下降，用药时应从低剂量开始，小剂量加药，且适当延长加量间期。老年患者患有其他躯体疾病和使用多种药物的可能性较其他人群高，因此医师需对其躯体疾病情况和所使用的各类药物的交互作用有较全面的了解，因为后者可能会进一步影响药物的结合、代谢和排泄。此外，一些药物的不良反应可能在老年患者中的表现更为突出，使用中应特别谨慎。抗胆碱能不良反应在患有心血管疾病、前列腺和膀胱疾病及其他躯体疾病的老年患者中，将表现得更为严重，患者对此的耐受性也将下降。这类药物有时还会加重痴呆患者的认知缺损，并可导致意识模糊，甚至谵妄。老年人的血管张力下降，加上较有可能服用导致直立性低血压的药物，故跌倒及跌倒所致受伤的可能性会增加。引起中枢镇静的药物可能会影响认知功能，增加跌倒的风险，使患者由于呼吸抑制而发生睡眠呼吸暂停的机会增加。患 AD 和帕金森病的老年人，对锥体外系不良反应的易感性较高。

总而言之，老年患者的用药必须十分慎重，原则上应尽量避免多药合用。然而，由于痴呆患者常出现多种行为症状和躯体症状，因此不能够仅通过某一种药物得到改善，需要合并使用多种药物，这就要求医师权衡利弊，慎重选择。

三、伴有精神行为症状的痴呆患者的治疗

老年期痴呆的精神行为症状（BPSD）既是痴呆症状中对患者和家属生活质量影响最突出的症状，又是医学干预最有可能奏效的症状。针对BPSD的治疗是多种综合措施，包括行为治疗、环境治疗、音乐治疗、药物治疗和改良电惊厥治疗（mECT）。

治疗BPSD应遵循以下几个原则：

1．首先确定其中的核心症状或突出症状。核心症状是指某一症状的存在与否决定着其他症状的存在与否，如睡眠节律紊乱患者夜间不眠必然出现较多的无目的行为或破坏行为等症状，消除了睡眠紊乱这一核心症状就可以显著减少其伴随的行为症状。突出症状是指对患者和看护者而言都构成严重问题或巨大痛苦的症状，如攻击行为不仅可能伤害看护者或导致看护者严重应激，而且还增加了患者自己受伤的风险。这些核心症状或突出症状应该成为最初治疗的“靶症状”。

2．让看护者与家属参与对核心症状与突出症状的确定与评定工作，并让他们参与治疗计划的制订、实施以及疗效评价等活动。

3．对于由躯体病变引起的情绪与行为问题，必须首先针对躯体疾病采取相应的治疗措施。

4．对于因人际关系改变或生活变动引起的精神行为症状，可采取相应的措施解决。

5．对于较为轻微的BPSD，首先考虑选择行为治疗、环境治疗和其他非药物治疗。

6．较为严重或非药物治疗无效的BPSD，才需要考虑给予药物治疗。

7．在采取药物治疗之前，要全面评价患者的躯体状况（特别是影响患者药代动力学方面的因素如药物的消化、吸收分布以及代谢和排泄等因素）。

8．对于极度激越或有明显暴怒或攻击行为的患者，应给予适当约束和保护。

四、痴呆药物治疗的若干原则

1．乙酰胆碱酯酶抑制剂的使用　临床上现有的、有肯定疗效的乙酰胆碱酯酶抑制剂是重酒石酸卡巴拉汀和多奈哌齐。加兰他敏尚未上市。这类药物越早应用越好。从改善病人的认知功能、减缓认知水平下降、提高病人总体生活能力、减轻照料者负担方面来看，乙酰胆碱酯酶抑制剂与安慰剂相比都显示出优越性。乙酰胆碱酯酶抑制剂的用量应该是病人能够耐受的最大剂量。以多奈哌齐为例，10mg/d从各个方面都显示比5mg/d有效。临床观察治疗是否有效，至少应服用12周。

2．在血管性痴呆及某些类型的痴呆如路易体痴呆中，乙酰胆碱酯酶抑制剂有一定疗效。

3．乙酰胆碱酯酶抑制剂对痴呆的精神行为症状有一定疗效，特别是对于改善淡漠情绪效果更突出。

4．盐酸美金刚在现有为数不多的文献中显示对中重度痴呆有一定疗效，也有研究提示合并乙酰胆碱酯酶抑制剂效果会更好。

5．抗精神病药物对患者的幻觉、妄想等精神病性症状和攻击行为有效。但在有脑血管意外史的患者中，使用非典型抗精神病药应十分慎重。

6．使用任何精神药物要考虑该药物是否具有强抗胆碱能作用。抗胆碱能作用会加重患者的认知损害、诱发谵妄，因此这类药物应尽量避免使用。同时还要考虑药物之间的相互作用，特别是对肝细胞色素酶的影响。

（于 欣）

第十七章　拟交感神经药

第一节　苯乙胺类（phenethylamine derivatives）拟交感神经药物

拟交感神经药物是指一类使交感神经兴奋的药物。这类药物曾被大量用于实验性精神病，用于制作各种精神疾病的模型，因为这类药物大多能使人体产生知觉障碍、幻觉，也能引起思维、情感、行为的变化，因此有人把这类药物又称作为“拟精神药”（psychotomimetics）。本章讨论的拟交感药物分为3类：苯乙胺类、杂环类和嘌呤类，是指目前上市的主要治疗精神障碍的药物，因为这些药物具有中枢兴奋作用，因此也称为精神兴奋剂。

苯乙胺类药物在结构上与苯乙胺有关，是苯乙胺的苯环乙胺基的N位上元素的变化和苯环乙胺对位上元素的变化所产生的衍生物。杂环类药物主要是指化学结构中具有2个或2个以上环类物质的拟交感神经药物，含嘌呤成分的拟交感神经药物是因为这些药物结构中均含有四氢嘌呤或黄嘌呤。

拟交感神经药物的作用机制不甚明了，但苯乙胺类结构类似于肾上腺素、NE和DA，杂环类结构类似5-羟色胺，而嘌呤类药物则可能具有抑制大脑某些酶的作用。因此，推测这些药物的作用可能与脑内儿茶酚胺的活动有关，这些药物影响了脑内神经递质的活动及其生物化学的变化，从而影响人的思想、情绪和行为。本章也列出另外一些可以明显影响精神活动的药物。其中有些为致幻药属非法药品，有的列入第十八章致幻药，以资鉴别。

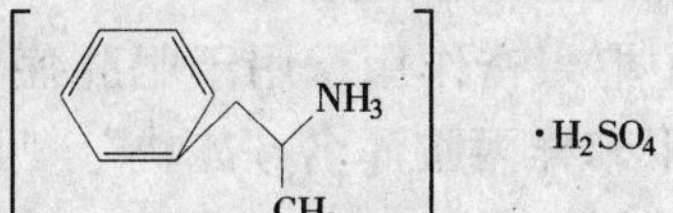

Amfetamine

苯丙胺（Amfetamine）

【别名】　安非他明　Amphetamine Benzedrine　Dexedrine Adiparthrol Centamine

【结构式】　(±)-α-methylphenethylamine(sulfate)

【作用与用途】　作为厌世剂，用于肥胖症短期治疗。还可用于儿童注意缺陷综合征。

【剂量与用法】　口服：开始每次5～10mg，每日1次。最高每次20mg。肌注：每次5～10mg。

【制剂】　片剂：5mg。针剂：10mg/ml。

【不良反应】　有烦躁不安、失眠、头痛、震颤、心悸、口干、恶心、食欲不振，服后有欣快感。慢性中毒时可出现幻觉、妄想、思维障碍等精神病性症状。长期应用可产生药物依赖，许多国家已禁用此药。老人、动脉硬化者、冠心病人忌用。

参 考 文 献

Brauer LH, De Wit H. Biol Psychiatry, 1996, 39:26

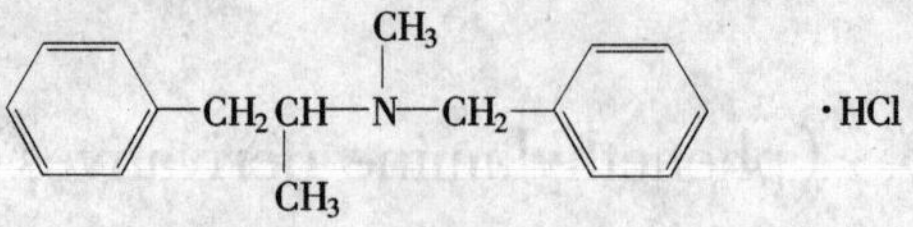

Benzfetamine

甲苯异丙苄胺（Benzfetamine）

【别名】 苄非他明 Didrex

【结构式】 N-benzyl-N，α-dimethylphenethylamine(hydrochloride)

【作用与用途】 结构类似氯苄苯乙胺，作为肥胖症辅助用药。有报道对精神运动功能有兴奋作用。

【制剂】 针剂：25、50mg。

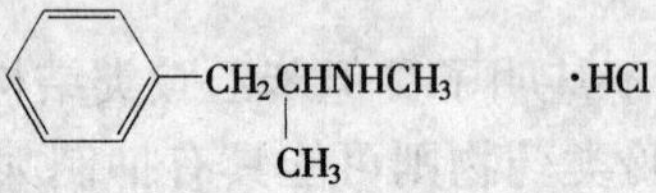

Metamfetamine

去氧麻黄碱（Metamfetamine MA）

【别名】 Methamphetamine Pervitin Desoxyne Gradument

【结构式】 (+)-N，α-dimethylphenethylamine

【作用与用途】 具有较强中枢兴奋作用，用于肥胖症和注意缺损。毒品市场中浑名冰毒（ice）。纯度较高的盐酸右旋甲苯异丙胺浑名“冰块”。吸入产生的效果等同于静脉注射。

【制剂】 片剂：3、5mg。针剂：15mg。

【不良反应】 可成瘾。

参 考 文 献

Valentine JL, Kearns GL, Sparks C, et al. J Anal Toxicol, 1995, 19:581

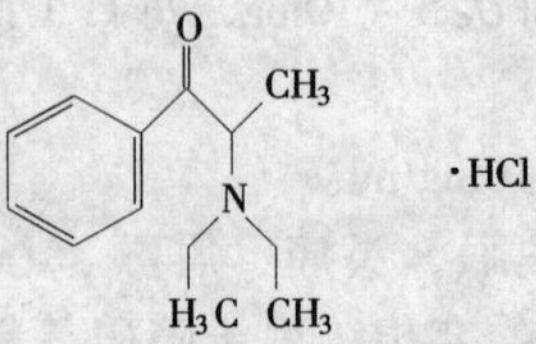

Amfepramon

安非拉酮（Amfepramon）

【别名】 二乙胺苯酮 Diethylpropion Menutil Dietil Retard Anoran Atractil Bonumin Dobesin Regenon Tenuate

【结构式】 α-(diethylamino)propiophenone

【作用与用途】 用于肥胖症的短期辅助治疗，长效缓释剂副作用较少。

【制剂】 片剂：20、25、75mg。针剂：25、75mg。

【不良反应】 不宜与 MAOI 并用。

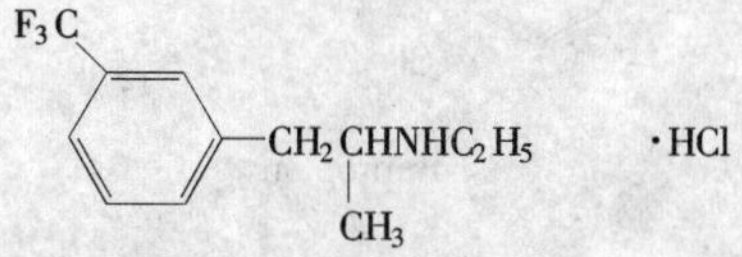

Fenfluramine

芬氟拉明（Fenfluramine）

【别名】 Ponderal Ponderal Unicaps Adipomin Dima-Fen Flor Fentrate Retard Pesos Ponflural slendol

【结构式】 (±)-N-ethyl-α-methyl-m-(trifluoromethyl)phenethylamine

【药代动力学】 口服后 $t_{1/2}$为 11～20d，主要活性代谢产物为去甲芬氟拉明。

【作用与用途】 5－HT 激动/抑制剂，用于肥胖症。报道用于婴儿孤独症。有人提议芬氟拉明试验可用于鉴别诊断情感性精神障碍。芬氟拉明刺激试验可用来作为预测锂盐预防性用药效果的指标。

【制剂】 片剂：20mg 胶囊：60mg

参 考 文 献

Grunberger J，Saletu B，Linzmayer L，et al．Methods Find Exp Clin Pharmacol，1993，15:313

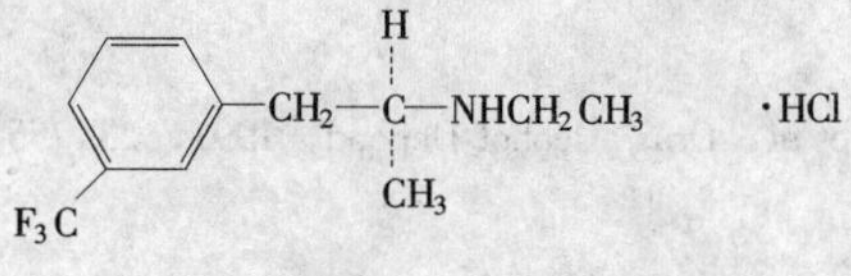

Dexfenfluramine

右旋芬氟拉明（Dexfenfluramine）

【别名】 D-fenfluramine Isomeride Adipamin Dipondal Glypolix

【结构式】 (+)-S-N-ethyl-α-methyl-m-(trifluoromethyl)phenethylamine

【药代动力学】 $t_{1/2}$为 18h，主要代谢产物为右旋去甲芬氟拉明。

【作用与用途】 选择性 5－HT 再摄取抑制剂，是芬氟拉明的右旋异构体，作用大于左旋芬氟拉明。用作厌食剂，也有报道用于情感性精神障碍。

【制剂】 片剂：15、20mg。

参 考 文 献

Spring B, Wurtman J, Wurtma R, et al. Am J Clin Nutr, 1995, 62:1181

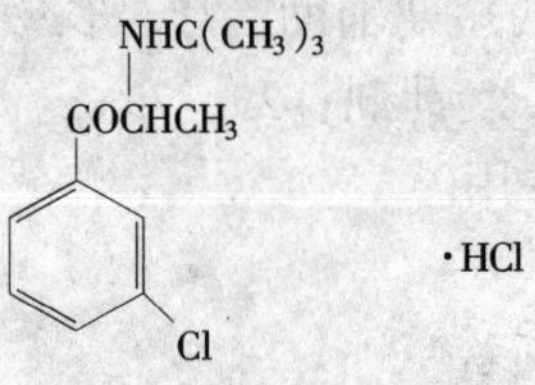

Bupropion

安非他酮（Bupropion BW323U）

【别名】 Amfebutamone Wellbutrin Wellbutrin

【结构式】 (+)-2-(tert-butylamino)-3'-chloropropiophenone(HCl)

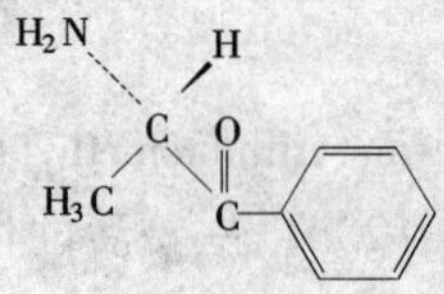

Cathinone

Cathinone

【别名】 CAT Khat Qat

【结构式】 (S)-2-aminopropiophenone

【作用与用途】 是东非植物 Khat 叶的提取物，有苯丙胺样兴奋作用。Khat 叶的作用可能与(－)－cathinone,(－)－NE，右旋假性 NE 有关。其他的生物碱也正进行分离。

参 考 文 献

Nencini P, Grassi MC, Botan AA, et al. Drug Alcohol Depend, 1991, 23:255

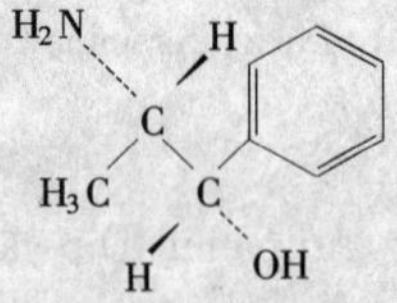

(+)－norpseudoephedrine

右旋伪去甲肾上腺素（(+)－norpseudoephedrine）

【别名】 Cathine Belloform Fasupond Miniscap Recatol

【结构式】 2-amino-1-phenylpropanol

【作用与用途】 用于肥胖症的辅助治疗，与相同性质的强效 Cathinone 一起存在于 Khat 叶中。有精神兴奋作用，有立体选择异构现象。

【制剂】 片剂：10、15、20、30、50mg。胶囊：20、30、50mg。滴剂：20、40mg/ml。

【不良反应】 据报道可引起依赖，并有致幻作用。

参 考 文 献

Janicke B，et al. Drug Alcohol Depend，1991，23:247

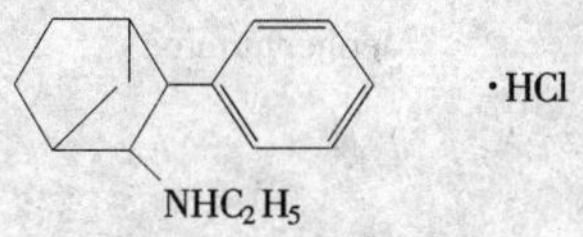

Fencamfamine

芬坎法明（Fencamfamine）

【别名】 Reactivan

【结构式】 N-ethyl-3-phenyl-2-norbornanamine

【作用与用途】 有中枢兴奋作用，治疗精神及躯体疲劳有效，曾作为可卡因的替代物（假可卡因）使用。研究用于发作性睡病。

【制剂】 片剂：10mg。

参 考 文 献

Planetra CS，Delucia R，Aizenstein ML. Braz J Med Biol Res，1995，28:667

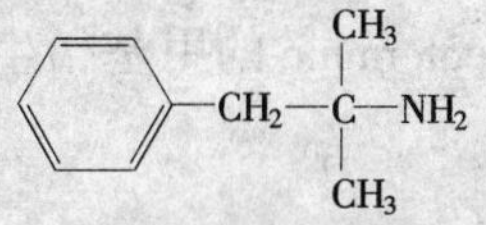

Phentermine

芬特明（Phentermine）

【别名】 Lonamine Linyl Panbesy Duromine Mirapront Normaform

【结构式】 α，α-dimethylphenethylamine

【药代动力学】 健康者 $t_{1/2}$ 为 14 ~ 19h。

【作用与用途】 厌食剂，用于肥胖症的短期治疗。

【制剂】 胶囊：10、15、30mg。

参 考 文 献

Devan GS. Br J Psychiatry，1990，156:442

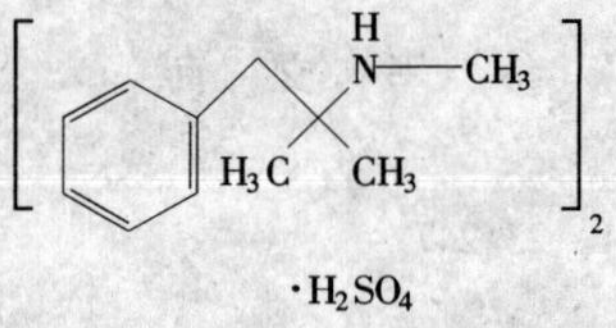

Mephentermine

美芬丁胺（Mephentermine）

【别名】 Wyamine

【结构式】 N，α，α-trimethylphenethylamine

【作用与用途】 为 Phentermine 的 N－甲基衍生物，属升压药，用于治疗神经节阻滞所致低血压。

【制剂】 片剂：12.5mg。针剂：15mg/ml。

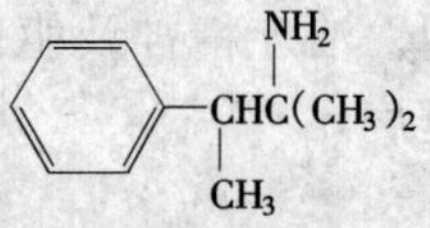

Pentorex

喷托番司（Pentorex）

【别名】 Liprodene Modatrop

【结构式】 α，α，β-trimethylphenethylamine

【作用与用途】 厌食剂，为 Phentermine 的甲基衍生物，有轻度精神兴奋作用。

【制剂】 片剂：10mg。

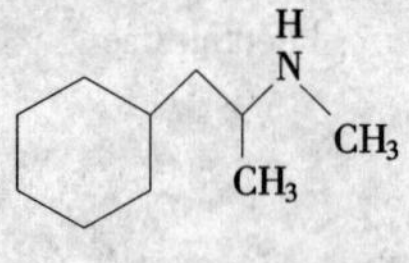

Propylhexedrine

丙己君（Propylhexedrine）

【别名】 levopropylhexedrine Eventin（e）

【结构式】 1-cyclohexyl-N-methyl-2-propylamine

【作用与用途】 为食欲抑制剂，是肥胖症的辅助用药。

【制剂】 片剂：25、50mg。

【不良反应】　一般每疗程用药不超过 4 周，用药间隔为 3 个月。

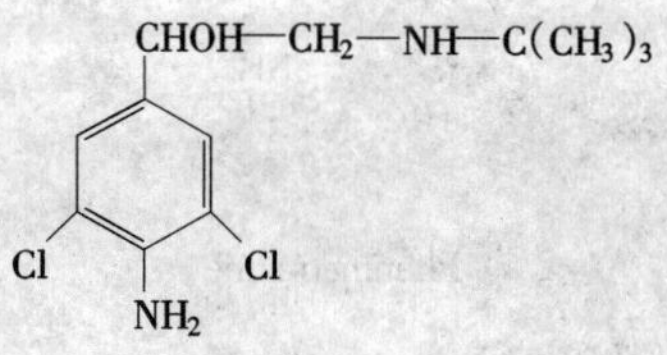

Clenbuterol

克仑特罗（Clenbuterol NAB365）

【别名】　Spiropent Contraspasmin

【结构式】　1-(4-amino-3，5-dichlorophenyl)-2-(tert-butylamino)ethanol

【药代动力学】　健康者 $t_{1/2}$ 为 26.7h。

【作用与用途】　因选择性 β_2 受体兴奋作用，具有强效气管扩张作用，也有抗抑郁和改善行为障碍作用。

【制剂】　片剂：0.02mg。

参 考 文 献

Martin P，Soubric P，Simon P. Pharmacology Biochemestry & Behavior，1996，44:177

第二节　杂环类（heterocyclic structures）拟交感神经药

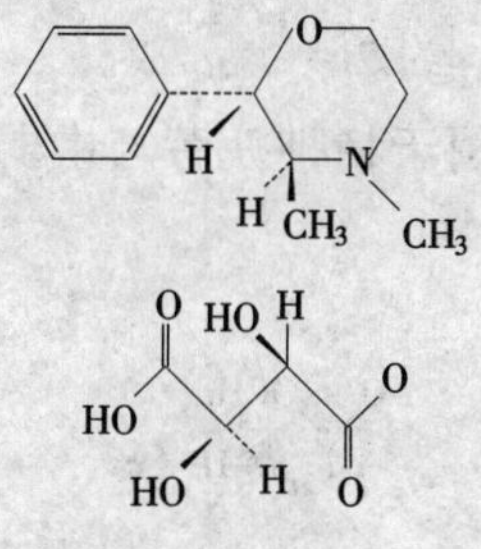

Phendimetrazine

苯甲曲秦（Phendimetrazine）

【别名】　Anoran Antapentan Obex　Plegine

【结构式】　3,4-dimethyl-2-phenylmorpholine(bitartrate)

【药代动力学】　$t_{1/2}$ 约 2h。

【作用与用途】　精神振奋药，用于肥胖症的短期治疗和拮抗淡漠、抑郁情绪。

【制剂】　片剂：15mg。

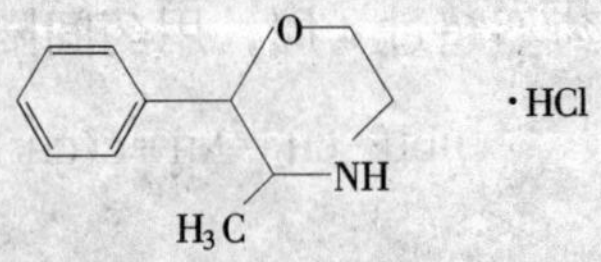

Phenmetrazine

芬美曲秦（Phenmetrazine）

【别名】 Preludin Cafilon

【结构式】 3-methyl-2-phenylmorpholine

【作用与用途】 为 Phendimitrazine 的 N－去甲基代谢产物，有中枢兴奋作用的厌食剂。在许多国家已被批准上市。

【制剂】 片剂：50，75mg。

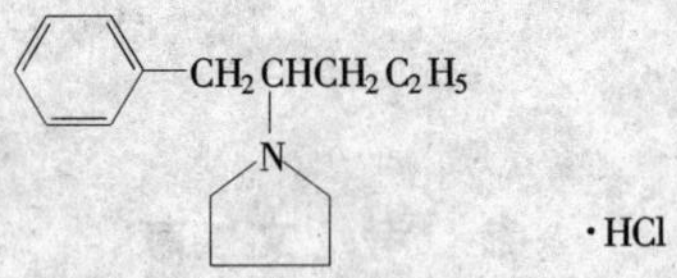

Prolintane

Prolintane

【别名】 Catorid Catovit Katovit Promotil

【结构式】 1-(1-benzylbutyl)pyrrolidine

【药代动力学】 Tmax 1～2h，$t_{1/2}$约 2h。

【作用与用途】 精神兴奋药，用于精神疲劳与虚弱性抑郁状态。也曾用于低血压状态。

【制剂】 片剂：10mg。

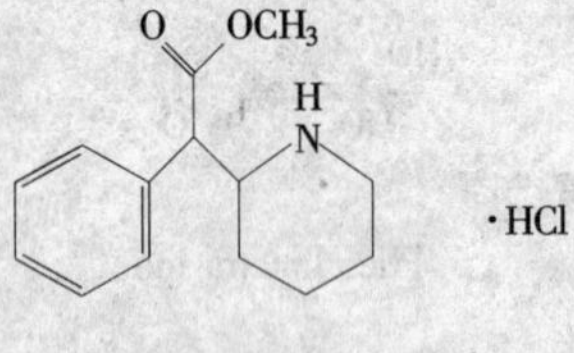

d-Methylpkenidate

哌醋甲酯（Methylpenidate）

【别名】 盐酸哌甲酯 利太灵 利他林 Ritalin（e）Rilatine Rubifen

【结构式】 α-苯基-2-哌啶乙酸甲酯盐酸盐

【药代动力学】 口服易吸收，健康者 $t_{1/2}$为 2h，由尿排泄，酸性尿排泄明显增加。

【作用与用途】 对皮质和皮质下中枢有兴奋作用，能振奋精神。有轻微心率加快和升压作用。临床用于精神与躯体疲劳状态，发作性睡病，轻微脑功能失调，以及镇静催眠药和中枢抑制药引起的昏睡等。

【剂量与用法】　口服：每次5~10mg。每日2次。肌注或静注：10~30mg/d。6岁以上小儿开始每次5mg，qd，以后酌情隔一周每日增加5~10mg，不超过60mg/d。

【制剂】　片剂：5、10、20mg。针剂：20mg/2ml。

【不良反应】　不良反应少，偶有头痛、失眠、兴奋、焦虑、上腹部不适、厌食等。不能与MAOI同用。青光眼、癫痫及过度兴奋病人忌用。有欣快作用，长期服用产生药物依赖。

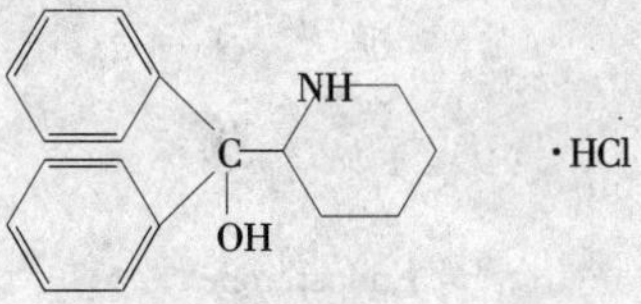

Pipradrol Hyolrochloride

哌苯甲醇（Pipradrol）

【别名】　米拉脱灵 Meratran

【结构式】　α，α-diphenyl-2-piperidinemethanol

【药代动力学】　无蓄积作用。

【作用与用途】　为较弱的兴奋剂，对大脑和延髓上部有兴奋作用。其作用较苯丙胺弱。用于抑郁状态，发作性睡病，儿童多动性障碍以及镇静催眠药所致过度镇静等症状。于1956年起就有市售。

【剂量与用法】　口服：2~6mg/d，分次服用。

【制剂】　片剂：1mg。

【不良反应】　不良反应轻微，可有失眠、焦虑、兴奋、恶心、食欲减退等。高血压、烦躁不安病人忌用。

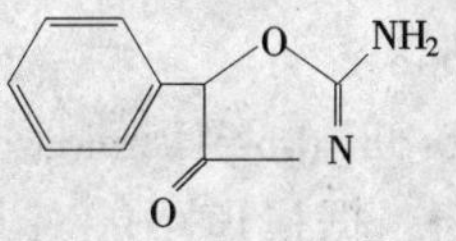

Pemoline

匹莫林（Pemoline）

【别名】　苯异妥英　Phenylisohydation

【结构式】　2-imino-5-phenyl-1,3-oxazolidin-4-one

【药代动力学】　口服易吸收，氢氧化镁促进吸收。服40mg，Tmax 4~6h，Cmax 1.1~1.5 μg/ml，$t_{1/2}$为7~10h。口服量的35%~50%从尿中排出。

【作用与用途】　中枢兴奋剂，作用与利他林相似，但较长久。用于多动性障碍，尤其研究用于多动注意缺陷障碍，可改善注意力，增强自制力。也用于ECT后记忆损害。试用于老年性情感迟钝，抑郁症，强迫症，发作性睡病。

【剂量与用法】 口服：清晨服20mg，若症状未减，中午可加服20mg，下午忌服。

【制剂】 片剂：20mg。

【不良反应】 不良反应有失眠、食欲减退、体重减轻等，大剂量可引起心动过速。肝肾功能不全、癫痫病人忌用。

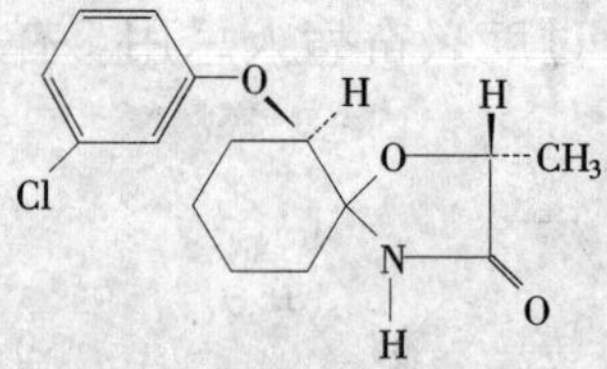

Enilospirone

依尼螺酮（Enilospirone CERM3726）

【结构式】 (2R,5RS,6R)-6-(m-chlorophenoxy)-2-methyl-1-oxa-4-azaspiro[4,5]decan-3-one

【作用与用途】 精神兴奋药，可改善操作功能。

【剂量与用法】 剂量100～300mg/d。

【不良反应】 大剂量可影响睡眠。

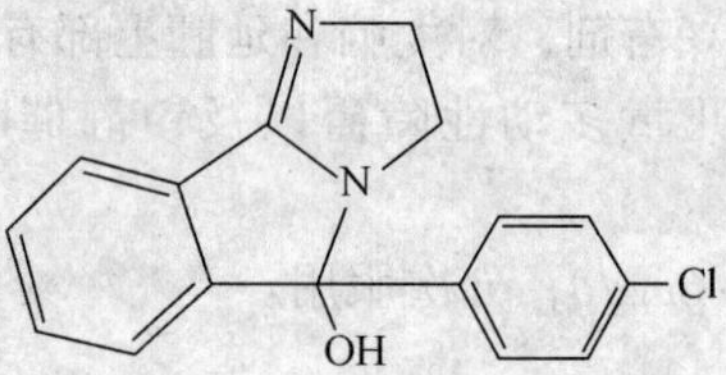

Mazindol

马吲哚（Mazindol AN488）

【别名】 Teronac Sanorex SaH42-548

【结构式】 5-(p-chloropheny)-2,5-dihydro-3H-imidazo[2,1-a]isoindol-5-ol

【作用与用途】 肥胖症辅助用药，据报道可能对儿茶酚胺有影响。治疗发作性睡病有效，对僵住症无效。可能通过降低阿片类活性，增加对疼痛的敏感性。与经典抗精神病药物并用治疗难治性精神分裂症。

【制剂】 片剂：1、2mg。

参 考 文 献

Foltin RW, Fischman NW. Drug Alc Depend, 1991, 28:3

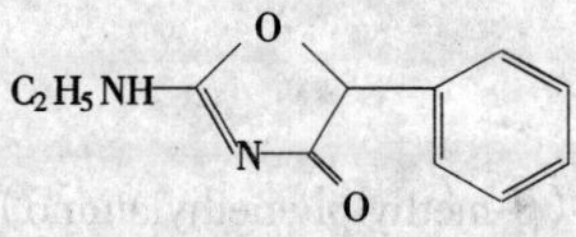

Phenozolone

非诺唑酮（Phenozolone）

【别名】　Fenozolone Ordinetor

【结构式】　2-ethylamino-5-phenyl-2-oxazolin-4-one

【作用与用途】　有益智作用的精神兴奋药，用于老年人神经性疲劳及记忆障碍。以及儿童行为障碍及适应障碍的辅助用药。

【制剂】　片剂：10mg。

【不良反应】　能引起躯体及精神依赖，禁止与 MAOI 并用。

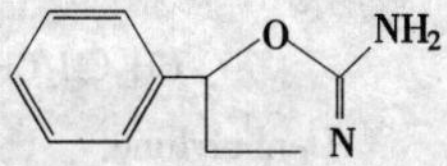

Aminorex

阿米雷司（Aminorex）

【别名】　Menocil Apiquel

【结构式】　2-amino-5-phenyl-2-oxazoline(fumarate)

【作用与用途】　厌食剂，亦用于肺阻塞性高血压，其 4－甲基顺式异构体，在黑市上被称为 U4Euh 供应。

参　考　文　献

Glennon RA，Misenheimer B．Pharmacol Biochem Behav，1990，35:517

第三节　嘌呤类（purine moiety）拟交感神经药

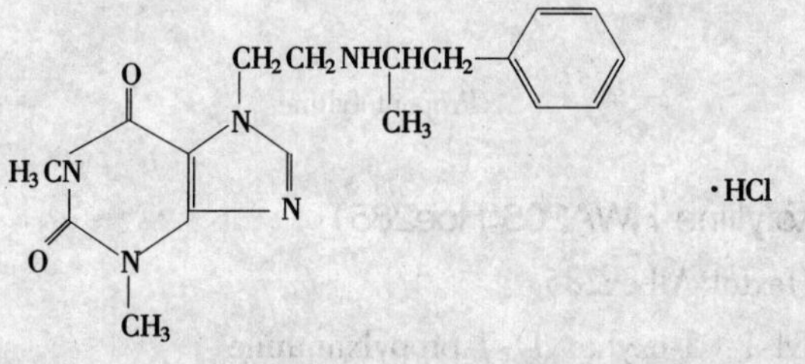

Fenetyllin

芬乙茶碱（Fenetyllin）

【别名】 Captagon

【结构式】 1,3-dimethyl-7-[2-(β-methylphenethylamino)ethyl]-1,2,3,6-tetrahydropurine-2,6-dione(hydrochloride)

【作用与用途】 精神兴奋药，用于儿童运动障碍和多动症。也用于发作性睡病、抑郁状态等。

【剂量与用法】 口服：50～100mg/d。

【制剂】 片剂：50mg。

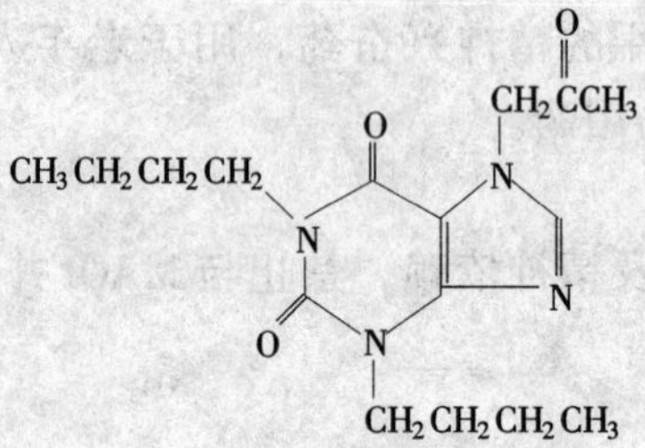

Denbufylline

登布茶碱（Denbufylline BRL30.892）

【结构式】 7-acetonyl-1,3-dibutylxanthine

【作用与用途】 为低米氏常数磷酸酯酶的强效抑制剂。可能成为益智药，临床研究初步用于脑血管疾病所致认知障碍。

参 考 文 献

Chorvat RJ, Earl RA, Zaczek R. Drugs Future, 1995, 20:1145

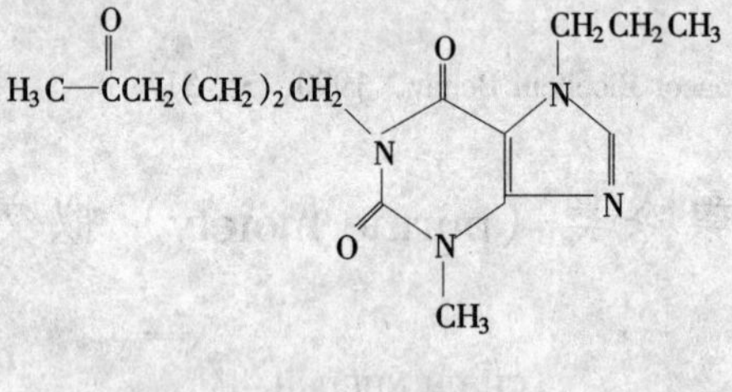

Propentofylline

丙戊茶碱（Propentofylline HWA205 Hoe285）

【别名】 Hoechst Hextol Albex285

【结构式】 3-methyl-1-(5-oxyhexyl)-7-propylxanthine

【作用与用途】 磷酸酯酶抑制剂，原系平喘剂，用于脑梗死及脑动脉硬化后遗症。已通过治疗血管性及退行性老年性痴呆的三期临床试验。

【制剂】　片剂：100mg。

参　考　文　献

Minami M, Arai H, Takahashi T, et al. Prog Neuro Psychopharmacol Biol Psychiat, 1995, 19:59

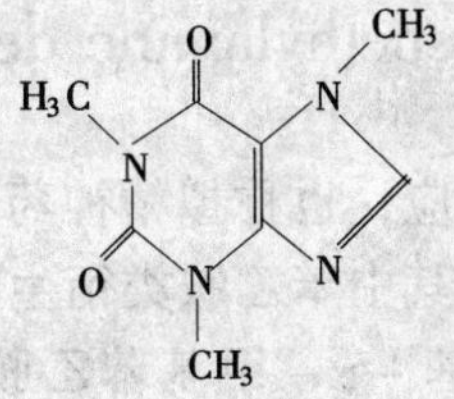

Caffeine

咖啡因（Caffeine）

【结构式】　1,3,7-三甲基-3,7-二氢-1H-嘌呤-2,6-二酮-水合物

【药代动力学】　$t_{1/2}$为3~10h。

【作用与用途】　腺苷A_1受体阻滞剂，能增加皮质素血浓度，使地塞米松抑制试验发生脱抑制现象。可与抗精神病药物发生交互作用。

【剂量与用法】　口服：每次0.1~0.3g，0.3~1g/d。最高剂量：每次0.4g，1.5g/d。

【不良反应】　可引起焦虑及震颤。

参　考　文　献

Rush CR, Sullivan ST, Griffiths RR. Pharmacol Exp Ther, 1995, 273:351

（姜佐宁）

第十八章 致 幻 药

第一节 苯乙胺类（phenethylamine derivatives，PEA）致幻药

致幻药能引起新颖感受和致幻效应，也称拟精神药。致幻剂可分为3类，即苯乙胺类衍生物、吲哚类衍生物和大麻样药物。其中苯乙胺类衍生物包括3,4－二甲氧基苯乙胺、2,3,4－三甲氧基苯乙胺、3,4,5－三甲氧基－α－甲基苯乙胺、α－甲基－3,4－亚甲基二氧苯乙胺、α，N－二甲－3,4－亚甲基二氧苯乙胺、N－乙基－α－甲基－3,4－亚甲基二氧苯乙胺、3,4,5－三甲氧基苯乙胺、4－溴－2,5－二甲氧基苯乙胺、2,5－二甲氧基－α，4－二甲基苯乙胺和4－乙基－2,5－二甲氧基－α－甲基苯乙胺等。

吲哚类衍生物包括5－羟基－N，N－二甲基色胺、5－甲氧－N，N－二甲基色胺、N，N－二乙基色胺、N，N－二甲基色胺和4－甲基氨苯恶唑啉等。

大麻样药物（cannabinoids）包括大麻酚、Δ8－四氢大麻酚、Δ9－四氢大麻酚、大麻二酚。其中大麻、苯环己哌啶、苯丙胺、可卡因和麦角酸二乙酰胺等为经典致幻药拟详细叙述。

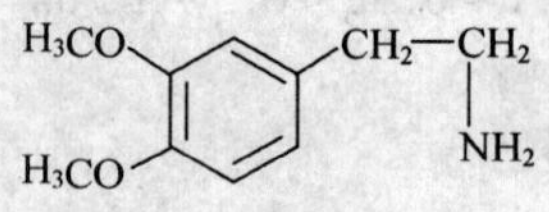

DMPE

二甲氧基苯乙胺（DMPE DMPEA）

【结构式】 3,4-dimethoxyphenethylamine

【作用与用途】 可引起类精神分裂症状。

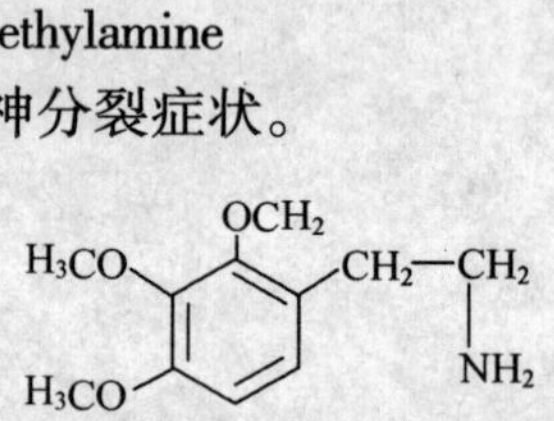

TMPEA

三甲氧基苯乙胺（TMPEA）

【结构式】 2,3,4-trimethoxyphenethylamine

【作用与用途】 毒蕈碱异构体。未经治疗的精神分裂症在甲硫氨酸负荷试验中，本药能明显降低去甲基化，其他组病人中未见这一现象。

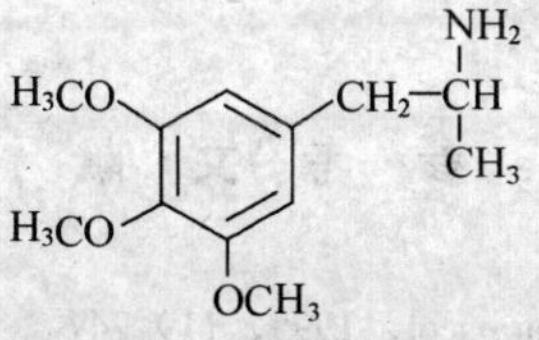

TMA

三甲氧基-α-甲基苯乙胺（TMA）

【结构式】 3,4,5-trimethoxy-α-methylphenethylamine or:3,4,5-trimethoxyamphetamine

【作用与用途】 当拟精神病药的苯环2，4，5位取代上三甲氧基后，欣快作用更明显。

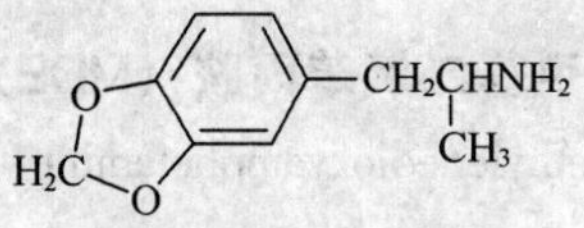

Tenamfetamine

α-甲基-3,4-亚甲基二氧苯乙胺（Tenamfetamine MDA）

【别名】 替苯丙胺 Speed for lovers

【结构式】 α-methyl-3,4-methylenedioxyphenethylamine

【药代动力学】 服药后约0.5h起效。

【作用与用途】 可导致长时间5-HT水平降低，5-HT摄取部位数量减少。曾用作心理治疗辅助药。

【剂量与用法】 口服：有效剂量120~150mg。

【不良反应】 抗精神病药对本药的致死剂量有保护作用。

参考文献

Nash JF，Nichols DE Eur J Pharmacol，1991，200:53

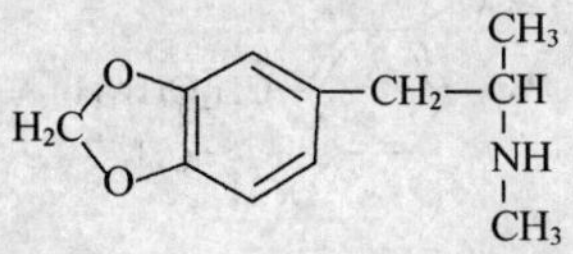

Methylenedioxymethamphetamine

α，N-二甲-3,4-亚甲基二氧苯乙胺（Methylenedioxymethamphetamine MDMA）

【别名】 Ecstasy XTC，俗称摇头丸

【结构式】 α,N-dimethy 3,4-methylenedioxyphenethylamine

【作用与用途】 精神激活与致幻药，与替苯丙胺 tenamfetamine 结构相似。用作排空中枢5-羟色胺能神经元的标识物。在美国应用按“受控制物质法”的监管。

【不良反应】 有神经毒性。

参 考 文 献

Green AR, Cross AJ, Goodiwn GM Psychopharmacol, 1995, 119:247

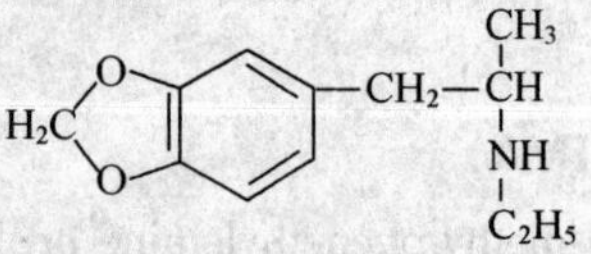

MDE

N－乙基－α－甲基－3,4－亚甲基二氧苯丙胺（MDE）

【结 构 式】 N-ethyl-3,4-methylenedioxyamphetamine 或 N-ethyl-α-methyl-3,4-methylenedioxyphenethy-lamine

【作用与用途】 为上述 MDMA 的同系物，有精神激活作用。能使中枢 5－羟色胺能神经元迅速排空。

毒蕈碱

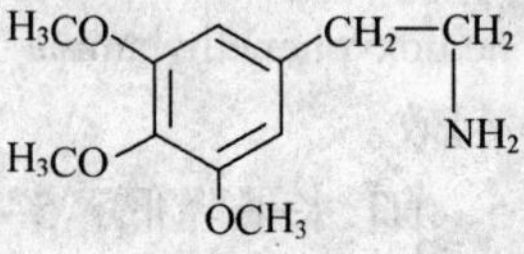

Mescaline

麦司卡林（Mescaline）

【结构式】 3,4,5-trimethoxyphenethylamine

Escaline:4-ethoxy-3,5-dimethoxyphenethylamine

【作用与用途】 墨西哥仙人球生物碱，Escalin 的作用比毒蕈碱强 6 倍。药效动力学符合剂量效应曲线，结果支持阻滞中枢 5－HT2 受体导致行为改变的假说。

【剂量与用法】 口服：致幻剂量两者均约 200mg。

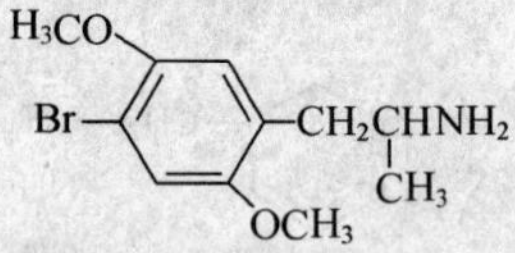

Brolamfetamine

4－溴－2,5－二甲氧基苯乙胺（Brolamfetamine bromo-DMA）

【别名】 DOB 布苯丙胺

【结构式】 4-bromo-2,5-dimethoxyamphetamine

【药代动力学】 口服后逐渐起效，并持续较长时间才逐步恢复。

【作用与用途】 5－HT1/5－HT2 受体激动剂，尤其与额顶叶皮质神经细胞膜相应受体有特异性结合。

【剂量与用法】　口服：1～4mg。

4－碘－2,5－二甲氧基苯丙胺 Iodoamfetamine Iodo-DMA

【别名】　DOI　碘苯丙胺

【结构式】　4-iodo-2,5-dimethoxyamphetamine

【作用与用途】　5－HT2 受体激动剂，结构与上述 DOB 相似，只是 DOB 的 4－位溴原子被碘原子代替。由此产生厌食与致焦虑作用。

参　考　文　献

Freo U，Pietrini P，Dam M，et al. 18th CINP Cong（Nice）Abs，1992，O－46－128

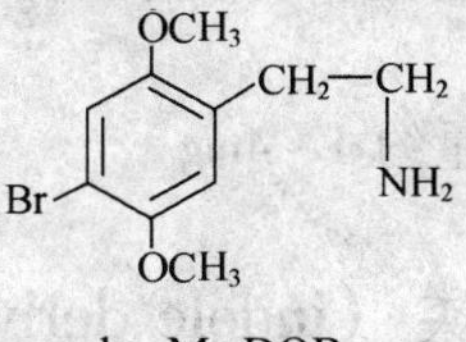

α-des-Me DOB

4－碘－2,5－二甲氧基苯乙胺（α－des-Me DOB）

【结构式】　4-bromo-2,5-dimethoxyphenethylamine

【作用与用途】　DOB 的 α－去甲基衍生物，有一定程度的兴奋和致幻作用。可能成瘾，因此也可能成为拟精神病药。

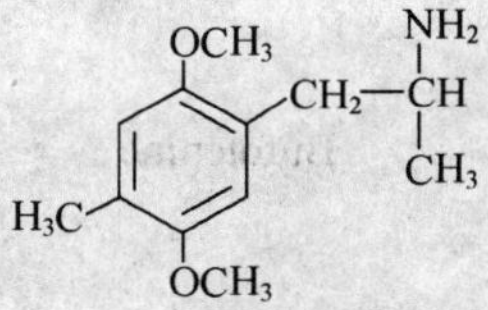

DOM

DOM STP

【结构式】　2,5-dimethoxy-4-methylamphetamine 2,5-二甲氧-4-甲基苯丙胺　2,5-dimethoxy-α,4-dimethylphenethylamine 2,5-二甲氧-4-甲基苯乙胺

【药代动力学】　口服后约 1～1.5h 起效，3～4h 后达到高峰。

【作用与用途】　右旋异构体比左旋异构体作用强 3～6 倍。

【剂量与用法】　口服：致幻剂量约 3mg。

参　考　文　献

Nichols DE，Snyder SE，Oberlender R，et al. J Med Chem，1991，34:276

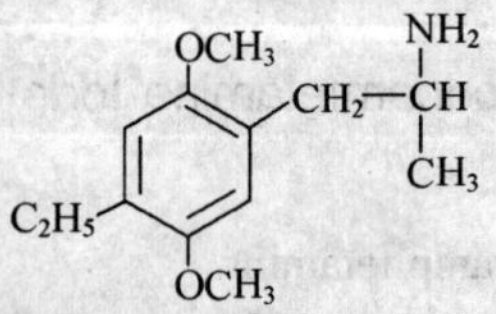

DOET

4－乙基－2,5－二甲氧基－α－甲基乙胺（DOET）

【结构式】 4-ethyl-2,5-dimethoxy-α-methylphenethylamine

【药代动力学】 口服后约1～1.5h起效，3～4h后达到高峰。

【作用与用途】 有立体异构选择性：右旋异构体比左旋异构体拟精神病作用强4倍。本药能增强感觉敏感性。

【剂量与用法】 口服：致幻剂量约1～4mg。

第二节 吲哚类（indole derivatives）致幻药

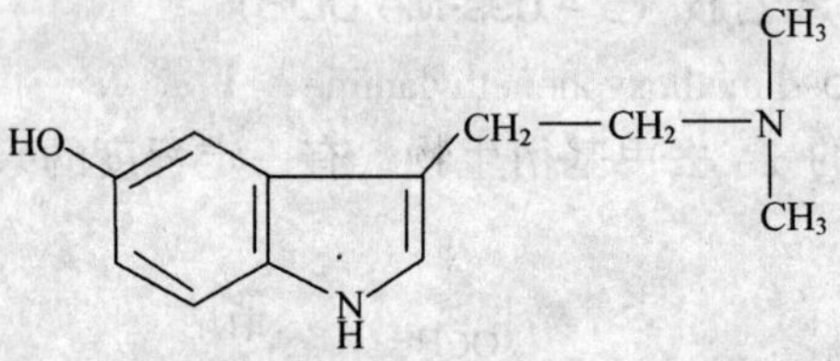

Bufotenine

5－羟基－N，N－二甲基色胺（Bufotenine）

【别名】 蟾蜍色胺

【结构式】 5-hydroxy-N,N-dimethyltryptamine 5-OH-DMT:3-[2-(dimethylamino)ethyl]indol-5-ol

【作用与用途】 从蟾蜍皮肤提取，也发现存在于Piptadenia的种子与叶子中。试验提示尿液中bufotenine样物质与心理行为障碍相关。

【剂量与用法】 口服无效。

参 考 文 献

Cramer W, Long S, Tulp M. Eur J Pharmacology, 1990, 183:2148（Congr Abstr）

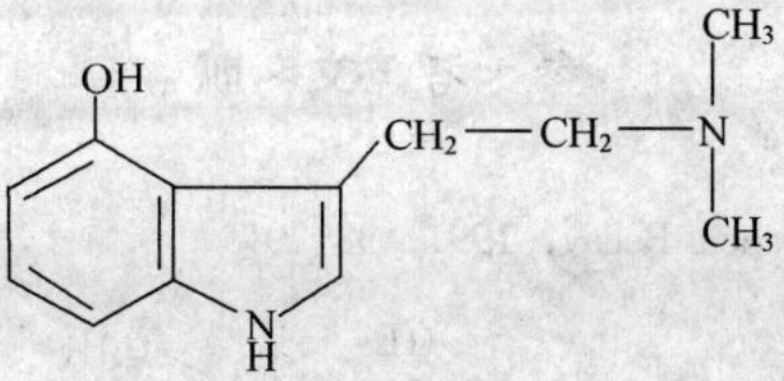

Psilocin

Psilocin 4 – OH-DMT

【结构式】　4-hydroxy-N, N-dimethyltryptamine 3-[2-(dimethylamino)ethyl]indol-4-ol

【作用与用途】　自 Psilocybe 蘑菇提取的致幻物质，为 bufotenine 同系物，仅仅在于羟基团所在位置有差异。多数资料报告与其磷酸盐相关。

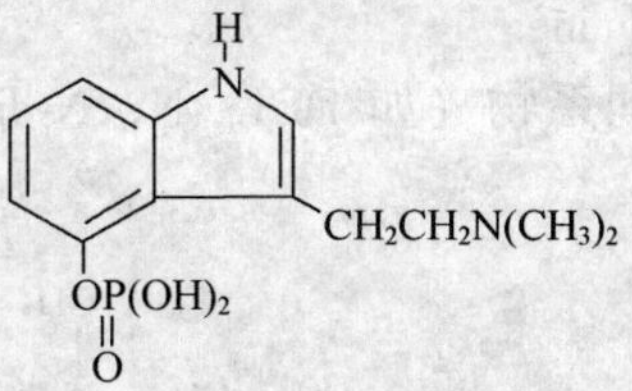

Psilocybine

赛洛西宾（Psilocybin）

【别名】　魔术蘑菇

【结构式】　3-[2-(dimethylamino)ethyl]indol-4-ol di-H phosphate

【作用与用途】　也是自 Psilocybe 蘑菇提取的一种致幻物质。

【剂量与用法】　口服：致幻剂量 4～8mg。

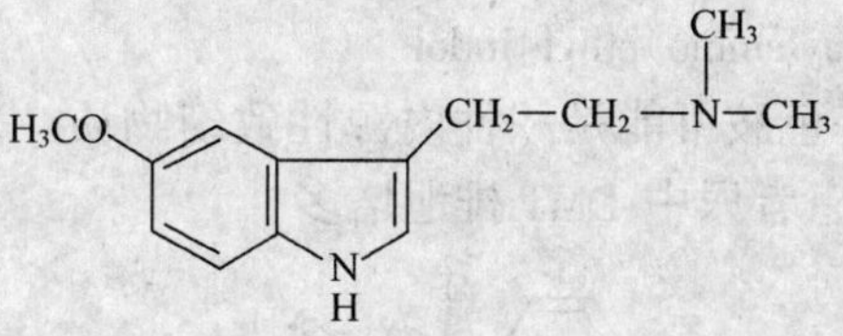

5-MeO-DMT

5 – 甲氧基 – N, N – 二甲基色胺（5 – methoxy-N，N-dimethyltryptamine）

【别名】　OMB 5 – MeO-DMT　O-methyl-bufotenine

【结构式】　5-methoxy-3-[2-(dimethylamino)ethyl]indole

【作用与用途】　强效致幻药，对 5 – HT 能系统有很强抑制作用。在动物与人体试验中均已完成各种剂量对效应的相关研究。

参 考 文 献

Ahlenius S，Larsson K. Pharmacol Biochem Behav，1991，38:201

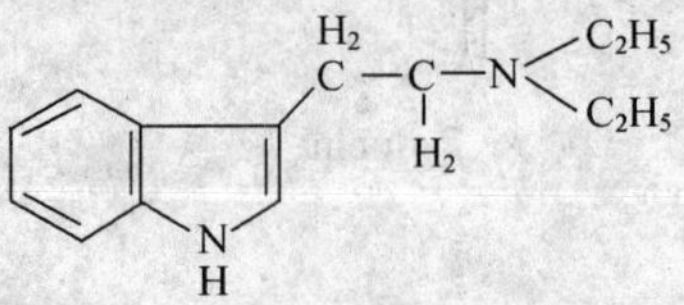

DET

N，N－二乙基色胺（DET）

【别名】 二乙基色胺

【结构式】 N,N-diethyltryptamine

【作用与用途】 DET 及其同系物（如 DET：N，N-dipropyltryptamine）是一组作用相对较弱的短时效致幻药。

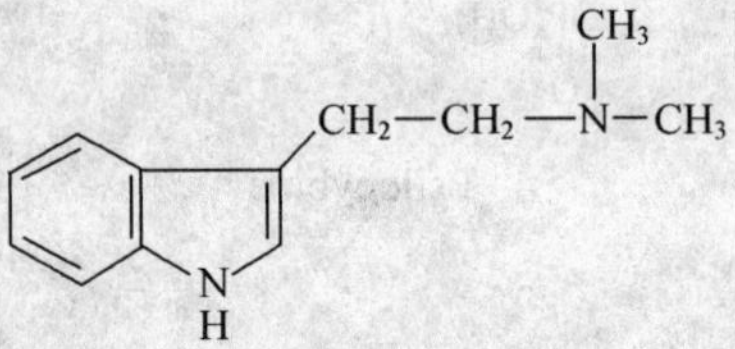

DET

N,N－二甲基色胺（DMT N，N-dimethyltryptamine）

【别名】 二甲基色胺

【结构式】 3-[2-(dimethylamino)ethyl]indole

【作用与用途】 二乙基色胺可能是一种内源性致幻物质。多数研究均集中于其致精神病作用。据报道精神分裂症患者尿中 DMT 排泄增多。

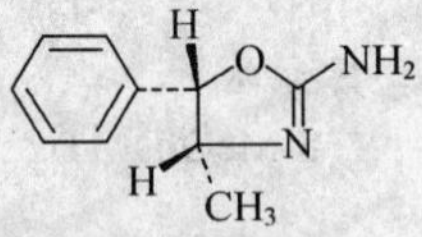

4-Methylaminorex

4－甲基氨苯恶唑啉（4－Methylaminorex）

【别名】 4－甲基阿米雷司

【结构式】 (±)-cis-2-amino-4-methyl-5-phenyl-2-oxazoline

【作用与用途】 为老的厌食剂 aminorex（旧称 menocil，拟交感药）的甲基衍生物。有中枢兴奋作用。有 4 种立体异构体。结构式中列出了两种不同的顺式结构（4S，5R）与

(4R，5S)。对这两种顺式衍生物所起的诨名为 U4Euh。在黑市上认为是非经典致幻药。

参 考 文 献

Glennon RA，Misenheimer B．Pharmacol Biochem Behav，1990，35:517

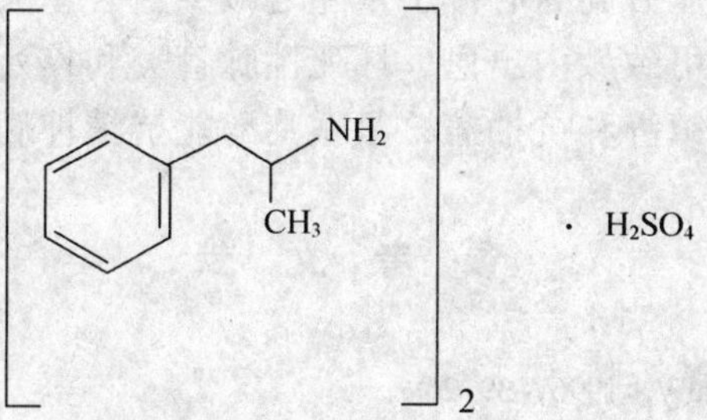

Amfetamine

安非他明（Amfetamine）

【别名】　苯丙胺　Amphetamine Benzedrine　Dexedrine Adiparthrol Centamine

【结构式】　(±)-α-methylphenethylamine(sulfate)

【药代动力学】　口服易吸收，因亲脂性故迅速入脑，30min 后在体内广泛分布。有效血浓度 1～2μg/ml，作用持续数小时。在肝中经羟化酶转化为对羟基苯丙胺，再经多巴胺 β 羟化酶转化为对羟去甲麻黄碱，后者还能随 NE 一同回收，作为“伪递质”起作用。这些代谢产物最终在肝中脱胺、结合，经肾脏排泄。约 20%～40%原药从尿排泄。口服后 3h 开始排出，酸性尿可增加排泄。

【作用与用途】　促进突触前 NE 和 DA 释放，阻断再摄取，增加突触间隙中 NE 和 DA 浓度，有较强兴奋作用。用于发作性睡病，肥胖症、儿童多动症及中枢抑制药中毒等。可能对抑郁症有效。安非他明试验对诊断边缘性人格障碍有参考作用。

【剂量与用法】　口服：开始每次 5～10mg，每日 1 次。极量每次 20mg。肌注：每次 5～10mg。

【制剂】　片剂：5mg。针剂：10mg/ml。

【不良反应】　本药的拟 NE 能作用可引起警觉性增高、厌食和拟交感神经效应。拟 DA 能作用可引起欣快、精神病性症状和刻板行为。用药后很快引起过度警觉、注意增强、健谈、自信、精力充沛、多动、自我意识增强和饥饿感减弱。大剂量可引起焦虑、洞察力受限、易激惹、动作笨拙、坐立不安、行为冲动而刻板。还可有精神病症状，如语速加快、含糊、无逻辑性、情感愚蠢或不适切。用量再大导致苯丙胺性精神病，如听/视幻觉、体象障碍、被害妄想、敌意、暴力行为和刻板行为，持续数小时到数天。在此期间时间概念减退，社交活动减少和社会退缩，完全生活在“自己的世界里”。如试图中断这种行为，可引起焦虑、激惹和抵抗。静注本药可引起暂时的性乐高潮，伴有思维高效快速，精神饱满自信，社交活动增加和无疲劳感。

苯丙胺能迅速耐受，以外周拟交感神经作用（如高血压）最明显，欣快和厌食次之，唤醒效应最不明显。长期用药产生依赖性，戒断症状包括抑郁、渴望用药、疲劳感、饥饿感和深睡。许多国家已禁用此药。老年人、动脉硬化及冠心病者忌用。

中毒的中枢效应包括偏执性精神病、头痛、咬牙、肌紧张、深腱反射增强、细颤、共济失调、抽搐、昏迷和死亡。外周效应主要是交感神经兴奋，包括高热和大汗、瞳孔放大、心动过速、心律失常、高血压、胃肠运动减少、便秘、尿潴留、震颤和皮肤发冷。开始时心动过速可增加心排出量，待血压升高后心排出量随之减少；心律失常较多为阵发性房性心动过速和室性期前收缩；高血压可致颅内出血、坏死性脉管炎和猝死。中毒时主要用支持和对症治疗，用抗焦虑药地西泮能镇静和抗抽搐，氟哌啶醇能抗精神病。

参 考 文 献

Brauer LH, De Wit H. Biol Psychiatry, 1996, 39:26

第三节 大麻类（cannabinoids）致幻药

大麻 （Marihuana）

【结构式】 6,6,9-trimethyl-3-pentyl-6a,7,8,10a-tetrahydro-6H-dibenzo[b,d]pyran-1-ol

【药代动力学】 它是大麻植物的粗制剂，吸食时 5～15min 起效，30～90min 达峰值，持续 3～4h。生物利用度 10%～15%，由肝脏 CYP 酶代谢，约 60%～70%代谢产物随胆汁经粪便排泄，其余由肾脏排泄。

【作用与用途】 大麻对机体作用广泛，曾作为催眠药、抗抽搐药、镇痛药、镇吐药、止喘药、抗高血压药、肌肉松弛药、抗肿瘤药、抗菌药以及治疗青光眼的药物被研究，但其疗效并不优于相应药物。现已不作为治疗用药。

【不良反应】

1．短期不良反应 ①在精神方面可表现欣快，一过性精神和躯体松弛感，交际能力增强；②注意狭窄：谈话倾向于“此时此地”，不涉及过去和将来；③现实解体：有时间过得很慢的体验；④吸大麻后 12～24h 期间驾驶技能受损；⑤躯体效应可有结膜充血、心率加快、外周血管扩张、支气管扩张。有时体温增高、眼内压降低、食欲增加、直立性低血压、呼吸减少和皮肤温度下降。此外，尚有思睡、眼球震颤、细颤、口干、碳氧血红蛋白升高和心肌耗氧量增加。

2．长期滥用导致心理异常 ①幻听妄想：包括被害、夸大妄想。因停药后可继续存在，故怀疑是大麻诱发了潜在的精神病；②抑郁：常伴有自主神经体征和较高的自杀率。自制力降低导致易流泪和道德败坏，类似于慢性脑器质性综合征；③焦虑：主要是大麻浓度降低时，下丘脑交感神经放电所致，重度焦虑可损害执行计划的能力；④动力缺乏综合征：常见于年青人，表现精力减退、对工作的渴望减退、对挫折的耐受降低、个人卫生差并以吸大麻为生活中心；⑤低剂量可导致性欲和性行为增加，高剂量导致性欲减退和阳痿；⑥反社会人格改变：包括不尊重和不关心他人，攻击行为和倾向将错误推诿于人。还可有歇斯底里样表现；⑦人际关系紧张。所有上述表现提示边缘系统受到影响；⑧大麻烟中焦油和某些致癌物质含量比香烟高，低剂量可致支气管舒张，高剂量可增加通气道阻力和抑制呼吸。长期使用可引起声音嘶哑、慢性支气管炎；⑨使男性睾酮浓度降低，继之精子数量与活性降低和异常率增加。对女性抑制卵泡刺激素可致月经失调，抑制黄体酮可致排卵障碍；⑩研究表明大麻增加细胞不规则有丝分裂和染色体异常率。吸大麻者的子女先天性畸形率增加；⑪免疫力改变：包括淋巴细胞母细胞化减少、胸苷回收降低、肺内巨噬细胞和天然杀伤细胞活性抑制。

3. 长期滥用可产生耐受　尤以镇静、欣快、心率加快的耐受性较明显。大麻戒断症状为心境不良、易激惹、焦虑、抑郁、震颤、出汗增加和恶心。断药后几小时出现，持续数天自行消失。大麻中度中毒表现嗜睡、注意力下降和短期记忆损害。重度中毒有说话困难、惊恐焦虑反应、动作笨拙、梦样状态、谵妄、定向障碍、精神分裂症样行为、反射迟钝和共济失调。可用地西泮控制焦虑和激越，用抗精神病药控制精神病性症状。

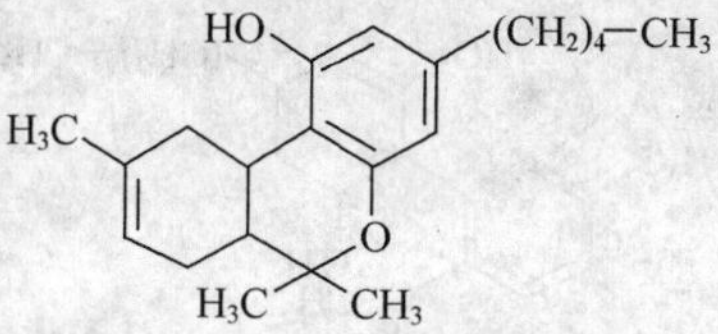

Δ^9-Tetrahydrocannabinol

Δ^9 – 四氢大麻酚（Δ^9 – Tetrahydrocannabinol）

【别名】　Δ^1 – THC

【结构式】　6,6,9-trimethyl-3-pentyl-6a,7,8,10a-6H-dibenzo[b,d]pyran-1-ol

【药代动力学】　为大麻类植物的纯品之一，口服或吸用 $t_{1/2}$ 为 20h。长期吸用者 $t_{1/2}$ 可延长至 4 天。

【作用与用途】　可能是大麻的主要致幻成分。研究用于肿瘤化疗时，阻滞恶心与止吐。减轻外伤性瘫痪的痉挛。缓解偏头痛和内源性头痛。

参　考　文　献

Huestis MA, Mitchell JM, Cone EJJ Anal Toxicol, 1995, 19:443

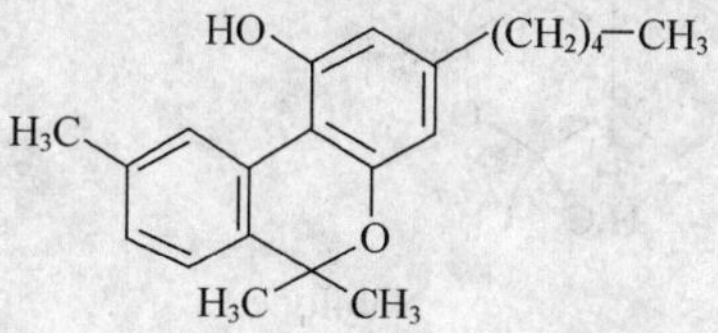

Cannabinol

大麻酚（Cannabinol CBN）

【结构式】　6,6,9-trimethyl-3-pentyl-6H-dibenzo[b,d]pyran-1-ol

【作用与用途】　大麻类结构的非饱和原形，与大麻主要致幻物质 Δ9-THC 一起，构成大麻的活性致幻成分。

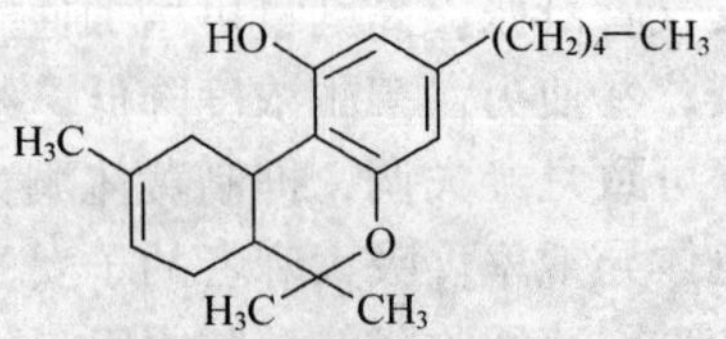

Δ^8-Tetrahydrocannabinol

Δ^8 – 四氢大麻酚（$\Delta^8$8-Tetrahydrocannabinol）

【别名】 Δ^6-THC

【结构式】 6,6,9-trimethyl-3-pentyl-6a,7,10,10a-tetrahydro-6H-dibenzo[b,d]pyran-1-ol

【作用与用途】 大麻生物碱的萜类系列衍生物，有降温作用，可能为拟精神药。

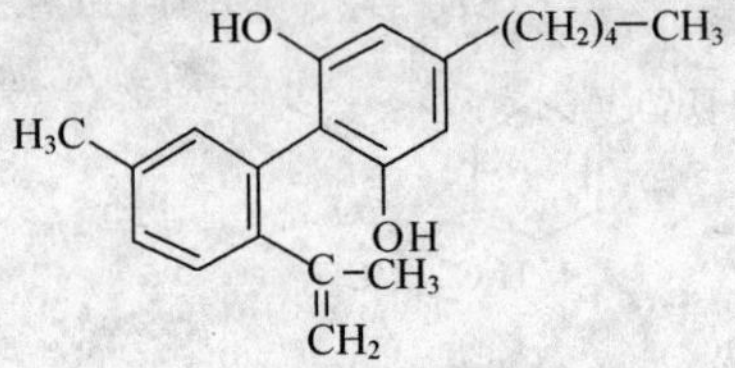

Cannabidiol

Cannabidiol CBD

【结构式】 (3R,4R)-2-(P-mentha-1,8-dien-3-yl)-5-pentylresorcinol

【作用与用途】 具有开环吡喃结构的大麻酚衍生物，在大麻中属作用较弱的一种活性成分。可能用作催眠或抗痉药，据报道有抗焦虑作用。

参 考 文 献

Zuardi AM, Rodrigues JA, Cunha JM. Psychopharmacol, 1991, 104:260

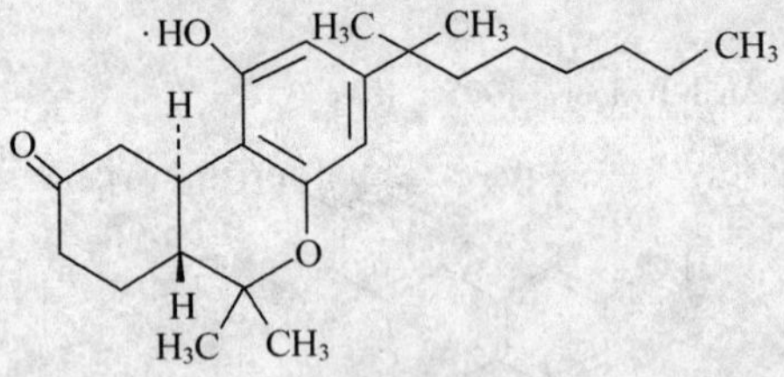

Nabilone

大麻隆（Nabilone）

【别名】 Cesamet

【结构式】 (±)-trans-3-(1,1-dimethylheptyl)-6,6a,7,8,10,10a-hexahydro-1-hydroxy-6,6-dimethyl-9H-dibenzo[b,d]pyran-9-one

【药代动力学】 $t_{1/2}$约 2h。

【作用与用途】　合成的大麻类化合物，能阻滞化疗所致的恶心呕吐。研究用于焦虑与慢性疼痛。

【剂量与用法】　口服：治疗量 6mg/d。

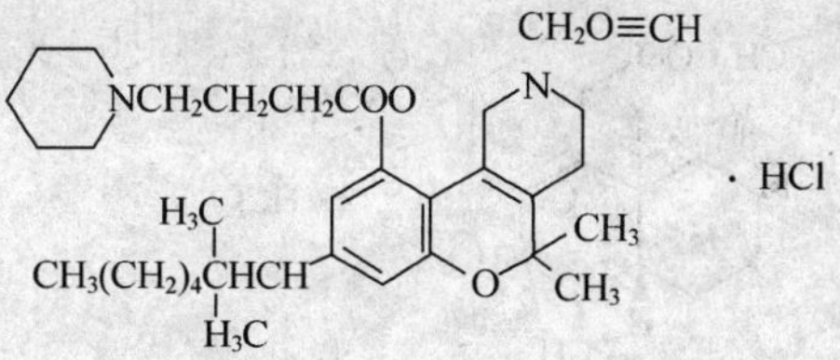

Nabitan Hydrochoride

大麻坦（Nabitan）

【结构式】　(±)-8-(1,2-dimethylheptyl)-1,3,4,5-tetrahydro-5,5-dimethyl-2-(2-propynyl)-2H-[1]benzopyrano[4,3-c]pyridin-10-yl-1-piperidineburyrate

【作用与用途】　有镇痛和镇吐作用，可能用于治疗青光眼。

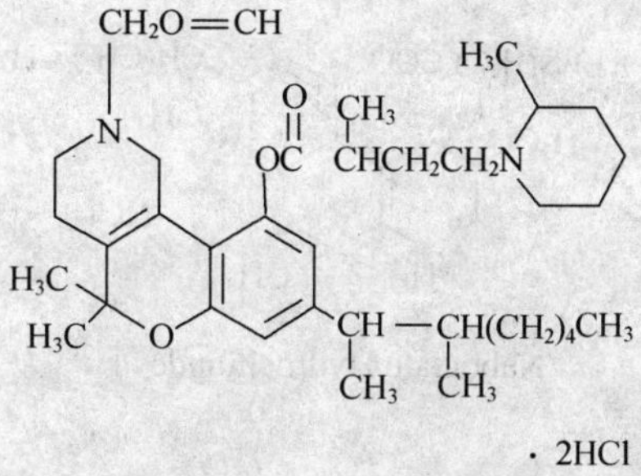

Menabitan Hydrochlcride

美大麻坦（Menabitan）

【结构式】　(±)-8-(1,2-dimethylheptyl)-1,3,4,5-tetrahydro-5,5-dimethyl-2-(2-propynyl)-2H-[1]benzopyrano[4,3-c]pyridin-10-yl α,2-dimethyl-1-piperidine-butyrate

【作用与用途】　属镇痛类药，系上述 nabitan 的甲基化衍生物，作用与其相似。仅作过预初试验。

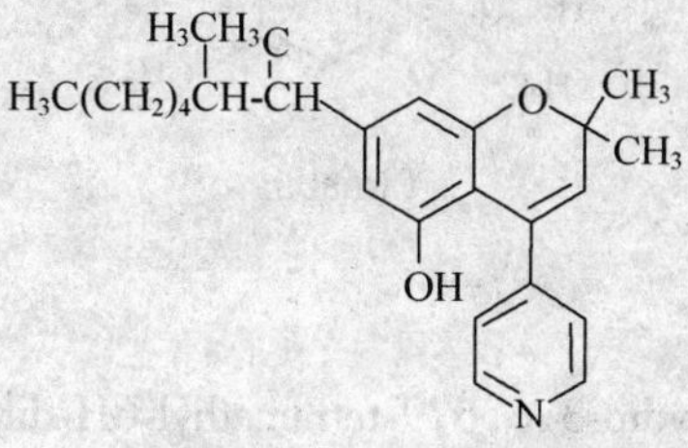

Nonabine

诺大麻（Nonabine BRL4664）

【结构式】　7-(1,2-dimethylheptyl)-2,2-dimethyl-4-(4-pyridyl)-2H-chromen-5-ol

【作用与用途】 与大麻类结构有关的合成化合物，属镇吐药，具有与 nabilone 相似的镇吐作用，研究用于抗肿瘤化疗所致的恶心呕吐。

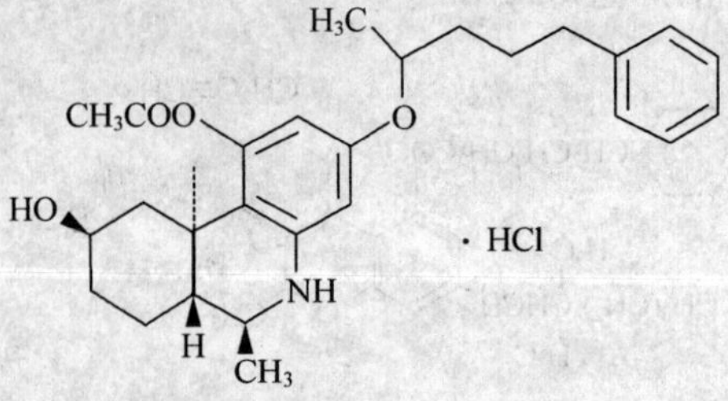

Nantradol Hydrochloride

南曲朵（Nantradol）

【结构式】 (±)-5,6,6aβ,7,8,9α,10aα-octahydro-6β-methyl-3-[(1-methyl)phenylbutoxy]-1,9-phenanthridinediol-1-acetate

【作用与用途】 据报道有镇痛，镇吐作用。

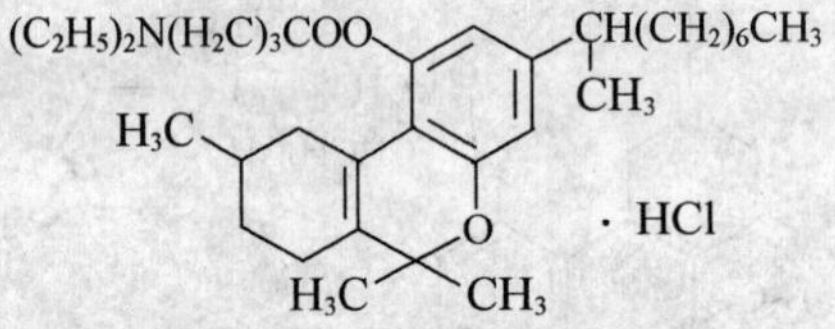

Naboctate Hydrochionde

大麻克酯（Naboctate）

【结构式】 7,8,9,10-tetrahydro-6,6,9-trimethyl-3-(1-methyl-octyl)-6H-dibenzo[b,d]pyran-1-yl 4-(diethylamino)butyrate

【作用与用途】 可能用于治疗青光眼或镇吐，仅作过预初试验。

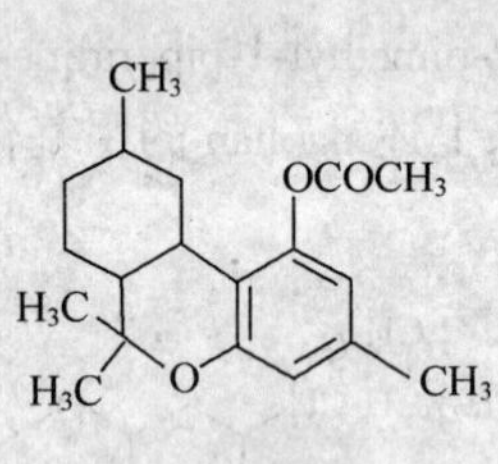

Pirnabin

吡大麻（Pirnabin）

【结构式】 7,8,9,10-tetrahydro-3,6,6,9-tetramethyl-6H-dibenzo[b,d]pyran-1-ol acetate

【作用与用途】 与上述 naboctate 相似，可能用于治疗青光眼。仅作过预初试验。

参　考　文　献

Smith JB. Psychopharmacology，1991，103（1）：115

第四节　哈曼拉生物碱类（hamala alkaloids），β－酚类（β－carbolines），哌啶类（piperidines），麦角酸类（lysergic acid）致幻药

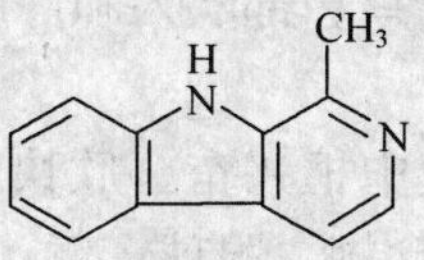

Harman

Harman

【别名】　Psaaiflorin

【结构式】　1-methyl-β-carboline

【作用与用途】　自南美名为 banisteropsis spp 提取的 Hamala 生物碱的 β 酚类衍生物。有致幻和镇痛作用。与其相似的同系物已如结构式中所列。本类致幻药对中枢突触部位的 5－HT 能受体有阻滞作用，可能对 BZ 受体也有作用。化学结构属吲哚烷基胺类，如同色胺。

参　考　文　献

Timmerman L，Verhey R，Fekkes D. EurNeuropsychopharmacol，1994，4:353（abts p2）

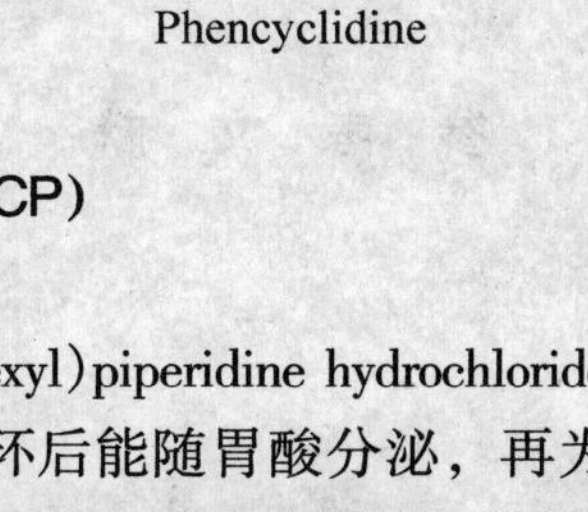

Phencyclidine

苯环己哌啶（Phencyclidine PCP）

【别名】　Sernyl Sernylan

【结构式】　1-（1-phenylcyclohexyl）piperidine hydrochloride

【药代动力学】　在进入体循环后能随胃酸分泌，再为肠道吸收。因脂溶性使之蓄积于脂肪组织，所以 $t_{1/2}$ 较长，48～72h。PCP 在肝脏代谢为羟基化衍生物并与葡萄糖醛酸结合，经肾脏排泄。

【作用与用途】

1．通过拟 DA 能作用引起精神分裂症样症状、刻板行为、运动增加、抽搐发作、厌食和催乳素抑制效应。

2．通过拟 NE 能作用产生抗抽搐、中枢和交感神经兴奋效应。

3．通过拟 5－HT 能作用产生抗抽搐和镇痛效应。

4．抗胆碱能作用产生中毒时的妄想、激越、瞳孔扩大、水平性和旋转性眼球震颤、房室传导阻滞、室性心律失常、尿潴留、麻痹性肠梗阻、皮肤发红和干燥。

5．拟阿片样作用产生欣快和共济失调。

【剂量与用法】 可口服、吸食、口鼻部吹入和静脉注射。

【不良反应】

1．神经精神症状 低剂量可引起中枢兴奋、欣快和交感神经兴奋，高剂量可引起恐怖性视和触幻觉、思维无指向性、说话含糊、眼球震颤、麻木和手脚笨拙，继而感觉异常、体象改变、反射减慢和共济失调，4～6h 后出现伴有偏执的抑郁状态，可有敌意和攻击行为，数天后恢复正常。

2．妊娠和哺乳 能进入胎儿体内和乳汁，滥用 PCP 的母亲分娩的婴儿可出现黄疸、震颤、强直、惊跳反射增强和猫叫综合征；哺乳可引起小儿的易激惹、亚木僵状态和发育延迟，断奶时可致严重的心境不良和情感退缩。

3．长期使用可产生依赖和耐药性 其行为和中毒效应很快耐受。戒断症状有渴望用药、焦虑和抑郁，可用溴隐亭或去甲丙咪嗪治疗。轻度（5mg）中毒可有幻视、欣快、易激惹、激越、焦虑、分裂样症状、猝倒、出汗和颜面潮红。中度（5～10mg）可有焦虑、兴奋、僵直、刻板症、缄默症、暴力行为、精神病性症状、反射亢进、肌阵挛、发热和流涎。重度（10～20mg）可有视幻觉、触幻觉、兴奋、暴力行为、偏执性精神病、角弓反张、反射降低、发热、心律失常、高血压和排便失禁。极重度中毒（＞20mg）可有紧张症、抽搐、昏迷和死亡。对瞳孔扩大伴有血压增高的昏迷病人应考虑到 PCP 过量。

【治疗】

1．解毒 鼻饲活性炭，硫酸镁吸附清除胃肠道内 PCP；持续抽吸胃液阻断 PCP 胃肠循环；酸性的维生素 C 加生理盐水静滴能中和碱性 PCP，酸化标准是尿 pH 值≤5.5；肌注呋塞米加速清除血中失活的 PCP。

2．对症治疗 用氟哌啶醇控制精神病性症状；用苯妥英抗抽搐发作；用毒扁豆碱治疗房室传导阻滞、室性心律失常、尿潴留和麻痹性肠梗阻；用普奈洛尔控制交感神经兴奋。

参 考 文 献

Krebs MO．L'Encephale，1995，XXl：581

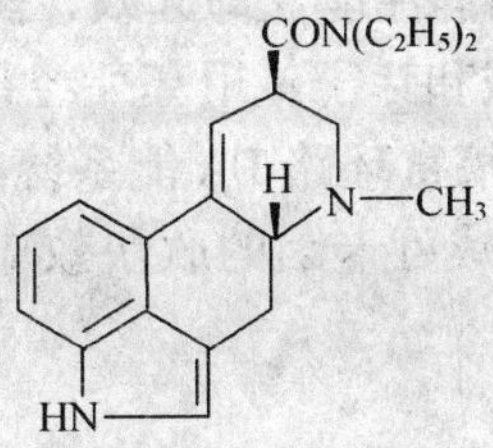

LSD

麦角酸二乙酰胺（D-Lysergic acid diethylamide LSD）

【别名】　Delysid

【结构式】　N,N-diethyl-7-methyl-4-6,6a,7,8,9-hexahydro-indolo[4,3-fg]quinoline-9-carboxamide

【药代动力学】　口服易吸收，但仅约0.01%到达脑部。口服后1～2h产生最大效应，$t_{1/2}$为3h，持续约12h。80%～90%在肝脏羟化并与葡萄糖醛酸结合，然后随胆汁经粪便排泄，其余由肾脏排泄。

【作用与用途】　与5－HT2受体有高亲和力，如果预先用MAOI一段时间，能减少中枢5－HT2受体数量和降低LSD精神效应，提示LSD可能通过激动5－HT2受体发挥效应。

【不良反应】　拟精神病综合征：

1．兴奋、失眠、与呼吸节律同步的虹膜震颤、下颌紧张感和抗重力肌（如股四头肌）阵挛。

2．交感神经兴奋　警觉过度、瞳孔扩大、心动过速、血压增加、毛发竖起及潮热感。

3．感知异常　如视听觉增强，蚁走感；出现所渴望的错觉和假性幻觉，真性幻视和感知综合障碍，如大小、距离、空间和自身躯体感知综合障碍。

4．自感洞察力增强　有时感到恐怖，体验到整个过程象是一次“不愉快的旅行”。

5．回闪现象　多次用药后，即使停药数天甚至数月，也可出现一过性的知觉改变，多为使用其他精神活性药物所诱发。

连用3～4天后，迅速发生耐受。但不引起戒断症状。中毒时可有幻觉、焦虑、精神病性症状、瞳孔散大、反射亢进、发热、心动过速和血压升高，但单纯LSD中毒未见致死报告。可用BZ治疗焦虑，用抗精神病药治疗精神病性症状。

参　考　文　献

Callahan PM，Appel JB．Psychopharmacol，1990，100:13

第五节　可卡因（cocaine）

可卡因（Cocaine）

【药代动力学】　口服、滴鼻、吸食和静注均可。口服30～60min起效，药效较弱；滴鼻 3～5min 起效，药效较强；吸食和静注能立即起效，药效很强。可由血清和肝脏的胆碱脂酶催化代谢，代谢产物苯甲酰芽子碱和芽子碱甲基酯经肾脏排泄。

【作用与用途】 可能与激活脑犒赏环路 DA 能系统有关，因急性 DA 系统激动与可卡因欣快效应一致；DA 受体阻滞剂能衰减可卡因的欣快效应；预先用 DA 受体阻滞剂能减少或停止自我应用可卡因。

【不良反应】

1. 感到躯体和精神能力增强，可至夸大妄想程度。药效消退时可有心境不良、焦虑和抑郁。为了追求欣快感，倾向再度用药。

2. 增强性驱动力和性欣赏力，但长期使用耗竭 DA，可导致性欲减退和性行为困难。

3. 剂量较大时使中枢兴奋导致震颤和阵挛强直性抽搐。外周交感神经兴奋导致心动过速、高血压、卒中、心肌梗死、室颤、室速、心跳停止和猝死。

4. 长期使用可出现幻觉、偏执观念、妄想、敌意、社会退缩和暴力行为等精神症状。

5. 滥用可卡因的妊娠妇女可致胎盘早期剥离，增加流产和早产率。

并发症与其长期使用途径有关，鼻内使用可致鼻窦炎、鼻炎、筛骨炎、鼻中隔穿孔和鼻出血；吸入使用促进可卡因入脑，导致更快的成瘾；静脉使用能致脑膜炎、心内膜炎、脓毒血症、血管病、肺炎、AIDS 和肝炎。

短期频繁使用可引起耐受，停药数天即消失。长期使用可使某些效应敏感化，例如以往能耐受某一剂量，现在再用时可引起癫痫发作或心律失常。可卡因使用数天即可引起依赖，戒断症状为易激惹、心境不良、焦虑、抑郁、震颤、嗜药性和催乳素水平增高，机制是拟 DA 功能的突然停止。如果症状较重，可用溴隐亭和去甲丙咪嗪。急性中毒可致癫痫发作、心动过速、心律失常、心血管虚脱、呼吸衰竭和猝死。与可卡因有关的死因包括癫痫、心肌梗死、心律失常、菌血症，呼吸衰竭、肠梗死、肾梗死和自杀。处理主要是支持治疗和对症治疗。地西泮能镇静和抗癫痫，抗精神病药可治疗精神病性症状。

（姜佐宁）

第十九章　脱　毒　药

脱毒治疗除了药物和其他躯体治疗外，更应注意心理和康复治疗。一般说来，在脱毒治疗期药物治疗占有较大比重；而进入恢复期与康复期，心理治疗和康复治疗，在整体的脱毒综合治疗中，应占有更重要的位置。

第一节　阿片拮抗剂（opiate antagonists）

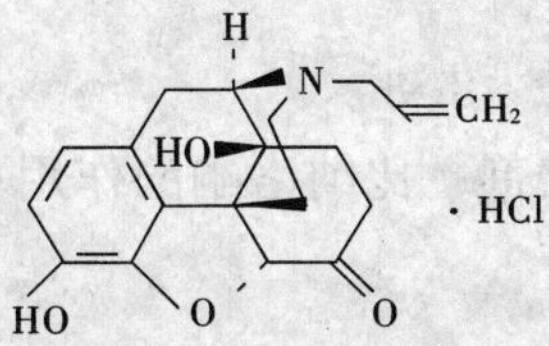

Naloxone Hydrochloride

纳洛酮（Naloxone）

【别名】　丙烯吗啡酮　Narcan Naloxone

【结构式】　N-allyl-3,7a-dihydroxy-7,7a,8,9-tetrahydro-4aH-8,9c-iminoethano-phenanthro[4,5-bcd]furan-5(6H)-one

【药代动力学】　口服吸收差。肌注吸收迅速，5～10min 起效，持续 45～90min，$t_{1/2}$ 约 1.5h。易通过 BBB，代谢很快。

【作用与用途】　为特异性阿片受体阻滞剂，小量（0.4～0.8mg）肌注能迅速逆转吗啡的作用，静注 1～3min 就能消除由吗啡引起的呼吸抑制，增加呼吸频率。对急性酒精中毒也有促醒作用。脱毒治疗时纳洛酮常用作催瘾剂，或用于检验各种脱毒疗法是否真正戒断成功。也可用于其他抗休克疗法无效的感染中毒性休克。

【剂量与用法】　肌注或静注：脱毒治疗急性阿片类中度，通常从 0.4mg 开始。重度酒精中毒 0.8～1.2mg，两种情况 1h 后可重复给药 0.4～0.8mg。

【制剂】　注射剂：0.4mg/ml。

【不良反应】　安全性高，偶可出现嗜睡、恶心、呕吐、心动过速、高血压和烦躁不安。心功能障碍和高血压患者慎用。

参　考　文　献

Gerra G, Caccavari R, Fontanesi B, et al Int Clin Psychopharmacol, 1995, 10:245

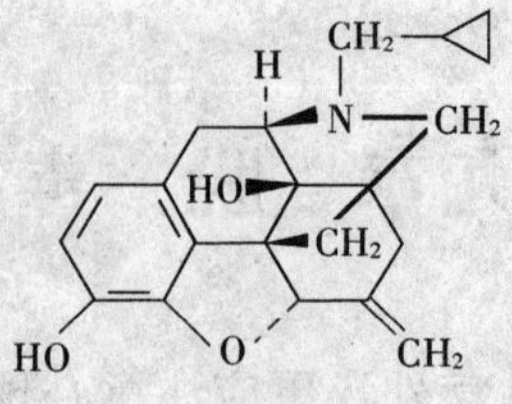

Nalmefene

纳美芬（Nalmefene ORF11.676）

【别名】 Nalmetrene（fomer INN designation）

【结构式】 N-cyclopropylmethyl-5(6H)-methylene-7,7a,8,9-tetrahydro-4aH-8,9c-iminoethanophenanthro[4,5-bcd]furan-3,7a-diol

【药代动力学】 静注 $t_{1/2}$ 为 8.2～8.9h。

【作用与用途】 阿片受体阻滞剂，比纳洛酮的作用更强，更久。据报道有神经保护作用。可能有预防 TD 作用。

参 考 文 献

Yeomans MR, Wright P, Macleod HA, et al: Psychopharmacology, 1990, 100:426

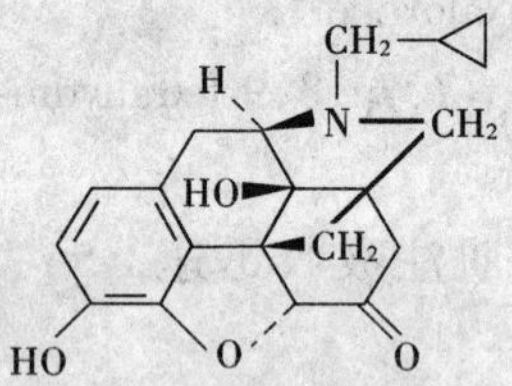

Naltrexone

纳曲酮（Naltrexone EN1639A）

【别名】 Trexan-Nemexin Antaxone Celupan Revia

【结构式】 N-cyclopropylmethyl-3,7a-dihydroxy-7,7a,8,9-tetrahydro-4aH-8,9c-iminoethanophenanthro[4,5-bcd] furan-5(6H)-one

【药代动力学】 $t_{1/2}$ 约 12h。主要活性代谢产物为 6-β-纳曲酮。

【作用与用途】 阿片受体阻滞剂，与纳洛酮相比，有作用更强更久，口服有效的特点，一次使用可维持 72h，是目前惟一用于阿片类脱毒后防止复吸的药物。

【剂量与用法】 口服：第 1～3 天 5mg，第 4～5 天 20～40mg，最高 50mg/d，维持 6 个月。第一月剂量与第 1～5 天相同，第二个月酌情调整。脱毒后防复吸，每周使用 3 次。剂量分配应为轴 1、3、5 分别使用 100mg、100mg 150mg。

【制剂】 片剂：5，50mg。胶囊：10、25、50mg。

【不良反应】 安全性高，有些反应很难与戒断症状区别，如恶心、呕吐、胃肠不适、食欲不振、乏力、嗜睡等。

参 考 文 献

Soyka M. Neuropsychopharmacology，1995，5:195（abstr S-12-6）

第二节 其他（miscellaneous）脱毒药

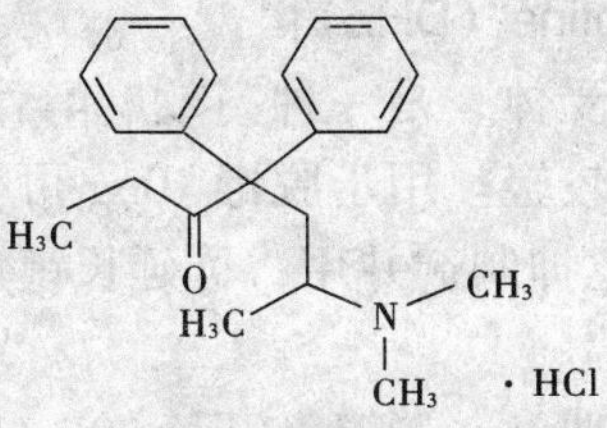

Methadone Hydrocheonde

美沙酮（Methadone）

【别名】 美散痛 阿米酮 Amidon Heptanal

【结构式】 4,4-二苯基-6-(二甲氨基)-3-庚酮盐酸盐(图:药典 681)

【药代动力学】 口服后 15～30min 起效，$t_{1/2}$约 7.6h。血浆蛋白结合率 87.3%。

【作用与用途】 阿片受体激动剂，镇痛效力与吗啡相似。有镇咳、降温、缩瞳等作用。镇静作用较弱。多年来作为替代药物治疗阿片类戒断症状。

【剂量与用法】 口服：脱毒，在出现戒断症状时用美沙酮。开始 15～20mg，可酌情加量。剂量换算为 1mg 美沙酮替代 4mg 吗啡，2mg 海洛因，20mg 哌替啶。长效美沙酮 Levo-α-acetylmethadol（LAAM），单剂作用 72h。1mg 可替代 6mg 吗啡。美沙酮最多通常不超过 80mg/d。以后应逐步递减。住院条件下一般 3 周可以脱毒。LAAM 可用于维持治疗，一般在每星期一、三、五给药 20～60mg/d。

【制剂】 片剂：2.5、7.5、10mg。针剂：5mg/1ml，7.5mg/2ml。LAAN 片剂：5、10mg。国产口服液 10mg/10ml。

【不良反应】 有眩晕、恶心、呕吐、出汗、嗜睡等，也可引起便秘及药物依赖。耐药性及成瘾性发生较慢，戒断症状略轻，但持续时间较长。能抑制呼吸，尤其抑制胎儿呼吸，禁用于分娩镇痛。不应静脉注射。

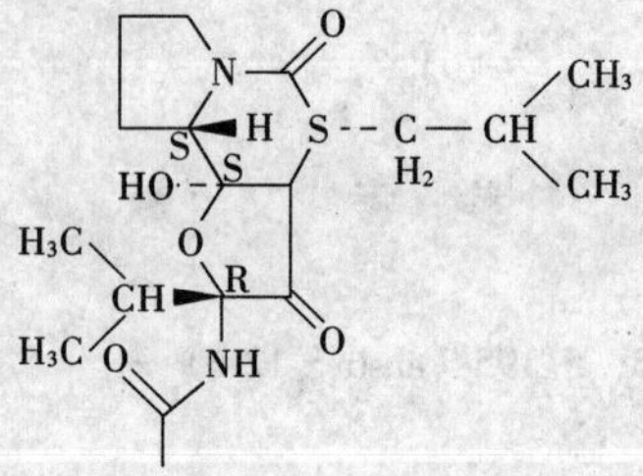

Dihydroergocryptine

二氢埃托非［Dihydroergocryptine（DHE)］

【作用与用途】 作用于阿片受体，是一种高效麻醉性镇痛药，有效镇痛剂量为吗啡的1‰。但药效较短，呼吸抑制作用较轻。用于脱毒 10μg 可替代吗啡 10mg 或哌替啶 50mg。尚有镇静、催眠和解痉作用，与中枢抑制剂并用，可延长镇痛时间。用于各种剧痛的镇痛。还可用于诱导麻醉及内镜术前用药等。

【剂量与用法】 舌下含化或肌注：脱毒，开始 20μg/d，分 2 次服，然后递减，一般用 7～10 天。舌下含化或肌注起效快，口服效果差。镇痛每次 20μg，必要时 2～3h 后重复使用。最高剂量每次 60μg。

【制剂】 片剂：20μg，40μg。注射剂：20μg/ml。

【不良反应】 有头晕、恶心、乏力、出汗和呕吐等。偶见呼吸减慢，用尼可刹米及吸氧可缓解。脑外伤神志不清者或肺功能不全者，孕妇及哺乳妇女禁用，产妇分娩时慎用。有成瘾性。本品依赖潜力很强，现今已不用于脱毒或癌症镇痛，只限于术后短期镇痛。

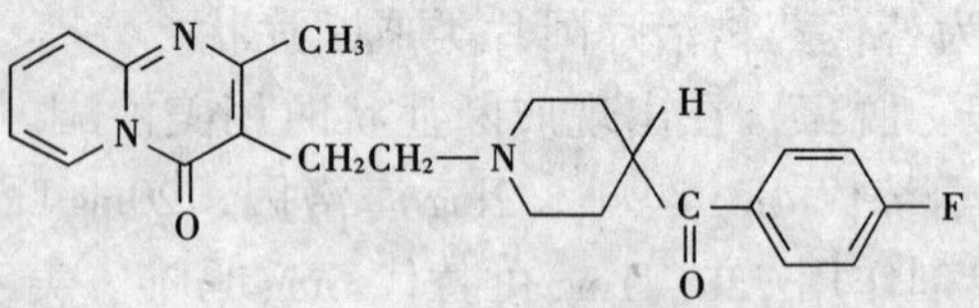

Pilenperone

匹仑哌隆（Pilenperone R47.465)

【结构式】 3-[2-[4-(p-fluorobenzoyl)piperidino]ethyl]-2-methyl-4H-pyrido[1,2-a]pyrimidin-4-one

【作用与用途】 5－HT2 受体阻滞剂，原先归于抗精神病药。因无抗精神病作用，有抗焦虑作用，后被注册为纯麦角酸二乙酰胺（LSD）拮抗剂。

【剂量与用法】 试用剂量：15～150mg/d。

参考文献

Saller CF, Czupryna J, Salama AI: J Pharmacol Exp Ther, 1990, 253:1162

东莨菪碱（Scopolamine）

【别名】　氢溴酸东莨菪碱　Hyoscine

【结构式】　6β,7β-环氧-3α-降托烷-S-(-)-托品酸酯

【作用与用途】　M受体阻滞药。有外周抗胆碱作用、中枢抑制作用，动物实验证实可阻滞α受体，和拮抗5-HT作用。用于晕动病、帕金森病和休克。由于阿片戒断症状酷似自主神经功能失调后，迷走神经兴奋，乙酰胆碱大量释放产生的急性微循环衰竭，应用本药的抗胆碱能、镇静和改善微循环作用，可缓解症状。

【剂量与用法】　静滴或静注：脱毒用东莨菪碱2~3mg/d，分2~3次，加10%葡萄糖；或1~1.5mg加10%葡萄糖5ml静脉推注，每日1~3次。需连用10天。如并用氯丙嗪25mg，效果更好。

【制剂】　片剂：0.2mg。针剂：0.3mg/ml。

【不良反应】　参见抗震麻痹药东莨菪碱项下。

第三节　阿片类精神活性物质所致精神障碍的全程综合治疗和药物治疗规范

一、阿片类依赖治疗原则

现代治疗多采取医学、心理与社会学多学科方法的综合治疗措施。治疗阿片类成瘾总的原则包括中止滥用毒品并治疗其戒断症状的去毒治疗阶段，以期初步摆脱毒品的羁绊。然后，再实施康复措施，矫正其依赖行为防止复吸。最后再训练或扶植其劳动就业能力，使之与社会重新结合。由于阿片类成瘾具有群体性，反复复发性和矫正困难性这三个特点，治疗这种依赖行为实际上是一种带有前后连贯性的系统工程。

二、阿片类依赖的现代治疗

治疗阿片类成瘾总的原则是采用全程综合治疗措施，其中包括中止滥用毒品并治疗其戒断症状的脱毒治疗阶段，以期初步摆脱成瘾者对毒品的依赖。然后再进行系列的社会康复措施，对依赖行为进行矫正，防治复吸。

（一）脱毒治疗规范

1．脱毒治疗　脱毒治疗是全面治疗的第一个阶段，目的是使成瘾者解脱中断吸毒所产生的戒断症状，从而能摆脱使用毒品，为矫正依赖行为和康复打下基础。脱毒治疗可以选择使用各种药物进行；戒断症状轻者也可不使用戒断药，但需进行相应的对症处理。

（1）美沙酮脱毒治疗

1）作用特点　美沙酮是合成的阿片类镇痛药，属于阿片受体激动剂，使用适宜用量可以控制阿片类戒断症状。美沙酮的 $t_{1/2}$ 平均为15h，口服后能在24~32h中有效地抑制戒断症

状。

口服美沙酮后吸收完全，生物利用度达90%，吸收后85%含量与蛋白结合。给药后3h达峰值，血峰值浓度能维持2~6h。

美沙酮常见的副作用与吗啡类似，可与其他中枢抑制剂相协同而强化镇静效能。此药主要在肝中代谢，代谢物从尿便中排出。

2）治疗原则　美沙酮替代递减疗法，用于各种阿片类成瘾的脱毒治疗。当前国内多采取2~3周的脱毒治疗方法。

开始时，以适宜的用量控制戒断症状。美沙酮的初始剂量应参考成瘾者滥用毒品的纯度，滥用量，滥用途径，以及戒断症状的轻重是程度和身体状况综合考虑。一般而论，凡静脉滥用在1g/d以上的海洛因成瘾者，美沙酮初始用量为30~40mg/d；而经吸入滥用者可自10~20mg/d开始。首次剂量应用后应注意观察戒断症状控制的程度，瞳孔变化以及对美沙酮的耐受情况。据此，可上下调定用量，以5~10mg/d的美沙酮进行调整。

3）药物递减程序　一般规定在2~3周内逐渐减少乃至停止用药。多数治疗者采用先快后慢的药物递减幅度，即一旦戒断症状控制地比较稳定时，每日可以以20%的用量减少，减至10mg/d上下时则可放慢减药速度，每1~3日减少1mg。

4）停药前应注意加强对稽延性戒断症状用其他药物对症治疗。

（2）可乐定脱毒治疗　可乐定（clonidine）又名可乐宁或苯胺咪唑啉，原系抗高血压药物，现已获得公认为有效的抗阿片类戒断症状的药物，并时常被用为研究其他同类药物效能的工具药。

可乐定的优点是：①作用快；②系非阿片类的不成瘾药物；③不致欣快；④住院脱毒的成功率高；⑤可较快地过渡到纳曲酮断瘾治疗；⑥适用于在职人员的戒毒。

国内自1992年起，分别验证了可乐定的快速脱毒效能，及其对不同戒断症状治疗的疗效并进行了报道，与国外一样地取得了公认。近年来，可乐定已在国内投产，广泛应用于临床。

1）药理作用特点　可乐定系肾上腺素能受体激动剂，可抑制蓝斑和中枢神经系交感能神经元活性，从而控制阿片戒断期的自主神经症状与情绪变化。由于此药降低了外周交感神经能活性，使周围血管阻力减低，产生心率减慢和血压降低。

可乐定口服后，80%可吸收并分布到各器官，并通过血脑屏障蓄积于脑组织。口服后，30~60min发生药效，2~4h血含量可达峰值，持续作用8h，半衰期为6~23h，本药在肝内代谢，65%以原药形式经肾排出，20%由胆汁排出。

2）不良反应和药物的相互作用　①常见的不良反应为口干、倦怠、头晕、便秘和直立性低血压。部分病人治疗初期产生镇静作用；②使用期限较长突然中断用药，有人可出现反跳性血压增高，头痛，唾液增多或手颤。脱毒治疗在两周之内无此反应；③本品可增强乙醇或其他中枢抑制剂，若同时并用利尿或其他降压药时可互相加强；④本药不适于老年体弱者，也禁用于心、脑血管病患者，或肝、肾功能障碍者。

3）用法与用量　可乐定治疗按规定应由医师指导进行。下面所述用量与用法皆指在住院条件下进行的方案。在门诊由医师指导下的治疗用量应由医师掌握酌减用量。

可乐定脱毒治疗的用量，应根据患者的年龄、体重、健康状况，吸毒历史久暂，毒品消耗量以及对本药的耐受性而定。

一般来讲，住院治疗时最高日量以 14 ~ 17μg/(kg/d) 为宜。均以每日 3 次分服，以每 8 小时 1 次最佳。国内近年的使用经验提示，对合作的住院治疗人员，治疗前数日的日量可用至 1.2mg，这样对多数人员均可收到较好的治疗效果。

关于使用药量的加问题，第 1 日剂量不宜太大，约为最高日量的 2/3；第 2 日增至高日量；从第 5 日开始逐日递减 20%；第 11 或 12 日停止给药。

4）治疗期的观察与护理　可乐定治疗需在住院条件下，由有经验的医师执行治疗，并采取护理措施。①治疗前 4 日应使之尽量卧床休息，避免活动。突然改变体位时，应缓慢进行；头昏应有人照料；②出现头昏、视物模糊、心悸、面色苍白或晕倒时应使病人平卧，置头低足高位；③如连续发生直立性低血压或卧位血压持续低于 90/50mmHg，应减少当日量的 1/4，然后注意观察。

（3）丁丙诺啡脱毒治疗　具有阿片受体激动－阻滞作用的盐酸丁丙诺啡系有效的镇痛剂和抗阿片戒断症状药物。丁丙诺啡的注射制剂已在临床用于阿片类成瘾的替代递减疗法。近来，同一产品的舌下含片剂型亦在临床试用成功。据报告，根据海洛因成瘾者症状的轻、中、重不同，平均每日分别给予丁丙诺啡 3.0mg、4.0mg、6.0mg 舌下分 3 ~ 4 次含服，均可取得控制戒断症状的效能。使用的最大剂量不超过 8mg/d。充分治疗时期为 4 日，然后递减，至第 7 日停药。

（二）药物防复发治疗

脱毒治疗的目的在于使吸毒人员初步摆脱阿片类药物，解脱躯体依赖性，为全面治疗与康复打下基础。由此可见，脱毒治疗是全面戒毒的开端，而不是终结。现代治疗中的各种脱毒疗法，不论是应用阿片受体激动剂或其他脱毒药物治疗后的 6 个月中，均可能出现高达 80% ~ 90% 的惊人复发率，重新陷入毒品依赖，不能自拔。

研究发现，即使经过系统正规的脱毒治疗后，个体的生理功能如体重、基础代谢率、体温、心率或呼吸等基本参数在 6 个月之内并未完全恢复常态。脑功能上，脱毒期内蓝斑部蛋白磷酸化过程的加速，钙离子通道关闭与钾离子外流，形成神经元脱极化发生放电，致使 NE 脱抑制，并产生一系列的生理与心理上的症状。这些症状群在脱毒完结之后远没有全部恢复，往往遗有延性戒断综合征。

前面讲过，在阿片类依赖形成中涉及正性与负性两种强化过程，正性强化作用指的是滥用毒品产生的心理快感，负性强化则是中断滥用毒品时出现的戒断症状群。实际上，脱毒治疗在一定或很大程度上解决了解性强化，而很少减少或消退正性强化的原先影响。这样，心理渴求稽延性戒断综合征的折磨再加上外在环境吸引的影响，最终导致再次重复吸毒。为此，人们多年来，试图从医疗措施上设计一种方案，以期减少成瘾心理机制中的正性强化刺激的作用，即设法使成瘾者在滥用毒器时不再产生快感，从而减少或消除正性强化作用，巩固脱毒后的效果。近年国内外合并应用了阿片受体阻断剂纳曲酮，对脑内阿片受体有着很强的亲和力，用在已脱毒完毕的个体身上，若重新滥用阿片类物质就可以阻断它们作用于阿片受体，不产生快感由此使重新滥用的阿片类药物失去作为正性强化剂的作用，从而使心理渴求与复吸的可能性随之减少。

1．纳曲酮的药理特征　盐酸纳曲酮（naltrexone hydrochloride）为吗啡受体阻断剂、属氧吗啡酮（oxy-morphone）的同类化合物，它不具备阿片受体刺激效能。

（1）纳曲酮　为纯阿片类阻断剂，能够明显地减低或全部阻断静脉注射阿片类药物的效能。若长期与吗啡联合使用，纳曲酮可阻止吗啡或其他阿片类药物产生躯体依赖性。

（2）纳曲酮无耐受性或依赖性。

（3）使用纳曲酮对已成瘾的阿片类滥用可促发戒断综合征的出现。

（4）纳曲酮 50mg 可阻断静注 25mg 海洛因作用，长达 24 小时，100mg 时阻断 48 小时，150mg 时阻断 72 小时。

2．临床应用　纳曲酮治疗的程序

（1）纳曲酮治疗的准备阶段　在开台应用纳曲酮之前，成瘾者必须接受脱毒治疗。脱毒完毕，7～10 天后方可开始接受纳曲酮，只有这样，方能避免曲酮的促瘾作用。

（2）适应证与用途　盐酸纳曲酮适用于外源性阿片类药物成瘾后的受体阻断作用来抵消阿片类药效，作为脱毒后的巩固措施的一项可选内容。但至目前尚无充分的数据足以说明盐酸纳曲酮对已脱毒的以前滥用毒品的个体或群体可肯定地减少其复发率。

（3）纳曲酮治疗的禁忌证　①接受阿片类镇痛剂的现证患者；②阿片类依赖者；③产生急性阿片类戒断综合征者；④接受纳洛酮敏感试验时呈阳性反应者；⑤任何经尿检查有阿片类阳性结果者。

（4）纳曲酮治疗期内的尿检测　通常对任何一位接受纳曲酮的治疗者皆须抽样进行尿液中吗啡或美沙酮检测，以便随时了解该人是否是真正的顺从治疗，并由此定期判断该受试是否还处于操守戒断状态之中，或实际上又重蹈覆辙，已经复发。

3．纳曲酮的不良反应

（1）纳曲酮的不良反应抑或戒断症状的残余　如纳曲酮开始不久出现的乏力、疲乏、不安、焦虑、失眠、食欲不振，应注意是否为残留的稽延性戒断综合征。这就必须在开始纳曲酮之前，对原有戒断症状有一番细致入微观察与了解，才能如实地认定。

（2）纳曲酮的某些不良反应与阿片激动剂中断使用后不久的某些症状反跳相鉴别。例如，中断阿片激动剂之后，常常会产生痛阈的敏感性增加，形成周身或腹部疼痛的主诉。

（3）肝脏毒性　据国外研究，若使用纳曲酮超过 5 倍规定的治疗用量，易出现中毒性肝损害。这些病案，停药观察治疗后数周即可恢复。而一般用量的各治疗组中转氨酶尽皆无何变化。此外，还发现，使用量超逾通常治疗用量的 1～2 倍时，也同样会出现较多的无症状性转氨酶增高病例，提示纳曲酮的肝毒性是与使用剂量密切相关的。为防治治疗期内的肝损害，应在治疗之前测查肝功能，凡有肝功能不全者不能治疗。治疗期内，每月至少检查肝功能 1 次，以期发现有否肝损害，并进行及时的处理。

（4）纳曲酮防复吸效能的国内经验　一项关于纳曲酮在阿片类依赖复发干预中的效能的开放和双盲对照试验发现，对 302 例海洛因依赖者脱毒治疗后服用纳曲酮进行的为期 6 个月观察发现，纳曲酮组半年后保持率（28.57%）高于安慰剂组（7.14%）；开放试验结果显示，半年后的纳曲酮服药保持率及平均保持时间分别为 23.6% 和 3.16 个月，高于该组人群既往脱毒后第 6 个月的操守率及平均操守时间（1.2% 和 0.5 个月）。双盲试验中服用纳曲酮组再吸海洛因后无舒适体验者占 68.18%，安慰剂组为 33.3%；纳曲酮组尿吗啡检测阳性率（24.38%）低于安慰剂组（40.48%）。

在此之后，同一协作在全国40余所戒毒单位扩大试验标本，研究了1 058例治疗第1～6个月的纳曲酮服药保持率及平均保持时间均高于本人既往脱毒后1～6个月的操守率及平均操守时间，自身对比具有显著性差异。如第6月服用纳曲酮的保持率为33.4%，而本人既往脱毒后第6个月操守率为2.4%，对比具有显著性意义（$P<0.01$）。服用纳曲酮平均保持时间为126.56±76.92天，既往脱毒后平均操守时间为31.26±50.73天，两组数据间差异具有显著意义（$P>0.01$）。

上述两项结果提示，在完成脱毒治疗后的依赖者，通过纳曲酮维持治疗用以拮抗阿片类药物的作用，降低或阻断使用阿片类药物后的舒适感受，对毒品渴求感降低，偶尔吸毒比例下降，因而减少了复吸率。在有关影响纳曲酮维持治疗相关因素的结果显示：治疗期间稽延性戒断症状的严重程度、对阿片类药物的渴求强度和焦虑程度对保持时间这三项因素均可产生不良影响。因此，在治疗过程中应结合药物治疗、心理治疗、行为治疗以及体育治疗等综合治疗措施，以最大限度地减少焦虑等稽延性戒断症状，这样会有利于病人较长时间地接受纳曲酮治疗，从而更好地发挥纳曲酮的预防复吸的作用。此外，治疗较成功者多为社会及家庭支持系统比较健全的依赖者。因此，在治疗前后应是患者和家属充分了解药物的作用方式和在治疗期间的注意事项，指导受治者远离旧有的吸毒伙伴的方法和应对生活中不愉快事件的技巧，最大限度地延长纳曲酮的维持治疗时间。

（姜佐宁）

第二十章 氨基酸及其衍生物与神经肽类和其他精神药物

第一节 氨基酸及其衍生物与神经肽类精神药物

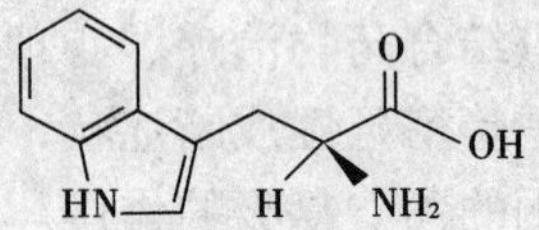

Tryptophan

色氨酸（Tryptophan）

【药代动力学】 $t_{1/2}$短暂，主要代谢产物为犬氨酸衍生物和烟酰胺。

【作用与用途】 对增加脑内 5 – HT 含量有一定作用，有报道情感性精神障碍患者色氨酸水平降低。用于治疗抑郁症及失眠，特别是抑郁症的睡眠障碍。研究用于抗精神病药所致 TD。1994 年再次介绍用于难治性抑郁症的住院患者。

【剂量与用法】 口服：治疗抑郁症可达 6g/d。由于新型抗抑郁药的出现，采用色氨酸治疗抑郁症在临床上不作为首选。但急性色氨酸剥夺有可能加重抑郁症状，同时有可能对抗 SSRI 类药物的疗效，这在理论上具有一定的指导意义。

【不良反应】 英国 1990 年曾有用药引起戒断反应的个例报告。

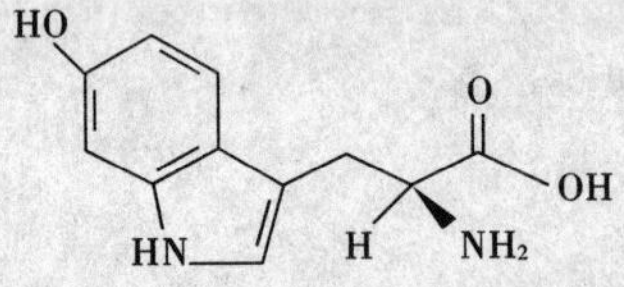

5-Hydroxytryptophan

5 – 羟色氨酸（5-hydroxytryptophan）

【药代动力学】 $t_{1/2}$约 6h。

【作用与用途】 5 – HT 前体，与脱羧酶抑制剂（如卡别多巴或羟下丝肼）并用，通过抑制外周 5 – HT 转化，间接使中枢 5 – HT 作用增强。有人曾经将 5 – 羟色氨酸用于治疗儿童的梦魇，有一定效果。剂量为 2mg/(kg·d)。而最近的 Meta 分析中发现，与色氨酸一样，将该药用于治疗抑郁症仍缺乏强有力的证据支持。

【剂量与用法】　口服：50～300mg/d。用量明显比色氨酸低。

$$\underset{\textstyle NH_2}{HOOC(CH_2)_2CHCOOH}$$

Glutamic acid

谷氨酸（Glutamic acid）

【作用与用途】　N－甲基－D－天门冬氨酸（NMDA）及 Kainate 受体激动剂。据报道天门冬氨酸及谷氨酸在 NMDA 受体的兴奋毒性方面起协同作用。AD 人可能缺少谷氨酸，故可用于这类患者的记忆障碍。也可与其前体 PCA（5－吡络烷基－2－羧酸）并用治疗认知障碍。亨廷顿舞蹈病的豆状核谷氨酸降低，故也可用本药。L－谷氨酸可用作盐的替代物和香料添加剂。

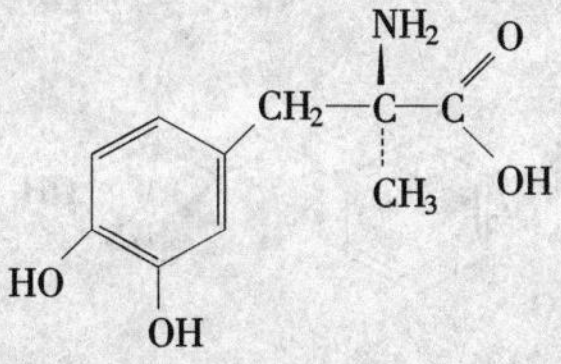

Methyldopa

甲基多巴（Methyldopa）

【药代动力学】　$t_{1/2}$约 2h。有活性代谢产物。

【作用与用途】　抗高血压药，为多巴脱羧酶抑制剂。能干扰中枢 DA 转化，可能有抗精神病作用。曾报道用于治疗分裂症。有人认为本药可导致抑郁，但未被证实。

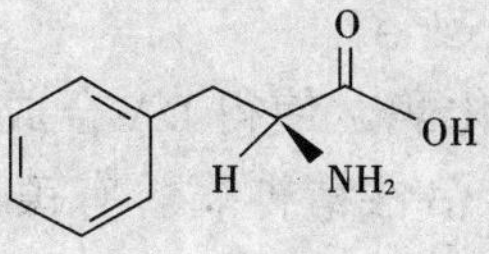

Phenylalanine

苯丙氨酸（Phenylalanine）

【作用与用途】　由于苯丙氨酸与 5－HT 代谢有关，因此有人试用其治疗抑郁症，但尚未发现可治疗抑郁症的可靠依据。与新型单胺氧化酶抑制剂合并应用可提高疗效，也比较安全。也有研究用于注意缺陷多动症。

【剂量与用法】　口服：50～600mg/d。

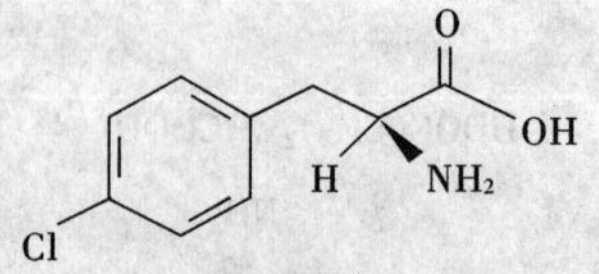

P-chlorophenylalanine

对－氯苯丙氨酸（P-chlorophenylalanine）

【作用与用途】 5－HT合成抑制剂，有镇吐作用。实验证明能增强动物性行为，人类应用最高日量2g时对促黄体生成素（LH）、促卵泡成熟素（FSH）、生长激素（GH）及睾丸酮水平无影响。

【剂量与用法】 口服：最高可达2g/d。

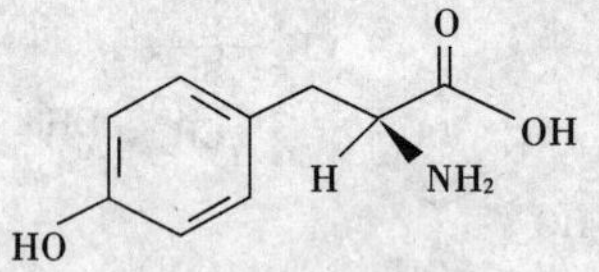

Tyrosine

酪氨酸（Tyrosine）

【作用与用途】 曾报道ECT后，以及长期隔离的患者酪氨酸羟化酶水平升高，因此试图应用本品增加体内的酪氨酸。本品能刺激催乳素及促甲状腺素（TSH）分泌。用100mg/(kg·d）可能改善抑郁患者的心境及行为表现。研究用于注意缺陷障碍。

【剂量与用法】 口服：100mg/(kg·d)。

α-甲基-对-酪氨酸 α-methyl-p-tyrosine

【作用与用途】 抑制酪氨酸羟化酶，使得DA合成减少。可能有抗精神病作用，有人用最高3g/d与抗精神病药并用治疗难治性精神病。有镇静作用。用于脑缺血时有保护神经末梢不受损害的作用。

【剂量与用法】 口服：用于精神病最高可达3g/d。

【不良反应】 据报道能增强Kainic酸（一种离子型谷氨酸受体激动剂）诱发的抽搐发作。停药可引起失眠。

第二节 神经肽类（neuropeptides）精神药物

促肾上腺皮质激素（ACTH）

【作用与用途】 能改善作业和行为能力，并可能有调节注意作用。研究用于抑郁症，脑器质性损害和AD的记忆障碍，但其疗效并不优于安慰剂（Frederiksen SO et al，1985）。

【剂量与用法】 口服：抑郁症试验剂量80mg/d。

内啡肽和脑啡肽（Endorphin and enkephalin）

【作用与用途】　内源性肽，被确认为垂体激素β-亲脂素的片段。在中枢与阿片类物质竞争相同的结合位点。这类神经肽可能与痛觉、认知功能和情感性行为有关。已有用于治疗精神障碍的较多研究。

神经降压素（Neurotensin）

【别名】　神经紧张素

【作用与用途】　内源性十三肽，可能增强乙醇诱发的睡眠，具有抗精神病药类似特性，作用机制可能涉及 DA 受体。但由于该物质属于肽类，不能被人体完整吸收。另外，迄今为止寻找其受体激动剂的研究也没有得到令人满意的结果。

缩胆囊素（Cholecystokinin）

【别名】　缩胆囊肽　肠促胰酶肽

【作用与用途】　是一种活性八肽，广泛分布于 CNS 和肠道。可能对 DA 释放有重要作用，并可能调节 DA 有关皮质区域的神经代谢。行为研究提示本品有类似抗精神病药的作用，曾试用于治疗分裂症，但多与抗精神病药合并应用，其疗效也没有得到最后证实。在寻求抑郁症的特异性标志时曾对本药作过研究。

P 物质（Substance P）

【作用与用途】　存在于大脑及小肠的十一肽，有广泛的生物活性，如扩张血管，促进 ADH 释放，参与疼痛过程。可能为神经递质，特别与感觉传入神经元的活动有关。研究用于亨廷顿舞蹈病、帕金森病、肌萎缩性侧索硬化、疼痛，特别是丛集性头痛。

阿瑞吡坦（Aprepitant）

【作用与用途】　为一种神经激肽受体阻滞剂（ND_2），即 P 物质受体阻滞剂，有持续性的抗焦虑和抗抑郁作用，用于治疗应激相关障碍、情感障碍和焦虑障碍。

促甲状腺素释放激素（Thyrotropin-releasing horme，TRH）

【作用与用途】　作用机制尚未阐明，有一部分可能是通过 DA 能机制产生行为效应。用于垂体功能的检查。本品治疗抑郁症的作用尚不肯定。

生长抑素（Somatostatin，SRIF）

【别名】　生长激素释放抑制因子

【作用与用途】　下丘脑中的十四肽，有各种神经生理作用。与抗精神病药有相互作用，并影响行为机制。曾有研究测定分裂症、情感障碍和 AD 患者脑脊液中本品浓度，验证它们之间的关系，但没有肯定结论。目前主要用于严重的出血性损害。

抗利尿激素（Vasopressin，AVP）

【别名】　垂体后叶加压素

【药代动力学】　健康志愿者静脉注射或口服糖衣片后，本品的衍生物去氨加压素（desmopressin）$t_{1/2}$为 2.7～4.6h。

【作用与用途】　曾对双相情感性障碍、分裂症、认知障碍和正常对照组的垂体后叶加压素血浓度作过对照研究。可试用于分裂症、认知功能障碍和夜尿症。

强啡肽（Dynorphin）

【作用与用途】　在神经组织（κ-阿片受体）中发现的内源性十七肽。最初由猪垂体中分离。有数种活性片段。据报道与调钙蛋白有相互作用。研究用于吗啡成瘾。

第三节 内分泌物质

本节涉及的内分泌物质包括类固醇激素（如黄体酮、雌激素、睾丸酮、皮质醇）和肽类激素（如促甲状腺激素、生长激素、促肾上腺皮质激素，促性腺激素等）。神经肽亦具有内分泌物质属性。内分泌物质的生理作用已不仅仅限于原有的范围，如睾丸酮不仅起性兴奋作用，而且在胎儿关键时期作用到下丘脑决定男性胎儿的雄性性别意识；雌激素不仅刺激卵巢活动，而且对自主神经功能起稳定影响；甲状腺素除可治疗甲状腺功能减退，亦可治疗难治性抑郁症。内分泌物质用于精神病临床的目的为替代疗法和调节脑功能，常用的有雌激素、黄体酮、甲状腺素、睾丸酮和皮质醇。

甲状腺素

甲状腺素（T_4）由甲状腺分泌，而活性较强的三碘甲腺原氨酸（T_3）仅10%由甲状腺分泌，其余由 T_4 在外周转化而成。目前市售的甲状腺素片包括 T_3 和 T_4 二者。甲状腺素对大脑发育有影响，尤其在胎儿发育最后几个月和出生后一年内影响明显。有关研究表明大脑是 T_4 的重要靶器官，脑对 T_4 缺乏很敏感，并对甲状腺水平有调节能力。甲状腺功能受心理因素的影响已得到证实，急性精神病发作时，不论其本质如何，可导致血清 T_4 升高，提示可能有较多 T_4 到脑，调整脑的内稳态机制。因此，T_4 在精神病应用范围很广，适应证如下：

1．难治性抑郁症　特别是无力症状明显和快速循环型病例，约半数发现亚临床甲状腺功能减退，表现为 T_4 降低或正常，而且几乎所有病例的促甲状腺激素（TSH）水平上升。对衰弱无力的慢性抑郁症，甲状腺素片 60～80mg 每晚服 1 次即可，快速循环病例往往需要较大剂量，为 60～80mg 每日两次。

2．经前紧张综合征　甲状腺素片 40～60mg，qn。有的抑郁症女患者往往在经前症状恶化，可用甲状腺素 60～80mg，qn，需连续用药，并非仅在经前服用。

3．其他精神疾病　如果病期迁延而且处于慢性阶段，往往存在亚临床甲状腺功能减退，均可应用小剂量甲状腺素。

雌激素

雌激素的最强活性部分雌二醇在脑内与儿茶酚胺结合，形成儿茶酚胺雌激素，对性腺发挥调节作用，反之，大脑也是雌激素的靶器官。雌激素在精神科应用的适应证为：

1．绝经期综合征　常用抗焦虑药并雌激素结合心理治疗。雌激素可消除或改善潮热、阴道萎缩等，对情绪改变也有良好影响。可用已烯雌二醇 0.01～0.05mg，qn，口服。

2．女性分裂症　患者产后如果病情恶化，无力养育婴儿，可用已烯雌酚回奶。

3．产后抑郁　是指产后数日发生短暂和轻度的心绪不良，可用已烯雌酚预防。

4．妇女性功能减退　可用小剂量雌激素，如已烯雌酚 0.5mg，qn，连用 20 天。

黄体酮

黄体酮即孕激素，精神科用于改善经前紧张综合征症状。经前紧张综合征可能是雌激素过多，黄体酮不足或缺乏所致，故不宜用雌激素。黄体酮可起替代或补充效应，一般于经前 14 天开始，每次注射 20mg，隔日 1 次，经至停止。也可在经前 14 天开始，服炔诺酮 5mg 或甲地孕酮 5mg，qd。黄体酮或其他孕激素如甲地孕酮、氯地孕酮、炔诺酮等可配合雌激素治疗绝经期综合征。

睾丸酮

雄激素有直接对抗雌激素的作用或因雄激素抑制促性腺激素分泌，间接达到降低促甲状腺激素水平，可用于经前综合征。一般在月经第 15 天开始，每日口服甲基睾丸酮 5 ~ 10mg，连服 10 ~ 14 天。对于伴有乳房疼痛或性欲减退的绝经综合征患者，或为了减少撤药性出血，在使用雌激素和孕激素的同时可选用丙酸睾丸酮或甲基睾丸酮。睾丸酮对男女性功能减退者均有效。

促性腺激素

商品名为克罗米芬，又称舒经酚或氯氏酚胺，可促进卵巢排卵。妇女周期性精神病是以不排卵月经为其发病机制，可用克罗米芬治疗，在排卵月经恢复时，精神症状亦可缓解。

第四节　GABA 激动剂（GABA agonists）

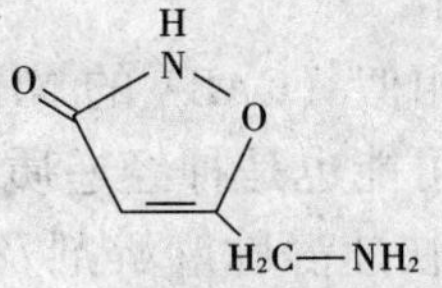

Muscimol

氨甲异恶唑醇（Muscimol）

【结构式】　5-(aminomethyl)isoxazol-3-ol

【作用与用途】　是捕蝇蕈属毒蕈碱提取物，选择性结合 GABA - A 受体，激动该受体，引起行为改变。有人报道尸检发现脑部氨甲异恶唑醇结合位点增多。对精神分裂症的治疗作用未被证实。

参　考　文　献

Coop CF，McNaughton N，Lambie I．Eur J Pharmacol，1991，192∶103

$$H_2N-\underset{H_2}{C}-\underset{H_2}{C}-\underset{H_2}{C}-COOH$$

GABA

γ－氨基丁酸（GABA）

【结构式】　γ-aminobutyric acid 或 4-aminobutanoic acid

【药代动力学】　不能通过血脑屏障。

【作用与用途】 GABA是中枢抑制性神经递质，作用方式可能是增加细胞膜的氯离子传导。能影响DA系统功能。在BZ作用方面起主要介导作用。有报道慢性酒精中毒者GABA血浓度降低。也是中枢性抗高血压药。

【制剂】 片剂：250、500mg。

参　考　文　献

Sivilotti L, Nistri A. Progress Neurobiol, 1991, 36:35

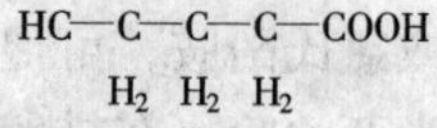

γ-hydroxybutyrate

丙羟丁酸（Gamma-hydroxybutyrate，GBH）

【别名】 Gamma-OH cernep

【结构式】 4-hydroxybutanoic acid

【作用与用途】 与GABA结构相似（GABA的NH2被OH取代）。研究发现作用于DA能神经元，是DA受体激动剂，推测可能也是神经递质。其作用可能通过GABA能系统，但也有反对者。临床用其钠盐。曾用作快速静脉麻醉剂及脱水剂。用于治疗发作性睡病有效，仅在美国应用。用于精神分裂症迄今尚无定论。有滥用倾向，作为俱乐部常用药物。

【制剂】 针剂：2.42g。

参　考　文　献

Lapierre O, Montplaisir J, Lamarre M, et al. Sleep, 1990, 13:24

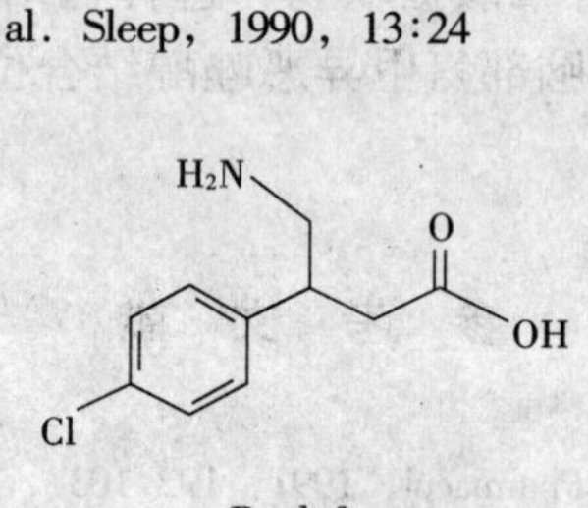

Baclofen

Baclofen

【别名】 Lioresal Lebic Baclopar　Baclon

【结构式】 (±)-4-amino-3-(4-chlorophenyl)butyric acid

【药代动力学】 老年卒中患者 $t_{1/2}$约4.5h。

【作用与用途】 GABA-B受体的激动剂，能通过血脑屏障。用于治疗痉挛、TD、亨廷顿舞蹈病等疾病时起肌肉松弛作用。早期提出对精神分裂症的作用后来未被证实。

【制剂】 片剂：5，10，15，25mg。

参 考 文 献

De Souza NJ，Beninger RJ，Jhamandas K，et al. Soc Neurosci Abstr，1993，19:1812（abstr 741.10）

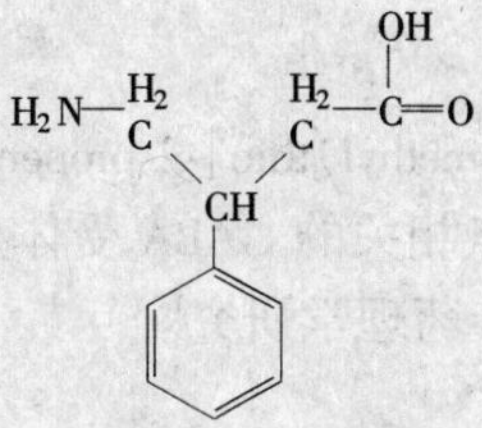

Beta-phenyl-GABA

β-苯基-GABA

【别名】 Fenibur-Phenibut

【结构式】 4-氨基-3-苯基丁酸

【作用与用途】 与 Baclofen 密切相关，是 GABA-B 激动剂，对 DA 受体也具有激动作用，具有一定的抗焦虑和认知增强作用，可用于紧张焦虑，失眠，神经衰弱，抑郁症，创伤后应激，口吃以及前庭障碍的治疗，但疗效没有得到确认。

参 考 文 献

Rago L，Kiivet RA，Adojaan A，et al. Pharmacol Toxicol，1990，66:41

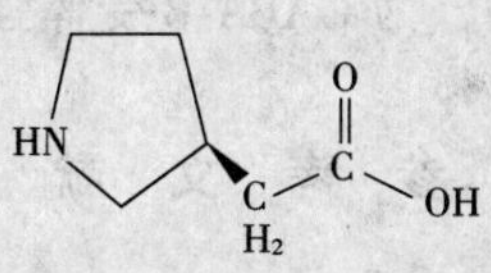

(S)-(+)-homo-beta-proline

（S）－（+）同型－β－脯氨酸

【结构式】 3-pyrrolidineacetic acid

【作用与用途】 与脯氨酸同类，是 GABA-A 受体的强激动剂，影响 GABA 摄取，对 GABA-B 受体有中等阻滞作用。

参 考 文 献

Nielsen L，Brehm L，Krogsgaard-Larsen P. J Med Chemistry，1990，33:71

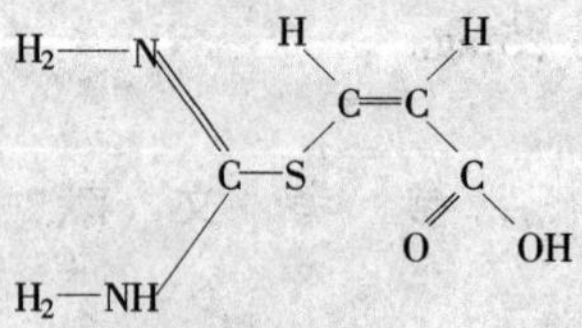

ZAPA

ZAPA

【结构式】 (Z)-3-[(aminoiminomethyl)thio]-2-propenoic acid(hydrochloride)

【作用与用途】 当BZ识别位点相关的GABA受体处于低亲和力时，成为该受体最强的选择性激动剂。迄今为止仅作过初步药理学研究。

第五节 GABA受体阻滞剂（GABA antagonists）

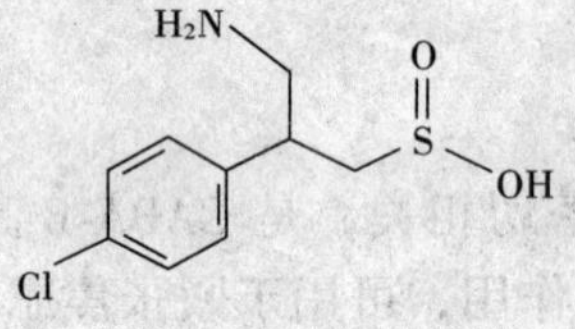

Saclofen

硫化氯苯（Saclofen CGP35.348）

【别名】 2-hydroxy-saclofen

【结构式】 3-amino-2-(P-chlorophenyl)-2-hydroxypropylsulfonic acid

【作用与用途】 baclofen同系物，为GABA-B受体强效竞争性阻滞剂。

参 考 文 献

Nobukuni Ogata. Gen Pharmacol, 1990, 21:359

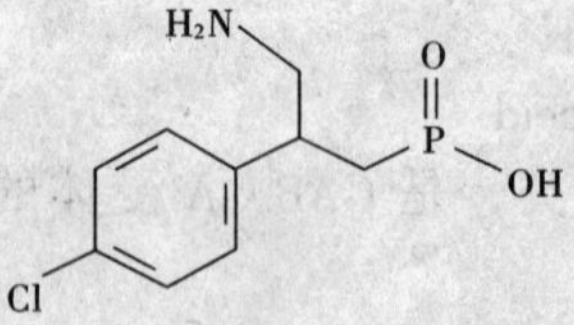

Phaclofen

Phaclofen

【结构式】 β-(对-氯苯)-3-氨基丙基磷酸脂

【作用与用途】　baclofen 同系物，以磷酸取代 baclofen 结构中的羧基。是选择性 GABA-B 受体阻滞剂，动物试验证明有预防酒精所致共济失调的作用。

参 考 文 献

Blandizzi C, Bernardini MC, Natale G, et al. Pharmacology, 1991, 42:128

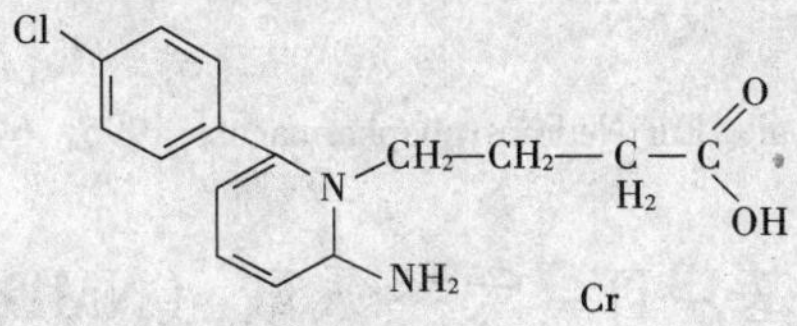

SR42.641

SR42.641

【结构式】　3-amino-2-(carboxy-3′-propyl)-6-(p-chlorophenyl)pyridazinium chloride

【药代动力学】　起效快，易清除。

【作用与用途】　GABA-A 受体的竞争性阻滞剂。

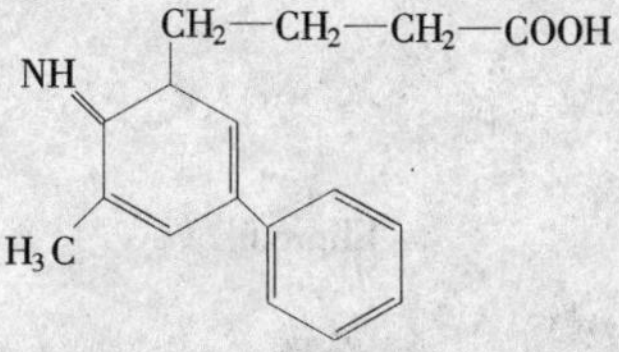

SR95.103

SR95.103

【结构式】　6-imino-5-methyl-3-phenyl-1(6H)-pyridazinebutyric acid

【作用与用途】　选择性 GABA-A 受体阻滞剂，阻滞 GABA 介导的 BZ 结合位点。可能成为抗抑郁药。

参 考 文 献

Buck KJ, Harris RA. J Pharmacol Exp Ther, 1990, 253:706

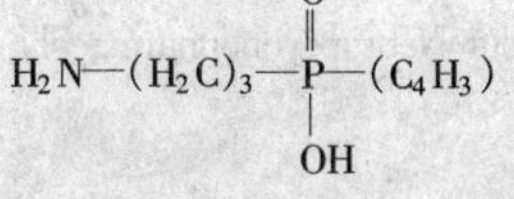

CGP-36724

3-氨丁基磷酸（CGP-36724）

【结构式】 3-氨丁基磷酸

【作用与用途】 GABA－B受体的强阻滞剂，已完成一期临床试验。可能成为抗痉及抗痴呆药。

参 考 文 献

Frostl W，Mickel S，Mondadori C，et al．Eur Neuropsychopharmacol，1996，6（Suppl 3）:30（abst S－14－5）

第六节 N－甲基－D－天冬氨酸（NMDA）受体阻滞剂

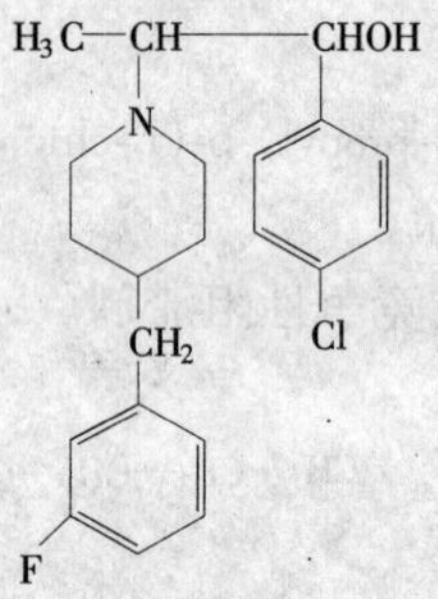

Eliprodil

Eliprodil

【别名】 Vadilex20

【结构式】 （±)-(R*,S*)-α-(P-hydroxyphenyl)-β-methyl-4-(phenylmethyl)-1-piperidineethanol (R,R)-2,3-dihydroxy-butanedioate(2:1)Eliprodil SL82.0715:(±)-α-(p-hydroxyphenyl)-4-[(4-fluoro-phenyl)methyl]-1-piperidineethano

【作用与用途】 为合成五肽，高度特异地与μ受体可逆性结合，并与δ脑啡肽受体有不可逆结合。可能通过结合丁氯甲酮基团，使其与μ受体亲和力增加（参见DADL分子）。初步研究发现有镇痛作用。在治疗卒中的研究中没有得到阳性结果。

【制剂】 片剂：20mg。针剂：5mg/2ml。

参 考 文 献

Avenet P，Besnard F，Leonaedon J，et al．Eur Neuropsychopharmacol，1994，4:260（abst S17-2）

第七节　属于杂类的其他（miscellaneous）精神药物

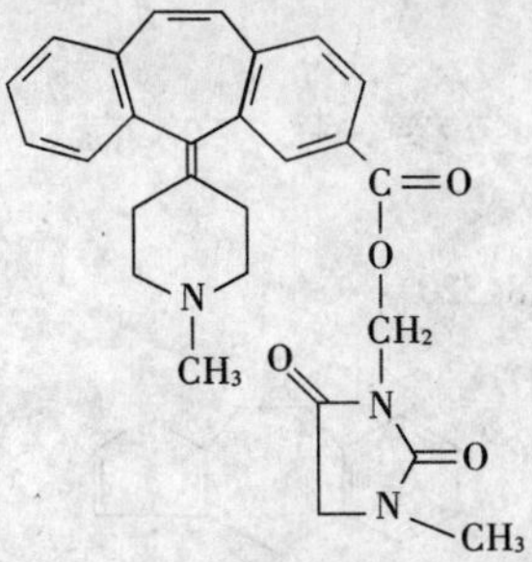

L 646. 462

L646.462

【结构式】　(-)-(3-methyl-2,5-dioxo-1-imidazolidin-1-yl)methyl-5-(1-methyl-4-piperidylidene)-5H-dibenzo[a,d]cycloheptene-3-carboxylate

【作用与用途】　对血脑屏障以外的 DA 和 5－HT 受体有阻滞作用。估计有抗精神病作用。

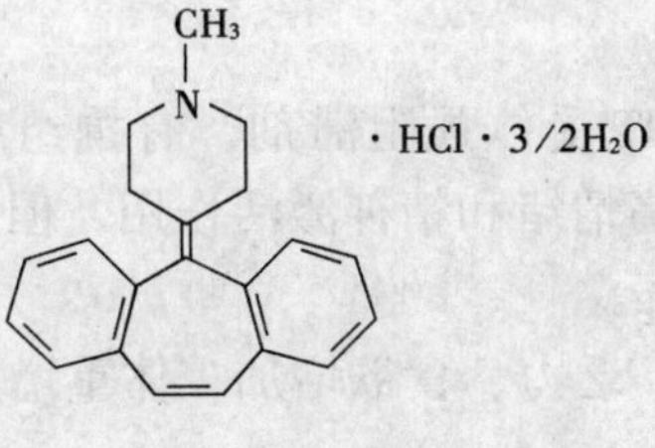

Cyproheptadine

赛庚啶（Cyproheptadine）

【别名】　Cyproheptadine　Hydrochloride Periactin Nuran

【结构式】　4-(5-dibenzo[a,d]cycloheptenylidene-)-1-methylpiperidine

【作用与用途】　5－HT2 受体阻滞剂，H_1 受体和胆碱能阻断剂，有抗抑郁作用。被用作开胃剂，用于神经性厌食症的辅助治疗。曾研究用于过敏性疾病。临床也试用于情感性精神障碍。曾有研究将其用于治疗慢性精神分裂症和 SSRI 引起的性功能障碍。与抗精神病药物合并用于治疗孤独症病人的行为障碍有一定疗效。另外，对于抗精神病药物所引起的静坐不能，该药疗效与普萘洛尔类似。对于抗抑郁药所致的 5－HT 综合征，采用赛庚啶可以使放大了的瞳孔缩小，也有可能减轻症状。但不能阻滞 5－HT 综合征的发生。与吲哚洛尔合用对偏头痛有一定疗效。对于儿童受惊后的梦魇症状有效。

【剂量与用法】　口服：每次 2～4mg，6～12mg/d。小儿 0.25mg/(kg·d)，分次服用。情

感性精神障碍治疗量 8 ~ 32mg/d。

【制剂】 片剂：4、8mg。

【不良反应】 有嗜睡、口干、乏力、头晕、恶心等。青光眼患者忌用，老年患者慎用。用药期间不宜驾驶车辆，管理机器及高空作业等。青光眼、尿潴留和幽门梗阻患者禁用。

参 考 文 献

Aizenberg D. Clin Neuropharmacol, 1995, 18:320

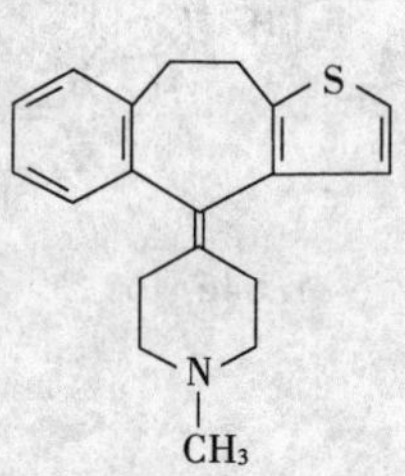

Pizotyline

苯噻啶（Pizotyline BC – 105）

【别名】 Pizotifen Sandomigran Mosegor

【结构式】 4-(1-methyl-4-piperidylidene)-9,10-dihydro-4H-benzo[4,5]cyclohepta[1,2-b]thiophene(hydrogen maleate)

【作用与用途】 中枢 5 – HT 受体强阻滞剂，有抗组胺作用。主要用于偏头痛。据报道，4 ~ 10mg/d 对中度抑郁有提高情绪和精神激活作用，但最近研究未被证实。

【制剂】 片剂：0.5、1.5mg。

【不良反应】 主要是嗜睡、乏力、食欲增加、体重增加、偶可引起恶心、头晕、面红、肌肉痛。不能与 MAOI 并用。

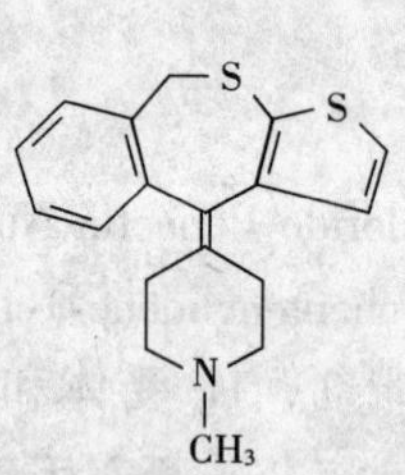

Pipethiaden

Pipethiaden

【结构式】 4-(1-methyl-4-piperidylidene)-4,9-dihydro-thieno[2,3-b]benzo[c]thiepin

【药代动力学】 在健康者 $t_{1/2}$ 约 14h。

【作用与用途】 与 pizotyline 非常相似，为 5 – HT 和组胺受体阻滞剂，可用作抗偏头痛药。

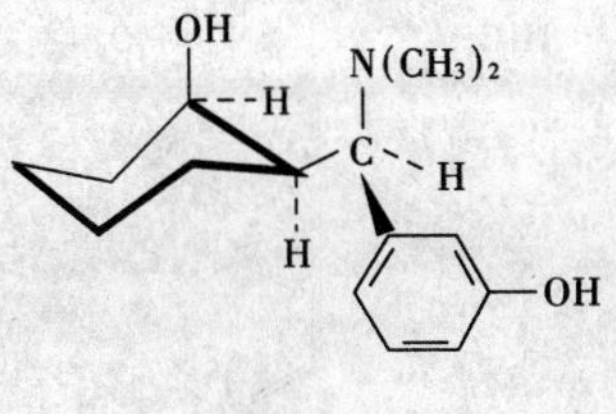

Ciramadol

西拉马多（Ciramadol Wy15.705）

【结构式】　3-[(dimethylamino)-(2-hydroxycyclohexyl)methyl]phenol

【药代动力学】　地西泮能抑制本药的清除。

【作用与用途】　是阿片受体激动剂，研究用于镇痛，如术后疼痛，成瘾性较弱。据报道有抗精神病作用。

【剂量与用法】　口服：治疗量 30～60mg/d。

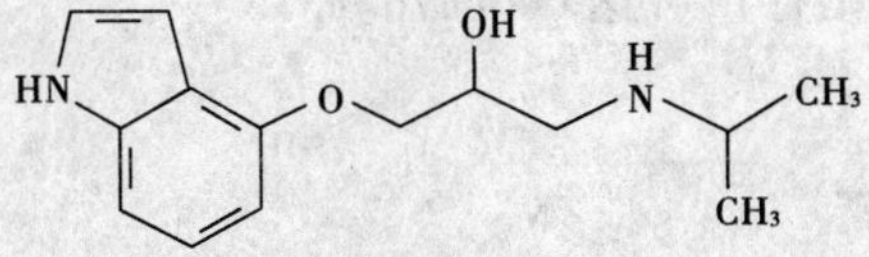

Pindolol

吲哚洛尔（Pindolol）

【别名】　心得静　Visden Betapindol　Durapindol Pibotol

【结构式】　1-(1H-indol-4-yloxy)-3-[(1-methylethyl)amino]-2-propanol

【作用与用途】　β/5－HT1A 受体阻滞剂。用于治疗青光眼及作为抗高血压药。由于其 5－HT1A 自身受体阻断作用，有可能加快 SSRI 的抗抑郁作用。

【制剂】　片剂：5、10、15mg。

参　考　文　献

Blier P，Bergeron R．J Clin Psychopharmacol，1995，15:217

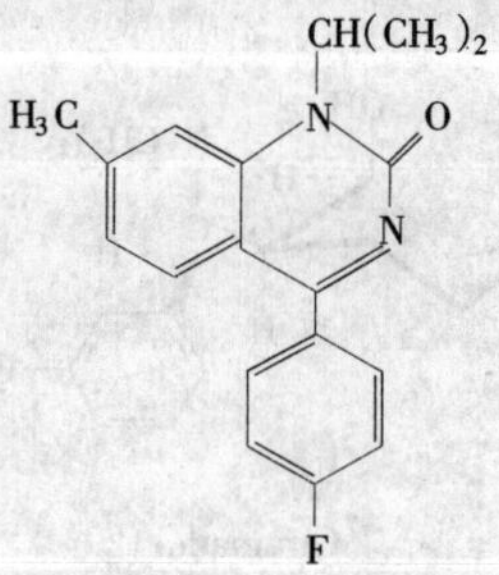

Fluproquazone

Fluproquazone

【别名】 RF46-790 SaH46-790

【结构式】 4-(p-fluorophenyl)-1-isopropyl-7-methylquinazolin-2-(1H)-one

【作用与用途】 镇痛药，有抗炎作用。曾研究用于头痛和术后疼痛。可能有抗精神病作用。

【剂量与用法】 口服：治疗量可达600mg/d。

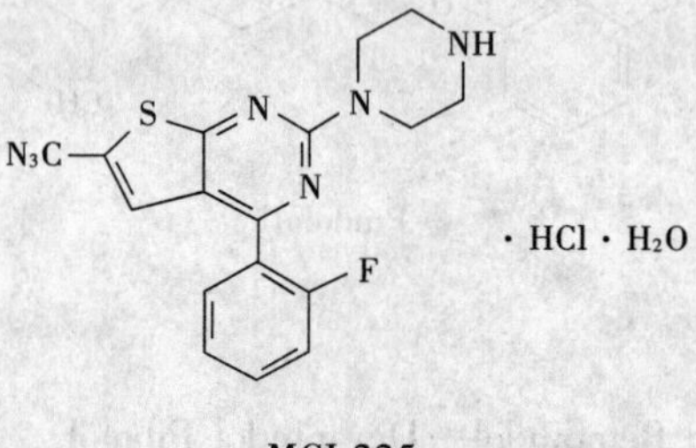

MCI 225

MCI225

【结构式】 4-(2-fluorophenyl)-6-methyl-2-(1-piperazinyl)-thieno[2,3-d]pyrimidine·HCl·H_2O

【作用与用途】 NE摄取阻滞剂与5－HT3受体阻断剂，可能增强认知功能。有改善脑代谢及抗抑郁作用。1995年曾做过治疗阿尔茨海默病和抑郁症的二期临床试验。据有潜在的抗抑郁和抗焦虑作用。

参 考 文 献

Eguchi J, Yuasa T, Egawa M, et al. Jpn J Pharmacol, 1994, 64:357P (abst P665)

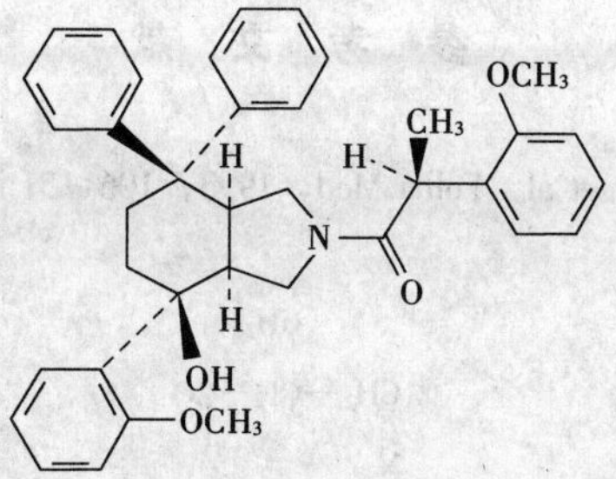

Dapitant

Dapitant RPR100893

【结构式】 [3aS-[2(R*),3aα-4β-7aα]]octahydro-4-(2-methoxyphenyl)-2-[2-(2-methoxyphenyl)-1-oxopropyl]-7,7-diphenyl-1H-isoindol-4-ol

【作用与用途】 选择性P物质强拮抗剂，可能有抗偏头痛作用。1995年做过二期临床试验。但最近的双盲对照研究中发现其疗效不确切。

参 考 文 献

Diener HC, RPR100893 Study Group. Cephalalgia, 2003, 23 (3):183

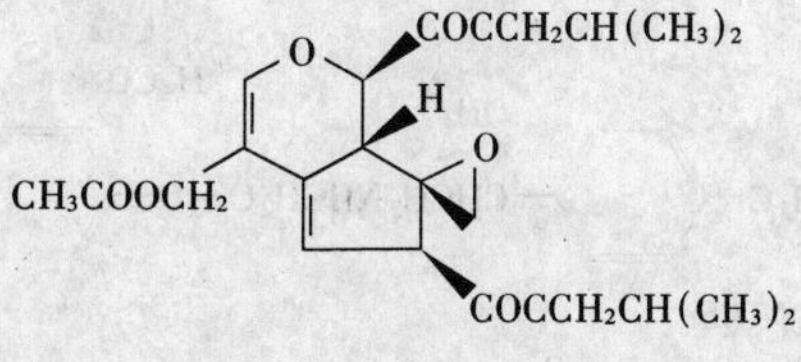

Valtrate

戊曲酯（Valtrate）

【别名】 Valepotriatum Valmane

【作用与用途】 撷草属植物中的天然成分。作为镇静催眠药，可用作精神发育迟滞顽固性失眠的治疗。

Nervipan

【结构式】 1,7a-dihydro-1,6-dihydroxyspiro[cyclopenta[c]-pyran-7-(6H),2′-oxirane]-4-methanol-4-acetate-1,6-diisovalerate

【作用与用途】 镇静催眠药。

【制剂】 片剂：40、50mg。胶囊：48mg。

参 考 文 献

Bucker EOG, Chacur C, Galduroz JCF, et al. Folha Med, 1993, 106:151

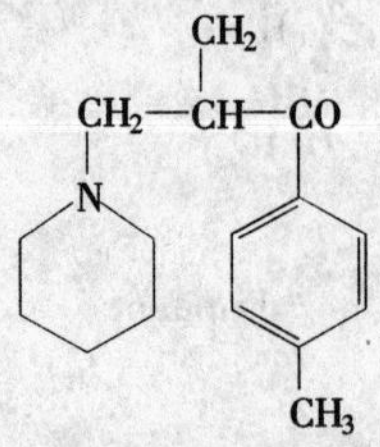

Tolperisone

托哌松（Tolperisone，N533）

【别名】 Mydocalm

【结构式】 2-methyl-1-(4-methylphenyl)-3-(1-propanone). HCl

【药代动力学】 静注后 $t_{1/2}$为 1655 ± 0.7h。至少有 13 种代谢产物。

【作用与用途】 钠离子通道阻断剂，中枢性肌松剂，并具有膜稳定作用。作用于网状结构，用于锥体损害的辅助治疗。最近研究中用于卒中后的痉挛性肌强直。

【制剂】 片剂：50、150mg。针剂：100mg/1ml。治疗剂量 300 ~ 900mg/d。

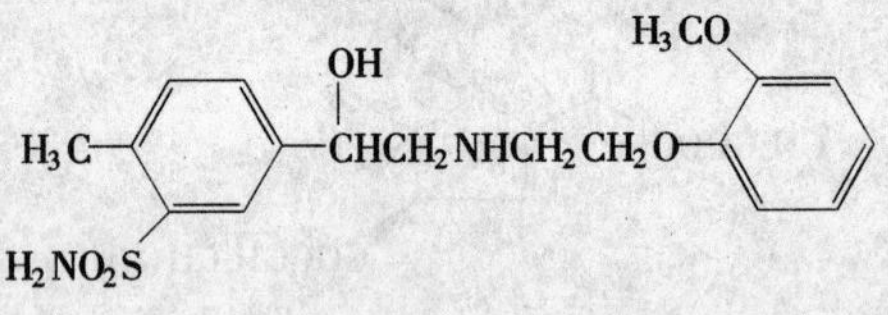

Amosulalol

Amosulalol YM09538

【结构式】 (±)-5-{1-hydroxy-2-[(2-(o-methoxyphenoxy)ethyl)amino]ethyl}-o-toluenesulfonamide

【作用与用途】 药理学研究表明有 α 和 β 受体阻断作用。可能作为心血管药物。据报道有立体选择性。

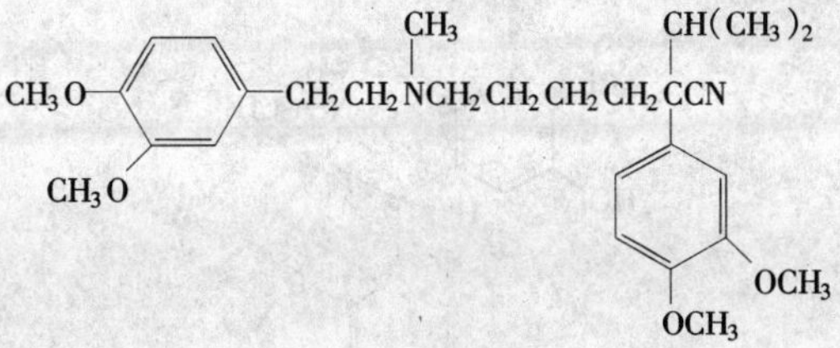

Verapamil

维拉帕米（Verapamil CP16533-1 D365）

【别名】　Iproveratril，异搏定，戊脉安

【结构式】　3-[2-(3,4-dimethoxy-phenyl)(methylamino)propyl]-3,4-dimethoxy-α-(1-methylethyl)-benzeneacetonitrile

【作用与用途】　钙离子阻断剂，为血管舒张药。曾研究用于躁狂症与抑郁症。

参　考　文　献

Adlersberg S，Toren P，Mester R，et al. Clin Neuropharmacol，1994，17:294

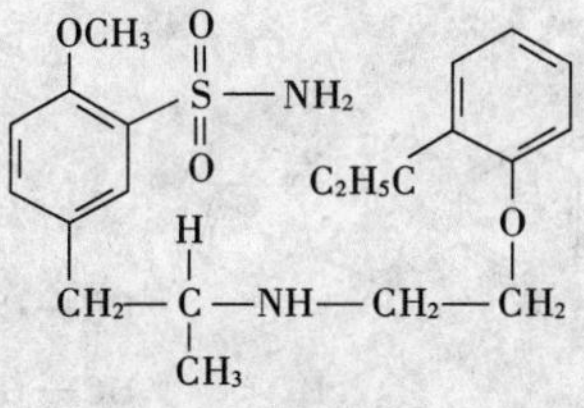

YM 12.617

YM 12.617

【结构式】　(±)-5-{2-[(2-(o-ethoxyphenoxy)ethyl)amino]propyl}-2-methoxybenzenesulfonamide

【作用与用途】　有选择性 α 受体阻断作用。顺式-左旋异构对 α_1 受体的阻滞作用比对映异构体 YM12.617 更强。可能有抗精神病作用。

参　考　文　献

Yoshioda M，Togashi H，Abe M，et al. J Pharmacol Exp Ther，1990，253:427

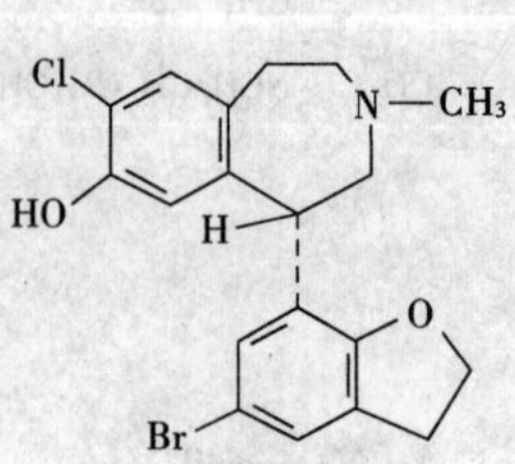

Berupipam

Berupipam

【结构式】 5-（5-bromo-2，3-dihydro-7-benzofuranyl）-8-chloro-2，3，4，5-tetrahydro-3-methyl-1H-3-benzazepin-7-ol

【作用与用途】 D_1 受体阻滞剂。可能有抗精神病作用。1994 年做过二期临床试验。已停止开发。

参 考 文 献

WHO Drug Information，1994，8:89

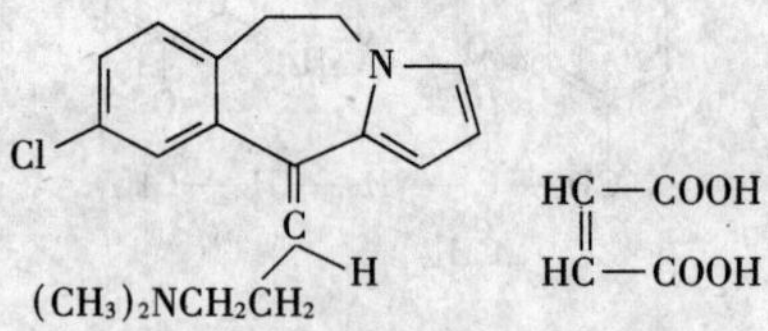

Nelezaprine Maleate

Nelezaprine L637.510

【结构式】 (E)-3-(9-chloro-5,6-dihydro-11H-pyrrolo[2,1-b][3]benzazepin-11-ylidene)-N,N-dimethyl-1-propylamine(Z)-2-butenedioate(= maleate)(1:1)

【作用与用途】 与三环抗抑郁药结构相近。为中枢作用肌肉松弛剂。

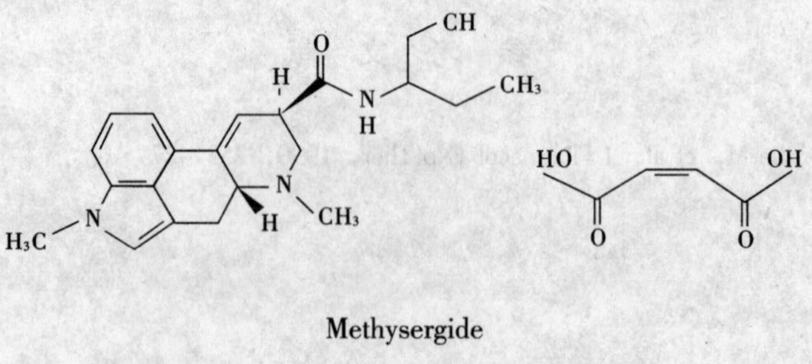

Methysergide

二甲麦角新碱（Methysergide）

【别名】　Deseril Sansert

【结构式】　4,7-dimethyl-4,6,6a,7,8,9-hexahydro-indolo[4,3-fg]quinoline-9-[N-(1-hydroxymethyl-propyl)]carboxamide

【作用与用途】　氢化马来酸盐，主要用于严重偏头痛。有 5 - HT 受体阻滞作用。亦有研究用于控制躁狂症和发作性睡病。

参　考　文　献

Dougherty PM, Qiao JT, Wiggins RC, et al. Exp Neurology, 1990, 108:241

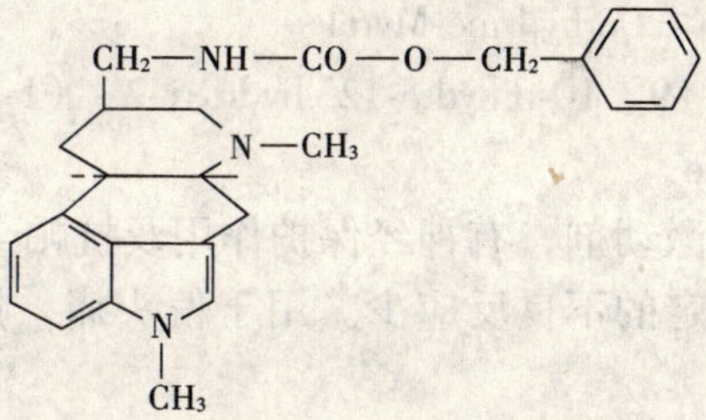

Metergoline

甲麦角林（Metergoline FI6337）

【别名】　Liserdol

【结构式】　phenylmethyl ester of {[（8β）-12-hydroxy-6-methylergolin-8-yl] methyl} -carbamic acid

【作用与用途】　麦角碱衍生物，为 D_2 受体激动/5 - HT 受体阻滞剂。研究用于偏头痛、血管性头痛和催乳素水平升高，尤其是与 5 - HT 相关的催乳素升高，而对于抗精神病药物所致的催乳素水平升高，在没有停用抗精神病药物的情况下，服用甲麦角林效果不大。

【制剂】　片剂：4mg。

参　考　文　献

Gerra G, Caccavari R, Fontenasi B, et al. Int Clin Psychopharmacol, 1995, 10:245

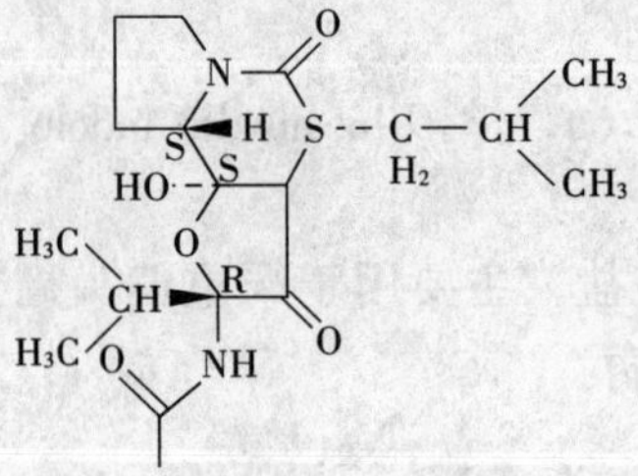

Dihydroergocryptine

Dihydroergocryptine

【别名】 Almirid Daverium Dorhydrine Myrol

【结构式】 (5′α，10′α) -9，10-dihydro-12′-hydroxy-2′-（1-methylethyl）-5′-（2-methylpropyl）-ergotaman-3′，6′，18-trione.

【作用与用途】 DA受体激动剂，有神经保护作用及抗帕金森病作用。也为抗偏头痛及治疗催乳素低下药物。比溴隐定的不良反应少。用于偏头痛，抑郁症和器质性脑病综合征。也用于帕金森病。

【制剂】 片剂：20mg。胶囊：2.5、4.5mg。针剂：1mg/ml。

参 考 文 献

De Leo D，Cucinotta D，Frattola L，et al. 9th World Cong Psychiatry（Rio de Janeiro）Abs，1994，2110

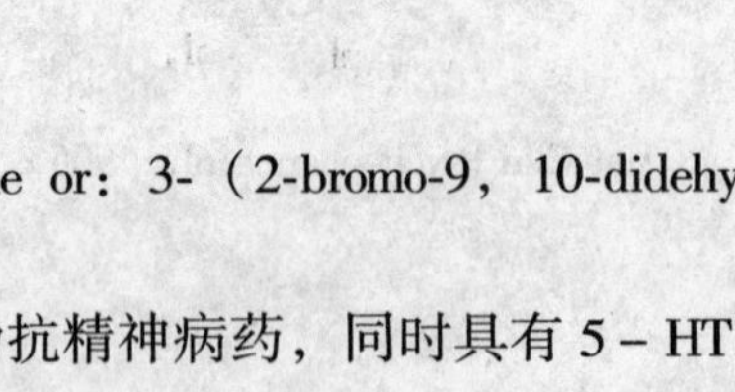

Bromerguride

Bromerguride ZK-95451

【结构式】 2-bromolisuride or：3-（2-bromo-9，10-didehydro-6-methylergolin-8α-yl-1，1-diethylurea

【作用与用途】 可能作为抗精神病药，同时具有5－HT1A激动作用。已完成二期临床试验。

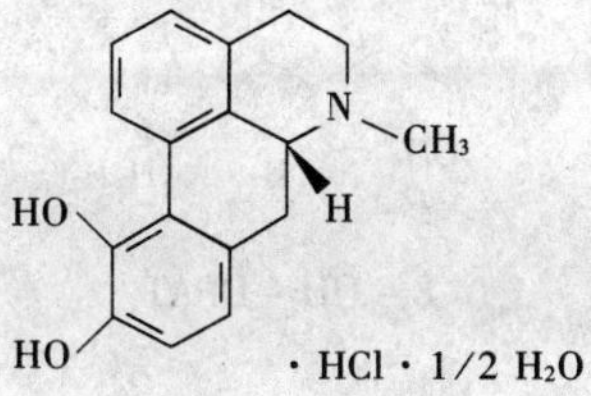

Apomorphine Hydrochloride

阿扑吗啡（Apomorphine）

【结构式】　5，6，6a，7-tetrahydro-6-methyl-4H-dibenzo［de，g］quinoline-10，11-diol

【作用与用途】　中枢性催吐药，是 D_1/D_2 受体激动剂，可用于 Parkinson 病的治疗。曾试用低剂量胃肠外给药治疗精神分裂症状。也有治疗行为障碍的研究。

【剂量与用法】　皮下注射：每次 2～5mg。

【制剂】　针剂：5mg/ml。

【不良反应】　已昏迷或有严重呼吸抑制的患者禁用。本品变为绿色即不能用。

参考文献

Mokrani MC，Duval F，Croca MA，et al. 9th World Cong Psychiatry（Rio de Janeiro）Abs，1993，2125

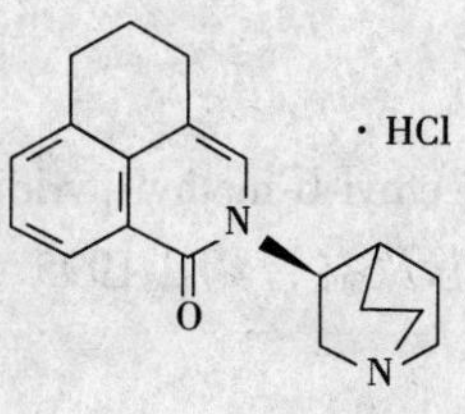

RS－42. 358－197

RS－42.358－197 RS42.358

【结构式】　［（S）-N-（1-azabicyclo［2.2.2］oct-3-yl）-2，4，5，6-tetrahydro-1H-benzo［de］iso-quinolon-1-one

【药代动力学】　生物利用率高，且作用持续时间长。

【作用与用途】　5－HT 受体阻滞剂，尤其对大鼠 5－HT3 受体选择性结合亲和力高。为止镇药，但有很强的抗抑郁作用。1994 年做过二期临床试验。目前主要用作工具药。

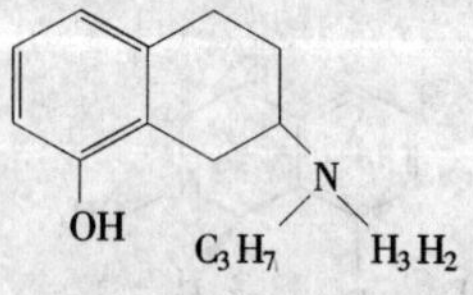

8 – OH – DPAT

8 – OH – DPAT

【结构式】 2-（dipropylamino）tetralin-8-01

【作用与用途】 特异性中枢 5 – HT1A 受体激动剂。曾做过对动物性行为影响的研究。有拮抗冲突行为作用和刺激觅食行为。有降血压，抗焦虑和类似抗精神病药的作用。

参 考 文 献

Picazo O，Fernandez-Guasti A．Neuropsychopharmacology，1995，10:253S（abst P-174-165）

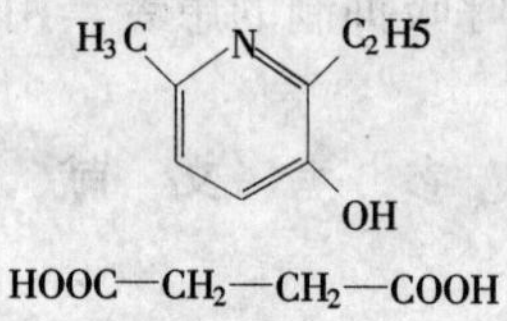

Mexidol

Mexidol

【结构式】 butanedioic acid + 2-ethyl-6-methyl-pyridinol（1:1）

【作用与用途】 可能成为抗焦虑及益智药，1995 年做过二期临床试验。

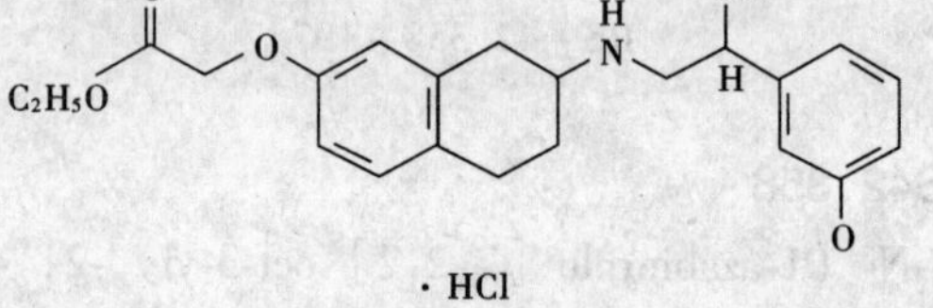

SR – 58611A

SR-58611A

【结构式】 ethyl ester of［R-（R*，S*）］-［7-［2-（3-chlorophenyl）-2-hydroxy ethyl］amino］-5，6，7，8-tetrahydro-2-naphtalenyloxy-acetic acid HCl

【作用与用途】 非典型 β_3 受体激动剂。可能用作抗抑郁药和减肥药。1996 年做过减肥的二期和抑郁症一期临床试验。目前正在由 Sanofi 公司进行治疗抑郁症的Ⅲ期临床试验。初步结果显示疗效有可能优于氟西汀。作为减肥药物的临床试验目前处于Ⅱa 期。

参 考 文 献

Scrip, 1992, 1776:27

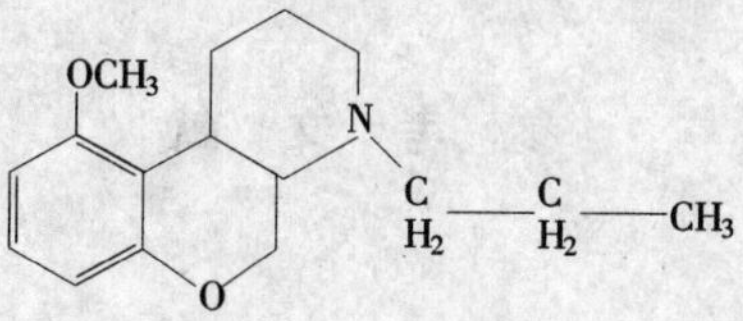

CGS18102A

CGS18102A

【结构式】 (trans)-1, 3, 4, 4a, 5, 10b-hexahydro-10-methoxy-4-propyl-2H-[1] benzopyrano [3, 4-b] pyridine HCl

【作用与用途】 长效5-HT1A受体激动和弱的5-HT2A，5-HT2C受体阻滞剂。完成对焦虑症的初步研究后，已停止开发。

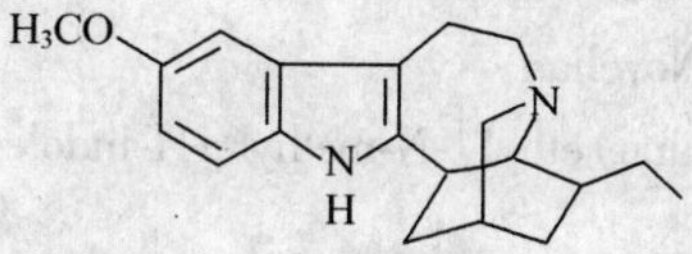

Ibogaine

依波因（Ibogaine）

【别名】 Endabuse

【作用与用途】 从Tabernathe iboga中提取的生物碱，为NMDA受体阻滞剂，也作用于5-HT再摄取以及5-HT3受体。能调节心理刺激对DA能系统的影响。可用于治疗吗啡类依赖。

参 考 文 献

Popik P, Layer RT, Skolnick P. Pharmacological Reviews, 1995, 47/2:235

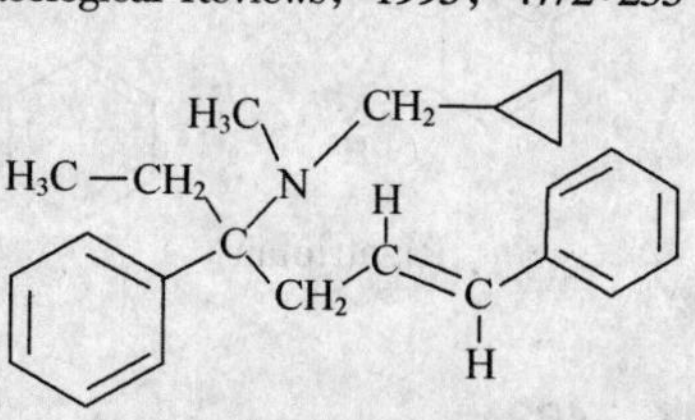

Igmesine

Igmesine JO1784

【结构式】 （+）-α-［（E-cinnamyl）-N（cyclopropylmethyl）］-α-ethyl-N-methylbenzylamine HCl

【作用与用途】 δ-阿片受体阻滞剂。可能有增强记忆作用。对处于应激的动物模型也有效。1994年进行二期临床试验。

参 考 文 献

WHO Drug Informatino，1994，7:218

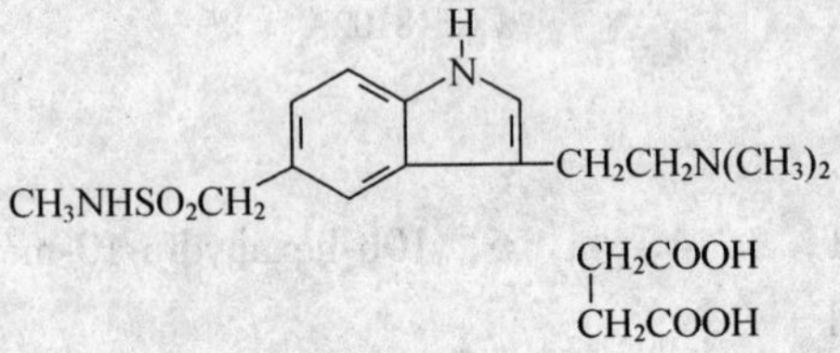
Sumatriptan Succinate

舒马曲普坦（Sumatriptan GR-43175）

【别名】 Succinate Imigran Novelian

【结构式】 3-[2-dimethylamino)ethyl]-N-methyl-1H-indole-5-methane sulfonamide butanedioate (1:1)

【药代动力学】 健康者口服后 $t_{1/2}$ 为4～25h。

【作用与用途】 高选择性5-HT1D受体激动剂。主要用于偏头痛，有可能激发焦虑发作。

【制剂】 片剂：50、100mg。针剂：6mg/0.5ml。

参 考 文 献

Blier P，Bergeron R．J Clin Psychopharmacol，1995，15:106

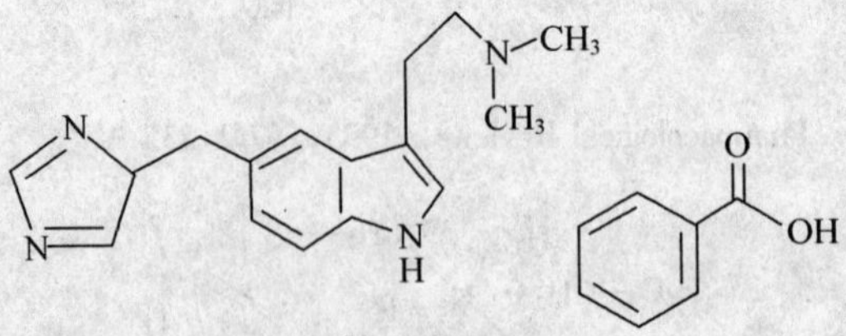
Rizatriptan

利扎曲普坦（rizatriptan，MK-462）

【结构式】 N，N-dimethyl-2-［5-（1，2，4-triazol-1-ylmethyl）-1H-indole-3-yl］ethylamine

【药代动力学】　与上列 sumatriptan 相似，尿中主要代谢产物为吲哚－3 醋酸。

【作用与用途】　5－HT1D 受体激动剂，为抗偏头痛药，剂量 5～10mg/d。1995 年做过三期临床试验。

参　考　文　献

Gijsman H，et al．Cephalalgia，1997，17:647

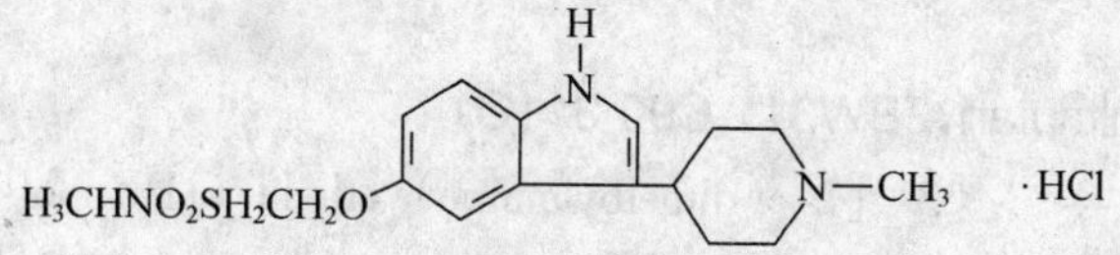

Naratriptan Hydrochlcrlde

纳拉曲坦（Naratriptan GR85.548A）

【结构式】　N-methyl-3-（1-methyl-4-piperidyl）-1H-indole-5-ethane sulfonamide

【作用与用途】　5－HT1D 受体激动剂。可能有抗偏头痛作用。1995 年做过三期临床试验。

参　考　文　献

Ashcroft DM，et al．Pharmacoepidemiol Drug Saf，2004，13:73

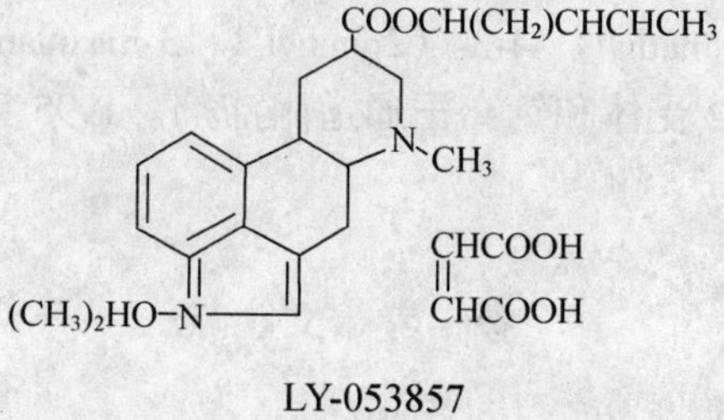

LY-053857

LY－053857

【结构式】　2-hydroxy-1-methylpropyl ester of（8β）-6-methyl-1-（1-methylethyl）-regoline-8-carboxylic acid（Z）-2-butenedioate（1:1）

【作用与用途】　选择性 5－HT 受体强阻滞剂。可能有抗偏头痛作用。做过二期临床试验。

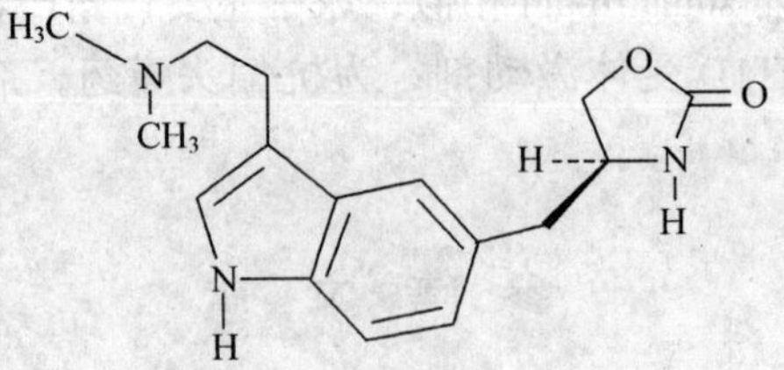

Zolmitriptan

佐米曲普坦（Zolmitriptan，BW311 C90 311C）

【结构式】 （S）-4-｛［3-［2-（dimethylamino）ethyl］-1H-indol-5-yl］methyl｝-2-oxazolidone

【药代动力学】 代谢产物是完全激动剂。

【作用与用途】 5－HT1D 选择性激动剂。抗偏头痛药。有口服和鼻腔喷雾剂型。

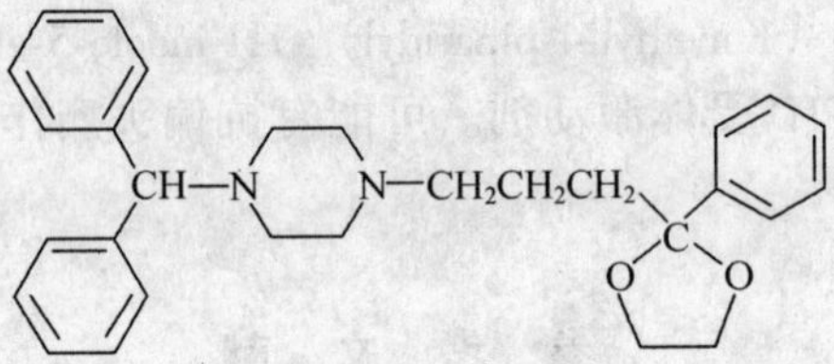

Dotarizine

多他利嗪（Dotarizine FI6026）

【结构式】 1-（diphenylmethyl）-4-3-（2phenyl-1，3-diaxolan-2-yl）propyl-piperazine

【作用与用途】 5－HT2 受体和钙离子通道阻滞剂。1995 年时作为预防偏头痛的药物在意大利预备注册。

参 考 文 献

Hadjiianova Ch，Petkov VD，Maslarov D，et al. Eur Neuropsychopharmacol，1995，5:417（abstr P-12-1）

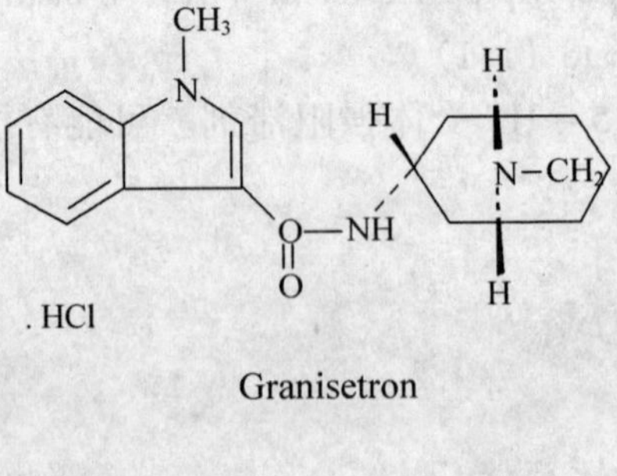

Granisetron

格拉司琼（Granisetron BRL43.694）

【别名】 Kytril Kevatril

【结构式】　endo-1-methyl-N-（9-methyl-9-azabicyclo）［3.3.1］non-3-yl-1H-indazole-3-carboxamide（hydrochloride）

【作用与用途】　5－HT3 受体阻滞剂，为镇吐药，尤其适用于肿瘤化疗所致的呕吐。曾研究用于偏头痛时的恶心症状。有人建议试用于焦虑和精神病性障碍。

【制剂】　片剂：3mg。针剂：3mg/3ml。

参　考　文　献

Morrow GR，Hickok JT，Rosenthal SN．Cancer，1995，76:343

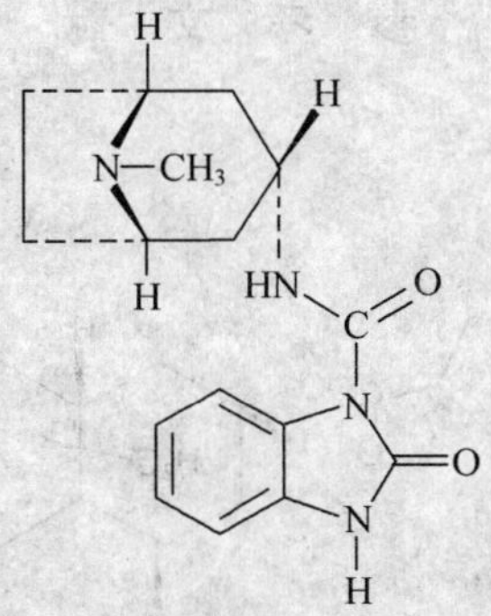

Itasetron

伊他司琼（Itasetron DAU6215 U98079）

【结构式】　2-oxo-N-1αH，5αH-tropan-3α-yl-1-benzimidazoline-1-carboxamide

【作用与用途】　5－HT3 受体阻滞剂。初步的试验将其作为镇吐药和抗焦虑药，日剂量 1mg 以上。1995 年做过三期临床试验。不再开发用于药物依赖。

参　考　文　献

WHO Drug Information，1992，6（4）:198

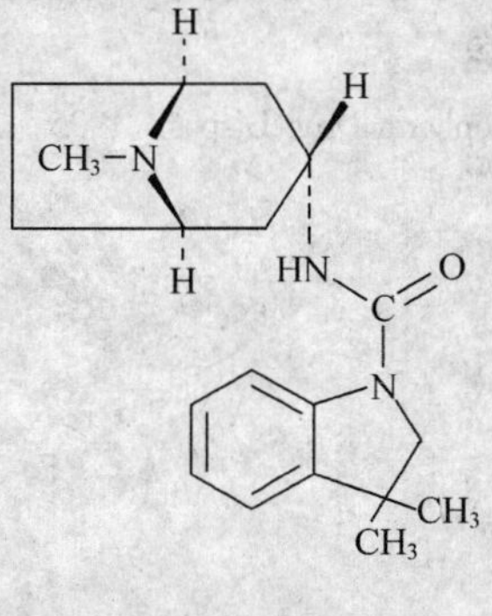

Ricasetron

利卡司琼（Ricasetron BRL46.470）

【结构式】 Endo-2-3-dihydro-3，3-dimethyl-N-（8-methyl-8-azabicyclo［3.2.1］oct-3-yl）-1H-indole-1-carboxamide

【药代动力学】 有线性药代动力学特征，$t_{1/2}$约 20h。

【作用与用途】 5－HT3 受体阻滞剂，是 granisetron 的衍生产品，其作用持续时间更长。最初用于治疗焦虑症，尤其是在 BZ 治疗以后。曾考虑用于焦虑和高剂量用于精神分裂症，但二期临床试验表明疗效不明显，故已停止这方面的进一步研究。动物模型表明本药可用于预防，缓解和/或解除药物滥用的撤药症状，尤其是 BZ 类和可卡因的撤药症状。

参 考 文 献

WHO Drug Information，1993，7（4）:213

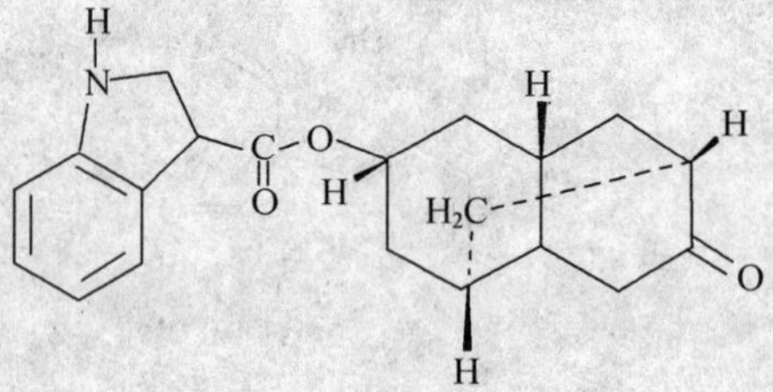

Dolasetron Mesylate

多拉司琼（Dolasetron MDL73.147EF）

【别名】 Mesylate Anzemet

【结构式】 （2α，6α，8α，9β）-octahydro-3-oxo-2，6-methano-2H-quinolizin-8-yl ester of 1H-indole-3-carboxylic acid

【作用与用途】 选择性 5－HT3 强阻滞剂。临床试验中作为镇吐剂和抗偏头痛药。可作为抗精神病药，但无锥体外系不良反应。

参 考 文 献

Shah A，Lanman R，Bhargava V，et al. Biopharm Drug Dispos，1995，16:177

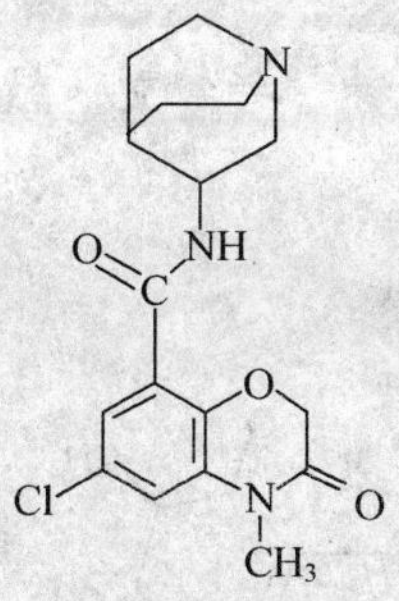

Azasetron

阿扎司琼（Azasetron）

【结构式】　（±）-6-chloro-3，4-dihydro-4-methyl-3-oxo-N-3-quinuclidinyl-2H-1，4-benzoxazine-8-carboxamide

【作用与用途】　5－HT3 受体阻滞剂。镇吐药。

【制剂】　针剂：10mg/2ml。

参 考 文 献

WHO Drug Information，1992，6：192

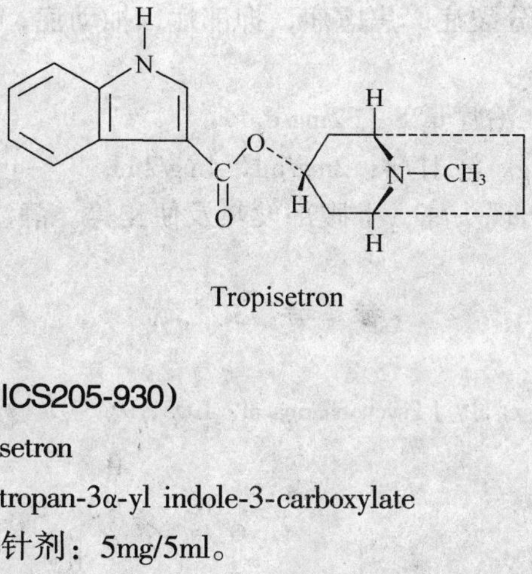

Tropisetron

托烷司琼（Tropisetron ICS205-930）

【别名】　Navoban Tropisetron

【结构式】　1αH，5αH-tropan-3α-yl indole-3-carboxylate

【制剂】　胶囊：5mg。针剂：5mg/5ml。

【药代动力学】　较易吸收，Tmax 约 3h，$t_{1/2}$ 约 20min。有效时间 > 24h。血浆蛋白结合率 70%。Vd 为 554L。其代谢与金雀花碱/异喹胍多态有关。在快速代谢型的绝对生物利用率约 60%，在慢代谢型中将近 100%。静注后清除 $t_{1/2}$ 约 8.5h。慢代谢型口服后清除 $t_{1/2}$ 约 42h。代谢产物无药理活性作用。快速代谢型尿中 8%为原药，70%为代谢产物，粪便中 15%为代谢产物。慢代谢型尿中原形药比例较高。

【作用与用途】　选择性竞争 5－HT3 受体阻滞剂。临床研究作为镇吐药。亦有研究用于焦虑症和胃肠道疾病。

参 考 文 献

Boulenger JP. Encephale, 1995, XXI/VI:459

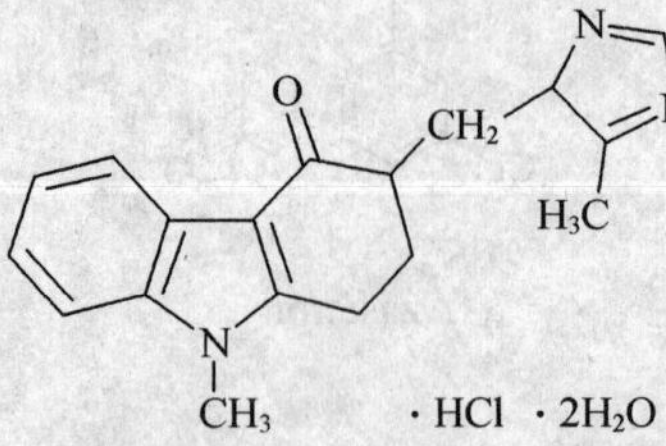

Ondansetron Hydrochloride

昂丹西酮（Ondansetron SN307 GR38.032F）

【别名】 枢复宁 恩丹西酮 恩丹司琼 Zofran Zophren

【结构式】 1,2,3,9-tetrahydro-9-methyl-3-[(2-methyl-1H-imidazol-1-yl)methyl]-4H-carbazol-4-one

【药代动力学】 本品吸收较好，$t_{1/2}$ 约 2h，生物利用率 60%，$t_{1/2}$ 约 3h，老年人约 5h。血浆蛋白结合率 75%。代谢产物 25% 由粪便排出，75% 由尿排出。

【作用与用途】 镇吐药，5－HT3 受体阻滞剂，USAN 理事会认为有抗精神病和抗焦虑作用。初步研究试用于精神分裂症，焦虑症，抑郁症，抽动症，但对焦虑症的进一步研究已停止。

【剂量与用法】 口服：治疗量 8～32mg/d。

【制剂】 片剂：4，8mg。注射剂：2mg/ml，4mg/2ml。

【不良反应】 少数可出现头痛，上腹部发热及便秘等。静注必须稀释后使用。

参 考 文 献

Bailey JE, Potokar J, Coupland N, et al. J Psychopharmacol, 1995, 9:137

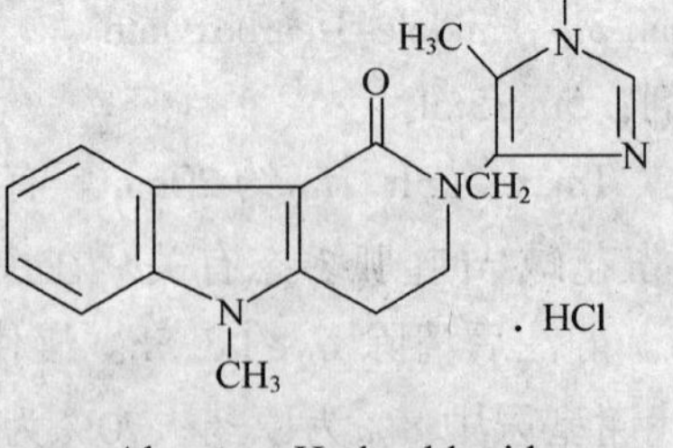

Alosetron Hydrochlonide

阿洛司琼（Alosetron GR68755 MPV－1246）

【结构式】 2，3，4，5-tetrahydro-5-methyl-2- [(5-methylimidazol-4-yl) methyl] -1H-pyrido

［4，3-b］indol-1-one HCl

【作用与用途】　5－HT3 受体阻滞剂，可能有止吐及抗焦虑作用，用于肠激惹综合征。1994 年进行三期临床试验。

参　考　文　献

Gupta SK，Kunka RL，Metz A，et al．J Clin Pharmacol，1995，35∶202

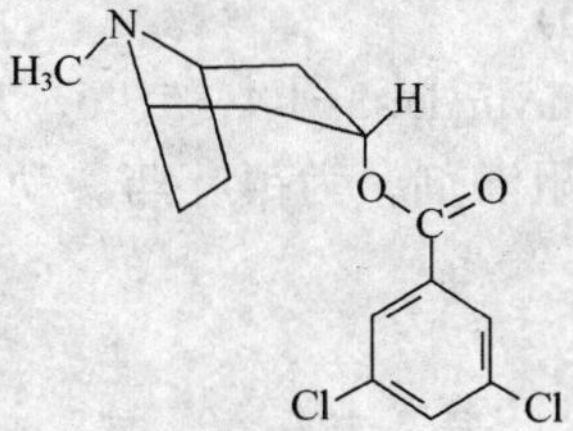

Bemesetron

贝美司琼（Bemesetron MDL72.222）

【结构式】　1αH，3α，5αH-tropan-3α-yl-3，5-dichlorobenzoate

【作用与用途】　选择性 5－HT3 受体强阻滞剂，研究用于偏头痛、紧张性头痛及镇吐。

参　考　文　献

Sanger GJ．Can J Physiol Pharmacol，1990，68∶314

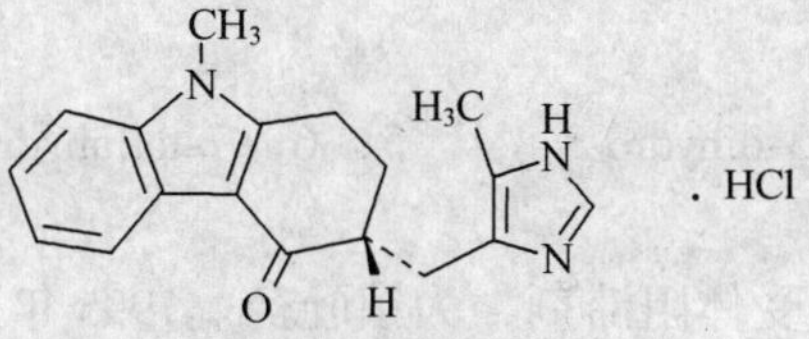

Galdansetron Hydrochloride

加丹司琼（Galdansetron GR81225 GR81225X）

【别名】　GR81225C

【结构式】　（R）-1，2，3，9-tetrahydro-9-methyl-3-［（5-methyl-1H-imidazol-4-yl）methyl］-4H-carbazol-4-one HCl

【作用与用途】　5－HT3 受体阻滞剂，可能有镇吐作用。1995 年进行二期临床试验。

参　考　文　献

WHO Drug Information，1994，8（4）：239

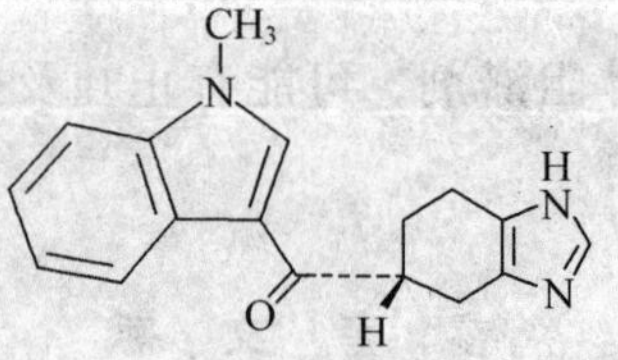

Ramosetron

雷莫司琼（Ramosetron YM060）

【结构式】 (-) -（R）-1-methylindol-3-yl-4，5，6，7-tetrahydro-5-benzimidazolyl ketone

【作用与用途】 5-HT3 受体阻滞剂，为镇吐药。动物试验表明比 granisetron，ondansetron，作用强，持续时间长。

参 考 文 献

WHO Drug Information，1993，7（4）:213

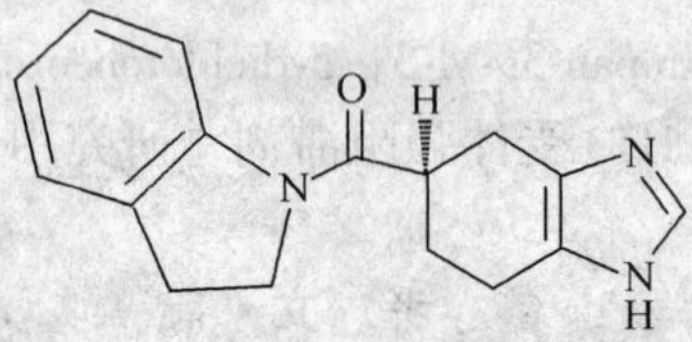

. HCl

YM 114

YM114 KAE393

【结构式】 （R）-2，3-dihydro-1［4，5，6，7-tetrahydro-1H-benzimidazol-5-yl）carbonyl］-1H-indole HCl

【作用与用途】 5-HT3 受体阻滞剂，为镇吐药。1995 年进行二期临床试验。

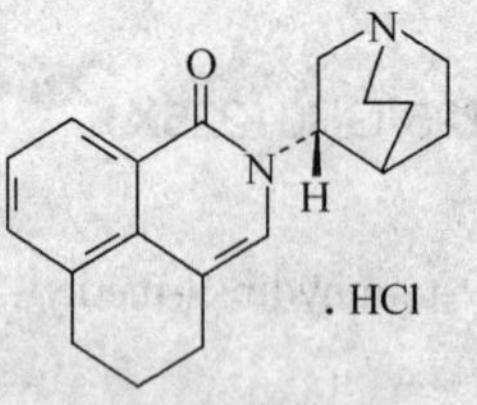

. HCl

RS 25259-197

RS25259-197

【别名】 Syntex

【结构式】 2-［1-azabicyclo［2.2.2］oct-3-（S）-yl］-［2，3，3a（S），4，5，6］-hexahydro-1H-benz］［de］isoquinolin-1-one HCl

【作用与用途】　口服 5 – HT3 受体强阻滞剂。可能成为镇吐药。在作用强度与持续时间方面比 ondansetron 有明显改进。

参 考 文 献

Eglen RM，Lee CH，Smith WL，et al．Br J Pharmacol，1995，114:860

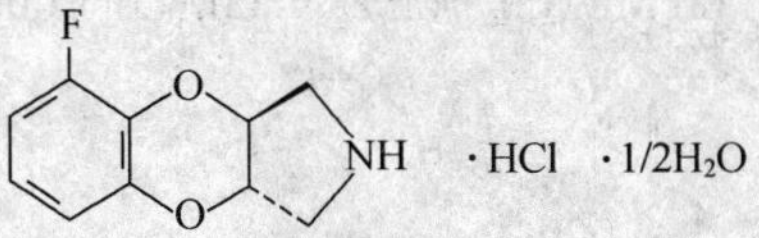

Fluparoxan

氟洛克生（Fluparoxan GR65.630）

【结构式】　3-（5-methyl-1H-imidazol-4-yl）-1-（1-methyl-1H-indol-3-yl）1-propanone

【作用与用途】　ondansetron 与 granisetron 衍生物，为选择性 5 – HT3 受体阻滞剂。推测有镇吐和抗精神病作用。

参 考 文 献

Costall B，Naylor RJ，Tyers MB．Pharmacol Ther，1990，47:181

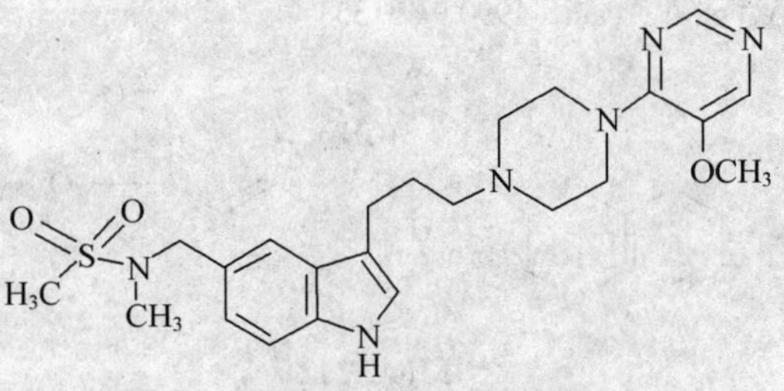

Avitriptan

BMS180048（Avitriptan）

【结构式】　1-（5-methoxy-4-pyrimidinyl）-4-｛3-［5-（N-mehtyl-methanesulfonamido）me-htyl-1H-3-indolyl］propyl｝piperazine

【作用与用途】　5 – HT1D 受体激动剂。有效的抗偏头痛药。在动静脉吻合术中，通过 5 – HT1 样受体关闭传递而降低动脉循环。

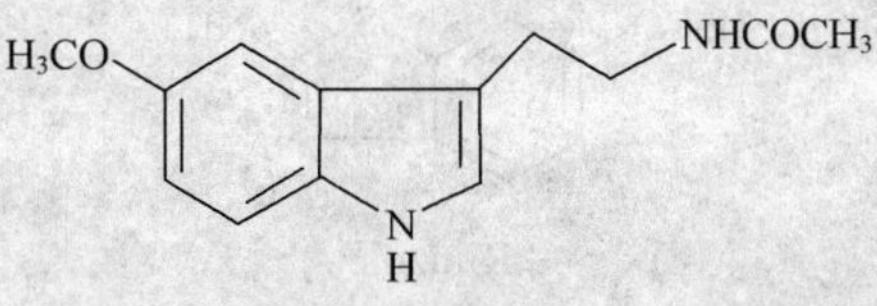

Melatonin

褪黑激素（Melatonin）

【别名】 Melzane

【结构式】 N-［2-（5-methoxy-1H-indol-3-yl）ethyl］-acetamide

【作用与用途】 褪黑激素受体激动剂，临床试验低剂量有明显镇静作用。曾试用于抑郁症的治疗，尤其是季节性抑郁症。

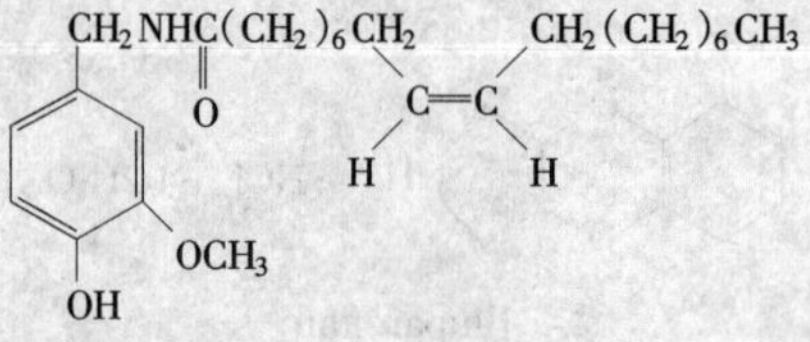

Olvanil

奥伐尼（Olvanil NE19.550）

【别名】 N-vanillyloleamide

【结构式】 N-（4-hydroxy-3-methoxybenzyl）-9（Z）-octadecenamide

【作用与用途】 口服有抗炎，抗疼痛的活性，其活力与辣椒辣素相等。

参 考 文 献

Dickenson A，Hughes C，Rueff A，et al．Pain，1990，43:353

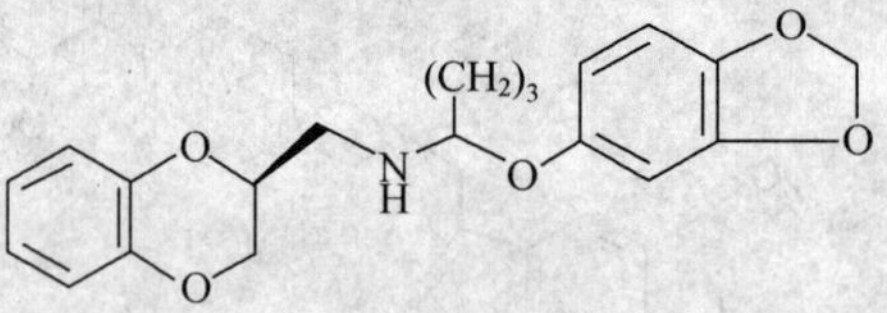

MKC 242

MKC242

【别名】 Tabata

【结构式】 5-3-｛［（2S）-1，4-benzadioxan-2-ylmethyl］amino］propoxy｝-1，3-benzodioxol HCl

【作用与用途】 为哌氧环烷衍生物，与 5－HT1A 受体有高度选择性亲和力，有激动样的活性，有抗抑郁及抗焦虑作用。

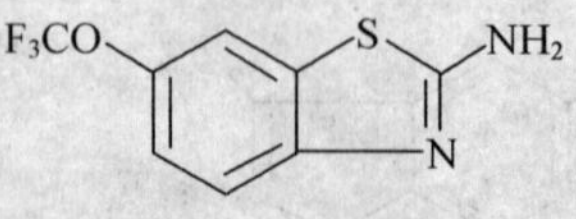

Riluzole

Riluzole PK26.124 RP54.274

【别名】　Rilutek

【结构式】　2-amino-6-（trifluoromethoxy）benzothiazole

【作用与用途】　阻断谷氨酸神经传递，为谷氨酸受体阻滞剂。可预防痉挛，可拮抗甲基β-卡林羧基胺引起的焦虑。推测有抗焦虑及抗精神病效果。是FDA批准的治疗肌萎缩性侧索硬化的药物。

【制剂】　片剂：50mg。

参　考　文　献

Boireau A，Miquet JM，Meunier M，et al．Neuropsychopharmacology，1994，10:16S（abst O-54-61）

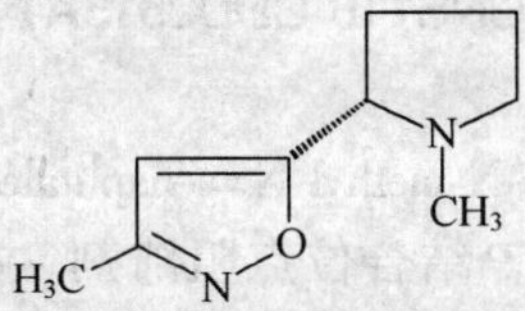

ABT-418

ABT-418

【结构式】　（S）-3-methyl-5-（1-methyl-2-pyrrolidinyl）isoxazole

【作用与用途】　胆碱能系统活化剂，乙酰胆碱及烟碱能受体激动剂。与神经元的α_4，β_2胆碱能通路受体亚型有亲和性。具有增强认知，抗焦虑，以及改善烟碱异噻唑所致副作用的作用，临床试用于阿尔茨海默病。

参　考　文　献

Chorvat RJ，Earl RA，Zaczec R．Drugs Future，1995，20:1145

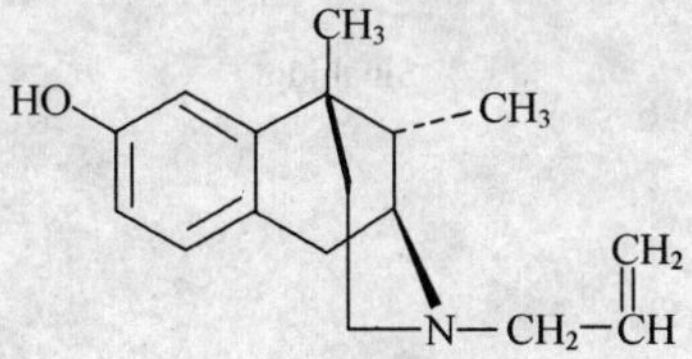

SKF 10.047

SKF10.047

【结构式】　（+）-N-allylnormetazocine

【作用与用途】　benzomorphan衍生物，选择性与δ受体结合，为非竞争性PCP样NMDA受体阻滞剂。有报告对人类有精神活性作用。

参 考 文 献

McCann DJ, Tsung-Ping Su. Eur J Pharmacol-Mol Pharmacol Sect, 1990, 188:211

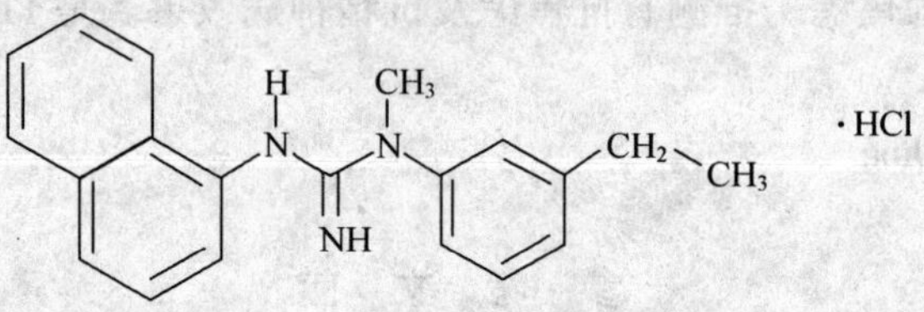

Aptiganel

阿替加奈（Aptiganel CNS1102 CNS116 CDD2515A）

【别名】 Cerestat

【结构式】 N-（3-ethylphenyl）-N-methyl-N = -naphtalenyl guanidine monocloride

【作用与用途】 NMDA 受体 PCP 结合位点阻滞剂，推测为神经保护剂，可用于阿尔茨海默病，也试用于脑缺血的治疗。

参 考 文 献

Gamzu E. Eur Neuropsychopharmacology, 1995, 5/3:171

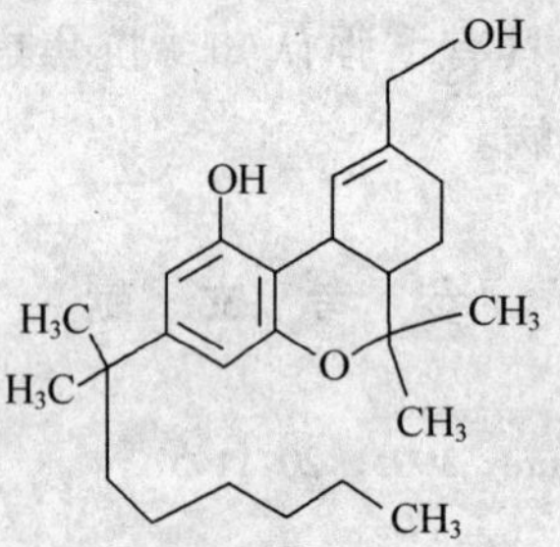

Sinabidol

Sinabidol HU211

【别名】Dexanabinol

【结构式】 （6aS-trans）-3-（1，1-dimethylheptyl）-6a，7，10，10a-tetrahydro-1-hydroxy-6，6-dimethyl-6H-dibenzo ［b，d］ pyran-9-methanol

【作用与用途】 NMDA 受体阻滞剂，有明显脑代谢改善及神经保护作用，临床前试验作为镇痛药及镇吐药，也试用于脑创伤，缺血性脑损伤的治疗。

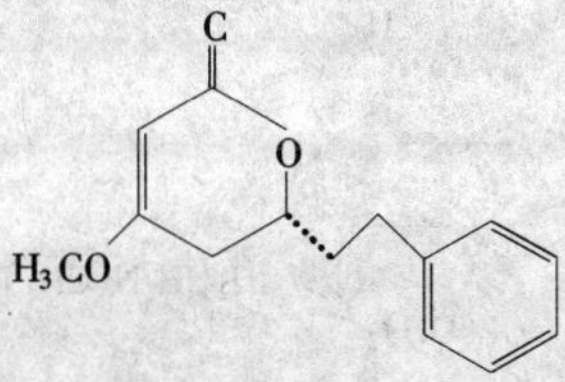

Kawain

卡哇（Kawain）

【别名】 Aigin Kava Laitan Mosaro

【结构式】 ［R-（E）］-5，6-dihydro-4-methoxy-6-（2-phenylethyl）-2H-pyran-2-one

【作用与用途】 有精神兴奋及抗焦虑作用。

【制剂】 片剂：20、35、45mg。胶囊：30、50、60、70mg。标准浸膏含 kawa 吡喃酮及 kawa 内酯。

参 考 文 献

Heinze HJ，Munthe TF，Steitz J，et al. Pharmacopsychiat，1994，27:224

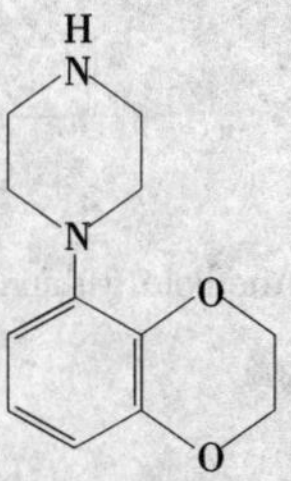

Eltoprazine

依托拉嗪（Eltoprazine DU28.853）

【结构式】 1-(1,4-benzodioxan－5-yl)piperazine

【药代动力学】 $t_{1/2}$约 9.8h。

【作用与用途】 对 5－HT1A/1B 受体有混合性激动作用，对 5－HT_1D 受体有较弱激动作用，而对 5－HT_1C 受体有阻滞作用。具有特异性抗攻击活性。无镇静及中枢兴奋作用。但已停止进一步开发。

参 考 文 献

Cherek DR，Spiga R，Creson DL. Exp Clin Psychopharmacol，1995，3:287

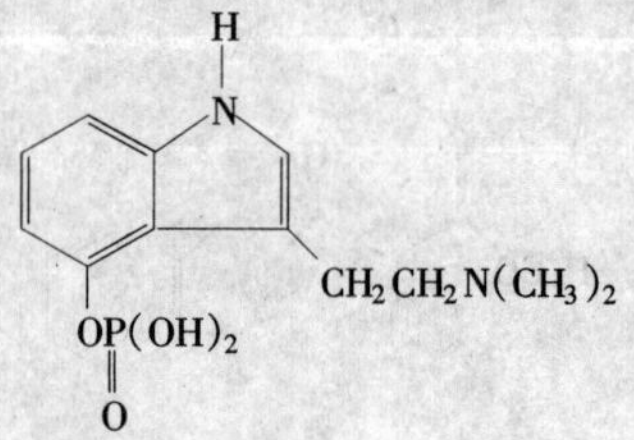

Psilocybine

赛洛西宾（Psilocybine CY208 - 243）

【结构式】 (-) -4，6，6a，7，8，12b-hexahydro-7-methylindolo［4，3-ab］phenanthridine

【作用与用途】 与 D_1，5 - HT1A，和阿片受体均有较高亲和力。抗疼痛的损伤性感受作用类似吗啡镇痛剂。已有过行为作用的研究，但无临床资料。

参 考 文 献

Murray AM，Waddington JL．Pharmacol Biochem Behav，1990，35:105

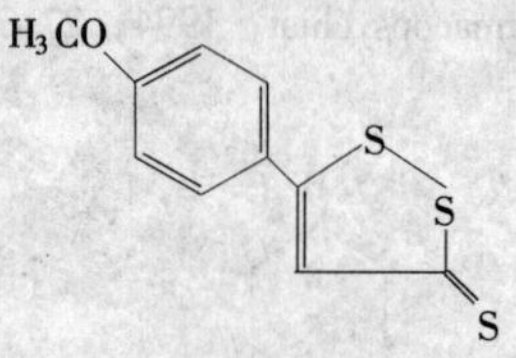

Anethole trithione

茴三硫（Anethole trithione，ANTT）

【别名】 Sonicur Mucinol

【结构式】 5-（P-methoxyphenyl）-1，2（3H）-dithiole-3-thione

【作用与用途】 非精神活性作用，有报告可治疗由抗抑郁药及抗胆碱能药物引起的口干。

【制剂】 片剂：25、50mg。

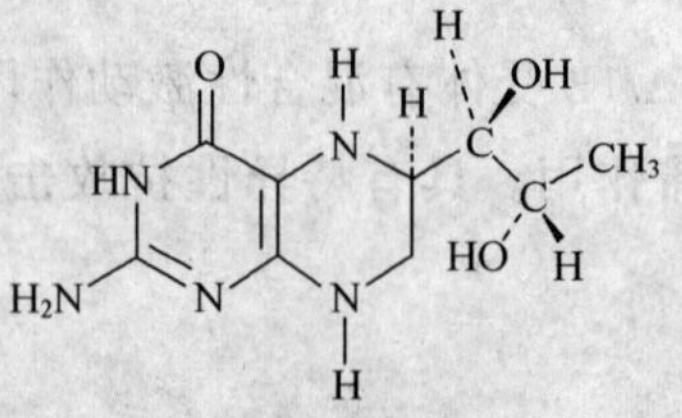

Sapropterine

Sapropterine SUN0538

【别名】 Biopten

【结构式】　2-amino-6-（1，2-dihydroxypropyl）-5，6，7，8-tetrahydro-4（1H）-pte-ridone，2 HCl

【作用与用途】　单胺生物合成促进剂，用于婴儿孤独症及苯丙酮尿症，可能有抗抑郁及抗焦虑作用。

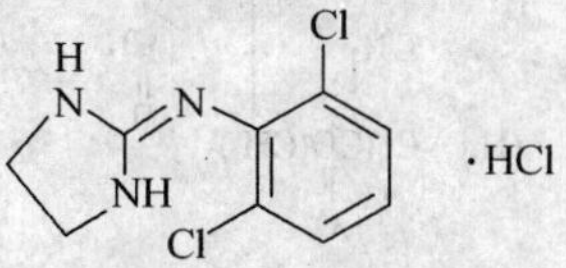

Clonidine Hydrochloride

可乐定（Clonidine）

【别名】　可乐宁　氯压定　Catapressan Barclyd Dixarit Haemiton

【结构式】　2-（2，6-dichlorophenylamino）-2-imidazoline

【药代动力学】　口服易吸收，Tmax 2～4h，$t_{1/2}$为 7～13h，作用可维持 6h。生物利用率 75%，血浆蛋白结合率 30%。吸收后迅速分布到组织器官，易通过 BBB。50%原药，20%结合型代谢产物从尿排泄。

【作用与用途】　α_2 受体激动剂，为中枢性降压药，主要用于高血压。通过直接激动延髓和下丘脑前区与视前区 α_2 受体，降低外周交感神经的张力，使心率减慢，心排出量和外周血管阻力降低导致血压下降。此外，有抗实验性癫痫、镇静、催眠作用，能刺激生长激素分泌，抑制房水生成，降低眼内压。停用吗啡或静注纳洛酮，诱发吗啡戒断症状时，蓝斑 NE 能神经元放电显著增加，如局部给予可乐定可抑制其放电。此作用可被 α_2 受体阻滞剂所阻断，但不被局部使用纳洛酮所拮抗。1978 年用于阿片类的戒断症状。主要用其 α_2 受体激动作用，下调中枢兴奋性，解除阿片类的交感性戒断症状。但不能解除焦虑与心理渴求和高复发问题。戒断海洛因、美沙酮的效果比戒断吗啡的效果显著。另有研究用于强迫症、焦虑、Tourette 病、发作性睡病、惊恐症、抑郁症，偏头痛，痛经，绝经期潮热。

【剂量与用法】　口服：戒毒首日 6μg/kg，bid。第 2～10 天 8:00，7μg/kg；16:00，2μg/kg；23:00，7μg/kg。第 11 天 8:00，3μg/kg；16:00，2μg/kg；23:00，4μg/kg。第 12 天 8:00，16:00，23:00 分别为 2μg/kg。第 13 天 1μg/kg，bid。与纳洛酮并用，可提高戒断效果，降低复发率。治疗高血压 150～300μg/d，分 2～3 次服。

【制剂】　片剂：75μg。注射剂：0.15mg/ml。

【不良反应】　有嗜睡、头晕、口干、便秘、眼和鼻粘膜干燥等。偶见直立性低血压。长期用药者可发生撤药反应。不可与β受体阻滞药并用。

参　考　文　献

Maas JW，Miller AL，Tekell JL，et al. J Clin Psychopharmacol，1995，15:361

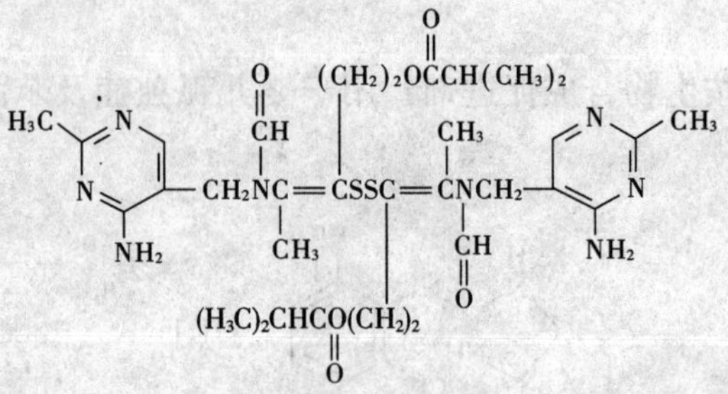

Sulbutiamine

舒布硫胺（Sulbutiamine S5007）

【别名】 Servier Arcalion

【结构式】 dithiobis［3-［1-［（4-amino-2-methyl-5-pyramidyl）methyl］formylamino］ethylidene-］3，1-propanediyl ester of 2-methyl-propanoic acid

【药代动力学】 $t_{1/2}$约 5h。

【作用与用途】 硫胺衍生物，为抗疲劳药。能改善运动协调性，恢复肌肉疲劳和保持清醒状态。对抑郁症可并用抗抑郁药。近年来法国曾试用于某些躯体和精神抑制并有活动减少，感情淡漠的患者。

【制剂】 片剂：200mg。

参 考 文 献

Trovero F，et al．Neurosci Lett，2000，292:49

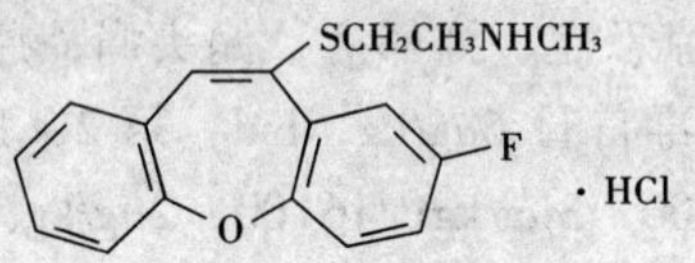

Fluradoline Hydreonlenoe

氟朵林（Fluradoline HP494）

【结构式】 2-［（8-fluorodibenz［b，f］oxepin-10-yl）thio］-N-methyl-ethylamine

【作用与用途】 初步研究有镇痛和抗抑郁活性。无 MAO 抑制效应。已进行临床试验。

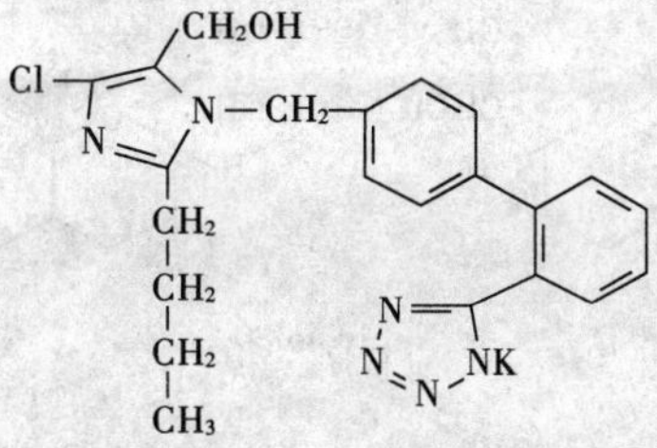

Losartan

洛沙坦（Losartan DuP753 MK954 E3340）

【别名】 Cozaar Avastar Hyzaar

【结构式】 2-butyl-4-chloro-1［p-（o-1H-tetrazol-5-ylphenyl） benzyl］imidazole-5-methanol

【药代动力学】 $t_{1/2}$约 12h。代谢产物 EXP3174 活性很低，$t_{1/2}$为 4～9h。

【作用与用途】 血管紧张素Ⅱ阻滞剂，对大鼠有抗高血压，抗焦虑及改善认知功能。此种作用可能与 NE 系统有关，而与 5－HT 和 MAO 关系不大。

【制剂】 片剂：50mg。

参 考 文 献

Christ DD. J Clin Pharmacol，1995，35:515

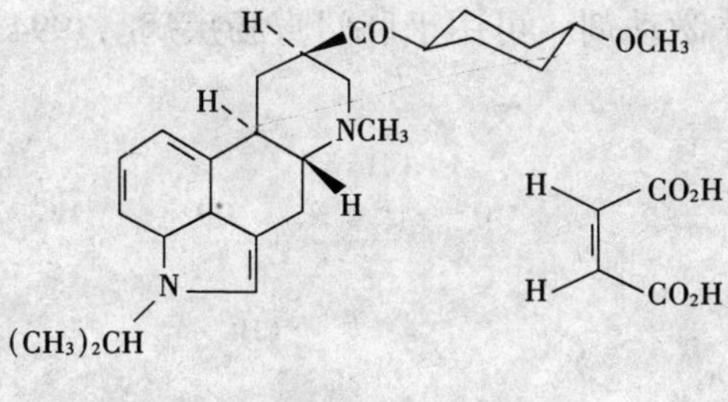

Sergolexole Maleate

麦角克索（Sergolexole LY281067）

【结构式】 （E）-4-methoxycyclohexyl 6-methyl-1-（1-methylethyl） ergoline-8-carboxylate （Z）-2-butenedioate

【作用与用途】 高选择性长效 5－HT2 受体强阻滞剂，作用时间长及安全范围广。没有 5－HT1，D_1 或 D_2 受体亲和性。曾用于严重偏头痛和焦虑症。

参 考 文 献

Pertz H，Milhahn H Chr，Elch E. Naunyn-Schmiedeberg's Arch Pharmacol Suppl，1995，351:R143（abst 569）

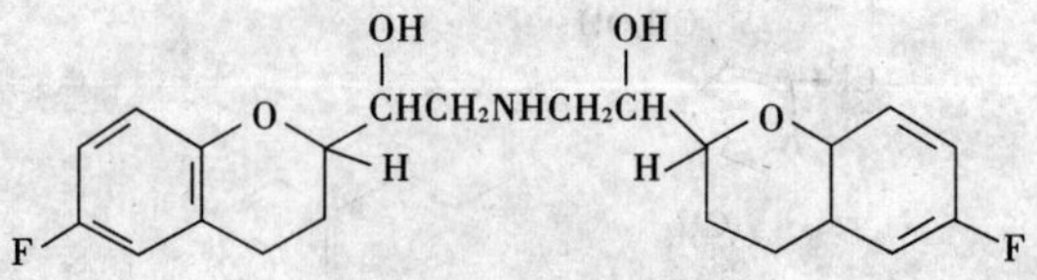

Nebivolol

奈必洛尔（Nebivolol R67555 R65824）

【结构式】　α，α′-［iminobis（methylene）］bis［6-fluoro-3，4-dihydro-2H-1-benzopyran-2-methanol］

【作用与用途】　β受体阻断剂，选择性作用于β_1受体，抗高血压药，有抗偏头痛作用。1994年做过三期临床试验。

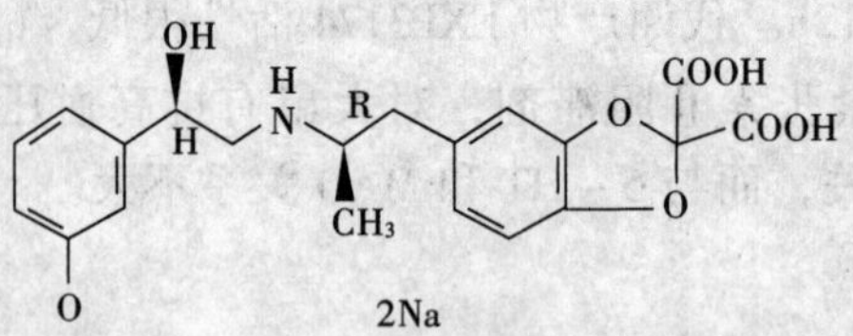

CL－316. 243

CL－316.243

【别名】　Amerocam Cyanamid

【作用与用途】　β受体激动剂。可用于肛门直肠疾病。1994年进行二期临床试验。

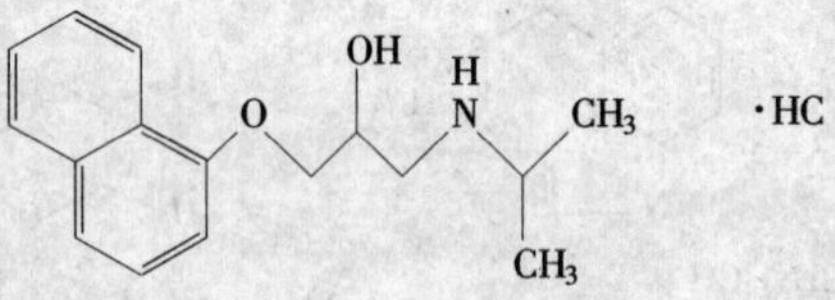

Propranolol Hydrochloride

普萘洛尔（Propranolol）

【别名】　心得安　Inderal Alfazical Vedranol　Dociton Elbrol Propal

【结构式】　1-isopropylamino-3-（1-naphthyloxy）-2-propanol

【药代动力学】　健康者口服$t_{1/2}$为22～23h。

【作用与用途】　β受体阻滞剂，曾研究用于治疗焦虑、恐怖、躁狂、抑郁、精神分裂样精神病、记忆障碍、亨廷顿舞蹈症及预防偏头痛。

【制剂】　片剂：10、40、80mg。胶囊：80、160mg。针剂：1mg/ml。

参 考 文 献

Shimizu W, Ohe T, Kurita, et al. J Am Coll Cardiol, 1995, 26:1299

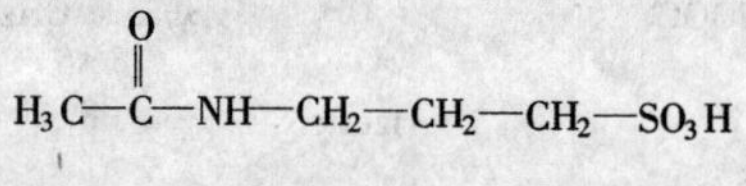

Acamprosate

阿坎酸（Acamprosate）

【别名】 Campral Aotal

【结构式】 3-acetamido-1-propanesulfonic acid

【药代动力学】 $t_{1/2}$为 1～3h，肾排泄 90%。

【作用与用途】 结构类似 GABA 及牛磺酸，为兴奋性氨基酸阻滞剂，刺激 GABA 能抑制递质，可拮抗兴奋性氨基酸（如谷氨酸）的神经传递。2004 年 8 月被美国 FDA 批准用于治疗酒依赖。

【制剂】 片剂：300mg。

【不良反应】 妊娠及哺乳妇女禁用。

参 考 文 献

Paille FM, Guelfi JD, Perkins AC, et al. Alcohol Alcohol, 1995, 30:239

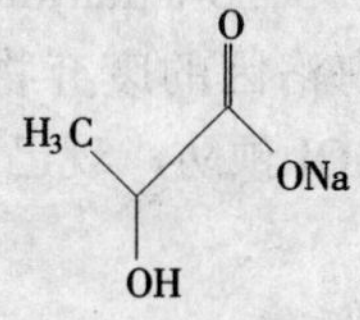

Sodium lactate

乳酸钠（Sodium lactate）

【别名】 Lactate

【作用与用途】 惊恐发作与乳酸盐血浓过高有关。乳酸盐滴注引起惊恐发作仅见于该症患者，而未见于常人。抗抑郁剂可提高惊恐发作阈值。

参 考 文 献

Shear MK, Fyer AJ, Ball G, et al. Am J Psychiatry, 1991, 148:795

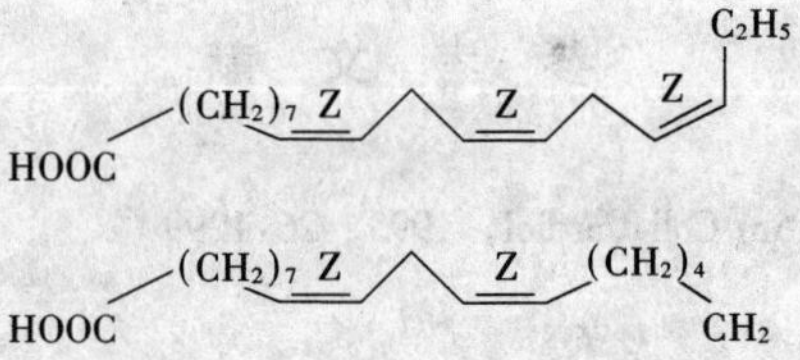

Alzene

Alzene

【结构式】 （Z，Z，Z）-9，12，15，octadeca trenoic acid +（Z，Z）-9，12-octa-decadienoic acid mixture

【作用与用途】 增强膜渗透性，可能用于阿尔茨海默病。1995 年进行二期临床试验。

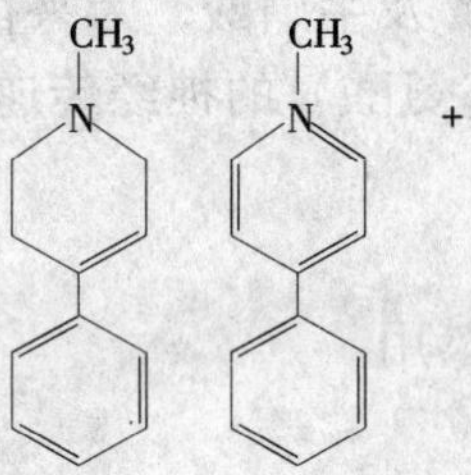

MPTP MPP +

MPTP MPP +

【结构式】 1-methyl-4-phenyl-1，2，3，6-tetrahydropyridine

【作用与用途】 最初发现于合成海洛因的废弃物中，后来认为是一种导致帕金森病的神经毒素。MPTP 所致帕金森病可被 MAOI 预防。现已证明这种神经毒性需要由 MPTP 转变为 MPP + 的过程。

参 考 文 献

Wilson JA，Yuan-Sum Lau，Gleeson JG，et al. Brain Research，1991，541:342

卵磷脂（Lecithin）

【作用与用途】 磷脂素来自蛋黄或大豆植物的种子，含有的磷脂胆碱可转变为胆碱。使用大量卵磷脂可使血及脑中胆碱水平升高。用于阿尔茨海默病的疗效未被证实。

【剂量与用法】 口服：10 ~ 70g/d。

参 考 文 献

Kumar V，Calache M. Int J Pharmacol Ther Toxicol，1991，29:23

（刘 平）

第二十一章　影响精神活动的中药

第一节　概　　述

随着科学技术的进步，中西医结合事业的发展，中药药理学研究日趋深入。中药在精神医学领域中的应用日益增多，本章简要介绍一些与精神活动关系密切，在精神科较常用的中药。

【作用与用途】

1．镇静催眠作用　主要有朱砂、磁石、龙骨、珍珠、酸枣仁、琥珀、远志、茯苓、合欢皮等（表 21－1）。动物实验表明这类药物能减少小鼠自发活动，延长戊巴比妥钠引起的小鼠睡眠时间。临床作用为镇静、抗焦虑。增加剂量可引起近似生理性睡眠，并使睡眠加深和延长。

表 21－1　镇静催眠作用明显的中药

药物	镇静	催眠	抗痉	降压	降温	其　他
朱砂	+	+				解毒防腐，抑制皮肤细菌、寄生虫
磁石	+					补血、平喘
龙骨	+					抑制骨骼肌兴奋、制酸、止泻、止血
酸枣仁	+	+	+	+	+	安定、镇痛、抗心律失常、兴奋子宫
琥珀	+	+	+		+	
远志	+		+			祛痰、兴奋子宫、抑菌、溶血
茯苓	+					利尿、抑菌、增强免疫功能
合欢皮	+	+				祛痰、抗早孕
珍珠母	+	+				抑制胃酸、降低转氨酶
大枣	+	+		+		保肝、抗癌、抗变态反应

2．抗痉与降压作用　天麻可拮抗戊四氮所致惊厥。胡椒能拮抗戊四氮所致惊厥和电痉挛。羚羊角能拮抗士的宁所致惊厥。此类药物还有钩藤、全蝎、地龙、蜈蚣、僵蚕、罗布麻叶等。其中的天麻、钩藤、全蝎、地龙和罗布麻叶等，还可通过抑制血管运动中枢发挥降压作用（表 21－2）。

3．降温作用　琥珀、酸枣仁等有解热降温作用，也可使正常体温下降。其中牛黄、蝉蜕、桂枝、柴胡、赤芍等兼有镇痛作用（表 21－3）。

4．兴奋作用　麻黄有中枢兴奋作用。麝香既有中枢兴奋作用，又有中枢抑制作用。人参、五味子、刺五加等也属本类药物（表 21－4）。

表 21－2 镇静降压作用明显的中药

药物	镇静	催眠	抗痉	降压	其他
天麻	+		+	+	镇痛、抗炎、增加心脑血流量
胡椒	+		+		抗癫痫、促进消化液分泌和胃肠蠕动
钩藤	+		±	+	解痉
羚羊角	+		+	+	解热
地龙	+		+	+	平喘、抗血栓形成、兴奋子宫
蜈蚣		+	+		抗肿瘤、抗真菌
全蝎	±		+	+	抗癫痫、镇痛
僵蚕	+	+	+		抑菌、抗肿瘤
罗布麻叶	+	+	+	+	降血脂、利尿、镇咳平喘
石决明	+		+		中和胃酸、消炎、抗水肿
牡蛎	+			+	抗酸、消炎
赭石	+				促进红细胞及血红蛋白生成
石菖蒲	+	+		+	镇痛、平喘、抑菌等
冰片	+				抑菌、抗炎、抗生育

表 21－3 镇静，解热，镇痛作用明显的中药

药物	镇静	催眠	抗痉	降压	解热	镇痛	降温	其他
牛黄	+		+	+	+	+		抗菌、强心、抗心律失常
犀角	+		+		+	+		抗炎、强心
牡丹皮	+	+	+		+	+		抗过敏、抗炎
赤芍	+		+		+	+	+	解痉、抗血栓形成
桂枝	+				+	+		促进发汗、抗菌
防风			+		+	+		抗菌、抗炎
细辛	+				+	+		局麻、抗变态反应、强心
蝉蜕		+		+		+		抗过敏、抗癌
升麻	+		+	+	+	+	+	解痉、抗菌消炎
柴胡	+				+	+		抗炎、抗病毒
香附	+				+	+		抗炎、抑制回肠平滑肌
白芍	+	+			+	+		解痉、镇痛、抗菌

表 21－4 兼有镇静，振奋作用的中药

药物	镇静	催眠	抗痉	降压	兴奋	其他
麝香	+	+	+		+	抗心绞痛、抗炎、抗菌、兴奋子宫
人参	+		+	+	+	抗疲劳、增强免疫、强心、抗癌
五味子	+		+		+	镇痛、镇咳
刺五加	+					抗疲劳、调节内分泌
马钱子					+	抑菌、镇痛、镇咳
麻黄					+	镇痛、解热、发汗、利尿、抗炎

5. 其他　某些药物如天南星、天竺黄、礞石等，有中枢抑制作用和有较强的扩张血管、改善循环、抗血栓形成和祛痰等作用。另有些药物中枢作用虽不明显，但在治疗精神障碍时常与其他药物配伍，如郁金、何首乌等（表 21－5）。

表 21－5　兼有呼吸循环系作用的镇静，抗痉中药

药物	镇静	抗痉	其他作用
天南星	+	+	镇咳、祛痰、镇痛、抗癌等
天竺黄		+	解热、祛痰
礞石		+	祛痰、通便
佛手	+		祛痰、平喘
丹参	+		改善微循环、扩张血管、抗血栓形成、抗菌等
当归	+		抗心律失常、抗血栓形成、润肠通便等
何首乌	+		抗衰老、通便等
甘松	+		镇痛、抗心律不齐、抗菌、抗病毒

第二节　影响精神活动的中药各论

朱砂（Cinnabaris）

【成分】　主要为硫化汞，含量在 96% 以上，常夹有少量硒、碲等；合成的朱砂硫化汞含量达 99.9% 以上。

【作用与用途】　有镇静、催眠作用，并能抑杀皮肤细菌、寄生虫和防腐作用。动物实验证实，应用 0.1～0.2g/kg 人工朱砂给家兔灌胃，使尿排出总氮量增加，体重增加。用于失眠、癫痫、惊悸和某些精神病性症状。外用可治疗皮肤粘膜溃疡。

【剂量与用法】　口服：一般不入煎剂，但可与其他药物同煎，如与茯苓、麦冬、灯芯草等同煎。也可选用天然朱砂，并经水研磨成粉，单味 0.20～1g 冲服。成方有朱砂安神丸、定痫丸等。与冰片、朴硝、硼砂等并用研末吹喉，可治疗咽喉肿痛、口腔溃疡等。外用：适量与其他药物制成散、丹、膏剂等应用，很少单用。

【不良反应】　不可过量或久服，以免汞中毒。急性汞中毒可出现神经系统症状，如倦怠、嗜睡、头痛、痉挛、昏迷等；消化系统症状，如恶心、呕吐、口腔内有金属味等；泌尿系统症状，如尿少、蛋白尿等。慢性汞中毒可出现口腔、胃肠病变、震颤等症状。人工朱砂乃硫磺与水银制成，不宜口服。入药只宜生用，不可直接见火，以免分解出金属汞导致中毒。肝、肾功能不全者慎用。据称“朱砂反铝”忌与铝制品接触，以防“汞铝中毒”。

磁石（Magnetitum）

【成分】　主要含四氧化三铁，少数尚含氧化镁和三氧化二铝等。市售品含锰、钙、硅酸盐等杂质。

【作用与用途】　有补血、镇静、平喘作用。用于惊悸、失眠、烦躁、癫痫或精神病性症状等。

【剂量与用法】 口服：眩晕、癫痫、惊悸等症宜生用，研末服1～3g或入丸、散。用于咳喘或外用宜煅用。入汤剂需打碎先煎，煎汤，10～30g。也常与朱砂、神曲等配伍应用，如磁朱丸治疗神经衰弱，贫血性头晕、耳鸣、咳喘等。外用：适量。

【不良反应】 服后不易消化，如入丸、散不可过量，最好配神曲、鸡内金以助消化。脾胃虚弱者慎用。过量或长期服用易发生铁中毒。

龙骨（Os Draconis）

【成分】 主要含碳酸钙、磷酸钙及少量镁、铁、铝、锰、钾、钠等元素。又含右旋龙脑、乙酸、丙酸、丁酸、异丁酸、戊酸、己酸及氯化物、硫酸盐等。

【作用与用途】 钙离子有镇静和抑制骨骼肌兴奋作用。也能促进血凝，降低血管壁的通透性，减少渗出，增强止血作用。龙骨煅后钙盐分解为钙的氧化物，有收敛制酸、止泻作用。用于心悸、失眠、烦躁、癫痫等。生龙骨可用于神经衰弱及高血压所致的眩晕头痛、失眠、健忘和自主神经功能紊乱所致的夜间盗汗。亦可用于腹泻、脱肛等。外用有止血、镇痛、收敛疮口作用，用于外伤出血。

【剂量与用法】 用于失眠、癫痫、眩晕等宜生用，外用止血宜煅用，入汤剂宜先煎。口服：煎汤，10～15g，大剂量可用至30g；或入丸、散。成方如桂枝甘草龙骨牡蛎汤。外用：适量研末撒或调敷。

琥珀（Succinum）

【成分】 主要含二松香醇酸的聚酯化合物和挥发油，还含镁、钙、铁等无机盐。聚酯化合物的分解产物有琥珀酸、龙脑等。

【作用与用途】 琥珀酸能拮抗小鼠听源性及电惊厥，延长药物性惊厥潜伏期。并有镇静、催眠及降温作用。提高家兔红细胞电泳率，使血粘度下降，抑制实验性血栓形成。此外，也有降血脂、抗动脉硬化及利尿作用。琥珀酸钠盐是重金属及巴比妥中毒的解毒剂。

【剂量与用法】 口服：研末冲服，1～3g；或入丸、散。用于癫痫、失眠、健忘、震颤谵妄等，常与茯苓、人参、远志、石菖蒲、酸枣仁等配伍，如宁志丸。还可配三七末治疗冠心病。外用：适量研末外擦或入油蜡膏用。

【注意事项】 不入煎剂。尿少、小便不利者禁服。

珍珠（Margarita）

【成分】 主要含角壳蛋白及无机盐，其中以钙为主约92%左右。珍珠和珠层粉所含角蛋白、无机盐基本相同，主要是氧化钙、碳酸钙、有机物、碳酸。有机物中有甘氨酸、丙氨酸、亮氨酸、谷氨酸等20余种氨基酸；并含少量铝、铜、铁、镁、锰、钠、锌、硅、钛、锶等元素。

【作用与用途】 珠粉与珍珠层中含锰，而脑病与人体中锌、锰含量有关，故有治疗大脑功能障碍的作用。其硫酸水解产物可使蟾蜍离体心脏收缩力加强，使兔离体肠管紧张性降低，并有短暂利尿作用。酸水解物的乙醚提取液能抑制组胺引起的休克，还有降低转氨酶的作用。此外，尚有升压及杀菌、杀病毒作用。用于分裂症、心悸失眠、惊风、癫痫等。还可用于低血压、心瓣膜病和病毒性肝炎等。外用可治疗烧伤、开放性创伤等。

【剂量与用法】 不入煎剂。口服：用豆腐煮或人乳浸后研细末服，0.20～1.5g，或入丸、散。可单用研末吞服，或和蜂蜜调服。也常与朱砂、琥珀等药并用以加强疗效。用本药喷喉，可治疗咽喉炎。外用：适量，研末干撒、点眼、喷喉等。

【注意事项】　高血压病人慎用。

远志（Radix Polygalae）

【成分】　含远志皂苷A、B、C、D、E、F、G，远志醇、N-乙酰氨基-D-葡萄糖及细叶远志定碱、脂肪油、树脂等。

【作用与用途】　有催眠及较强的抗痉作用。并有降压、降血脂和祛痰作用。所含皂苷能刺激胃粘膜，引起轻度恶心，因而反射性增加呼吸道粘液分泌，发挥祛痰作用。远志流浸膏有增加子宫收缩及肌紧张的作用。煎剂及醇提取物在体内可抑制革兰阳性菌、痢疾杆菌、伤寒杆菌和人型结核杆菌。远志皂苷有较强的溶血作用，但口服不吸收入血。此外，远志根对巴比妥类药物有协同作用。不去心的全根抗痉及镇静作用最强，且毒性和溶血作用仅为去心远志的1/2。用于健忘、精神错乱、咳嗽痰多、流感、菌痢、高血压病、高脂血症等。

【剂量与用法】　蜜炙远志祛痰止咳作用较佳，镇静安神宜甘草炙。口服：煎汤，20～10g；或浸酒服，或入丸、散。用于惊悸、失眠，或夜间多梦等神经衰弱症可配朱砂、龙骨、茯神等药，如远志丸。外用：适量，酒调敷或煎汁涂。

【不良反应】　对胃粘膜刺激性较强，大量易引起呕吐。有胃溃疡者慎用。因刺激性强，故不宜生用。

酸枣仁（Semen Ziziphi Spinosae）

【成分】　含三萜类、黄酮类、生物碱、有机酸等。三萜类中有酸枣仁皂苷A、B和白桦脂酸、白桦脂醇、齐墩果酸等。

【作用与用途】　有镇静、催眠、抗痉及镇痛、降温作用，且与多种镇静催眠药有协同作用。可降低实验动物的惊厥率和死亡率，但对家兔咖啡因所致惊厥无明显保护作用。对中枢神经的抑制作用与安定效应相似，能拮抗吗啡所致兴奋。对大鼠实验性肾性高血压的形成有显著抑制作用。水溶性成分可引起血压持续下降，有降血压、降血脂的作用。此外，能改善心肌缺血，提高心肌耐缺氧力。还可直接作用于心脏，有抗心律失常作用。水溶性成分对子宫也有兴奋作用。

【剂量与用法】　生用、炒用均有镇静催眠作用，宜微炒，久炒失去催眠作用。入煎剂应先捣碎。口服：煎汤6～15g，研末冲服或睡前吞服，1.5～3g；或入膏、丸。对神经衰弱性失眠、多梦、恐慌、神志不宁和士的宁所致惊厥等，也常配茯苓、知母、甘草等，如酸枣仁汤；或配生地、玄参、夜交藤等药，如天王补心丹，用于高血压、高脂血症、体虚汗出过多、夜间睡眠时出汗以及糖尿病。

【注意事项】　急、慢性胃肠炎病人及感冒者不宜。孕妇慎用。

合欢皮（Cortex Albiziae）

【成分】　含皂苷、合欢苷及鞣质等。

【作用与用途】　有镇静催眠作用，能显著抑制小鼠自发性活动。所含皂苷有祛痰作用。能增强子宫节律性收缩，可引起流产，并有抗早孕作用。用于因情绪抑郁或愤怒引起的烦躁、失眠。亦用于肺内感染、咳嗽、痰多等。此外，还可消肿镇痛，用于外伤所致淤血、疼痛等。

【剂量与用法】 口服：煎汤 10～15g。也常配郁金、柏子仁、远志、夜交藤等以加强疗效。外用：适量。

【注意事项】 药性平和，需要多服、久服始有效。但不可过量，以免损伤胃粘膜，增加吸收而中毒。不可静脉注射。胃溃疡病人慎用。孕妇禁用。

天麻（Rhizoma Gastrodiae）

【成分】 含天麻素及天麻苷元、对羟基苯甲醛、香草醇、琥珀酸、β－谷甾醇。

【作用与用途】 天麻水煎剂及所含的多种成分均有镇静、抗痉作用，能减少小鼠自发活动和延长巴比妥引起的小鼠睡眠时间，且能拮抗咖啡因的兴奋作用。天麻、天麻素及天麻苷元均有镇痛作用，并可拮抗戊四氮所致惊厥，但拮抗士的宁所致惊厥作用微弱。天麻可阻止实验性癫痫发作，作用时间长。其注射液对冠状动脉，脑及外周血管有一定的扩张作用，可使血流量增加，血管阻力下降。并能减慢心率，提高缺氧耐力。还可用于破伤风惊厥、角弓反张、癫痫、“流脑”、“乙脑”等传染病的脑膜刺激症状，以及卒中后遗症、面肌痉挛等。蜜环菌片有镇静及抗痉作用，能改善血循环，增加冠脉流量，治疗各种眩晕、头痛、失眠、耳鸣、四肢麻木等。

【药代动力学】 天麻中的麻素苷元比天麻素易与血浆蛋白结合，麻素及天麻苷元以肌注给药有较好的生物利用度，口服给药吸收较差。天麻素及其代谢产物 HBA 均经肾脏排泄，天麻素可以透过血脑屏障进入脑内，并在脑、血及肝中迅速分解为 HBA，然后以 HBA 的形式存留在组织内，发挥中枢镇静作用。

【剂量与用法】 用于头痛、关节痛多生用。用于眩晕、惊厥、抽搐多炒用。口服煎汤 20～10g；研末吞服每次 1～1.5g。神经衰弱、失眠、高血压病、神经性头痛及脑震荡后遗症引起的头痛、头晕等，可用石决明、黄芩、牛膝等。成方天麻钩藤饮可治疗三叉神经痛、坐骨神经痛、血管性头痛、中毒性肝炎、四肢痛及眩晕等。

【制剂】 天麻注射液：每支 2ml，含天麻生药 0.5g。蜜环菌片：每片 250mg。

【注意事项】 低血压病人慎用。

胡椒（Fructus Piperis）

【成分】 胡椒成熟果实为白胡椒，不成熟的为黑胡椒。含胡椒碱、胡椒新碱、胡椒林碱、胡椒油碱、多种哌啶、酰胺素和挥发油等。

【作用与用途】 有镇静和抗痉、抗癫痫作用。能拮抗戊四氮所致惊厥和电痉挛，并与硫喷妥钠有协同作用。对大白鼠听源性抽搐有拮抗作用。口服可促进消化液分泌和胃肠蠕动，并驱除肠内气体。嚼服可使血压暂时升高，停嚼后 10～15 分钟可恢复正常。

【剂量与用法】 生用。口服：煎汤 2～5g，研末 1～1.5g。外用：适量研末敷或煎水洗。

【制剂】 从白胡椒中提得有效成分胡椒碱，经人工合成并从衍生物中发现的 3，4 次甲二氧桂皮酰哌啶，商品名为“抗痫灵”。

【不良反应】 大剂量能刺激胃粘膜引起充血性炎症。

钩藤（Ramulus Uncariae Cum Uncie）

【成分】 主要含多种吲哚类生物碱，其中有钩藤碱、异钩藤碱、去氢钩藤碱、异去氢钩藤碱、柯楠因碱、二氢柯楠因碱、毛钩藤碱、去氢毛钩藤碱等。

【作用与用途】　有镇静和抗痉作用，但无催眠作用。降压作用缓和而持久。钩藤碱煮沸 20 分钟降压效能降低，煮沸 60 分钟几乎全部丧失。有抗组胺作用，可缓解支气管平滑肌痉挛，但不能拮抗烟碱和 5－HT 引起的痉挛。用于热痉挛、癫痫等症。还用于高血压病、支气管哮喘和慢性喘息型支气管炎。

【剂量与用法】　生用。入汤剂应后下，久煎会降低疗效。口服：煎汤 10～15g，大剂量 30g。也可用钩藤饮，含钩藤、防风、蝉蜕、人参、麻黄、僵蚕、天麻、蝎尾、甘草、川芎。

【注意事项】　低血压病人禁用。

羚羊角（Cornu Saigae Tataricae）

【成分】　含角质蛋白、胆固醇、磷脂类、磷酸钙、维生素 A 及不溶性无机盐等。角蛋白水解后可得 16～18 种氨基酸及多肽物质。

【作用与用途】　有镇静、催眠和抗痉作用，并可延长硫喷妥钠、水合氯醛的睡眠时间，对戊巴比妥钠阈下催眠量也有协同作用。能拮抗士的宁所致的惊厥，降低咖啡因所致惊厥率和死亡率。羚羊角煎剂、静脉注射液、醇提取液、水解液都有不同程度的解热效应。煎剂亦能使血压下降。用于热痉挛、癫痫、头痛、眩晕及高血压危象等。其水解注射剂对于流感、麻疹、小儿肺炎等的高热症状具有良好的解热效果。

【剂量与用法】　生用。入汤剂宜镑片另煎，再与其他药汁一起服。口服：煎汤或磨汁饮，1～3g；研末服，每次 0.20～0.5g；或入丸、散。癫痫、惊厥等可用羚羊角配钩藤、天竺黄、郁金、朱砂等。

牡蛎（Concha Ostreae）

【成分】　含碳酸钙，并含少量磷酸钙、硫酸钙、氧化铁、氯化物、镁、铝、硅及硬蛋白质等。

【作用与用途】　钙盐有轻度镇静、消炎及抗酸作用。在胃中经胃酸作用，形成可溶性钙盐。使毛细血管壁致密减低血管壁渗透性。钙离子能调节电解质平衡，抑制神经肌肉兴奋性。牡蛎水提取物有增强免疫和降压作用。用于失眠、烦躁、多梦、高血压病、神经衰弱、头痛、眩晕。还可用于淋巴结炎，淋巴结核，胃及十二指肠溃疡等病。

【剂量与用法】　用于胃及十二指肠溃疡等宜煅用；用于神经衰弱等宜生用。入汤剂需打碎先煎。口服：煎汤，15～30g；研末服 4～6g；或入丸、散。也可用牡蛎配龙骨、酸枣仁、柏子仁等治疗失眠。外用：适量，研末干撒或调敷。

【注意事项】　多服、久服易致便秘和消化不良。

全蝎（Scorpio）

【成分】　所含蝎毒系类似蛇毒神经毒的蛋白质，并含三甲胺、甜菜碱、牛磺酸、软脂酸、硬脂酸、胆甾醇、卵磷脂及铵盐等。

【作用与用途】　全蝎粉有抗痉作用，尤其拮抗士的宁惊厥作用较强，并有镇静和一定镇痛作用。全蝎煎剂和浸剂有降低血压的作用，这可能与抑制血管运动中枢，扩张血管，直接抑制心脏及对抗肾上腺素升压作用有关。所含卵磷脂、甜菜碱能阻止胆固醇在肝内沉积，阻止类脂质在血清中滞留或渗透到血管内膜，有减轻动脉硬化作用。用于热痉挛、破伤风、癫痫、卒中后遗症、面肌痉挛等，亦用于顽固性头痛、偏头痛，关节疼痛、高血压病及动脉粥样硬化性疾病等。

【剂量与用法】 煎服，生用；炙焙后研末服。口服：煎汤 2～5 条，或 1.5～5g；研末服，0.5～3g。也可用全蝎配明矾、郁金、菖蒲、远志等治疗癫痫。

【不良反应】 孕妇禁用。全蝎用量不可过大，否则可致中毒。蝎毒毒性甚剧，可使呼吸麻痹而致死。传统认为全蝎尾药力最强，毒性大，用量约为全体的 1/3。

蜈蚣（Scolopendra）

【成分】 含组胺样物质、溶血性蛋白质、多种肽及氨基酸，尚含脂肪油、胆甾醇、蚁酸等。

【作用与用途】 有镇静、抗痉和降压作用。粉剂对戊四氮、烟碱及士的宁引起的小鼠惊厥有不同程度拮抗作用。水煎剂在体外对皮肤真菌、结核杆菌有不同程度抑制作用。并有抗癌作用。所含组胺样物质和溶血性蛋白，类似于蜂毒成分，可引起过敏性休克。少量能兴奋心肌，大量使心脏麻痹和抑制呼吸中枢。用于热痉挛、破伤风、癫痫、面肌痉挛、关节疼痛、偏头痛及高血压病等。亦可用于骨结核、真菌性皮肤病等。

【剂量与用法】 煎服生用，研末服炙用。口服：煎汤，2～4g；研末，0.5～1g。也可配黄连、天竺黄、贝母等治疗癫痫。外用：适量，研末或浸油涂敷患处。

【不良反应】 孕妇禁用。本药有毒，用量不可过大。长期应用对肝有损害，故肝脏疾病病人慎用。

僵蚕（Bombyx Batryticatus）

【成分】 含蛋白质、脂肪、草酸铵等。

【作用与用途】 僵蚕的醇或水浸出液有催眠作用，小鼠灌服 2.5g/kg 或皮下注射 0.25g/kg，催眠作用与皮下注射苯巴比妥 50mg/kg 效力相似。煎剂可拮抗士的宁所致惊厥，并对金黄色葡萄球菌、大肠杆菌、绿脓杆菌及小鼠肉瘤等有抑制作用。所含蛋白质有刺激肾上腺皮质的作用。用于破伤风、癫痫、面神经麻痹、卒中后遗症及头痛、咽喉炎、乳腺炎、咳嗽等。僵蛹片含僵蛹有解痉、减低肌张力作用，用于癫痫、遗尿、瘫痪等疾患，也可治疗糖尿病。

【剂量与用法】 治癫痫多生用，止咳化痰多炒用。口服：煎汤 20～10g；研末服，每次 1～3g。白僵蚕丸含胆南星、白僵蚕、地龙、五灵脂、全蝎，可治疗惊厥抽搐。僵蛹片含僵蛹每片 0.3g，tid，成人每次 6～8 片，儿童 5～12 岁每次 5～6 片，5 岁以下每次 4 片。

【制剂】 僵蛹片（痫瘫宁片）每片含僵蛹 0.3g。

地龙（Lumbricus）

【成分】 含地龙解热碱、胆碱、花生四烯酸、次黄嘌呤、黄嘌呤、腺嘌呤、鸟嘌呤、6－巯基嘌呤、胆碱胍、地龙素、地龙毒素及多种氨基酸等。

【作用与用途】 地龙热浸液及醇提取物有镇静和抗痉作用，对戊四氮及咖啡因所致惊厥及电惊厥皆有拮抗作用，但不能拮抗士的宁所致的惊厥，因此推测抗惊厥的作用部位是在脊髓以上的中枢神经系统。地龙水浸液和解热碱等能促进散热，降低体温，平喘和缓慢而持久地降低血压。醇提取物能舒张动物支气管，拮抗组胺，并能兴奋子宫与肠道平滑肌，具有收缩作用。此外，有溶血作用，增强纤维蛋白的溶解活性和抗血栓形成。用于热痉挛、癫痫和乙脑后遗症等。也用于哮喘、流行性腮腺炎、高血压病以及治疗高血粘度综合征和脑血栓形成等。

【剂量与用法】　口服：煎汤，5～10g；捣绞汁服：活地龙适量；研末吞服，每次 1～2g。可用鲜品加糖或盐化水饮服，试用于癫痫、兴奋性分裂症等。外用：适量，鲜品捣敷或干品研末调敷患部。

【不良反应】　出血性疾病者慎用。本药有毒，有溶血作用。血压过低、心脏病病人、休克病人及孕妇禁用。

赭石（Haematitum）

【成分】　主要含三氧化二铁，并混有钛、镁、铝、砷等化合物。

【作用与用途】　镇静和促进红细胞及血红蛋白新生。用于癫痫、心神不宁、烦躁易怒、精神错乱、头痛、眩晕等。亦用于多种出血性疾病，如胃出血、咯血、便血及外伤出血等。

【剂量与用法】　止血煅用，其余生用。入汤剂应打碎先煎。口服：煎汤 10～30g；研末服，每次 3g 或入丸、散。也可配郁金、白矾、半夏、皂角等治疗癫痫。

【注意事项】　孕妇慎用。

罗布麻叶（Folium Apocyni Veneti）

【成分】　含芸香苷等黄酮类及儿茶素、谷氨酸、丙氨酸、缬氨酸、氯化钾等。

【作用与用途】　有镇静催眠作用。罗布麻叶浸膏对戊巴比妥的镇静催眠作用有协同作用，且对中枢兴奋药所致惊厥有一定拮抗作用。罗布麻叶煎剂及其黄酮苷均有降压、降血脂作用。用于烦躁失眠、神经衰弱、抽搐、头痛、眩晕及高血压病、高脂血症等。还有利尿、镇咳平喘、增强免疫功能，用于水肿、慢性支气管炎、防治感冒等。罗布麻叶片能镇静安神，利尿，降压，减慢心率。

【剂量与用法】　生用。口服：煎汤或开水泡服 20～15g（或与钩藤、夏枯草、野菊花等并用）治疗烦躁失眠、癫痫、头痛、眩晕及高血压病、高脂血症等。也可用本药配烟叶及少量冰片制成烟，吸入平喘。罗布麻叶片每片 0.3g，每次 4 片，tid，用于高血压、头晕、失眠、心悸等。

【制剂】　罗布麻叶片 0.3g。

【不良反应】　慢性胃炎遇冷疼痛加重者，不宜长期服用。心动过缓者慎用。

石决明（Concha Haliotidis）

【成分】　含碳酸钙、多种氨基酸、壳角质、胆素及少量镁、铁、磷等元素。

【作用与用途】　有镇静、中和胃酸、促进血液凝固的作用。所含钙离子能增加血管壁致密性，减少渗出，有消炎、抗水肿作用。用于头痛、眩晕、高热惊厥、抽搐及胃痛、胃酸过多等。亦用于结膜炎、视物模糊等眼科疾患和外伤出血等。

【剂量与用法】　用于惊厥抽搐、眩晕等宜生用。入汤剂应打碎先煎。口服：煎汤 15～30g；研末服，20～5g；或入丸、散。也可配天麻、钩藤、僵蚕、胆南星、全蝎等药物治疗惊厥抽搐等。外用：适量。

【注意事项】　体虚、乏力、腹泻病人禁用。

珍珠母（Concha Margaritifera Usta）

【成分】　含碳酸钙、多种氨基酸、有机质及少量镁、铁、硅酸盐等。

【作用与用途】　有镇静催眠及抑制胃酸、降低转氨酶等作用。用于心悸、失眠、烦躁、胃酸过多及病毒性肝炎等。

【剂量与用法】 失眠等宜生用，抑制胃酸宜煅用，入汤剂应打碎先煎。口服：煎汤 15～30g；研末 2～4g。珍珠丸含珍珠母、当归、熟地、人参、酸枣仁、柏子仁、犀角、茯神、沉香、龙齿，治疗失眠、惊悸等。珍珠精母液可用于更年期妇女的烦躁、睡眠障碍、食欲不振等。外用：适量，研末调敷。

【注意事项】 胃酸缺乏病人慎用。

五味子（Fructus Schisandrae）

【成分】 含五味子素及其类似物等木脂素。还含挥发油、酚类化合物、有机酸、维生素、脂肪和糖类等。

【作用与用途】 对大脑皮层的兴奋和抑制过程均有影响，并使其趋于平衡。其中枢兴奋作用能改善智力活动，促进基础代谢和组织呼吸。对肝脏损伤有保护作用，减少肝细胞超微结构变化；降低谷丙转氨酶，但停药后有反跳。五味子煎剂有呼吸兴奋作用，并能拮抗吗啡的呼吸抑制作用。醇提取物可延长小鼠戊巴比妥钠和巴比妥钠的睡眠时间，并能加强利血平及戊巴比妥钠对自主活动的兴奋作用，拮抗咖啡因、苯丙胺对自主活动的兴奋作用。也能拮抗戊四氮、烟碱及北美黄连碱的强直惊厥，故其醇提物有广泛中枢抑制作用，并具有安定的作用特点。所含琥珀酸有明显祛痰镇咳作用。还能促进肝糖原异生及分解，改善机体对糖的利用。对子宫平滑肌有兴奋作用，诱发子宫节律性收缩，提高紧张度。五味子乙醇浸液在体外对多种革兰阴性或阳性菌皆有抑制作用。用于心悸、失眠、健忘、多梦、咳嗽及糖尿病、病毒性肝炎、腹泻、痢疾等。

【剂量与用法】 心悸，失眠，糖尿病等宜蒸熟用；用于咳嗽、腹泻等宜酒制。口服：煎汤，20～10g；研末服，1～3g。也可用天王补心丹治疗失眠、健忘等。外用：适量，煎后水洗或研末敷患处。

【注意事项】 胃酸过多者及孕妇慎用。

麝香（Moschus）

【成分】 含麝香酮及雄性酮、少量降麝香酮、胆甾醇、脂肪、蛋白质以及含氮化合物和无机盐等。

【作用与用途】 对中枢神经系统呈兴奋和镇静的双重作用。麝香和麝香酮均能使动物自发活动减少，但麝香作用较强，二者均能缩短戊巴比妥钠所致的睡眠时间，小剂量可缩短异戊巴比妥钠的睡眠时间，大量使睡眠时间延长。能增强中枢缺氧的耐受力，并能拮抗烟碱所致惊厥。麝香直接作用于中枢，对戊巴比妥钠麻醉有唤醒作用。也有强心作用，可缓解心绞痛。对炎症各期均有一定抑制作用，对初、中期炎症的消炎作用更明显。麝香酊对金黄色葡萄球菌、大肠杆菌、猪霍乱菌有抑制作用。此外，尚有兴奋子宫、抗早孕作用。用于癫痫发作、惊痫、热痉挛、卒中昏迷、咽喉炎、口腔溃疡、软组织损伤。也用于冠心病心绞痛及肝性脑病等。

【剂量与用法】 不入煎剂。口服：入丸、散，0.03～0.1g；或制片含在舌下。常用至宝丹、安宫牛黄丸等治疗惊痫、高热昏厥等。外用：适量。

【不良反应】 体虚、肝功能严重损害的病人慎用。孕妇禁用。对消化道粘膜有刺激性并可使呼吸中枢麻痹、心力衰竭、内脏出血而死亡。宜少量、短期服用。

石菖蒲（Rhizoma Acori Tatarinowii）

【成分】 含挥发油，其中主要为β－细辛醚、α－细辛醚、反－4－丙烯基藜芦醚等。并含糖类、有机酸、氨基酸等。

【作用与用途】 有镇静及抗痉作用。石菖蒲水煎剂、水煎醇沉液、β细辛醚均能减少小鼠自发活动，增强戊巴比妥的催眠作用。挥发油能拮抗麻黄碱的中枢兴奋作用，并能降低体温。水煎剂主要有效成分为α－细辛醚，能拮抗戊四氮所致惊厥。水煎醇沉液有镇痛作用，所含反－4－丙烯基藜芦醚有中枢抑制作用，并能促进消化液分泌，弛缓胃肠平滑肌痉挛及平喘。对致病性皮肤真菌有抑制作用。用于高热昏迷、癫痫发作、健忘、抑郁、神志不宁等。亦用于支气管哮喘、喉炎、声带水肿及肺性脑病、脑炎、肝硬化、脑溢血等所致昏迷。

【剂量与用法】 生用。高热昏迷用鲜品。口服：煎汤5～10g，鲜品加倍。有人试用于兴奋性分裂症，可单味研末服或配郁金、明矾并用。外用：适量。

【不良反应】 所含挥发油能兴奋脊髓神经，引起抽搐，甚至强直性惊厥而死亡。

冰片（Borneolum Syntheticum）

【成分】 含右旋龙脑等。合成冰片主要含龙脑、异龙脑、樟脑。

【作用与用途】 有中枢抑制作用。龙脑、异龙脑均能延长耐缺氧时间和戊巴比妥引起的睡眠时间。冰片酊剂在体外对葡萄球菌、链球菌、肺炎球菌、大肠杆菌及部分致病性皮肤真菌等有抑制作用。用于卒中、癫痫、中暑、昏迷、热痉挛等症。亦用于失眠、中耳炎、口腔溃疡、牙龈肿痛及咽喉炎等。

【剂量与用法】 不入煎剂。口服：入丸、散，0.03～0.1g。也可用安宫牛黄丸、至宝丹、苏合香丸等治疗惊痫、卒中、中暑等。外用：适量，调涂。

【注意事项】 只可暂用，体虚者及孕妇慎用。忌见火与高温。

马钱子（Semen Strychni）

【成分】 含吲哚类生物碱，其中主要是番木鳖碱（士的宁）和马钱子碱，还有伪番木鳖碱、伪马钱子碱、番木鳖次碱等。

【作用与用途】 士的宁有中枢兴奋作用，先兴奋脊髓反射功能，增加骨骼肌和内脏平滑肌紧张度；然后兴奋延髓呼吸及血管运动中枢，使呼吸加深、血压升高；也能兴奋大脑感觉中枢与自主神经中枢，增进胃肠蠕动和食欲。大剂量可致惊厥。马钱子碱对小鼠有镇咳、祛痰和镇痛作用。水煎剂对许兰黄癣菌、奥杜盎小芽孢癣菌有抑制作用。马钱子碱能抑制流感嗜血杆菌、肺炎球菌、甲型链球菌和卡他球菌的生长，对感觉神经末梢有麻痹作用。用于风湿性关节炎、癫痫、卒中偏瘫、面神经麻痹、小儿麻痹后遗症、咽喉炎以及重症肌无力、坐骨神经痛、三叉神经痛等。外用可治疗带状疱疹。曾有人试用马钱子粉合并少量氯丙嗪治疗分裂症。

【剂量与用法】 口服：炮制入丸、散0.3～0.5g。外用：适量研末涂敷或吹喉。

【不良反应】 毒性较剧，一次服士的宁5～10mg可中毒，30 mg可致死。体虚者及孕妇禁用。有毒成分能被皮肤粘膜吸收，外用也不宜大面积涂敷。

茯苓（Poria）

【成分】 含多量茯苓多糖，三萜类化合物茯苓酸、块苓酸等。还含麦角甾醇、组氨酸、胆碱、卵磷脂、脂肪酸、蛋白酶、钾盐等。

【作用与用途】 有镇静作用，水煎剂能降低小鼠的自发活动，拮抗咖啡因所致兴奋，并与戊巴比妥钠有协同作用。能增强硫喷妥钠的中枢抑制作用，使麻醉时间延长。还有利尿、抑菌、保肝、抗胃溃疡作用。水浸剂、煎剂对动物有利尿及增强心脏收缩的作用，并可使谷丙转氨酶活性降低，防止肝细胞坏死。茯苓次聚糖、羧甲基茯苓次聚糖能增强机体免疫力，对小鼠肉瘤有抑制作用。用于失眠、健忘、心悸不宁、分裂症及肝功能异常等。亦用于水肿、尿少等。

【剂量与用法】 用于水肿宜生用；镇静安神，失眠、健忘等用朱砂拌用。口服：煎汤10~15g，治水肿可用至30g；或入丸、散。酸枣仁汤含酸枣仁、知母、茯苓、川芎、甘草，治疗失眠、心神不宁等。

丹参（Radix Salviae Miltiorrhizae）

【成分】 含丹参酮Ⅰ、丹参酮ⅡA、丹参酮ⅡB、异丹参酮Ⅰ、异丹参酮ⅡA、隐丹参酮，二氢异丹参酮等，还含丹参素、原儿茶醛、维生素E、β-谷甾醇、羟基丹参酮ⅡA丹参酸甲酯、次甲丹参醌、丹参新醌等。

【作用与用途】 有镇静和安定作用，可抑制小鼠自发活动，延长环己巴比妥的睡眠时间，与氯丙嗪、水合氯醛、阿米妥钠均有协同作用，并能拮抗苯丙胺的中枢兴奋作用。能扩张冠状动脉，增加冠脉血流量改善心功能，缩小心肌梗死范围。也能扩张外周血管，改善外周循环，提高在常压或低压下机体的耐缺氧能力。还能抑制血小板聚集，抑制凝血功能和促进纤溶活性。也有抗菌、消炎、保肝作用。用于冠心病、脑动脉粥样硬化缺血性卒中、脑栓塞、失眠、烦躁、心悸、健忘及因淤血所致的各种病症，如痛经、关节疼痛、血栓闭塞性脉管炎等。亦用于乳腺炎、荨麻疹及慢性肝炎等。有人试用丹参注射液治疗分裂症和失眠。复方丹参注射液有增加冠脉流量，改善心功能，心肌血液供应，耐缺氧能力和有减慢心率、镇静、安眠等作用，用于心绞痛、心肌梗死、脑缺血、脑栓塞、神经衰弱等。

【剂量与用法】 用于心悸，失眠等可用猪血拌炒；血栓闭塞性脉管炎等宜酒炒；荨麻疹等宜生用。口服：煎汤，5~15g；研末，2~3g。有人用加味温胆汤（桔红、半夏、茯苓、竹茹、枳实、枣仁、瓜蒌、丹参、甘草、大枣）治疗分裂症。肌注：复方丹参注射液每次2~4ml，每日1~2次。静推：每次4ml，用50%葡萄糖20ml稀释，qd。静滴：每次10~16ml，用5%葡萄糖250~500ml稀释，qd。

【制剂】 复方丹参注射液：由丹参、降香提取制成的灭菌水溶液。每毫升相当丹参、降香生药各1g。每支2ml或5ml。

【不良反应】 忌与藜芦合用。丹参注射液临床有致过敏性哮喘、皮疹、月经过多及肝损害等报道。个别尚有头痛、鼻粘膜及齿龈出血或出现药疹等不良反应。

郁金（Radix Curcumae）

【成分】 含挥发油、姜黄素、樟脑等。

【作用与用途】 有利胆作用，可促进胆汁分泌，松弛胆道括约肌，并对泥沙状结石有溶化作用。所含樟脑能反射性兴奋呼吸中枢和血管运动中枢。郁金还有降血脂、抗动脉硬化及兴奋子宫的作用。用于癫狂、胆结石、黄疸、腹胀、子宫内膜异位症、月经不调等。

【剂量与用法】 生用。口服：煎汤，3~10g；研末，2~3g；或入丸、散。也可用郁金配白矾制成丸治疗癫狂等。

【注意事项】 月经过多者及孕妇禁用。不可与丁香并用。

人参（Radix Ginseng）

【成分】 含人参皂苷约5%，皂苷所含苷元为齐墩果酸、(R)－人参二醇、(R)－人参三醇三种。此外尚含少量挥发油，主要成分为人参烯（人参倍半萜烯）及多种糖类、维生素、有机酸、含氮化合物、人参黄酮等。

【作用与用途】 能改善中枢兴奋过程，也可加强抑制过程，起镇静作用。水浸剂能减少小鼠的自发活动，而人参皂苷 Rg_1 对中枢有兴奋作用。人参水浸剂能拮抗可卡因引起的小鼠过度活动和惊厥，并能拮抗士的宁、戊四氮所致惊厥，降低因惊厥死亡率。人参皂苷可提高血氧利用率，改善思考能力，有抗疲劳作用。水浸剂能兴奋心肌，改善心功能，减轻实验性心肌损害。还能使红细胞、血红蛋白及白细胞增加，减轻辐射对造血系统的损害。另有增强免疫、抗炎、调节糖代谢、促性腺作用及抗癌作用。用于心悸、失眠、健忘、休克抢救。亦用于食欲不振、呕吐、乏力、腹泻、白细胞减少症、冠心病及糖尿病等。

【药代动力学】 人参的主要成分为人参皂苷，人参皂苷 Rg_1 主要在胃肠道中降解，用 Rg_1 灌胃后2小时左右吸收达高峰，生物利用度为49%。其在体内分布较广，在脑中有一定的放射度。人参皂苷的原形药物在胃肠道的吸收率较低，为8.6%，而其代谢产物如 F_2、K物质，由于极性降低，成为其主要的吸收形式，并且在体内存留时间长、消除慢。

【剂量与用法】 口服：煎汤3～9g；亦用定志丸（含人参、菖蒲、茯苓、远志）。休克抢救时可用大剂量15～30g或研末每次1～3g。

【注意事项】 不宜与藜芦并用。炎热天气时应慎重使用。

大枣（Fructus Ziziphi Jujubae）

【成分】 果实含糖约73%、蛋白质3.3%及有机酸、维生素 B_1、C，胡萝卜素、钙、磷、铁、多种氨基酸等。

【作用与用途】 有中枢抑制作用，醇提取物有镇静催眠和降压作用。还能增加血清总蛋白和白蛋白，保护肝脏，增强肌力和增加体重，并具有抗癌、抗变态反应的作用。用于失眠、心悸、体倦乏力、不思饮食、过敏性紫癜和肝脏疾患等。此外，可缓和药性峻烈药物的不良作用。

【剂量与用法】 口服：煎汤，9～15g；或为丸服，去皮核捣烂用；或去核包裹药性峻烈的药物吞服，如枣肉包鸦胆子服等。甘麦大枣汤，可治疗癔症。

刺五加（Radix Acanthopanacis Senticosi）

【成分】 含刺五加苷A、B、C、D、E、F、G等，具有类似人参皂苷的生物活性，另含金丝桃苷、左旋芝麻素和多糖等。

【作用与用途】 有镇静作用，醇浸膏水溶液能抑制苯甲酸钠咖啡因所致小鼠自发活动的增加，并可延长异戊巴比妥钠所致小鼠睡眠时间，缩短入睡的潜伏期，并能延长惊厥潜伏期。刺五加既能改善中枢兴奋过程，又能加强抑制过程，可提高耐缺氧能力和思考效率，有抗疲劳作用。也能增强机体非特异性免疫功能，促进抗体生成，提高玫瑰花结的形成率，增加脾脏重量。对苯和环磷酰胺引起的白细胞减少有保护作用。还可调节内分泌功能紊乱，对肾上腺皮质激素及血糖有调节作用，刺激性腺和肾上腺分泌；促进同化作用，增加体重，促进失血后血红蛋白的恢复。用于失眠、多梦、心悸、健忘、体虚乏力、食欲不振、抑郁症及糖尿病等。亦用于因恶性肿瘤放疗、化疗及苯中毒等引起的白细胞减少症等。

【剂量与用法】 口服：煎汤 9~30g。或制成片剂、冲剂，或配五味子治疗失眠、多梦、健忘等。

何首乌（Caulis Polygoni Multiflori）

【成分】 主要含蒽醌类化合物，其中有大黄酚、大黄素、大黄酸、大黄酚蒽酮及卵磷脂等。

【作用与用途】 能促进红细胞新生发育，促进肠蠕动，降低血清胆固醇，减轻动脉粥样硬化和减慢心率。对结核杆菌，福氏痢疾杆菌等有抑制作用。用于失眠、头晕、神经衰弱、便秘、高脂血症等。

【剂量与用法】 治疗便秘宜用生首乌，治失眠等用制首乌。口服：煎汤，生首乌 10~15g，制首乌 12~30g；熬膏，浸酒，或入丸、散。有人试用本药配夜交藤、红枣治疗分裂症。

【不良反应】 主要为消化道反应，大多数可出现腹泻，少数病人有轻微腹痛、恶心、呕吐。大剂量服用可有肢体麻木感。腹泻病人慎用。

附：首乌藤（夜交藤）

【作用与用途】 为何首乌的藤茎，有镇静作用，为治疗失眠的常用中药。可治疗失眠、多梦、心神不宁等。有人用五仁冲剂，含夜交藤、五味子、珍珠母、牡蛎、茯苓、酸枣仁、合欢皮、柏子仁、远志仁等，治疗各种原因引起的失眠。

【剂量与用法】 口服：煎汤，10~15g。

当归（Radix Angelicae Sinensis）

【成分】 含挥发油、有机酸、糖类、维生素、氨基酸、尿嘧啶、腺嘌呤、胆碱及钙、锌、磷、硒等多种无机元素。

【作用与用途】 当归挥发油有中枢镇静作用，对延脑为先兴奋后抑制，可加深洋金花的麻醉及镇痛效果。能增加心肌血液供应，降低心肌耗氧量和抗心律失常。也能抑制血小板聚集、抗血栓形成，促进血红蛋白及红细胞生成。还能调节子宫平滑肌功能。对痢疾杆菌、大肠杆菌、伤寒杆菌、溶血性链球菌有抑制作用。此外，还有降血脂、保肝、利胆、润肠通便作用。用于心悸、不宁、健忘、失眠、头痛、头晕、心律失常、脑血栓、血栓闭塞性脉管炎、支气管炎、病毒性肺炎、高脂血症、习惯性便秘等。

【剂量与用法】 口服：煎汤 6~15g。治便秘宜生用，治失眠、抗血栓等宜酒炒。还可配党参、黄芩、天冬、麦冬、远志、生地、熟地、五味子、炒枣仁、山萸肉、山药、茯苓、龙骨、牡蛎、甘草治疗老年性精神病，分裂症单纯型，产后精神病及神经症。四物汤，含当归、熟地、白芍和川芎，可治失眠、健忘、心悸不宁等。

【注意事项】 腹泻者慎用。

白芍（Radix Paeoniae Alba）

【成分】 含芍药苷、芍药花苷、牡丹酚、氧化芍药苷及挥发油、苯甲酸、β谷甾醇、脂肪油、树脂、鞣质等。

【作用与用途】 芍药苷有镇静、镇痛、抗痉和降温作用。能延长环己烯巴比妥钠引起的睡眠时间，芍药醇提取物可延长戊巴比妥钠引起的睡眠时间。芍药苷和芍药浸膏可分别拮抗戊四氮和士的宁所致惊厥，并可降低正常体温和发热。还能解痉镇痛，降低胃肠、子宫平滑肌的张力和抑制运动。此外，还有抗菌、抗炎、抗血栓形成。用于心悸、失眠、三叉神经痛、面肌痉挛、坐骨神经痛、帕金森综合征、肠炎、细菌性痢疾、胃肠痉挛、痛经等。

【剂量与用法】 镇静、镇痛多用酒炒，止泻多炒炭用，其余生用。口服：煎汤，生药10~30g；酒炒或炒炭6~15g。也可用四物汤治疗心悸、失眠等。

【注意事项】 不宜与藜芦并用。肝功能不良者慎用。

天南星（Rhizoma Arisaematis）

【成分】 含三萜皂苷、苯甲酸、淀粉、氨基酸、右旋甘露醇、二酮哌嗪类生物碱及一种刺激性辛辣物质。

【作用与用途】 煎剂有镇静、镇痛、抗痉及促进凝血的作用，能延长戊巴比妥钠的睡眠时间及降低士的宁、戊四氮和咖啡碱的惊厥发生率。天南星生品水浸液具有抗凝血作用。其所含皂苷有祛痰作用。右旋甘露醇有抗癌作用。二酮哌嗪类生物碱有抗心律失常作用。可用于卒中、癫痫、破伤风、头痛、眩晕、咳嗽痰多、关节疼痛、面神经麻痹及冠心病等。还用于宫颈癌。

【剂量与用法】 抗痉宜生用；祛痰宜用姜制或胆汁制。口服：煎汤3~9g。也可配菖蒲、郁金或僵蚕、全蝎等治疗癫痫。外用：适量，捣敷、磨涂或制成栓剂。

【不良反应】 咳嗽无痰者禁用。孕妇、小儿慎用。口服生品宜谨慎。皮肤接触可感瘙痒。生南星中毒，可出现咽喉烧灼感、口舌麻木、粘膜糜烂、水肿、流涎、张口困难，严重者窒息、呼吸停止而死亡。有的导致智能障碍。

天竺黄（Concretio Silicea Bambusae）

【成分】 含氢氧化钾、氯化钾、硅质、核酸酶、尿素酶及多种氨基酸、有机酸、胆碱、甜菜碱、钙、碳等。

【作用与用途】 有解热、祛痰及抗痉作用。用于小儿热痉挛、癫痫及百日咳等。

【剂量与用法】 口服：煎汤3~9g；研末0.6~0.9g。也可配郁金、雄黄、菖蒲、白矾等治疗癫痫。

【注意事项】 孕妇及高血压病人禁用。服药期间忌食萝卜、酸、辣。

礞石（Lapis Chloriti）

【成分】 青礞石主要成分为铁、铝、镁、硅酸及结晶水等。金礞石主要成分为云母与石英，亦即含钾、铁、镁、硅酸等与结晶水。

【作用与用途】 有祛痰、抗痉、通便等作用。用于小儿热痉挛、癫痫、便秘、咳嗽、气喘等。

【剂量与用法】 多与火硝同煅研末，入汤剂宜用布包煎。口服：煎汤9~15g或入丸、散。礞石滚痰丸含青礞石、沉香、黄芩、大黄，治疗癫痫、发热、便秘等。

【注意事项】 体虚者及孕妇禁用。

佛手（Fructs Citri Sarcodactylis）

【成分】 含挥发油、柠檬油素、橙皮苷、香叶木苷等。

【作用与用途】 有镇静、祛痰、平喘作用。醇提物可减少小鼠自发活动，延长戊巴比妥钠睡眠和士的宁所致惊厥致死时间，降低死亡率。还能增加冠脉血流量，预防心律失常，对肠管有解痉作用。用于胃痛、呕吐、久咳痰多等。

【剂量与用法】 生用。口服：煎服或泡水服，3~10g。

香附（Rhizoma Cyperi）

【成分】 含挥发油内含多种萜烯类化合物，主要是香附烯、香附醇、异香附醇、香附酮、莎草醇、柠檬烯等。还含生物碱、强心苷和黄酮化合物等。

【作用与用途】 香附醇提取物有镇痛、镇静和抗炎、解热、抑制回肠平滑肌的作用，可使小鼠活动减少，使苯巴比妥的催眠作用增强。但对电痉挛和戊四氮惊厥无拮抗作用。对子宫平滑肌有直接抑制作用，使其松弛，收缩力减弱，肌张力降低。其挥发油还有雌激素作用。用于痛经、月经不调、胃炎、胃痉挛性疼痛等。

【剂量与用法】 口服：煎汤，6~12g；或入丸、散。对抑郁者，可用越鞠丸（含苍术、香附、川芎、神曲、栀子）、六郁汤（含陈皮、半夏、苍术、川芎、茯苓、栀子、香附、炙甘草、砂仁）。外用：适量，研末敷患处。

【注意事项】 孕妇禁用。

甘松（Nardostachys）

【成分】 含挥发油，油中含β-马来烯、9-马兜铃烯、马来醇、缬草酮等，另含甘松香酮、青木香酮、匙叶甘松酮等。

【作用与用途】 有镇痛和镇静作用，并有抗心律不齐、抑制流感病毒及真菌的作用。用于抑郁、神经衰弱、胃肠痉挛、头痛等。

【剂量与用法】 口服：煎汤，2.4~4.5g。

【不良反应】 大剂量可致呕吐、惊厥。

麻黄（Herba Ephedrae）

【成分】 含多种生物碱和少量挥发油，生物碱主要有效成分为左旋麻黄碱，其次为右旋伪麻黄碱、麻黄定碱等。还含鞣质、麻黄多糖等。

【作用与用途】 麻黄碱有中枢兴奋作用，可缩短巴比妥类催眠作用时间，也能兴奋中脑、延脑呼吸中枢和血管运动中枢。麻黄挥发油乳剂对兔的呼吸先兴奋，后抑制。麻黄碱也有抑制DA摄取与促进DA释放的作用，但远较苯丙胺弱；较大剂量能引起兴奋、神经过敏、失眠、不安、震颤等。麻黄还有解热、发汗、利尿、止咳祛痰和抗炎、抗菌、抗病毒、抗过敏作用。用于感冒、支气管哮喘、遗尿、小儿腹泻及中枢抑制药中毒等。

【剂量与用法】 口服：煎汤，1.5~9g。

【不良反应】 中毒症状主要有头痛、失眠、胸闷、发热、恶心、呕吐等。体虚及高血压、心功能不全者禁用。

桂枝（Ramulus Cinnamomi）

【成分】 含挥发油，油中主要成分为桂皮醛、桂皮酸及少量乙酸桂皮酯、乙酸苯丙酯等。还含鞣质、粘液质和树脂等。

【作用与用途】 有镇静、抗痉作用。桂皮醛可使小鼠自主活动减少，使巴比妥类药物催眠作用增强，拮抗苯丙胺所致中枢兴奋，抑制小鼠听源性惊厥和延长士的宁所致惊厥的死亡时间。桂枝还有解热、镇痛、扩张血管、发汗和抗菌作用。用于感冒、风湿性关节炎、心绞痛、心悸、慢性支气管炎、哮喘等。

【剂量与用法】　口服：煎汤，3～9g。治疗关节炎可加大剂量至15～20g。有人用桂枝等药制成驱淤血膏（当归、川芎、桃仁、延胡索、益母草、红花、桂枝、丹参、甘草）作穴位贴敷，并配合口服中药治疗癫痫。

【注意事项】　出血性疾病者及孕妇慎用。

防风（Radix Saposhnikoviae）

【成分】　含挥发油、甘露醇、糖、有机酸等。

【作用与用途】　有抗痉作用，但拮抗电痉挛作用比巴比妥弱。乙醇浸剂有解热、痛作用。水浸剂有抗炎作用，并对实验性关节炎有抑制作用。防风新鲜汁对绿脓杆菌及金黄色葡萄球菌有抗菌作用。用于小儿高热惊厥、破伤风、感冒、风湿性关节炎、血管神经性头痛、荨麻疹等。

【剂量与用法】　生用。口服：煎汤，3～10g。也可配龙胆草、钩藤、牛黄等治疗小儿高热惊厥。

【注意事项】　血虚所致惊厥不宜用。

细辛（Herba Asari）

【成分】　含挥发油，主要为甲基丁香酚、细辛醚、黄樟醚、三甲氧基苯丙烯、细辛素等，根中尚含去甲乌药碱等。

【作用与用途】　有镇静、镇痛、解热、局麻作用。挥发油有中枢抑制作用，能促进小鼠入睡，并能延长硫喷妥钠的睡眠时间，此种作用与巴比妥类相似。细辛还有抗炎、抗变态反应及免疫抑制作用，并能解除组胺、乙酰胆碱所致的离体豚鼠气管痉挛。此外，还有强心、增加冠脉流量、降低外周阻力、增强脂质代谢等作用。用于局麻、心绞痛、神经痛、支气管哮喘及喘息型支气管炎等。

【剂量与用法】　治疗气管炎宜蜜炙，其余生用。口服：煎汤，生用1.5～3g；蜜炙2～6g；研末服0.5～2g。外用：适量，研末吹喉或外敷患处。

【不良反应】　体虚多汗者禁用。对肾脏有一定的毒性，肾功能不全者慎用。

蝉蜕（Periostracum cicadae）

【成分】　含大量甲壳质、蝶啶类色素、异黄质蝶呤、赤蝶呤等。

【作用与用途】　有镇静、抗痉作用，可使自发活动减少，骨骼肌紧张度降低，翻正反射迟钝，与环己巴比妥钠有协同作用。可拮抗士的宁、烟碱所致惊厥。亦能部分消除烟碱所致的肌震颤。此外，还有解热、抗过敏和抑癌作用。用于小儿热痉挛、惊悸抽搐、破伤风、夜啼、面神经麻痹及咽喉炎、急性结膜炎、过敏性皮肤病等。

【剂量与用法】　生用。口服：煎汤，3～10g；治破伤风宜大量15～30g。也可配钩藤、天竺黄、僵蚕、全蝎、蜈蚣等药治疗惊厥、破伤风等。

【注意事项】　孕妇慎用。

升麻（Rhizoma Cimicifugae）

【成分】　兴安升麻含升麻素、异阿魏酸、咖啡酸、齿阿米醇、齿阿米素等。升麻根茎中含升麻碱、水杨酸、阿魏酸、咖啡酸等，大叶升麻根茎中含生物碱。

【作用与用途】　兴安升麻有镇痛、抗痉作用，其醇提取物可拮抗樟脑和士的宁所致惊厥，并有镇静作用。升麻还有抗菌消炎作用，可抑制结核杆菌、皮肤真菌。所含齿阿米醇具有解痉作用，可松弛小肠平滑肌，增强支气管及消化道的腺体分泌。此外，还有降压、降温、解热及减慢心率等作用。用于麻疹初期、牙痛、脱肛等。

【剂量与用法】 用于麻疹宜生用，治疗脱肛宜蜜炙用。口服：煎汤，生用3～6g，蜜炙用6～12g。

【不良反应】 麻疹后期皮疹出全者禁用。大剂量可引起头痛、震颤。升麻碱有刺激性，能使皮肤充血，口服可引起胃肠炎，甚至可导致呼吸困难、谵妄等。

柴胡（Radix Bupleuri）

【成分】 含柴胡皂苷A、B、C、D，柴胡皂苷元F、E、G，龙吉苷元、豆甾醇、菠菜甾醇、侧金盏花醇，和少量挥发油、多糖等。

【作用与用途】 有解热、镇静、镇痛、镇咳、抗炎作用，可延长环己巴比妥钠的睡眠时间，并能拮抗甲基苯丙胺、去氧麻黄碱及咖啡因对小鼠的兴奋作用。还能利胆、抗脂肪肝、促进肠蠕动和抑制肿瘤生长。体外对结核杆菌、流感病毒有抑制作用。用于感冒、急性咽炎、扁桃体炎、病毒性肝炎、胆囊炎、肋间神经痛等。

【剂量与用法】 解热宜生用，用于抑郁症宜醋炒。口服：煎汤3～10g，或入丸、散。还可配桃仁、红花、青皮、陈皮、丹参、丹皮、白芍、赤芍、大黄、三棱、莪术、清半夏、黄芩、龙骨、牡蛎试用于分裂症、躁狂和周期性精神病。

【不良反应】 小量可感倦息，大量可导致食欲减退及腹胀，并用甘草可减缓。

牛黄（Calculus Bovis）

【成分】 含胆酸、胆红素、去氧胆酸、鹅去氧胆酸、卵磷脂、牛磺酸、酸性肽类物质、胆甾醇、麦角甾醇、维生素D和钙、镁、锌、铁、铜、锰、磷等无机盐。

【作用与用途】 有镇静、镇痛和抗痉作用，能缓解樟脑、咖啡因等引起的小鼠惊厥，但对士的宁所致惊厥无效。牛黄能拮抗兴奋剂（咖啡因、樟脑、印防己毒等）的兴奋作用，并可增强中枢抑制剂（水合氯醛、乌拉坦、吗啡和巴比妥钠等）的镇静作用。牛磺酸可减少试验动物自主活动，增强戊巴比妥钠的催眠作用，抑制皮层自发或诱发放电活动。士的宁可拮抗其对脊髓和脑干的抑制作用。牛黄还有解热、强心、降压、保肝、利胆作用，能促使胆汁分泌增加和松弛胆管括约肌。小剂量有抗贫血作用，促进造血功能，使红细胞、血红蛋白量增加。用于热痉挛、卒中后遗症、新生儿破伤风及高血压病、新生儿黄疸、慢性传染性肝炎等。

【剂量与用法】 口服：入丸、散0.2～0.5g，小儿酌减。试用治疗兴奋性分裂症和戒酒所致的幻觉、精神失常、震颤性谵妄和惊厥。成药有牛黄清心丸、安宫牛黄丸，可治疗高热惊厥等。外用：适量，调敷患处。不入煎剂，研极细末用。

【不良反应】 孕妇慎用。用量过大能抑制神经系统及心脏，严重时可致死亡。

犀角（Cornu Rhinocerotis）

【成分】 含角蛋白、氨基酸、碳酸钙、磷酸钙及其他蛋白质、肽类、胆甾醇等。

【作用与用途】 有镇静、抗痉作用，可延长士的宁所致惊厥的潜伏期和延长戊巴比妥所致小鼠睡眠时间，并可降低动物惊厥率和死亡率。犀角还可调节体温中枢，能解热和降低白细胞。水煎剂对正常及衰弱心脏都有强心作用，对动物血压的作用为先升后降，然后持续上升。也用于出血性疾病，如呕血、便血、尿血等。

【剂量与用法】　口服：研末冲服，0.6～1.5g，或入丸、散。高热惊厥，可用清营汤配羚羊角、石膏、麝香等。

【注意事项】　孕妇慎用。忌与川乌、草乌并用。

附：水牛角

【作用与用途】　化学成分及作用与犀角相似，临床应用常以其代替犀角。

【剂量与用法】　镑片煎服，15～30g，最大60～120g。锉末或研末冲服，3～9g。

【不良反应】　大剂量可引发胃部不适、恶心等。

牡丹皮（Cortex Moutan）

【成分】　含牡丹皮酚原苷、牡丹皮酚、牡丹皮酚苷、芍药苷、羟基芍药苷、苯甲酰芍药苷、挥发油、植物甾醇及生物碱等。

【作用与用途】　丹皮酚有镇静、催眠、抗痉、镇痛、解热、抗过敏、抗炎作用。可减少动物自发活动，拮抗咖啡因所致自发活动增加，延长巴比妥钠所致睡眠时间和麻醉周期，并拮抗戊四氮、士的宁、烟碱和电痉挛所致的惊厥。丹皮酚可降低正常动物的体温，对伤寒、副伤寒菌苗所致发热有解热作用，并对金黄色葡萄球菌、大肠杆菌等多种细菌有抑制作用。此外，还有抗血小板凝聚作用。水煎剂对实验性高血压动物和正常动物均有降压作用。用于发热昏迷、各种疼痛病症及高血压病、过敏性鼻炎、阑尾炎、细菌性痢疾等。

【剂量与用法】　生用。口服：煎汤，5～10g，或入丸、散。有人用五仁冲剂（含牡丹皮等12味药组成）治疗各种失眠。

【注意事项】　体虚、畏寒伴腹泻者禁用。

赤芍（Radix Paeoniae Rubra）

【成分】　含芍药苷、芍药花苷、牡丹皮酚、右旋儿茶精、苯甲酸、鞣质、树脂、挥发油等。

【作用与用途】　芍药苷有镇静作用，与甘草甲醇提取物合用可延长环己巴比妥钠对小白鼠的睡眠时间，对戊四氮所致惊厥有较弱的拮抗作用，但不能拮抗电惊厥。芍药浸膏对士的宁所致惊厥也有拮抗作用。芍药苷可降低正常体温或发热。芍药和芍药苷对胃、肠及子宫等平滑肌均有解痉作用。赤芍右旋儿茶精有抗血小板聚集、抗血栓形成及增加冠脉血流量、抗实验性心肌缺血等作用。1∶1赤芍注射液肌内注射，对实验性家兔肺动脉高压有治疗和预防作用。此外，对多种球菌、杆菌及某些病毒有抑制作用。可用于急性脑血栓形成、冠心病、肺心病等。

【剂量与用法】　口服：煎汤，9～15g，或入丸、散。有人用当归、香附、赤芍、泽兰、牛膝、丹参、远志各10g，川芎、醋柴胡、郁金、石菖蒲各6g，水煎服治疗情感性精神障碍。

【注意事项】　不可与藜芦并用。

第三节　中药的用药注意事项

1．根据病情选定服药方法、药物温度与服用时间。一般在饭后2小时或睡前服药。中药汤剂服用时温度要适宜，一般为40～60℃。因汤药量多味苦，要耐心说服争取病人合作，防止病人将药倒掉。服药后可给少许白糖凉开水清除口中药味。妄想明显的病人要安排在其他病人后面服药，最后给拒药病人服用，必要时可鼻饲。

2．注意观察药物反应，特别用吐、泻等治疗方法时，要严密观察副作用和做好饮食卫生。副作用严重者应立即报告医生。

（周胜红）

第二十二章　精神药物中毒及其处理

第一节　概　述

精神药物中毒是指经口、呼吸道、皮肤、粘膜，或其他胃肠外途径摄入精神药物，使机体尤其是中枢功能受到严重影响，严重者如不及时抢救，可以导致死亡。临床医学将精神药物引起的大脑功能紊乱分为：①精神活动的抑制，如嗜睡、昏睡或昏迷；②在精神活动的抑制的同时还有一些较特殊的症状，如抗胆碱能药物中毒时的谵妄综合征。精神药物中毒时，除了对中枢神经系统产生毒性作用外，对躯体各组织、器官系统均产生毒性作用。

【病因】　精神药物神经系统中毒可分为急性中毒及急性中毒后综合征。

【临床表现】　短期内较大剂量精神药物进入机体引起急性症状、体征。对中枢神经系统引起急性脑病综合征，临床表现主要为意识障碍。

【诊断与鉴别诊断】　病史与检查：①精神药物接触中毒史；②症状、体征与精神药物接触中毒引起疾病及病程有关。中毒病史清楚者诊断容易，病史不清者往往误诊，故对诊断未明的患者，都应该考虑到中毒的可能。要进一步了解患者发病前的精神状态、既往史、服药史、居住条件和患者的职业等。有相应的辅助检查所见。

【治疗】

1．迅速切断和防止精神药物继续吸收　食入中毒立即进行下述抢救：

(1) 催吐　患者能自饮者，可先喝 300 ~ 500ml 清水或微温水再用催吐的方法将食入的精神药物吐出。引吐的方法可以用压舌板或手指刺激咽喉。催吐不适于有意识障碍的患者。

(2) 洗胃　从口或鼻插入较粗胃管，每次注入 300 ~ 500ml 洗胃液体，反复进行，直至洗出的液体澄清、无味为止，有条件者可用洗胃机。一般认为食入精神药物 6 小时后，精神药物已排至小肠而无需洗胃。但实际证明，这一看法欠妥，尤其是精神药物中毒时不能轻易放弃洗胃，因为大量精神药物进入胃后较难溶解和吸收，而且精神药物可能对胃肠蠕动有抑制作用而使胃排空时间延长。因此，对精神药物中毒者洗胃不受时间限制。

(3) 导泻　洗胃后应用泻药导泻以使停留于肠内的精神药物尽快排泄，常用硫酸镁 20 ~ 30g。

2．促进解毒和排毒

(1) 一般性解毒　①活性炭：它具有强大的吸附性能，精神药物被吸附后，可减少吸收，降低对机体的毒性；②粘膜保护剂：牛奶、豆浆、蛋清等有润滑保护作用，可减少精神药物对粘膜的刺激。淀粉类物质如米汤等对粘膜亦有保护作用。

(2) 加速精神药物排泄　用利尿药、腹膜透析、血液透析疗法、人工肾等。特别指出，只要有条件，对任何类型的药物中毒，经催吐、洗胃、导泻的初步处理后，尽快做腹膜透析或血液透析疗法，以将中毒者的各躯体器官功能的损害减至最低，达到最佳抢救效果。

3．对症治疗和支持治疗　精神药物往往造成机体功能严重障碍，如呼吸衰竭、心血管功能不全、肺水肿、脑水肿、肾功能衰竭、水盐代谢平衡失调、惊厥和昏迷等，应及早进行对症治疗和支持治疗，这也是抢救急性中毒关键性的应急措施。

第二节　精神药物中毒

服用大量精神药物可出现意识障碍和抽搐称急性药物中毒性脑病。如不及时针对病因进行处理有致死的危险。少数患者对药物敏感，治疗量就可出现神经系统损害，甚至造成不可逆的损害。因此，药物不良反应和中毒之间的界限，有时并不很清楚。正在用药的患者，出现新的神经精神症状，都应该想到与药物有关。如果出现病因未明的急慢性神经疾病也应该想到与药物的关系。某些药物久用可以成瘾，即药物依赖。而突然停药又可以出现戒断综合征等。

一、抗癫痫药中毒

（一）苯妥英钠中毒

苯妥英钠是常用的抗癫痫剂，价格低廉，抗癫痫效果确切，治疗量 0.1g，每日服 3 次，不良反应较少。但治疗量和中毒量很近，0.2g，每日服 3 次，不能超过 1 周。不良反应为头晕、恶心、厌食和失眠等，长期用药多有齿龈增生。部分癫痫患者服苯妥英钠 0.1g，每日 3 次，效果不够满意，因而过量用药，导致中毒反应，如头晕、恶心、呕吐，欣快或呆滞，记忆力和计算力障碍，步态不稳，水平或旋转眼震。也可出现舞蹈样多动挤眉弄眼，饮水呛咳，还可引出病理反射，也可有排尿障碍。应立即减量到逐渐停药，同时换用其他抗癫痫药，中毒症状多短期内逐渐消失。如果突然停药，血液苯妥英钠的浓度可突然降低，导致癫痫再发或癫痫持续状态。

（二）卡马西平中毒

卡马西平为主要抗癫痫剂，也用于三叉神经痛。常用量每次 0.1 ~ 0.2g，每日服 2 ~ 3 次。不良反应为头晕和步态不稳，少数出现皮疹。个别患者口服 1 次即可引起头晕，过量服用可引起中毒。减量后症状可逐渐消失。

二、抗精神病药中毒

精神科处方用药的特点是用量大，时间长。如患者将一次处方总量同时服下便可发生急性中毒。现在临床中使用的抗精神病药种类较多，常用的有氯丙嗪、奋乃静、氟哌啶醇等。单用一种抗精神病药物的致死率远较巴比妥类为低。若抗精神病药与其他药合用，特别是与巴妥类合用，死亡率明显升高。治疗原则是消除毒物、支持疗法和对症处理。

（一）减少毒物吸收

1．洗胃　酚噻嗪类药物系水溶性，因此服药后应积极洗胃，以减少吸收，促使药物迅速排出体外，不论服药时间长短，意识是否清晰，均应用 1∶5000 高锰酸钾溶液 5 ~ 10L 反复抽洗，务求彻底。

2．导泻和吸附　洗胃后，可以从胃管注入硫酸钠 20 ~ 30g（不用硫酸镁，尤其是肾功能不全时），活性炭 20 ~ 50g，以促进药物的排泄及吸附胃内未洗净的药物。

（二）促进药物排泄

通过利尿和输液的方法，促进排泄。渗透性利尿剂和甘露醇的作用持久，性质稳定，无毒性反应，效果较好。可用20%甘露醇250～500ml静滴。但应先补充血容量，血压稳定时才使用。输液不应过多，以免加重心脏负担。

（三）低血压的处理

吩噻嗪类药有降压作用，长时间血压下降，不但影响意识恢复，可因血液灌注不足造成脏器损害。故首先应予补液，如5%葡萄糖氯化钠，低分子右旋糖酐，输液后血压仍不回升，可慎用升压药，常用者用重酒石酸间羟胺10mg，肌注，每0.5～2小时使用1次；多巴胺20～60mg或者去甲肾上腺素2～4mg加于10%葡萄糖液500ml静滴，使血压维持在12/7.9kPa（90/60mmHg），每小时尿量不低于30ml。氯丙嗪中毒禁用肾上腺素，因为氯丙嗪阻断肾上腺受体后肾上腺素不能发挥缩血管作用。

（四）中枢兴奋剂的应用

若昏迷较深可用中枢神经兴奋剂催醒，如美解眠50mg静滴，利地林20mg，肌注或静推。若伴呼吸循环功能不全，可用咖啡因0.25g，尼可刹米0.375g，每1～2小时交替使用。

（五）解毒和保肝

尚无特效解毒药。每日静脉滴注葡萄糖醛酸内酯600～800mg或在输液时加用肝泰乐10mg、维生素C 3g，既可促进解毒，也可保肝。

（六）消除脑水肿

可静滴20%甘露醇250ml，每日1～2次，可予氟美松10mg，静推，每日3次，或给氢化可的松200～400mg静滴，每日1次。

（七）对症处理

纠正和维持水电解质和酸碱平衡，使用促进脑代谢的药物，如能量合剂等，及时给氧，保温，保持呼吸道通畅，必要时行气管插管或人工呼吸，预防感染的发生，给予抗生素，氯丙嗪、氯氮平等中毒者，癫痫发作较常见可肌注地西泮10～20mg，或静推苯妥英钠0.2g等。

少数病人在意识恢复，血压回升，中毒症状改善后出现回跳现象，而重新陷入休克或昏迷，是药物排泄不全和残留药物被重吸收所致。因此，在症状缓解后应密切观察2～3天。

三、抗胆碱能药物中毒

抗胆碱能药物有阿托品、颠茄、东莨菪碱、山莨菪碱、苯海索和苯甲托品等。TCA抗抑郁药阿米替林、丙咪嗪和多虑平等抗胆碱能作用也很强，另外有些植物如洋金花（又叫蔓陀罗、闹洋花、风茄花或醉仙桃）含有丰富的阿托品类生物碱，这些药物用于治疗，误食或有意服用都可以引起中毒。抗胆碱能药引起中毒的原因为多服或误服。不良反应：口服后主要表现交感神经亢进症状，抑制腺体分泌，口干口渴并有瞳孔散大、视物模糊、头痛、发热、颜面潮红、皮肤干燥、呼吸脉搏加快，以及头痛或头晕。严重者昏迷、抽搐。个别患者用治疗量也可出现精神症状，兴奋不安，自言自语和定向力障碍等。超量服用可引起皮肤潮红、体温升高，脉弱而速。甚至可有兴奋、焦虑、不宁、精神错乱、鲜明生动的幻视、步态不稳、语言不清、记忆障碍，以及躁狂或谵妄。治疗：①应注意这类药物中毒多为口服所致，因此应及早彻底洗胃；②支持治疗和对症治疗：如输液、补充维生素，对高热者物理降温、呼吸抑制时用尼可刹米等；③拮抗药的应用：抗胆碱能药中毒可用拟胆碱药毒扁豆碱和新斯的明等拮抗，如对诊断还有怀疑，可用毒扁豆碱试验，即2mg静注，如患者意识恢复，可支持诊断；对于病情严重，如有呼吸抑制，可皮下注射新斯的明0.5～1mg，每15分钟1次，直至瞳孔缩小，症状缓解。也可静脉缓慢注射2mg新斯的明，必要时20分钟后可予重复，或者用毒扁豆碱2mg加入2.5%葡萄糖液，缓慢静注，15分钟后可重复；④控制精神症状：可用苯二氮䓬类控制兴奋躁动。

四、锂盐中毒

锂盐的治疗剂量与中毒剂量很接近，故锂盐中毒多发生于治疗中。偶见顿服大量锂盐中毒者。有慢性肾脏病者易发生锂盐中毒。锂盐与其他药物如利尿剂、吲哚美辛、四环素等合用也容易发生锂盐中毒。锂盐中毒无特殊解毒剂，治疗原则为促使锂排泄和支持对症治疗。①促进锂的排泄：锂几乎都是从肾排泄，因此肾功能正常者，应输入足够的液体以增加尿量，从而加速锂的排泄。每日输液量可用2500～3000ml。由于钠可促进锂的排泄，盐水量可用1000～1500ml。使用利尿剂如氨茶碱或高渗性利尿剂如甘露醇增加尿量，也可增加锂的排泄。在使用利尿剂时应注意电解质紊乱和肺水肿。顿服大量锂盐者应先洗胃；②透析疗法：血锂浓度过高（超过3mmol/L）或肾功能不全者宜早用透析疗法（血液透析或腹膜透析）；③对症治疗和支持治疗：病情严重者可应用激素，心肌损害者可给予ATP40mg、辅酶A100U和细胞色素C 30mg静脉滴入。癫痫发作者可静脉给予地西泮10～20mg，或苯妥英钠0.1～0.25g，肌注。感染者应积极治疗感染。脑水肿或肺水肿时应及时治疗。

五、三环抗抑郁药中毒

TCA过量中毒的临床表现主要为神经、心血管和外周抗胆碱能症状（阿托品中毒症状）、昏迷、痉挛发作、心律失常，还可有兴奋、谵妄、躁动、高热、肠麻痹、瞳孔扩大、肌阵挛和强直，反射亢进、低血压、呼吸抑制、心脏骤停而死亡。TCA一次吞服2.5g即可致死，尤其老人和儿童。因此，一次门诊处方量不宜超过2周，并嘱家人妥为保管。TCA中毒症状主要是抗胆碱能作用所致，但因处理有一定特殊性，故简介如下：

原则 关键在于预防，应提高警惕，及早发现和积极治疗。处理方法包括支持疗法和对症疗法。

1．一般处理 及时洗胃（并可用活性炭吸附）、输液、利尿、保持呼吸道通畅、吸氧等支持疗法。积极处理心律失常，可用利多卡因、普萘洛尔和苯妥英钠等。控制癫痫发作。可用苯妥英钠0.25g肌注或地西泮10～20mg缓慢静注。由于TCA在胃内排空迟缓，故即使服入6小时以后，仍应洗胃。

2．心脏监护 应采用心电图作心脏监护。以便能及时发现心脏问题和给予及时的处理。

3．抗胆碱酯酶药的应用 目前尚无三环抗抑郁药急性中毒的特殊拮抗药。由于TCA中毒症状主要是抗胆碱能作用所致，故临床上可以使用抗胆碱酯酶药拮抗。一般可选用毒扁豆碱或新斯的明。

（1）用于治疗心脏并发症如心动过速或传导阻滞，可用毒扁豆碱1～2mg或新斯的明1～2mg静注，必要时可在10分钟后重复1次。如2次用药后症状改善不明显，可用苯妥英钠250mg缓慢静注。禁用普鲁卡因酰胺和奎尼丁，因其和TCA对心脏有相似作用，延长心内传导、加重传导阻滞和心律紊乱。

（2）促进意识恢复 用毒扁豆碱1～2mg静脉注射可促使患者短暂意识恢复，因此要反复用药使患者保持意识清醒。

4．对症治疗和支持治疗　保持呼吸道通畅、吸氧、保温、预防感染等。如出现心衰、肺水肿、脑水肿和癫痫发作应及时治疗。

六、镇静安眠药中毒

1．镇静安眠药有苯巴比妥类如苯巴比妥、异戊巴比戊、司可巴比妥等。非苯巴比妥类有氯氮䓬、地西泮、甲丙氨酯、甲喹酮、导眠能、三唑仑等。近年来忆梦返也用于临床。各类镇静安眠药连续口服常用量，超过6月可出现药物依赖即药瘾。主要表现精神症状如下：

（1）新近应用者　可产生脑衰弱综合征，操作能力和学习能力下降。

（2）长期应用者　可产生人格改变，少数人有药物觅取行为。

（3）躯体症状有苍白、消瘦、表情呆板、皮肤失泽、性功能降低。停药可产生戒断综合征。

2．治疗原则

（1）对成瘾者　应逐渐减量到停用原药，同时换用其他药。

（2）急性中毒者　企图自杀的患者，一次吞服大量安眠药出现昏迷等症状，如用药史不清楚易误诊误治。一旦肯定诊断或怀疑诊断，均应立即洗胃，洗出残存的药物，同时输液促进药物排泄。预后取决于诊断和处理是否及时以及服药量的多少。

七、新型抗精神病药和新型抗抑郁药中毒

新型抗精神病药如利醅酮、奎硫平（思瑞康、启维）、奥氮平、阿立哌唑（博思清）和新型抗抑郁药 SSRI 类：氟西汀、帕罗西汀、舍曲林、西肽普兰、伏氟沙明；SNRI 类：万拉法新、奈法唑酮、安非他酮；NASSA 类：瑞美隆；5－HT 再摄取增强剂：达体朗；其他：三唑酮、曲唑酮等，上述药物中毒常见于合并其他药物中毒或错服，单一药物中毒少见，或许是新型药物多采用十几粒一板的新型包装，很少有每瓶100粒的包装，且安全性好。此类药物中毒者的抢救方法同概述的治疗原则，不再详述。

（陈　忠）

从业资格考试大纲
IJI CONGYE ZIGE
AOSHI DAGANG

ISBN 7-5058-4793-7
F·4065 定价：5.00元

会计从业资格考试大纲

KUAIJI CONGYE ZIGE
KAOSHI DAGANG

中华人民共和国财政部 制定

经济科学出版社